**Ignacio Garrote**

# MANUAL DE TRANSPORTE AÉREO MEDICALIZADO, ALA FIJA Y HEMS

**Prólogo de Juan Antonio Sinisterra Aquilino**

Formación Alcalá

Se terminó de imprimir en los talleres gráficos de Editorial Zumaque en
Polígono Industrial El Retamal, calle olivo 6, Alcalá la Real (Jaén)
en junio de dos mil diecinueve.

Su opinión es importante. En futuras ediciones, estaremos encantados
de recoger sus comentarios sobre este libro. Por favor, háganosla llegar a través
de la web: www.faeditorial.es


Pol. Ind. El Retamal. Calle olivo 6.
23680 ALCALÁ LA REAL (JAÉN)
info@formacionalcala.es / info@faeditorial.es
www.formacionalcala.es / www.faeditorial.es
Tel. 953 58 53 30
1ª Edición: Junio 2019
ISBN: 978-84-1323-678-0
DL: J-384-2019
Imp.: Editorial Zumaque

Sociedad Española de
Medicina de Urgencias
y Emergencias

Madrid, 16 de julio de 2019

Estimada Sra.:

En contestación a la SOLICITUD DE ACREDITACIÓN para el ***"MANUAL DE TRANSPORTE AÉREO MEDICALIZADO, ALA FIJA Y HEMS ",*** coordinador por D. José Ignacio Garrote Moreno:

Esta Secretaría Científica considera que cumple con los protocolos y normativas recomendadas por SEMES por lo que se acredita como **"Documento considerado de Interés Científico"** por la SOCIEDAD ESPAÑOLA DE MEDICINA DE URGENCIAS Y EMERGENCIAS (SEMES), con el número de registro 256.

Además, le informamos que **junto al LOGO de SEMES debe añadirse obligatoriamente el texto "Documento considerado de interés científico por SEMES",** siempre conjuntamente.

Un cordial saludo.

C. del Arco

**Carmen del Arco Galán**
**Secretaria Científica**

SOCIEDAD ESPAÑOLA DE MEDICINA DE URGENCIAS Y EMERGENCIAS - SEMES - SECRETARIA

# ÍNDICE

# MANUAL DE TRANSPORTE AÉREO MEDICALIZADO, ALA FIJA Y HEMS

## OPERACIONES SANITARIAS



## MÓDULO AERONÁUTICO



## FISIOPATOLOGÍA HEMS

## PATOLOGÍAS TIEMPO-DEPENDIENTES



## PATOLOGÍAS CON ESPECIAL REPERCUSIÓN EN EL MEDIO HEMS



## MATERNO-INFANTIL



## TÉCNICAS SANITARIAS Y SU ADAPTACIÓN AL HEMS

*A Noelia, Nuria, Noa y Natalia.*
*Perdón por el tiempo que os he quitado para realizar esta obra y gracias por vuestro apoyo, comprensión y paciencia.*

*A Obdulio, Aurora y María.*

*Muchas gracias a todos los autores que participan en la obra y a mis compañeros de vuelos y cunetas.*

# AUTORES EN ORDEN DE APARICIÓN

*Autor-Coordinador-Editor:*

**José Ignacio Garrote Moreno**. MD, PhD

- Médico de Emergencias GUETS, SESCAM
- Coordinador de Formación, Instructor HEMS, departamento sanitario Eliance.
- Coordinador del grupo de Vía aérea y Ventilación, GUETS, SESCAM.
- Profesor Asociado, departamento de Enfermería, Facultad Ciencias de la Salud. Universidad de Alicante
- Miembro del Grupo de Ventilación No Invasiva SEMES.
- Miembro del GTAM SEMES

*Prólogo:*

**Juan Antonio Sinisterra Aquilino**, MD

- Médico de Emergencias SAMU-Valencia
- Director médico Eliance. Instructor HEMS
- Profesor asociado CEU UCH

*Autores de capítulos:*

**María Rosario García Rúa**, MD

- Medica HEMS - 061 Galicia
- Master en medicina de emergencias
- GTAM, SEMES

**Francisco J. Gallego España**, MD PhD
- Médico HEMS EPES Málaga.
- GTAM, SEMES

**Noelia García-Aracil**, PhD
- Enfermera SAMU-Alicante.
- Profesora Asociada, departamento de Enfermería. Facultad Ciencias de la Salud. Universidad de Alicante (UA)
- Miembro de SEMES

**Lourdes José-Alcaide**
- Enfermera SAMU-Alicante
- Profesora Asociada, departamento de Enfermería. Facultad Ciencias de la Salud. Universidad de Alicante (UA).

**Juan Antonio Sinisterra Aquilino**, MD
- Médico de Emergencias SAMU-Valencia
- Director médico Eliance. Instructor HEMS
- Profesor asociado CEU UCH

**Diego Aylagas Martínez**, MD
- Médico de Urgencias y Emergencias
- Instructor HEMS Eliance
- Profesor Asociado, departamento de enfermería. Facultad Ciencias de la Salud. Universidad de Alicante

**Joaquín Lozano Caballero**, ATPL(H)
- Comandante Hems y Examinador AESA EC-135
- Colaborador externo Universidad de Castilla-La Mancha

**Pedro Limonchi Fernández**
- Enfermero de Emergencias
- SAMU (Alicante)
- Enfermero instructor HEMS.
- Profesor colaborador del departamento de Enfermería de la Universidad de Alicante

**Sergio Cazorla Calderón**
- Enfermero de Emergencias
- Unidad de Medios Aéreos. Coordinador de vuelo.
- Sistema d'Emergències Mèdiques SA. Barcelona

**Miguel van Leeuwen García**
- Director Safety Health Environment & Compliance
- Babcock España

**José Ignacio Garrote Moreno**, MD, PhD
- Médico de Emergencias GUETS, SESCAM
- Coordinador de Formación, Instructor HEMS, departamento sanitario Eliance.
- Profesor Asociado, Facultad Ciencias de la Salud. Universidad de Alicante
- GTAM SEMES

**Noelia Ureta Velasco**, MD
- Pediatra neonatóloga. Servicio de neonatología hospital U 12 de Octubre, Madrid
- Médico HEMS
- Profesora colaboradora, Facultad de Ciencias de la Salud. Universidad de Alicante

**Stephen J M Sollid**, MD PhD
- Associate Professor of Prehospital Critical Care
- Department of Quality and Health Technology
- Faculty of Health Sciences
- University of Stavanger
- Norway

**María Ángeles Tur Rodríguez**
- Enfermera de Emergencias HEMS

**Roberto C. Estévez Montes**
- Enfermero de Emergencias,
- Enfermero HEMS. Helicóptero sanitario Gigante 2 – Almagro, GUETS SESCAM/ Babcock MCS.

**Joaquín José Martínez Briñas**
- Enfermero de Emergencias.
- Enfermero HEMS. Coordinador Helicóptero sanitario Gigante 2 – Almagro, GUETS SESCAM/ Babcock MCS.

**Salvador Parra Soriano**, MD
- Médico HEMS gigante 3-cuenca. GUETS SESCAM/ Babcock MCS
- Médico de emergencias GUETS, SESCAM

**Alberto Cabrejas Aparicio**, MD
- Médico HEMS Gigante 3-Cuenca. GUETS SESCAM/ Babcock MCS
- Médico de Emergencias GUETS/SESCAM

**Miguel Formentín Jorquera**
- Comandante HEMS Gigante 3 Cuenca
- Teniente Coronel de la Guardia Civil en reserva activa

**Pablo Gómez-Calcerrada Pérez**
- Director de Enfermeria. Estandarizacion Equipamiento HEMS. Babcock MCS

**Yésica Guillén Barea**
- DUE HEMS Eliance, Coordinadora de base.
- 112 S.O.S Aragón.

**Francisca Pérez Villarroya**
- DUE HEMS Eliance
- 112 S.O.S Aragón.

**Itziar Baztán Ferreros**
- DUE de Emergencias SAMU Valencia
- Enfermera HEMS Instructora HEMS, Eliance.

**Antonio Álvarez Rello**, MD
- Director Gerente de Urgencias, Emergencias y Transporte sanitario del Servicio de Salud de Castilla-La Mancha (SESCAM).

**María Mercedes Val López**
- Jefe de las Unidades de Servicios Especiales SEM (Cataluña)

**María Miguel Campodarbe**
- Enfermera del SEM (Cataluña) Coordinadora de vuelo.
- Mesa de vuelo UMA, Barcelona

**Irina Arbiol Argemí**
- Enfermera HEMS del SEM (Cataluña). Base del Hospital Parc Taulí de Sabadell, Barcelona

**Santi Fuster Foz**
- Piloto HEMS del SEM desde 1992, con más de ocho mil servicios HEMS
- Base Hospital Parc Taulí de Sabadell, Barcelona
- Responsable de Eliance para el contrato del SEM

**Carlos de la Cruz Caravaca**
- TRI/TRE/NVIS EC145
- Coordinador Base HEMS Toledo
- Gestor Cliente SESCAM
- H.N. Parapléjicos (Toledo)
- Babcock International Group

**Luis J. Rodríguez Martín**, MD
- Médico de Emergencias
- Instructor HEMS Babcock
- Jefe de Guardia SAMUR-PC Madrid

**Manuel Pons Claramonte**, MD
- Médico HEMS. Eliance.

**Lidia Gestoso Pecellin**
- Coordinanting Nurse. International SOS. Madrid.

**C. Álvarez Zapatero**
- Médico Regulador Europ Assistance
- Grupo Europ Assistance España

**C. Salinas Lobo**
- Médico Regulador Europ Assistance
- Grupo Europ Assistance España

**A. Nieto Riveiro**
- Médico Regulador Europ Assistance
- Grupo Europ Assistance España

**J. Aparicio Santos**
- Enfermero Repatriador Europ Assistance
- Grupo Europ Assistance España

**L. Landín Limeses** MD, PhD
- Asesor Médico Europ Assistance
- Grupo Europ Assistance España

**Andrés Pacheco Rodríguez**, MD, PhD.
- Médico de Emergencias. Helicóptero Medicalizado Babcock/SESCAM-Servicio de Salud Castilla-La Mancha. Ciudad Real.
- Grupo Regional de Estudios en Catástrofes-GRECA/SEMES-C. La Mancha
- Coordinador médico Grupo de Trabajo SEMES-Aerotransporte Medicalizado.

**Iñigo Soteras Martínez**, MD, PhD.
- Coordinador Urgencias Hospital de Cerdanya.
- Médico HEMS y Médico de Rescate Bomberos
- Especialista en medicina de Montaña
- Profesor asociado Universidad de Girona.

**JL Rey**, Helicopter Pilot
- Prof HEMS specialist course, University Alicante (Spain)

**Juan José Hierro Sordo**
- Comandante SAR-HEMS, Eliance
- PTLA-H

**Gustavo Adolfo Cifuentes Izquierdo**
- Piloto de rescate, instructor y examinador de vuelo, Eliance

**Ismael Carbonell Domenech**
- Piloto helicóptero ROTORSUN SL.

**Francisca Puigcercós Valls**
- Psicóloga Experta en Psicología Aeronáutica
- Instructora de CRM (Crew Resource Management) en Babcock Mission Critical Services.

**Hisao Onaga Pueyo**, MD
- Médico Asistencial Unidad Medios Aéreos del Sistema d'Emergències Mèdiques de la Generalitat de Catalunya, Base Girona.

**Anna Baró Serra**, MD
- Médico Intensivista Unidad de Cuidados Intensivos Hospital Dr. Josep Trueta de Girona, Médico Asistencial Unidad Medios Aéreos del Sistema d'Emergències Mèdiques de la Generalitat de Catalunya, Base Girona.

**Zaira Oliver Altimiras**, MD
- Médico Asistencial Unidad Medios Aéreos del Sistema d'Emergències Mèdiques de la Generalitat de Catalunya, Base Girona. Médico Asistencial Unidad Medios Aéreos del Sistema d'Emergències Mèdiques de la Generalitat de Catalunya, Base Hospital Parc Taulí, Sabadell.

**Teia Camps Dausà**
- Enfermera Asistencial Unidad Medios Aéreos del Sistema d'Emergències Mèdiques de la Generalitat de Catalunya, Base Girona.

**Miguel Ángel Callado Leal**, ATPL(H)
- Comandante HEMS Albacete.
- EC135/EC145

**Isabel Bueno Mokhtari**
- Enfermera HEMS Teruel
- Coordinadora departamento sanitario Eliance

**Cristina Carriedo Scher**, MD
- Médico de Emergencias, médico HEMS
- Directora Médico GUETS-SESCAM

**Gabriel José Anoro Puyuelo**
- Enfermero Servicio HEMS 112 SOS Aragón. Eliance.

**Carlos Velasco Díaz**
- Diplomado Superior en Medicina Aeroespacial y Especialista en Medicina del Trabajo
- Director del Centro de Instrucción de Medicina Aeroespacial

**José Sorribes del Castillo**, MD
- Médico HEMS Eliance, Base Aragón 02 (Teruel),
- Médico SAMU (SES Comunidad Valenciana).

**Alejandro Romero Fernández**, MD
- Facultativo Especialista en Anestesiología, Reanimación y Terapéutica del Dolor
- Consorci Sanitari Integral
- Servei Emergències Mèdiques (SEM)

**Juan Carlos Rodríguez Meléndez**, MD PhD
- Especialista en Anestesiología y Reanimación
- Médico e Instructor HEMS, Departamento sanitario Eliance
- Coordinador ala fija Eliance

**Víctor Fernández Gallego**, MD
- Médico de Emergencias. SESCAM
- Instructor HEMS. Helicóptero Sanitario SESCAM (Babcock).
- Miembro de SEMES

**María Isabel Sánchez Sáenz**, MD
- Médico de Emergencias SUMMA 112
- Instructor HEMS Babcock MCS

**Elena Garrido Abia**
- Instructora HEMS. BABCOCK MCS
- DUE HEMS Base de Cuenca, GUETS SESCAM.

**Elena Pastor Benito**
- DUE de Emergencias SUMMA 112, Madrid

**Antonio Requena López**, MD
- Médico de Emergencias, 061 Aragón (Base Huesca).
- Helicóptero Sanitario SOS-Aragón 112 (Base Zaragoza), Eliance.

**Alexander Sammel**, MD
- Médico de Emergencias, SES Comunidad Valenciana (SAMU Base Castellón). Helicóptero Sanitario SES Castellón.
- Servicio de Urgencias Hospitalarias, Hospital de la Plana, Villarreal.

**Laura Jiménez Ausejo**, MD
- Médico de Emergencias, 061 Aragón (Base Alcañiz, Teruel).

**Pedro J. Crespo Velasco**, MD
- Médico de Emergencias
- Instructor HEMS Babcock
- Jefe de Guardia SAMUR-PC, Madrid

**Leticia Cabo Lozano**, MD
- Médico HEMS Eliance. Helicóptero Sanitario SOS-Aragón 112 (Base Zaragoza)

**Rocío Mosqueda Peña**, MD PhD
- Neonatóloga Hospital 12 de Octubre (Madrid)
- Neonatóloga del equipo de transporte Neonatal SUMMA 112 (Madrid)

**Maria de Carmen Pérez Grande**, MD
- Neonatóloga Hospital 12 de Octubre (Madrid),
- Neonatóloga del equipo de transporte Neonatal SUMMA 112 (Madrid).

**Juan María Romeu Prieto**, MD
- FEA Medicina Intensiva Hospital Virgen de la Salud de Toledo,
- Médico HEMS Babcock MCS. Helicóptero Gigante 4 Toledo.

**Rubén Viejo Moreno**, MD
- Médico intensivista. GUETS SESCAM
- FEA cuidados Intensivos H. Guadalajara

**Carmen Casal Angulo**
- Enfermera SAMU-Valencia.
- Profesora Asociada Facultad de Enfermería y Podología Universidad de Valencia. Instructora HEMS. Miembro SEMES

**Juan José Fernández Carbajo**
- Enfermero Emergencias Sanitarias de Castilla y León. UME Segovia
- Miembro SEMES, vocal de Enfermería.

**Antonio Jesús Santos**, MD
- Médico de emergencias del SES
- Médico HEMS. Base de Malpartida (Cáceres)

**Clara Martí Macià**, MD, PhD
- Médico adjunto Medicina Intensiva
- Complejo asistencial Universitario de Salamanca
- Instructor HEMS

**Alexander Sammel**, MD
- Médico de Emergencias, SES Comunidad Valenciana (SAMU Base Castellón).
- Médico HEMS, Helicóptero Sanitario SES Castellón.
- Servicio de Urgencias Hospitalarias, Hospital de la Plana, Villarreal

**Joaquín Hernández Corral**. MD
- Médico de Emergencias, GUETS, SESCAM

**Isabel Sanz Ruiz**. MD
- Unidad de Transporte Pediátrico Balear (UTPB). Hospital Universitario Son Espases. Palma de Mallorca.

**Kay Boris Brandstrup**. MD PhD
- Médico pediatra. Coordinador de la Unidad de Transporte Pediátrico Balear (UTPB). Hospital Universitario Son Espases. Palma de Mallorca.

**Elena Madrigal Sánchez**, MD.
- Coordinadora de la Red HHH SESCAM-Servicio de Salud, Castilla-La Mancha
- Directora del Centro de Transfusión del Hospital General Universitario SESCAM-Ciudad Real

**José Manuel Adsuar Quesada**, MD.
- Medico SAMU-Alicante
- Medico HEMS

**Fernando Lanzarot Moreno**, MD
- Médico SAMU-Alicante

# BIOGRAFÍA PERSONAL

**José Ignacio Garrote Moreno**

Nacido en Palencia el 7 de Noviembre de 1971.

De personalidad optimista y muy activo, con una gran sensibilidad para los problemas humanos y comprometido con el medio ambiente. Disfruta de la música Jazz, sobre todo canadiense y dice no poder ver una película de acción antes de acostarse. Padre de familia numerosa.

Cursó sus estudios de medicina en la Universidad de Valladolid.

Durante sus estudios de medicina participó activamente con ONGs de cooperación y colaboró como sanitario en el terreno durante el conflicto bélico de la antigua Yugoslavia (Croacia, Bosnia y Serbia) en 1993-94.

Recién terminada la carrera cursó estudios Master en Parasitología y Medicina Tropical en la Universidad de Valencia, 1995-96, y posteriormente se dedicó durante 2 años a la cooperación y medicina tropical.

Realizó su especialidad en Medicina Familiar y Comunitaria en el Hospital Clínico Universitario de Valladolid, 1998-2001.

Doctor en Medicina por la Universidad de Valladolid (2000-2006).

Desde que terminó su especialidad ha trabajado como médico de emergencias para diferentes servicios (061 Balear, GUETS SESCAM, 112 SACyL) y desde enero de 2002 es médico HEMS.

Autor de numerosos capítulos de libros y artículos en revistas tanto nacionales como internacionales, gran parte de su obra está relacionada con la asistencia sanitaria en transporte aéreo.

Dentro de las investigaciones científicas que ha desarrollado cabe destacar las relacionadas con la microbiología y la medicina tropical, las emergencias, la ventilación mecánica y la RCP.

Profesor del curso HEMS con más trayectoria a nivel nacional, desde sus orígenes, en la Universidad de Zaragoza y actualmente en la Universidad de Alicante, donde ejerce como profesor asociado.

Profesor de vocación que suele comenzar sus clases hablando de sus propios errores y coordinador de numerosos cursos de emergencias y ventilación.

Ponente en Congresos Nacionales e Internacionales.

Recientemente ilusionado con el proyecto de formación e investigación de Eliance.

Miembro de SEMES.

# PRÓLOGO

**Juan Antonio Sinisterra Aquilino**

Desde que empecé en el mundo de la asistencia médica aerotransportada busqué con poco éxito cualquier referencia bibliográfica al respecto en nuestro entorno nacional. Quedé de alguna manera decepcionado pues apenas se habían escrito media docena de artículos al respecto. Fue entonces cuando vi la necesidad de enriquecer este tipo de práctica médica tan específica, intentando reclutar a aquellos profesionales que tenían una trayectoria ya establecida en esta línea. Para ello se creó el curso HEMS, allá por el año 2008, pilar central, foro de reunión, debate y opiniones de expertos, donde todos estos profesionales nos podíamos juntar para formar a aquellos otros compañeros a los que también les había "picado" la curiosidad por este medio de asistencia médica durante el transporte en medios aéreos.

Tras muchos años de práctica médica aerotransportada hemos podido vivir una auténtica eclosión, no solo de unidades aerotransportadas y hablo sobre todo de ala rotatoria, si no de profesionales de medicina y enfermería que han optado por estudiar y dedicarse como profesión a la asistencia médica aerotransportada. Hoy en día la industria aeronáutica ya genera aeronaves específicas para la asistencia HEMS, aeronaves con características pensadas y desarrolladas exclusivamente para la asistencia médica a bordo y que además permiten casi cualquier terapia en vuelo, así como transportes de alta complejidad, como los HICAMS, que hace unos años eran casi impensables.

Esta disciplina requiere de interés, conocimientos y sobre todo de preparación y formación en este entorno. Estamos viviendo todavía esta transformación y aún está presente la idea de que "cualquiera con un número de colegiado vale". Este error todavía no solucionado, está perjudicando fundamentalmente a los pacientes asistidos en este medio aerotransportado.

Este manual realizado con mucha precisión, cuyos autores no están al azar, sino que han sido seleccionados por su trayectoria en el ámbito de las emergencias, pretende ofrecer la herramienta necesaria y precisa para poder empezar la formación y el training en esta disciplina HEMS, FWAA & HICAMS, que unido a la formación aeronáutica de los proveedores de estos servicios y con el necesario apoyo de las autoridades aeronáuticas, podremos en muy poco tiempo, tener a los profesionales médicos y enfermeros preparados y dedicados a esta disciplina médica de la asistencia del paciente crítico en medios aerotransportados. Entre estos profesionales incluí en los cursos HEMS y desde el principio al Dr. José Ignacio Garrote, quien demostró de una forma muy convincente esta gran capacidad para transmitir nuestra experiencia y posteriormente nuestros conocimientos.

Actualmente este *curso HEMS* se ha convertido en el *Curso de especialista HEMS, HICAMS & FWAA* de ámbito universitario, siendo el temario central en todas sus disciplinas compiladas en todos los capítulos que incluye este manual, y en el que participamos profesionales con una gran experiencia, con un gran número de publicaciones y conocimientos muy bien fundados.

Desde estas líneas no puedo más que darles las gracias por su gran aportación a este mundo tan específico de la práctica médica.

A día de hoy es difícil entender el progreso, la calidad, la seguridad de la misión y del paciente, y… "en este orden" como enseñamos en nuestros cursos, sin la presencia de todos estos profesionales que han contribuido a la culminación de este manual.

Es seguro que los lectores, estudiantes e incluso aquellos fortuitos o curiosos, se sentirán atraídos por su contenido, pues aborda toda la asistencia en el medio aerotransportado del paciente crítico sin olvidar ningún punto, pasando por todas las situaciones que nos podamos encontrar y dando las soluciones con evidencia, para afrontar cualquier problema en este entorno de la asistencia médica de emergencias.

Estimado lector tienes en tus manos el compendio, de los cuidados del paciente crítico en la asistencia médica aerotransportada, más completo y de calidad que a día de hoy se haya publicado y que, gracias a su aplicación a la docencia y formación de entorno universitario, será un manual vivo y actualizable en el futuro.

# MÓDULO GENERAL

# 1. ESTAMOS EN EL CAMINO

**M. Rosario García Rúa**

El transporte de enfermos y heridos ha sufrido un gran cambio en los últimos 25 años, tanto en el aspecto practico/técnico como en el aspecto formativo de las personas implicadas.

En el año 1990, Galicia no contaba con una red terrestre de ambulancias, la mayor parte de las comunidades autónomas tampoco. En una visita de su presidente a Alemania, viendo el despliegue de este país en helicópteros sanitarios, este pensó que cubrir la atención de las emergencias con helicópteros en Galicia era más factible que mejorar la red de carreteras y poner un servicio de ambulancias terrestres, así comenzó "S.O.S. Galicia". En realidad, fue un visionario del servicio HEMS.

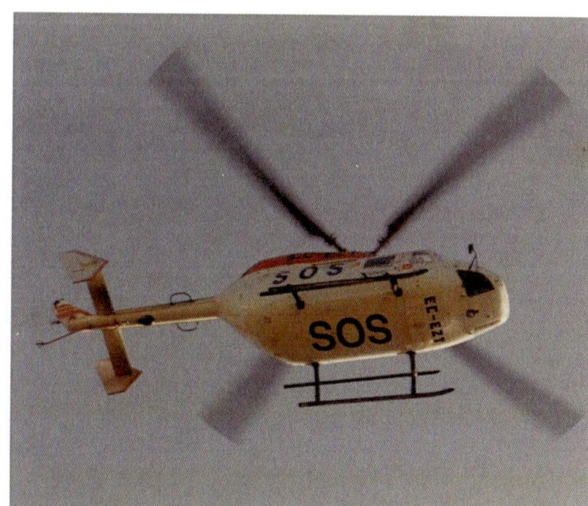


**Figura 1.** *El servicio se inauguró con el nombre de "SOS Galicia".*

En este momento no hay apenas literatura sobre el tema de aquella época, las tres comunidades autónomas que tenían helicópteros para asistencia a servicios primarios, Cataluña, Madrid y Valencia acababan de empezar y además cada una se gestionaba de una manera totalmente diferente.

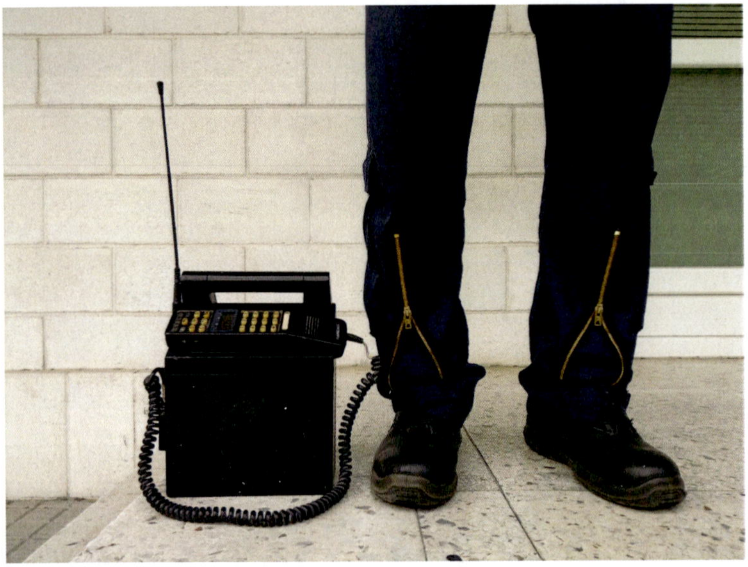

**Figura 2.** *Teléfono móvil que había en el helicóptero desde el año 1990 al 1996.*

La formación en Galicia fue dirigida por personal del sistema de emergencias catalán.

No éramos ni mucho menos un servicio bien recibido por las pocas ambulancias privadas que había, nuestro principal trabajo eran los accidentes de tráfico y nos veían como alguien que les "robaba" pacientes, recuerdo perfectamente como cargaban a toda prisa a los heridos mientras nosotros aterrizábamos y salían corriendo para así facturar ellos el servicio. Era del dominio publico las comisiones que se pagaban en los hospitales privados, por este tipo de servicios, a las ambulancias. Este problema nos costó algún tiempo solucionarlo, nuestras comunicaciones eran por radio (la telefonía móvil prácticamente no existía) así que nos tenían pinchadas las radios y conocían los servicios al mismo tiempo que nosotros.

Fue un tema de educación y muchísimas reuniones con los dueños de las ambulancias privadas, explicándoles el beneficio para el paciente y el compromiso de que, si las lesiones de este lo permitían, después de un tratamiento mínimo (inmovilización, vendajes, analgesia, etc) se los dejaríamos llevar a ellos. A día de hoy esto es difícil de entender.

Por otro lado, los pacientes nos veían como si fuésemos "ángeles", les parecía imposible que un equipo especializado en emergencias llegase a su casa para intentar solucionar su problema en tan poco tiempo, también costó que supiesen que esto no se les iba a cobrar, recuerdo el caso de una mujer con una mano amputada en su granja, que cuando llegamos ella decía que su mano no valía lo que le íbamos a cobrar, que no podía pagar semejante servicio, naturalmente se le explicó que el servicio era gratuito para ella.

Siempre fue muy gratificante la confianza que tenía en nosotros la población, hay que recordar que se partía de no tener nada en la atención extrahospitalaria a tener un helicóptero a pie de casa o en la carretera. A día de hoy se mantiene esa buena prensa.

Otro concepto muy extendido, aun ahora alguna gente lo cree, es que nosotros cobrábamos por servicio realizado, eso hacía que al principio se pensase que era mejor que estuviésemos parados, solo movernos para casos muy graves, eso nos hacía más baratos, pero la experiencia nos ha enseñado que este tipo de servicios como son más rentables, es si se mueven mucho, aun a expensas de hacer un porcentaje de nulos importante, lógicamente tenemos un sueldo por mes, no por servicio y el helicóptero esta contratado por año.

La recepción en los hospitales fue otro caballo de batalla, en los comienzos todo era poner pegas, los celadores no querían salir hasta el helipuerto (en Galicia llueve), aunque nosotros pertenecíamos al sistema de salud (SERGAS) los médicos del hospital nos veían con cierto recelo, no estaban acostumbrados a recibir pacientes con tratamientos ya establecidos, hipótesis diagnosticas y con material que ni conocían (colchón de vacío, férulas hinchables, chaleco espinal, etc), así que la colaboración en los comienzos era escasa. Pero esto cambió muy rápido, pronto se dieron cuenta de lo útil que les era nuestro trabajo, lo que ayudaba que nuestra central los llamase para informarles de que patología iban a recibir, lo que mejoraba la asistencia que el paciente ya viniese "preparado", vendado, con las hemorragias cortadas o con el ECG hecho.

Además, conseguimos que el personal sanitario de los boxes de urgencias colaborase con nosotros en la movilización del paciente, por beneficio de este, no solo con celadores que muchas veces son insuficientes, consiguiendo así una medicina más humana y una actitud de compañerismo, nosotros en la calle movemos a nuestros pacientes y también somos personal sanitario. Conseguimos así una cultura de movilización del trauma que en aquel momento no existía. A día de hoy esta relación es perfecta, ha mejorado mucho desde que los residentes de familia rotan con nosotros en los recursos terrestres y ya muchos de los adjuntos de nuestros hospitales nos conocen y saben cómo es nuestro trabajo.

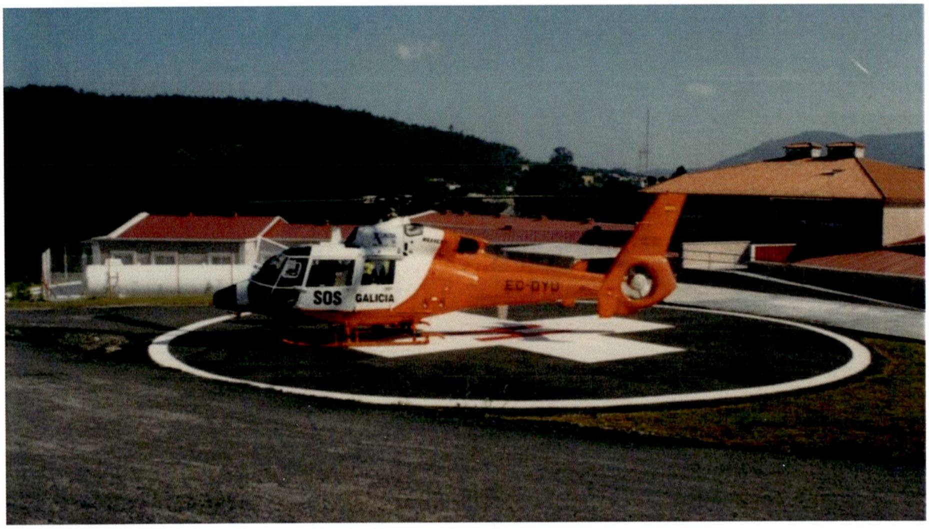


**Figura 3.** *AS 365 (Dauphin C).*

Lógicamente, las anécdotas, los incidentes y los recuerdos darían para escribir un libro entero, pero en este caso lo que importa es lo que aprendimos de nuestra experiencia.

Galicia apostó desde el principio por unas premisas: Los helicópteros deberían volar siempre con piloto y copiloto, esto hacia mejorar la seguridad. La dotación sanitaria seria siempre un médico experto/a en emergencias y un/a enfermero/a con experiencia en urgencias y cuya dedicación seria exclusiva y pertenecientes al sistema de salud, la movilización de los helicópteros debería estar apoyada por una central que recibía las llamadas con un médico que hacía de filtro y recababa información sanitaria. Desde mi humilde opinión, aquí ya se marcaron unos estándares de calidad que a día de hoy siguen siendo referentes.

En cuanto a los aparatos, en ese momento el mercado no estaba tan definido como en la actualidad, sonaban fuerte modelos de Eurocopter y de Augusta.

¿Cuál es el mejor modelo para trabajar como HEMS?, todos nos hemos hecho esa pregunta un montón de veces, es difícil de contestar, las personas que trabajamos en esto, normalmente no tenemos ocasión de conocer todos los modelos en profundidad y además estamos condicionados por las empresas que suelen ofertar los aparatos de los que disponen, no siendo estos a veces los más adecuados para "nuestro" trabajo, eso sin mencionar los presupuestos de las administraciones que limitan el abanico.

Para decantarse por uno u otro modelo, lo primero que se debe tener en cuenta es que tipo de servicios serán los que se van a hacer (primarios o secundarios), también debemos tener presente la orografía que se va a cubrir y algo que rara vez se piensa, las temperaturas en las que nos movemos, todos sabemos que con calor los helicópteros vuelan peor y el frio demora el despegue. Los servicios primarios requieren aparatos más pequeños, que entren en áreas más restringidas, en cambio los servicios secundarios se benefician de aparatos con cabinas más grandes que permitan transportar electromedicina más compleja y dado que los vuelos de este tipo son más largos, se agradece que sean más confortables y con más autonomía. Hay otras tareas sanitarias en helicóptero, pero no son comunes (IMV, repatriaciones, conflictos bélicos, etc.) y que tendrían otros criterios.

El servicio en Galicia comenzó con 2 helicópteros, uno en el sur de Galicia y otro en la capital, pensado para la zona Norte, en el aire quedaba un tercer helicóptero para el interior que nunca llego a ponerse. Se comenzó con un Alouette III (de Aérospatiale) de y un BK 117 (de Eurocopter), a día de hoy, después de haber trabajado en numerosos modelos y conocer la medicalización y características de muchos, me creo con la capacidad de afirmar que el Alouette era poco indicado y el BK 117, precursor del actual EC 145, era y es uno de los mejores aparatos para servicios primarios y uno de los que más se adapta a las necesidades del personal sanitario de los HEMS, naturalmente repito, es mi opinión.

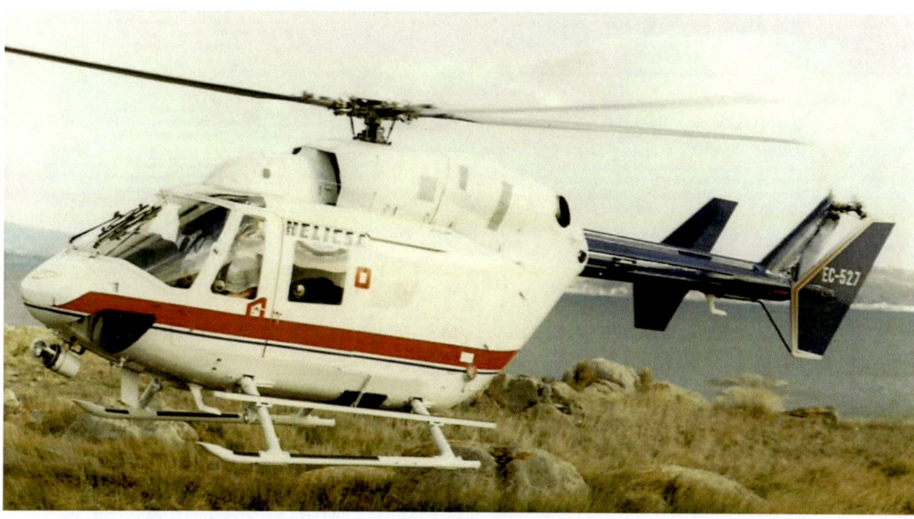


**Figura 4.** *BK 117.*

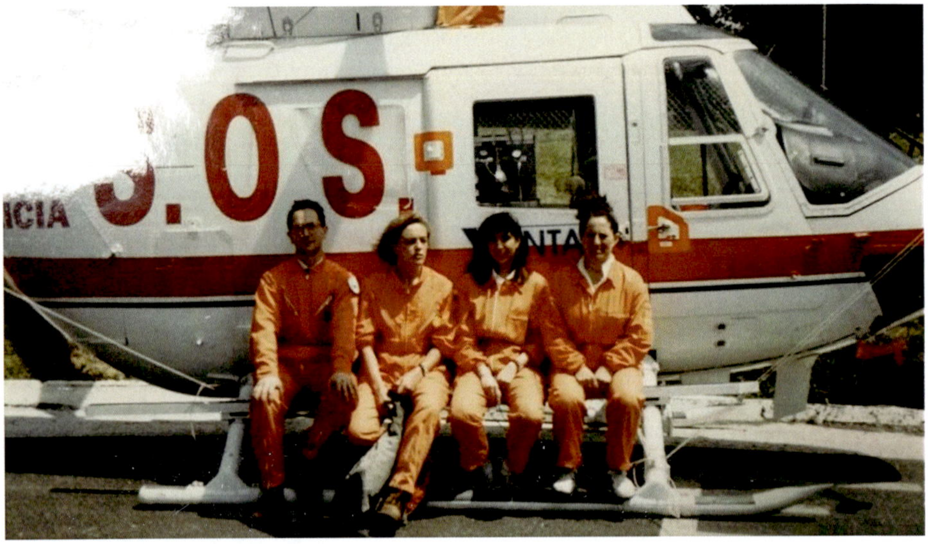


**Figura 5.** *Dos equipos del comienzo con los uniformes.*

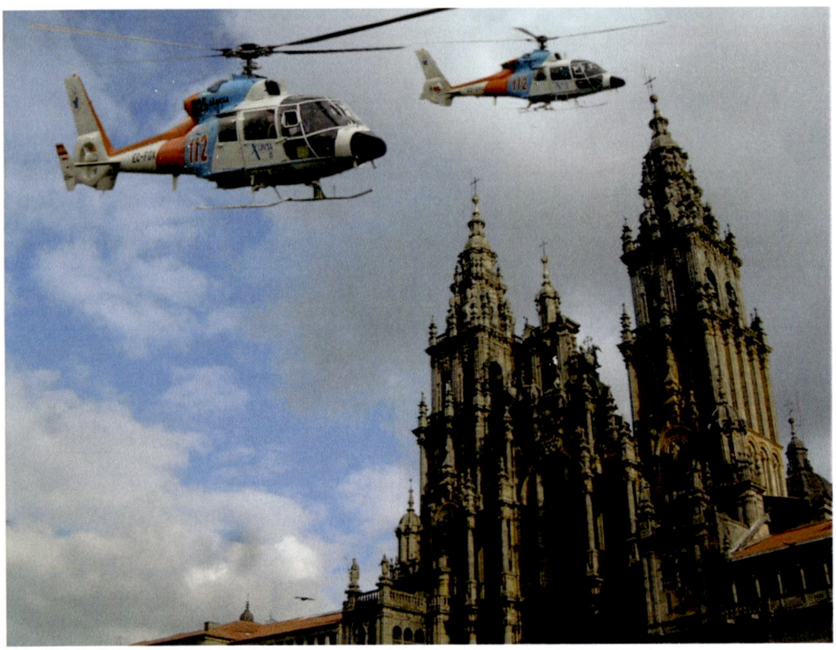


**Figura 6.** *Los Dauphin sobrevolando la catedral de Santiago.*

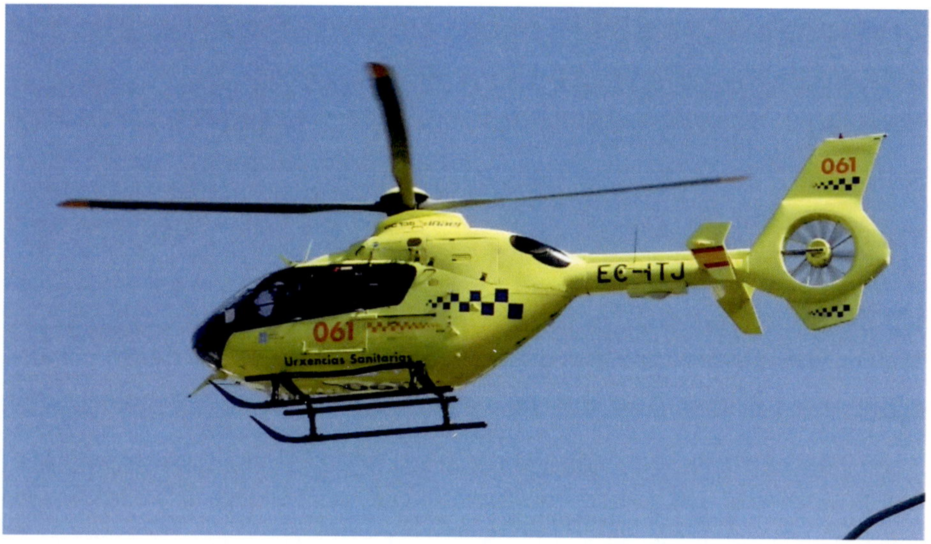


**Figura 7.** *EC 135 en servicio, con el logotipo actual.*

También tuvimos Dauphin C y Dauphin N (AS 365), alguna medicalización mejor que otra, alguna de paciente atravesado y la mayoría con paciente en el sentido de la marcha, como es lo deseable.

Actualmente tenemos en servicio dos Eurocopter EC 135 (fabricado por Airbus), con rotor de cola tipo *fenestron*, desde luego es el modelo más extendido en Europa para trabajo HEMS, es un gran aparato, fiable, pequeño, rápido, pero como sabemos tiene grandes limitaciones para la asistencia al paciente durante el vuelo.

Para nosotros, siempre estuvo claro que la función del helicóptero en servicios primarios no era un transporte rápido del paciente, sino un transporte rápido del personal sanitario, altamente cualificado, al punto donde sucede la emergencia, y así prestar nuestra ayuda lo antes posible a quien la necesita, es acercar el servicio de urgencias al paciente que está lejos del hospital, mejorando así no solo la mortalidad sino también la morbilidad.

Trabajamos con una central de coordinación dotada con médicos muy formados que nos transmiten toda la información de la que disponen a tiempo real, localización del punto por coordenadas y cuadriculas, movilizan apoyos terrestres muy útiles en los servicios e informan al hospital de destino de la situación clínica del paciente que llevamos lo que permite tener la recepción de este preparada en tiempo récord.

¿Y hacia dónde vamos? Ya nadie pone en duda la necesidad de los helicópteros sanitarios, pero este terreno todavía está en pañales y debe crecer más, los servicios H24 son el futuro, sobre todo en el transporte interhospitalario, haciendo accesible en poco tiempo los servicios superespecializados a toda la población a cualquier hora del día. La red de helisuperficies es otra asignatura pendiente ¿Cómo es posible que se proyecte un hospital o un centro de salud rural sin helisuperficie?

Se debe incidir mucho más sobre la formación específica previa del personal sanitario que trabaja en HEMS para mejorar la seguridad y la confianza, también la normativa aeronáutica debería conocer mejor como trabajamos para adaptar estas normas a la realidad de la emergencia, no se puede olvidar que nuestra función es salvar vidas y trabajamos contra reloj, los minutos son "vida".

Tampoco debemos olvidar al personal que nos apoya desde tierra (técnicos de ambulancia, voluntarios de Protección Civil, Policía, etc.) que también necesitan una formación para esto y no esta protocolizada en ningún sitio, como acercarse, como señalizar, como deben ser los puntos de toma, cuando se puede o no volar…

Creo que estamos en la senda correcta, pero a pesar de llevar en esto 28 años, creo que estamos empezando el camino.

# 2. APROXIMACIÓN HISTÓRICA AL HELITRANSPORTE SANITARIO

**Francisco J. Gallego**

El desarrollo del transporte aeromédico ha sido paralelo al de la aviación.

Es posible que la primera evacuación aérea aconteciera en 1870 en los globos aerostáticos utilizados durante el sitio a la ciudad de París en la guerra franco-prusiana.

La primera evacuación aeromédica documentada data de 1915 cuando un avión militar francés evacuó varios heridos serbios durante la I Guerra Mundial. En 1916 el Dr Chassaing persuadió al gobierno francés para equipar un avión militar con camillas que fue utilizado al año siguiente en la batalla de Amiens (Martin, 2006)

El primer servicio de aerotransporte sanitario civil debutó en 1928 de forma experimental para la evacuación médica desde áreas rurales remotas de Australia y creció hasta constituir "The Royal Flying Doctor Service". Sus enfermeras desarrollaron los primeros procedimientos de cuidados en el medio aéreo. Actualmente cuenta con 64 aviones.

El autogiro de Juan de la Cierva fue la primera aeronave de ala rotatoria eficaz y realizó su primer vuelo entre aeródromos en 1924. Sobre el modelo de 4 plazas PA-19 se llegó a proyectar un autogiro ambulancia con doble camilla en 1933 (González Canomanuel, 2015).

Los ingenieros italianos, rusos, alemanes y americanos compitieron en los años 30 en desarrollar helicópteros cada vez más funcionales hasta que en 1943 el Sikorsky R-4 se convierte en el primer helicóptero fabricado en serie. Fue por encargo de la armada estadounidense que los utilizó en la guerra de Birmania. Allí, el 25 de Abril de 1944 el teniente Carter Harman realizó la primera

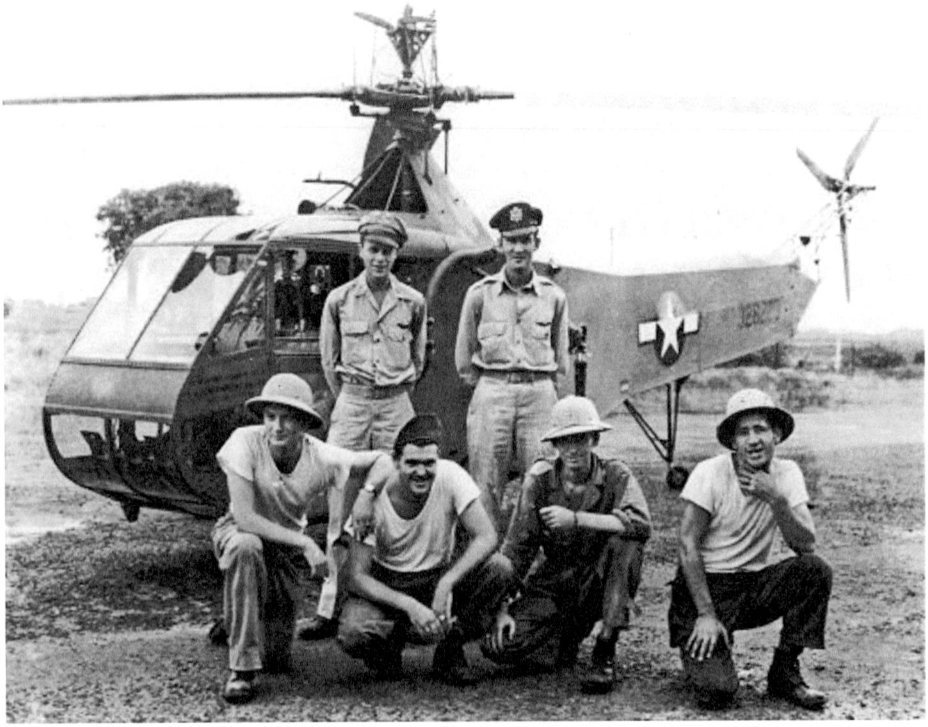

**Ilustración 1.** *Carter Harman (de pie a la izquierda) con su equipo junto al Sikorsky YR-4B en el que realizó la primera evacuación de un herido en helicóptero. Birmania, 1944 (Foto: US Air Force Museum).*

evacuación en helicóptero. De hecho, hizo 4 seguidas ya que dada la limitada capacidad de la aeronave tuvo que evacuar uno a uno a los heridos de un avión derribado (Ilustración 1).

Durante la campaña de Filipinas en la II Guerra Mundial (1944-1045), los R-4 llegaron a evacuar a 70 heridos hacia los hospitales de la retaguardia.

La médica, paracaidista y pilota Valérie André realizó más de 120 operaciones de rescate en combate entre 1951 y 1952 durante la guerra de Indochina. Estuvo en servicio hasta 1981. Ha recibido numerosas condecoraciones, escrito 2 libros de memorias y continúa viviendo desde los años 50 junto al principal helipuerto de París.

En 1950, durante la Guerra de Corea los Sikorsky S-51 y sobre todo los Bell 47, que podían equipar hasta dos camillas exteriores, se utilizaron para la

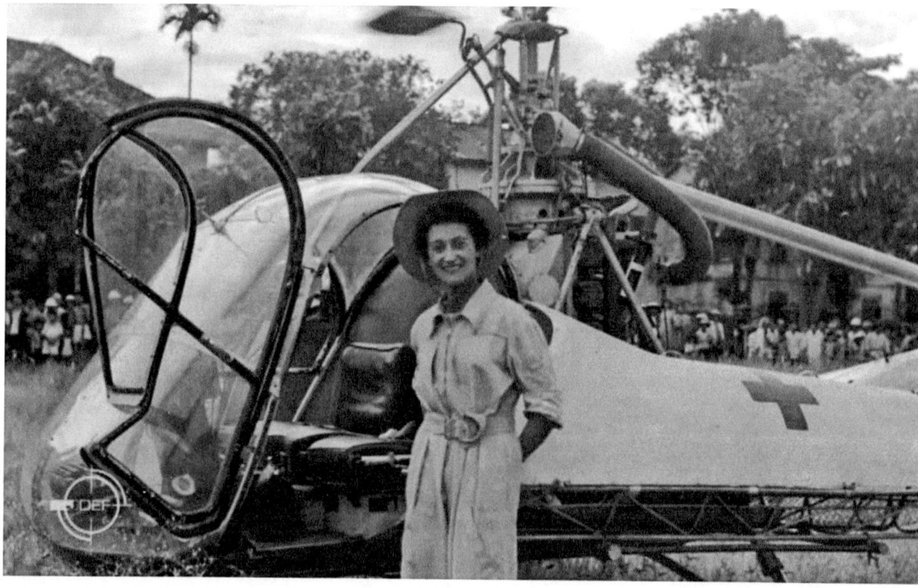


**Ilustración 2.** *Valérie André junto a su helicóptero en Vietnam, 1952. Fotograma del documental "Valérie André, un destin exceptionnel" Jounal de la Défense, Ministère des Armées, Francia.*

evacuación de heridos a hospitales de campaña de campaña MASH (Mobile Army Surgical Hospital) (Neel, 1955).

El Bell 47 fue el primer helicóptero certificado para uso civil. Se llegaron a fabricar más de 5600 unidades que fueron empleadas por muchos países para uso civil y militar. La eficacia del helicóptero para la evacuación aeromédica quedó definitivamente demostrada durante la Guerra de Vietnam dónde los Bell UH-1 "Huey" trasladaron a miles de heridos desde el campo de batalla hacia hospitales de forma rápida y recibiendo cuidados avanzados en ruta. Gracias a ello se redujo significativamente la tasa de mortalidad de 4,5 muertes por 100 heridos en Corea a 2,5 en Vietnam (Neel, 1968).

Tras los éxitos obtenidos en conflictos bélicos, el helicóptero se introduce en los servicios de rescate y transporte sanitario de ámbito civil en todo el mundo. También demostró un incremento de la supervivencia también entre las víctimas de trauma civiles (Baxt and Moody, 1983) (Baxt et al., 1985). El primer rescate civil en helicóptero lo realizó el de la policía de Nueva York sobre el tejado de la catedral de St. John en 1951 (Martin, 2006).

En 1952 el Dr. Bucher funda en Suiza el primer servicio de rescate civil del mundo: el Swiss Air Rescue Association, conocido como REGA. En 1957

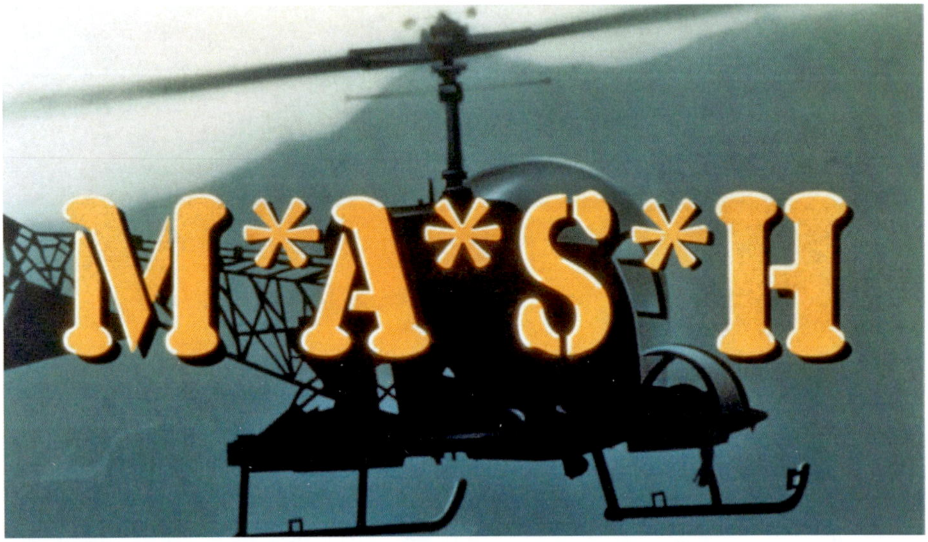


**Ilustración 3.** *Bell 47 en un fotograma de la serie de televisión M*A*S*H (CBS, 1972).*

adquiere su primer helicóptero, un Bell 47. Actualmente dispone de 17 helicópteros que en 2014 realizaron 5943 misiones primarias (incluyendo HEMS y rescate) y 2723 traslados interhospitalarios.

En Estados Unidos comenzaron a utilizarse helicópteros como ambulancias civiles en 1965 mediante el proyecto HELP (Helicopter Emergency Lifesaving Patrol) en Filadelfia. En 1969 la Universidad de Marylad y la policía disponen un helicóptero para uso como ambulancia, rescate y policía. El primer servicio HEMS dedicado con base hospitalaria no llegó a EEUU hasta 1972 cuando comenzó a operar en Denver la compañía "Flight for life". No tardaron es seguir su ejemplo multitud de organizaciones y empresas. Según la base de datos ADAMS de la Asociación Americana de Servicios Médicos Aéreos (AAMS), Estados Unidos cuenta, en septiembre de 2015, con 301 compañías de ambulancias aéreas que operan en 864 bases y 1045 helicópteros que realizan cerca de 400.000 misiones primarias e interhospitalarias al año (Association of Air Medical Services, 2015).

El primer helicóptero del automóvil club alemán ADAC, el "Christoph 1" se implantó en Múnich en 1970. Esta organización sin ánimo de lucro dispone hoy de más de 45 helicópteros medicalizados en servicio en Alemania y constituye el servicio con más helicópteros de la unión europea.

## DESARROLLO DEL HELITRANSPORTE SANITARIO EN ESPAÑA

La primera evacuación médica en helicóptero de España la realizó en diciembre de 1955 un Sikorsky H-19 del recién creado servicio de salvamento del ejercito que trasladó un civil enfermo grave desde la isla del Hierro al hospital de Tenerife. La insularidad facilitó una constante demanda de evacuaciones de enfermos y heridos.

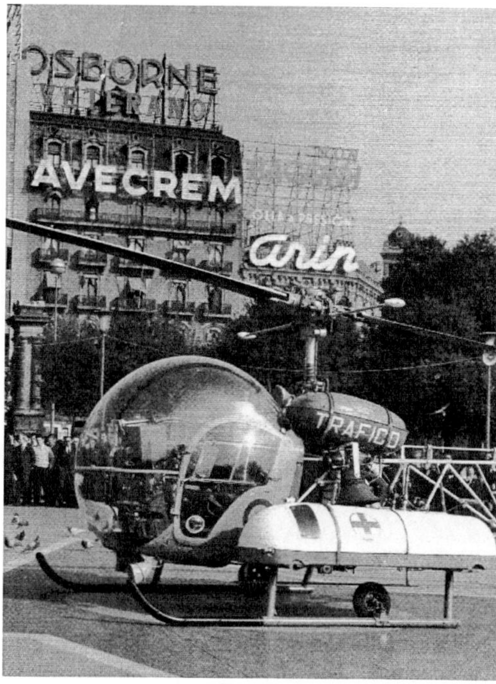


**Ilustración 4.** *Presentación del Bell 47G con camilla exterior de la DGT. Barcelona, 1964 (Foto DGT).*

Siendo los accidentes de tráfico una de las causas de mortalidad de más rápido crecimiento, la Dirección General de Tráfico (DGT) y Cruz Roja crearon en 1963 los primeros puestos de socorro en carretera con personal y vehículos para el traslado de heridos en Madrid. Ese mismo año llegan al aeródromo de Cuatro Vientos los primeros helicópteros civiles españoles: 2 Agusta Bell 47G que constituyeron la Patrulla de Helicópteros de Tráfico. Podían equipar una o dos camillas exteriores dotadas de claustrofóbicas cubiertas de protección con las que transportaron las primeras víctimas de accidentes de tráfico.

En 1964 se incorporaron 3 Bell 47J que contaban ya con camilla interior y se abrió una nueva base en Barcelona y otra itinerante por la costa mediterránea. Sin embargo, a finales de la década de los sesenta los elevados costes limitaron en gran medida la intervención en accidentes de tráfico, cuya asistencia dependía principalmente de Cruz Roja. Entonces la evacuación médica era literalmente transportar al enfermo o herido lo antes posible al hospital más cercano tras unos primeros auxilios básicos aplicados generalmente por personal no sanitario.

En década de los ochenta se extiende una nueva concepción en la atención sanitaria extrahospitalaria procurando una asistencia médica en el lugar que trata de estabilizar a la víctima antes de su transporte al hospital. Se desarrollan los primeros servicios de emergencias modernos y varias regiones comienzan a utilizar, en proyectos más o menos duraderos y por acuerdo entre diversas instituciones, helicópteros civiles para múltiples usos como la extinción de incendios, el rescate y el transporte aeromédico.

Aragón fue quizás quien dispuso del primer helicóptero medicalizado civil de España. Tenía un uso polivalente y operó en 1980-1981. Poco después, el Ayuntamiento y la Diputación de Zaragoza dispusieron un helicóptero BO105 para salvamento aéreo medicalizado que realizó 79 actuaciones incluidas misiones sanitarias durante su funcionamiento entre 1983 y 1984 (Pacheco Rodríguez et al., 1998) (Serrano Moraza and Fernández Ayuso, 2009).

En 1986 se medicalizaron puntualmente helicópteros de bomberos de la Generalitat para hacer los primeros traslados pediátricos al hospital de Sant Pau.

Entre 1985 y 1986 se crea en Asturias el consorcio de extinción de incendios, salvamento y protección civil dotado de un Sikorsky S-58 que fue medicalizado en 1988 y 1989 contaba con 2 pilotos, 1 médico, 1 enfermero y 1 o 2 rescatadores.

El 9 de febrero de 1988 comienza a operar con base en el hospital de Sant Cugat un Bell 204 del Real Automóvil Club de Cataluña (RACC) realizando numerosos traslados y dando cobertura sanitaria a diversos acontecimientos deportivos.

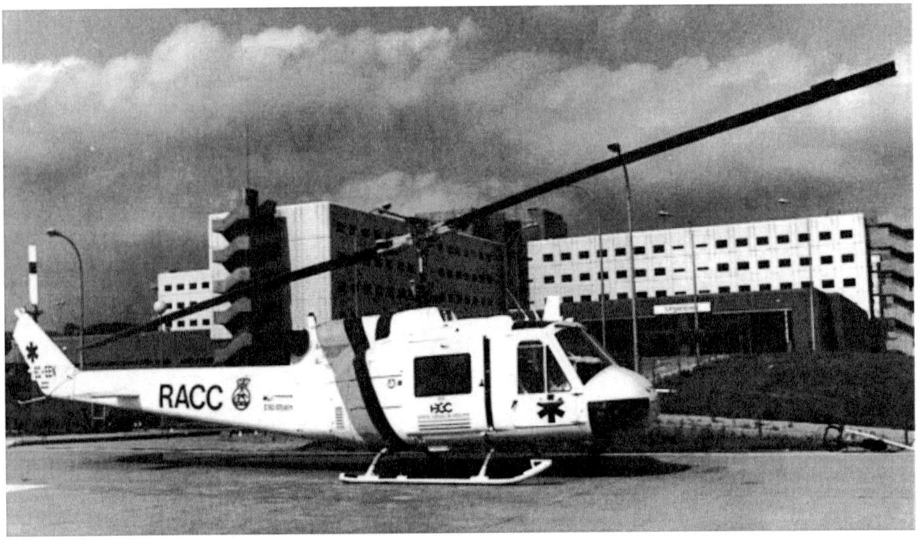


**Ilustración 5.** *Bell 204 del RACC en el hospital de Sant Cugat del Vallés en 1988.*

En 1988 Helicópteros Sanitarios fue la primera empresa privada de helitransporte sanitario de España. Piloto y médico volaban en un Bell 206 LIII Long Ranger ubicado en Marbella realizando principalmente traslados al hospital regional de Málaga, que, aunque carecía (y aún carece) de helisuperficie. Acortaba significativamente los tiempos de transporte terrestre por la congestionada carretera de la costa del sol.

En 1989 un Bell 206 Long Ranger con base en el Hospital de Don Benito (Badajoz) inicia en septiembre el que probablemente fue el primer servicio público dedicado únicamente al helitransporte medicalizado de España. Realizaba principalmente traslados con enfermero a Badajoz y Madrid tanto primarios como secundarios y continúa operando.

El 14 de Julio de 1989 los helicópteros de la DGT de Madrid en colaboración con Cruz Roja inician una nueva etapa de asistencia sanitaria a las víctimas de accidentes prestando servicio durante los fines de semanas y festivos. Desde 1991 pasan a prestar servicio diario de orto a ocaso y a estar medicalizados por el 061 de Madrid que aporta equipamiento y personal sanitario para la asistencia, estabilización y transporte al hospital más adecuado. La DGT firmó nuevos convenios de colaboración para otras regiones con la asociación de compañías aseguradoras (UNESPA) que financiaba el personal facultativo y la medicalización del helicóptero. Primero Valencia en 1993 y en 1994 Málaga y Sevilla.

Durante este periodo los helicópteros medicalizados de la DGT realizaron casi 5000 horas de vuelo en 8000 misiones sanitarias. Atendieron 7709 heridos y trasladaron a 2575 (33,4%). No se registró ningún incidente grave de seguridad. La mayoría de las activaciones venían entonces de las patrullas de Tráfico de la Guardia Civil y de Cruz Roja. El 96% de las patologías fueron traumatismos y de ellos el 91% accidentes de tráfico. El paciente más frecuente era un varón entre 20 y 30 años con lesiones en miembros y cabeza. El servicio se fue retirando entre 1995 y 1997 cuando las comunidades autónomas habían ido asumiendo esta tarea, pero sin duda habían establecido ya los pilares del servicio HEMS moderno en España.

En septiembre de 1990 se crea el servicio de helitransporte medicalizado en Galicia con 2 helicópteros Alouette III que entonces dependían de Protección Civil.

En 1994 el Servicio de Urgencias de Canarias comenzó con el primer servicio 24h. Disponían de 2 helicópteros que en sus 18 primeros meses de funcionamiento trasladaron a 785 pacientes, el 80% traslados interhospitalarios (Lubillo et al., 2000).

En 1998 Pacheco et al. llegaron a identificar 19 helicópteros con actividad HEMS civil en España repartidos en 9 comunidades autónomas: Andalucía (5 helicópteros), Asturias (1), Cataluña (2), Euskadi (1), Galicia (2), Canarias (2) Madrid (3), Navarra (1) y Valencia (2) (Pacheco Rodríguez et al., 1988).

En 1999 se analiza la actividad de 29 helicópteros de 18 programas con capacidad para transporte sanitario repartidos en 13 comunidades autónomas. Incluyó HEMS militares además de civiles (Burillo-Putze et al., 2001). Sólo 8 programas se dedicaban exclusivamente a misiones sanitarias. En 1998 transportaron 4870 pacientes, la mitad fueron primarios y el resto traslados interhospitalarios.

En 2008 se identifican 35 HEMS civiles en España con una distribución muy similar a la actual (Pesqueira Alonso and Juliani Izquierdo, 2009).

En 2019 identificamos 40 helicópteros medicalizados en servicio en España.

## BIBLIOGRAFÍA


1. Martin, T., 2006. Aeromedical Transportation: A Clinical Guide, 2nd Revised edition edition. ed. Ashgate. Publishing Limited, Aldershot, Hampshire, England.
2. González Canomanuel, M.A., 2015. El desconocido autogiro ambulancia de 1933, una innovación española predecesora en una década a la primera utilización del helicóptero sanitario. Sanid. Mil. 71,125–131. doi:10.4321/S1887-85712015000200011
3. Neel, S., 1968. Army aeromedical evacuation procedures in Vietnam: implications for rural America. JAMA 204, 309–313.
4. Neel, S.H., 1955. Helicopter evacuation in Korea. U. S. Armed Forces Med. J. 6, 691–702.
5. Association of Air Medical Services, 2015. ADAMS: Atlas & Database of Air Medical Services.
6. Baxt, W.G., Moody, P., 1983. The impact of a rotorcraft aeromedical emergency care service on trauma mortality. JAMA 249, 3047–3051
7. Pacheco Rodríguez, A., Álvarez García, A., Hermoso Gadeo, F., Serrano Moraza, A., 1988. Servicios de emergencia médica extrahospitalaria en España (II). Emergencias 10, 245–54.
8. Serrano Moraza, A., Fernández Ayuso, D., 2009. Manual de helitransporte sanitario, Edición: 1. ed. Elsevier-Masson, Amsterdam; Barcelona.
9. Lubillo, S., Burillo-Putze, G., Alonso, E., Herranz, I., Gomez, A., Gomez, N., 2000. Helicopter emergency medical service in Canary Islands, Spain. Eur. J. Emerg. Med. Off. J. Eur. Soc. Emerg. Med. 7, 55–59.
10. Burillo-Putze, G., Duarte, I.H., Alvarez Fernandez, J.A., 2001. Helicopter emergency medical service in Spain. Air Med. J. 20, 21–23.
11. Pesqueira Alonso, E., Juliani Izquierdo, P., 2009. Unidades de soporte vital avanzado en España 2008. Mapa de situación. Emergencias 21.

# 3. SIMULACIÓN CLÍNICA COMO HERRAMIENTA DE FORMACIÓN HEMS

## (Helicopter Emergency Medical Service)

**Noelia García-Aracil, Lourdes José-Alcaide,**
**Juan Antonio Sinisterra Aquilino y Diego Aylagas Martínez**

## INTRODUCCIÓN

En este capítulo se pretende destacar aquellos aspectos de interés dentro de una herramienta docente muy potente y de tremenda actualidad como es la simulación clínica. Unos de los autores considerados como "el padre de la simulación", David Gaba, la define como "una técnica, no una tecnología, para sustituir o ampliar las experiencias reales con experiencias guiadas, a menudo de inmersión en la naturaleza, que evocan o reproducen aspectos sustanciales del mucho real de una manera totalmente interactiva"[1]. La simulación permite practicar en un entorno realista sin riesgo para pacientes y profesionales, facilita la estandarización de los contenidos docentes, contribuye a detectar deficiencias formativas y promueve la integración de conocimientos y habilidades clínicas complejas. Todo ello en un ambiente docente adecuado para los adultos, basado en el aprendizaje a partir de la propia experiencia y la reflexión personal[2]. Más si cabe, en el entorno de la emergencia aerotransportada, en donde el trabajo en equipo y las habilidades no técnicas juegan un papel importante. Por lo que ya no sólo hablaríamos de un enterramiento en un entorno seguro para el paciente sino también para el personal que le asiste, dadas las características del medio, es decir "Aprender del error sin consecuencias"[3].

## SIMULACIÓN CLÍNICA EN EL MEDIO HEMS

Durante la asistencia prehospitalaria del paciente crítico se requiere de un conjunto de habilidades para tener la capacidad de realizar procedimientos tiempo dependientes y especialmente en las misiones HEMS (Helicóptero Emergency Medical Services), cuyas exigencias para la realización de los mismos en este medio son especiales: el espacio reducido que dificulta la maniobrabilidad de los propios sanitarios añadido al uso de dispositivos de retención obligatorios durante el vuelo, la altitud, la existencia de ruidos y por tanto una dificultad en la comunicaciones, siendo éstas especiales ya que dependerá de si ya está o no activo el motor del helicóptero, y otras circunstancias que hacen que un procedimiento "sencillo" relativamente se convierta en "complejo" (como puede ser un sondaje vesical o nasogástrico o una intubación endotraqueal) y que por tanto se requiera de unas habilidades técnicas y no técnicas previamente entrenadas. Este aspecto que se complica dado que el entrenamiento en un helicóptero real es costoso y no es tan sencillo como el que se suele realizar en otro medio por sus características tan diferenciadas, como puede ser el de un contexto hospitalario. El entorno del transporte aéreo crítico es dinámico y desafiante, por lo que nos lleva a pensar que la improvisación no es un buen aliado y que la realización de misiones HEMS requieren de una preparación y anticipación previa y por tanto de una necesidad de entrenamiento, en donde la simulación clínica permite se puede llevar a cabo en los diferentes contextos para la práctica tanto de habilidades técnicas como no técnicas, ya que una pequeña disminución del rendimiento puede afectar a la atención clínica y a la seguridad del paciente y del equipo[4-6]. Diferentes estudios nos señalan que las competencias obtenidas en casos simulados son muy elevadas, principalmente en lo referido a los planes estructurados de trabajo y toma de decisiones[6,7]. En este medio podríamos decir que las habilidades técnicas son muy importantes y que se engloban en el Crew Resource Management (CRM). En 1979 se desarrolló este tipo de entrenamiento por la NASA dado que concluyeron que la mayoría de los accidentes aéreos, estaban fundados en errores humanos, entre ellos el fallo en las comunicaciones, el liderazgo y la toma de decisiones. Y en España se comenzó a utilizar mediante la normativa JAR-OPS en el 2000. En 1994 se comenzó a aplicar por primera vez en la atención médica en las salas de operaciones del Hospital Universitario de Basilea, en Suiza[8]. El CRM en el medio HEMS se centra especialmente en el entrenamiento mediando la simulación clínica de habilidades no técnicas como las comunicaciones, la toma de decisiones, el liderazgo, la anticipación.

Para poder llevar a cabo dicha simulación son necesarios varios elementos que ayuden a generar contexto similar al interior de un helicóptero con el fin de realizar casos clínicos con simuladores de alta fidelidad, con un espacio reducido y materiales y otros simuladores que se asemejen a las características de un vuelo en el interior de la cabina de un helicóptero.

## RECURSOS HUMANOS

- Instructores con formación en simulación clínica y experiencia clínica en el medio HEMS.
- Disponer de un apoyo de un informático/técnico para el manejo de los simuladores de alta fidelidad y grabación de imágenes.
- Disponer de al menos un apoyo técnico en el montaje de escenarios.

## RECURSOS MATERIALES

- Creación de un espacio reducido con similares características al interior de un helicóptero, pudiendo ser por ejemplo el interior de uno de los helicópteros sanitarios actuales como el del modelo ec145T2. Puede realizarse algo sencillo con estructura de madera, con el fin de generar ese interior con unas características similares, pudiendo reproducir el sonido de despegue para dificultar las comunicaciones, así como modificar la iluminación interior.
- Para las comunicaciones se pueden utilizar unos cascos anti ruido con posibilidad de radio conectada con bluetooth.
- Instalar en el exterior un efecto de las palas del helicóptero a través de una luz similar a la de discoteca, estroboscópica.

*Otros aspectos a tener en cuenta* para la simulación según el tipo de emergencias:

- *Emergencias médicas:* es necesario adquirir al menos un simulados de alta fidelidad que nos permita un manejo básico del paciente con posibilidad de procedimientos invasivos y una mínima valoración del mismo (auscultación, toma de constantes, valoración pupilar…). A su vez disponer de un mínimo de aparataje de electromecidina que facilite el realismo y la dificultad de los casos clínicos, como puede ser un respirador artificial, un monitor multiparamétrico, una bomba de perfusión de jeringa…También disponer de un mínimo de material fungible preparado en mochilas similares a las reales, así como una bala de oxígeno o aire comprimido.
- *Emergencias aeronáuticas:* Para ello sería interesante disponer de una máquina que genere humo y de un extintor de características inocuas, como puede ser el de $CO_2$.

## ESTRUCTURA Y FASES DEL EJERCICIO SIMULADO

Para trabajar con simulación es necesario tener en cuenta los *estándares* internacionales que nos guían por el buen hacer de esta metodología de aprendizaje. Según INACLS (Asociación Internacional de Enfermería para la Simulación Clínica y el Aprendizaje) nos detallan los siguientes[9]:

1. Realizar de un buen diseño del escenario (estructurar el formato de una simulación basada en el propósito, teoría y modalidad (experiencia).
2. Objetivos y resultados medibles.
3. Mantener un enfoque facilitador que sea participante.
4. Realizar un buen debriefing medible y adecuado al entorno.
5. Realizar una evaluación participante.
6. Integridad profesional, manteniendo un comportamiento ético (confidencialidad, honestidad, colaboración, respeto mutuo).
7. Educación interprofesional. Equipos multidisciplinares que trabajan para objetivos comunes.
8. Planes estratégicos para la realización de los ejercicios simulados, infraestructuras, personas y procesos necesarios para la implementación de un programa efectivo y eficiente de educación basada en simulación.

Si nos centramos en las *fases de la simulación clínica*, podemos decir que nos encontramos con las siguientes:

*a. Fase inicial,* denominada *briefing*, en donde se orienta a los alumnos de los objetivos de la misma.

*b. Una segunda fase,* que es en la que se desarrolla el *caso clínico estructurado* y que él caso debe disponer de un mínimo de preparación por parte de los instructores con los siguientes apartados:

- *Objetivos del caso:* se recomienda sólo tres objetivos, pudiendo ser dos de ellos habilidades técnicas (como la realización un procedimiento) y una no técnica (como el trabajo en equipo o el liderazgo). Deben ser objetivos reales a conseguir en el caso.
- *Recursos materiales* necesarios para realizar una preparación previa del mismo.
- *Recursos humanos* que pueden participar en la preparación del caso y/o en el propio caso como figurantes del mismo (por ejemplo, otro sanitario ayudando o un familiar, que disponga de un papel previamente escrito y leído).
- *Información que se le facilitará al alumno.*

- *Información que dispondrá el o los instructores* del caso al inicio del mismo y de su desarrollo según el árbol posible de decisiones del alumno.

c. *Y la tercera fase* denominada *debriefing*, y considerada como la fase más importante dado que es guiada por el/la instructor/a para favorecer la reflexión de las intervenciones y decisiones llevadas a cabo por el alumno. El *Debriefing* puede ser llevado de diferentes formas. Uno de los *Debriefings* que más base empírica posee, es el desarrollado por Jenny W. Rudolph, *Debriefing con buen juicio*. Éste contiene tres fases fundamentales: fase de reacciones (donde los alumnos con ayuda del profesor manifiestan sus emociones), fase de análisis (donde se reflexionan sobre las acciones y toma de decisiones entre otros aspectos, pudiendo disponer del apoyo de la grabación de vídeo realizada durante la realización del caso clínico) y fase de síntesis. Todo ello se debe de desarrollar bajo un clima de confianza y seguridad para los alumnos[10-12].

## CONCLUSIONES

Podríamos concluir que la adquisición de competencias en la simulación clínica y los entrenamientos de simulación conducen a un aumento subjetivo de la autoseguridad de la tripulación y de la seguridad clínica del paciente en el medio aéreo, mejora la toma de decisiones, las habilidades no técnicas específicas de este entorno, además de las habilidades técnicas; así como también la facilitación de la práctica reflexiva y la motivación en el aprendizaje.

Añadiríamos, además, la vital importancia de una de las fases tal y como es el debriefing con buen juicio, ya que es una herramienta potente que favorece la reflexión de la toma de decisiones y actuaciones llevadas a cabo en los casos clínicos dentro de la simulación clínica en el medio HEMS.

## BIBLIOGRAFÍA


1. Mª del Carmen Casal Angulo. La simulación como metodología para el aprendizaje de habilidades no técnicas en Enfermería; 2016.
2. Sancho R, Rábago JL, Maestre JM, Del Moral I, Carceller JM. [Bringing clinical simulation into anesthesiology and postoperative recovery care residency training]. Revista española de anestesiología y reanimación 2010; 57(10): 656-663.
3. Comité Clínico Asistencial de la Gerencia de Urgencias, Emergencias y Transporte Sanitario del Servicio de Salud de Castilla-La Mancha. Guía Asistencial. Urgencias y Emergencias Extrahospitalarias. 2014 ed. Castilla-La Mancha: SESCAM; 2014.
4. Wright S,W., Lindsell C,J., Hinckley W,R., Williams,Annette, Holland,Carolyn, Lewis C,H., et al. High fidelity medical simulation in the difficult environment of a helicopter: feasibility, self-efficacy and cost.
5. Pietsch U, Knapp J, Ney L, Berner A, Lischke V. Simulation-Based Training in Mountain Helicopter Emergency Medical Service: A Multidisciplinary Team Training Concept. Air Med J 2016 Sep-Oct; 35(5): 301-304.
6. Myers J, Powell S, Aldington S, Sim D, Psirides A, Hathaway K, et al. The impact of fatigue on the non-technical skills performance of critical care air ambulance clinicians. Acta Anaesthesiologica Scandinavica 2017(-1399-6576 (Electronic); - 0001-5172 (Linking)).
7. Sollid S, Bredmose P, Nakstad A, Sandberg M. A prospective survey of critical care procedures performed by physicians in helicopter emergency medical service: is clinical exposure enough to stay proficient? Scandinavian Journal of Trauma, Resuscitation and Emergency Medicine 2015: 23-45.
8. Mc Conaughey E. Crew resource management in healthcare: the evolution of teamwork training and MedTeams. J Perinat Neonatal Nurs 2008(-0893-2190 (Print); - 0893-2190 (Linking)): 96-104.
9. INACSL Standards Committee. INACSL standards of best practice: SimulationSM.Simulation design. Clinical Simulation in Nursing. 2016; 12 (S): S5-S12.
10. Maestre J,M., Rudolph J,W. Teorías y estilos de debriefing: el método con buen juicio como herramienta de evaluación formativa en salud. 2015; 68(04): 282-285.

11. Brett-Fleegler M, Rudolph J, Eppich W, Monuteaux M, Fleegler E, Cheng A, et al. Debriefing assessment for simulation in healthcare: development and psychometric properties. Simul Healthc 2012 Oct; 7(5): 288-294.
12. Rudolph JW, Simon R, Dufresne RL, Raemer DB. There's no such thing as "nonjudgmental" debriefing: a theory and method for debriefing with good judgment. Simul Healthc 2006 Spring; 1(1): 49-55.

# 4. FORMACIÓN AERONÁUTICA PARA SANITARIOS HEMS

**Joaquín Lozano Caballero**

La formación aeronáutica para los sanitarios HEMS en Europa, en adelante Pasajeros Médicos, está claramente definida en el reglamento (UE) 965/2012 de la Comisión de 5 de octubre de 2012 por el que se establecen requisitos técnicos y procedimientos administrativos en relación con las operaciones aéreas en virtud del Reglamento (CE) n o 216/2008 del Parlamento Europeo y del Consejo. Ver cuadro nº 1 y nº 2.

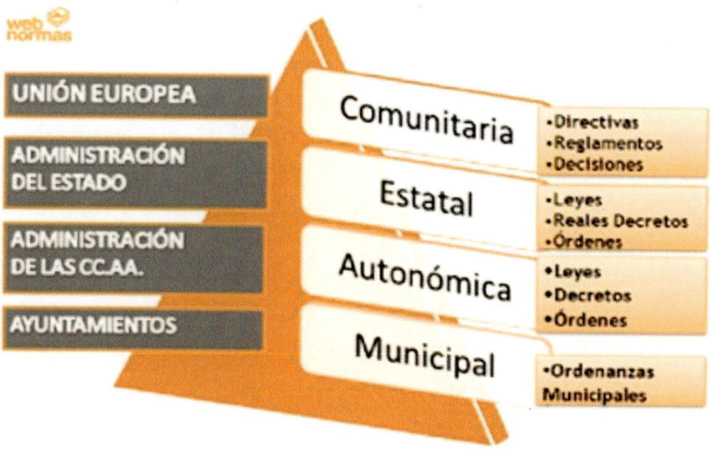


**Cuadro 1**

| JERARQUÍA DE LAS NORMAS | | |
|---|---|---|
| | NORMATIVA DE LA UE | |
| | CONSTITUCIÓN | |
| | TRATADOS INTERNACIONALES | |
| | CORTES GENERALES | LEYES ORGÁNICAS |
| | | LEYES ORDINARIAS |
| | GOBIERNO | REAL DECRETO LEY |
| | | REAL DECRETO LEGISLATIVO |
| | REGLAMENTOS | REAL DECRETO PRESIDENCIA |
| | | REAL DECRETO CONSEJO MINISTROS |
| | | ÓRDENES DE LAS COMISIONES DELEGADAS DE GOBIERNO |
| | | ÓRDENES MINISTERIALES |
| | | DISPOSICIONES DE AUTORIDADES Y ÓRGANOS INFERIORES |

**Cuadro 2**

El Reglamento deja claro que las operaciones HEMS son conducidas de acuerdo con los requerimientos contenidos en el Anexo IV, parte CAT (Transporte aéreo Comercial) y Anexo III, parte ORO (Requisitos de la Organización para las Operaciones Aéreas), excepto, para las excepciones contenidas en el Anexo V, parte SPA, Subparte J HEMS (Aprobación Específica HEMS), donde, se requiere una aprobación específica.

Anteriormente a este Reglamento Europeo, la formación para los Pasajeros Médicos estaba definida en las derogadas JAR OPS 3 (Requisitos conjuntos de aviación para las operaciones de transporte aéreo comercial helicóptero), desarrolladas por algunos Países Europeos. Estos requisitos eran de carácter no vinculante, hasta que el Estado Español las ratificó en su totalidad mediante el RD 279/2007 de 23 de febrero, y posteriormente en la orden de Fomento FOM 2189/2010 de 7 de julio para actualizar su contenido.

Previamente a estas dos disposiciones, no había nada legislado en el Estado Español respecto a los vuelos Hems y Pasajeros Médicos. Las operaciones Hems se desarrollaban como vuelos médicos, así definidos en las exenciones para las operaciones especiales en el Reglamento de Circulación Aérea Español, actualmente actualizado en el Real Decreto 552/2014, para cumplir con el Reglamento de Ejecución (UE) n.º 923/2012 de la Comisión, de 26 de septiembre de 2012, por el que se establece el reglamento del aire y disposiciones operativas comunes para los servicios y procedimientos de navegación aérea, SERA (Reglas del Aire Europeas Estandarizadas).

Para que este capítulo sea lo más sencillo y accesible posible, he pensado articularlo en torno a preguntas sencillas y respuestas no menos simples, preguntas que durante muchos años en el ambiente HEMS he estado recibiendo de muchos compañeros Pilotos y Sanitarios.

✔ *Entonces, ¿cómo definimos al Pasajero Médico?*

Es aquella persona con la titulación correspondiente, asignada a un vuelo HEMS con el fin de asistir a las personas afectadas en la operación HEMS y en su caso, atender a cualquier persona transportada en helicóptero que necesite ayuda médica, realizando las labores propias de su especialidad.

O, de una forma más sencilla, es el Profesional sanitario transportado en un helicóptero durante un vuelo de HEMS, entre los que se incluyen, médicos, enfermeros y paramédicos, entre otros.

✔ *¿Un Pasajero Médico puede trabajar en un HEMS sin necesidad de formación aeronáutica?*

No, antes de iniciar un vuelo, o serie de vuelos HEMS, los Pasajeros Médicos recibirán información con el fin de que se familiaricen con el entorno operativo y los equipos HEMS, puedan operar equipos médicos y de emergencia a bordo y participar en los procedimientos de entrada y salida, normales y de emergencia.

✔ *¿Qué tipo de información?*

Recibirá información aeronáutica denominada *briefing* (Breve reunión de trabajo que las tripulaciones de vuelo mantienen antes del inicio de un vuelo o de una rotación de vuelos), que estará compuesto de los ítems siguientes y se considerará inicial:

- Familiarización con el tipo de Helicóptero a operar.
- Entradas y salidas normales y de emergencia para, incluidos los pacientes.
- Uso del equipo médico especializado a bordo.
- La necesidad de la autorización del Comandante para la utilización de los equipos médicos especializados a bordo.
- Métodos de supervisión de otros equipos.
- Uso del sistema de comunicación e intercomunicación a bordo.
- Localización y uso de los extintores de mano.

*Conceptos de CRM*(Crew Resource Management, Gestion de Recursos de la Tripulación. James Reason)

- Incluidos elementos relevantes.

✔ *¿Y todos los días, antes de iniciar el servicio HEMS, deberán de recibir toda esta información?*

No, el Operador puede sustituir el briefing Inicial con un programa de entrenamiento para Pasajeros Médicos que englobe todos los procedimientos de seguridad y emergencia para cada tipo de helicóptero.

Solo los Pasajeros Médicos que han sido entrenados bajo este programa y hayan volado el tipo de helicóptero durante los últimos 90 días, podrán subir a bordo sin necesidad de recibir de nuevo el briefing Inicial.

✔ *¿El briefing Inicial para los pasajeros médicos será siempre el mismo para todos los tipos de helicóptero HEMS?*

No, cada tipo de helicóptero es diferente y dependiendo del fabricante, las diferencias pueden ser considerables.

✔ *¿Y quien imparte este Briefing Inicial al Pasajero Medico?*

Cualquier Piloto que opere en el servicio Hems. Normalmente lo hará el Comandante de servicio o un copiloto experimentado Hems.

✔ *¿Qué es el concepto de CRM al que se refiere el último ítem del Briefing al Pasajero Médico?*

Este último ítem de CRM fue añadido en el año 2015 por la Decisión de la Comisión Europea 2015/022/R.

En el Briefing recibirá los conceptos generales del CRM, para que el Pasajero Médico se familiarice y conozca la terminología.

Posteriormente como complemento a los conceptos generales, y acorde a un requisito de idoneidad del entrenamiento de las tripulaciones (RU 965/2012), el Pasajero Médico recibirá una vez al año, un entrenamiento recurrente de CRM combinado con las tripulaciones de vuelo.

Toda la formación CRM lo impartirá personal cualificado y autorizado por AESA(Agencia Española de Seguridad Aérea).

Y esto es todo, queda claro la formación específica que deben recibir los médicos y Dues antes de subirse a un helicóptero HEMS para atender a un paciente.

# 5. PAPEL DEL TRIPULANTE TÉCNICO HEMS SANITARIO

**Joaquín Lozano Caballero**

Los Tripulantes Técnicos HEMS en Europa, en adelante TCH (Technical Crew Hems), están regulados en el REGLAMENTO (UE) 965/2012 de la Comisión de 5 de octubre de 2012 por el que se establecen requisitos técnicos y procedimientos administrativos en relación con las operaciones aéreas en virtud del Reglamento (CE) n.º 216/2008 del Parlamento Europeo y del Consejo.

El Reglamento (UE) 965/2012 regula a los TCH en el Anexo I (Definiciones) y Anexo III, Parte ORO (Requisitos de la Organización para las Operaciones Aéreas), Subparte TC (Technical Crew) como parte de la tripulación técnica dentro de las Operaciones estrictamente CAT (Transporte aéreo Comercial). Dentro de las Operaciones específicas Hems, los regula en el Anexo V, Parte SPA Subparte J HEMS (Aprobación Específica HEMS) .

Anteriormente a este Reglamento Europeo, los TCH estaban regulados en las antiguas y derogadas JAR OPS 3 (Requisitos conjuntos de aviación para las operaciones de transporte aéreo comercial helicóptero), desarrolladas por algunos países europeos. Eran de carácter no vinculante hasta que el Estado español las ratificó en su totalidad mediante el RD 279/2007 de 23 de febrero, y posteriormente en la orden de fomento FOM 2189/2010 de 7 de julio para actualizar su contenido.

Previamente a estas dos disposiciones, no había nada legislado en el Estado Español respecto a los TCH. Las operaciones HEMS se desarrollaban como vuelos médicos, así definidos en las exenciones para las operaciones especiales en el Reglamento de Circulación Aérea Español, actualmente actualizado en el Real Decreto 552/2014, para cumplir con el Reglamento de Ejecución (UE) n.º 923/2012 de la Comisión, de 26 de septiembre de 2012, por el que se establece el reglamento del aire y disposiciones operativas comunes para los servicios y procedimientos de navegación aérea, SERA (Reglas del Aire Europeas Estandarizadas).

Al igual que en otras ocasiones, voy a articular este capítulo en torno a preguntas sencillas y respuestas no menos simples, preguntas que durante muchos años en el ambiente HEMS he estado recibiendo de muchos compañeros pilotos y sanitarios.

✔ *¿Entonces, que es un TCH?*

El tripulante técnico HEMS, es una persona asignada a un vuelo HEMS con el fin de atender a cualquier persona transportada en el helicóptero que necesite ayuda médica y de asistir al piloto durante la misión.

✔ *¿Qué requisitos se necesita para acceder a esta titulación?*

- Tener 18 años de edad.
- Ser física y mentalmente apto para desempeñar con seguridad las funciones y responsabilidades asignadas.
- Haber realizado toda la formación requerida para llevar a cabo las funciones asignadas.
- Haber sido verificado en sus competencias para llevar a cabo todas las funciones asignadas de conformidad con los procedimientos especificados en el manual de operaciones.

✔ *¿Tienen que pasar algún tipo de reconocimiento médico?*

Sí, preferiblemente por un médico de vuelo e *incluirá* en el reconocimiento médico estos elementos:

- Tener buena salud.
- No tener ninguna enfermedad física o mental que puedan desencadenar una incapacitación o inhabilitación para desempeñar sus funciones de tripulante técnico.
- Tener el sistema cardio-respiratorio normal.
- Tener el sistema central nervioso normal.
- Tener una agudeza visual de 6/9 con o sin gafas.
- Tener una adecuada audición.
- Tener las orejas, la nariz y la garganta normal.

✔ *Entonces, no tiene por qué ser Piloto, ¿puede ser cualquier persona?*

Sí, efectivamente, cualquier persona que cumpla los requisitos anteriores más, la formación específica que estipula la normativa Europea.

✔ *¿Y en Europa, que perfil se utiliza para contratar a los TCH?*

La composición de tripulación HEMS más extendida en algunos Países Europeos (UK, Francia, Alemania, Rumania, Países Bajos, Italia, República Checa, Suecia, Noruega, Suiza, Dinamarca), para los vuelos HEMS diurnos, es de un solo Piloto, un TCH, un Médico y un Enfermero.

Es frecuente que el TCH sea el Médico o Enfermero, reduciendo la tripulación a tres personas. De este modo, se reduce el peso del helicóptero, se incrementa la autonomía y las operadoras ahorran en contratación.

✔ *¿Entonces, también se reduce la seguridad en la Operación?*

No, en absoluto, los helicópteros HEMS en Europa están diseñados y certificados para ser volados con un solo piloto y la normativa Europa duplica la instrucción y las verificaciones para los pilotos HEMS, mitigando los riesgos inherentes a la operación.

Cuando la tripulación HEMS está compuesta por un piloto y un TCH sanitario, este último realiza las funciones de TCH hacia los lugares de Operación HEMS (lugar seleccionado por el Comandante durante un vuelo HEMS para el aterrizaje y despegue), y las funciones propias de sanitario en el trayecto de vuelta hacia el hospital con paciente a bordo.

Este tipo de operación con un solo piloto lo contempla la normativa europea, permite volar al piloto sin TCH hacia el hospital con paciente abordo y hacia la Base de operaciones HEMS (Aeródromo en el que los miembros de la tripulación HEMS y el helicóptero HEMS pueden permanecer de guardia a la espera de operaciones HEMS).

Respecto a los lugares de operación HEMS, el piloto tiene que aterrizar obligatoriamente con el TCH sentado en el asiento delantero para apoyar activamente al piloto, sin embargo, cuando el piloto tenga que hacer varios trayectos desde este mismo lugar de operación HEMS hacia otros lugares (recoger más personal o material sanitario, repostar o cualquier otra circunstancia) el piloto podrá volver a despegar y aterrizar en el mismo lugar de operación HEMS sin la ayuda del TCH, ya que el lugar de operación HEMS estaría reconocido respecto a los obstáculos, elevación del terreno, distancias, etc. y el TCH se quedaría en el lugar de operación HEMS para la atención del paciente.

Algunas operadoras alpinas de rescate como Air Zermmatt (https://atc.air-zermatt.ch/wordpress/en/courses/HEMS/), realizan cursos de TCH para sus Médicos y Enfermeros de Emergencias que realizarán operaciones con grúa de rescate.

✔ *¿Y qué pasa con las operaciones nocturnas H24?*

En la Operación nocturna, la tripulación HEMS la componen generalmente cuatro personas, dos pilotos, el Médico y el Enfermero.

Aunque la normativa contempla la operación nocturna con un solo piloto y un TCH, con rutas específicas locales incluidas en el MO (Manual de Operaciones) los requisitos de formación y entrenamiento recurrente del TCH son tan elevados que se asemejan a la instrucción de un piloto, por lo que casi todos los operadores europeos han decidido que la Operación HEMS H24 sea de dos pilotos.

Sin embargo, algunos países como Finlandia, sí utilizan la fórmula de piloto más TCH en la Operación nocturna, ya que como hemos visto, la normativa contempla esta opción.

Lógicamente los cursos iniciales y de refresco de un TCH que vaya a operar de noche, desarrollan un syllabus específico para este tipo de vuelos.

✔ *¿Cuando un Sanitario hace también las funciones de TCH, que limitaciones tiene respecto a los tiempos de servicio, vuelo y descanso?*

En este caso, al ser el TCH sanitario parte de la tripulación técnica de vuelo, se le aplica la circular operativa 16 b y su Anexo I sobre limitaciones de tiempo de vuelo, máximos de actividad aérea y periodos mínimos de descanso para las tripulaciones. Esta circular limita el máximo periodo de actividad diaria a 12 horas y 2000 horas anuales. El tiempo de vuelo máximo diario a 8 horas. Respecto al tiempo de descanso entre 2 periodos de actividad, se tiene que garantizar como mínimo 10,5 horas.

✔ *¿Existe una normativa europea que regule el tiempo de vuelo, máximos de actividad aérea y periodos mínimos de descanso para las tripulaciones?*

Sí, el mismo Reglamento (UE) 965/2012 en su Anexo III Parte ORO (Requisitos de la Organización para las Operaciones Aéreas) subparte FTL (Limitaciones de tiempo de vuelo), pero de momento solo aplica a aviones. El Reglamento autoriza a que las Autoridades aeronáuticas de cada país desarrollen esta subparte. Se prevé que durante este año 2018, se publique mediante una Decisión de EASA(Agencia Europea de Seguridad Aérea), la aplicación de esta subparte FTL para helicópteros y en especial para los HEMS.

Volviendo a la formación de los TCH ¿qué tipo de formación específica necesita un TCH, independientemente de su perfil profesional?

La normativa dice que todos los TCH deberán efectuar un Curso Inicial, de Conversión y Diferencias para empezar a trabajar en las operaciones HEMS, orientado al tipo de helicóptero y escenario operativo para el que se pretenda que el tripulante HEMS preste servicio.

✔ *¿Y de qué se compone el Curso Inicial?*

- Conocimientos teóricos generales de aviación y reglamentos aeronáuticos que abarquen todos los elementos correspondientes a las funciones y responsabilidades exigidas a la tripulación técnica:
  - » Funciones dentro de su role HEMS.
  - » Lectura de mapas y principios de ayuda a la navegación.
  - » Operación de los equipos de radio.
  - » Uso del equipo médico a bordo.
  - » Preparación del equipo médico especializado para una salida HEMS.
  - » Lectura de instrumentos y paneles de aviso, uso de las listas de chequeo y conocimiento de los procedimientos normales y de emergencia para asistir al piloto.
  - » Conocimiento Básico del helicóptero, sistemas y equipos.
  - » Equipos y sistemas de emergencia.
  - » Prácticas de despacho en salidas HEMS.
  - » Repostaje y repostaje con paciente a bordo.
  - » Selección y uso de una zona de operación HEMS.
  - » Manejo de pacientes, efectos médicos del aerotransporte y algunos consejos sobre el conocimiento de la Unidad de recepción de urgencias.
  - » Señalización desde tierra al piloto.
  - » Operaciones de carga en estacionario cuando sea aplicable.
  - » Operaciones de grúa cuando sea aplicable.
  - » Peligros para uno mismo y los demás con los rotores girando, incluidos pacientes.
  - » Comunicaciones y elementos CRM apropiados.
  - » Uso del sistema de comunicaciones e intercomunicaciones.
- Entrenamiento en equipamiento de emergencia y seguridad:
  - » Entrenamiento con fuego y humo.
  - » Entrenamiento de supervivencia en tierra y en agua, adecuadas al tipo y la zona de operación.
- Aspectos médicos aeronáuticos y primeros auxilios.
- Vuelos de familiarización.
- Verificación de Competencia del Tripulante HEMS.

✔ *¿Y el Curso de Conversión?*

- Ubicación y el modo de empleo de todos los equipos de seguridad y supervivencia que se lleven a bordo de la aeronave.
- Todos los procedimientos normales y de emergencia de la aeronave.
- Equipo a bordo utilizado para llevar a cabo funciones en la aeronave o en tierra, con objeto de ayudar al piloto durante operaciones HEMS.
- Elementos CRM adecuados.

✔ *¿Y el de Diferencias?*

La normativa dice que cada miembro de la tripulación técnica realizará un entrenamiento de diferencias cuando varíen los equipos o procedimientos de las variantes de helicóptero que se estén utilizando.

✔ *¿Qué son los vuelos de familiarización?*

Como su nombre indica, después de la formación teórica de los cursos Iniciales, de Conversión y Diferencias, el TCH realiza unos vuelos de familiarización en el helicóptero apropiado donde se simulan los sectores de vuelo HEMS en todas sus fases, (primario-secundario-traslado al hospital-recuperación a Base de operaciones HEMS) donde pone en práctica los conocimientos adquiridos, tanto normales como de emergencia. Si es la primera vez que vuela, también experimenta las sensaciones del vuelo.

✔ *¿Qué es la verificación de competencia?*

Tras completar el entrenamiento inicial, conversión, el de diferencias y el entrenamiento periódico, cada miembro de la tripulación técnica se someterá a una verificación para demostrar sus competencias en el desarrollo de procedimientos normales y de emergencia.

✔ *¿Y esta verificación es para siempre o caduca?*

No, dentro de cada período de 12 meses, todos los TCH realizan un entrenamiento recurrente adecuado al tipo de helicóptero y a los equipos que opere el miembro de la tripulación técnica.

Este entrenamiento recurrente es un repaso de los aspectos generales del Curso Inicial, teórico y práctico. Una vez superado este entrenamiento recurrente se procede a una nueva verificación de competencia en vuelo.

La norma también dice que todo miembro de la tripulación técnica HEMS que no haya desempeñado funciones propias en los 6 meses precedentes, realizará un entrenamiento de refresco específico.

✔ *¿Y que incluye este entrenamiento de refresco?*

Se pueden elegir entre dos *opciones:*

*Opción nº 1:*

- Refresco de los procedimientos de emergencia.
- Refresco de los procedimientos de evacuación.
- Refresco de la operación y apertura real de todas las salidas, normales y de emergencia para la evacuación de los pasajeros del helicóptero o dispositivo de entrenamiento representativo.
- Refresco de la operación de todas las otras salidas.
- Refresco de la localización y el manejo de los equipos de emergencia, la colocación de los chalecos y balsas salvavidas y los equipos de asistencia para la respiración (EBS-Emergency Breathing system), cuando sea aplicable.
- Se puede añadir un vuelo de familiarización adicional no obligatorio.

*Opción nº 2:*

- Únicamente 2 sectores de familiarización.

Ya hemos visto los requisitos que necesita un TCH, la composición de las tripulaciones, periodos de actividad y descanso, la formación Inicial, de Conversión y de diferencias, la Verificación de Competencia, el entrenamiento recurrente y el Curso de Refresco.

Además del Entrenamiento recurrente anual del curso inicial y modelo de helicóptero, seguido de una verificación de competencia, existe otro entrenamiento recurrente anual y trienal donde se reentrenen otros conceptos.

✔ *¿Qué conceptos comprenden estos entrenamientos?*

*Todos los años el entrenamiento recurrente* comprende:

- Procedimientos de emergencia, incluido incapacitación del piloto.
- Procedimientos de evacuación.
- Demostración práctica sobre las salidas normales y de emergencia, incluida la evacuación de los pasajeros.
- Localización y manejo de los equipos de emergencia, uso de los chalecos salvavidas y equipos de respiración autónoma cuando sea aplicable.
- Primeros auxilios y contenido de los botiquines.
- Colocación de los equipos en cabina.
- Uso de mercancías peligrosas.
- Una revisión de un incidente o accidente.
- Conceptos de CRM, incluidos elementos relevantes.

*Cada 3 años el entrenamiento recurrente* comprende:

- Operación real de todos los tipos de salidas normales y de emergencia, incluida la evacuación de los pasajeros.

- Extinción real de un incendio en el interior de una aeronave, o medios representativos.
- Práctica del equipo de respiración autónoma y efectos del humo en una zona cerrada.
- Demostración y uso de la balsa salvavidas cuando sea aplicable.
- Entrenamiento de escape en helicóptero sumergido (HUET) cuando sea aplicable.

Espero que con este capítulo se hayan esclarecido todas las incertidumbres sobre las funciones de los TCH sanitarios y toda la formación asociada a este rol.

# 6. LA BASE H.E.M.S.

**Pedro Limonchi Fernández**

## INTRODUCCIÓN

En un servicio HEMS, la base es un componente de suma importancia. Es uno de los factores que permite una correcta actuación dando soporte logístico a *todas* las actividades que realizaremos. Es dinámica y "viva", por lo que necesita de ciertos cuidados.

La configuración de la base está sujeta a ciertas regulaciones y limitaciones establecidas en diferentes reglamentos aeronáuticos y civiles.

## CONFIGURACIÓN DE LA BASE

En la configuración de una base HEMS influyen muchos factores, empezando por los reglamentos y normativas a cumplir (ver apartado legislación y normativas).

La mayoría de servicios HEMS en España, son públicos. La administración convoca un concurso público, con las instrucciones y plazos, y prepara un pliego de condiciones para que las empresas pujen. En él se detallan los requisitos mínimos que deben cumplir los helicópteros, el personal, las instalaciones,... A continuación las empresas presentan las ofertas técnicas sobre ese pliego, añadiendo en su caso las mejoras oportunas. Finalmente se resuelve el concurso adjudicando el servicio a la empresa ganadora.

El pliego y las ofertas técnicas regulan por ejemplo la ubicación de la base y sus instalaciones, horario de servicio, si el personal es propio de la empresa o lo proporciona la administración,... desarrollaremos todo esto, en este tema.

## Tripulaciones y personal del servicio

Según el servicio a prestar, la *tripulación* puede estar configurada de diferentes maneras, por ejemplo:

- Piloto, tripulante HEMS, médico y enfermero.
- Piloto y copiloto, médico y enfermero.
- Piloto, tripulante HEMS/enfermero, médico.
- Piloto, tripulante HEMS, rescatador, gruista.
- Y otras posibilidades especificadas en el pliego.

Además de las certificaciones, titulaciones, conocimientos y habilidades requeridas, el personal de cada categoría debe reunir unas condiciones psíquico-físicas acordes al perfil de trabajo a realizar, además de experiencia suficiente en el medio.

Si el servicio HEMS es H12 o H24, condicionará el equipamiento técnico y personal del servicio, así como la logística y determinados procedimientos.

La coordinación de la base suele realizarla un sanitario ocupándose de la logística del servicio sanitario dentro del servicio HEMS y colaborando con el responsable de base.

El responsable de base suele ser el piloto de mayor rango. Se ocupa de la logística en general de las instalaciones, cualquier gestión sobre la aeronave y la documentación no sanitaria, entre otras cosas.

Además del personal propio de la base, suele existir una persona que hace de enlace de la empresa hacia el cliente, coordinando todas las comunicaciones con el mismo. Suele ser alguien del departamento comercial o algún responsable de base.

## Instalaciones

### *Logística de servicios y suministros*

En el servicio HEMS, un factor importante son las instalaciones, que deben de proporcionar soporte para el correcto funcionamiento, además de cumplir los requisitos del cliente y la normativa que le sea aplicable.

Se necesitan entre otros, los *servicios de apoyo* siguientes:

- Suministro de gases medicinales (oxígeno y aire), y gases para taller (nitrógeno,…).
- Retirada de residuos biológicos y de otro tipo como drenajes de combustibles, baterías, etc.
- Suministro de materiales sanitarios, medicación, fungibles,…

- Gestión de envíos y recepción de mercancía.
- Mantenimiento y revisión de equipos electromédicos, mecánicos, informáticos y de calibración.
- Esterilización.
- Servicios de habitabilidad : Electricidad, agua, climatización (frio/calor), internet y teléfono.
- Limpieza de instalaciones interiores y hangar.
- Lavandería, (ropa de cama, toallas y uniformes).
- Gestión de riesgos laborales, suministro de EPIS.
- Gestión de combustible para la aeronave y/o repostajes.
- Movilidad dentro de la base (vehículo de base).
- Administración (secretaria, acreditaciones,…).
- Formación continua periódica del personal (por categorías y en conjunto) (CRM,…).
- Otros: "catering", fuentes de agua,…

La compañía operadora en su manual de operaciones, recoge los procedimientos operativos de funcionamiento. Se usarán como herramientas a la hora de realizar diferentes gestiones, como pedidos, calendarios de guardias,…

*Ubicación de la base operativa HEMS*

A la hora de implantar un servicio HEMS, se deben seguir ciertos criterios y elegir cuidadosamente la ubicación de la base, para asegurar un correcto funcionamiento y operatividad en el futuro. Posteriormente se mantendrá siempre actualizada esa información, y se utilizará para organizar el servicio.

Se tendrán en cuenta entre otros, los siguientes *factores:*

- Cartera de servicios (sanitario, medicalizado, protección civil, rescate,…).
- Densidad de población y distribución geográfica.
- Horarios de trabajo (orto y ocaso, H12 y H24) (ver regulación "16B").
- Zona geográfica y orografía (islas/montaña/ciudad/costa) y accesos a zonas remotas o complicadas.
  - » Mapas de la zona a cubrir, de relieves y de carreteras, en diferentes escalas.
  - » Recursos informáticos tipo "Google Maps" donde buscar rápidamente el punto de destino, o libreta con todos los municipios y sus coordenadas.

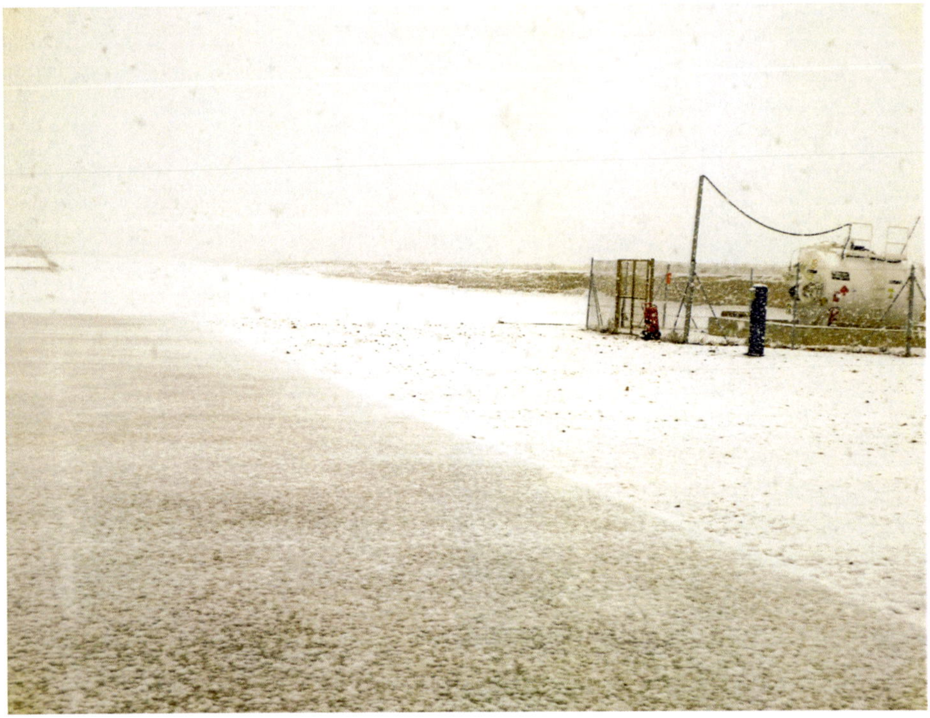

*Foto climatología. Base HEMS Teruel. Pedro Limonchi.*

 » Conocimiento de la ubicación y forma de activación de otras unidades terrestres y aéreas disponibles en la zona. Así como ubicación de hospitales y centros sanitarios.
 » Puntos de toma útiles, registrados y verificados; con sus coordenadas y fichas de aproximación (Manual de operaciones de la compañía).
 » Tránsito aéreo (bases militares, aeródromos y aeropuertos cercanos).
 » Puntos de repostaje (aeropuertos y aeródromos, bases con cuba de combustible,…).
- Isócronas y distancias.
 » Extensión a cubrir y tiempos de vuelo máximos según autonomía de la aeronave.
 » Destino final de avisos primarios y secundarios.
- Climatología (vientos predominantes, temperaturas, precipitaciones,…).
 » Manga de viento y/o estación meteorológica en base (Tª y presión barométrica).

- » Acceso a parte meteorológico actualizado con la previsión para las zonas dentro del radio de acción (meteo de aeropuertos cercanos).
- » Acceso a cámaras web en tiempo real, de carreteras o zonas complicadas, como puertos de montaña.

*Características del modelo de aeronave*

El cliente se encarga de describir en el pliego, sus necesidades para el servicio que quiere crear. Suele describir las características necesarias de la aeronave, que junto a las regulaciones normativas, limitan los *modelos a elegir,* por ejemplo:

- El número de motores, número de palas, el vuelo sobre ciudades, capacidad de carga, autonomía de vuelo, velocidad de crucero, ruido, climatización de la cabina, patines o tren rodado, grúa,...

Con esa información, las empresas ofrecen, el o los modelos de helicópteros que cumplen esos requisitos mínimos.

El tener un modelo u otro de aeronave en un servicio HEMS, condiciona mucho su funcionamiento y es necesaria una adaptación de los equipos que se van a usar dentro de él. Igual de importante es el entrenamiento de la tripulación, ya que debe conocer el modelo por temas de seguridad y operatividad.

*Espacios y habitáculos de la Base HEMS*

Se pasan muchas horas en base a la espera de un servicio que atender, y al finalizarlo hay otras tareas que realizar. Para un correcto desempeño de las funciones del equipo HEMS, se necesitan unas instalaciones que permitan el trabajo de oficina, descanso, revisiones de equipos, almacenaje,...

Las instalaciones como hemos comentado anteriormente deben cumplir ciertas normativas, como la "16B", gestión de residuos, prevención de riesgos laborales, helisuperficie homologada por DGAC, etc. La ubicación de los diferentes elementos debe ser estudiada para favorecer la seguridad y la ergonomía de las diferentes actividades que se desarrollan en la base. Cada base tiene sus *peculiaridades*, pero en general pueden constar de:

- Zona de oficinas: despachos para sanitarios y tripulación de vuelo.
- Zona de estar: salón (briefings), cocina, comedor,...
- Zona de descanso: habitaciones, vestuario,...
- Almacén sanitario.
- Zona de taller mecánico.
- Hangar para proteger el helicóptero del clima.

- Cabeza tractora para sacar la aeronave del hangar (u otro sistema).
- Zona de residuos para reciclaje.
- Zona de limpieza de material.
- Jaula gases medicinales y otros (ventilado).
- Helipuerto-helisuperficie de tamaño suficiente para al menos 2 helicópteros (puede venir a repostar otro) con suelo firme, sin obstáculos, ni torres de cables próximos, performance-I, CAT-A, manga de viento, estación meteorológica,…
- Cuba de combustible fija o móvil, y/o sistema de repostaje subterráneo.
- Punto de encuentro para emergencias y/o activaciones.
- Otros: gimnasio, jardines, solárium, piscina,…

*Dotación de la base*

Lógicamente, para que la base sea operativa, además de los espacios anteriormente comentados dispondrá de los electrodomésticos, mobiliario y utensilios adecuados (nevera, estufas, mesas, camas, platos,…).

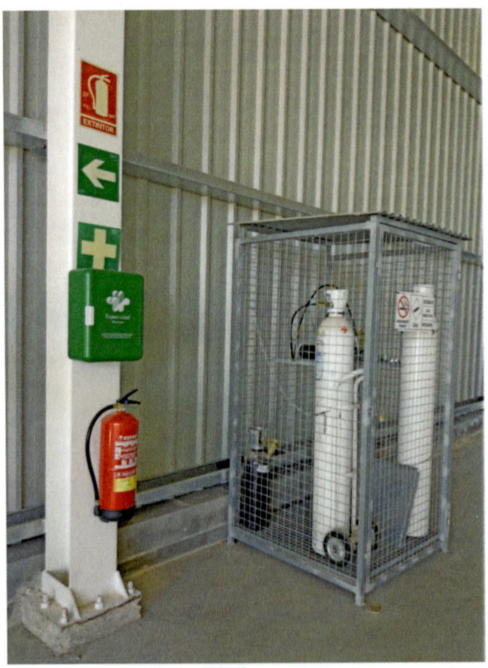

*Foto jaula de gases y señalización (Pedro Limonchi).*

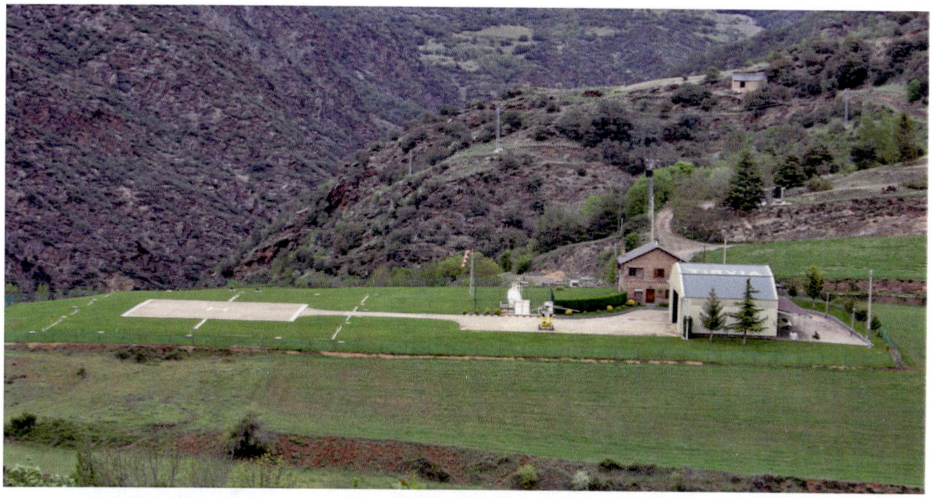

*Foto base de Tirvia de*
*http://vfrflightsimulator.blogspot.com.es/2011/08/helipuerto-de-tirvia-lleida.html*

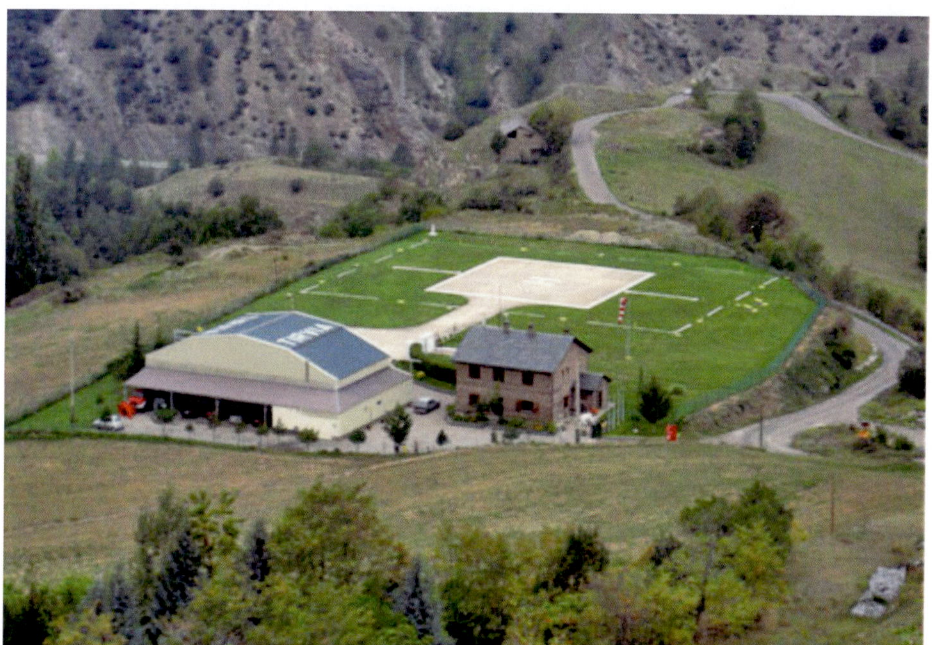

*Foto base de Tirvia de*
*http://www.ua1.cat/sites/default/files/field/image/foto_heliport_3.jpg*

Puede ocurrir que por diversos *motivos* como: el horario de orto-ocaso, clima, tiempos de vuelo y descansos, se termine el servicio fuera de la base oficial sin poder volver en helicóptero. En esa situación, el equipo se verá obligado a pernoctar fuera, o volver a base por otros medios. Para subsanar estos inconvenientes, es interesante que exista una vía de contacto con la empresa que funcione las 24 h los 7 días de la semana, o en su defecto un fondo de dinero en metálico o una tarjeta de pago, para solucionar incidencias fuera de horarios de oficina. También es interesante que cada uno lleve encima, junto con su documentación necesaria, algo de dinero y que exista un procedimiento en la empresa para el reembolso de los gastos que se pudieran generar en situaciones excepcionales y justificadas (como la pernocta, regreso a base en taxi, manutención,…).

## FUNCIONAMIENTO DE LA BASE HEMS

### Procedimientos operativos estandarizados (SOP's)

Los Procedimientos Operativos Estandarizados, son obligatorios y están recogidos en el Manual de operaciones de la compañía. Nos ayudan a estandarizar procesos y nuestra relación con la compañía.

Se crean y son revisados periódicamente. Existirán desde SOP´s para procedimientos médicos hasta los necesarios para el mantenimiento de la base. Por ejemplo, habrá SOP´s para: PCR, Desfibrilación en vuelo, códigos,… y otros sobre limpieza y desinfección de material y habitáculo, pedidos de suministros, revisión de material y equipos,…

### Registros escritos y custodia de material sensible

Se deben elaborar los registros de asistencia que según el tipo de servicio, serán diferentes. Así como registro de datos de actividad para remitir al cliente, o del gasto de material para realizar peticiones (oxígeno,…). Algunos de los registros como los informes de los pacientes deben ser custodiados según legislación vigente (Ver LOPD –Ley protección de datos) para lo que dispondremos de un armario o sala cerrados con llave.

También está regulada la custodia de la medicación restringida (estupefacientes) mediante registros de entrada-salida y almacenaje en caja fuerte, accediendo a ellos solo el personal autorizado.

Cada día se trabaja más con soportes informáticos, por lo que se tendrá en cuenta el tratamiento de la información sensible para su debida custodia, evitando el uso indebido de los mismos, manteniendo los equipos en correcto estado de funcionamiento y con las necesarias actualizaciones de seguridad y antivirus.

Información privilegiada o de acceso restringido sobre la empresa o pacientes, puede ser compartida sin darnos cuenta y causar problemas, mediante fotos descuidadas (tipo "selfie"), incluso filtrarse información importante a redes sociales. Tendremos especial cuidado supervisando a visitas y/o personal de prácticas, para que cumplan las normas, o para que no tengan acceso a material sensible.

Deberemos tener en cuenta también prohibiciones como la de "NO hacer fotos" dentro de ciertos recintos tipo aeropuertos o bases militares.

### Seguridad de la base

La compañía a través de los departamentos correspondientes, realizará una evaluación riesgos laborales de la base y la colocación de medios que prevengan y/o mitiguen el riesgo (extintores, lavaojos, arnés y línea de vida, escaleras,…).

También evaluarán cada puesto de trabajo y nos suministrarán el Equipo de Protección Individual (EPI) necesario y adecuado, debemos recordar la obligación de usarlo. Entre ellos y según la *configuración del servicio* pueden ser:

- Mono de vuelo ignífugo, casco de vuelo y/o protección, botas de seguridad, ropa reflectante, ropa de abrigo, luz estroboscópica, chaleco salvavidas, balsa salvavidas, guantes de cuero, arnés, comunicaciones (telf. móvil, tetra, walkie talkie, teléfono vía satélite,…),…
- Además, dispondremos de equipos de protección para intervención en situaciones especiales como infecciosos (Ébola, gripe A, meningitis,…).

Se diseñará un Plan de Evacuación y Emergencia de la base, teniendo en cuenta los posibles peligros presentes en la misma y como prevenirlos(por ejemplo: incendio de la cuba de combustible,…) Se formará a todo el personal periódicamente (briefings) y se realizarán simulacros.

Todo el personal de vuelo recibirá amplia formación y refrescos periódicos en materia de seguridad cerca de la aeronave, dentro, y en caso de una emergencia/incidente/accidente durante el vuelo.

Es muy útil instalar una sirena de alarma, para activar la emergencia o para activar el plan de evacuación de la base. De manera que al oírla, todos se dirijan rápidamente a un punto de reunión acordado (es importante evitar falsas alarmas o bromear con esto).

Debemos de ser conscientes de que una escasa actividad, acaba en sensación de complacencia o una sensación de acomodación/dejadez, que puede desembocar en no cumplir correctamente las obligaciones o los SOP's. Por ello, las rutinas como los briefings y prevuelos deben ser obligatorias y debemos trabajar con SOP's en todo lo que sea posible. Podemos llegar a encontrar por ejemplo: nidos en las toberas, agua en depósito de combustible, botella de oxígeno vacía por fugas, baterías descargadas, falta de un material que se perdió en guardias anteriores y no ha sido detectado,...

Para el acceso al recinto de la base, debe de haber algún tipo de control. Dependiendo de la ubicación de la base, éste será más o menos estricto, por lo que el personal debe llevar consigo la documentación personal y acreditaciones necesarias en vigor, para poder operar dentro de instalaciones aeronáuticas, en su base y en los lugares donde pueda llegar aterrizar con el helicóptero (aeropuertos, países vecinos,...).

**Rutinas de base para tripulación sanitaria (funciones del personal en base)**

Es muy importante la *revisión* diaria ("prevuelo sanitaria") de la aeronave, y cuando se haga un cambio de configuración o de la propia aeronave en caso de sustitución:

- Durante la prevuelo sanitaria diaria, se comprobará el funcionamiento de los equipos, según recomendaciones del fabricante y teniendo en cuenta las condiciones particulares de la unidad (por ejemplo, si hace mucho frio puede que se descarguen las baterías).
- Ayuda a encontrar posibles defectos y solucionarlos antes de generar problemas.
- Refresca la memoria sobre la ubicación del material y el funcionamiento de los aparatos.
- Nos da sensación de seguridad, ya que sabemos que esta todo revisado.

Inmediatamente tras la revisión se debe de hacer un briefing entre todos los miembros de la base en la que se deben de tratar todos los puntos que puedan afectar a la guardia, incluida la meteorología, deficiencias, novedades, comunicaciones de la compañía...

Es útil desarrollar un calendario mensual, repartiendo las tareas logísticas de manera fraccionada a lo largo del mes, y llevando un *registro* escrito de cuando se realizan:

- Control de caducidades mensual y previsión de consumo por caducidad para el mes siguiente.
- Registro de material consumido en cada activación para el control de stock del almacén.

- Pedido mensual de materiales fungibles y otros suministros, según consumo y stock previsto.
- Control y pedido de medicación restringida (estupefacientes, sedantes,…), manteniendo el registro pertinente de entradas y salidas, y custodia bajo llave de los mismos.
- Revisiones de funcionamiento y calibración de equipos (se necesitarán equipos de sustitución si se han de enviar al servicio técnico).
- Limpieza de almacén sanitario y habitáculo asistencial, el equipo se encarga de limpiar y/o desinfectar las zonas y materiales sensibles; y del resto se encarga el personal de limpieza.
- Elaboración de estadísticas y registros de actividad de la base.
- Control de calidad del servicio por parte de la coordinación o una comisión, revisando los partes asistenciales y las incidencias registradas.
- Revisión y actualización de los SOP's, aportando modificaciones externas que se hayan publicado y/o ideas del personal.
- Confección de calendarios y turnos de guardias por parte de la coordinación.
- Seguimiento de la documentación necesaria para el servicio, por si fuera necesario renovarla o presentar nuevas solicitudes (contratos de servicios, facturación de guardias y dietas del personal, acreditaciones de acceso del personal y/o vehículos,…).

**Preparativos previos al vuelo**

Según la configuración del servicio, en el momento de la activación puede que haya que convertir un helicóptero de incendios en sanitario, o un medicalizado en rescate, o instalar una incubadora en lugar de la camilla. También puede ocurrir que por motivos de avería o mantenimiento, debamos pasar todo el material a otro helicóptero de sustitución. Estas operaciones deben hacerse previa comunicación con el CCU, ya que suelen implicar un tiempo variable de inoperatividad. Para agilizar estas operaciones, tendremos el material debidamente preparado y elaboraremos un SOP's para que todo el personal implicado lo conozca, incluso deberíamos hacer entrenamientos si es algo que no ocurre con frecuencia o se incorpora alguien nuevo al equipo.

Generalmente mantenemos parte del equipo fuera del helicóptero, cargando, en la nevera,… habrá que tenerlo en cuenta para colocarlos a bordo al ser activados, *antes* de salir a volar.

*Tendremos en cuenta,* por ejemplo:

- Coger nevera de medicación.
- Coger calientasueros.
- Coger aparatos que estén cargando.
- Prever la necesidad de más combustible según el destino y la rellenar combustible antes de la misión.
- Ponerse el EPI.
- Coger documentación de la aeronave y la personal.
- Posibilidad de pernoctar fuera de base,...

## EQUIPAMIENTO DE A BORDO

La normativa exige que todo el material y personal a bordo vaya debidamente sujeto y asegurado a la estructura con dispositivos certificados (ver reglamento 925/2012 AIROPS "SPA.HEMS.110 para más detalle).

Para rellenar la documentación de la aeronave diariamente, el piloto necesita una serie de datos como los pesos reales del personal con sus EPIs colocados, el peso de cada mochila y aparato, incluso del kit sanitario y los soportes. Si se necesita hacer alguna modificación se deberá consensuar con la tripulación, por ejemplo durante el briefing de la mañana, exponiendo la necesidad y justificando el cambio. El peso total es un dato que afecta directamente a la potencia de la aeronave y debe conocer el piloto, para tenerlo en cuenta en sus decisiones y hacer sus cálculos, como por ejemplo cuantos kilos de combustible repostar.

Por seguridad, la normativa exige que los equipos de a bordo cumplan una serie de test, y que éstos estén certificados para su uso en aeronaves, debemos conocer esas limitaciones y nunca llevar nada que pueda infringir estas normas. Para evitar problemas consultaremos al piloto antes de introducir nada nuevo en la aeronave, y si es necesario, pediremos al fabricante la documentación que acredite que es apto para el vuelo (emisiones electromagnéticas, Crash-test,...).

También tendremos cuidado si vamos a llevar baterías de cierto tipo, aerosoles, material cortante, material biopeligroso,... y sus restricciones en aeropuertos.

### Kit sanitario de la aeronave

Hay diferentes marcas como Bucher, Air-Ambulance, Aerolite,... cada una con sus diseños y peculiaridades que debemos conocer como otro elemento del equipamiento de la aeronave. Por ejemplo: posiciones de la camilla, como plegar un asiento, o extraer o fijar la camilla en su interior.

Únicamente el mecánico y piloto están autorizados a montar o desmontar soportes y similar sobre el kit sanitario, si se necesita algo en particular, se le comentará a la tripulación para que vean posibles opciones.

**Material y mochilas**

Para un servicio ágil, debemos llevar el material revisado, bien ordenado, sujeto y en cantidad suficiente, dependiendo del tipo de servicio y de las características propias de la base.

Ayuda tener un SOP's de "mochilas", de manera que a la hora de usar o reponer lo gastado, revisar caducidades, se sepa dónde está cada cosa y las unidades que debe haber en cada lugar. Las mochilas deben de permitir un acceso completo a sus apartados dentro del helicóptero, por lo que su diseño debe de ser acorde a nuestro medio.

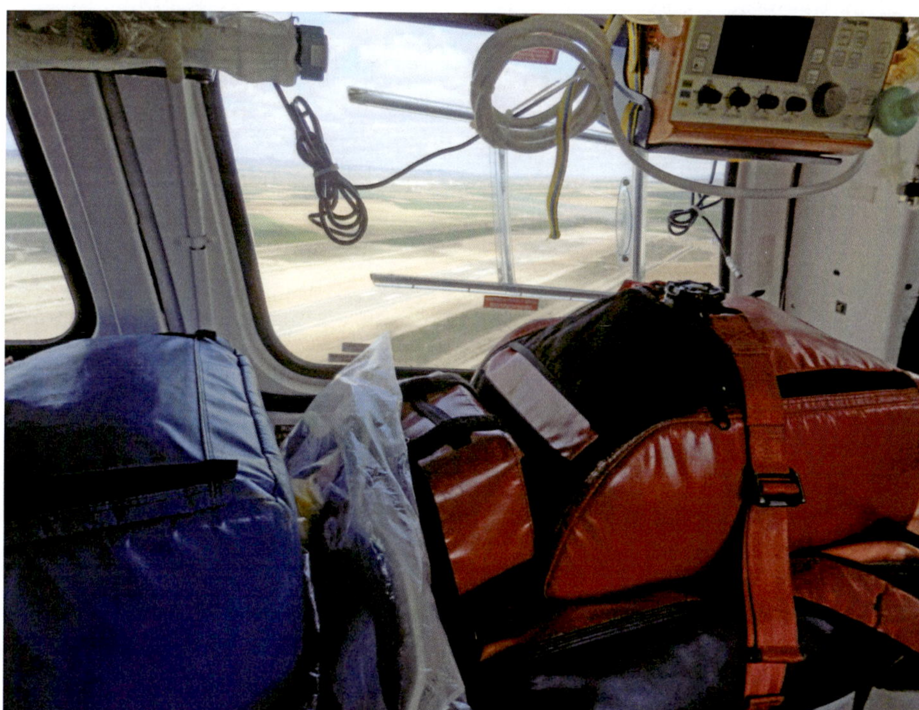

*Foto material estibado. P Limonchi.*

## BRIEFINGS

Los *briefings* o "reuniones" en castellano, son herramientas obligatorias en algunos casos por normativa. En ellas trataremos diferentes temas relacionados con la base o nuestra actividad. En algunos casos la duración puede ser muy corta (durante la emergencia) y en otros ser de mayor duración, como los diarios.

En los *briefings diarios* se suele aprovechar para estrechar lazos con el resto del equipo mientras se realiza el desayuno. Se tratan *temas* como:

- Previsión METAR, NOTAMs, incidencias y tareas pendientes de días anteriores, tareas programadas para el día (pedidos, visitas, revisiones,...).
- Repasos de seguridad en tierra y en vuelo, salidas de emergencia, SOPs,...
- Plan emergencia de la base.
- Deficiencias y novedades.
- Comunicaciones de la compañía.
- Recertificación del personal apto para vuelo, donde se recordarán los procedimientos de seguridad enfocados al modelo específico de helicóptero (mínimo cada 90 días si no se ha volado durante ese tiempo).

Durante la emergencia serán *briefings cortos:*

- *Antes del vuelo:* planificar aviso, lugar de toma, combustible, visibilidad,...
- *Antes del traslado del paciente:* aceptar y planificar destino del traslado
- *Posterior al aviso:* puesta en común para mejorar en el futuro, limar "roces y asperezas" que hayan podido surgir durante el aviso, aplicando técnicas CRM.

Los *briefings periódicos* suelen ser mensuales o trimestrales y por secciones/categorías profesionales, donde se tratan temas como turnos de trabajo y guardias, formación, reparto de tareas,...

### Formación continua del personal

Debemos tener en cuenta que existe una formación obligatoria por normativa aeronáutica, y otra que puede ser exigida por el cliente en el pliego, por lo que habrá que cumplir con estos *requisitos* (formación de seguridad, CRM, reciclajes, nuevos códigos,...):

- Mediante los briefings diarios y periódicos, podemos compartir conocimientos en temas de seguridad para los sanitarios o temas sanitarios para la tripulación de vuelo.

- Mediante cursos más extensos, presenciales o a distancia, organizados por la empresa o terceros sobre temas relacionados con el desempeño, a modo de reciclajes.

## LEGISLACIÓN Y NORMATIVA

Además de los reglamentos generales aeronáuticos, actualmente el medio HEMS se rige por el reglamento 965/2012 AIROPS part. SPA HEMS de la Comisión Europea.

Existen diferentes organismos reguladores aeronáuticos, algunos de ellos internacionales (OACI, ECAC, JAA, EUROCONTROL, EASA) y otros nacionales (Mº FOMENTO, DGAC, AESA)

Los anteriores organismos regulan mayoría de los aspectos que afectan a la operación HEMS, como los requisitos psíquico-físicos que debe cumplir el piloto, limitaciones de vuelo según techo de nubes, incluso si han de existir instalaciones de descanso para la tripulación en la base.

Podemos aprovechar los briefings diarios para preguntar a la tripulación de vuelo sobre todos esos conceptos normativos y aeronáuticos que no tengamos claros.

### *Requisitos del piloto*

Pilotar un helicóptero HEMS, es uno de los servicios con los requerimientos más estrictos para los pilotos, dentro de la aviación. Existen restricciones para un piloto en cuanto al número de horas de vuelo, edad,... Además deben pasar revisiones médicas exhaustivas.

### *Operación MULTIPILOT y SINGLE PILOT*

Esto afecta a la operatividad de la aeronave, entre otras cosas, porque hay ciertas limitaciones en alturas y visibilidad, presencia de nubes,... según haya 2 pilotos o piloto y tripulante HEMS.

### *Requisitos del helicóptero*

Debemos familiarizarnos con algunas nomenclaturas aeronáuticas, por ejemplo con la PERFORMANCE, que en el caso de HEMS debe ser clase 1 sobre todo en espacios confinados, lo que afecta al tipo de helicóptero y modelo por su potencia, así como pesos, altitud, temperatura,... algo que es cambiante según el lugar y épocas del año. Debe permitir un despegue en CAT A.

*Requisitos de horario (H12 o H24)*

También hay otras restricciones en función del servicio, si es diurno o nocturno.

*Requisitos de instalaciones*

Circular operativa 16B que trata sobre tiempos máximos de actividad, descansos,... que afectan exclusivamente a la tripulación de vuelo.

*Requisitos de zonas de toma y despegue*

Las zonas de aterrizaje y despegue deben ser estudiadas previamente por los pilotos y en ciertos casos autorizadas por la DGAC, e incluso figurar en el manual de operaciones de la compañía. Se exigen entrenamientos y verificaciones, deben de cumplir una serie de requisitos, como estar valladas,... Y si son nocturnas deben cumplir otros requisitos como iluminación.

**Sanitarios: Tripulante HEMS Vs Pasajero Médico**

Existe cierta controversia sobre la denominación del personal sanitario asignado al servicio a bordo de un helicóptero HEMS. La normativa no enmarca específicamente este tipo de profesionales, quedando únicamente dentro de una de las 2 posibilidades existentes: Tripulante HEMS y Pasajero Médico.

Dada la definición de tripulante HEMS que implica ofrecer ayuda al piloto durante el vuelo, no se considera habitualmente a los sanitarios como tripulantes, sino como pasajeros médicos, aunque puedan ofrecer su ayuda de diferentes formas como observar y avisar de obstáculos durante las maniobras de acercamiento, toma y despegue, controlar la zona mientras está el rotor en funcionamiento,...

La *tripulación sanitaria* perteneciente a la dotación de un helicóptero HEMS, tampoco se adapta a la definición de pasajero médico , ya que se refiere a un personal que se transporta y puede prestar servicio ocasionalmente a bordo del helicóptero, para lo que debe recibir previo al vuelo un briefing sobre seguridad y funcionamiento de los equipos instalados (ver reglamento 925/2012 AIROPS "SPA.HEMS.135 "para más detalle).

## BIBLIOGRAFÍA


- Real Decreto 1952/2009, de 18 de diciembre, por el que se adoptan requisitos relativos a las limitaciones del tiempo de vuelo y actividad y requisitos de descanso de las tripulaciones de servicio en aviones que realicen transporte aéreo comercial. https://www.boe.es/boe/dias/2010/01/28/pdfs/BOE-A-2010-1275.pdf (Acceso 28-04-2019) http://www.semae.es/wp-content/uploads/2010/12/Limitaciones-tiempo-vuelo-M%C2%BA-Fomento.pdf (Acceso 28-09-2018)
- Circular operativa 16B del 31 de julio de 1995 de la DGAC (2001) http://www.aecaweb.com/informes/documentos/INFORMES_Y_ESTUDIOS/circular_operativa_16_b.doc (Acceso 28-04-2019)
- Anexo 1 a la Circular operativa 16B de la DGAC (2001) http://www.aecaweb.com/informes/documentos/INFORMES_Y_ESTUDIOS/anexo1aco16b.pdf (Acceso 28-04-2019)
- Circular interpretativa sobre la CO 16B de la DGAC, (2010) http://www.aecaweb.com/informes/documentos/INFORMES_Y_ESTUDIOS/circular_interpretativa_de_la_16_b_y_subparte_q.pdf (Acceso 28-04-2019)
- Marco legislativo de las operaciones HEMS. Responsabilidad del piloto. Javier Ruiz. DGT COPAC. https://es.slideshare.net/copacp/1-legislacin-HEMSdgtcopac (Acceso 28-04-2019)
- Regulaciones de EASA. https://www.part-aero.com/ Parte SPA-HEMS https://www.part-aero.com/en/view/part-spa#SPA.HEMS.100 (Acceso 28-04-2019)
- Ley Orgánica 15/1999, de 13 de diciembre, de Protección de Datos de Carácter Personal http://www.boe.es/buscar/pdf/1999/BOE-A-1999-23750-consolidado.pdf (Acceso 28-04-2019)
- REGLAMENTO (UE) No 965/2012 DE LA COMISIÓN EUROPEA http://www.seguridadaerea.gob.es/media/4034302/reg_965_2012_partes_aro_oro_cat_spa_es.pdf (Acceso 28-04-2019)
- Schuurman N, Bell NJ, L'Heureux R, Hameed SM. Modelling optimal location for pre-hospital helicopter emergency medical services. BMC Emergency Medicine. 2009;9:6. doi:10.1186/1471-227X-9-6. https://www.ncbi.nlm.nih.gov/pmc/articles/PMC2685410/pdf/1471-227X-9-6.pdf (Acceso 28-04-2019)
- Cheryl P. Z. Foo, Mahvareh Ahghari & Russell D. MacDonald. Use of Geographic Information Systems to Determine New Helipad Locations and Improve Timely Response While Mitigating Risk of Helicopter

Emergency Medical Services Operations.Prehospital Emergency Care Vol. 14, Iss. 4, 2010 http://www.tandfonline.com/doi/full/10.3109/10903127.2010.493983?scroll=top&needAccess=true (Acceso 28-04-2019)

- Serrano Moraza A., Fernandez Ayuso D.. Manual de Helitransporte Sanitario. Ed Elsevier Masson, 2008
- Foto base de Tirvia http://vfrflightsimulator.blogspot.com.es/2011/08/helipuerto-de-tirvia-lleida.html (Acceso 28-04-2019)
- Foto base de Tirvia http://www.ua1.cat/sites/default/files/field/image/foto_heliport_3.jpg (Acceso 28-04-2019)
- Fotos varias, cedidas por Pedro Limonchi Fernández, autor de este tema y Enfermero HEMS desde 2001

# 7. REGULACIÓN HEMS DESDE LOS CENTROS COORDINADORES

**Sergio Cazorla Calderón**

## ORÍGENES DE LA COORDINACIÓN SANITARIA

Los sistemas de emergencias (SEM) actuales empezaron a instaurarse a principios de los años 70 del siglo pasado en los países más desarrollados, y especialmente en Estados Unidos. En España se empezaron a implantar en la década de los 80, muchos de ellos basados en los modelos americanos (EMS 911). Los SEM fueron desarrollándose progresivamente a medida que las competencias en materia de salud se fueron transfiriendo a las diferentes Comunidades Autónomas.

En el año 1984 se instauró en la Comunidad Valenciana el Plan de Información y Coordinación de Urgencias, a partir del cual se creó el Centro de Información y Coordinación de Urgencias de Valencia (CICUV). Pero no fue hasta 1991 cuando la Subcomisión de Urgencias de la Comisión Parlamentaria para el Análisis y Evaluación del Sistema Nacional de Salud, estableció en el *"Informe Abril"*[1] la necesidad de desarrollar un modelo organizativo para dar respuesta a las urgencias y emergencias sanitarias, y marcando como hecho indispensable la existencia de CCUE con cobertura provincial o de área, las 24 horas del día, los 365 días del año con acceso a través de un número telefónico fácil de recordar y gratuito. En España se optó, de forma generalizada, por el número 061 para diferenciar las urgencias sanitarias de las de otra índole, teléfono que históricamente se había utilizado por el Servicio Especial de Urgencias del INSALUD de Madrid, como complemento del servicio nocturno del mismo servicio.

En 2008, la Comisión Europea instauró el 1-1-2 como número único de emergencias en los 28 Estados miembros que formaban la Unión Europea en aquel momento. Hoy en día todos los países de la Unión Europea cuentan con el 1-1-2 como número de emergencias. En nuestro país todos los CCUE están integrados, en mayor o menor medida, con los centros de llamadas 1-1-2 de cada Comunidad Autónoma.

## FUNCIONAMIENTO DE LOS CENTROS COORDINADORES

Los CCUE están formados por equipos multidisciplinares para realizar una adecuada atención, ya sea telefónicamente, a través de fax, correo electrónico u otras nuevas tecnologías (apps, mensajería...), de las demandas sanitarias de los ciudadanos e instituciones, y de este modo prestar una asistencia basada en criterios de eficacia y eficiencia, en cuanto a la idoneidad de la asignación de recursos, aplicación de procedimientos y vías clínicas implantadas en cada uno de los SEM.

Cada SEM decide cómo debe funcionar su *centro neurálgico*, gestionando los recursos asistenciales de forma que se dé respuesta a una emergencia en el lugar del suceso y se traslade a un centro idóneo si es preciso. Atendiendo al tipo de gestión telefónica que se realiza en los CCUE podemos clasificarlos en tres *tipos:*

- *Dispatching puro:* todas las llamadas entrantes generan automáticamente un recurso sanitario sin que intervenga personal sanitario alguno en estas decisiones.
- *Regulación sanitaria:* todas las demandas recibidas deben ser cribadas por personal sanitario antes de asignarle un recurso.
- *Regulación mixta:* las demandas de asistencia son clasificadas, simultáneamente mediante triaje telefónico e informáticamente, en base a un árbol de toma de decisiones; como resultado de esta clasificación algunas llamadas pasan a ser valoradas por personal sanitario y en otras, en cambio, el recurso es asignado automáticamente. Es el modelo más extendido en nuestro país actualmente.

La estructura y perfiles profesionales que conforman los CCUE, su integración en los centros de llamadas 1-1-2 y la forma en que las diferentes agencias se interrelacionan con el resto de Comunidades Autónomas presentan una alta variabilidad en nuestro territorio.

De forma genérica podemos hablar de 3 *perfiles profesionales* en los CCUE:

- *Gestores de demanda:* encargados de recibir las alertas, ubicarlas y clasificarlas.

- *Reguladores sanitarios:* enfermeras y médicos encargados de asesorar y clasificar el grado de urgencia/emergencia y dar una respuesta óptima.
- *Gestores de recursos/locutores:* los encargados de activar los recursos establecidos por las guías o por los reguladores sanitarios, así como el seguimiento de los mismos.

Desde los CCUE se gestionan, de forma integral e integradora, los recursos asistenciales y de apoyo para prestar la asistencia sanitaria requerida, coordinando los diferentes niveles asistenciales que forman parte del sistema sanitario, ya sean públicos o privados. La respuesta que se ofrece depende de la cartera de servicios y los procedimientos asistenciales que los rigen.

De forma global, desde los CCUE se gestionan unidades de soporte vital básico, avanzado y equipos de atención primaria. Algunos, además, disponen de equipos de atención psicológica y socio-sanitaria, especializados en salud mental y cuidados paliativos, así como unidades aéreas.

## LAS AMBULANCIAS AÉREAS O UNIDADES HEMS

Los primeros HEMS se instauraron en la República Federal Alemana en el año 1968, donde se realizó una prueba a gran escala, a instancia del *Allgemeiner Deutscher Automobil-Club* (ADAC) por la alta mortalidad en accidentes de tráfico. En 1970 el Gobierno Alemán adopta el modelo propuesto y lo introduce en todo su territorio, implantando el primer helicóptero de emergencia en Múnich.

En España, no fue hasta 1984 cuando el Ayuntamiento y la Diputación de Zaragoza pusieron en marcha el Servicio de Salvamento Aéreo medicalizado compuesto por un helicóptero y el personal necesario tanto en tierra como en aire.

Hoy en día, los helicópteros dedicados a la asistencia sanitaria forman parte de la gran mayoría de SEM en España, pero su uso y características difieren entre ellos. En algunas Comunidades Autónomas los helicópteros son compartidos con otras agencias de emergencias.

El uso de HEMS en la atención a las emergencias extra hospitalarias se ha incrementado en los últimos años con el objetivo de proporcionar soporte vital avanzado a pacientes críticos, aumentar la calidad de los cuidados y mejorar los tiempos de respuesta, tanto de llegada al lugar del incidente como de traslado a los hospitales idóneos. La decisión de activar un recurso HEMS es altamente compleja porque entran en juego, además de los condicionantes de la emergencia en sí, otros relativos a la seguridad, tanto de las unidades HEMS como del personal que asiste en tierra, así como condicionantes meteorológicos y orográficos. El coste económico de las intervenciones HEMS en comparación con las ambulancias terrestres también es un factor a tener en cuenta.

El uso adecuado y seguro de los recursos HEMS es crucial para obtener los mejores resultados para los pacientes y los SEM, y éste se consigue, en gran parte, a través del valor añadido de la coordinación especializada que realizan los profesionales sanitarios que actúan como coordinadores de vuelo en los CCUE.

## COORDINACIÓN ESPECIALIZADA

La primera referencia que se tiene sobre la coordinación específica de los medios aéreos es del *London Ambulance Service*. En 1991, después de un año de operaciones HEMS decidieron instaurar un *HEMS Desk* liderado por personal especializado cuya función era gestionar los medios aéreos.

En un estudio de *Wigman (2011)* que analizaba 65 organizaciones que gestionaban HEMS en Europa, señala que en 44 de ellas el CCUE es el encargado de la activación de los HEMS y de éstas, en 4 un médico era el que decidía la activación. En el Reino Unido existen 4 organizaciones que disponen de un *HEMS desk* (o *Special Incident Desk)* o un paramédico especializado en HEMS que analiza las demandas para decidir en qué servicios se cumplen los criterios de activación.

La coordinación especializada en HEMS en los CCUE aporta una serie de ventajas para la asistencia de los pacientes, para la seguridad de las operaciones y para los SEM como organización. Algunas de las *ventajas* más relevantes son:

- Normalización de los equipos y actuaciones HEMS.
- Gestión dinámica de los recursos sanitarios.
- Reducción de los *empty legs* (vuelos de regreso a base de *"vacío").*
- Redundancia en la seguridad de las operaciones HEMS.
- Apoyo sanitario específico a las tripulaciones.
- Apoyo en la toma de decisiones sobre lugares de toma y/o aterrizaje.
- Proporcionar información meteorológica en tiempo real a los HEMS.
- Gestión y coordinación de recursos de apoyo terrestre a las misiones.
- Ayuda en la toma de decisiones en traslados interhospitalarios.
- Coordinación con otras agencias en materia de rescate.
- Colaboración con otras agencias en operaciones donde intervienen varios helicópteros.

Aunque, probablemente, la ventaja más importante sea el cambio en el *modelo de activación de los recursos HEMS*: de segunda respuesta o a petición de unidades terrestres a gestión y activación proactiva de los HEMS como primera respuesta ante urgencias y emergencias, en las que por sus características son el recurso más idóneo.

En el territorio nacional, sólo el SEM de Cataluña dispone de este modelo de coordinación especializada a través de la *Mesa de Coordinación de Vuelo, desde el año 2012*. En su organización, la mesa está formada por dos *perfiles profesionales:*

- *Enfermero coordinador de vuelo o flight dispatcher:* especializado en HEMS. Sus funciones incluyen la selección, valoración y adecuación de las misiones, además de dar apoyo sanitario a las unidades.
- *Auxiliar de coordinación de vuelo:* técnico en emergencias sanitarias especializado en operaciones HEMS. Es el encargado de proporcionar seguridad, seguimiento y control de las unidades durante las misiones.

## CRITERIOS DE ACTIVACIÓN

Las unidades HEMS realizan tres *tipos de misiones* que condicionan los criterios de activación:

- *Emergencias:* la unidad HEMS es el recurso activado en primera instancia para dar respuesta a la demanda.
- *Activación diferida:* la unidad HEMS es activada a petición de los recursos terrestres presentes en el lugar (Unidades de Soporte Vital Básico o Avanzado)
- *Traslados interhospitalarios:* traslado de pacientes mayoritariamente críticos, entre centros hospitalarios.

Hoy en día, a pesar de que no existe un consenso en los criterios de activación, éstos se pueden agrupar en 6 *categorías:*

- Mecanismo lesional (Ver Tabla X)
- Criterio fisiológico (Ver Tabla Y)
- Criterios anatómicos (Ver Tabla Z)
- Pacientes no traumáticos
- Localización/acceso al lugar del incidente.
- Misceláneo.

Diversos estudios han analizado el funcionamiento de organizaciones que gestionan HEMS, y al analizar 34 estudios publicados, utilizando el criterio de activación *se evidenció que:*

- Basarse únicamente en el mecanismo de lesión tiene un valor predictivo positivo del 27%.

- Basarse en el criterio de lesión anatómico combinado con el mecanismo de lesión, implica un *infratriaje* del 13%.
- Utilizar sólo el criterio *pérdida de conciencia* tiene una sensibilidad del 93-98% y una especificidad del 85-96% cuando hablamos de población adulta. La Escala de Coma de Glasgow tiene una alta sensibilidad y especificidad como criterio apropiado de activación en población infantil.
- Las activaciones basadas en comorbilidad y antecedentes del paciente tienen una sensibilidad y especificidad muy baja.

Por tanto, la decisión de activar una unidad HEMS debe estar basada en la combinación de diversos *criterios* entre ellos: el tipo de urgencia/emergencia, la accesibilidad al lugar del incidente, la disponibilidad de recursos del sistema, las condiciones meteorológicas, las infraestructuras aeronáuticas, así como la distancia al hospital idóneo.

Pero la decisión, no sólo depende de los criterios descritos anteriormente, sino que también está influenciada por factores intrínsecos a la organización como son la competencia científico-técnica del *Flight Dispatcher* o coordinador de vuelo, la formación que reciben los equipos de unidades terrestres, el dominio de los criterios de activación y la colaboración de los alertantes.

El *American College of Emergency Physicians* y la *National Association of EMS Physicians* elaboraron una Guía para la activación de unidades aéreas en la que recogen una serie de preguntas que pueden orientar, parcialmente, a los SEM que no dispongan de coordinadores de vuelo, útiles para determinar que *método* es el más adecuado: aéreo o terrestre. A modo de ejemplo:

- ¿La situación clínica del paciente requiere minimizar el tiempo para llegar al hospital útil?
- ¿El paciente requiere una evaluación especializada o tiempo-dependiente o tratamiento específico que no está disponible en el centro de referencia?
- ¿El paciente está localizado en un lugar inaccesible para los recursos terrestres?
- ¿Cuáles son las condiciones meteorológicas, así como la predicción en toda la ruta de traslado?
- ¿El peso del paciente, junto con el resto de carga del HEMS, está comprendido entre los rangos posibles?
- ¿En traslados interhospitalarios, existen helipuertos en los hospitales?
- ¿El paciente requiere asistencia avanzada durante el traslado que no pueden ofrecer los recursos terrestres de la zona?

- ¿El uso de unidades terrestres implica dejar una zona sin cobertura de ambulancias?
- ¿Si el traslado se realiza por unidad terrestre, implica una descobertura territorial importante?

## OPTIMIZACIÓN DE LA GESTIÓN DE LOS HEMS

Con el propósito de mejorar la gestión de los HEMS y de acuerdo con el documento de consenso elaborado por la *Air Medical Physician Association (AMPA)*, la *American College of Emergency Physicians (ACEP)*, la *National Association of EMS Physicians (NAEMSP)* y la *American Academy of Emergency Medicine (AAEM)*, para un correcto uso de las unidades aéreas y que los pacientes se beneficien de las mismas, se deben cumplir las siguientes *directrices:*

- Los SEM deben poseer guías de actuación HEMS para seleccionar los pacientes y asegurar el beneficio clínico:
  - » Reduciendo el tiempo de asistencia de los pacientes.
  - » Prestando asistencia especializada o aportando equipamiento específico antes y/o durante el traslado
  - » Atendiendo a pacientes en lugares remotos de difícil acceso.
- La decisión de activar un HEMS es una decisión sanitaria. El personal sanitario debe poseer experiencia en los SEM, formación aeronáutica y misiones HEMS. Además, deben participar en la elaboración de Guías de actuación, asegurando y manteniendo las competencias en materia de coordinación sanitaria.
- Las unidades HEMS tienen que estar integradas en los SEM. Las unidades HEMS no pueden operar de forma independiente del resto de sistema de emergencias y el número de unidades tiene que estar dimensionado acorde al de unidades terrestres.
- Se deben desarrollar guías de actuación HEMS a nivel nacional adaptándolas a la idiosincrasia de cada una de las Comunidades Autónomas.

La toma de decisiones para la activación del recurso aéreo debe de recaer en el Coordinador de Vuelo, ya que es un profesional sanitario altamente cualificado, experto en recursos HEMS, y posee una visión integral de la situación en la que se encuentra el SEM en tiempo real. De este modo se consigue una mayor optimización del uso de unidades HEMS, promueve la mejora continua de la asistencia sanitaria prestada a los ciudadanos, y preserva, en todo momento, la seguridad de los profesionales HEMS y de las operaciones, contribuyendo a la *Seguridad del Paciente*.

| Mecanismo de lesión |
|---|
| • Precipitación<br>• Accidente de trafico con deformidad importante del habitáculo<br>• Eyección de pasajeros<br>• Vehículos volcados<br>• Muerte de un pasajero del vehículo<br>• Atropello de viandante con velocidad > 30 km/h<br>• Accidente por inmersión<br>• Electrocución<br>• (Casi) Ahogamiento<br>• Explosión<br>• Intoxicación por humos<br>• Accidente en vías rápidas (autopistas)<br>• Colisión frontal en vías interurbanas<br>• Extricación prolongada con lesiones de importancia<br>• Accidentes laborales<br>• Incidentes implicando múltiples víctimas<br>• Lesión penetrante en cabeza, cuello, pecho o abdomen. |

| Criterios fisiológicos |
|---|
| • Taquipnea, bradipnea o *distress* respiratorio<br>• Hipotensión arterial o taquicardia<br>• Relleno capilar > 2 segundos<br>• Ausencia de respuesta a estímulos verbales<br>• Bajo valor en la Escala de Coma de Glasgow<br>• Valoración del profesional<br>• Parada cardio-respiratoria post-traumática<br>• Baja puntuación en la *Revised Trauma Score* |

| Criterios anatómicos |
| --- |
| • Fractura de dos o más huesos largos proximales o fractura abierta de hueso largo.<br>• Quemaduras que impliquen una alta superficie corporal o en zonas especiales.<br>• Volet costal<br>• Amputación proximal o lesión por avulsión (degloving).<br>• Fractura de cráneo<br>• Amputación de falanges con indicación de reimplante<br>• Isquemia de extremidades<br>• Lesiones en cabeza, cuello, pecho o abdomen por explosión.<br>• Lesión en columna vertebral o afectación medular. |

## BIBLIOGRAFÍA


- Informe Abril. Comisión presidida por Abril Martorell F. JANO 1991; XLI (963): 45-69.
- Floccare D, Stuhlmiller D, Braithwaite S, et al. Appropriate and Safe Utilization of Helicopter Emergency Medical Services: A Joint Position Statement with Resource Document, Prehospital Emergency Care. 2013; 17(4): 521-525,
- Martín Mata, RM. Teleemergencias. Madrid. Ministerio de Educación; 2011.
- Gerritse B, Draaisma J, Pelzer B, et al. The Deployment of a Helicopter Emergency Medical Service for vitally compromised children in the Netherlands. The internet Journal of Aeromedical Transportation. 2009; Vol 2 Number 1.
- Hermoso F.E, Aguilar J.R. Procedimientos en medicina de Emergencias. Grupo de trabajo de coordinación médica. Sociedad Española de Medicina de Urgencias y Emergencias; 2002.
- Ringburg AN, de Ronde G, Thomas S *et al.* Validity of helicopter emergency Medical services Dispatch criteria for traumatic injuries: a systematic review. Prehosp Emerg Care. 2009; Jan-Mar;13(1): 28-36.
- Wigman D, van Lieshout E, de Ronde G, et al. Trauma-related dispatch criteria for Helicopter Emergency Medical Services in Europe. Injury. Int. J Care Injured. 2011; 42: 525-533.
- Littlewood N, Parker A, Hearns S, et al. The UK helicopter ambulance tasking study. Injury. Int. J Care Injured. 2010; 41; 27-29.
- Barroeta Urquiza J, Boada Bravo N. Los servicios de emergencia y urgencias médicas extrahospitalarias en España. 1a ed; Madrid: Grupo Mensor; 2011.
- Thompson DP, Thomas SH. 2002-2003 Air Medical Services Committee of the NAEMSP. Guidelines for air medical dispatch. Prehosp Emerg Care. 2003; 265-271.
- Pacheco Rodríguez A, Álvarez Garcia A, Hermoso Gadea FE, et al. Servicios de emergencia médica extrahospitalaria en España (I). Historia y fundamentos preliminares. Emergencias 1998; Vol 10 (3): 173-187.
- Coats TJ, Newton A. Call selection for the Helicopter Emergency Medical Service: implications for ambulance control. Journal of the Royal Society of Medicine 1994; 87: 208-210.

# 8. SEGURIDAD AÉREA Y LEGISLACIÓN AERONÁUTICA APLICABLE A LAS OPERACIONES HEMS

**Miguel van Leeuwen García**

## INTRODUCCIÓN

*"Solo los que vuelan saben por qué los pájaros cantan"*. Esta frase resume bien la pasión y satisfacción que nos produce la aeronáutica a los enamorados del sector. Volar permite disfrutar de una perspectiva inigualable y una amplitud de horizontes inmensa. Te aleja del mundanal ruido y permite moverte en todas direcciones. No hay medio de transporte más veloz y de mayor alcance. Y la versatilidad de un helicóptero es ideal para desempeñar misiones de emergencia. Pero tiene la peligrosa desventaja de oponerse a la ley más internacional de todas: la ley de la gravedad. Esta omnipotente ley es la que te golpeará con una aceleración de 9,8 metros por segundo al cuadrado si no la respetas. Además, podrías caer encima de otros que nada tuvieran que ver con tu vuelo. La seguridad aérea vela porque esas amenazas no se materialicen y para que otros riesgos asociados a la actividad sean controlados y mitigados. Importantes objetivos. La meticulosa investigación de accidentes e incidentes, la promoción de una cultura de reporte de peligros y sucesos, una evaluación proactiva de riesgos, así como una envidiable cooperación internacional en la materia, han nutrido a la industria de la aviación de una serie de normas, controladas en múltiples niveles, que consiguen unas cotas de seguridad impresionantes. Por ejemplo, en la categoría de aviones de aerolínea comercial, a finales del siglo XX se pasó de unos 10 accidentes por millón de despegues en los años 70 a menos de 2 por millón al concluir el milenio. En 2017 no hubo ni un solo accidente en aviones comerciales con motores de reacción o "jets", un logro ejemplar que nos motiva a seguir por el buen camino.

Como sabes, para volar siendo humano, hacen falta artilugios que nos permitan elevarnos del suelo. Estas máquinas son las aeronaves, recordándonos que primero dominamos el entorno líquido, y más tarde la atmosfera gaseosa. Sin entrar todavía en más detalles aerodinámicos, la fuerza necesaria para alzar el vuelo se consigue generando una diferencia de presión entre las superficies superior e inferior de las alas, fijas en aviones, rotatorias en helicópteros. Si aeronave es el nombre, aeronavegable es el estado deseable del avión o helicóptero en el que puede que tengas que volar. ¿Y dónde se describen los requisitos para alcanzar ese estado? En la normativa aeronáutica, que en la Unión Europea no solo cubre los requisitos para diseñar, gestionar, mantener, y operar estos prodigios, sino también la formación necesaria inicial y recurrente de sus gestores, tripulantes y mantenedores. También muchos más detalles desde cómo gestionar el tráfico aéreo, o cuantas horas puede volar una tripulación. Todo ello con dos propósitos fundamentales. El primero es evidente: evitar accidentes. El segundo es más social y económico: igualdad de oportunidades, mismas reglas para todos, competencia justa.

## ORGANIZACIÓN AVIACIÓN CIVIL INTERNACIONAL

La OACI (o ICAO en inglés) es la agencia de las Naciones Unidas dedicada a promover reglamentos y normas únicos en la aviación. Fundada en 1944 (a finales de la Segunda Guerra Mundial) en la conocida como Convención de Chicago, esta organización fue creada con el muy conveniente propósito de establecer unas reglas comunes para unas máquinas y gentes a las que el concepto "frontera" les era y es bastante menos limitante que al resto de los mortales y artilugios. Así se crearon los llamados "Anexos a la Convención de Chicago", que vienen a ser los (ahora 19) mandamientos del mundo aeronáutico global. Cada "mandamiento" puede tener cientos de páginas, sobre formación de pilotos, señales de socorro, o sistemas de gestión de la seguridad. Son los pilares fundamentales de las reglamentaciones que luego se desarrollan por todo el mundo, manteniendo unas similitudes necesarias, a través de las autoridades aeronáuticas nacionales. Posiblemente, la más importante de éstas, dada la relevancia de sus fabricantes de aeronaves así como por el tamaño de su industria, es la Federal Aviation Administration (FAA), de los Estados Unidos de América.

## EUROPEAN AVIATION SAFETY AGENCY

El equivalente a la OACI o a la FAA a nivel de la Unión Europea es la EASA. Sin entrar en el detalle e historia de las distintas capacidades entre estos organismos para recomendar o imponer leyes, podemos resumir que EASA es indudablemente la autoridad europea, con una interesante forma de funcionar. ¿Te imaginas un organismo que hiciera leyes dejando que cualquier ciudadano opinará sobre ellas? ¿Que esa opinión se comente y se publique la respuesta de los expertos para todos los interesados a través de internet? Así de democráticamente funciona el proceso de desarrollo de normativa en esta agencia, intentando llevar al máximo los pilares básicos que fundamentan la Unión Europea. Y en cada estado miembro la autoridad nacional vela por el cumplimiento de estas normas, a través de auditorías, inspecciones y seguimiento de sucesos reportados.

## LOS ORGANISMOS DE INVESTIGACIÓN DE ACCIDENTES

Uno de los preceptos establecidos por OACI es que cada país debería tener un organismo dedicado a la investigación de accidentes aéreos. Debe ser una entidad independiente de la autoridad e industria, para hacer recomendaciones objetivas. El propósito de sus investigaciones no es buscar culpabilidad legal, sino medidas de prevención de otros accidentes. Se establece también que el organismo del país dónde se produzca el accidente normalmente liderará la investigación, con representantes, si así se estima conveniente, de los países de fabricante de aeronave y motores, matrícula, así como de aquellos que se considere de interés por la nacionalidad de las víctimas. La NTSB (National Transportation Safety Board) de EEUU, la AAIB (Air Accidents Investigation Branch) del Reino Unido, o la CIAIAC (Comisión de Investigación de Accidentes e Incidentes de Aviación Civil) de España son algunos ejemplos de estos organismos.

## LOS FABRICANTES

La gran mayoría de los fabricantes de aeronaves, desde aviones con cientos de pasajeros a pequeños helicópteros o avionetas ligeras, se encuentran en Estados Unidos y Europa. Canadá, China, Brasil o India tienen una cuota de mercado pequeña pero creciente. Entre los dos grandes conglomerados de Europa y EEUU se construyen hoy en día prácticamente todos los grandes aviones de pasajeros (para más de 150 pasajeros). Los sectores de aviones de menor pasaje así como el de helicópteros están algo más segmentados, pero seguimos hablando de aproximadamente una decena de fabricantes en la práctica. Para la seguridad esto es algo probablemente positivo, ya que parece un número razonablemente alto para fomentar una sana competencia que impulse mejoras, pero sin llegar a un número tan elevado de competidores que dificulte su control, o la difusión de información relevante para la seguridad. El número de fabricantes de motores y turbinas es aún menor; la "planta de potencia" es el sistema más complejo de cualquier aeronave. Y por último, tenemos múltiples fabricantes de distintos componentes y accesorios, que igualmente deben cumplir las rigurosas normas de certificación aplicables (con distintas pruebas y procesos para evaluar fiabilidad, inflamabilidad, posibles interferencias, etc.).

## LOS OPERADORES

Hay un chascarrillo en la industria que dice que para hacerte millonario con una aerolínea, debes empezar siendo billonario. Por el nivel de riesgo asociado a transportar cientos de pasajeros en un inmenso tubo con gigantes depósitos de combustible en forma de alas, es más que lógico que existan muchos requisitos que cumplir antes de empezar a plantear la posibilidad de vender un "billete". En el extremo menos regulado estaría la aviadora o aviador que simplemente quiere volar a solas sin capacidad de transportar nada ni nadie y, entre medias, los operadores de otros tipos de servicios, como el de emergencias médicas. Dependiendo del tipo de servicio o misión, existen unas normas específicas, complementarias a otras más comunes como las "reglas del aire" (normas sobre la utilización del espacio aéreo) o las ya mencionadas sobre la certificación de aeronaves y sus componentes. Más adelante veremos en más detalle los puntos más relevantes para el entorno HEMS. En cualquier caso, todo operador debe tener un número (dependiendo del tamaño) de "personas nominadas" para asegurar el cumplimiento de estas normas. Estas personas son los gestores responsables, aceptables (o no) por la autoridad, de asegurar y supervisar que todos conozcan sus obligaciones y tengan la información, formación y medios adecuados para ejecutarlas. Además, el operador debe ejercer una función de monitorización de cumplimiento, a través de un sistema de control y auditoría, interno pero independiente, que se complementa finalmente con las auditorías de la autoridad aeronáutica correspondiente (la Agencia Estatal de Seguridad Aérea en el caso de España). El sistema funciona igualmente para mantenedores, organizaciones de diseño, fabricantes, organizaciones de instrucción, etc.

## EL PERSONAL AERONÁUTICO

Pilotos, técnicos de mantenimiento, ingenieros o los mencionados gestores, deben todos cumplir requisitos de formación inicial y recurrente, más criterios de experiencia total (y en varios casos experiencia reciente) para desempeñar sus funciones. El concepto de experiencia reciente se explica mejor con ejemplos: un piloto no puede volar a los mandos de noche sin haber hecho al menos 3 despegues y aterrizajes nocturnos en los últimos 90 días. Existen criterios similares para la realización de tareas críticas muy específicas por parte de los técnicos de mantenimiento, o para la realización de las inspecciones que realizan ingenieros para renovar los certificados de aeronavegabilidad.

Las aeronaves se dividen y subdividen en tipos, modelos y variantes. Cada subdivisión asociada con formación específica para ese modelo y/o de diferencias entre variantes. Los pilotos entrenan y se examinan dos veces al año, preferentemente en simuladores, sobre cómo gestionar todo tipo de emergencias. Y según variables, otro personal que vuele debe ser entrenado en evacuación, utilización de equipos de emergencia, egresión bajo el agua, etc. La formación y los simulacros son fundamentales para la seguridad. También existen las "verificaciones en línea" de la tripulación, que viene a ser un examen práctico en misión real o simulada, para comprobar desde cómo se prepara y ejecuta el vuelo, a cómo se rellanan los necesarios partes.

Tanto pilotos como tripulantes deben adicionalmente ser formados recurrentemente en técnicas de trabajo en equipo. Esta formación empezó llamándose "Cockpit Resource Management", que luego pasó a "Crew Resource Management" y ahora ya básicamente se extiende conceptualmente a "Company Resource Management", intentando englobar a toda la organización del operador. Los beneficios de esta formación son inmensos y personalmente la considero conveniente en casi cualquier ámbito laboral.

Por ser las tripulaciones la última barrera ante los accidentes, tienen además unos requisitos particulares no parejos en otros colectivos con el objetivo de minimizar el riesgo de fatiga. La normativa legisla cuantas horas de actividad (en servicio) y de vuelo (volando) pueden alcanzar con máximos desde diarios hasta anuales, así como los respectivos periodos de descanso mínimo.

## EL ENTORNO HEMS – HELICOPTER EMERGENCY MEDICAL SERVICES

Entre las miles de páginas de normativa aeronáutica aplicable en Europa, hay una parte nada despreciable dedicada específicamente a las operaciones de servicios de emergencia médica en helicópteros. Se encuentra en la conocida como "Air-Ops", que es el apodo del Reglamento Europeo 965/2012. Específicamente en su Anexo V, capítulo J. Ojo, no significa que solo los requisitos que aparecen en esta parte son los únicos aplicables; hay muchas otras partes que aplican, pero esta detalla particularidades exclusivas a los vuelos de emergencia sanitaria. Para su lectura recomiendo utilizar los documentos elaborados por EASA llamados "Easy Access Rules", disponibles en internet. Lo primerísimo que dice este capítulo es que para operar vuelos de emergencia sanitaria (según su definición correspondiente), el operador debe tener una aprobación para ello por parte de la autoridad nacional. Este aparentemente lógico requisito es aún ignorado por algunas partes implicadas, y operadores de helicópteros con tripulaciones equipadas y formadas para otro tipo de misiones, son a veces utilizados para el traslado de pacientes y heridos. Inmediatamente después se nos explica la "filosofía" detrás del razonamiento empleado en el desarrollo de esta normativa, considerando los riesgos y niveles de protección esperables de tripulación, pacientes, terceros, etc.

La normativa continúa pormenorizando ciertos requisitos sobre el equipamiento médico y medios de comunicación con coordinación de emergencias y personal en tierra. Detalla también la visibilidad y techo de nubes mínimos para poder volar, de día y de noche. De día es posible volar con un solo piloto y tripulante HEMS bajo ciertas condiciones, de noche son necesarios dos pilotos habilitados.

Después entramos en el complicado capítulo de "performance" o rendimiento, para el que es necesaria una explicación adicional. Anteriormente mencioné cómo se consigue la sustentación por diferencia de presión por encima y por debajo de la superficie alar. La demostración más sencilla para entenderlo consiste en coger un folio de papel con las dos manos por el extremo superior. Pon el folio delante de tu cara, de forma que se apoye sobre tus manos, con los pulgares hacia ti, formando una curvatura similar a la de cualquier ala o hélice. Si soplas justo por encima de esa curva el folio se eleva. El aire, al moverse más rápido por encima que por debajo del folio, genera esa menor presión en la parte superior. Esta propiedad aerodinámica varía con la densidad del aire, la cual a su vez cambia por temperatura, elevación, etc. Es por ello que el rendimiento de una misma aeronave es distinto en tiempos o lugares diferentes. La tripulación debe calcular cual es el peso máximo seguro para despegar y aterrizar en las condiciones de cada vuelo, con ayuda a menudo de complicadas tablas y variables. La regulación impone márgenes de seguridad distintos para las características de la operación HEMS, considerando el entorno y la particularidad de la misión. En un entorno libre de obstáculos como debe ser un aeropuerto, las posibilidades son más amplias. Para una base HEMS en un helipuerto cerca de un área congestionada, las restricciones son mayores. Y existen distintos requisitos para los puntos de operación imprevistos (autopista, monte, etc.) o los hospitales no utilizados como base operativa. Para tu tranquilidad, cabe destacar que todo esto se hace considerando la muy baja probabilidad de que falle uno de los dos motores que llevan en Europa los helicópteros sanitarios, estableciendo así unos márgenes de seguridad muy altos.

La siguiente sección detalla los requisitos de la tripulación, pilotos y tripulantes técnicos HEMS. Aquí encontrarás los requerimientos de experiencia total y reciente, formación, verificación etc. Continúa con lo requerido a pasajeros médicos y personal en tierra. Y termina esta sub-parte dedicada a HEMS con temas varios sobre manuales de operaciones, combustible, o embarques y desembarques.

## ¿CÓMO PUEDES CONTRIBUIR TÚ A LA SEGURIDAD AÉREA?

Un buen sistema de seguridad intenta recopilar la mayor información posible sobre accidentes e incidentes (de forma reactiva), así como de peligros y amenazas (de forma predictiva y proactiva). Además analiza sistemáticamente los riesgos para establecer controles, barreras, y medidas de mitigación. ¿Y quién tiene la mejor información disponible? Aquellos que ven y observan la operación en su día a día. Por eso la primera y fundamental acción que puedes hacer para contribuir a la seguridad es estar atento, y reportar a tu tripulación y al sistema de gestión de seguridad cualquier anomalía o preocupación.

La normativa que hemos repasado brevemente incluye también requisitos de formación para el personal médico. Repasar con atención los protocolos de embarque, evacuación o utilización de equipamientos de emergencia, puede algún día salvar tu vida y la de otros. Como experto en temas de salud que eres, creo que no necesito convencerte, pero a todos nos viene bien recordarlo.

Por último, espero que tus pilotos te hayan hablado ya del concepto conocido como "cabina estéril". Posiblemente la expresión se originó en un quirófano, y en este contexto se refiere a limitar las acciones y comunicaciones exclusivamente a lo relacionado con la misión, especialmente en las fases más críticas del vuelo (despegue, vuelos a baja cota y aterrizaje). En estos momentos la posible presencia de obstáculos, cables, drones, pájaros, otras aeronaves, etc. requiere de la máxima atención y del mayor número de ojos posible. Muchas gracias por tu atención y felices vuelos.

# 9. PREVENCIÓN DE RIESGOS LABORALES EN MISIONES HEMS

**Ignacio Álvarez**

## 1. INTRODUCCIÓN

Para aproximarse adecuadamente a la realidad de los riesgos laborales del personal sanitario que presta servicios en misiones HEMS, conviene tener en cuenta que el trabajo de estos profesionales supone, en la práctica, el desarrollo de al menos tres actividades que de manera conjunta definen dicho trabajo, de forma que a la actividad asistencial propia del personal sanitario, deben unirse las operaciones aéreas y las actividades típicas de un servicio de emergencia, en este caso emergencias médicas extrahospitalarias.

Cada una de las actividades identificadas anteriormente tiene características específicas, y presenta riesgos que deben ser tenidos en cuenta para evitar posibles daños a la salud de los trabajadores. Dichos riesgos así como las medidas preventivas para evitarlos, se describen a lo largo del presente tema, haciendo especial hincapié en aquellas que, por ser propias de los servicios HEMS, pueden resultar menos conocidos o cercanos para los alumnos.

Como referencia técnico legal básica es necesario acudir a la Ley 31/1995, de Prevención de Riesgos Laborales donde, además de los principios generales aplicables a todos los trabajadores, se recogen algunos de interés para aquellos que trabajen en servicios de emergencia como los servicios HEMS.

De una parte en su "Artículo 3. Ámbito de aplicación" establece que *"tanto la Ley como sus normas de desarrollo serán de aplicación tanto en el ámbito de las relaciones laborales reguladas en el... Estatuto de los Trabajadores, como en el de las relaciones de carácter administrativo o estatutario del personal al servicio de las Administraciones Públicas"*, por tanto se establece un alcance que podría denominarse universal, para todos los trabajadores (funcionarios, personal estatutario o laboral) con independencia de su relación laboral si bien es cierto que se podrán contemplar ciertas peculiaridades o excepciones.

Por otra parte el mencionado Art. 3, contiene algunas excepciones aplicables a la actividad de servicios de emergencia en los casos de *grave riesgo, catástrofe y calamidad pública,* basándose seguramente el legislador en la complejidad de evaluar o contemplar todos los riesgos derivados de estas situaciones que, por su propia naturaleza, pueden resultar imprevisibles. Si bien, ello no debe ser óbice para que se adopten las medidas preventivas necesarias para evitar accidentes que puedan afectar a la seguridad y salud de los trabajadores durante el desempeño de sus tareas.

Otra particularidad importante a reseñar es la especialidad del lugar de trabajo a bordo de aeronaves, las cuales están sometidas a la normativa aeronáutica y las especificaciones de los fabricantes, de hecho el R.D. 486/1997 sobre lugares de trabajo recoge explícitamente en su Artículo 1 que no será de aplicación a los lugares de trabajo situados dentro de los medios de transporte.

## 2. DEFINICIONES

Para mejorar la comprensión de la materia, antes de estudiar los riesgos de la actividad, es importante repasar algunas *definiciones* de conceptos básicos:

- *Prevención:* Conjunto de actividades o medidas adoptadas para evitar o minimizar los riesgos derivados del trabajo.
- *Riesgo laboral:* Posibilidad de sufrir un daño a la salud, derivado del trabajo.
- *Accidente de trabajo:* Toda lesión corporal que el trabajador sufre con ocasión o a consecuencia del trabajo que ejecuta por cuenta ajena. Incluyendo:
  - » Accidentes in itinere (al ir o al volver del trabajo)
  - » Agravamiento de lesiones previas.
  - » Enfermedades profesionales no consideradas como tales.
- *Enfermedad profesional:* Deterioro lento y progresivo de la salud por exposición crónica a situaciones adversas producidas por el ambiente laboral.

## 3. EQUIPOS DE PROTECCIÓN INDIVIDUAL (EPI) EN MISIONES HEMS

Dado que en ocasiones resulta imposible eliminar los riesgos, algo habitual en operaciones de emergencia donde las condiciones del entorno en que se interviene pueden no estar controladas totalmente, debe minimizarse el efecto de los posibles daños a los trabajadores recurriendo a la protección personal. Por tanto la correcta utilización de la uniformidad y los EPI, será imprescindible para la seguridad de los trabajadores que desarrollen misiones HEMS.

A los EPI habituales para tareas asistenciales de enfermos y heridos se unen los necesarios para los riesgos propios de las operaciones aéreas y de emergencia, siendo los EPI recomendados para *servicios HEMS* los siguientes:

Guantes, mascarillas, gafas y/o pantallas faciales contra riesgos biológicos. Ropa de alta visibilidad. Calzado de seguridad. Mono y casco de vuelo que incorpore protección auditiva. En función del lugar en que se desarrolle la asistencia pueden ser necesarios otros EPI´s como cascos y guantes frente a agresiones mecánicas, o filtros y máscaras para gases y vapores o trajes especiales para protección química.

## 4. RIESGOS LABORALES EN LAS MISIONES HEMS

En este punto se detallan los diferentes riesgos a los que puede estar expuesto el personal sanitario que desarrolla misiones HEMS. Para cada uno de los ítem identificados se explica dónde o cómo puede materializarse el riesgo (factor de riesgo) y las medidas preventivas para evitarlo o controlarlo.

### Caída de personas a distinto nivel

*Factores de riesgo*

- Ascenso/descenso a la aeronave.
- Tareas asistenciales en superficies elevadas sin protección adecuada.

*Medidas preventivas*

- Extremar la precaución al subir o bajar de la aeronave.
- El acceso o descenso se hará siempre que sea posible de manera frontal y haciendo uso de los peldaños, estribos y asideros disponibles.
- Utilizar 3 puntos de apoyo; las manos y un pie o los pies y una mano.
- Las manos irán libres de objetos, materiales o herramientas.
- Evitar descender saltando. Usar siempre los asideros, peldaños, etc.

- Con lluvia prestar especial atención a la existencia de barro sobre las zonas de acceso. Precaución con superficies húmedas o mojadas.
- Revisar que el calzado no lleve adheridos restos de grasas o aceites.

**Caídas de personas al mismo nivel**

*Factores de riesgo*

- Desplazamientos por la base o el lugar en que se presta la asistencia.
- Aproximación a la aeronave.
- Falta de orden y limpieza en zonas de trabajo (materiales, cables, cajas...), suelos resbaladizos por derrames (agua, aceites, grasas, etc.)
- Transitar por plataforma o hangar en presencia de barras de arrastre de helicópteros, cableado, equipos de asistencia en tierra como el GPU (Grupo generador de electricidad en tierra para las aeronaves) y el Air Starter.
- Suelos irregulares o desgastados, grietas, agujeros, etc.

*Medidas preventivas*

- Evitar los desplazamientos por suelos resbaladizos; zonas donde haya podido caer algún líquido en manipulación o zonas recién fregadas.
- Limpiar inmediatamente cualquier producto derramado accidentalmente. Precaución especial cuando el suelo este húmedo o mojado.
- Eliminar con rapidez los desperdicios, las manchas de grasa y demás productos residuales que puedan originar tropiezos o resbalones.
- Mantener orden y limpieza en los espacios de trabajo y alrededor de la tarea. Los pasillos y áreas de trabajo estarán libres de obstáculos.
- Las herramientas, materiales y demás útiles de trabajo que no se estén usando deben recogerse y mantenerse guardados.
- Dentro de la aeronave el material estará siempre correctamente asegurado para evitar su caída sobre las zonas de trabajo.
- Extremar las precauciones cuando se realicen desplazamientos por terrenos irregulares. Utilizar calzado de seguridad adecuado a la tarea.
- Mantener una buena iluminación de las áreas de trabajo y vías de paso.
- Se deberá evitar (en la medida de lo posible) correr al aproximarse o alejarse de la aeronave, así como por el interior de la base.
- Las zonas de acceso a la aeronave deberán estar libres de obstáculos.

## Caída de objetos en manipulación

*Factores de riesgo*

- Carga o descarga de material en la aeronave.
- Manipulación y asistencia de pacientes.
- Medidas preventivas.
- Asegurar un buen agarre del objeto a manipular.
- Usar las asas o agarres que puedan tener los objetos a manipular.
- Para objetos pesados, voluminosos o con difícil agarre utilizar las dos manos y/o pedir ayuda para la manipulación.
- No manipular cargas con manos húmedas o manchadas (grasa, aceites)
- Usar los EPI adecuados a la tarea (calzado de seguridad, guantes, etc.).

## Caída de objetos desprendidos

*Factores de riesgo*

- Materiales que puedan desprenderse por movimientos de la aeronave.
- Objetos o materiales presentes en los lugares donde se intervenga (Centros de trabajo, obras de construcción, medios de transporte, etc.)
- Medidas preventivas.
- Todo el material a bordo estará perfectamente estibado de forma que resista el movimiento del helicóptero sin desprenderse.
- No situarse debajo de elementos que puedan desprenderse.
- No permanecer debajo de cargas suspendidas.
- Verificar que la zona de intervención esté correctamente asegurada.

## Pisadas sobre objetos

*Factores de riesgo*

- Falta de Orden y limpieza en zonas de trabajo o acceso a la aeronave.
- Suelos irregulares o con presencia de objetos cortantes o punzantes (Ej. Obras de construcción, vías férreas, zonas rurales, etc.)
- Medidas preventivas.
- Mantener las vías de acceso a la aeronave, así como las vías de circulación interior de la base, limpias y libres de objetos.
- Eliminar con rapidez desperdicios, residuos de sustancias peligrosas, manchas de grasa y demás productos que puedan originar accidentes.

- Extremar las precauciones cuando se realicen desplazamientos por terrenos irregulares. Utilizar calzado de seguridad adecuado a la tarea.

## Golpes contra objetos inmóviles

*Factores de riesgo*

- Desplazamientos por la base / Aproximación a la aeronave.
- Durante la estancia a bordo.
- Con el fuselaje de la aeronave.
- Compuertas, capós, tapas de registros, tubo de Pitot, etc.
- Intervenciones sanitarias fuera de la base.
- Medidas preventivas.
- No colocar objetos (ni siquiera provisionalmente) en las vías de paso.
- Evitar correr al aproximarse o alejarse de la aeronave, así como durante los desplazamientos tanto por la base como en el lugar de intervención.
- Las vías de acceso o aproximación a la aeronave deben permanecer libres de obstáculos, cables u objetos que puedan dificultar el acceso.
- Extremar precauciones alrededor de la aeronave con tapas de registros, sensores, puertas, etc., así como con equipos de tierra, cableado, etc.
- Revisar la presencia de posibles rebabas, aristas o cantos vivos que puedan causar cortes al apoyarse o abrir las puertas.

## Golpes o choques contra elementos móviles

*Factores de riesgo*

- Rotores de aeronaves en marcha.
- Acceso o descenso de aeronaves con motores en marcha.
- Medidas preventivas.
- Siempre que sea posible evitar las operaciones con motores en marcha.
- Acercarse y alejarse siempre por la zona lateral (segura) o delantera (parcialmente segura) del helicóptero, a la vista del piloto y siguiendo las instrucciones de éste o, en su caso, del tripulante HEMS.
- Mantenerse siempre lejos del rotor de cola y vigilar que nadie lo haga.
- Si el helicóptero está sobre una zona en desnivel acceder/descender siempre cuesta abajo. Nunca alejarse o acercarse cuesta arriba.
- Asegurar la ausencia de personas en las cercanías durante las operaciones de despegue, aterrizaje y mantenimiento del helicóptero.

Ver Anexo 1. Zonas seguras helicóptero y Anexo 2. Alerta. Cerca del helicóptero.

### Golpes o cortes por objetos o herramientas

*Factores de riesgo*

- Operaciones con herramientas sanitarias.
- Uso de instrumentos sanitarios cortopunzantes.
- Medidas preventivas.
- Colocar los útiles de corte en lugares adecuados, manteniéndolos en perfectas condiciones de uso.
- Manejar con extraordinario cuidado el material sanitario cortopunzante.
- Desechar adecuadamente los instrumentos cortantes o punzantes usados, en los contendores específicos disponibles para ello.
- Nunca dejar instrumentos cortantes o punzantes sin protección, abandonados o sin la atención necesaria.
- Mantener el instrumental clínico o quirúrgico en un buen estado de limpieza, esterilización y conservación.
- Transportar en fundas los instrumentos punzantes o cortantes.

### Proyección de fragmentos o partículas

*Factores de riesgo*

- Salpicaduras de sangre o fluidos corporales.
- Uso de agentes químicos desinfectantes/esterilizantes.
- Corrientes de aire provocadas por motores de aeronaves en marcha.
- Medidas preventivas.
- Uso de EPI's adecuados: gafas de montura integral y mascarillas.
- Protegerse los ojos en accesos a aeronaves con motores en marcha.
- Mantener la zona donde está el helicóptero limpia sin objetos sueltos, evitando la presencia de personal no autorizado.

### Sobreesfuerzos

*Factores de riesgo*

- Manipulación manual de cargas como material médico, mochilas asistenciales, camillas, etc.

- Movilización de pacientes.
- Posturas forzadas durante la asistencia en lugares de difícil acceso.
- Medidas preventivas
- Manipular los objetos más pesados entre al menos dos personas.
- Utilizar ayudas mecánicas para la manipulación de cargas.
- Empujar las camillas, carros, etc. en vez de tirar de ellos.
- Evitar la inclinación del tronco: rodillas flexionadas y espalda recta.
- Girar todo el cuerpo moviendo los pies cuando haya que depositar o manipular una carga.
- Dar reposo a los músculos alternando posturas o cambiando de tarea.
- Organizar, distribuir y planificar la movilización de los pacientes así como el espacio y los útiles disponibles. Movilizar siempre entre dos personas.
- Colocarse las mochilas correctamente sobre los dos hombros.

**Contactos eléctricos**

*Factores de riesgo*

- Uso de equipos eléctricos, como calentadores, equipos de esterilización, cargadores de baterías, electromedicina, equipos informáticos, etc.).
- Intervenciones en centros de trabajo o instalaciones eléctricas.
- Electricidad estática generada por giro del rotor. Se disipa al tocar tierra.
- Medidas preventivas.
- Comprobar el buen estado de los cables y elementos de conexión, así como su tensión de trabajo antes de ponerlos a tensión.
- Desechar/reparar los elementos de conexión que no ofrezcan seguridad.
- Desconectar los cables tirando del propio enchufe y no del cable.
- Solicitar ayuda especializada si se observen desperfectos o averías.
- Mantenerse alejado del paciente durante la utilización del desfibrilador.
- Confirmar ausencia de tensión antes de actuar en accidentes eléctricos o en lugares como centros de transformación, líneas de tren, etc.

**Contactos con sustancias causticas o corrosivas**

*Factores de riesgo*

- Uso de desinfectantes líquidos.
- Medias preventivas.

- Uso de EPI's adecuados frente a agresiones químicas; guantes y gafas.

**Explosiones/incendios**

*Factores de riesgo*

- Botellas de gases medicinales. $O_2$.
- Almacenamientos de material.
- Depósitos de combustible.
- Medidas preventivas.
- Respetar la prohibición de fumar en el centro de trabajo así como en la proximidad de las zonas de repostaje o depósitos de combustible (15 m).
- Mantenerse alejado de las zonas en las que se realicen la carga de combustible. No se realizarán otras operaciones en un radio de 15 m.
- En caso de derrame acotar y señalizar zona afectada considerándose una zona con riesgo de incendio o explosión.
- Seguir los procedimientos para la manipulación correcta de las botellas de oxígeno, respiradores e instalaciones de gases de los helicópteros.
- Evitar el contacto del oxígeno con focos de ignición. Precaución al utilizar desfibriladores; cortar la fuente de gas o alejarla del paciente durante la desfibrilación.
- Mantener orden y limpieza en los locales destinados a almacén.
- Realizar adecuada separación de residuos, no acumular materiales inflamables, y mantener separados productos químicos incompatibles.
- Mantener visibles y accesibles extintores y equipos contra incendios.

**Atropellos o golpes con vehículos**

*Factores de riesgo*

- Circulación por la base y/o la plataforma de aeropuertos o aeródromos.
- Asistencia sanitaria en la vía pública.
- Medidas preventivas.
- Prestar atención a la circulación de vehículos en el lugar de trabajo (equipos de tierra, maquinaria, etc.). Extremar precauciones cuando coincidan vehículos y peatones.

- Conocer las normas de circulación en plataforma del aeropuerto o aeródromo donde esté la base y, en su caso, poseer la autorización correspondiente expedida por el titular de la instalación. (Ej. PCP[1] Aena).
- Usar las sendas peatonales o aceras y cruzar por las zonas habilitadas.
- Usar ropa de alta visibilidad en la plataforma de estacionamiento de aeronaves así como siempre que se intervenga en la vía pública.

Para asistencias en carretera o vías públicas comprobar que la zona es segura antes de intervenir. En caso de ser los primeros en llegar, y en la medida de lo posible, hacerse una idea de conjunto de la situación, que permita establecer un orden de preferencias en las medidas a adoptar para garantizar la seguridad de los intervinientes, de la circulación y auxiliar a las víctimas. *Verificando que:*

- Los vehículos inmovilizados y no implicados en el accidente tienen encendidas las luces de emergencia.
- Los vehículos tienen encendidas las luces de posición (condiciones meteorológicas adversas, falta de luz diurna, etc.)
- Están colocados dispositivos de preseñalización de peligro (triángulos).

### Accidentes de tráfico y/o en desplazamiento

*Factores de riesgo*

- Desplazamientos al ir y volver del trabajo.
- Desplazamiento durante la jornada de trabajo.
- Medidas preventivas.
- Revisar periódicamente el estado de los vehículos.
- Cumplir con las indicaciones del código de circulación.
- No consumir bebidas alcohólicas.
- Hacer uso del cinturón de seguridad.
- En desplazamientos largos descansar antes. Parar cada 2 horas.
- En averías señalizar con triángulos y usar el chaleco de alta visibilidad.
- No utilizar el teléfono móvil ni otros dispositivos electrónicos que puedan interferir en la conducción.

1 Permiso de Circulación en Plataforma.

**Exposición a agentes químicos**

*Factores de riesgo*

- Uso de agentes químicos desinfectantes/esterilizantes.
- Medidas preventivas.
- Cumplir con las indicaciones de las Fichas de Datos de Seguridad Química (FDSQ / MSDS) de los productos utilizados.
- Utilizar los EPI establecidos por las Fichas de Seguridad de los productos; guantes, mascarillas, gafas, etc.

**Exposición a agentes físicos. Ruido**

*Factores de riesgo*

- Ruido producido por las aeronaves.
- Ruido en las instalaciones donde permanezcan los trabajadores.
- Medidas preventivas.
- Utilizar protección auditiva durante cualquier operación con los motores de la aeronave en marcha. También se recomienda cuando se acceda a plataformas de aeropuertos o aeródromos, ya que suelen darse niveles de ruido elevados causados por el movimiento de aeronaves.
- En caso de bases situadas en aeropuertos o aeródromos, mantener las puertas cerradas para disminuir la exposición al ruido ambiente.

**Exposición a agentes físicos. Vibraciones**

Se contemplan las vibraciones cuerpo entero, las cuales pueden provocar lesiones en la columna vertebral, especialmente en la zona lumbar y síntomas neurológicos como dificultad de equilibrio, variación del ritmo arterial, fatiga, insomnio, dolor de cabeza, temblores y problemas de visión.

*Factores de riesgo*

- Realización de vuelos en helicóptero.
- Medidas preventivas.
- Mantenimiento adecuado de las aeronaves.
- Reportar las averías, vibraciones excesivas, etc.
- Control periódico de la salud.

### Exposición a agentes biológicos

*Factores de riesgo*

- Atención a heridos.
- Traslado de pacientes infecciosos.
- Manipulación de residuos peligrosos.
- Medias preventivas.
- Mantener el calendario de vacunación actualizado.
- En la atención a heridos tomar las siguientes medidas higiénicas:
- Cubrir posibles heridas con apósito impermeable al iniciar la jornada.
- Si las lesiones no puedan cubrirse, evitar el contacto directo.
- Lavarse las manos con agua y jabón líquido al comenzar y terminar la jornada, y después de cualquier contacto con material infeccioso. Secarse con toallas de papel desechables o corriente de aire.
- No comer, beber ni fumar en el área de trabajo.
- Utilizar los EPI adecuados para riesgo biológico como guantes, gafas o pantallas de protección facial, mascarillas, batas desechables, etc.
- Seguir los procedimientos establecidos por el responsable de la actividad para el tratamiento de residuos. Usar contendores adecuados.

### Condiciones ambientales

*Factores de riesgo*

- Trabajos a la intemperie y en condiciones adversas; frio, lluvia, elevadas/bajas temperaturas, humedad excesiva, calor radiante,...

*Medidas preventivas*

- Frío
  - » Usar la uniformidad designada frente al frio y la humedad.
- Calor
  - » Beber agua con frecuencia, sin esperar a tener sed: cuerpo siempre hidratado.
  - » Evitar cafeína y alcohol (contribuyen a la pérdida de agua del cuerpo).
  - » Seguir dietas equilibradas: reducir grasas y exceso de dulces.
  - » Dietas sin sal pueden generar déficit salino si hay mucha sudoración.
- Radiación solar
  - » Protegerse en zonas con sombra.

» Proteger la cabeza de la radiación solar.
» Utilizar cremas protectoras y gafas de sol.

**Factores psicosociales**

Aquellos relacionados con la organización del trabajo, la estructura de la organización, las relaciones entre los trabajadores y su entorno y las características personales del trabajador, sus aspiraciones laborales, etc., condiciones de trabajo que pueden causar daños a la salud.

*Factores de riesgo*

- Trabajos a turnos y nocturno.
- Carga de trabajo. Toma de decisiones.
- Contacto con el sufrimiento de pacientes/accidentados y sus familiares.

*Medidas preventivas*

- Respetar el descanso entre turnos, descansando a diario lo suficiente para enfrentar las guardias en buenas condiciones y con actitud positiva.
- Practicar ejercicio físico regularmente permite mantener un buen estado físico y psíquico para enfrentarse al trabajo.
- Seguir dieta equilibrada, aligerando el tipo de comida y evitando comidas pesadas antes de acostarse.
- Evitar consumo de café, tabaco y excitantes.
- Mantener un horario regular de comidas pese a los turnos.
- Fomentar un buen ambiente de trabajo.
- Desarrollar estrategias de adaptación y apoyo para enfrentar aquellos casos de desajustes personales por motivos profesionales.

Es importante reseñar que algunos de los riesgos descritos pueden tener implicaciones distintas en los casos de trabajadoras en situación de embarazo o parto reciente, por lo que estas situaciones deben valorarse adecuadamente.

## BIBLIOGRAFÍA

- Varios autores. Guía de buenas prácticas para las empresas y trabajadores del sector de los Helicópteros. Editada por la Fundación para la Prevención de Riesgos Laborales.
- Varios autores. Guía de buenas prácticas en prevención de riesgos laborales de Samur – Protección Civil. Editada por la Dirección General de Emergencias y Protección Civil, Ayuntamiento de Madrid.

**Sitios de internet (revisados mayo 2019)**

- www.insht.es
- www.dgt.es
- www.aeca-helicopteros.com
- www.madrid.es/samur Zonas seguras helicóptero

## ANEXO 1. ZONAS SEGURAS HELICÓPTERO

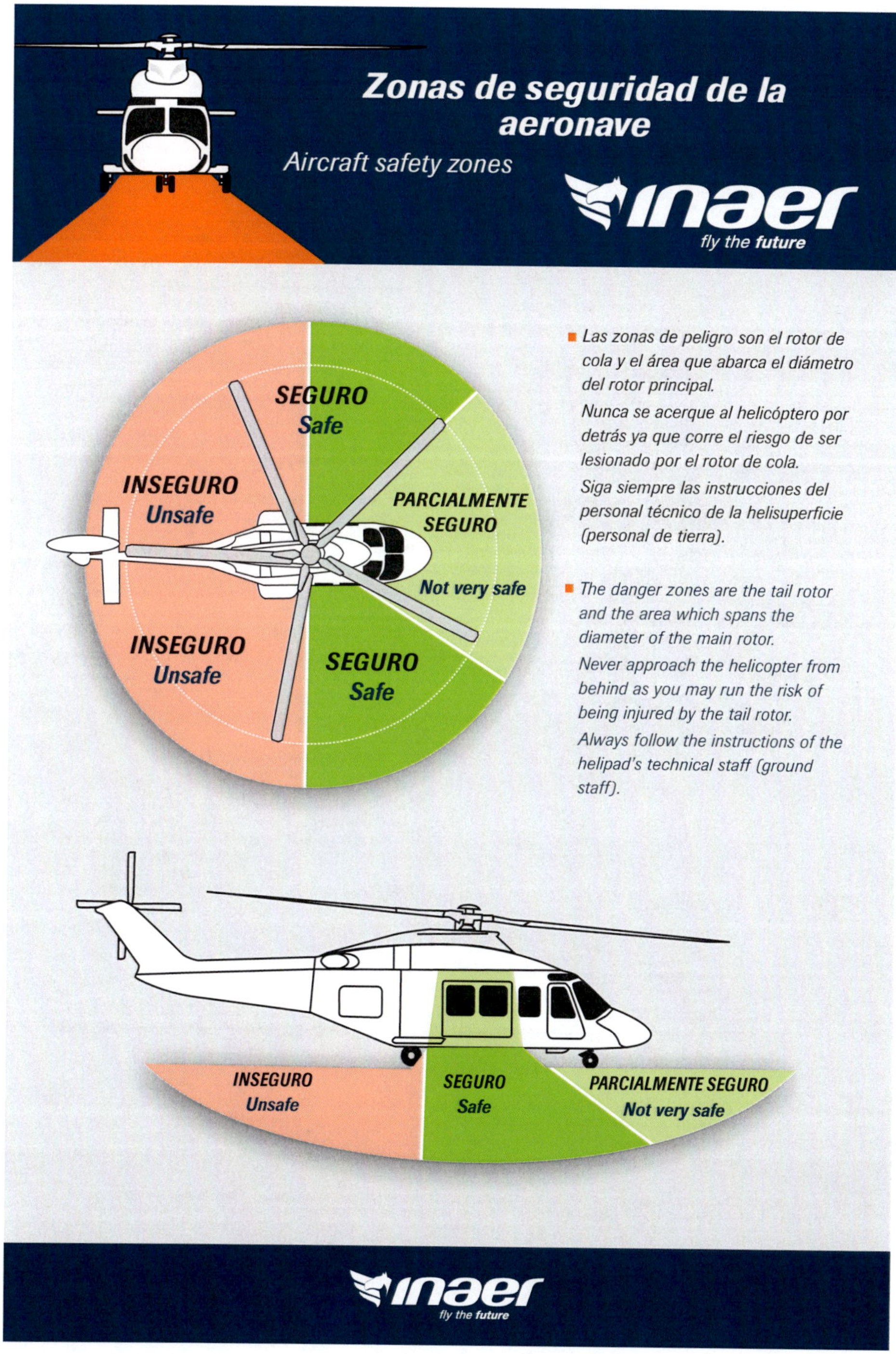

## ANEXO 2. ALERTA. CERCA DEL HELICÓPTERO

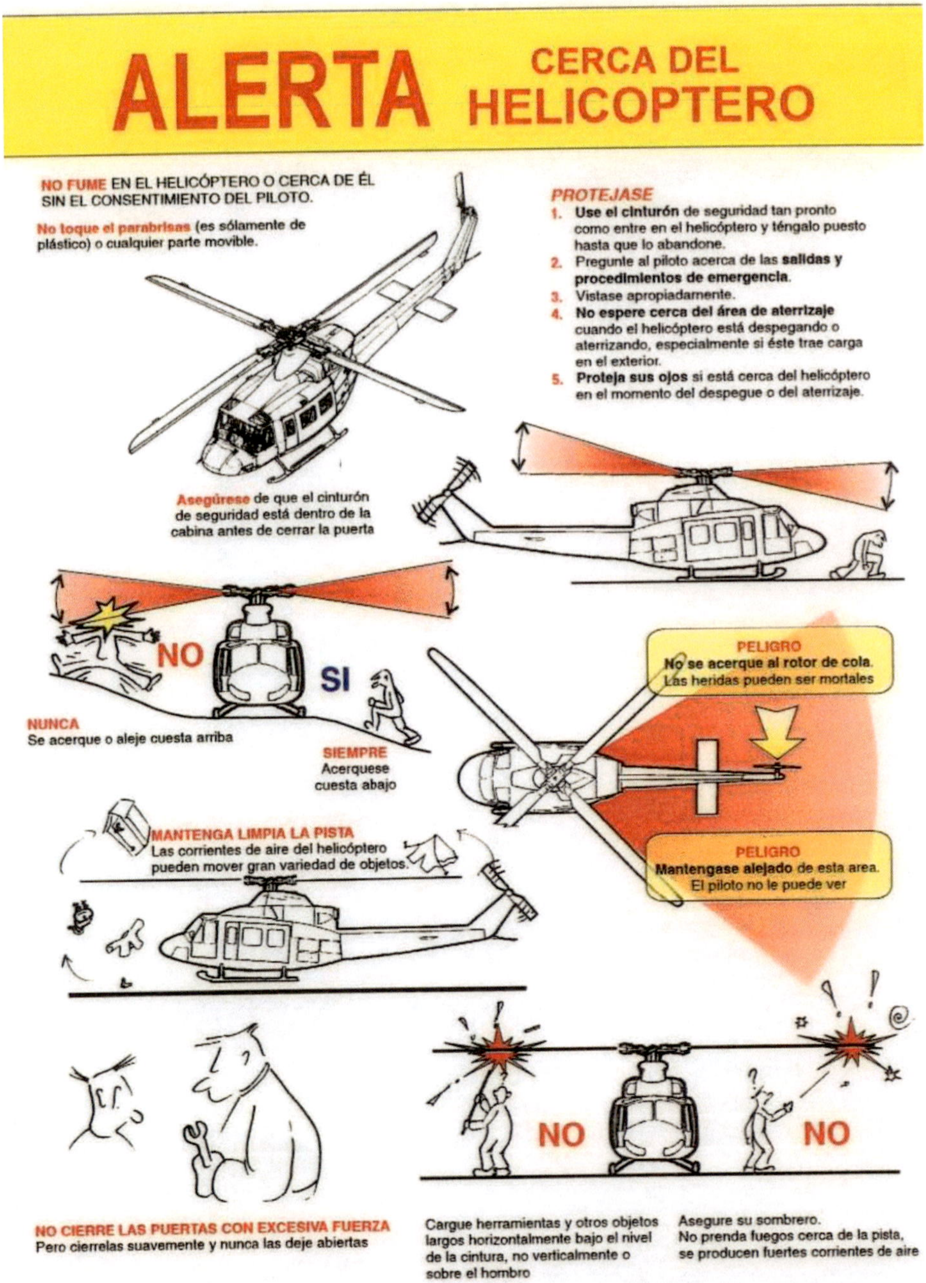

# 10. SEGURIDAD CLÍNICA PARA EL PACIENTE EN TRANSPORTE AÉREO: HELICÓPTEROS Y AVIONES

José Ignacio Garrote, Juan Sinisterra Aquilino, Noelia Ureta Velasco y Stephen Sollid

## 1. ¿ES NECESARIA LA SEGURIDAD CLÍNICA EN EL ENTORNO HEMS?

Desde una perspectiva de la seguridad clínica, el uso de helicópteros y aeronaves en combinación con el cuidado del paciente crítico, presenta riesgos adicionales que se suman a los riesgos inherentes a la atención del paciente fuera del hospital, así como a los riesgos del cuidado del paciente en general.

Se han publicado recientemente trabajos, guías y libros con diferentes grados de evidencia sobre la seguridad clínica del paciente. En los estudios se abordan los diferentes escenarios en los que se encuentra el paciente, pero siempre desde un punto de vista de cuidados del paciente y terapéutico ubicado en un entorno sanitario y por lo tanto controlado (quirófano, UCI, Atención Primaria, etc). El abordaje del paciente fuera del entorno hospitalario implica una serie de situaciones que requieren de mayor atención y de equipos adaptados a estos entornos, tanto en el aspecto profesional como en el aspecto tecnológico de electromedicina, así como en la medicación específica por patologías.

Muy pocos estudios han analizado específicamente la seguridad del paciente en HEMS. Una revisión sistemática sobre seguridad del transporte médico aéreo en los EE.UU encontró una incidencia muy baja de muertes relacionadas con el transporte médico aéreo en comparación con las muertes en hospitales tras un error médico (0,76 muertes por cada 100.000 pacientes vs. 100 muertes por cada 100.000 pacientes). Un estudio retrospectivo de los registros de la misión en un HEMS canadiense identifica 12 eventos/1.000 vuelos, con 2 eventos/1.000 vuelos con riesgo potencial para el paciente. Las causas no relacionadas con la aviación fueron la principal causa, con la comunicación como la causa identificada en un tercio de todos los casos seguidos por fallos del equipo médico, como problemas de manejo del paciente y factores de desempeño clínico. La causa predominante de errores fueron los factores humanos.

Esta distribución relativa de errores entre las operaciones de vuelo y la asistencia médica no es sorprendente teniendo en cuenta la diferencia en la cultura de seguridad entre la aviación y la medicina. Aunque el informe de Canadá señaló a los factores humanos como la causa más prominente de errores, el perfil de errores (tipo, volumen y causa) que ocurre específicamente en HEMS no es bien conocido, incluso después de este estudio.

Para tener una idea del alcance de los errores relacionados con la atención del paciente en HEMS, se necesitan estudios observacionales prospectivos. Dichos estudios podrían ayudar a identificar factores específicos que influyen en el desarrollo de errores en HEMS. Hasta que los resultados de tales estudios estén disponibles, queda extrapolar datos de contextos similares.

Es por ello que debemos desarrollar en mayor profundidad la investigación y desarrollo sanitario del cuidado en el entorno del transporte sanitario, especialmente en el HEMS, desde vehículos desarrollados para tal fin, evitando la utilización de vehículos industriales, pasando por la formación específica en el medio a desarrollar la actividad sanitaria profesional, hasta el desarrollo de la tecnología especializada para la aplicación con las máximas garantías de la monitorización del paciente en este medio asistencial.

## 2. FACTORES QUE PUEDEN INFLUIR EN LA ASISTENCIA AEROTRANSPORTADA

Como se indicó anteriormente, los riesgos en la atención del paciente, identificados dentro del hospital, probablemente también sean relevantes en el entorno prehospitalario, también en HEMS. Esto incluye, los riesgos relacionados con la administración de medicamentos (administración errónea de medicamentos, dosis incorrecta, etc.), higiene (uso descuidado de técnicas antisépticas), factores humanos (toma de decisiones errónea, problemas de comunicación), etc. Dado los factores ambientales en la atención prehospitalaria, se espera que algunos de estos riesgos sean más prominentes, por ejemplo, dificultad para proporcionar técnicas antisépticas en el campo. Esto no excusa la ocurrencia de errores, pero impone una obligación aún más fuerte a los proveedores prehospitalarios de mantener estándares adecuados y reducir estos riesgos al mínimo al tener las barreras apropiadas para prevenir que estos riesgos se conviertan en errores y daños al paciente. El desafío de proporcionar técnicas antisépticas puede encontrarse con estándares higiénicos más altos, cambios en las técnicas para minimizar la exposición o incluso el uso profiláctico de antibióticos para prevenir la infección. Este capítulo no abordará estos peligros aún más, sino que solo enfatizará que también son válidos en HEMS y probablemente requieran más atención que dentro del hospital.

Otros riesgos, para el paciente asistido en HEMS, son probablemente más específicos y por lo tanto requieren una atención especial. Una vez más, se debe enfatizar en que aún falta evidencia detrás de todo esto y que los estudios futuros deben confirmar su relevancia. Por lo tanto, los riesgos y su importancia potencial se basan en la experiencia de los autores al trabajar en HEMS y en la extrapolación de literatura de otros contextos.

En el entorno HEMS se suman varios aspectos que afectan a la seguridad del paciente. Si en un entorno controlado, como puede ser un recinto sanitario, las incidencias ocurren, en un entorno con mayor hostilidad y menor espacio las incidencias no solo ocurren, sino que además pasan desapercibidas. Pero, además hay otros factores que influyen y solo se dan en el entorno HEMS por las características de este entorno, como ámbito aeronáutico, con las consecuencias que de forma sumatoria se pueden derivar de una mala gestión de crisis.

### 2.1. Los factores como elementos de riesgo en la seguridad del paciente

En cada asistencia tomada como una asistencia pura, es decir como la asistencia de la patología como tal, influyen diferentes factores que hacen de la asistencia una actuación diferenciada de las anteriores realizadas sobre la misma patología. Cada factor que se añada es una situación de riesgo que añadimos de cara a la seguridad del paciente.

Inicialmente partimos de una patología base o pura que solo depende de los factores implícitos del propio paciente, pero que a medida que se van incorporando factores externos, como el entorno, la situación, recursos humanos, recursos diagnóstico-terapéuticos, etc. la seguridad del paciente va decreciendo y el riesgo de cometer posibles errores va aumentando, potenciándose esta situación a mayor número de factores que se vayan incorporando (Figura 1). Así, si leemos o estudiamos el tratamiento de una patología, en todas las fuentes donde las leamos será similar sino igual, pero fuera de la patología, como tal, como estado puro de la situación que abordamos, cada factor que se va incorporando nos obliga a tener una actitud donde debemos prestar más atención a estos factores nuevos y que van diferenciando una asistencia de otra.

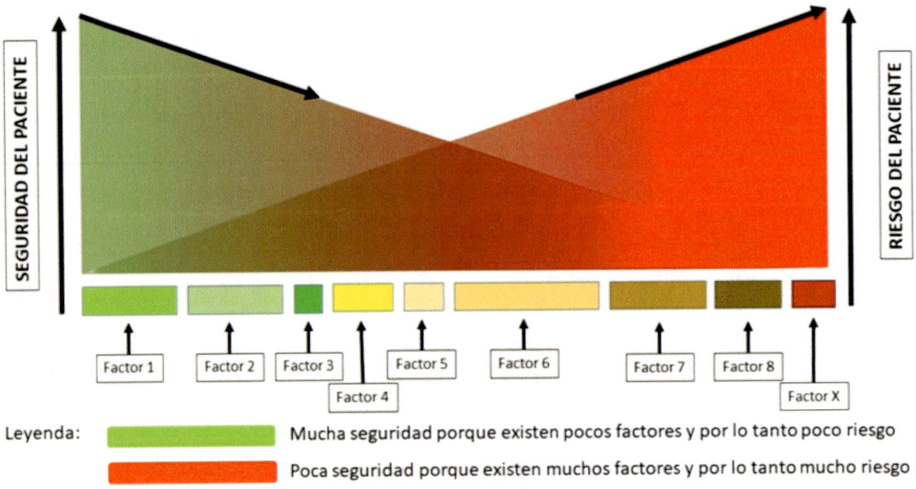


**Figura 1.** *Relación entre Seguridad del paciente y riesgo de posibles errores según los factores que vayan interviniendo. Fuente: Elaboración propia.*

Así, el primer factor común en todas las asistencias médicas es el propio paciente, que marca ya una diferencia asistencial entre las mismas patologías tratadas. En medicina es conocido que se debe *tratar al paciente como un todo y no como patologías aisladas*, ya que cada elemento diferenciador del paciente influye en la patología que presente y además en la toma de decisión sobre el tratamiento de la misma. Además, hemos de recordar que *en la emergencia se trata a pacientes críticos y no patologías rápidamente*.

Durante el abordaje y tratamiento del paciente hay muchos factores que pueden interferir en la correcta asistencia al paciente. Podemos estructurar la asistencia en el medio HEMS como diferentes *situaciones de riesgo para el paciente:*

#### *2.1.1. Patología: Situaciones de emergencia. Abordaje inicial en un entorno diferente al sanitario*

Cualquier asistencia médica en un entorno no controlado requiere de una adaptación específica, además de unos conocimientos de los medios asistenciales muy precisos para minimizar los errores derivados de una demora a la hora de acceder a los mismos.

Además, se requiere un enfoque diferente, es decir, adaptado a la clínica y respuestas fisiológicas en *situaciones adversas:*

- Las *climatológicas:* como por ejemplo las situaciones de temperatura que dan lugar a alteraciones en las respuestas fisiológicas del paciente. Frialdad en extremidades con limitación de parámetros de monitorización de la pulsioximetría, limitación de accesos venosos, exploración clínica, otros parámetros no invasivos. Otras situaciones climatológicas también dan lugar a limitación en la exploración física con información clínica mermada, lo que da lugar a posibles errores diagnósticos y toma de decisiones no apropiadas.
- *De acceso:* el papel del HEMS en el acceso al paciente ha hecho que se pueda acceder a éstos, antes inaccesibles, con mayor rapidez y mayor seguridad. Ello no quita que el entorno donde se encuentra el paciente sea muy adverso para la práctica médica lo que puede dar lugar a posibles errores diagnósticos.
- *De actitud del paciente:* cuando el paciente se encuentra en un entorno que le es particularmente incómodo y en el que se encuentra en una situación en el que su accesibilidad está limitada por circunstancias, tanto personales como familiares. Limita las decisiones clínicas, dando lugar a un posible error por limitación de la información médica desde la anamnesis a la exploración física.

#### *2.1.2. El helicóptero: La aeronave como escenario de actuación*

Este es uno de los factores más relevantes de entrada que pueden determinar la actitud del profesional. La aeronave donde se va a realizar la asistencia, no solo el transporte del paciente, sino de los abordajes al mismo cuando se requiera, es el escenario donde van a acontecer el 50% de los posibles incidentes.

Un espacio reducido implica limitación de acciones, pero no de asistencia, es decir, que los mismos cuidados que se realizan en un entorno controlado debemos realizarlos en el medio HEMS.

Un helicóptero medicalizado (HEMS o HICAMS) no supera los 7 u 8 metros cúbicos de espacio, donde deben estar como mínimo 2 sanitarios asistenciales y el paciente y en el que el espacio operativo es en arreglo al 70%. Este aspecto es importante para el transporte de los dispositivos electro-médicos necesarios, además de su ubicación, anclaje y estibaje de los mismos. Es por ello, que no se puede embarcar cualquier dispositivo, sino que deben ser dispositivos específicos y seleccionados que cumplan las condiciones y exigencias de aeronavegabilidad y compatibilidad con la aeronave. El personal sanitario debe estar familiarizado no solo con la utilización y el manejo de los mismos, sino con las características que hacen que sean válidos para la asistencia en vuelo. Además, en el HICAMS se debe añadir el volumen de los dispositivos electro-médicos especiales (BIAC, ECMO, incubadora...).

Por ello, las ubicaciones de los sanitarios son muy explícitas teniendo cada uno un espacio limitado según su actuación. Además, la posición del asistente sanitario es una posición adaptada al espacio, no solo por el que queda tras embarcar al paciente, sino por la altura de la cabina en la que no es posible estar de pie y obliga a realizar cualquier asistencia o bien sentado, o, a lo sumo, de rodillas. Además, las exigencias aeronáuticas obligan a adoptar posiciones específicas de los asientos durante el despegue y el aterrizaje que limitan la atención del paciente

A menos que no estén conectados al sistema de comunicaciones interno, el equipo médico debe confiar en las señales visuales. Un ejemplo típico de peligro en este contexto es la colocación de manómetros de tanques de oxígeno. Si no se los coloca a la vista, se los puede pasar por alto fácilmente y solo se reconocerá primero un tanque de oxígeno vacío cuando la saturación del paciente disminuya.

En la asistencia HEMS se establece que cualquier acción invasiva sobre el paciente que se prevea que se vaya a realizar durante el vuelo es más prudente realizarla en tierra, previo al embarque, siempre que se pueda. La razón es que en la cabina asistencial toda acción invasiva es más complicada por la limitación de espacio, recursos materiales y personales reducidos, la demora que se crea y la sensación de presión sobre el profesional que lo realiza. La tendencia actual en el manejo del paciente crítico es a ser lo menos invasivo posible para aumentar la seguridad, ya que cada técnica invasiva supone un riesgo para el mismo.

Pongamos un ejemplo: hace años se recomendaba ante la más mínima duda intubar al paciente antes del vuelo, hoy en día gracias a los nuevos procedimientos hemos aprendido a manejar la vía aérea en vuelo, disminuyendo el número de intubaciones necesarias solo por el hecho de volar en helicóptero. De esta manera las indicaciones de intubación son prácticamente las mismas en el medio HEMS que en el medio hospitalario y solo intubaremos a aquellos pacientes con riesgo, que presenten una vía aérea difícil de intubar, con el procedimiento de intubación en vuelo.

La solución a este factor lo encontramos en la formación simulada de alta fidelidad, que abordamos más adelante, posicionándose en una herramienta de alto valor de efectividad en la adaptación del profesional desde su entorno habitual de trabajo al entorno del HEMS, donde de entrada, se encuentra con la limitación del espacio para el desarrollo de su actividad profesional.

Hasta ahora se suman ya dos factores limitantes en la asistencia del paciente crítico: La actuación en el lugar donde se encuentra el paciente, escenario no controlado, y el espacio reducido de la cabina asistencial del helicóptero.

### *2.1.3. La situación: Ambiente aeronáutico*

Requiere una atención por parte del personal sanitario sobredimensionada en referencia a otras situaciones, bien sea hospitalarias (urgencias, UCI, quirófano) o centro sanitario (atención primaria) como prehospitalaria, ambulancias.

El entorno aeronáutico por las características intrínsecas del mismo implica una situación de alerta constante ante las posibles situaciones de peligro que puedan acontecer y que puedan poner en un riesgo importante la misión. En el ambiente aeronáutico se diferencian dos tipos de situaciones; los incidentes y los accidentes. Los incidentes son aquellas situaciones donde un determinado riesgo genera una situación de peligro, inminente o no, pero que requiere una toma de decisión que en principio no debe abortar la misión pero que, en su evolución, podría dar lugar a la toma de decisión de abortarla. El accidente es la evolución del o de los incidentes que dan lugar a una anulación de la misión por un accidente, con repercusiones físicas sobre las tripulaciones y/o el paciente, o no, y que obliga a dejar la aeronave inoperativa de forma inmediata.

Independientemente de una situación u otra, comunicar estos eventos a pesar de que sean de muy poca importancia es fundamental para estudiar los elementos adversos que han dado lugar a esta situación y que se deben solventar en un futuro inmediato.

### *2.1.4. Implicaciones de la fisiopatología en la seguridad del paciente*

El helitransporte va a influir en el paciente y su enfermedad a través de los cambios fisiopatológicos que va a producir en su organismo. Será nuestra misión que esta influencia sea mínima y que no afecte a su salud.

Este punto se encuentra desarrollado de manera independiente en los temas de fisiopatología, por lo que tan solo señalaremos los puntos a tener en cuenta.

La altitud de vuelo de la mayoría de los HEMS no es suficiente para dar alteraciones a personas con una adaptabilidad normal, sin embargo, si es suficiente para enfermos que se encuentran en un equilibrio hemodinámico inestable o sufren una reagudización de su patología habitual.

1. *Ruido.* Los helicópteros pueden alcanzar intracabina hasta 80 dB, llegando hasta 105 dB en las proximidades del helicóptero. El ruido actúa de dos maneras. Sobre el paciente producirá molestias como miedo,

ansiedad y reacciones vegetativas que a su vez pueden tener influencias sobre el aparato cardiovascular (sobrecarga adrenérgica) y sobre la asistencia del paciente limitándola.

2. *Las vibraciones* y el movimiento del fuselaje también provocan un aumento de la tensión en los elementos electromédicos, que mantenido en el tiempo pueden provocar la desconexión de líneas y tubos que deben ser comprobadas frecuentemente. Cualquier helicóptero no es útil para el transporte sanitario, de hecho, los helicópteros HEMS disponen de 4 palas en lugar de 2 o 3 palas ya que a mayor número de palas, mayor será la frecuencia y menor la amplitud de vibraciones, con lo cual producirán menor resonancia de órganos internos y serán menos dañinas para el paciente crítico.Los nuevos modeles de Helicóptero de 5 palas como el EC 155 o el Airbus H160 disminuyen notablemente este efecto, sobre todo el H160 con su nuevo diseño de palas disminuye tanto las vibraciones y el ruido que incluso se podría realizar a grandes rasgos, una auscultación exploratoria dentro de la aeronave en vuelo. Ambos modelos son ideales para operaciones HEMS.
3. *Temperatura.* Como sabemos conforme subimos en altura, la temperatura disminuye, este factor actúa sobre el paciente y su repercusión fisiopatológica y solemos cometer el error de ajustar la temperatura a nuestra comodidad, cuando realmente debemos ajustarla a las necesidades del paciente para que nos sirva como un elemento más de estabilización.
4. *Movimientos translacionales.* Esta es una gran diferencia de la asistencia en vehículos de transporte sanitario frente a otras asistencias en otros entornos. El helicóptero tiene la característica de desplazarse en los 3 ejes del espacio y además en la combinación de los mismos, a diferencia del vehículo terrestre, marítimo incluso del avión.
5. *La altitud y presión barométrica.* Este factor puede desencadenar multitud de situaciones que nos pueden complicar la asistencia médica en vuelo. Es obligación del asistente conocerlas y saber evaluarlas de forma que no conlleve repercusiones negativas hacia el paciente o bien toma de decisiones erróneas por mala interpretación de estas situaciones.
   5.1. Disminución de la presión inspirada de oxígeno ($PiO_2$).
   5.2. Expansión de los gases.
   5.3. Ley de Henry.

*2.1.6. Otros factores influyentes del medio HEMS*

1. *Elementos de riesgo.* Abordo los gases medicinales como el oxígeno pueden conllevar riesgos y peligros importantes como deflagraciones con terapias eléctricas debido al espacio reducido del helicóptero o combustiones espontáneas por contacto con grasas o derivados. Estas situaciones se deben tener presentes a la hora de la asistencia y en el caso de que se realicen terapias eléctricas abordo que se deben realizar con un procedimiento específico en el que interviene también la tripulación de vuelo, procedimiento que debe ser conocido por todos los integrantes de la misión y entrenado de forma periódica.
2. *Interferencias creadas en los dispositivos de monitorización.* Repercusión sobre los dispositivos electromédicos, como los medidores de la capnometría. Registros electrocardiográficos parasitados durante algunas situaciones del vuelo que hace que se activen las alarmas y puede llevar a confusiones en la toma de decisiones. Si el personal asistencial no es conocedor de estas situaciones y tiene experiencia en reconocimiento de las mismas y soluciones para minimizar su repercusión en el paciente, el margen de error y menor seguridad clínica del paciente se magnifica.
3. *Equipo de Protección Individual específico (EPI).* El ambiente aeronáutico conlleva unos riesgos por sí mismo por lo que la protección de los profesionales debe ser acorde a dichos riesgos. Los elementos del EPI deben estar correctamente dispuestos y colocados según las indicaciones de los fabricantes para que realicen la protección necesaria. No cumplir estas indicaciones puede llevar a que estos elementos de protección específica molesten más que protejan y sean un factor de riesgo que provoque un despiste en la atención del cuidado del paciente. Además, los EPI limitan en algunas ocasiones la asistencia del paciente crítico.
4. *Dotación muy reducida de personal médico asistencial.* Solo 2 personas para atender una emergencia que en otros entornos sanitarios requiere de la intervención de hasta 7 personas. Esto conlleva a asumir más funciones durante la asistencia, además de realizar las intervenciones sobre el paciente por prioridades, todo ello estando integrados en la misión y debiendo intervenir en aquellos incidentes aeronáuticos que puedan acontecer sin abandonar la asistencia del paciente. Esto anuncia una vulnerabilidad a la atención proporcionada que no se encuentra dentro de los hospitales, donde a menudo se puede esperar ayuda y asisten-

cia de otras profesiones o colegas. La composición de la tripulación de HEMS, el nivel de competencia médica, la capacidad y la disponibilidad de otros miembros de la tripulación no médicos para ayudar son, por lo tanto, cruciales para compensar la falta de apoyo.

Un sistema HEMS que dependa de proporcionar cuidados avanzados principalmente durante el transporte probablemente se beneficiará de dos tripulantes sanitarios, mientras que un sistema donde el paciente es tratado y administrado antes del transporte y solo monitorizado durante el transporte probablemente tendrá un único proveedor sanitario en la cabina. Se requieren estudios donde el flujo de trabajo y la calidad de la atención se puedan estudiar en un entorno controlado.

5. *Manipulación y transferencias del paciente.* En orden de posibles errores que se pueden ir creando durante la manipulación del paciente las más frecuentes son durante el transporte del mismo con un 50 %, le sigue el embarque con un 25 %, después el desembarque con un 15 % y finalmente la transferencia al centro sanitario definitivo con un 10 %. Influyen muchos factores que han ido aconteciendo durante la asistencia del paciente, desde complicaciones de la propia patología, descoordinación de los equipos intervinientes, integración de personas ajenas al servicio HEMS, liderazgo no aplicado, características de la aeronave para el embarque y desembarque y asistencia durante el vuelo, actitud del personal en la asistencia durante la misión, interrelaciones personales entre las tripulaciones, actitudes de los diferentes intervinientes, cantidad de dispositivos electromédicos que requiera el paciente, incluso aptitudes físicas de los integrantes en la asistencia.

Como concepto debemos tener claro que el helicóptero no es una ambulancia que vuela. De hecho, el concepto de Air Ambulance está muy distante del concepto HEMS y del HICAMS. En el primero el transporte del paciente se limita a paliar las necesidades del paciente sin que el sanitario tenga que implicarse en los aspectos aeronáuticos del vuelo, mientras que en el HEMS & HICAMS los sanitarios son parte de la misión aeronáutica y cuando se necesita deben asumir roles en la misión aeronáutica además de los propios como sanitarios.

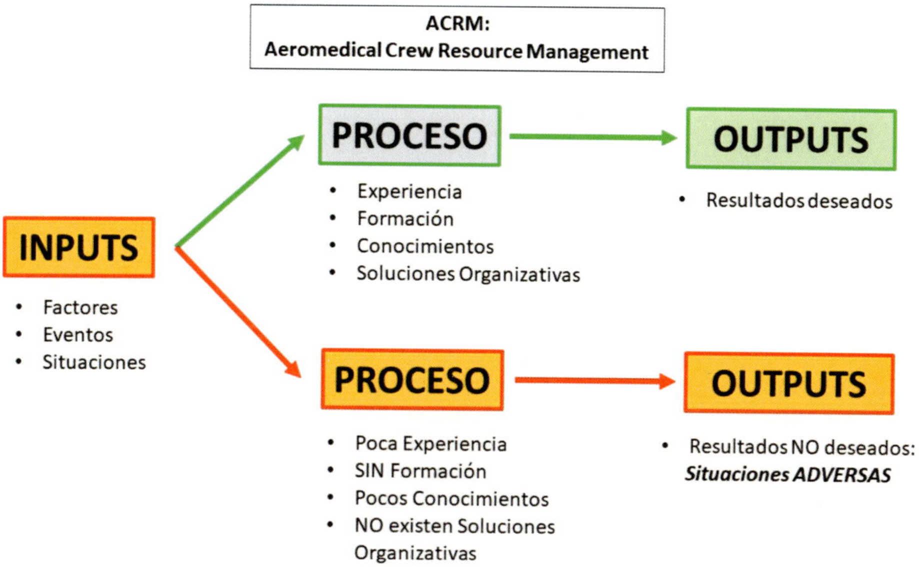


**Figura 2.** *ACRM: Sistema de detección de causas y su proceso para la obtención de los outputs deseados.*

# 3. ¿CÓMO ABORDAR LOS PROBLEMAS PLANTEADOS?

## 3.1. Concienciación de la realidad

El entorno aeronáutico no se puede enfocar como un área más de actuación profesional sanitaria donde el paciente crítico puede ser atendido de igual forma que en otros entornos más controlados. Desde el momento que se plantea un entorno con riesgos inherentes, como es el HEMS, y que requiere de un abordaje con una preparación previa, se precisa formación del personal interviniente en Crew Resource Management (CRM) y más en concreto en Aeromedical Crew Resource Management (ACRM).

Estos métodos de entrenamiento permiten liderar la asistencia, aprendiendo a trabajar en equipo, delegar y coordinar los factores contribuyentes que van interviniendo durante la misma, y que pueden despistarnos en las distintas situaciones. La formación en este campo es esencial y requiere de una carencia anual.

La importancia de reconocer todos los inputs y darles la importancia que tienen en cada momento, requieren de la interactuación con el resto del equipo profesional, desde una persona hasta el número de integrantes necesarios. Los inputs vienen generalmente dados, es decir son situaciones que se van aconteciendo y que se deben gestionar. Estos inputs se correlacionan con los factores y otras situaciones implícitas en la misión HEMS. (Figura 2)

Para poder gestionar los *inputs* derivados de todos los parámetros monitorizados, se debe gestionar los *procesos*, sabiendo delegar tareas y funciones derivadas del trabajo conjunto en la cabina asistencial para poder generar los *outputs* deseados.

Los *outputs* son las situaciones que deseamos que se den y para ello debemos procesar los inputs mediante herramientas que se han adquirido a lo largo del tiempo:

- Experiencia.
- Conocimientos.
- Formación específica.
- Recursos en cabina (el grupo y el entorno).
- Actitud.
- Soluciones de la organización (comunicación efectos adversos).
- Liderazgo.

### 3.2. Detección de *puntos débiles* en la atención del paciente crítico en vuelo

En toda asistencia en vuelo y, dependiendo de la patología del paciente, existen momentos clave en los que una toma de decisión inmediata, no consensuada y no preparada puede desencadenar un error de importancia alta. De ahí que se debe pensar en todas las situaciones que nos pueden complicar la asistencia y, además, puede poner en peligro al paciente. Por ejemplo, colocar el acceso venoso en el miembro derecho en los helicópteros en las que este lado del paciente esté limitado por el lateral de la cabina asistencial.

O bien indicar un embarque lateral para aquellos pacientes que requieran ser embarcados en sedestación, como los pacientes respiratorios, o aquellos con presión intracraneal (PIC) alta.

### 3.3. Creación y desarrollo de procedimientos y *check-list* adaptados al entorno y a los puntos débiles que se han detectado en este entorno

Es el método de disminuir la incidencia de errores en tareas que requieren una secuencia de acciones y que la omisión de alguna de ellas puede aumentar el riesgo, bien de errar en la técnica, o bien en aumentar las complicaciones de la misma. La creación de una check list para diferentes intervenciones viene marcados por la necesidad de evitar posibles errores con la consecuencia a veces catastróficas de los mismos. Así, check-list para la terapia eléctrica en vuelo, cardioversión y desfibrilación, el aislamiento de la vía aérea, técnicas invasivas como drenajes torácicos, o bien otras técnicas, como accesos venosos e intraóseos en vuelo, o sondajes en vuelo, deben hacernos recapacitar del riesgo de los mismos al ser realizados en un entorno poco óptimo. La creación de los check-list y/o procedimientos específicos tiene por objeto dotar de seguridad y máxima garantía de éxito.

Para desarrollarlos se ha de tener un conocimiento del entorno HEMS y experiencia de trabajo en el mismo. Después conocer exhaustivamente la técnica y/o procedimiento a realizar. Conocer los puntos débiles de error habitual en la misma y describir los pasos o requerimientos para evitarlos.

Una vez elaborados los check-list se deben poner en práctica, para buscar posibles fallos en las mismos e ir adaptándolos con mayor precisión. Para ello la simulación de alta fidelidad en entorno controlado es la mejor opción.

### 3.4. Experiencia de trabajo en el entorno aeronáutico. Formación con simulación avanzada y de alta fidelidad

La exposición a situaciones que se pueden presentar o que ya se han presentado en misiones HEMS previas, con la resolución de las mismas mediante la toma de decisiones basadas en los inputs controlados en arreglo al nivel de aprendizaje y rol a desempeñar en el equipo asistencial, se imponen como el método docente más efectivo para lograr un aprendizaje constante y efectivo sin la exposición real y que ayuda a la integración de los miembros con sus roles en la misión.

### 3.5 Perfil de vuelo

Para poder aplicar correctamente la fisiopatología del trasporte aéreo en el medio HEMS debemos hablar del concepto: *perfil de vuelo*. Se trata de una gráfica en la que en el eje de las abscisas se registra el tiempo y en el eje de las ordenadas la altitud.

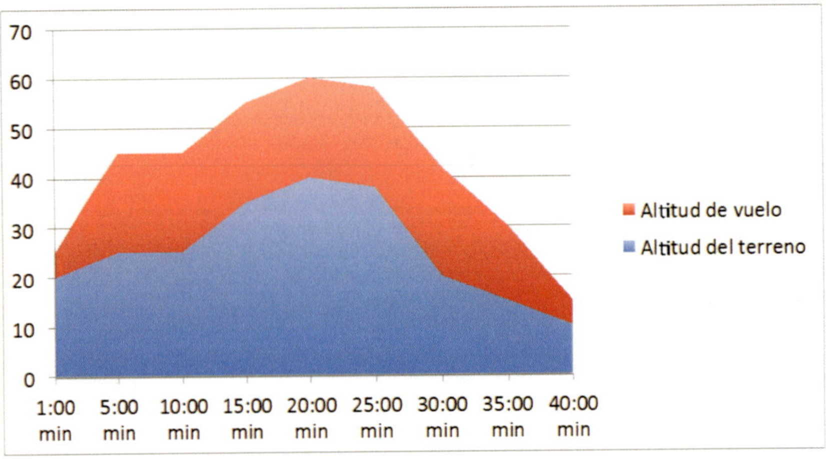


**Figura 3.** *Gráfica de un perfil de vuelo.*

### 3.6. Métodos de estudio y vigilancia de actuación. Videograbación de las actuaciones realizadas durante el traslado con el paciente

Es un método para estudiar actitudes y posibles errores cometidos y buscar las causas que lo han motivado para aprender de esos errores y evitar en un futuro las causas que lo han provocado. Requiere de una infraestructura importante en lo referente a la protección de los datos del paciente y derechos de imagen. Es una información gráfica que solo se usará para estudiar situaciones adversas, formación sobre las mismas e implementar soluciones para evitar que ocurra de nuevo.

### 3.7. Comunicación de eventos adversos. Sistemas de comunicación y notificación de eventos adversos

Tal vez sea la herramienta más importante y útil, pero a la vez la más difícil de instaurar. La comunicación debe realizarse por parte del personal que vive la situación o bien que es conocedora del evento adverso. Para instaurar esta herramienta se debe primero concienciar de la importancia de la comunicación de estos incidentes, se debe instaurar un método de comunicación anónimo no teniendo nunca efectos negativos sobre los participantes en el evento. Nunca se debe *recompensar* a quien realiza la comunicación en el caso de que no sea anónimo. Con la información aportada se debe abrir una investigación por el comité de seguridad clínica para analizar la causa que lo motivó y poner soluciones, que en muchos casos pasarán por la formación.

### 3.8. Líder que oriente y lleve a cabo los planes establecidos

El liderazgo como tal se debe marcar desde un inicio y para ello se deben aportar las *herramientas* necesarias para crear al *leadership o followership*, fomentando las relaciones interpersonales y un clima de grupo unido como un fenómeno de grupo.

- *Relaciones interpersonales:* No puede existir un líder si no existen seguidores.
- *Clima de grupo unido:* El líder debe operar con su autoridad, pero no debe tomar decisiones sin contar con las apreciaciones del resto de su equipo.
- *Fenómeno de grupo:* En el que se crean roles sin ser impuestos por la propia dinámica del grupo y además se establecen reglas informales que adoptan los grupos para regular los comportamientos de los miembros del grupo.

## 4. SEGURIDAD PARA EL PACIENTE PEDIÁTRICO EN HEMS

Los niños son un grupo poblacional muy sensible y al que tenemos que dedicar un apartado especial dentro de la seguridad en HEMS. Un niño o neonato que en tierra, a pesar de la oxigenoterapia, presenta taquipnea y saturaciones próximas al 90%, es muy probable que se descompense al ganar altura debido a tener una adaptabilidad muy restringida. *Hay que sopesar por tanto el posible beneficio del transporte aéreo en lo que a ganancia de tiempo se refiere, frente a una técnica invasiva que no necesitaría si se traslada por tierra.*

El niño tiene que estar correctamente situado en la cabina asistencial y asegurado a la camilla con el colchón de vacío para absorber las vibraciones, en caso de no adaptarse al arnés de adultos debemos usar un dispositivo que lo ajuste tipo Kidy safe® (arnés de sujeción a la camilla).

Como decimos en el capítulo de transporte pediátrico, debido a la inmadurez pulmonar de los prematuros, muchos de sus alveolos se encuentran en un equilibrio inestable. Cuando ganamos altura, la presión barométrica desciende y estas pequeñas variaciones pueden hacer que el alvéolo se colapse. Es por este motivo que estos pacientes se encuentran mejor a nivel del mar. Así, los perfiles de vuelo positivos les afectarán especialmente a los prematuros no intubados. Estos pacientes pueden verse beneficiados de la VMNI para evitar una Intubación. En estos casos, cobra especial importancia la comunicación con el piloto, en lo que se refiere al perfil de vuelo informado.

En referencia al acompañamiento de familiares del menor, hay una extensa bibliografía que evidencia los beneficios de esta actuación, existe un capítulo al respecto en el manual. Solamente por criterios de seguridad y operatividad aeronáutica el comandante de la aeronave se debería desestimar el acompañamiento familiar.

En lo que se refiere a la vía aérea, aunque hemos dicho en adultos que trataremos de ser lo mínimamente invasivos posible, en la edad pediátrica *ante la duda* realizaremos *intubación previa al traslado HEMS.*

En el aspecto hemodinámico utilizaremos *bombas de infusión de jeringa* (perfusiones en 50 ml) y sueros en plástico para evitar alteraciones con los cambios de presión.

- Recordemos que los pacientes en edad pediátrica conllevan:
- Mayor riesgo de hipotermia que adulto.
- Mayor riesgo de extubación accidental.
- Mayor riesgo de hipoglucemia.
- Ansiedad y agitación ante traslado y separación de los padres.
- Umbral de convulsiones más bajo.
- Respuesta inmune disminuida.
- Valorar con cuidado el uso de antieméticos.
- Si el niño está intubado y el tubo dispone de neumotapón, controlaremos la presión del mismo antes, durante y después del vuelo con un dispositivo adecuado.
- Al igual que en el adulto nos aseguraremos de que los sistemas de drenaje torácico o abdominal conectados al niño sean abiertos, sustituyéndolos en caso necesario. La sonda nasogástrica y vesical conectada a bolsa de plástico no presentan problemas.

## 5. CONCLUSIONES

- El concepto de Air Ambulance está muy distante del concepto HEMS y del HICAMS. En el primero el transporte del paciente se limita a paliar las necesidades del paciente sin que el sanitario tenga que implicarse en los aspectos aeronáuticos del vuelo, mientras que en el HEMS & HICAMS los sanitarios son parte de la misión aeronáutica y cuando se necesita deben asumir roles en la misión aeronáutica además de los propios como sanitarios.
- Las medidas terapéuticas durante el transporte son de mantenimiento, no son curativas.

- Ninguna forma de transporte es ideal para todos los pacientes.
- Cualquier hospital es mejor que una ambulancia.
- Nada dura eternamente (oxígeno, baterías...).
- Los grandes problemas suelen ser pequeños problemas no previstos.
- Los niños son un grupo poblacional muy sensible por lo que hay que sopesar, por tanto, el posible beneficio del transporte aéreo en lo que a ganancia de tiempo se refiere, frente a una técnica invasiva que no necesitaría si se traslada por tierra. Por tanto, el perfil de vuelo es importante en el momento de decidir si el paciente es trasladado por tierra o por aire.
- En los niños, valorar el acompañamiento familiar y en caso de no poder realizarlo, permitir a los padres acompañar al niño hasta que esté dentro del helicóptero.
- Existen medidas para prever, evitar y analizar los eventos adversos posibles en el medio HEMS como son la formación en ACRM, la creación de check-list específicos, la notificación de incidentes, etc.

## BIBLIOGRAFÍA


1. Sinisterra Aquilino J , Ureta Velasco N, Sollid S, Garrote Moreno JI. Seguridad clínica en servicios de emergencias médicas: helicópteros y aviones. En: Castejón-de la Encina ME. Seguridad clínica en los servicios de emergencias prehospitalarios. Ed. Elsevier España, S.L.U. 2018.
2. Blumen IJ, Callejas S. Chapter 39. Transport Physiology: a reference for air medical personnel. Pages 357-377. In "Principles and Direction of Air Medical Transport". Editors: Ira J. Blumen and Daniel L. Lemkin. Salt Lake City 2006. By Air Medical Physician Associattion.
3. Garrote JI, Aylagas D, Gutiérrez JM, Sinisterra JA, Gowran BM, Medina A, Díaz-Tendero J, Gómez-Calcerrada P, Crespo R. Noninvasive Mechanical Ventilation in Helicopter Emergency Medical Services Saves Time and Oxygen and Improves Patient and Mission Safety: A Pilot Study. Air Med J. 2015 Jul-Aug; 34(4): 218-22. Doi: 10.1016/j.amj.2015.02.008.
4. Ralph J. Chapter 45. Air Medical Transport of the Neonate. Pages 431-438. In "Principles and Direction of Air Medical Transport". Editors: Ira J. Blumen and Daniel L. Lemkin. Salt Lake City 2006. By Air Medical Physician Associattion.
5. Rodríguez Martín LJ, Sinisterra Aquilino JA, Díaz Tendero J. Capítulo 87. Fisiopatología del transporte sanitario aéreo, en Guía Asistencial Urgencias y Emergencias Extrahospitalarias, Toledo 2014, editor GUETS del SESCAM.
6. Garrido Abia E, Ureta Velasco N, Mosqueda Peña R. Capítulo 93, Traslado Neonatal en HEMS: La incubadora y el respirador de transporte, en Guía Asistencial Urgencias y Emergencias Extrahospitalarias, Toledo 2014, editor GUETS del SESCAM.
7. Sánchez Sáenz MI, Ureta Velasco N, Megías Sánchez V. Capítulo 92, Consideraciones pediátricas en Helitransporte, en Guía Asistencial Urgencias y Emergencias Extrahospitalarias, Toledo 2014, editor GUETS del SESCAM.
8. Garrote Moreno JI, Gutiérrez Rubio JM, Sinisterra Aquilino Juan A, capítulo 89 Consideraciones de la insuficiencia Respiratoria en Helitransporte, en Guía Asistencial Urgencias y Emergencias Extrahospitalarias, Toledo 2014, editor GUETS del SESCAM.
9. Ureta Velasco. N: Transporte Aéreo Neonatal. Curso HEMS. Universidad de Zaragoza. 2010.

10. Ureta Velasco. N: Transporte Aéreo Neonatal. Especialista Universitario HEMS, Universidad de Alicante. 2016.
11. Garrote Moreno JI. Fisiopatología en el medio HEMS. Curso HEMS. Universidad de Zaragoza (2012).
12. Garrote Moreno JI. Fisiopatología en el medio HEMS. Especialista Universitario HEMS, Universidad de Alicante. 2016.
13. Garrote Moreno JI. Transporte pediátrico en el medio HEMS. Especialista Universitario HEMS, Universidad de Alicante. 2016.
14. Pacheco Rodríguez A, Sánchez Amezua I, Jiménez Galindo JF. Asistencia y transporte medicalizado en helicóptero. Emergencias. 1993; 5: 197-8.
15. Serrano Moraza A, Fernández Ayuso D (eds). Manual de Helitransporte Sanitario. Madrid. 2009. Elsevier Masson: 143-148.
16. "Principles and Direction of Air Medical Transport", Air Medical Physician Associattion, editors: Ira J. Blumen and Daniel L. Lemkin. AMPA 2006.
17. "Principles and Direction of Air Medical Transport", Air Medical Physician Associattion, editors: Ira J. Blumen and Daniel L. Lemkin. AMPA 2006.
18. "Conceptos básicos de medicina aeronáutica, primeros auxilios e higiene para tripulantes de cabina de pasajeros", Carlos Velasco Díaz, Manuel Cantos Ojalvo, Grupo Aeromadrid, Madrid, 2005.
19. Ernsting, J., Nicholson, A.M., Rainford, D.J. Aviation Medicine, Third Edition. pp. 125-157; pp. 284-292; pp. 319-337. Butterwort-Heinemann, 1999.
20. "Efectos fisiológicos del vuelo", Dr. Luis Amézcua González, en Medicina Aeronautica: Conceptos Generales, 2003.
21. Esqué Ruiz MT, Figueras Aloy J, García Alix A, Alomar Ribes A, Blanco Bravo D, Ferández Lorenzo JR. Recomendaciones para el transporte perinatal. Comité de Estándares de la Sociedad Española de Neonatología. An Pediatr (Barc). 2001; 55: 146-53.
22. Recomendaciones para el transporte perinatal. An Esp Pediatr 2001; 55: 146-153.
23. Samuels MP. The effects of flight and altitude. Arch Dis Child 2004; 89(5): 448-455.
24. Cupa M. Air transport, aeronautic medicine, health. Bull Acad Natl Med. 2009; 193(7): 1619-30.

25. Brandstrup KB, Dominguez P, Calvo C. Estabilización y transporte interhospitalario del neonato y niño crítico. Revista Española de Pediatría 2010; 66(1): 18-29.
26. Richard A et al. Pediatric specialized transport teams are associated with improved outcome. Pediatrics 2009; 124: 40-48.
27. Kotch J, Burgess B. Helicopter transport of pediatric versus adult trauma patients. Prehospital emergency care 2002; 6: 306-308.
28. Schiller WR et al. Effect of helicopter transport of trauma victims on survival in an urban trauma center. The journal of trauma 1988; 28: 1127-1134.
29. Fischer RP et al. Urban helicopter response to the scene of injury. The Journal of Trauma 1984; 24: 946-951.
30. Catherine Mann, Neil Parkinson and Anthony Bleetman. Endotracheal tube and laryngeal mask airway cuff volume changes with altitude: a rule of thumb for aeromedical transport, 2007; 24; 165-167 Emerg. Med. J.
31. Rodriquez D Jr, Branson RD, Dorlac W, et al, Effects of simulated altitude on ventilator performance. J Trauma. 2009 Apr; 66(4 Suppl): S172-7.
32. Tourtier JP, Libert N, Leclerc T et al, Effects of simulated altitude on ventilator performance: interest of acute respiratory distress syndrome and asthma lung models. J Trauma. 2010 Mar; 68(3): 749-50.
33. The performance of Dräger Oxylog ventilators at simulated altitude. Flynn JG, Singh B. Anaesth Intensive Care. 2008 Jul; 36(4): 549-52.
34. Aero-medical evacuation with interventional lung assist in lung failure patients. Kjaergaard B, Christensen T, Neumann PB, N¨urnberg B. Resuscitation (2007) 72: 280-285.
35. Garrote JI. La insuficiencia respiratoria en el vuelo HEMS. "Curso universitario de cualificación en misiones HEMS para médicos y enfermeros" Apéndice 1 del JAR-OPS 3.005 (c) subpárrafo (e) (3): Pasajeros médicos, UNIZAR 2012.
36. Lancker V, Gueugniaud PY. Physical Stressors during Neonatal Transport: Helicopter Compared with Ground Ambulance. Air Medical Journal. Air Medical Journal Associates; 2011Apr.30; 30(3): 134-9.
37. Richard J, Osmond MH, Nesbitt L, et al. Management and outcomes of pediatric patients transported by emergency medical services in a Canadian prehospital system, Can J Emerg Med 2006; 8(1): 6-12.
38. J.M. de la Fuente et al. La seguridad en los cuidados de los pacientes en las emergencias extrahospitalarias. Rev Calid Asist. 2013; 28(2): 117-123.

39. Haerkens et al. Crew resource management in the ICU: the need for culture change. Annals of Intensive Care 2012, 2: 39.
40. Pronovost P, Vohr E. Safe Patients, Smart Hospitals. How one doctor's checklist can help us change healthcare from the inside out. A Plume Book. Penguin Ed. 2010.
41. Corrigan JM, Donaldson MA, Kohn LT. To Err is Human: Building a Safer Healthcare System. Committee on Quality Health Care in America, Institute of Medicine; 2000.
42. S. Tomás et al. Errores de administración de medicación en los servicios de urgencias. Cartas al Director. An. Sist. Sanit. Navar. 2013; 36 (3): 539-541.
43. Haynes AB, Weiser TG, Berry WR, et al. for the Safe Surgery Saves Lives Study. A Surgical Safety Checklist to Reduce Morbidity and Mortality in a Global Population. New England Journal of Medicine 360: 491-9 (2009).
44. Urbach Dr, Govindarajan A, Saskin R, Wilton AS etc. Introduction of surgical safety checklists in Ontario, Canada. N Engl J Med. 2014; 370: 1029-38.
45. Marshall D. Crew resource management: from patient safety to high reliability. Denver, CO: Safer Healthcare Partners, LLC; 2009.
46. S. Tomás et al. La seguridad del paciente en urgencias y emergencias: balance de cuatro años del Programa SEMES-Seguridad Paciente. Emergencias 2012; 24: 225-233.
47. France DJ, Leming-Lee S, Jackson T, Feistritzer NR, Higgins MS. An observational analysis of surgical team compliance with perioperative safety practices after crew resource management training. Am J Surg. 2008; 96(4): 546-53.
48. Suzanne Gordon, Patrick Mendenhall, Bonnie Blair O'Connor. Beyon the CheckList: What Else Health Care Can Learn from Aviation Teamwork and Safety. htt://digitalcommons.ilr.cornell.edu/books/82. Úl-timo acceso octubre 2017.

# 11. CUIDADOS DE ENFERMERÍA EN EL MEDIO HEMS

**María Ángeles Tur Rodríguez**

## INTRODUCCIÓN

A lo largo de este capítulo iremos valorando las peculiaridades que presenta el medio HEMS y que interfieren en la metodología de la valoración y cuidados de enfermería de los pacientes y/o lesionados. En capítulos previos ya se ha hablado cómo afecta en los pacientes y sistemas de tratamiento y diagnóstico la variabilidad de magnitudes presiones, altitud, temperatura, etc. Clasificaremos de forma reducida, los cuidados de los pacientes por sistemas (respiratorio, cardiovascular,...), las dificultades que nos presenta el medio HEMS y unas recomendaciones de cómo solucionarlas.

## 1. SISTEMA RESPIRATORIO

| 1.1. Vía aérea | | |
|---|---|---|
| | **Características HEMS** | **Recomendación** |
| Aislamiento | • Situación crítica.<br>• Espacio reducido.<br>• Baja visibilidad. | • Prevención previa en la preparación para el vuelo.<br>• Instrucción.<br>• Sistemas alternativos. |

| 1.1. Vía aérea | | |
|---|---|---|
| | **Características HEMS** | **Recomendación** |
| Permeabilidad | • Ruido, humedad, temperatura.<br>• Vibraciones.<br>• Cinetosis-Vómitos.<br>• Mal olor. | • Vigilancia visual y de constantes vitales continua.<br>• Capnogarfía/capnometría.<br>• Aspiración de secreciones cuando precise.<br>• Lateralización, antieméticos…<br>• Retirada y limpieza rápida en caso de vómito. |
| Fijaciones | • Vibraciones.<br>• Movilizaciones.<br>• Cambio de presiones según altura. | • Preparación previa al vuelo.<br>• Reevaluación de los sistemas de fijación externa. Registro de la profundidad del TET.<br>• Control continuo mediante manómetro de presión de neumotapón (20-30 $cmH_2O$) o sellos laríngeos (40-50 $cmH_2O$) |

| 1.2. Oxigenación | | |
|---|---|---|
| | **Características HEMS** | **Recomendación** |
| Oxigenoterapia | • Variabilidad de Presión atmosférica de los gases según altura.<br>• Cabina asistencial cerrada y compacta (seguridad).<br>• Humedad, temperatura.<br>• Vibraciones (pulsioximetría).<br>• Cantidad de $O_2$ limitado. | • Vigilancia de la Sat. $O_2$ y Pletismografía, Tª del paciente y la perfusión distal.<br>• Evitar situaciones de hiperoxia.<br>• Uso de humidificadores.<br>• Prever la cantidad máxima de $O_2$ que precise el paciente y cálculo de volúmenes de botellas en traslados largos. |
| Nebulización | • Mayor acumulación de $O_2$ en la cabina (seguridad). | • Apertura de ventanillas para ventilación. |

| 1.3. Ventilación | | |
|---|---|---|
| | **Características HEMS** | **Recomendación** |
| V.M.I. | • Modificación de los volúmenes y presiones en función de la altitud.<br>• Mayor cantidad de estímulos no deseados; ruido de rotores, olor a combustible, vibraciones, dolor, efectos estroboscópicos, cambios de Tª. | • Registro de los parámetros y comprobación periódica de la adecuación al paciente.<br>• Sedo-analgesia y relajación, programar asistido, evitando desadaptaciones.<br>• Uso del BIS.<br>• Aislamiento acústico.<br>• Determinaciones gasométricas. |
| V. M.N.I. | • Dificultad en la comunicación.<br>• Mayor posibilidad de vómito. | • Preparación previa al vuelo.<br>• Vigilancia continua visual.<br>• Ayuda a la adaptación.<br>• Registro de parámetros.<br>• Mascarilla con zafado rápido. |
| Traumatismos torácicos | • Posibilidad neumotórax sin clínica + expansión de gases por altitud. | • Preparación previa al vuelo.<br>• Vigilancia de constantes vitales; capnometría/grafía.<br>• Vigilancia de parámetros. ventilatorios en caso de VM.<br>• Drenaje efectivo si precisa. |

## 2. SISTEMA CARDIOVASCULAR

| | Características HEMS | Recomendación |
|---|---|---|
| Accesos venosos | • Paciente crítico.<br>• Espacio de trabajo reducido.<br>• Patologías tiempodependientes. | • Preparación previa al vuelo.<br>• Si es posible, acceso venoso o intraóseo cercano a la posición del enfermero.<br>• Comprobación de la permeabilidad continua. |

| | Características HEMS | Recomendación |
|---|---|---|
| Acceso arterial | • Raro, solo en traslados secundarios.<br>• Riesgo de trombosis/ infección si manipulación incorrecta. | • Monitorización de la P.A.I.<br>• Protección de la canalización arterial. |
| Administración fármacos y líquidos | • Cambios de presión según altitud.<br>• Vibraciones.<br>• Temperatura. | • Evitar envases de cristal.<br>• Uso de infusores de presión.<br>• Uso de bombas de infusión por presión continua.<br>• Uso de sistemas opacos en fotosensibles.<br>• Evitar administración de sueros en "Y".<br>• Uso de precalentadores.<br>• Uso de sistemas con filtros específicos para hemoderivados y fármacos con riesgo de microcristalización (Manitol). |
| Monitorización y terapias eléctricas | • Ruido, dificultad de comunicación fluida.<br>• Vibraciones.<br>• Grandes artefactos, en especial en arranque y parada de motores.<br>• Mayor riesgo en caso de terapias eléctricas. | • Preparación previa al vuelo.<br>• Monitorización electrocardiográfica y constantes vitales continua.<br>• Uso de monitores con filtros para reducción de artefactos.<br>• Colocación de electrodos de monitorización en zonas firmes.<br>• Seguir protocolos de desfibrilación/cardioversión y marcapasos en vuelo.<br>• Descartar artefactos y cautos en las supra/infradesnivelaciones del segmento del ST en vuelo. |

El monitor/desfibrilador multiparamétrico ideal para su uso en HEMS será lo más compacto, resistente y ligero posible, con capacidad de extracción de la pantalla de monitorización y mandos a distancia, traspaso de datos y tendencias inalámbricos, dobles alarmas visuales y sonoras, monitorización continua de ECG, PANI, PAI, temperatura, pulsioximetría/pletismografía, cooximetría, capnometría/capnografía, doble batería, etc. y con posibilidad de adaptación para cualquier tipo de paciente adulto/pediátrico/neonatal.

Los mayores problemas que observamos durante los traslados son la toma seriada de PANI, recomendada cada 5-10 minutos y siempre tras una modificación o administración de tratamiento, y la pulsioximetría continua, debido a las vibraciones, baja perfusión y bajas temperaturas.

### 2.1. ECMO

El uso de sistemas de Oxigenación por Membrana Extracorpórea (ECMO) portátil, ya sea en traslados interhospitalarios como sistema de soporte o como terapia de rescate en pacientes en los que las medidas de soporte vital no tienen éxito, es una realidad ya presente, en la que deberemos estar preparados, formados y entrenados para realizarlo en un futuro no muy lejano; conocer todo el material necesario, el cebado y purgado del sistema, uso y posibles complicaciones de la bomba ECMO y los cuidados al paciente en las canalizaciones de los vasos femorales.

## 3. SISTEMA NEUROLÓGICO

| | Características HEMS | Recomendación |
|---|---|---|
| Evaluación contínua | • Ruido.<br>• Gran dificultad en la comunicación verbal.<br>• Estrés. | • Evaluación de signos clínicos; tamaño y reactividad pupilar, reflejos y movilización/fuerza en brazos y cara.<br>• Acuerdos previos al vuelo de comunicación no verbal. |
| Convulsiones | • Estrés del vuelo/Ruido.<br>• Efecto estroboscópico. | • Crear sombra, evitar efecto estroboscópico.<br>• Evitar oclusión ocular (acentuación del miedo/estrés). |

| | Características HEMS | Recomendación |
|---|---|---|
| Cinetosis | • Afecta también a los sanitarios.<br>• Se agrava por factores emocionales; ansiedad, miedo, dolor.<br>• Altas temperaturas.<br>• Efectos secundarios de fármacos.<br>• Mal olor (combustible). | • Observación continua del paciente.<br>• En caso de vómitos, evitar la broncoaspiración.<br>• Facilitar la lateralización y/o incorporación.<br>• Estimulación olfativa mediante colonia infantil o alcohol. |

## 4. SISTEMA DIGESTIVO: ALIMENTACIÓN/ELIMINACIÓN

| | Características HEMS | Recomendación |
|---|---|---|
| Sondaje gástrico | • Ruido.<br>• Espacio de trabajo reducido.<br>• Riesgo de broncoaspiración.<br>• Expansión de gases. | • Colocación en la preparación previa la vuelo.<br>• Correcta fijación.<br>• Control de la bolsa de drenaje. |
| Sondaje vesical | • Espacio asistencial reducido.<br>• Riesgo de infección. | • Colocación en la preparación previa al vuelo.<br>• Control de la bolsa de diuresis.<br>• Fijación para evitar tirones y desgarros.<br>• Manipulación aséptica. |
| Abdomen agudo | • Las vibraciones acentúan el dolor.<br>• Expansión de gases.<br>• Distensión abdominal. | • Analgesia.<br>• Posición antiálgica.<br>• Colocación de sonda previa al vuelo.<br>• Reevaluación de traslados aéreos tras pruebas o tratamientos quirúrgicos con insuflación de gas. |

## 5. SISTEMA ENDOCRINO-METABÓLICO

| | Características HEMS | Recomendación |
|---|---|---|
| | • Estrés del suceso + estrés del vuelo.<br>• ↑ temperatura.<br>• Alteración glucemia. | • Control analítico durante el traslado, en especial en pacientes pediátricos y neonatos. |

## 6. SISTEMA LOCOMOTOR: MOVILIZACIÓN/INMOVILIZACIÓN

| | Características HEMS | Recomendación |
|---|---|---|
| Inmovilización | • Vibraciones/dolor.<br>• Expansión de gases; modificación de la dureza de férulas. | • Uso de férulas y colchón de vacío.<br>• Control de vacío durante el vuelo.<br>• Colocación de las válvulas accesibles durante el vuelo.<br>• Valoración de pulsos periféricos, color, $t^a$ y relleno capilar distal.<br>• Uso del colchón sobre camilla rígida del helicóptero. |
| Inmovilización de los sistemas de diagnóstico y tratamiento que porte el paciente | | |
| Objetos enclavados | • Vibraciones | • Fijación preventiva previa al vuelo.<br>• Control de fijación durante el vuelo.<br>• Oclusión de ambos ojos en caso de objeto en un globo ocular.<br>* Hidratación de conjuntiva y oclusión palpebral |
| Amputaciones | • Temperatura.<br>• Vibraciones. | • Control del sangrado del muñón durante el vuelo.<br>• Control de la temperatura del miembro amputado. |

## 7. SEGURIDAD

De la seguridad se habla ampliamente en el capítulo correspondiente, por lo que no la trataremos aquí.

## 8. TEMPERATURA

| | Características HEMS | Recomendación |
|---|---|---|
| Hipotermia | • Altas temperaturas en épocas estivales.<br>• Colchón de vacío. | • Colocación del paciente sobre el colchón, sin envolverlo.<br>• Favorecer la ventilación (si no se dispone de aire acondicionado).<br>• Compresas o paños húmedos en cuello, axilas, ingles, etc.<br>• Uso de sueros fríos y de hielo en casos graves. |
| Hipertermia | • Bajas temperaturas en invierno. | • Uso del sistema de calefacción.<br>• Sueros de infusión templados.<br>• Uso de mantas térmicas y/o sistemas de producción de calor. |
| Gran quemado | • Temperatura.<br>• Riesgo de infección.<br>• Dolor. | • Control y monitorización continua de la temperatura del paciente.<br>• Manipulación aséptica.<br>• Analgesia.<br>• Evitar la hipotermia iatrogénica. Sueros templados recurriendo a los calentadores de sistemas de infusión de hemoderivados si precisa. |

## 9. COMUNICACIÓN/BIENESTAR PSÍQUICO Y MORAL. APOYO PSICOLÓGICO EN EMERGENCIAS. EL ESTRÉS DEL VUELO

Las personas que sufren un incidente traumático, una enfermedad repentina o un empeoramiento de su situación basal presentan elevados niveles de estrés, miedo, dolor, incapacidad de poder seguir tomando decisiones sobre su vida, pérdida familiar, desarraigo... En el trato con el paciente consciente durante una urgencia/emergencia, el personal sanitario de primera asistencia debe desarrollar técnicas de intervención como primeros auxilios psicológicos, intervenciones en situaciones de duelo, manejo de incidentes críticos, etc.

Durante los traslados en helicóptero se producen dos situaciones críticas; la incapacidad de una comunicación verbal adecuada y el hecho de encontrarse en un medio totalmente desconocido para el paciente. En el trayecto el paciente dedica sus pensamientos a lo ocurrido, a lo que siente, a su miedo y a su dolor. Por otro lado el helicóptero genera aún más ansiedad, no solo por el posible miedo a volar, sino por la creencia popular de que el helicóptero actúa en casos de mayor gravedad.

Es difícil poder solventar estas situaciones, aunque las reduciremos ofreciendo a la persona ayuda, explicándole qué es lo que va a ver o a sentir, el uso de los cascos y manteniendo una comunicación no verbal en todo momento, pudiendo sentirse de esta forma cuidado y protegido. El contacto físico suele ser bien recibido, aunque podemos ver rechazo, por lo que en ese caso, no insistiremos. En pacientes en edades extremas de la vida, podemos realizar el traslado con mantas o almohadas propias para mejorar la comodidad durante el traslado. Y en caso de necesidad recordar el uso de sedación consciente.

La protección acústica mediante cascos para pacientes de cualquier edad es imprescindible, y debemos recordad colocarla incluso en pacientes sedorelajados, reduciendo así la sobre estimulación del vuelo.

## 10. OBSTETRICIA/GINECOLOGÍA

En el medio HEMS el mayor problema que se presenta en el traslado de la mujer embarazada es el espacio y la incapacidad de valoración continua, en especial en determinados tipos de helicóptero como el EC-135, donde el acceso a la zona pélvica es limitado. Dependiendo del escenario en el que nos encontremos y la situación de la paciente, habrá que valorar esperar o plantearse otro medio de transporte alternativo en caso de parto en curso.

Recordar que la posición de traslado en decúbito lateral izquierdo es necesaria en caso de embarazo avanzado de más de 20 semanas. Podemos conseguirla colocando cuñas o mantas bajo el flanco y cadera derechos.

## BIBLIOGRAFÍA


- Manual de Procedimientos SAMUR-Protección Civil. 2017.
- Manual y Procedimientos de Enfermería SUMMA 112. 2017.
- Guía Asistencial Urgencias y Emergencias Extrahospitalarias. Gerencia de Urgencias, Emergencias y Transporte Sanitario. 2ª Edición. 2014.
- Cuidados de Enfermería en la Atención Extrahospitalaria. Grupo Regional de Cuidados de EPES. Rev. 2014.
- Benito E., Matí Méndez J., Pascual López A. Estrategias para la detección, exploración y atención del sufrimiento en el paciente. World Pumps. 2011.
- Hesselfeldt R, Gyllenborg J, Steinmetz J, Do HQ, Hejselbæk J, Rasmussen LS. Is air transport of stroke patients faster than ground transport? A prospective controlled observational study. Emergency medicine journal. 2014.
- Hesselfeldt R, Pedersen F, Steinmetz J, Vestergaard L, Simonsen L, Jorgensen E, Clemmensen P, Rasmussen LS. Implementation of a physician-staffed helicopter: Impact on time to primary PCI. EuroIntervention. 2013.
- Lundgren P, Henriksson O, Naredi P, Björnstig U. The effect of active warming in prehospital trauma care during road and air ambulance transportation - a clinical randomized trial. Scandinavian journal of trauma, resuscitation and emergency medicine. 2011.
- Southard A, Crandall C, Braude D. Rapid sequence airway vs rapid sequence intubation in a simulated trauma airway by flight crews. Academic emergency medicine. 2010.
- Arrich J, Holzer M, Havel C, Warenits A, Herkner H. Inicio prehospitalario versus hospitalario del enfriamiento para la supervivencia y la neuroprotección después de un paro cardíaco fuera del hospital. Cochrane Database of Systematic Reviews 2016.
- Galvagno Jr S, Sikorski R, Hirshon J, Floccare D, Stephens C, Beecher D, Thomas S. Servicios médicos de urgencia en helicóptero para adultos con traumatismos graves. Cochrane Database of Systematic Reviews. 2015.
- Spinks AB, Wasiak J, Villanueva EV, Bernath V. Escopolamina (hioscina) para la prevención y el tratamiento de la cinetosis (Revisión Cochrane traducida). En: La Biblioteca Cochrane Plus, 2008.

- Liu NT, Holcomb JB, Wade CE, Darrah MI, Salinas J. Evaluation of standard versus nonstandard vital signs monitors in the prehospital and emergency departments: results and lessons learned from a trauma patient care protocol. The journal of trauma and acute care surgery. 2014.
- Mullen M, Cerri G, Murray R, Talbot A, Sanseverino A, McCahill P, Mangolds V, Volturo J, Darling C, Restuccia M. Use of point-of-care lactate in the prehospital aeromedical environment. Prehospital and disaster medicine. 2014.
- Khalil H, Bell B, Chambers H, Sheikh A, Avery A. Intervenciones profesionales, estructurales y organizacionales en la atención primaria para la reducción de errores de medicación. Cochrane Database of Systematic Reviews. 2017.
- McCaul M, Lourens A, Kredo T. Trombólisis prehospitalaria versus intrahospitalaria para el infarto de miocardio con elevación del ST. Cochrane Database of Systematic Reviews 2014.
- Murphy A, O'Sullivan R, Wakai A, Grant T, Barrett M, Cronin J, McCoy S, Hom J, Kandamany N. Fentanilo intranasal para el tratamiento del dolor agudo en niños. Cochrane Database of Systematic Reviews. 2014.

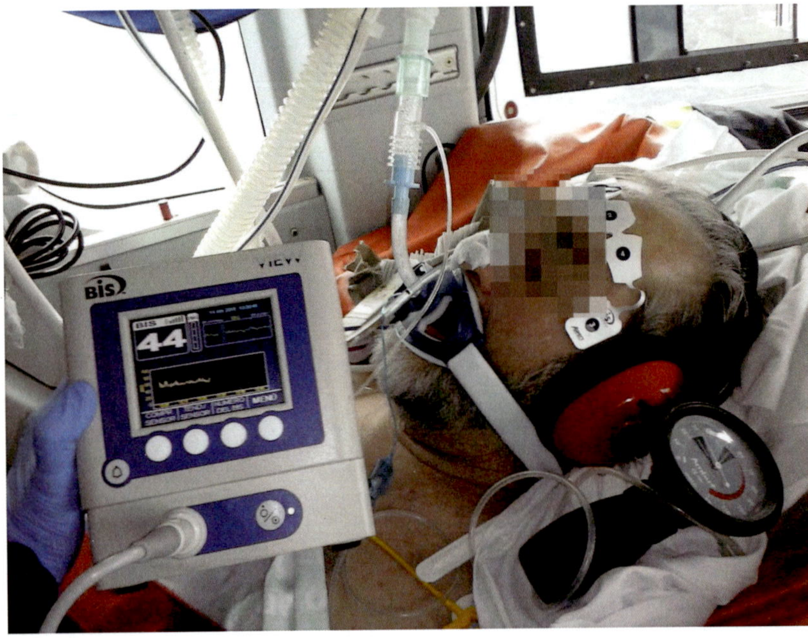
BIS
44

# 12. PREPARACIÓN DEL PACIENTE PARA EL VUELO

**Roberto C. Estévez Montes y Joaquín José Martínez Briñas**

## INTRODUCCIÓN

A la hora de atender pacientes críticos la reducción del tiempo de traslado hasta el centro de cuidados definitivo es un objetivo clave en los sistemas de transporte aéreo.

En los escenarios de transporte primario y secundario el equipo sanitario debe dedicar un tiempo suficiente para la estabilización del paciente y para la preparación al vuelo. Cada paciente tiene unas necesidades especificas de estabilización, cuidado y preparación, que a su vez suponen una toma de decisiones por parte del equipo sanitario, ésta dependerá de las predominancia en las necesidades del paciente y de si se debe proceder más en metodología *scoop and run* o más en una metodología de *stay and play*. La toma de decisiones se basa en una evaluación del paciente y del escenario en el que lo encontramos, localización en la que se produce el aviso, tiempo a centros útiles o centros de cuidados intermedios, capacidades de los hospitales locales, opciones secundarias de transporte por tierra, gestión del tiempo de transferencia, consecuencias fisiopatológicas del transporte aéreo, capacidad y condicionates aeronaúticos para el vuelo, etc.

Un punto positivo a tener en cuenta en el ámbito del aerotransporte medicalizado es que todo el proceso asistencial y operacional queda encuadrado dentro del ECRM (Emergency Crew Resource Management-Gestion de recursos de cabina asistencial en emergencias médicas), el trabajo en equipo con el personal aeronaútico y siempre siguiendo parámetros de seguridad global.

Y siendo conscientes de queel medio aéreo presenta una serie de estresores (ruido, vibraciones, movimientos en todos los ejes del espacio, espacio confinado, cambios lumínicos, temperaturas extremas…) que se unen a las condiciones del paciente por su patologia y a las leyes físicas que rigen los gases y la presión atmosférica: Ley de Boyle-Mariotte, Ley de Dalton, Ley de Henry,… entre otras. Todo ello condiciona la evaluación, el tratamiento, la preparación y la seguridad del paciente al que atendemos, y debe ser tenido en cuenta. La restricción de espacio y acceso al paciente, a la electromedicina y al material y el modelo de aeronave en el que nos desarrollemos son una realidad que afecta a nuestra capacidad de actuación y se hacen más patentes en los momentos claves del vuelo, el despegue y el aterrizaje.

## LA IMPORTANCIA DE LA COMUNICACIÓN, LA INFORMACIÓN Y EL REGISTRO

La comunicación es un aspecto esencial en la seguridad global de la operación (conjunción de la seguridad aueroaútica y la seguridad del paciente). Tanto la habilidad de escuchar y sintetizar como la habilidad de trasmitir órdenes claras entran en juego. El uso de la comunicación clínica estandarizada en el contexto del paciente con patología aguda y critica está pasando a un primer plano, haciendose un especial hincapié en la clarificación y asunción de lo comunicado, tanto entre el equipo asistencial como entre equipos de diferentes niveles asistenciales y del equipo con familiares/testigos. Recabaremos, por tanto, la mayor cantidad posible de información de otros profesionales, de la familia y conocidos del paciente, de los testigos y de cualquier documentación sanitaria de interés. Para poder organizar esa información se recomienda el uso de procesos estandarizados tipo ISOBAR, AMPLIA, o similares.

En el caso del transporte secundario es importante valorar pruebas complementarias y situación basal del paciente, como situación cero a partir de la cual recepcionamos al paciente y que es susceptible de evolucionar.

Valorar seriamente el traslado de pacientes con patologías con atrapamiento de gas como son: heridas gaseosas, neumencéfalo, neumotórax, neumomediastino, intestino obstruido o torsionado, neumoperitoneo… En estos casos el perfil de vuelo en mínimos dentro de la seguridad puede ser una opción que debemos comentar con el equipo aeronaútico. En otro casos el transporte por tierra puede ser una opción, en aquellas localizaciones en las los gases y aire no pueden ser drenados. En el transporte de ala fija la presurización de la cabina es otra opción que nos evitaría tener qur ir a baja altura.

El ECRM y el uso de checklist de comprobaciones estandarizadas –tanto para el material, como para los procesos opertivos/asistenciales, como para la recogida de información– son herramientas muy útiles y efectivas que van a evitar duplicidades, equivocos y pérdidas.

## CONSIDERACIONESASISTENCIALES/OPERATIVASSANITARIAS

Para el paciente critico en general y para el paciente aerotransportado en particular la adecuada preparación para el transporte debe seguir una metodolgía de evaluación y tratamiento/cuidados que nosotros vamos a basar en el conocido esquema ABCDE, pudiendo variar este esquema al CABCDE en el caso de ser un paciente politraumatizado y/o sangrante, según la doctrina y el escenario en el que nos encontremos. Y teniendo en cuanta que muchos de esos transportes aero-medicalizados se encuadran dentro de la tiempo dependencia, debemos valorar las actuaciones necesarias y esenciales que estabilicen al paciente y que no retrasen su traslado a centro útil donde reciba los evaluaciones diagnosticas avanzadas y los cuidados definitivos.

### A. Vía aérea estabilización con control cervical

- Una vía aérea protegida es un objetivo vital en lo que a al transporte aéreo se refiere. Ante la duda de no saber si la vía aérea va a estar protegida o no, se debe aislar. Si no es posible ese aislamiento, tendremos que valorar otras opciones intermedias, como es el uso de supragloticos, los cuales no aislan la vía aérea, y con su correcta colocación se imposibilita, salvo algunos dispositivos, la colocación de SNG para descompresión gástrica. Cuando por la situación clínica del paciente tenga que instaurarse una via aerea quirurgica (trismus resistentes a relajación, edema en la vía aérea, traumatismo facial con perdidad de referencias, quemadura de vía aérea) las precacuciones serán las mismas que para la IOT, una vez establecida la vía aerea quirurgica.
- Vigilancia y control de presión en los dispositivos neumáticos de vía aérea con manómetro, manteniendo presiones de 20-30 cms de agua en los balones de los tubos orotraqueales, para los dispositivos supraglóticos se recomiendan presiones de entre 25-40 cm de $H_2O$ o según las recomendaciones del fabricante, teniendo en cuenta que mayor presión no significa mejor sellado. Precaución en el uso conjunto de dispositivo supraglótico con alta presión y collarín cervical apretado, ya que se puede generar una sobrepresión en la circulación ascendente y descendente cervical. En publicaciones anteriores se ha considerado la posibilidad de llenar los neumos con suero salino o agua bidestilada, pero se ha podido comprobar que existen burbujas que quedan encerradas en los circuitos que se expanden al ascender, por lo que se prefiere una monitorización con manómetro directa y frecuente aunque los neumos

## A. Vía aérea estabilización con control cervical

se llenen con aire. Por seguridad para el paciente, hoy recomendamos el uso de dispositivos como el Intellicuff® (Hamilton-medical) en transporte aéreo. Este pequeño dispositivo controla de forma automática la presión del neumotapón manteniéndola constante independientemente de los cambios de PB.

- Debemos asegurar el tubo endotraqueal con dispositivo especifico (tipo THOMAS™ o similar) o por medios tradicionales, protegiendo boca y encías. Documentaremos la distancia del tubo a la arcada dentaria y valoraremos el interior del tubo. El uso del dispositivo THOMAS™ impide que el paciente muerda el tubo orotraqueal. Si se usan medios tradicionales se puede mantener un guedel junto con el tubo, que impide la mordida del mismo por el paciente (en el paciente adecuadamente sedado y relajado no debería existir este problema) y permite aspirar orofaringe.
- Monitorizar capnografía y capnometría con dispositivo de tubo si el paciente presenta intubación orotraqueal; esto nos dará información relativa a: extubación, efecto curare, dinámica pulmonar… En pacientes pediátricos intubados, use sensores de capnografía específicos pediátricos que suponen una menor cantidad de volumen residual.
- En pacientes intubados y no traumáticos, inmovilizar la cabeza frente al giro y a la extensión colocando el inmovilizador tetracameral.
- Establecer sondaje nasogástrico para descomprimir el estómago, especialmente en pacientes ventilados con bolsa de resucitación autohincable con reservorio, en pacientes intubados y en pacientes sometidos a ventilación mecánica.
- En pacientes con IOT valorar, si no está contraindicada, la elevación del cabecero al menos 30º, para evitar el drenaje desde la vía digestiva a la vía aérea, aún estando inflado el neumo de protección.
- En pacientes pediátricos, fijar exhaustivamente el tubo endotraqueal, fijar cabeza y cuerpo como un sólo bloque y valorar la relajación del paciente. Estos pacientes se pueden extubar fácilmente, de ahí el extra de precaución.

## B. Ventilación/oxigenación

- La administración suplementaria de oxigeno dependerá de las características patológicas del paciente más que por el perfil de vuelo factible. Consiga saturaciones de oxigeno entre 92% y 95% sin llegar a la hiperoxigenación y siempre teniendo en cuenta el estado basal del paciente (EPOC y pacientes con patologías cardiorespiratorias previas).

## B. Ventilación/oxigenación

- La VMNI es una buena y plausible forma de administrar oxigenoterapia con presión positiva y mejorar los nivel de dióxido de carbono del paciente. Seleccione la interfaz más comoda para el paciente y vigile efectos secundarios derivados de la ventilación.
- La capnografía y capnometría en gafas es importante para conocer la dinámica de intercambio gaseoso en pacientes con patología cardiopulmonar y en pacientes con bajo nivel de conciencia.
- Valorar el traslado de un paciente con neumotórax por tierra o por aire. Si la decisión es por aire, será preciso el vaciado de neumotórax a tensión o si se preveé que pueda haber una evolución del neumotórax cerrado a neumotorax a tensión. El drenaje del neumotórax comporta también la aplicación de presión negativa, un dispositivo con sello de agua o utilizar una valvula de Heimlich. Debemos ser precavidos a la hora de usar la PEEP en el respirador o al usar válvula de PEEP; que pueden empeorar las condiciones del neumotórax. De acuerdo con al bibliografía los neumotórax de menos del 20% de volumen no son necesario drenarlos previamente a comenzar el vuelo, pero no es solo el volumen del neumotórax únicamente lo que determina el drenado del mismo, existen otros elementos que entran en juego, como son: la etiología del neumotórax (médica o traumática), altitud de cabina, tiempo de vuelo, acceso al paciente, nivel de experiencia del equipo,... En este tipo de pacientes vigilaremos en todo momento: asimetría de movimientos respiratorios, desplazamiento de la traquea desde la línea media, ingurgitación yugular, signos de shock, disminución de volúmenes o aumento de las presiones en el respirador, cambios en la saturación y en la capnografía/capnometría, pérdida en el burbujeo de los dispositivos con sello de agua, etc.
- En pacientes con drenaje torácico, vigilar el drenaje pleural y si este deja de ser fectivo aumentar la presión de succión con la altitud. Valorar permeabilidad del mismo antes del despegue.
- Vigilar la adaptación del paciente a la ventilación mecánica, teniendo siempre a mano una bolsa autohinchable de resucitación con reservorio y una válvula de PEEP.

## C. Circulatorio

- Control de hemorragias exanguinantes teniendo en cuenta el uso de torniquetes del tipo CAT/SOFTT (CoTCCC) para extremidades; los torniquetes han de situarse por encima del punto de sangrado, proximal al éste. Si fuera necesario aplicar agentes hemostáticos (tipo Combat Gauze o Celox) y presión extra directa en el punto sangrante. Llevaremos a cabo estas acciones antes de comenzar el vuelo. El clampage

## C. Circulatorio

con material quirúrgico y el packing son otras opciones para coartar la hemorragia. En la medida de lo posible dejaremos una tira de gasa testigo que nos pueda informar de que el sangrado continúa en progreso o se ha detenido. En amputaciones proteger el muñón y no ser lesivo en el clampaje de los vasos distales, conservando y vigilando –en condiciones de temperatura y asepsia suficientes– el miembro amputado.

- En pacientes inestables o estables que necesiten volumen, hemoderivados,... asegurar dos vías venosas periféricas de grueso calibre para la infusión de los mismos. Prima asegurar la obtención de las vías frente al calibre del cateter.
- La vía intraosea es otra opción de administración de fluidos, medicación y hemoderivados, preferiblemente a nivel de humero, para tener un mejor acceso.
- Valorar el uso de presoinfusores o las bombas de perfusión para asegurar un ritmo de administración acorde a las necesidades del paciente.
- Asegurar las vías venosas, intraoseas y centrales para evitar su perdida, comprobar su permeabilidad y hacerlas accesibles para la admistración de medicación en bolos o en perfusión.
- El Índice de shock (IS) y el Índice shock pediátrico ajustado a la edad (ISPAE) son una herramientas muy útiles para valorar la evolución del shock en el paciente, estableciendo igualmente la necesidad de administración de hemoderivados. El Índice interrrelaciona la frecuencia cardíaca y la tensión arterial sistólica, siendo un clarificador de la compensación del paciente.
- En pacientes susceptibles de necesitar terapia eléctrica, previamente al vuelo, rasure el tórax y aplique o deje accesible el área de aplicación de los parches multifunción. Aplique parches en pacientes susceptibles de precisar desfibrilación, cardioversión o marcapasos transcutáneo.

## D. Control neurológico y drogas

- Analizaremos y resgistraremos la evolución neurológica del paciente partiendo desde su nivel basal (teniendo especial interés en antecedentes de demencia, tumores del SN, estados confusionales, y delirios...), al igual que el grado de sedación e hipnosis; usando toda la información que tengamos a nuestro alcance; desde las valoraciones neurológicas usando escalas como el AVDN, GCS,... hasta el uso de electromedicina con dispositivos como el BIS (Biexpectral Index).
- Una vez valorado el estado neurológico del paciente y según el resto del condicionantes del mismo, valoraremos el aislamiento de la vía áerea.

## D. Control neurológico y drogas

- Si se prevee un tralado largo en distancia y tiempo al centro definitivo de recepción, el uso de perfusiones estables en cuanto a sedación, relajación y analgesia nos pueden permitir controlar mejor a nuestro paciente. Recordaremos que la sobredosificación de sedantes y analgésicos tanto en el caso de sobredosificación como en el caso de infradosificación puede generarnos problemas con el paciente.
- En pacientes sedados, analgesiado y relajados, debemos contar con capnografía, capnometría, saturación de oxigeno, frecuencia cardíaca y tensión arterial.
- En pacientes muy agitados, agresivos y combativos tendremos que valorar una sedación profunda del paciente (con aislamiento de la vía aérea si fuera necesario), un traslado con contenciones físicas o un traslado por vía terrestre en una ambulancia.
- Informaremos al resto del equipo de la evidencia de que el paciente pueda estar bajo los efectos de un delirio, demencia, estado de confusión, agresividad, ansiedad...
- En el caso del miedo a volar realizaremos una terapia rápida de apoyo al paciente, explicándole todos los pasos a seguir, contando con su confort, exponiendo lo seguro del transporte aéreo, fomentando la comunicación activa y bidireccional y facilitando nuestro apoyo mediante la presencia. La sedación debe ser la última opción, comenzando por la vía oral.
- Precaución en los pacientes que han sufrido TCE confundiendo el miedo a ser transportados en medio HEMS con agitación secundaria al trauma.
- Si el paciente padece de ansiedad podemos considerar que se administre una dosis de nicotina (un cigarrillo) previa al vuelo, especialmente en vuelos superiores a 1 hora de tiempo de vuelo.

## E. Exposición y control térmico

- Control térmico del paciente evitando la exposición directa al medio ambiente: usando ropa de cama hospitalaria, mantas térmicas, kits contra la hipotermia, sueros calientes en la reposición y en los principales puntos vasculares del organismo, realizando una buena contención en el colchón de vacío, tapando la cabeza con un gorro o similar, etc. Retirar ropa húmeda por seca o por protección con ropa de cama. Las mantas térmicas de supervivencia (PET + aluminio) son una opción factible para la protección de nuestro paciente.
- Estabilización de fracturas y control de presión de las férulas y el colchón de vacío: se recomienda el uso de dispositivos de inmovilización de miembros y de cuerpo rígidos de fibra o de vacío. Teniendo en cuenta que los dispoitivos de vacío deben ser monitorizados ya que al ascender perderán capacidad de vacío y por ende capacidad

## E. Exposición y control térmico

de estabilización de las fracturas. Se deberá aplicar más vacío si fuera necesario en vuelo y deberemos controlar el estado en el que llegan a tierra y su presión sobre le miembro. La estabilización pélvica es fundamental en el paciente politraumatizado.

- Administración de medicación antihemética (ondansetron, metoclopramida) para reducir la conjunción de los efectos de la cinetosis inducida por el movimiento en el helicóptero y la patología del paciente. El flujo de aire sobre la cara del paciente puede ser un inhibidor del vomito y de las nauseas.
- Minimice la contaminación: en traslados secundarios especialmente: cambiar todas bolsas colectoras a bolsas limpias con llave de vaciado, llevar los drenaje cero, cambiar apósitos por limpios, cambiar pañales, ropa de cama y empapadores contaminados. Anotar los débitos y características de estos cambios. Si la tiempo dependencia nos lo permite y el paciente está consciente, previamente al comienzo del vuelo, que el paciente vacie la vejiga y los intestinos.
- Tomar medidas de protección en pacientes infecciosos de acuerdo a la patología del paciente a transportar y del nivel de aislamiento. Valorar el transporte por tierra si fuera necesario.
- Racionalizar el uso de perfusiones, reduciéndolas al mínimo número necesario para mantener la estabilidad del paciente. Recargar las perfusiones y preparar perfusiones extras de repuesto en caso de traslado prolongado o ritmo de infusión alto.

Informar a la familia más cercana del proceso de traslado del paciente en medio aéreo, asegurándonos de la aceptación del paciente y/o de la familia. Tener en cuenta factores interculturales y sociales a la hora de establecer contacto y comunicación con el paciente y familia. Fomentaremos la idea de seguridad haciendo hincapié en lo seguro del transporte aéreo reduciendo el estrés y temor de los familiares.

Igualmente, realizaremos un reforzamiento de la seguridad vial si la familia del paciente va a trasladarse por tierra en coches particulares al centro hospitalario.

## BIBLIOGRAFÍA


1. Le Cong, M. y Ramin, G. "Preparation of the critical patient for aeromedical transport". Prehospital and Retrieval Medicine. Disponible en: <https://prehospitalmed.com/2014/06/17/preparation-of-the-critical-patient-for-aeromedical-transport/>. Consultado el: [25/02/2019].
2. ERC-European Resuscitation Council Guidelines for Resuscitation 2015. Executive summary. Disponible en: <http://www.cercp.org/images/stories/recursos/Guias%202015/ERC_Guidelines_2015_FULL.pdf>. Consultado el: [25/2/2019]
3. Hurd WW. y Jeringan JG. "Aeromedical Evacuation: Management of Acute and Stabilized Patients". New York. 2003. 353-379. Springer.
4. Leimann Patt, HO et al. "Crm: una filosofía operacional". Disponible en : <http://www.crmyffhh.com.ar/Hugo_Oscar_Leimann_Patt_1997_CRM_Intro.pdf>. Consultado el: [1/2/2019].
5. Marshall WJ. "Get ready: a patient's arriving by helicopter. Prepare the equipment and yourself to ensure a safe transfer into the hospital". Nursing. 2007 Nov; 37(11): 46-9.
6. Kulshrestha, A. and Singh. "Inter-hospital and intra-hospital patient transfer: Recent concepts". J. Indican Journal of Anaesthesia. 2016 Jul; 60(7): 451-457.
7. Huixi Li, Lin Wang, Amjad Alwaal, Yung-Chin Lee, Amanda Reed-Maldonado, Taylor A. Spangler, Lia Banie, Reginald B. O'Hara and Guiting Lin. "Comparison of Topical Hemostatic Agents in a Swine Model of Extremity Arterial Hemorrhage: BloodSTOP iX Battle Matrix vs. QuikClot Combat Gauze". International Journal of Molecular Science. 2016 Apr; 17(4): 545.
8. Leonard J, Zietlow J, Morris D, Berns K, Eyer S, Martinson K, Jenkins D, Zietlow S. "A multi-institutional study of hemostatic gauze and tourniquets in rural civilian trauma". Journal of Trauma Acute Care Surgery. 2016 Sep; 81(3): 441-4.
9. Blackwell T. "Prehospital care of the adult trauma patient". UpToDate. Consultado a fecha [31/1/2018]. Update [Feb, 2019].
10. Martin S. "Interfacility maternal transport". UpToDate. Consultado a fecha [31/1/2018]. Update [Feb, 2019].

# 13. DESEMBARCO EN VUELO ESTACIONARIO

**Salvador Parra Soriano, Alberto Cabrejas Aparicio y Miguel Formentín Jorquera**

*Estacionario* es el término que se aplica cuando un helicóptero vuela manteniendo una posición constante sobre un punto seleccionado (*hovering*). Si las características del punto de toma no permiten el aterrizaje convencional, puede optarse por mantener el vuelo estacionario sobre el punto, a baja altura o con apoyo parcial, y permitir el desembarco de la tripulación sanitaria para acceder al lugar de asistencia.

La altura del estacionario favorecerá la aparición del efecto suelo o *in ground effect* (incremento del rendimiento cuando el aparato se encuentra a una distancia al suelo equivalente a la envergadura de su rotor), y que es más obvio cuando esta distancia está entre un tercio y la mitad de la envergadura. La conversión de la velocidad inducida (energía cinética inducida al aire por el rotor) se traduce en un aumento de presión sobre la zona que está debajo del helicóptero (que genera mayor sustentación), y un aumento en la velocidad del aire en la zona próxima a la periferia del disco del rotor, que habrá que tener en cuenta para asegurar equipamiento, vestimenta, y, en general, cualquier objeto que pueda proyectarse por la velocidad del aire.

Aunque el desembarco resulta de realización bastante simple, tanto condiciones meteorológicas adversas como áreas geográficas complejas pueden hacer vulnerables a la aeronave y sus tripulantes. La posibilidad de realizarse sobre superficies en pendiente o irregulares, el riesgo de un vuelco dinámico sobre el punto de pivote que supone el apoyo sobre el terreno, los cambios en el centro de gravedad lateral, son algunos de los factores que aconsejan trabajar sobre la formación de los pilotos, el entrenamiento de la tripulación, y la coordinación de todos los profesionales, con el objetivo de mantener la seguridad tanto para el paciente como para el personal asistencial, el material y la propia aeronave.

El procedimiento comienza con la decisión de su realización, y la elección del punto de toma, que corresponden al piloto. La orientación más conveniente resulta la de aproados al viento, por lo que la orografía y la localización de obstáculos variable hacen que haya que elegir en cada caso la salida más segura.

Podemos resumir la *secuencia de acciones recomendadas* en los siguientes puntos:

- El piloto informa de la salida más segura y la tripulación colige el mensaje.
- Se comunica la apertura de puertas.
- El piloto autoriza a abandonar la aeronave.
- Tras asegurar equipos de protección individual, ropas de abrigo, etc. e informar de la desconexión, el pasajero médico/tripulante HEMS se desconecta las comunicaciones y permanece a la espera junto a la puerta. Si la configuración del helicóptero lo permite, permanecerá subido al patín/patines, manteniendo en todo caso tres puntos de apoyo.
- El sanitario que permanece dentro de la cabina informará de la salida del compañero e irá pasando al del exterior el material previsiblemente necesario para la realización del aviso. Éste lo depositará en el suelo, lo suficientemente cerca de la aeronave para evitar el desplazamiento por el aire acelerado por el rotor, pero sin que llegue a estorbar el desembarco.
- Terminada la transferencia del material, el sanitario informa del hecho a los pilotos y la intención de desconectarse para salir de la cabina.
- El abandono de la cabina se realizará siempre dejándose caer desde la misma, y nunca mediante salto que nos pueda acercar al rotor. Posteriormente cerrará la puerta y confirmará el cierre mediante señales visuales al piloto.
- Finalmente, ambos sanitarios se reunirán en la zona elegida como depósito seguro del material, protegiéndolo mientras permanecen agachados, que de preferencia, si las circunstancias lo permiten, será en la parte frontal de la máquina, ligeramente hacia la derecha, para permitir el contacto visual con el piloto mientras se mantiene despejada la ruta de salida recta.
- Tras confirmación por señales de finalización del procedimiento, el helicóptero puede trasladarse al punto de toma para la espera, que el equipo habrá acordado previamente.

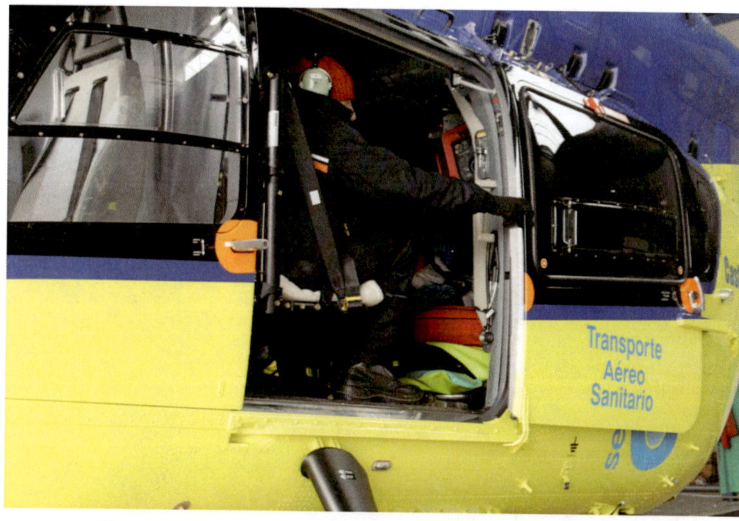


**Figura 1.** *Apertura de puertas con comunicación al piloto.*

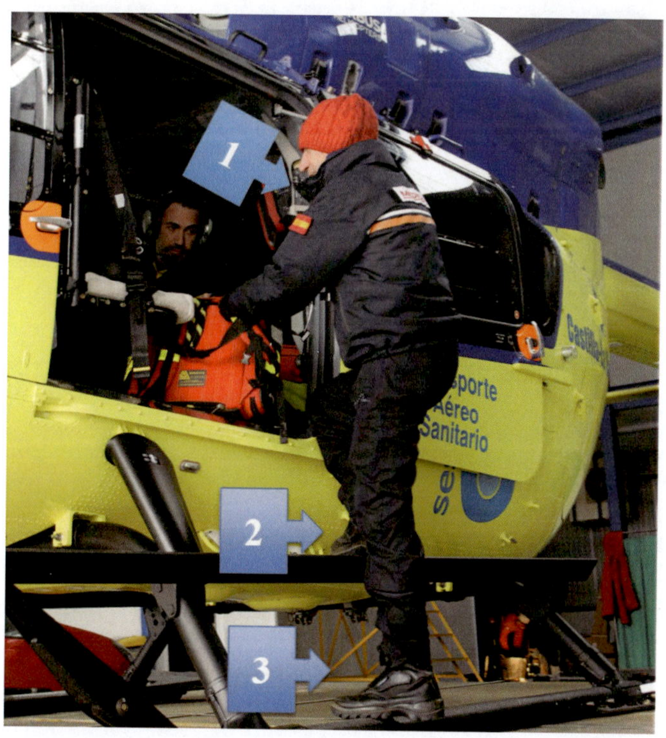


**Figura 2.** *Transferencia de material con tres puntos de apoyo.*

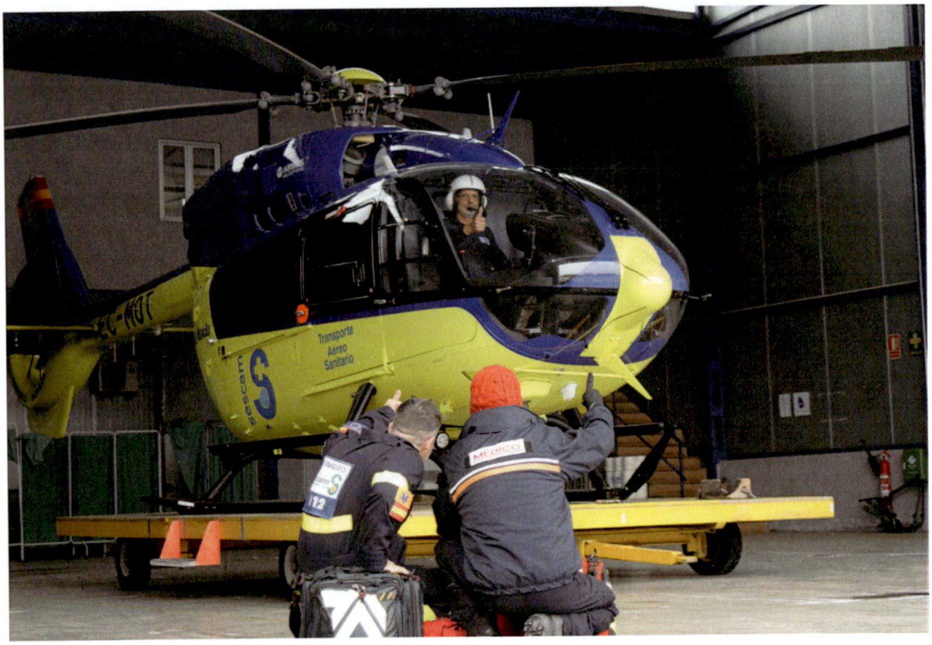

**Figura 3.** *Material asegurado, confirmación visual.*

## BIBLIOGRAFÍA


1. Reglamento (UE) Nº 965/2012 de la comisión de 5 de Octubre de 2012 por el que se establecen requisitos técnicos y procedimientos administrativos en relación con las operaciones aéreas en virtud del Reglamento (CE) nº 216/2008 del Parlamento Europeo y del Consejo.
2. Tur M, Parra S, Estévez R. Procedimiento de desembarco en vuelo estacionario. En: Babcock. Manual de procedimientos. Pendiente de publicación.
3. Bottaro G. El vuelo estacionario. Disponible en: http://www.reocities.com/CapeCanaveral/Launchpad/5249/aerodinamica/estacionario.htm. [consultado el 12 de febrero de 2019]
4. Vuelco estático y dinámico. En: EHEST. Criterios de seguridad. Métodos para mejorar las habilidades de los pilotos de helicóptero. Disponible en: http://www.seguridadaerea.gob.es/media/4459848/he1_leaflet_safety_considerations_training-es.pdf. [consultado el 16 de febrero de 2019]

# 14. ELECTRO-MEDICINA EN HEMS

**Pablo Gómez-Calcerrada Pérez**

En la actualidad, fruto de la investigación, el desarrollo tecnológico y la elevada especialización, el mercado pone a nuestra disposición una amplia variedad de dispositivos electro-médicos de uso en urgencias y emergencias, si bien no todos son aptos y compatibles para operar en los servicios de ambulancia aérea.

De forma genérica, las inherentes particularidades del entorno aeronáutico determinan especiales requerimientos para estos equipos de carácter esencialmente físico, operativo y funcional. Además, las características técnicas del equipamiento y la dotación del mismo, en todo caso deberán respetar lo establecido en el marco regulador cuyos requisitos tendrán la consideración de mínimos a este respecto. Por último, otros factores como el tipo de misión, las especiales necesidades del paciente/es a trasladar y el tipo de aeronave utilizado, serán elementos nucleares a la hora de adecuar la electro-medicina a utilizar en cada caso.

## 1. MARCO REGULADOR

### Directiva 93/42/CEE del Consejo de 14 de junio de 1993 relativa a los productos sanitarios

Antes de la comercialización de un producto sanitario, su fabricación deberá someterlo a uno de los procedimientos de evaluación de la conformidad determinados en la directiva. La marca CE colocada en el propio producto, evidencia el cumplimiento por parte del fabricante de sus obligaciones y garantiza la seguridad de uso del mismo.

Esta Directiva se aplica a los productos sanitarios y a sus accesorios, con la exclusión de los productos destinados al diagnóstico in vitro, los productos implantables activos, los medicamentos, los productos cosméticos, la sangre, el plasma humano y los órganos y los tejidos de origen humano.

A efectos de aplicación de la Directiva 93/42/CEE, se entiende por producto sanitario – cualquier instrumento, dispositivo, equipo, material u otro artículo, utilizado solo o en combinación, incluidos los programas informáticos que intervengan en su buen funcionamiento, destinado por el fabricante a ser utilizado en seres humanos con *fines* de:

- Diagnóstico, prevención, control, tratamiento o alivio de una enfermedad.
- Diagnóstico, control, tratamiento, alivio o compensación de una lesión o una deficiencia,
- Investigación, sustitución o modificación de la anatomía o de un proceso fisiológico.
- Regulación de la concepción.

**Real Decreto 1591/2009, de 16 de octubre, por el que se regulan los productos sanitarios**

El Real Decreto 414/1996, de 1 de marzo, por el que se regulan los productos sanitarios, ha constituido el marco reglamentario español para la fabricación, importación, certificación, puesta en el mercado, puesta en servicio, distribución, publicidad y utilización de los productos sanitarios. Esta regulación incorporó a nuestro derecho interno la Directiva 93/42/CEE del Consejo, de 14 de junio de 1993, relativa a los productos sanitarios, que constituye una Directiva específica con arreglo al artículo 1, apartado 4, de la Directiva 2004/108/CE del Parlamento Europeo y del Consejo, de 15 de diciembre de 2004, relativa a la aproximación de las legislaciones de los Estados miembros en materia de compatibilidad electromagnética. El citado Real Decreto 414/1996, de 1 de marzo, ha sido objeto durante su vigencia de diversas modificaciones con el fin de actualizarlo en consonancia con la experiencia adquirida durante su aplicación, así como de incorporar las novedades normativas consecuencia de las disposiciones comunitarias.

Con este Real Decreto se transpone la Directiva 2007/47/CE del Parlamento Europeo y del Consejo, de 5 de septiembre de 2007, por la que se modifica la Directiva 90/385/CEE del Consejo, relativa a la aproximación de las disposiciones de los Estados miembros sobre los productos sanitarios implantables activos, la Directiva 93/42/CEE del Consejo, relativa a los productos sanitarios y la Directiva 98/8/CE relativa a la comercialización de biocidas, incorporando asimismo en un único texto todas las modificaciones habidas hasta la fecha, facilitando con ello su aplicación.

La legislación de los productos sanitarios tiene como finalidad garantizar la libre circulación de éstos en el territorio comunitario, ofreciendo, a su vez, un nivel de protección elevado, de forma que los productos que circulen no presenten riesgos para la salud o seguridad de los pacientes, usuarios o terceras personas y alcancen las prestaciones asignadas por el fabricante, cuando se utilicen en las condiciones previstas.

Con este fin se establecen los requisitos esenciales que deben cumplir los productos, así como sus accesorios, incluyendo los programas informáticos que intervengan en su funcionamiento. La interpretación y aplicación de tales requisitos debe tener en cuenta el estado de la técnica, estando encaminadas a la mayor protección de la salud y la seguridad.

Los requisitos esenciales incorporan todos los aspectos que influyen en la seguridad de los productos, incluyendo los de compatibilidad electromagnética y protección de las radiaciones, así como los relativos al diseño ergonómico y al nivel de formación de los posibles usuarios. En ellos se incluyen los requisitos de aplicación particular a los productos que contienen derivados de tejidos animales, a los que contienen medicamentos como elemento auxiliar, y a los que incorporan derivados de la sangre humana. El cumplimiento de requisitos se ve facilitado mediante la referencia a normas europeas armonizadas, así como mediante la referencia a la correspondientes monografías de la Farmacopea Europea.

### UNE-EN 13718-1:2015 Vehículos sanitarios y su equipamiento. Ambulancias aéreas. Parte 1: Requisitos para productos sanitarios utilizados en las ambulancias aéreas

Esta norma europea especifica los requisitos generales para los productos sanitarios que llevan las ambulancias aéreas y que se utilizan en las mismas y en hospitales y clínicas externas en situaciones en las que las condiciones ambientales pueden diferir de las condiciones normales en interiores. Esta norma no abarca los requisitos para la aprobación y registro del vehículo ni la formación personal, que es responsabilidad de la(s) autoridad (es) del país en el que está registrada la ambulancia. Complementa así otras normas europeas y especifica los requisitos que prevalecen en ambulancias aéreas para asegurar la interoperatibilidad y cuidado continuo del paciente.

**UNE-EN 13718-2:2015 Vehículos sanitarios y su equipamiento. Ambulancias aéreas. Parte 2: Requisitos operacionales y técnicos de las ambulancias aéreas**

Esta parte de la Norma EN13718 especifica los requisitos para las prestaciones y el equipamiento de las ambulancias aéreas, incluyendo los requisitos para las inferfaces con los productos sanitarios, utilizadas para el transporte y tratamiento de personas enfermas o lesionadas. Es aplicable a las ambulancias aéreas capaces de transportar al menos una persona en una camilla.

Estos requisitos no están comprendidos en el objeto y campo de aplicación de la Directiva de Productos Sanitarios ni por los acuerdos internacionales sobre embarcaciones y aeronaves, sistemas de transporte y tráfico. Se proporcionan para garantizar el cuidado seguro de los pacientes. Para acomodar la continuidad del cuidado del paciente entre los diferentes tipos de ambulancias, se dan algunos requisitos específicos. Los requisitos se especifican para garantizar la utilización y cuidado seguros de los productos sanitarios.

**UNE-EN 13976-1:2011 Sistemas de rescate. Transporte de incubadoras. Parte 1: Condiciones de interfaz**

Esta norma europea especifica los requisitos de la interfaz entre la ambulancia, la incubadora y el equipo asociado, necesarios para el cuidado y tratamiento de bebés, que se utilizan en los transportes de emergencia o planificados para garantizar la intercambiabilidad e interoperatibilidad y para porporcionar un cuidado ininterrumpido de los pacientes.

**UNE-EN 13976-2:2011 Sistemas de rescate. Transporte de incubadoras. Parte 2: Requisitos del sistema**

Esta norma europea especifica los requisitos para un sistema de incubadora de transporte necesarios para el cuidado y tratamiento de bebés, utilizado en transporte de emergencias o planificado. Especifica los requisitos particulares necesarios para asegurar el funcionamiento apropiado del equipo durante el transporte y para proporcionar un transporte seguro para los bebés y los operadores. Estipula además que el equipo o los sistemas no deben interferir con las funciones de la ambulancia que proporciona el transporte.

**Orden FOM/2189/2010, de 7 de julio, por la que se sustituye el anexo del Real Decreto 279/2007, de 23 de febrero, por el que se determinan los requisitos exigibles para la realización de las operaciones de transporte aéreo comercial por helicópteros civiles**

Esta Orden determina los requisitos exigibles para la realización de las operaciones de transporte aéreo comercial por helicópteros civiles, incorpora al ordenamiento jurídico interno los «Requisitos conjuntos de aviación para las operaciones de transporte aéreo comercial helicóptero», en adelante reglas JAR-OPS 3, acordados por las Autoridades Aeronáuticas Conjuntas («Joint Aviation Authorities»), en adelante JAA. Ello permite el reconocimiento recíproco de los certificados de operador aéreo emitidos por los distintos Estados europeos que integran esa organización.

Las reglas JAR-OPS 3 han sido elaboradas y acordadas por la Autoridades Aeronáuticas Conjuntas, con el objetivo de unificar en el ámbito europeo los requisitos exigibles para la operación de los helicópteros civiles con fines de transporte aéreo comercial, existiendo una alusión concreta a los helicópteros de los servicios médicos de emergencias (HEMS) JAR-OPS 3.005.

**Reglamento (UE) Nº 965/2012 de la Comisión por el que se establecen requisitos técnicos y procedimientos administrativos en relación con las operaciones aéreas en virtud del Reglamento (CE) nº 216/2008 del Parlamento Europeo y del Consejo**

En particular, la Parte SPA (Aprobaciones específicas) Subparte J (Operaciones de Servicio Médico de Emergencias con Helicóptero).

**RTCA DO-160, Environmental Conditions and Test Procedures for Airborne Equipment**

El documento DO-160 sirve como requisito mínimo en la industria aeronáutica para la protección de la electrónica frente a la influencia exterior, incluida la compatibilidad electromagnética.

**EUROCAE ED-14, Environmental Conditions and Test Procedures for Airborne Equipment**

La European Organization for Civil Aviation Equipment, abreviado EUROCAE, y en español es una organización de uso común que se ocupa de crear estándares para la electrónica en la aviación. La EUROCAE y la RTCA, trabajan a menudo de forma conjunta. Algunos documentos, por ejemplo el DO-160 (ED-14), que trata sobre las influencias del entorno, se desarrollan de forma conjunta.

## 2. DOTACIÓN DE EQUIPOS MÉDICOS HEMS

Si bien es cierto que las normas europeas especifican el número de productos sanitarios mínimos que tienen que estar disponibles dentro de una ambulancia aérea para uso por parte del personal sanitario, éstas únicamente tienen carácter de recomendación (UNE-EN 13718-2:2015 Vehículos sanitarios y su equipamiento. Ambulancias aéreas. Parte 2: Requisitos operacionales y técnicos de las ambulancias aéreas. Anexo A). Además de contar con un mínimo de dispositivos de electro-medicina básica con fines diagnóstico-terapéuticos, los servicios de emergencias médicas helitransportadas tienden a incorporan equipamiento adicional avanzado que mejora notablemente y complementa las maniobras de tratamiento, control y cuidado del paciente. Otras variables como el tipo de misión, las necesidades clínicas concretas de cada paciente y el tipo de aeronave operada, serán determinantes en la elección de los dispositivos a utilizar.

| Electromedicina básica en HEMS | Otros dispositivos electro-médicos | Traslados alta complejidad |
|---|---|---|
| Monitor-Desfibrilador | Auto-analizador sanguíneo | Balón de contrapulsación intra-aórtico |
| Ventilador de transporte | Cardio-compresor mecánico | Sistema de oxigenación por membrana extracorpórea (ECMO) |
| Bombas de infusión | Ecógrafo portátil | Mezclador óxido nítrico |
| Aspirador de secreciones | Monitor multi-paramétrico | Ventilador alta frecuencia |
| Incubadora de transporte | Ventilador para transferencias | |
| | Calentador de sangre y fluidos | |
| | Video-laringoscopio | |
| | Neuro-monitorización | |
| | Tablet PC | |

## 2.1. Características deseables equipos médicos HEMS

*Monitor-Desfibrilador*

- *Monitorización de los siguientes parámetros:*
  - » ECG de 3-5 y 12 derivaciones, que permita previsualizar en pantalla al menos tres derivaciones así como obtener, imprimir y transmitir el ECG de 12 derivaciones.
  - » Pulsioximetría tecnología Masimo SET (precisión, fiabilidad y mejor rendimiento en situaciones críticas) ($SpO_2$, SPCO, SPMet). Garantiza mediciones precisas de saturación de oxígeno, monóxido de carbono y metahemoglobina.
  - » Deseable otras opciones de monitorización avanzada: Hemoglobina total (SpHbTM), contenido de oxígeno (SpOCTM), índice de variación pletismográfica (PVITM) e Índice de perfusión (PI).
  - » Presión arterial no invasiva (PANI).
  - » Capnógrafo ($EtCO_2$).
  - » Temperatura (posibilidad de medición cutánea y central).
  - » Presión arterial invasiva (PAI).
  - » Deseable poder incorporar dispositivo que guie e indique la calidad del masaje cardiaco externo en lo que se refiere a la profundidad, relajación y frecuencia de las compresiones. Así como calidad de las insuflaciones administradas. Los mensajes sonoros deben poder suprimirse, si el usuario lo indica o desistir de su aplicación si no se considera necesario, sin que la falta de su aplicación interfiera en el uso normal del equipo.
- Accesorios necesarios para realizar las funciones descritas con anterioridad en todos los pacientes.
- Apto para uso en tipo de pacientes, neonatales, pediátricos y adultos.
- Tendencias de los signos vitales. Como herramienta de ayuda incorporará un sistema que de información de las alteraciones más importantes que se registren en el trazado, así como las medidas de los diferentes segmentos y ondas analizadas.
- Alarmas (ajustar, habilitar y deshabilitar) de arritmias, frecuencia cardiaca, presión, $CO_2$, etc.
- Cuatro modos de funcionamiento: monitorización, desfibrilación manual, desfibrilación semiautomática (DEA) y marcapasos para uso en adultos y pediátrico.

- La onda de desfibrilación debe ser bifásica de manera que se consiga el máximo efecto con el mínimo de energía necesaria. Todos los tipos de descargas se realizarán a través de los electrodos de desfibrilación desechables (preferible de tipo preconectados). Por lo que no es necesario que se añadan palas sino cable multifunción para el uso de terapia eléctrica. El modo manual permitirá realizar cardioversión eléctrica sincronizada.
- El modo marcapasos será mediante estimulación transcutánea no invasiva con impulsos de onda monofásica. En este modo tiene que presentar las siguientes características:
  1. Disponer de modo de estimulación fijo o demanda.
  2. Presentar selectores de frecuencia cardiaca e intensidad.
- Amplia pantalla en color que permita ver todos los parámetros simultáneamente, visible desde cualquier ángulo, en interiores y exteriores incluso en condiciones de iluminación difíciles (tratamiento antirreflejo). Representación de curvas o valores absolutos. En el caso de representación mediante curvas, la capacidad de la misma será de mínimo 3 canales.
- Deseable que realice test de funcionamiento automáticos de manera regular.
- Baterías de ion-litio recargables con indicadores de potencia situados en la pantalla del equipo y en la propia batería. Autonomía de al menos 3 horas y posibilidad de carga en la red de la ambulancia aérea o terrestre. El estado de carga de la batería estará monitorizado y será visible con la funda del equipo colocada. Deseable batería auxiliar extraíble.
- Dispondrá de alimentador a red desde aeronave/ambulancia para la carga del equipo (220v y 12-24v).
- Cargador de baterías externo.
- Registrador ancho. El funcionamiento de la impresora no debe depender de consumibles, salvo el papel que debe ser milimetrado y resistir los cambios bruscos de temperatura durante su incorporación en el equipo. Tiene que presentar el modo de imprimir en forma automática para aquellos sucesos que se consideren de gravedad. También debe poder imprimir si se considera oportuna por el usuario toda la información registrada en la pantalla, así como un resumen del servicio realizado, pudiendo añadir además aquellos eventos que el usuario haya marcado como importantes.

- Modo visión nocturna (pantalla de baja luminosidad, *night vision goggle (NVG)* para operaciones especiales o pilotaje nocturno.
- Memoria interna para el almacenamiento de los Servicios realizados con una capacidad mínima de registro de las últimas 24 h, que será aumentada con la incorporación de tarjetas de almacenamiento u otro dispositivo, permitiendo el acceso directo del usuario a dicha información.
- Capacidad de transmisión de los datos a través de cable, conexión inalámbrica WiFi, Bluetooth o similares sin necesidad de ningún tipo de software complementario. Los archivos de datos que almacena el monitor deben ser accesibles de forma directa como si se tratará de una unidad de almacenamiento estándar sin necesidad de ningún software complementario. El formato del archivo de datos de los diferentes registros de los signos vitales y eventos deben poder ser interpretados sin la necesidad de un software específico complementario.
- SDK libre.
- Funda de transporte con bolsillos que permitan el transporte de cableado, accesorios y fungible necesario.

*Ventilador de transporte*

- Ventilador de emergencias y transporte ciclado por tiempo, controlado por volumen y presión para pacientes adultos y niños que requieran ventilación controlada o asistida.
- Portable, posibilidad de bolso de trasporte, peso inferior a 5,5 Kg.
- Ventilación controlada por volumen
- Ventilación controlada por presión
- Soporte de la respiración espontánea
- Presión de soporte: en los modos de ventilación
- Ventilación en apnea: en el modo de ventilación
- NIV en los diferentes modos de ventilación, con compensación de fugas, indicvación de % de fuga, parámetros mínimos programables: rampa, trigger espiratorio e inspiratorio, peep y p sop.
- Adaptado para ventilación durante RCP.
- Terapia con oxígeno a alto flujo.
- Apto para ventilar todo tipo de pacientes, incluso neonatos.
- Debe suministrar volúmenes tidal establecidos entre 20 ml a 2000 ml.
- Ajuste de la $FiO_2$ entre 21% y 100%.

- PEEP/CPAP de 0 a 20 $cmH_2O$.
- Turbina de alto rendimiento.
- Capnógrafo ($EtCO_2$).
- Sistema que compense las variaciones de presión atmosférica y temperatura de forma automática.
- Entre las principales *alarmas* estarán presentes las siguientes:
  a. Presión en vías aéreas tanto en sus niveles altos y bajo.
  b. Ventilación en apnea.
  c. Fugas y frecuencia respiratoria elevada.
  d. Presión de suministro de $O_2$ baja.
- Interface de usuario sencillo e intuitivo. Pantalla táctil configurable con buena definición para la visualización de diferentes gráficas según el modo ventilatorio elegido.
- Dispondrá de alimentador a red desde aeronave/ambulancia para la carga del equipo (220v y 12-24v).
- Debe visualizarse el nivel de autonomía de la batería.
- La autonomía deseable se establece en 4 h con batería/s cargada/s al 100% (opción de ampliación de autonomía reemplazando batería auxiliar).
- Equipado con transmisión inalámbrica de datos mediante el uso de tecnología bluetooth/usb/wifi.
- Modo visión nocturna (pantalla de baja luminosidad, "night vision goggle (NVG)" para operaciones especiales o pilotaje nocturno.
- Debe disponer de un sistema generador de informes o tendencias del evento para hacer control de calidad y estudio de lo ocurrido.

*Bombas de infusión*

- Bomba de perfusión mediante jeringa (mínimo dos unidades) para evitar que las líneas y sueros puedan interferir con la asistencia del paciente.
- El dispositivo debe estar diseñado para la administración de forma segura y controlada mediante infusión continua por vía endovenosa o análoga de medicación, sueroterapia u otros componentes que precisen un control estricto de dosis o flujo.
- Margen de flujo entre 0.10 y 1200 ml/h en pasos de 0.1 ml/h.
- Modo de infusión
  » Por flujo, fijándose éste en unidades ml/h de forma manual.

» Dosis. A través de software de equivalencia de concentración de medicación con peso o dosis requerida del paciente. Deberá disponer de librería de medicamentos.

- Presentará diferentes opciones de infusión con posibilidad de poder programar un inicio rápido de la misma, que asegure una concentración plasmática del medicamento inicial en un tiempo determinado seguida de una concentración o dosis de mantenimiento.
- Debe permitir modificar el ritmo/ dosis de infusión sin necesidad de parar o borrar los parámetros anteriores una vez iniciada la perfusión.
- Debe permitir la programación de diferentes concentraciones para un mismo medicamento. En el caso de precisar la administración de una dosis de rescate (bolo), esta opción, por motivos de seguridad debe estar permitida previa configuración para las perfusiones que se consideren siempre que se esté infundiendo a través del programa de librería de medicamentos. En cuanto al flujo del bolo tiene que ofrecer varias opciones pudiendo ser fijada una de ellas como flujo predeterminado.
- Dispondrá de mecanismo que asegure un mínimo de flujo para mantenimiento de la vía permeable antes de final de la infusión. El fabricante debe poder garantizar la utilización de diferentes tipos de jeringas en función del volumen de las mismas, con independencia de la marca comercial. En lo referido al material de las líneas de infusión no deben disponer de dispositivos que midan la presión en la misma, esta se debe poder medir desde la bomba.
- Debe disponer de pantalla que aporte información de los diferentes parámetros relacionados con la infusión que se está realizando, esta información puede aparecer en una sola pantalla o en varias, entre ellos al menos deben aparecer:
  » Nombre del medicamento en el caso que se esté usando el programa prefijado
  » Dosis o volumen a infundir
  » Volumen infundido y tiempo o volumen restante para final de infusión
  » Volumen o dosis del bolo administrado
  » Estado actual de batería
  » Presión en la línea de infusión
  » Mensajes informativos mediante texto de las alarmas.
- La indicación de las alarmas debe ser mediante mensaje en pantalla y advertencia sonora, con indicación de cualquier información que impo-

sibilite la perfusión, al menos deberá informar de los siguientes eventos, los cuales no tienen que ser definidos exactamente con el texto que a continuación se indica, pero si con el concepto que trasmiten:

» Fallos de la colocación y fijación de la jeringa
» Dosis fuera de rango
» Oclusión de infusión
» Nivel de presión en línea de infusión
» Información del próximo fin de infusión
» Nivel crítico de batería que comprometa el funcionamiento del equipo y que sea necesario su conexión a red o cambio de baterías

- Dispondrá de alimentador a red desde aeronave/ambulancia para la carga del equipo (220v y 12-24v). Tendrá la posibilidad de poder trabajar indistintamente con baterías o conectada a red, las baterías deben tener una autonomía mínima de 6 horas con la bomba infundiendo y batería completamente cargada.
- Dispondrá de alimentador múltiple para suministro de corriente a varias bombas con una sola conexión a red.
- Las bombas podrán integrar un módulo de transmisión de datos mediante wifi o similar que asegure la conectividad inalámbrica sin necesidad de estaciones de trabajo, y que integre la información referida a la infusión en la historia clínica el afectado.

*Aspirador de secreciones*

- Equipo portátil con peso no superior a 2 Kg con recipiente o bolsa de tipo desechable para evitar el contacto con contaminantes.
- Al menos 300 ml de capacidad.
- El sistema estará dotado de válvula anti-retorno.
- Dispondrá de regulador e indicador del nivel de vacío seleccionado.
- Poder de vacío de 50 a 550 mmHg, flujo máximo no inferior a 25 lpm.
- Debe incorporar sistema de testeado de funcionamiento del equipo.
- Funcionamiento autónomo mediante batería con una capacidad no inferior a los 45 minutos partiendo de una carga completa en modo autónomo. Debe disponer de indicador de estado de carga de batería e indicador sonoro y/o luminoso de fin de batería.
- Dispondrá de alimentador a red desde aeronave/ambulancia para la carga del equipo (220v y 12-24v).

*Incubadora de transporte*

- La incubadora, sin estructura, no debería tener un peso superior a los 50 kg.
- La visibilidad del neonato debe ser prioritaria. Es deseable que al menos 4 lados de la incubadora sean transparentes y permitan una observación continua del paciente. Se debe poder acceder por los 4 lados de la incubadora al recién nacido.
- El habitáculo de la incubadora debe tener propiedades aislantes térmicas y sonoras.
- El control de la temperatura debe ser mediante un mecanismo de servo control tanto en modo aire como cutáneo con alarmas de alta y baja temperatura. Además, debe ser capaz de mantener y generar calor rápidamente (tiempo deseable, no superior a 30 minutos).
- Es aconsejable la monitorización de oxígeno debe ser posible mediante un oxímetro junto a una alarma de oxígeno bajo.
- Dotada de batería interna capaz de soportar un uso de 90 minutos con el calentador funcionando, así como indicación del tiempo de duración de la misma.
- Debe disponer de un sistema de iluminación propia (para cuando haya poca visibilidad ambiental).
- Interface intuitivo y de fácil manejo para la programación.
- Sistema para la retención del neonato y colchón de vacío.
- Es recomendable bastidor para anclaje y transporte de gases medicinales.
- Idealmente permitirá fijar otros dispositivos electro-médicos en el sistema de transporte:
  - » Ventilador de transporte neonatal.
  - » Monitor multi-paramétrico pediátrico-neonatal.
  - » Bombas de infusión de jeringa (mínimo 4).
  - » Sistema de humidificación y calentamiento activo de gases.
  - » Sistema de administración de óxido nítrico.
  - » Ventilador de alta frecuencia.

### 2.2. Requerimientos específicos para equipos médicos en entorno aeronáutico

1. Como norma general, los dispositivos electro-médicos embarcados han de ser lo más *compactos y ligeros* posibles, de forma que presenten un alto grado de portabilidad y afecten lo mínimo posible en cuanto a su peso se refiere en la performance de la aeronave.

2. Amplia *pantalla en color* que permita ver todos los parámetros simultáneamente, *visible desde cualquier ángulo*, en *interiores y exteriores* incluso en condiciones de iluminación difíciles (tratamiento antirreflejo).
3. *Modo visión nocturna* (pantalla de baja luminosidad, *night vision goggle (NVG)* para operaciones especiales o pilotaje nocturno.
4. Las *alarmas* deben ser *auditivas y visuales* (cambios de color y efecto flash) para que puedan alertar de forma efectiva al personal sanitario.
5. Diseño *robusto y rugerizado* para operar en entorno extra-hospitalario.
    a. Protección frente al polvo y el agua – Al menos IP55 UNE-EN-60529 2018.
    b. Protección frente a golpes y caídas – Aprobación según estándar MIL-STD-810G.
6. Altamente *resistente a los productos de limpieza y desinfectantes* de superficie.
7. Alimentación con *corriente alterna (AC) y continua (DC)* compatible con ambulancia aérea y terrestre. Los productos sanitarios accionados por energía eléctrica deben cumplir las partes aplicables de la Norma EN 60601 y sus conectores lo aplicable en la Norma UNE-EN 60309.
8. Alimentación independiente mediante *batería interna recargable* en cualquier medio de transporte, fácilmente intercambiable y con una duración suficiente para cada misión teniendo en cuenta posibles retrasos e imprevistos. Se recomienda tener baterías adicionales completamente cargadas. Las baterías recargables deben ser tales que a una temperatura de +55 ºC, el electrolito no fluya desde una carcasa rota o con fisuras. No debería haber ningún flujo libre de líquido, y los terminales deberían estar protegidos contra cortocircuitos.
9. Siempre que lo permita, *elementos desechables* frente a reutilizables.
10. *Condiciones ambientales.* Las condiciones ambientales para los productos utilizados en las ambulancias aéreas difieren de aquellas esperadas en un entorno hospitalario normal. Esto implica que el equipo deberá poder operar en determinadas condiciones ambientales tales como temperatura y humedad, la vibración y posibles golpes causados por el movimiento de las ambulancias aéreas, una presión atmosférica variable e interferencias electromagnéticas entre la aeronave y el dispositivo electrónico.

- *Temperatura:* Deben tener un rango de temperatura de funcionamiento comprendido entre 0 ºC y + 40 ºC. Además, deben funcionar durante al menos 20 min cuando se colocan en una atmósfera a −5 ºC después de almacenamiento a temperatura ambiente de (20 ± 2) ºC.
  Después de almacenados en condiciones de temperatura extremas comprendidas entre −20 y +50 ºC, un producto sanitario debe funcionar de la forma prevista antes de transcurridos 10 min y durante al menos 20 min cuando el producto sanitario vuelve a la temperatura ambiente de (20 ± 2) ºC.
- *Humedad:* Deben poder funcionar de la forma prevista entre el 15% y el 95% HR (Humedad Relativa) dentro del rango de temperatura comprendido entre −20 ºC y +50 ºC, no siendo preciso especificar humedad no condensa nte ni presión parcial del vapor de agua superior a 50 hPa. Para satisfacer el requisito, se puede cumplir con lo especificado para la categoría A, sección 6 de la norma RTCA DO-160G.
- *Vibraciones:* Debe cumplir con lo requerido en la categoría A, sección 7, y la categoría U/U2 sección 8, de la Normativa RTCA DO-160G.
- *Presiones atmosféricas:* Debe funcionar y presentar los datos correctos especificados por el fabricante a presiones entre la existente a nivel del mar y una altitud de 4.000 m. El fabricante debe indicar el rango de funcionamiento y en todo caso si varían las lecturas o las prestaciones, se debe incluir una tabla de valores de corrección indicando de acuerdo a las condiciones atmosféricas el grado de discrepancia entre los valores reales y los indicados por el dispositivo. Los incrementos de presión en la tabla deberían ser suficientes para permitir efectuar correcciones con exactitud en todo el rango de presiones.
- *Protección:* Ingreso de polvo y agua UNE-EN-60529 2018 / impactos MIL-STD-810G.
- *Interferencias electromagnéticas:* La susceptibilidad a la radiofrecuencia de los productos sanitarios deben cumplir con los requisitos especificados en la sección 20 de la Normativa RTCA DO-160G. La emisión de energía de radiofrecuencia de los productos sanitarios debe cumplir con los requisitos correspondientes a la categoría M de la Normativa RTCA DO-160G.
- *Flamabilidad:* Siempre que sea viable, los productos sanitarios y otros tipos de equipos utilizados para el cuidado del paciente debería presentar resistencia al fuego (sección 26 de la Normativa RTCA DO-160G).

11. *Adaptaciones funcionales* para la operación en el medio aéreo Por ejemplo, el sistema de compensación en altura de algunos ventiladores de transporte.
12. *Certificado de no objeción técnica (NTO).* Certificado emitido por el fabricante de la aeronave para un equipo médico determinado en el que se da testimonio de que no existe ninguna objeción técnica para el uso del dispositivo dentro de la aeronave.
13. Cumplimiento de *estándares* aplicables a productos sanitarios utilizados en las *ambulancias aéreas y terrestres* (debido a su eventual uso en este medio durante el transcurso de la misión).
14. Disponibilidad de *provisiones fijas* certificadas para su anclaje en la aeronave.

## 3. MANTENIMIENTO Y CUIDADO

Para asegurar el buen funcionamiento de los equipos médicos y sus accesorios es imperativo que el usuario atienda las directrices marcadas por el fabricante en los respectivos manuales de operación y mantenimiento. Ya el Instituto ECRI, principal organización independiente de ámbito mundial dedicada a la evaluación y perfeccionamiento de la tecnología sanitaria hace referencia a las incidencias con equipos no debidamente inspeccionados antes de ser usados en los pacientes en su informe *Top 10 Technology Hazards for 2012.* Idealmente, todos los equipos médicos deben ser Minuciosamente chequeados antes y después de cada servicio por parte de la tripulación sanitaria, siendo éstos los responsables últimos de su adecuación y correcto funcionamiento diario.

La revisión de los dispositivos al inicio del turno o guardia permite, además de familiarizar a los usuarios con la ubicación y manejo de los equipos, verificar el funcionamiento e identificar posibles fallos, averías o elementos / accesorios / fungibles ausentes que podrían menoscabar o inutilizar su uso cuando sea necesario. En el caso de las verificaciones después de cada misión, serán de gran utilidad para reponer los consumibles utilizados, implementar las tareas de limpieza y desinfección correspondientes y dejar conectada a corriente la electro-medicina que lo requiera. La realización de listas de verificación (checklist) sirven de gran ayuda en este tipo de tareas.

Por otro lado, resultará esencial que todo establecimiento o entidad privada de carácter sanitario, independientemente de su tamaño, adopte un programa de mantenimiento para los equipos médicos. La complejidad del programa dependerá entre otros del tipo y del tamaño del centro, su ubicación y los recursos requeridos.

## 3.1. Plan de Mantenimiento de Equipos Médicos: Normativa aplicable al mantenimiento de equipos médicos

*Normativa aplicable a productos sanitarios*

- Directiva 90/385/CEE, 93/42/CEE y 98/79.
- Transposiciones 1616/2009, 1591/2009 y 1662/2000.

*Real Decreto 1591/2009*

El Real Decreto 1591/2009 por el que se regulan los productos sanitarios, establece que los productos sanitarios deben ser mantenidos adecuadamente y según las prestaciones previstas por su fabricante con el objeto de garantizar que durante su periodo de validez no se alteren las condiciones en virtud de las cuales fue otorgado el marcado CE y, por lo tanto, que mantienen sus garantías sanitarias.

*Circular nº3/2012 AEMPS (Asistencia técnica de los productos sanitarios)*

La publicación de la circular nº3/2012 por la Agencia Española de Medicamentos y Productos Sanitarios sobre la Asistencia Técnica de los productos sanitarios es otra muestra de la importancia del mantenimiento y asistencia técnica de equipos electro-médicos y su relación directa en la seguridad del paciente.

**Objetivos**

- Mantener ETM y sus accesorios en perfecto estado de funcionamiento.
- Asegurar funcionamiento continuo y eficaz.
- Equipos e instalaciones se utilicen y mantengan en funcionamiento conforme a las especificaciones del fabricante vida útil.
- Verificaciones y controles de seguridad especificados por el fabricante para cada equipo después asistencia técnica.
- Mantenimientos técnico-legales exigidos por legislación vigente.
- Mantener al día el inventario electro-médico y el archivo de documentación, tanto en papel como en soporte informático.
- Alto grado de seguridad requerido por sistemas y ETM que tienen incidencia directa sobre pacientes.

- Minimizar paradas debido a averías (tiempos de respuesta en reparación y suministro de repuestos) para agilizar puesta en marcha de ETM, priorizando los elementos críticos
- Cumplimiento de la normativa referente a las instalaciones y equipos.
- Reducción de equipos de backup.
- Comunicación y registro de incidentes adversos.
- Ofrecer la mejor respuesta y atención a nuestros clientes.

**Documentación y Registro**

- Sistema informatizado de gestión del mantenimiento.
- Identificación: con marca, modelo, tipo, número de serie, etc.
- Ubicación: Base sanitaria, cliente, etc.
- Breve descripción del equipo.
- Proveedor y servicio postventa.
- Empresa mantenedora y datos de contacto.
- Manuales técnicos y de uso.
- Fecha de adquisición.
- Datos históricos sobre el mantenimiento de los equipos. En este concepto se incluirá toda la información procedente de las intervenciones de mantenimiento, incluyendo aspectos administrativos y contables.
- Informe detallado del estado de adecuación y conservación de todos los equipos, tanto desde el punto de vista técnico-legal como funcional.
- Continua actualización del inventario.

**Planificación del Programa de Mantenimiento**

*Factores clave:*

- Inventario/base instalada.
- Metodología.
- Recursos.
- Determinantes.

*Reto:*

Equilibrar estos factores para elaborar un programa de mantenimiento apropiado y costo-eficaz acorde con la situación.

1. *Inventario/base instalada*
   - ¿Qué equipos se registran en el inventario y se incluyen en el programa de mantenimiento?
   - Determinación de prioridades (serie de documentos técnicos de la OMS sobre dispositivos médicos).
     » Basada en el riesgo.
     » Basada en la misión.
     » Basada en el mantenimiento.
     » Basada en los recursos.
   - Base instalada – 228 equipos (ventiladores de transporte, monitores-desfibriladores, incubadoras…).
2. *Metodología*
   - Identificación del método que se adoptará para realizar el mantenimiento a los equipos incluidos en el programa.
   - Qué servicios deben ser prestados por qué combinación de proveedores internos y externos, sobre la base de la capacidad de la compañía y del personal.
   - Proveedor externo-modalidades: preventivo/correctivo/integral.
3. *Recursos*
   - Analizar previamente los recursos financieros, materiales y humanos necesarios para ejecutar apropiadamente las actividades planeadas.
4. *Determinantes*
   - Requerimientos/Exigencias PPT.
     » Servicio Técnico Oficial.
     » Cobertura.
     » Tiempos de respuesta/reposición o sustitución de equipos-inoperatividad del servicio-penalizaciones.
   - Implantación nacional e internacional.
   - Insularidad.
   - Alto grado de dispersión de ubicaciones con bajo ratio equipos/ubicación.
   - Servicios HEMS H12 y H24 – 365 días/año.
   - Tele-asistencia.

## 4. ESTIBADO Y ANCLAJE DE EQUIPOS MÉDICOS A BORDO

Como norma general, los dispositivos esenciales para la atención médica y cuidado del paciente durante el vuelo deben estar al alcance del personal sanitario mientras se encuentran sentados en sus asientos y con el cinturón de seguridad abrochado. Es mandatorio, además, que todo el *equipamiento* se estibe o ancle de forma segura de manera que:

- No represente ningún peligro ni para el paciente ni para ningún otro pasajero.
- No suponga un peligro en caso de impacto o aterrizaje de emergencia.
- No suponga una obstrucción de la salida de emergencia que impida la evacuación de la aeronave.
- No interfiera con las funciones de la tripulación de vuelo.

En el caso de la electro-medicina de pequeño tamaño y aquella otra que por su ubicación y caso de uso no precisa anclaje a la aeronave, será considerada como equipaje de mano (*loose equipment*), debiendo el operador identificar su ubicación y estibado seguro, así como establecer un procedimiento de uso de equipo médico.

Aquellos dispositivos que requieren ser fijados a la aeronave a través de retenedores o interfaces de anclaje, deberán ser sometidos a un proceso de certificación de su instalación. La situación ideal es que la instalación de la solución en su conjunto estuviese certificada para una determinada aeronave y EMS kit, es decir reuniese todas las garantías de que es *aeronavegable* de acuerdo a los mismos estándares que la certificación del diseño de la propia aeronave. No obstante lo anterior, que ciertamente supone una tarea ardua y complicada frente la autoridad aeronáutica, al menos sería exigible la certificación de las provisiones fijas.

**Certificación de instalación de equipos médicos**

En España, la operación de helicópteros de los servicios médicos de emergencia (HEMS, en sus siglas en inglés) se regula por la Orden FOM/2189/2010, de 7 de julio, que a su vez acepta el Reglamento JAR-OPS 3 enmienda 5. Las reglas JAR-OPS 3 han sido elaboradas y acordadas por la Autoridades Aeronáuticas Conjuntas, con el objetivo de unificar en el ámbito europeo los requisitos exigibles para la operación de los helicópteros civiles con fines de transporte aéreo comercial, existiendo una alusión concreta a los helicópteros de los servicios médicos de emergencias (HEMS) JAR-OPS 3.005. En particular y en relación a la instalación y operación de equipos médicos queda definido en el Apéndice 1 al JAROPS 3.005(d):

*"(d) Otros requisitos*

*(1) Equipo médico del helicóptero*

*(i) La instalación de cualquier equipo médico específico en un helicóptero y, si se aplica, su funcionamiento, incluidas todas las modificaciones posteriores, deberán ser autorizados.*

*(ii) El operador deberá asegurarse de establecer procedimientos para el uso de los equipos portátiles a bordo"*

Este reglamento es válido hasta la entrada en vigor del Reglamento (UE) Nº 965/2012 *de la Comisión por el que se establecen requisitos técnicos y procedimientos administrativos en relación con las operaciones aéreas en virtud del Reglamento (CE) nº 216/2008 del Parlamento Europeo y del Consejo*; y, en particular de la Parte SPA (Aprobaciones específicas) Subparte J (Operaciones de Servicio Médico de Emergencias con Helicóptero) que de acuerdo con a la Resolución de 26 de octubre de 2012 del Ministerio de Fomento será efectiva a partir del 31/oct/14.

En el nuevo reglamento, la instalación y operación de equipos médicos queda definido en apartado SPA.HEMS.110:

*"La instalación de todo el equipo médico dedicado del helicóptero y cualquier modificación posterior, así como, en su caso, su funcionamiento estará aprobado de conformidad con el Reglamento (CE) nº 1702/2003 (actualmente nº 748/2012)".*

El Reglamento (CE) nº 748/2012 de la Comisión *por el que se establecen las disposiciones de aplicación sobre la certificación de aeronavegabilidad y medioambiental de las aeronaves y los productos, componentes y equipos relacionados con ellas, así como sobre la certificación de las organizaciones de diseño y de producción*; es el reglamento empleado para la certificar que un nuevo diseño, funcionalidad o instalación es aeronavegable y no pone en peligro la seguridad en vuelo. Es el mismo reglamento que se emplea para certificar un nuevo modelo de aeronave.

Como conclusión, el requisito SPA.HEMS.110 sirve para garantizar que la instalación y operación de equipos médicos es aeronavegable de acuerdo a los mismos estándares que la certificación del diseño de la propia aeronave y no suponen una disminución de los *niveles de seguridad de la aeronave* cuando se operan en el entorno aeronáutico, es decir:

- Su instalación permite un vuelo y aterrizaje seguro así como una rápida evacuación de la aeronave en caso de accidente.
- Su operación y sus posibles modos de fallo no supongan un riesgo para la aeronave cuando se opera en el entorno aeronáutico.

Para los dispositivos electro-médicos, los *requisitos de aeronavegabilidad* se centran en los siguientes aspectos:

- Comportamiento estructural (función del modelo de aeronave; por ejemplo, desde una fuerza de gravedad de 4 veces su peso (4g's) para los más antiguos hasta 20 veces (20 g's) para los más modernos.
- Impacto en la brújula.
- Impacto en los equipos esenciales de comunicación y navegación.
- Comportamiento ante el fuego.

Durante el proceso de aprobación ante la Autoridad Aeronáutica, el modo habitual de demostrar el cumplimiento de los requisitos de aeronavegabilidad para el equipo EMS es gracias a que el fabricante/ diseñador del propio equipo lo somete a unos ensayos de calificación medioambiental siendo los referentes a nivel europeo y americano, el estándar EUROCAE ED-14 y el RTCA DO-160 (Environmental conditions and tests for airborne equipment) y aporta la declaración de cumplimiento con una categoría/ sección de ese estándar y los resultados de los ensayos.

## BIBLIOGRAFÍA


1. Martin, T. Aeromedical Transportation: A Clinical Guide. 2ª ed. CRC Press, 2006.
2. Serrano Moraza, A., Fernández Ayuso, D. Manual de helitransporte sanitario. Ed. Elservier. 2009.
3. Sinisterra Aquilino, J.A., Gutiérrez Rubio, J.M., Udi Campo, E., Cid Dorribo, A. Gestión de recursos aéreos medicalizados. Puesta al día en urgencias, emergencias y catástrofes. 2008; 8(1): 26-32.
4. Directiva 93/42/CEE del Consejo de 14 de junio de 1993 relativa a los productos sanitarios.
5. Real Decreto 1591/2009, de 16 de octubre, por el que se regulan los productos sanitarios.
6. UNE-EN 13718-1:2015 Vehículos sanitarios y su equipamiento. Ambulancias aéreas. Parte 1: Requisitos para productos sanitarios utilizados en las ambulancias aéreas.
7. UNE-EN 13718-2:2015 Vehículos sanitarios y su equipamiento. Ambulancias aéreas. Parte 2: Requisitos operacionales y técnicos de las ambulancias aéreas.
8. UNE-EN 13976-1:2011 Sistemas de rescate. Transporte de incubadoras. Parte 1: Condiciones de interfaz.
9. UNE-EN 13976-2:2011 Sistemas de rescate. Transporte de incubadoras. Parte 2: Requisitos del sistema.
10. Orden FOM/2189/2010, de 7 de julio, por la que se sustituye el anexo del Real Decreto 279/2007, de 23 de febrero, por el que se determinan los requisitos exigibles para la realización de las operaciones de transporte aéreo comercial por helicópteros civiles.
11. Reglamento (UE) Nº 965/2012 de la Comisión por el que se establecen requisitos técnicos y procedimientos administrativos en relación con las operaciones aéreas en virtud del Reglamento (CE) nº 216/2008 del Parlamento Europeo y del Consejo.
12. RTCA DO-160, Environmental Conditions and Test Procedures for Airborne Equipment.
13. EUROCAE ED-14, Environmental Conditions and Test Procedures for Airborne Equipment.
14. UNE-EN 60309-1: Tomas de corriente para usos industriales. Parte 1, Requisitos generales.

# 15. MOCHILAS ASISTENCIALES EN HEMS

**Yésica Guillén Barea, Francisca Pérez Villarroya e Itziar Baztán Ferreros**

## INTRODUCCIÓN Y CARACTERÍSTICAS PRINCIPALES

Dentro del equipamiento médico de cualquier aeronave que se dedique a la asistencia sanitaria y/o transporte de pacientes, las mochilas asistenciales son la herramienta diaria de trabajo de los profesionales, facilitando la eficacia y eficiencia de la atención.

La legislación actual a la que se ve sometido el transporte sanitario aéreo fija los requisitos mínimos de equipación, además de tener que autorizar la instalación de todo el equipo médico del helicóptero y cualquier modificación posterior, de conformidad con el Reglamento (CE) no 1702/2003.

Sin embargo las mochilas asistenciales se consideran accesorios por lo que podemos encontrar variaciones en las exigencias de los diferentes pliegos de prescripciones técnicas de las comunidades autónomas.

Siguiendo los aspectos comunes de los pliegos actuales en vigor podríamos definir unas *características básicas comunes:*

- Material altamente resistente con propiedades impermeables y antibacterianas. Pueden exigirse unos mínimos en cuanto a desgarre, tracción e ignífugidad.
- Fácil de transportar (con asas) y que se pueda llevar como mochila (correas ajustables para hombros y cintura).
- Diseño exterior e interior modular, con velcro en el interior para fijar las diferentes bolsas individuales extraíbles.
- Bandas reflectantes en el perímetro.

- Con unas dimensiones y un volumen adecuado permitiendo llevar el material suficiente para realizar la asistencia, sin sobrepasar los límites de peso que se establezcan en modo full pack.
- Sistema de anclaje para evitar caídas o proyecciones, Sistema de extracción rápida para su uso.

## DISTRIBUCIÓN

Hay un amplio abanico de diseños y contenidos adaptados al tipo de misión Hems que se realice.

En algunas comunidades donde el transporte terrestre y aéreo lo realiza el mismo personal de emergencias, se exige el mismo material asistencial para homogeneizar todas las unidades.

Sin embargo para facilitar la asistencia y el trabajo en las emergencias extrahospitalarias por norma general se divide el *material* en tres mochilas, con un color específico que las identifica:

- Mochila de soporte circulatorio, de color rojo.
- Mochila de soporte ventilatorio/ vía aérea, de color azul.
- Mochila de soporte pediátrico, de color amarilla o roja.

A pesar de que hay unidades que llevan mochilas específicas para el tratamiento de pacientes quemados o pacientes traumáticos, si se recomienda según el servicio Hems y si la configuración lo permite, tener una *mochila extra* que puede estar en base y sólo transportarla cuando sea necesario:

- Mochila de IMV (incidentes de multiples víctimas), de color amarillo o naranja.

Junto a las mochilas es necesario tener una lista de contenido (check list) en la que se especifiquen los productos y la cantidad de cada uno de ellos. Esta check list facilitará al personal las revisiones diarias, ayudará a miembros del equipo que no trabajen habitualmente en el servicio y aportará seguridad a la hora de la reposición de material tras las misiones. Si es posible, asignar una etiqueta identificativa a cada uno de los bolsillos interiores para posibilitar el trabajo junto a personal de otros servicios de emergencias.

Los estudios avalan que una mochila estandarizada para la transferencia de pacientes críticos minimiza los riesgos.

| MOCHILA CIRCULATORIO | |
|---|---|
| ACCESOS | • Abbocath 14,16,18,20,22<br>• Equipos de gotero con llave alargadera de tres luces<br>• Gasas<br>• Antiséptico<br>• Smach<br>• Esparadrapo<br>• Rasuradora<br>• Apósito<br>• Venda<br>• Tapones vía<br>• Regulador de caudal<br>• Jeringa 20,10,5,2,1 ml<br>• Aguja SC, IM, IV<br>• Contenedor residuos punzantes<br>• Atomizador nasal<br>• Acceso Intraóseo adulto, pediátrico y obeso.<br>• Guantes desechables (S-M-L)<br>• Rotulador<br>• Etiquetas para medicación |
| FLUIDOS | • SG 5% (250, 100 ml)<br>• Ringer Lactado<br>• SF 500, 100, 10 ml<br>• Presurizador<br>• Bicarbonato 1M, 1/6M<br>• Manitol 20%<br>• NaCL 20% ampollas |
| SONDAJES | • SV 12,14,16,18<br>• Guantes estériles (6,5-8)<br>• Bolsa diuresis<br>• Lubricante urológico<br>• Betadine monodosis<br>• Jeringa 10 ml<br>• Ampolla agua destilada<br>• Pinza clamp<br>• Gasas y esparadrapo<br>• Campos estéril<br>• SNG 12,14,16,18<br>• Bolsa recolectora<br>• Jeringa 50 ml<br>• Lubricante hidrosoluble<br>• Gasas y fijador SNG<br>• Paño estéril<br>• Tapón sonda |
| HERIDAS | • Vendas Crepé (10, 7, 5 cm)<br>• Venda cohesiva<br>• Compresas<br>• Gasas<br>• Antisépticos<br>• Grapadora<br>• Campo estéril<br>• Kit cirugía menor:<br>• Tijera<br>• Mosquito<br>• Pinzas c/sin dientes<br>• Pinzas clamp<br>• Bisturí<br>• Seda<br>• Torniquete<br>• Agente hemostático<br>• Apósito quemados<br>• Manta térmica<br>• Tijera corta ropa<br>• Rasuradora<br>• Bolsa basura<br>• Termómetro |
| AMPULARIO | • Acetil salicilato de lisina<br>• Adenosina<br>• Adrenalina (amp, precargada)<br>• Amiodarona<br>• Atenolol<br>• Atropina<br>• Biperideno<br>• Butilbromuro de escopolamina<br>• Cloruro cálcico<br>• Dexclorfeniramina<br>• Dexketoprofeno<br>• Diazepam<br>• Digoxina<br>• Dobutamina<br>• Dolantina<br>• Dopamina<br>• Enoxaparina SC<br>• Etomidato<br>• Fenitoina<br>• Fentanilo<br>• Flumazenilo<br>• Furosemida<br>• Gluconato cálcico<br>• Glucosa 50%<br>• Haloperidol<br>• Heparina sódica 1%<br>• Hidrocortisona<br>• Ketamina<br>• Ketorolaco<br>• Konakion<br>• Labetalol<br>• Lidocaina<br>• Magnesio, sulfato<br>• Metamizol<br>• Metrilprednisolona<br>• Metoclopramida<br>• Mepivacaína<br>• Midazolam<br>• Morfina<br>• Naloxona<br>• Nitroglicerina amp<br>• Noradrenalina<br>• Omeprazol<br>• Ondansetron<br>• Propofol<br>• Ranitidina<br>• Salbutamol amp<br>• Teofilina<br>• Tiopental<br>• Tramadol<br>• Tranexámico, ácido<br>• Urapidilo<br>• Valproico, ácido<br>• Verapamilo |
| NEVERA | • Aleudrina<br>• Glucagón<br>• Oxitocina<br>• Insulina rápida<br>• Metalyse<br>• Rocuronio<br>• Suxametonio<br>• Cisatracurio |
| VÍA ORAL | • AAS (500 mg)<br>• Captopril<br>• Clopidogrel (300, 75 mg)<br>• Diazepam<br>• Lorazepam<br>• Nitroglicerina (comprimidos y pulverizador)<br>• Prasugrel<br>• Ticagrelor |
| | * ATB según código comunidad |

| MOCHILA RESPIRATORIO | | | |
|---|---|---|---|
| INTUBACIÓN | • Linterna exploración<br>• Fonendoscopio adulto<br>• Resucitador manual con reservorio y alargadera<br>• Válvula PEEP<br>• Mascarillas faciales Nº 5,4/3,2<br>• Filtro adulto<br>• Guedel 6-5-4-3<br>• Tubo endotraqueal (TET) (6-6,5-7-7,5-8-8,5-9)<br>• Pinzas de Magill<br>• Lubricante hidrosoluble<br>• Gasas<br>• Fiador TET 4mm<br>• Fijador Thomas TET<br>• Laringoscopio adultos:<br>• Palas Macintosh: 2-3-4-5<br>• Jeringa 10 ml<br>• Controlador de presión del neumotapón del TET<br>• Pilas repuesto laringoscopio | OXIGENOTERAPIA | • Gafas nasales adulto<br>• Mascarilla venturi adulto<br>• Mascarilla reservorio adulto<br>• Mascarilla nebulización adulto<br>• Mascarilla traqueostomizados<br>• Conexión en T para nebulización<br>• Alargadera oxígeno<br>• Medicación aerosolterapia:<br>» Salutamol sol<br>» Bromuro de Ipatropio<br>» Budesonida |
| ALTERNATIVOS | • Mascarilla laríngea Fastrach adultos (3,4,5)<br>• Tubos anillados mascarilla laríngea (6,5-7,5-8,5).<br>• Airtraq<br>• Frova | TÉCNICAS INVASIVAS | • Trocar torácico 24- 20-16 Fr<br>• Catéter pleural adulto 8-10 Fr<br>• Set drenaje neumotorax:<br>» Válvula Heimlich conector luer-lock<br>» Abbocath 14G<br>» Jeringa 10 ml<br>» Monodosis suero fisiológico<br>» Aguja carga<br>» Llave tres luces<br>» Esparadrapo<br>• Set cricotirotomía adulto<br>• Parche de sellado torácico<br>• Campo estéril<br>• Guantes estériles (6,5-7,5-8,5)<br>• Gasas<br>• Betadine monodosis<br>• Hoja bisturí<br>• Anestésico local<br>• Seda 0 aguja recta, 2/0<br>• Set quirúrgico estéril:<br>» Tijeras<br>» Pinza Kocher<br>» Porta agujas |
| RESPIRADOR | • Tubuladura desechable respirador adulto<br>• Mascarillas para ventilación mecánica no invasiva (XL-L-M-S)<br>• Sondas capnografía nasal y paciente intubado.<br>• Sondas de aspiración 18,16,14<br>• Sondas rígidas aspiración (Yankauer) | | |

| MOCHILA PEDIÁTRICA | |
|---|---|
| ACCESOS | • Abbocath 18,20,22,24 G<br>• Palomillas 21,25,27 G<br>• Equipos de gotero y microgotero con llave alargadera de tres luces<br>• Gasas<br>• Antiséptico<br>• Smach<br>• Esparadrapo hipoalergénico<br>• Tijera corta ropa.<br>• Apósito<br>• Venda<br>• Tapones vía<br>• Regulador de caudal<br>• Jeringas 20,10,5,2,1 ml<br>• Aguja SC, IM, IV<br>• Atomizador nasal<br>• Acceso Intraóseo pediátrico<br>• Contenedor residuos punzantes<br>• Termómetro<br>• Glucómetro |
| MEDICACIÓN | • Adrenalina<br>• Atropina<br>• Naloxona<br>• Flumazenilo<br>• Diazepam rectal 10-5 mg<br>• Midazolam<br>• Glucosmon 33%<br>• Fentanilo<br>• Ondansetron |
| VÍA UMBILICAL | • Catéter umbilical (3,5-5 fr)<br>• Pinza umbilical<br>• Set material quirúrgico:<br>» Tijera<br>» Pinza mosquito<br>» Pinza axon sin dientes<br>» Pinza pean<br>» Porta<br>• Seda<br>• Campo estéril<br>• Guantes estériles (6,5-8,5) |
| INVASIVAS | • Set cricotirotomia pediatrico<br>• Trócar torácico 10,12,16 CH<br>• Catéter pleural pediátrico 6, 8Fr<br>• Valvula Heimlich |
| INTUBACIÓN | • Laringoscopio pediátrico con pilas repuesto AA:<br>» Palas Macintosh: 1,2,3,4<br>» Palas Miller: 0 corta, 0 larga,1<br>• Tubos endotraqueales (2,5-3-3,5-4-4,5-5-5,5-6)<br>• Fiadores 2mm<br>• Fijador TET<br>• Pinzas Magill pediátricas<br>• Fonendoescopio pediátrico y neonatal<br>• Bolsa resucitador manual pediátrico con reservorio y neonatal con tubo coarrugado<br>• Válvula PEEP<br>• Mascarillas faciales:<br>» Redondas nº 0-1-2<br>» Triangulares nº 2-3/4<br>• Guedell (00-0-1-2-3)<br>• Mascarillas laríngeas 1-1.5-2-3<br>• Airtraq pediátrico<br>• Linterna |
| OXÍGENO | • Gafas nasales pediátricas<br>• Mascarilla Venturi pediátrica<br>• Mascarilla reservorio pediátrica<br>• Mascarilla nebulización pediátrica<br>• Conexión en T para nebulización<br>• Alargadera oxígeno |
| SONDAJE | • Sonda vesical tipo Foley (8-10-12-14)<br>• Bolsa orina<br>• Lubricante monodosis con lidocaína.<br>• Jeringuilla 5 ml, agujas carga<br>• Agua destilada<br>• Monodosis agua destilada<br>• Pinza clamp<br>• Guantes estériles (6,5-7.5-8,5)<br>• Gasas<br>• Campo estéril<br>• Pañal<br>• Sondas nasogástricas tipo Salem (8-10-12-14)<br>• Jeringa 50 cono ancho<br>• Tiras fijación<br>• Lubricante hidrosoluble<br>• Sondas aspiración (6-8-10-12)<br>• Sondas rígidas (Yankauer) |
| RESPIRADOR | • Protector auditivo pediátrico y neonatal<br>• Tubuladura respirador desechable pediátrica<br>• Filtro pediátrico y neonatal<br>• Sondas capnografía pacientes intubados y no intubados<br>• Bolsa basura<br>• Manta térmica |

## LIMPIEZA Y DESINFECCIÓN

Seguir las instrucciones del procedimiento vigente en la unidad respecto al tratamiento y limpieza de los productos y accesorios sanitarios.

De forma rutinaria limpieza tras cada servicio asistencial, con cepillo suave y paño con agua y jabón.

Mensualmente se recomienda una limpieza en profundidad sacando todo el contenido del interior, puede coincidir con la revisión periódica del stock de las mochilas.

Si hay contacto con secreciones y fluidos contaminados requerirá una limpieza en profundidad con hipoclorito sódico al 1% o solución de glutaraldehído.

La vida útil dependerá del uso y las condiciones de mantenimiento, especial atención en mantener con una visibilidad adecuada las bandas reflectantes.

## BIBLIOGRAFÍA

1. Gezz Van Zwanenberg, Melissa Dransfield, Rohit Juneja. A consensus to determine the ideal critical care transfer bag. J Intensive Care Soc [Internet] 2016 [citado 2019]. 17(4): 332-340. Disponible en: https://www.ncbi.nlm.nih.gov/pmc/articles/PMC5624463/
2. Serrano Moraza A, Fernández Ayuso D. Manual de helitransporte sanitario. Barcelona: Elsevier España; 2008.
3. Reglamento (UE) 2017/745 del parlamento europeo y del consejo de 5 de abril de 2017 sobre los productos sanitarios.(Diario oficial de la Unión Europea, L 117/1, 5-05-2019).
4. Brandstrup Azuero KB, Ferrer Esteban MC, Doncel Laguna V, Garrido Conde B, Iglesias López M, Pozo Rodríguez MC, et al. Manual de estabilización y transporte de niños y neonatos críticos. UTPB. 2013.

# MODELOS HEMS

# 16. EL HELITRANSPORTE MEDICALIZADO EN ESPAÑA

**Francisco J. Gallego España**

En este capítulo se describen las características de los helicópteros medicalizados de España en 2018 y los datos de actividad global que presentaron en 2014.

Todos los países desarrollados y muchos en vías de desarrollo disponen de servicios HEMS sin embargo, como en toda la asistencia pre-hospitalaria, no existe un modelo estándar. (Roudsari et al., 2007) Cada país utiliza diferentes sistemas en función de factores económicos, geográficos y demográficos principalmente.

## 1. DISTRIBUCIÓN DE LAS BASES Y CARACTERÍSTICAS PRINCIPALES

Los servicios HEMS en España se agrupan en 16 programas diferentes e independientes según el territorio o comunidad autónoma (CCAA), todos ellos son atendidos por médicos y enfermeros.

En 2018 encontramos 40 helicópteros medicalizados o sanitarizados en España (Tabla 1). 30 bases realizan misiones HEMS tanto primarios como traslados, 3 realizan sólo traslados interhospitalarios, 5 bases son de rescate medicalizado con grúa y hay 2 bases *multipropósito* que realizan ambas tareas (HEMS y rescate). El trasporte neonatal está disponible en 22 bases, 21 de ellas con incubadora propia. (Gallego España, 2015).

No se han incluido helicópteros militares ni privados.

Los 40 helicópteros medicalizados estudiados pertenecen a 16 territorios, y dependen de 20 organismos públicos diferentes que contratan el servicio con empresas especializadas, principalmente 2: Babcock (27 helicópteros en servicio) y Eliance (10). La excepción es el servicio de rescate de Aragón que utiliza los helicópteros de la Guardia Civil y rescatadores de sus unidades de montaña medicalizados por personal del 061 de Sabiñánigo con formación específica en rescate.

Las comunidades con más helicópteros medicalizados en servicio son Andalucía y Cataluña con 5 cada una. Actualmente sólo carecen de helicóptero medicalizado La Rioja y Murcia.

Todos los helicópteros operan todo el año con la excepción del HEMS de Jerez y el de rescate medicalizado de Benasque que sólo están disponibles en verano.

Sólo 8 bases tienen capacidad de operar 24 horas: las dos de Canarias, Ibiza, Ceuta, Ciudad Real Cuenca, Santander, Sabadell.

En 6 bases el personal sanitario está localizado: Ceuta, Santander, Ibiza, Pamplona, Valencia y Huesca.

**Tabla 1.** *Helicópteros medicalizados de España en 2018 y sus características principales.*

| Comunidad | Base | Servicio | Sanitario | Modelo | Horario | Propósito |
|---|---|---|---|---|---|---|
| ANDALUCÍA | Htal. BAZA, Granada | EPES | Comunidad | A-109E | 12h | HEMS |
| | B.Forestal Cártama, MÁLAGA | EPES | Comunidad | A-109E | 12h | HEMS |
| | Helip.la Cartuja, SEVILLA | EPES | Comunidad | A-109E | 12h | HEMS |
| | Aeropuerto CÓRDOBA | EPES | Comunidad | A-109E | 12h | HEMS |
| | Hospital de JÉREZ | EPES | Comunidad | A-109E | 12h* | HEMS |
| ARAGÓN | Aeropuerto de TERUEL | 112 Aragon | Empresa | A-109E | 12h | HEMS |
| | Aeropuerto ZARAGOZA | 112 Aragon | Empresa | A-109E | 12h | HEMS |
| | Aerop.Monflorite, HUESCA | SAS+GREIM | Comunidad | EC-135 | 12h | Rescate Med |
| | Cuartel GC BENASQUE | SAS+GREIM | Comunidad | EC-135 | 12h* | Rescate Med |
| ASTURIAS | Aerodr. LA MORGAL, Llanera | Bomberos | Empresa | EC-135 | 12h | Multi-propósito |
| BALEARES | Aeropuerto de Ibiza | IB-SALUT | Comunidad | B-412 | H24 | HEMS 2° |

| Comunidad | Base | Servicio | Sanitario | Modelo | Horario | Propósito |
|---|---|---|---|---|---|---|
| CANARIAS | Aeropuerto LAS PALMAS | SUC | Comunidad | EC-145 | H24 | HEMS |
| | Aeropuerto TENERIFE Sur | SUC | Comunidad | EC-145 | H24 | HEMS |
| CANTABRIA | Aeropuerto SANTANDER | Gobernación | Comunidad | B-412 | H24 | Multi-propósito |
| CASTILLA LAMANCHA | B. Aérea Almagro, CIUDAD REAL | SESCAM | Empresa | EC-145 | H24 | HEMS |
| | Base SESCAM CUENCA | SESCAM | Empresa | EC-145 | H24 | HEMS |
| | Base INAER, ALBACETE | SESCAM | Empresa | EC-135 | 12h | HEMS |
| | Htal Parapléjicos, TOLEDO | SESCAM | Empresa | EC-135 | 12h | HEMS |
| CASTILLA LEÓN | Aeropuerto SALAMANCA | SACYL | Empresa | EC-135 | 12h | HEMS |
| | Base propia ASTORGA | SACYL | Empresa | EC-135 | 12h | HEMS |
| | Aeropuerto BURGOS | SACYL | Empresa | EC-135 | 12h | HEMS |
| | Alcazarén (Valladolid) | Protec.Civil | Empresa | AS-355 | 12h | Rescate Sanit |
| CATALUÑA | Aeropuerto de SABADELL | Bomberos | Comunidad | EC-135 | 12h | Rescate Med |
| | Hospital Parc Tauli, Sabadell | SEM | Comunidad | EC-135 | H24 | HEMS |
| | Helipuerto de TREMP | SEM | Comunidad | EC-135 | 12h | HEMS |
| | Bomberos MÓRA d'Ebre | SEM | Comunidad | EC-135 | 12h | HEMS |
| | Htal. J. Trueta GIRONA | SEM | Comunidad | EC-135 | 12h | HEMS |
| VALENCIA | Bomberos ALICANTE | Bomberos | Empresa | B-412 | 12h | Rescate Med |
| | Aeród MUTXAMEL (Alicante) | 112 Gob. | Comunidad | A-109E | 12h | HEMS |
| | Aerop. Manises (VALENCIA) | 112 Gob. | Comunidad | A-109E | 12h | HEMS 2º |
| | Aeródr. Grao CASTELLÓN | 112 Gob. | Comunidad | A-109E | 12h | HEMS |

| Comunidad | Base | Servicio | Sanitario | Modelo | Horario | Propósito |
|---|---|---|---|---|---|---|
| CEUTA | Helipuerto de CEUTA | Ingesa | Comunidad | EC-135 | H24 | HEMS 2° |
| EXTREMADURA | Htal DON BENITO-Villanueva | SES | Empresa | A-109E | 12h | HEMS |
| | Base Malpartida, CÁCERES | SES | Empresa | A-109E | 12h | HEMS |
| GALICIA | Hospital Conxo, SANTIAGO | SERGAS | Comunidad | EC-135 | 12h | HEMS |
| | Htal Piñor, OURENSE | SERGAS | Comunidad | EC-135 | 12h | HEMS |
| MADRID | Bomberos LOZOYUELA | Summa 112 | Comunidad | B-412 | 12h | HEMS |
| | Bomberos LAS ROZAS | Summa 112 | Comunidad | A-109E | 12h | HEMS |
| NAVARRA | Base Miluce, PAMPLONA | Dpto. Interior | Comunidad | EC-135 | 12h | Multi-propósito |
| PAÍS VASCO | Aeropuerto de BILBAO | Osakidetza | Comunidad | EC-135 | 12h | HEMS |
| 16 Territorios | 40 Bases | 20 Servicios | | 5 Modelos | | |

* Las Bases de Jerez y Benasque sólo operan durante el verano

Para 2019 hay cambios previstos en Islas Baleares, que modifica de contrato y dispondrá de 2 EC-145, uno de ellos localizado y que realizará también misiones a primarios durante el verano.

Durante el verano algunos A-109E como el de las Rozas o Baza, están siendo sustituidos temporalmente por otras aeronaves con mejor performance.

Entre las 40 bases estudiadas sólo hay 5 modelos de aeronaves: el modelo más frecuente es el Eurocopter EC-135 utilizado en 17 bases. 12 bases disponen AW109 Power. 6 bases disponen de modelos mayores, EC-145, principalmente aquellas que realizan vuelo nocturno. De las bases que realizan rescate 4 cuentan con Bell 412 que suelen estar dedicados a tareas de rescate o multipropósito. Sólo la base de Alcazarén (Valladolid) utiliza un Ecureuil AS-355 para rescate sanitarizado (Imagen 1).

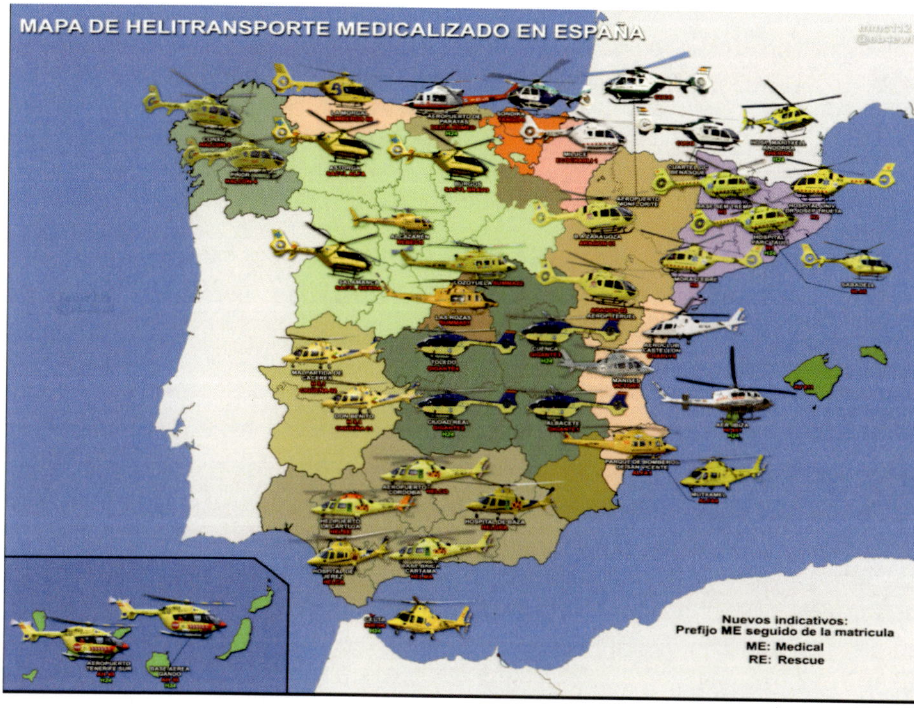


**Imagen 1.** *Mapa de los helicópteros medicalizados de España. Ilustración de Mario Martínez @eb4ewl*

## 2. COMPONENTES DE LA TRIPULACIÓN

La configuración estándar de los HEMS es: *piloto/a, médico/a, enfermero/a y tripulante HEMS.* El rango oscila entre 3 y 6 y está condicionado por la capacidad de la aeronave y el tipo de misión.

La de los helicópteros de rescate y multipropósito es de 5 profesionales: *2 pilotos, 1 gruista, 1 rescatador y un médico, o enfermero* en las bases de Benasque y Alcazarén. Alicante lleva 2 rescatadores alcanzando los 6 profesionales abordo.

El *tripulante HEMS* es obligatorio en todas las misiones HEMS y el rol puede ejercerlo cualquier profesional con la formación específica para auxiliar al piloto en vuelo y al sanitario en la asistencia. Suele ser un técnico de emergencias, un rescatador, el mecánico de la aeronave e incluso el enfermero.

Los *Técnicos de emergencias sanitarias (TES)* vuelan sólo en Madrid: uno en Las Rozas y dos en Lozoyuela. Alcanzando por tanto tripulaciones de 5 y 6 profesionales respectivamente.

En las bases de 12 horas de Castilla La Mancha (Albacete y Toledo) el enfermero actúa como tripulante HEMS durante el vuelo por lo que la tripulación la componen sólo 3 profesionales.

El enfermero acompaña al médico en todos los equipos excepto en los 4 de rescate medicalizado. El de rescate de Benasque es el único que según el periodo del año puede ser medicalizado por enfermero o médico, pero no por ambos a la vez. En Alcazarén, el enfermero es contratado actualmente como rescatador y tiene aun limitadas sus posibilidades asistenciales.

En todos los helicópteros de rescate vuelan también 1 o 2 *rescatadores* y 1 *operador de grúa*. Son bomberos especialistas salvo en Aragón donde el helicóptero recoge al equipo de rescate de la guardia civil de montaña de la zona del siniestro.

El *segundo piloto* es obligatorio en todas las operaciones nocturnas. Está presente por exigencia del contrato como mejora en seguridad en País Vasco, Galicia, Castilla León. Es también un estándar en los de la Guardia Civil. En el Bell 412 de Lozoyuela lo exige el manual del aparato para aterrizajes en plataformas elevadas como la del 12 de octubre. En esta configuración *multipilot* no se requiere del tripulante HEMS.

Los profesionales sanitarios están a cargo de la operadora en ambas Castillas, los HEMS de Aragón y los de rescate de Alcazarén y Santander. En el resto dependen de la administración pública.

En todas las bases HEMS que realizan misiones primarias el personal sanitario está junto al helicóptero dispuesto para despegar en 5-10 minutos, excepto en Pamplona que se medicaliza con personal de la UVI móvil. En las 3 bases que sólo realizan traslados interhospitalarios el personal sanitario está localizado.

La formación sobre el medio HEMS no es obligatoria por ley para los sanitarios, más allá de las instrucciones de seguridad que, como pasajeros médicos, han de recibir del comandante.

No obstante, en la mitad de las bases consultadas se requiere formación específica para poder realizar turnos en el helicóptero. Es una constante cuando el trabajador está a cargo del operador, pero también ocurre en Cataluña y Galicia donde pertenecen a la comunidad. En los nuevos pliegos de contratación empieza a recogerse la exigencia de formación universitaria en HEMS tanto al personal de operador en Castilla y León como al personal de la administración por parte de la operadora en Baleares.

## 3. EQUIPAMIENTO PERSONAL Y HÁBITOS DE SEGURIDAD

El equipamiento personal de seguridad está regulado para los pilotos y tripulantes HEMS y debe incluir un casco de vuelo con comunicaciones integradas y un mono ignífugo, sin embargo, cuando los profesionales sanitarios son considerados como pasajeros médicos la normativa no exige a las empresas que les doten de estas medidas de protección si bien son cada vez más frecuentes por indicación expresa en el pliego de contratación o por iniciativa de la operadora.

El casco de vuelo está disponible para el 76% de las bases consultadas, y el mono en el 46%. Desde la encuesta realizada en 1999 (Burillo-Putze et al., 2001) que registraron respectivamente un 39% y 33% de utilización de dichos dispositivos ha habido un importante avance sobre todo en el uso del casco.

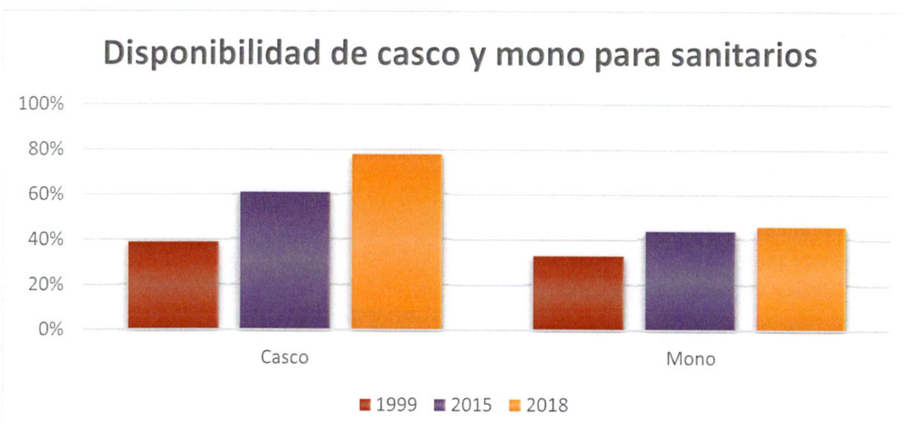


**Imagen 2.** *Disponibilidad de casco y mono de vuelo para los sanitarios por años.*

El empleo de estas medidas por toda la tripulación es una exigencia para la certificación de los servicios por la comisión de acreditación sistemas de transporte médico en Estados Unidos que es considerada un estándar (CAMTS, 2015).

En el 98% de las bases a los sanitarios se le dota de botas y al 85% de gafas de protección. El 78% de los equipos tiene bandas reflectantes integradas en el uniforme siendo una medida económica y de eficacia contrastada.

El 54% de las bases han comunicado realizar diariamente un breafing de seguridad, un 34% declara realizarlo sólo de forma ocasional cuando hay nuevas tripulaciones o circunstancias.

## 4. EQUIPAMIENTO SANITARIO

Consultando algunos detalles del equipamiento sanitario que equipa cada uno de los helicópteros medicalizados obtenemos el siguiente recuento mostrado en la tabla 2 donde se compara con los resultados obtenidos en la misma encuesta realizada en 2015.

Desde el año 2015 a 2019 se constata un importante incremento en la dotación de cardiocompresores mecánicos, capnógrafos, dispositivos para historia clínica digital, monitores BIS y sobre todo en ecografía que ha pasado de ninguno a 16. Los ecógrafos han demostrado ser ya una útil herramienta diagnóstica en otros servicios HEMS europeos (Ketelaars et al., 2013) (Darocha et al., 2014).

**Tabla 2.** *Equipamiento sanitario de los helicópteros conforme a los pliegos en 2019.*

| Dispositivos | 2015 | 2019 |
|---|---|---|
| Capnógrafo | 29 | 37 |
| Ventilación mecánica no invasiva | 29 | 32 |
| Camilla de palas/cuchara/tijera | 29 | 22 |
| Tablero espinal | 17 | 20 |
| Manómetro neumotaponamiento | 16 | 18 |
| Analizador sanguíneo | 8 | 9 |
| Concentrado de hematíes | 1 | 2 |
| Tablet o dispositivo para historia digital | 7 | 11 |
| Cardiocompresor mecánico | 6 | 22 |
| Monitor de índice bi-espectral (BIS) | 4 | 7 |
| Ecógrafo portátil | 0 | 16 |

## 5. SISTEMAS DE COMUNICACIONES

Todos los helicópteros equipan necesariamente un sistema de radio para las comunicaciones con los controladores de tráfico aéreo y deben disponer además de equipos de comunicaciones capaces de sostener comunicaciones bidirecciona-

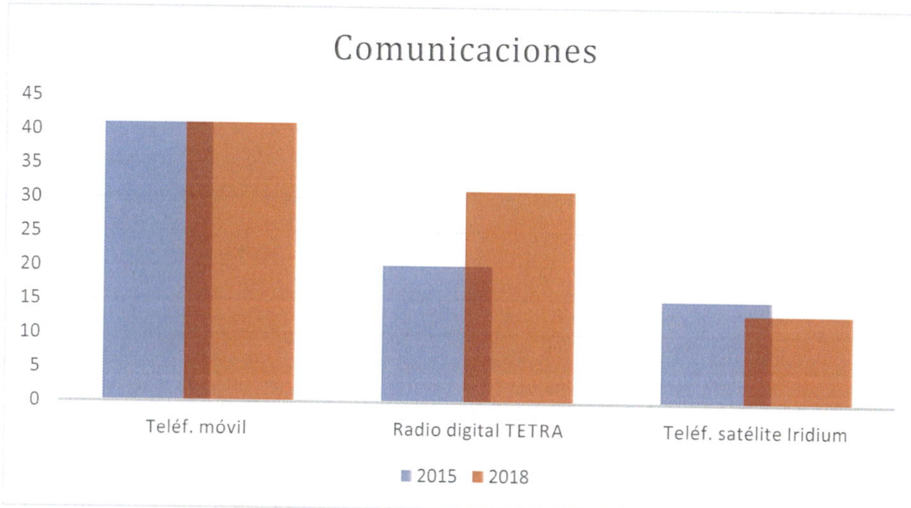


**Imagen 3.** *Dispositivo de comunicaciones disponibles por bases.*

les con la organización para la que se lleva a cabo la operación HEMS y, si fuera posible, para comunicarse con el personal del servicio de emergencias en tierra.

Las comunicaciones con la sala de coordinación sanitaria se realizan tanto en tierra como en vuelo por alguno de estos medios: (Imagen 3).

El *teléfono móvil convencional* está disponible y es utilizado por todas las unidades. Sin embargo, por su limitada cobertura en vuelo y la recomendación de su apagado durante el vuelo en algunos EC-135 casi todas las bases disponen de un sistema alternativo de comunicación con el centro coordinador.

El sistema de *radio digital TETRA* (Trans-European Trunked RAdio) es utilizado en 30 bases.

13 helicópteros incorporan un *teléfono vía satélite (Iridium)* como medio secundario de comunicación en caso de no cobertura o fallo de los principales. Su cobertura es teóricamente universal en zonas abiertas.

## 6. ACTIVIDAD ASISTENCIAL DE LOS HEMS EN 2014 POR TERRITORIOS

Se ha recogido la actividad asistencial global de los HEMS y multipropósito de 16 territorios que han aportado sus datos: 14 comunidades autónomas más Ceuta y se añaden datos del helicóptero multipropósito de Andorra (Imagen 4). Reportaron 10.824 activaciones totales que generaron 8.915 asistencias (82,3%)

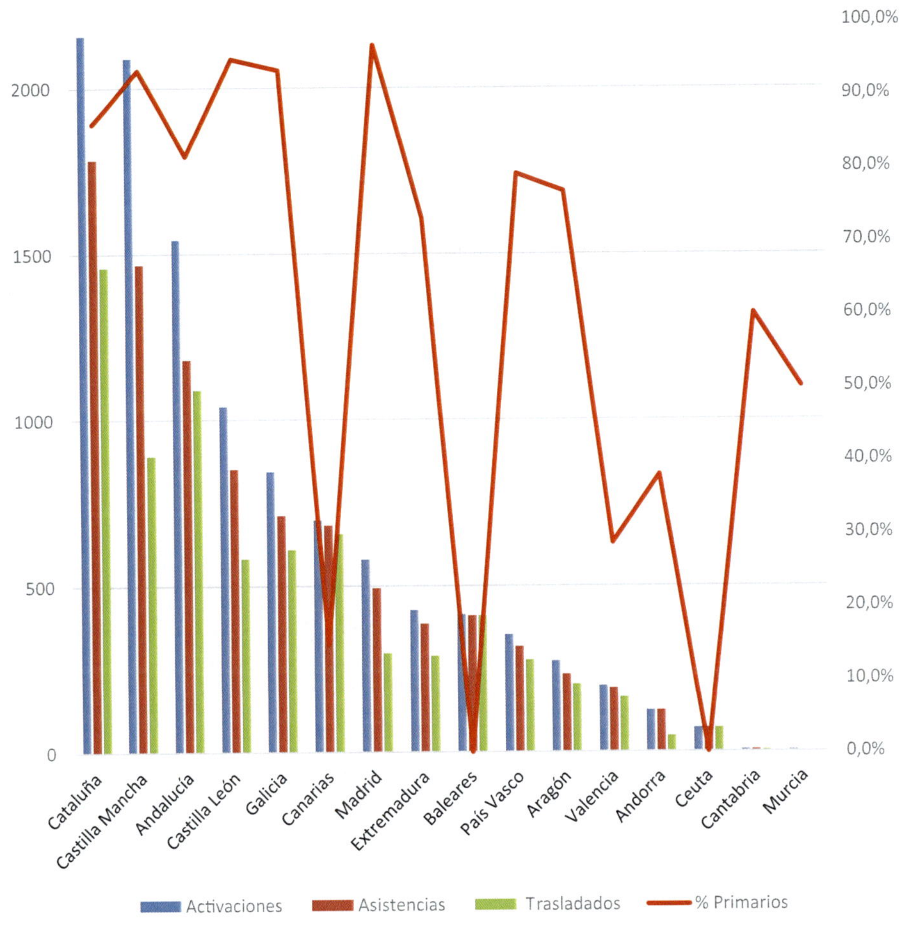


**Imagen 4.** *Activaciones, asistencias y pacientes trasladados por CCAA en 2014, ordenadas por volumen total de asistencias e indicando la proporción de activaciones a asistencias primarias.*

y 1.909 cancelaciones (17,6%). La proporción de cancelaciones fue mayor en las comunidades con mayor actividad global en general y menor en las que realizan más traslados interhospitalarios como actividad principal. El promedio de activaciones por territorio fue de 676,5 y el de asistencias 555'8, con un rango entre las 1784 de Cataluña y las 2 de Murcia. Actualmente Murcia ya no dispone de helicóptero medicalizado.

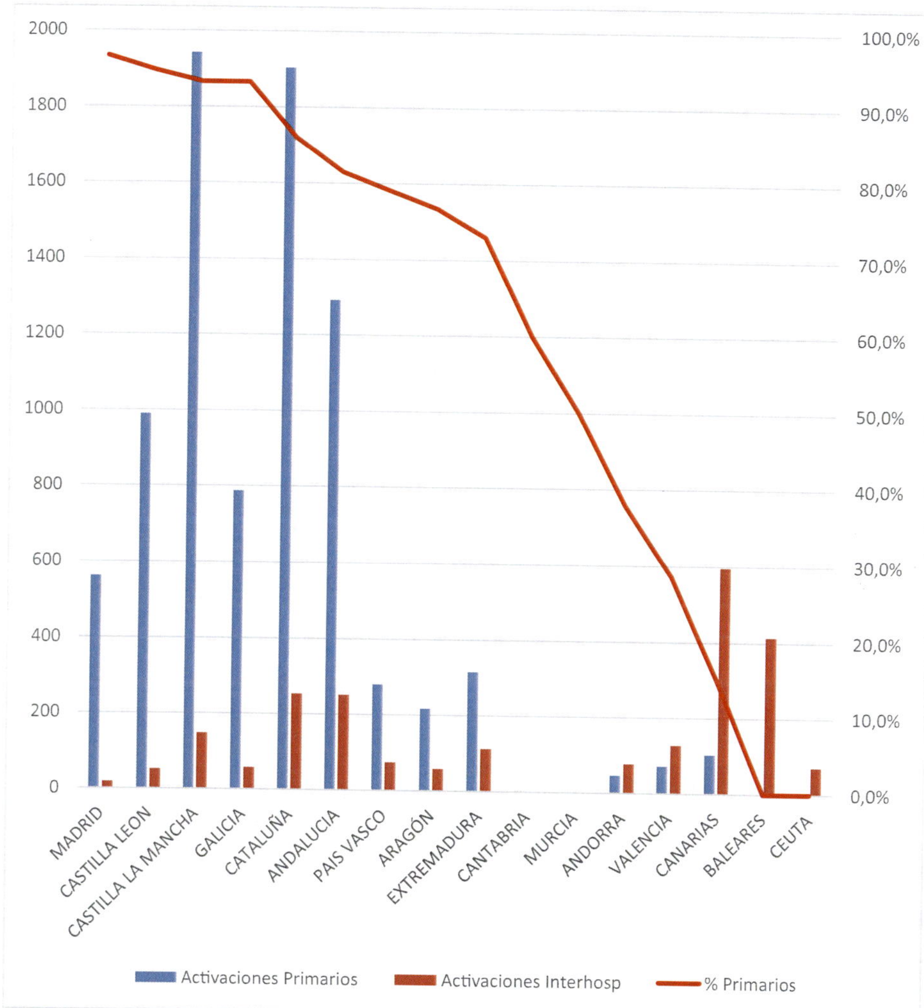


**Imagen 5.** *Volumen de activaciones a asistencias primarias e interhospitalarias por CCAA en 2014 ordenadas por proporción de demandas primarias.*

La imagen 5 nos muestra el volumen total de activaciones en 2014 distinguiendo si fueron a asistencias primarias o interhospitalarias. Las primeras representaron el 90% de la actividad en Madrid, ambas Castillas, Galicia y Cataluña. En los territorios extrapeninsulares los traslados interhospitalarios representaron más del 80% de las activaciones.

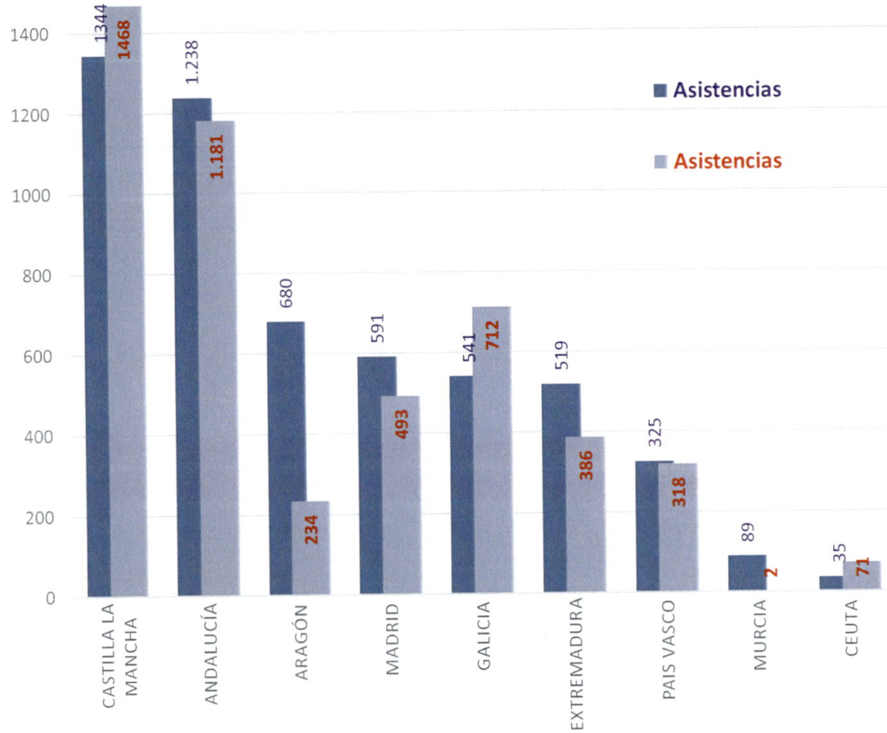


**Imagen 6.** *Evolución de las asistencias HEMS totales en 2009 y 2014.*

## 7. EVOLUCIÓN DE LA ACTIVIDAD

En 1998 los 29 helicópteros que participaron en la encuesta nacional de Burillo-Putze trasladaron a 4870 pacientes, el 51,25% por asistencias primarias y el resto interhospitalarios. El rango fue de 15 a 1200 pacientes por programa.

Los datos de actividad de helicópteros y aviones en conjunto de todas las comunidades autónomas en 2009 fueron recogidos por un estudio reciente. (Arcos González et al., 2014). Valoramos la evolución de la actividad en 9 territorios comparables al no utilizar aviones. En 6 de ellos la actividad decrece y en 3 crece. La actividad en conjunto desciende un 9% (Imagen 6).

Las posibles diferencias entre las fuentes utilizadas por dicho estudio y el presente, nos deben hacer tomar los datos con cautela, ya que los datos de asistencias por HEMS Andalucía de 2009 proporcionados por EPES para el presente trabajo (1238) no coinciden con los publicados por Arcos (1591).

## 8. ACTIVIDAD POR BASE HEMS EN 2014

Analizamos la actividad a asistencias primarias y traslados interhospitalarios durante el año natural 2014 en las 35 bases con actividad HEMS.

En 2014 se obtuvieron datos de actividad sanitaria de 35 helicópteros que recibieron 10.824 activaciones y completaron 8.893 asistencias, el 79% primarias. Trasladaron 7.056 pacientes. No se dispone de esta información de las bases multipropósito de Asturias ni Pamplona. Se excluyen las bases de rescate.

### Horas de vuelo

Contabilizadas las horas de vuelo en misiones sanitarias primarias (se excluyen los rescates) y a traslados interhospitalarios comunicadas por 32 helicópteros resultan un total de 10572 horas. Con un promedio de 330'3, mediana de 331'5 y un rango entre las 678 de Las Palmas y las 55 de Mutxamel en Alicante. (Imagen 7).

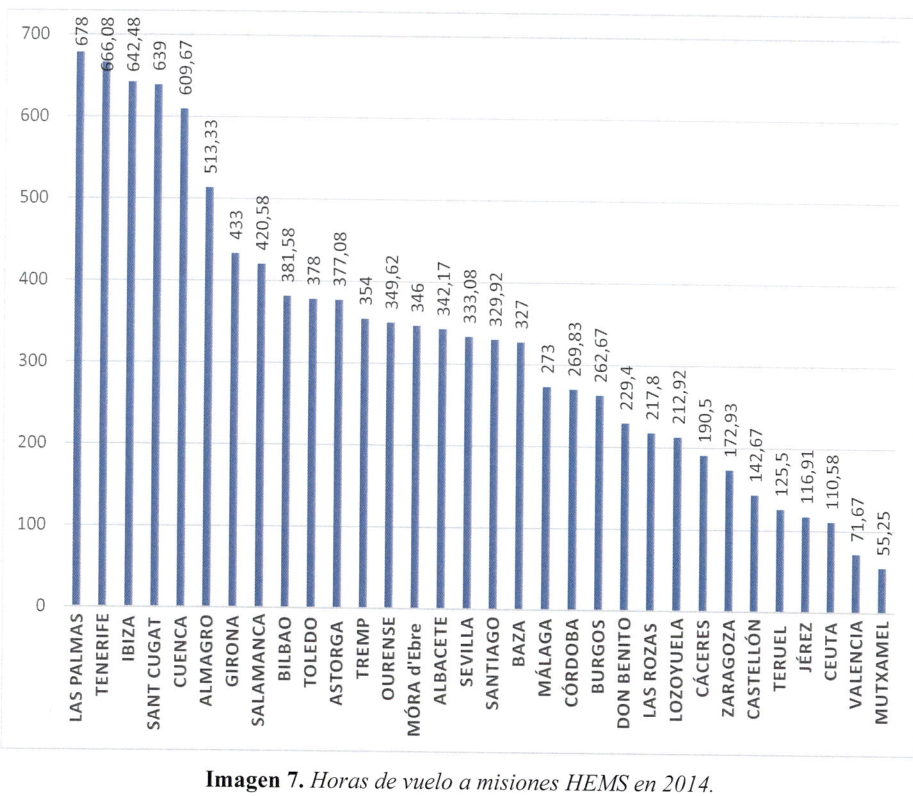


**Imagen 7.** *Horas de vuelo a misiones HEMS en 2014.*

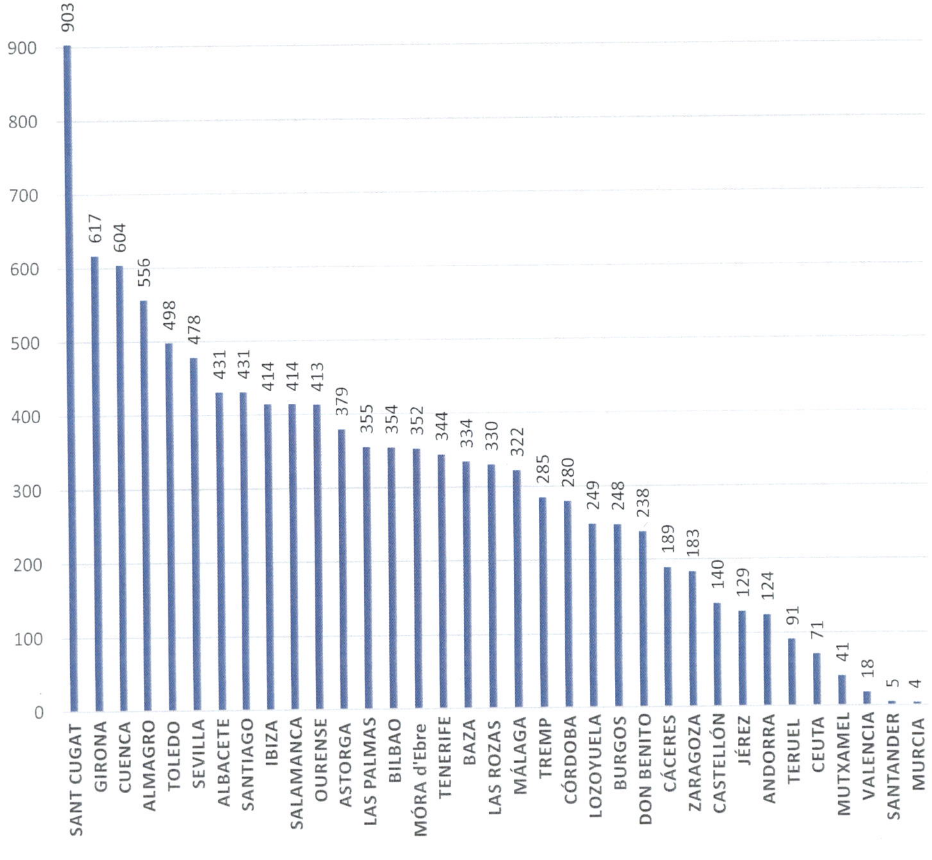


**Imagen 8.** *Número de activaciones HEMS totales en 2014.*

## Activaciones totales

Conocemos el volumen de las activaciones de 35 bases HEMS. Se muestran en la imagen 8 y suman 10.824 activaciones. La media es 309'2, la mediana de 330 y el rango está definido entre las únicas 4 activaciones a misiones sanitarias que comunicó el helicóptero multipropósito de Murcia que hoy ya no realiza misiones medicalizadas y las 903 que recibió Sant Cugat que hoy se ubica en el hospital Parc Taulí de Sabadell.

## Activaciones a asistencias primarias

35 bases comunicaron 8513 activaciones a asistencias primarias. La media está en 243'2 y la mediana en 236. Rango entre las 821 de San Cugat y cero pues las bases de Ibiza, Valencia y Ceuta sólo realizan traslados interhospitalarios.

## Proporción de activaciones a primarios

De las 10824 activaciones reportadas por 35 bases, el 70% de media fueron para asistencias primarias. Alcanzando la proporción el 95% en las bases madrileñas, León, Toledo, Albacete y Sevilla.

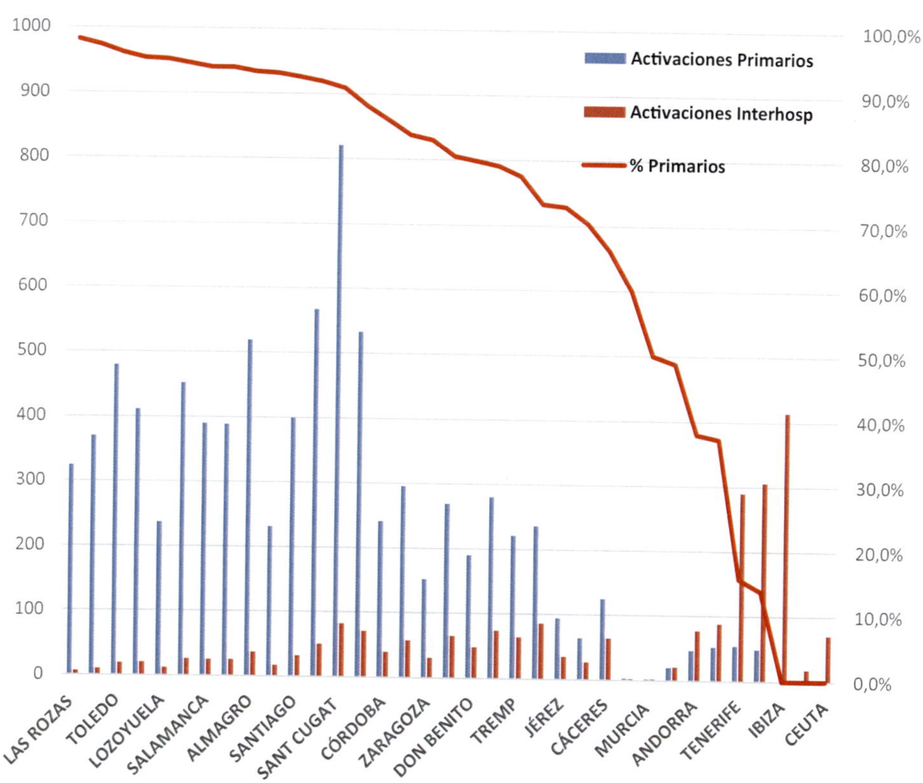


**Imagen 9.** *Activaciones a primarios, interhospitalarios y proporción.*

### Activaciones a traslados interhospitalarios

2311 activaciones fueron para traslados interhospitalarios. Una media de 66 por base y mediana de 37. El rango osciló entre las 414 demandas de traslado que recibió Ibiza y las 2 que recibieron en Santander o Murcia.

La imagen 9 nos muestra, ordenadas por la proporción de activaciones a primarios, el número de activaciones a primarios y secundarios de cada base.

### Pacientes transportados

Contabilizamos 7056 pacientes que fueron transportados en misiones HEMS primarias o interhospitalarias, con una media de 201'6 y mediana de 199 entre las 35 bases que aportaron este dato. Con un rango entre los 576 pacientes trasladados por San Cugat y los 2 de Murcia.

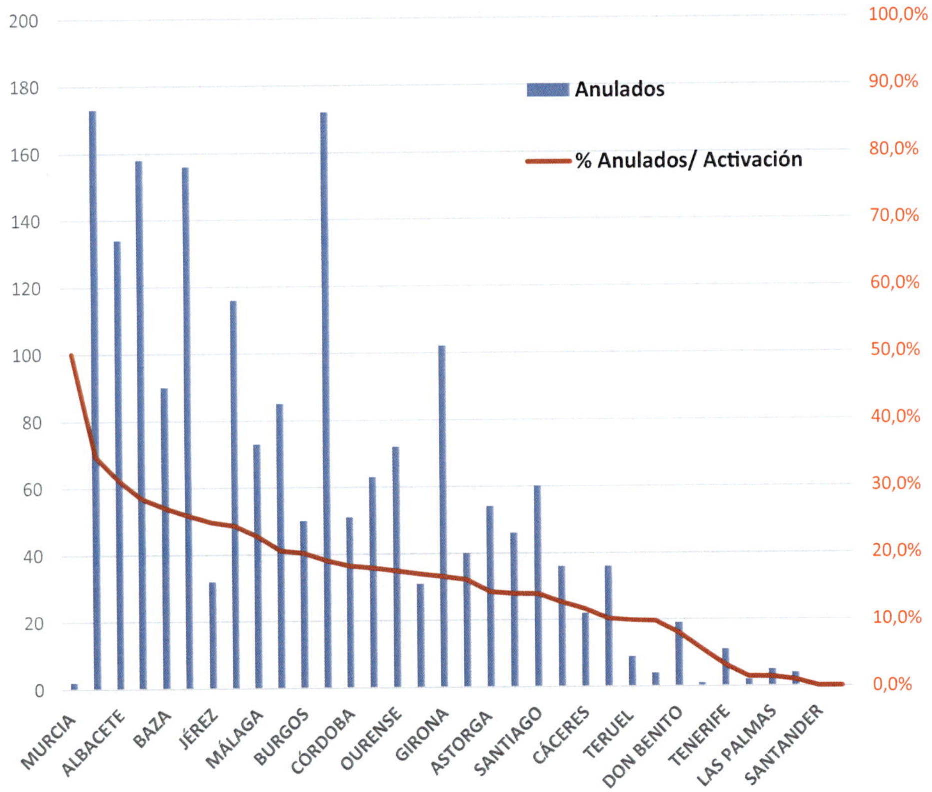


**Imagen 10.** *Total de cancelaciones y porcentaje de anulaciones por activación.*

## Anulaciones

34 bases comunicaron un total de 1909 cancelaciones de servicios en vuelo lo que arroja una media de 56 por base. La mediana fue de 34. Toledo con 173 fue la base que más cancelaciones recibió seguida de bases de gran actividad como San Cugat, Almagro o Cuenca. La mayor proporción de anulaciones por activación es 0'5 para Murcia que comunica 4 activaciones y 2 anulaciones seguidas de las bases castellano-manchegas y la de Baza. Santander y Ceuta no comunicaron ninguna cancelación de sus misiones HEMS en 2014. La imagen 10 nos muestra a continuación, ordenadas por el porcentaje de anulaciones por activación, el número de anulados que recibió cada base en 2014.

## BIBLIOGRAFÍA


1. Roudsari, B.S., Nathens, A.B., Arreola-Risa, C., Cameron, P., Civil, I., Grigoriou, G., Gruen, R.L., Koepsell, T.D., Lecky, F.E., Lefering, R.L., Liberman, M., Mock, C.N., Oestern, H.-J., Petridou, E., Schildhauer, T.A., Waydhas, C., Zargar, M., Rivara, F.P., 2007. Emergency Medical Service (EMS) systems in developed and developing countries. Injury 38, 1001–1013. doi:10.1016/j.injury.2007.04.008
2. Gallego España, FJ. Helitrasporte medicalizado: Situación actual en España y análisis de los últimos doce años de actividad en Andalucía. (Tesis Doctoral). Málaga: Publicaciones y divulgación científica, Universidad de Málaga; 2015.
3. Burillo-Putze, G., Duarte, I.H., Alvarez Fernandez, J.A., 2001. Helicopter emergency medical service in Spain. Air Med. J. 20: 21-23.
4. CAMTS, 2015. Accreditation Standards of the Commision on Accreditation of Medical Transport Systems. URL disponible en: https://www.camts.org/standards/
5. Ketelaars, R., Hoogerwerf, N., Scheffer, G.J., 2013. Prehospital chest ultrasound by a dutch helicopter emergency medical service. J. Emerg. Med. 44, 811–817. doi:10.1016/j.jemermed.2012.07.085
6. Darocha, T., Gałązkowski, R., Sobczyk, D., Żyła, Z., Drwiła, R., 2014. Point-of-care ultrasonography during rescue operations on board a Polish Medical Air Rescue helicopter. J. Ultrason. 14: 414-420. doi:10.15557/JoU.2014.0043
7. Schmid, M., Schüttler, J., Ey, K., Reichenbach, M., Trimmel, H., Mang, H., 2011. Equipment for pre-hospital airway management on Helicopter Emergency Medical System helicopters in central Europe. Acta Anaesthesiol. Scand. 55: 583-587. doi:10.1111/j.1399-6576.2011.02418.x
8. Ross, J., 2013. Benefits of continuous end-tidal capnography in the aeromedical environment. AirRescue Mag. 2.
9. Garrote, J.I., Aylagas, D., Gutiérrez, J.M., Sinisterra, J.A., Gowran, B.M., Medina, A., Díaz-Tendero, J., Gómez-Calcerrada, P., Crespo, R., 2015. Noninvasive Mechanical Ventilation in Helicopter Emergency Medical Services Saves Time and Oxygen and Improves Patient and Mission Safety: A Pilot Study. Air Med. J. 34: 218-222. doi:10.1016/j.amj.2015.02.008
10. Arcos González, P., Castro Delgado, R., Martín Reyes, R., 2014. La actividad asistencial de los Servicios de Emergencias Médicas en España. Emergencias 26: 13-18.

# 17. TRANSPORTE SANITARIO AÉREO. CASTILLA LA MANCHA

**Antonio Álvarez Rello**

Los helicópteros se han revelado como unos instrumentos de gran utilidad en las tareas de Transporte Sanitario y de Asistencia Sanitaria de Urgencia y Emergencia.

Esto es así debido a que son aparatos que pueden desplazarse por el aire, en línea recta, en la mayoría de los casos, a velocidades de unos 230 kilómetros por hora o más, en algunos casos y son capaces de despegar y aterrizar en muchos tipos de terrenos.

Estas condiciones son especialmente útiles en regiones extensas, con escasa densidad de población y orografía complicada, como puede ser Castilla La Mancha que es una región de 79.463 kilómetros cuadrados, una densidad de población de 25,96 habitantes por kilómetro cuadrados y a la que cruzan más de 1.200 kilómetros de autovías y autopistas.

Además, como en casi todas las regiones españolas, las zonas de montaña tiene unos accesos por carretera lentos y complicados lo que hace que las ambulancias, medio tradicional de transporte sanitario, tengas cronas de acceso muy por encima de lo deseable en la atención sanitaria a las urgencias y emergencias.

En general, se presentan tres tipos diferentes de terrenos, una zona central, con buenas comunicaciones por carretera y pocas dificultades orográficas, donde el tiempo de llegada por carretera es bueno a cualquier punto, una zona de montaña donde las comunicaciones por carretera son muy dificultosas por las dificultades orográficas y, por último, una zona mixta donde, por un lado, hay buenas comunicaciones terrestres, mientras que por otra las comunicaciones son especialmente malas.

En los siguientes *mapas* se puede observar la diferencia de tiempos de acceso por tierra desde un punto central a 30, 60, 90 y 120 min (en el caso de Albacete) representadas por los polígonos en colores rojos degradados, el terreno cubierto por un helicóptero de los habitualmente utilizados por los servicios de salud, en 30 min, representado por el círculo de línea negra.

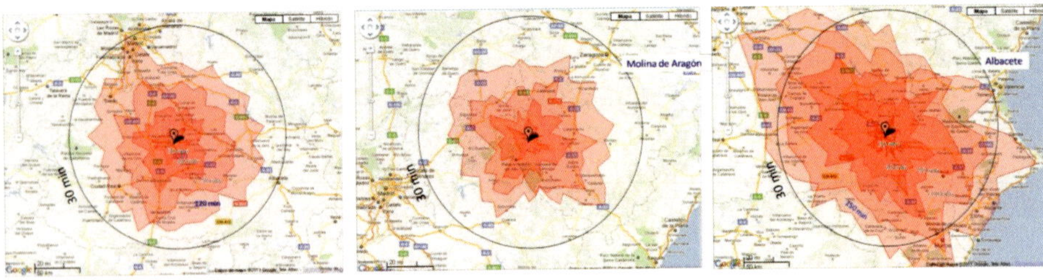


Pero, como todos los medios de locomoción, los helicópteros tienen unos condicionantes que limitan, o en algún caso pueden impedir, su operatividad.

El primero de ellos es que, aunque el helicóptero puede operar en una gran cantidad de tipos de terreno, estos deben reunir unas mínimas condiciones lo que, entre otras cosas, les impide llegar a la misma puerta de las casas o, para poder operar con seguridad en condiciones nocturnas o de baja visibilidad, una garantía de la inexistencia de obstáculos que puedan poner en riesgo la operación. Esto implica que se debe desarrollar una infraestructura terrestre que permita a los helicópteros desarrollar su operatividad de manera plena, manteniendo la máxima seguridad en sus operaciones.

Así, mientras que la infraestructura para la operatividad de los vehículos terrestres, como las ambulancias, se ha desarrollado espectacularmente en los últimos años con la construcción de miles de kilómetros de nuevas y mejores carreteras, gasolineras, etc., la infraestructura para la operación de los helicópteros es todavía muy muy escasa.

Otro condicionante importante lo supone la capacidad de trabajo dentro de los helicópteros, de manera que, aunque ya se han desarrollado helicópteros especialmente destinados al trabajo de transporte y emergencias sanitarias, todavía se continúan utilizando helicópteros que, aunque excelentes máquinas, no están capacitadas para este tipo de misiones, por lo que limita de manera ostensible la capacidad de actuación sanitaria dentro de ellos.

En los últimos años, fruto del auge que este tipo de aeronaves ha sufrido en su uso en la atención a la emergencias sanitarias, se está desarrollando una regulación, tanto a nivel europeo, como a nivel nacional que en aras del incremento de la seguridad en las operaciones está limitando, en ocasiones demasiado, la capacidad de operación de estas aeronaves, lo que podría llegar a hacer inviable su uso en la asistencia a las urgencias y emergencias sanitarias. Por ello, en estos últimos meses se están llevando a cabo múltiples negociaciones para llegar establecer las medidas que permitan desarrollar un equilibrio entre la máxima seguridad y la máxima operatividad como instrumentos de asistencia sanitaria de urgencia y emergencia.

Teniendo en cuenta todas estas circunstancias, y buscando conseguir que los helicópteros no fueran unos medios secundarios a los terrestres en la asistencia sanitaria urgente regional, se realizaron las siguientes actuaciones que nos permiten conseguir una gran operatividad, manteniendo un nivel de seguridad máximo, con un coste perfectamente asumible y dentro de lo habitual para este tipo de servicio sanitario.

*Poner en marcha:*

- 4 helicópteros sanitarios, 2 EC-135 T3, en horario de 12 horas, y 2 EC-145 T2 en horario H24, todos ellos completamente equipados como HEMS, con una tripulación de un comandante, un copiloto, un mecánico un médico y un enfermero, los H24 y Comandante, Médico y Enfermero, los H12.
- 4 bases para estos helicópteros en Albacete, Ciudad Real, Cuenca y Toledo, más una base operativa con repostaje en Guadalajara.
- Construcción de 15 helipuertos, en todos los hospitales de Castilla-La Mancha.
- Construcción de 225 helisuperficies rurales en todos los pequeños pueblos más alejados o con más dificultades del terreno.
- Balizar e iluminar todas los helipuertos y helisuperficies.
- Instalar, en cada uno de ellos, una estación meteorológica que, cada 10 minutos, envía los datos de la información meteorológica al centro OAS donde hay un meteorólogo las 24 horas del día.
- Puesta en marcha de un sistema de vuelo nocturno apoyado en gafas de visión nocturna, un centro de coordinación y unos dispositivos de gestión remota incorporados en todas los puntos de toma HEMS de manera que la iluminación puede ser encendida y apagada desde el Centro de Coordinación y con cámaras y megafonía bidireccional que permiten ver las condiciones reales online.

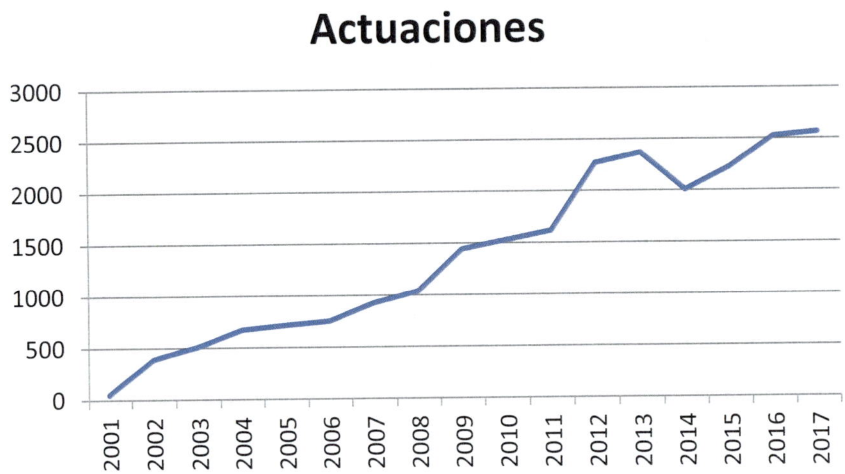


Por supuesto, todos las helisuperficies tienen una *ficha operativa* y toda esta información incluida la información meteorológica la llevan los pilotos a bordo en unos dispositivos tipo Tablet Pc, sujetos a un piernografo.

Esto nos ha permitido realizar más de 23.000 intervenciones, a finales de 2017, con un incremento de más del 5.500% desde el inicio, de las que el 93% son actuaciones primarias en el lugar de la urgencia y sin sufrir ningún incidente de seguridad.

# 18. MODELO HEMS EN CATALUÑA

**María Mercedes Val López y María Miguel Campodarbe**

*"Si usted tiene un problema en cualquier lugar del mundo, un avión puede volar sobre usted y lanzarle unas flores, sin embargo, un helicóptero puede aterrizar y salvar su vida"*

Igor Sikorsky

El Sistema Emergencias Médicas en Cataluña es una entidad pública dependiente adscrita al del Departament de Salut, tiene como objetivo social la atención integral a las urgencias y emergencias sanitarias, mediante la gestión de recursos personales, materiales y económicos necesarios para la prestación de la asistencia extrahospitalaria in situ y el trasporte asistido de pacientes críticos. La participación en la gestión de los sistemas de atención a la urgencia y emergencia a que, con una población de 7.496.276 habitantes repartidos en 32106,5 $Km^2$.

La primera base de HEMS en España fue la base de helicópteros sanitarios de Sant Cugat, que empezó su actividad en el año 1987. El primer helicóptero que operó fue un Augusta 204, posteriormente se actuó con un Alouette III y un Ecureuil AS-350. En el año 2000 se incorporó el modelo Bölkow bo 105 que brindó servicio hasta el 2005 y posteriormente se incorporó el EC-135. Actualmente en el nuevo concurso se opera EC-135-T3 y provuionalmente con en 145 T2.

Antes de la creación de la UMA los recursos aéreos eran coordinados desde el Centro Coordinador como el resto de recursos terrestres.

Como consecuencia de la nueva organización de la empresa, el 14 de marzo del 2012 se crea la unidad de Medios Aéreos (UMA) cuya finalidad es la de garantizar la coordinación de los recursos aéreos i de poder movilizar los equipos médicos y garantizando de esta manera una mayor brevedad en la asistencia a los pacientes así como mayor seguridad en la operación aeronáutica.

Mediante la UMA se reduce notablemente el tiempo de respuesta en esos puntos del territorio donde se presentan dificultades para llegar por vía terrestre. Las zonas de difícil acceso, zonas de montaña, núcleos de población diseminados, etc., son tributarios para la adjudicación de este tipo de recurso.

Hasta ese momento, la activación de los helicópteros medicalizados dependía de las centrales de coordinación que el SEM tiene en Reus y en Hospitalet de Llobregat. El criterio de activación se tomaba en función de la isócrona, es decir, del tiempo de respuesta según la localización del incidente y de la disponibilidad, o no, de un recurso terrestre.

El SEM apostó por la optimización de los recursos aéreos disponibles con la centralización de su servicio de activación, creando una mesa de coordinación de vuelo específica y especializada en la gestión de recursos aéreos en la central de Hospitalet de Llobregat. La finalidad era tener una visión global y ofrecer una atención más eficiente, poniendo en práctica un nuevo modelo: la Gestión Dinámica de los Recursos (GDR), una nueva operativa desplegada en toda la organización. El objetivo de la GDR es la optimización y la búsqueda de la eficiencia en la coordinación, basada en la comunicación directa y a tiempo real durante toda la operativa de vuelo y la intervención con los equipos que se activan desde la Central de Coordinación Sanitaria. De esta manera, se obtiene una visión global de toda la actividad y se gestionan de manera más eficiente y eficaz, las prioridades, mediante el seguimiento cronológico y operativo de los recursos. El resultado es la reordenación de las unidades activadas en función del entorno cambiante en tiempo real, así como la gestión dinámica de esperas y la movilización preventiva para no dejar territorios sin recursos.

La UMA está compuesta por 4 equipos aéreos formados por 4 tripulantes; comandante, copiloto, médico y enfermero, con un total de 18 pilotos entre comandantes y copilotos 29 médicos y 25 Enfermeros los helicópteros en actualidad son operados por la compañía Habock ganadora del concurso público.

Los profesionales que componen la mesa de vuelo son 5 coordinadores de vuelo (Enfermeros) y 5 Auxiliares de Coordinación (Técnicos en Emergencias). El total de profesionales trabajan en equipo, de forma multidisciplinar, ocupándose de la gestión de los medios aéreos desde su activación, movilización y asistencia, hasta el traslado del paciente al hospital oportuno. Todo profesional que forma parte del equipo aéreo del SEM tiene una formación como tripulante HEMS (Helicopter Emergency Medical Service) y está habilitado por aviación civil por la compañía operadora. En el caso de los profesionales de la mesa de coordinación, es requisito disponer de la titulación de Flight Dispatcher, despachador de vuelo que les capacita para ejercer sus competencias.

El modelo que en la actualidad opera en los vuelos médicos de SEM dispone de 4 *helicópteros EC135–T3 biturbina*, ubicados estratégicamente en las 4 provincias del territorio catalán, la situación de las bases a nivel territorial son:

- *Barcelona,* en el Hospital Parc Taulí de Sabadell.
- *Girona,* en el Hospital Universitario Doctor Josep Trueta.
- *Lleida,* en el Hospital Comarcal del Pallars en Tremp.
- *Tarragona,* en la base del SEM de Mòra d'Ebre.

**Objetivo**

Estandarizar la metodología de activación i seguimiento de los helicópteros sanitarios para poder enviar un equipo médico per la vía más rápida per poder asistir al paciente *in situ* y trasladarlo al hospital más adecuado.

La mesa de coordinación específica de la UMA garantiza la seguridad del servicio desde el momento de la activación hasta la finalización del mismo, proporcionando cualquier tipo de dato (dirección, coordenadas UTM exactas, climatología, etc.) que sirva de ayuda a la tripulación. Así mismo informa a los cuerpos de emergencias.

Tanto a policía local, como Mossos d'Esquadra y Bomberos de la Generalitat de Catalunya, del punto de asistencia para que éstos aseguren y señalicen la zona de aterrizaje del helicóptero. Los criterios de activación de un helicóptero son exhaustivos.

Se contempla su activación por las siguientes *causas:*

- Cuando el tiempo de llegada de una unidad terrestre se prevé superior al de un helicóptero, y el estado del paciente sea grave, muy grave o crítico.
- Cuando por causas orográficas o meteorológicas haya un difícil acceso al lugar del incidente.
- Accidentes de tráfico que bloqueen el acceso al propio incidente sin posibilidad de llegar por vía terrestre.
- En caso de activación de Código Infarto Agudo de Miocardio (IAM).
- En caso de pacientes traumáticos graves o con lesión medular.
- En caso de incidentes de múltiples víctimas.

Para una óptima gestión de los recursos, la mesa de coordinación de la UMA evita la triangulación y los empty legs (vuelos de vuelta vacíos). Se asigna el recurso aéreo en función de la proximidad del helicóptero medicalizado al incidente y se tiene en cuenta el hospital de destino (según la orientación diagnóstica del afectado) y el tiempo total de ocupación del helicóptero. La operativa de la UMA permite recibir servicios siempre que el equipo esté en activo, es decir, la tripulación asistencial puede cambiar de objetivo y socorrer a un tercero, tanto cuando se dirija hacia un incidente como cuando esté regresando de él, sin necesidad de volver a la base.

La comunicación entre la mesa de coordinación y los helicópteros se hace mediante una emisora independiente al resto de las asistencias terrestres. Es de gran utilidad puesto que todos los helicópteros pueden comunicarse entre ellos y informar de su estado en un canal exclusivo.

Desde la mesa de vuelo se garantiza la agilidad y seguridad se ha ganado en agilidad y seguridad, gestionando el incidente de una manera global, desde el minuto cero. También se ha ganado un mayor control en el seguimiento y la activación de los recursos, estableciendo un criterio unificado y estandarizado.

La UMA activa los helicópteros medicalizados tanto en servicios primarios, primarios diferidos como secundarios y secundarios pediátricos, el resultado de este cambio en la activación y la coordinación de los recursos ha sido exponencial.

Aunque la versatilidad de los *helicópteros* permite que puedan aterrizar en cualquier lugar que tenga unas dimensiones suficientes, cosa que pueden realizar siempre en caso de emergencia o con la autorización de la propiedad si se realizan otro tipo de vuelos, la tendencia de los últimos años ha ido hacia la progresiva certificación de estas instalaciones aeronáuticas para poder operar sin restricciones en número de vuelos y garantizando unas zonas libres de obstáculos para estas aeronaves.

Durante los primeros años de la nuera restructuración de los medios aéreos en Cataluña, dio lugar a un aumento de las intervenciones globales pudiendo atender más patologías tiempo dependientes (activación códigos IAM/ICTUS) así como en más actuaciones traumáticas como consecuencia de los accidentes de tráfico.

La disminución de las horas de vuelo, es la consecuencia de la gestión eficiente y eficaz que realiza el personal de coordinación de la mesa de vuelo, esto se consigue ajustando los servicios de cada base HEMS a las isócronas establecidas para evitar largos desplazamientos y evitar la triangulación de los recursos aéreos.

1. Cómo queda reflejado en las siguientes gráficas de actividad.

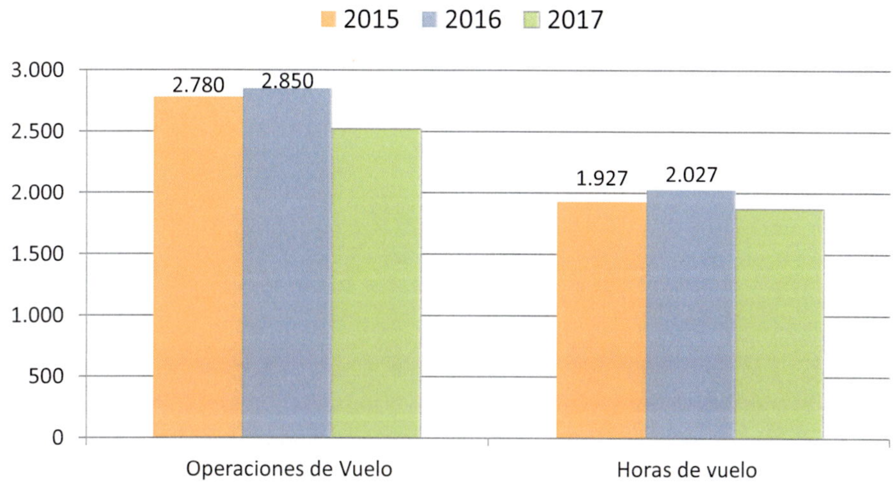


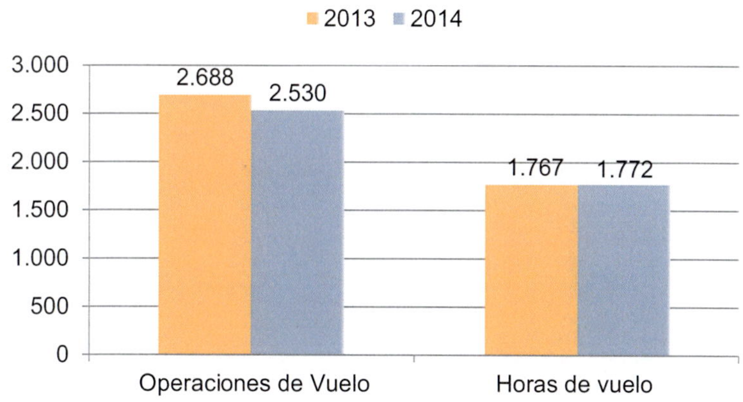

2. Patologías atendidas.

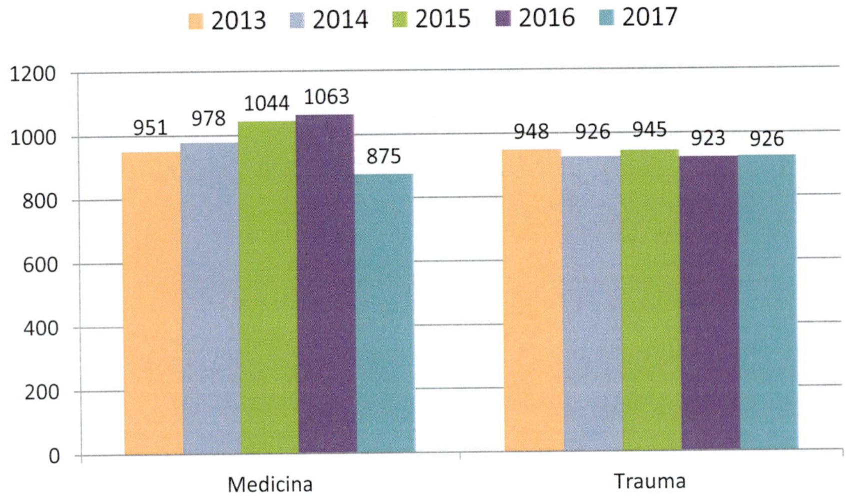


3. Traslados interhospitalarios.

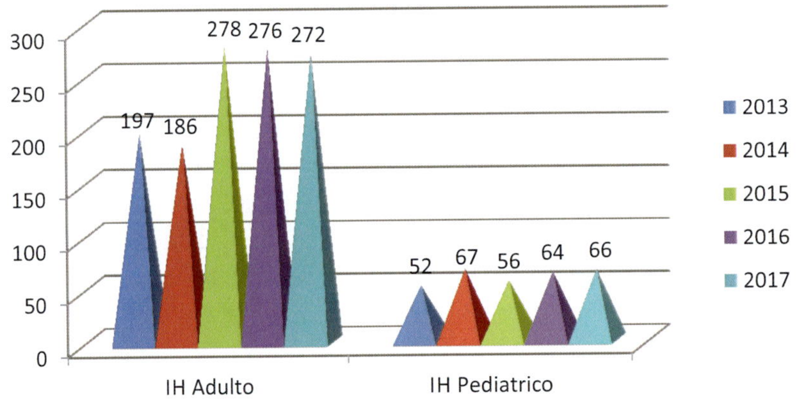


Al cierre de este capítulo, estamos elaborando la puesta en marcha del vuelo nocturno.

## BIBLIOGRAFÍA


- Roig Mulero, A. Ferrandiz, S. De SCEM a SEM. 25 anys d'història de l'emergència extrahospitalària a Catalunya. Sistema d'Emergències Mèdiques SA. 2010.
- Generalitat de Catalunya, Departament de Salut, memoria 2017.
- Generalitat de Catalunya, Departament de Salut, memoria 2016.
- Generalitat de Catalunya, Departament de Salut, memoria 2015.
- Generalitat de Catalunya, Departament de Salut, memoria 2014.
- Generalitat de Catalunya, Departament de Salut, memoria 2013.
- Generalitat de Catalunya, Departament de Salut, memoria 2012.

# OPERACIONES SANITARIAS

# 19. OPERACIÓN DIURNA HEMS

**Irina Arbiol Argemí y Santi Fuster Foz**

## INTRODUCCIÓN

La operación HEMS diurna es actualmente la más extendida y por tanto nos detendremos especialmente en comentar sus características.

Pese a las muchas ventajas de la operación HEMS, no puede obviarse que la utilización de helicópteros está sujeta a determinados condicionantes que hacen que un sistema de asistencia sanitaria no pueda basarse de manera exclusiva en el HEMS. Pese a ello, a lo largo de los años de actividad, se ha dado una evolución que ha ido colocando este servicio en el lugar que le corresponde.

En una fase inicial, la operación HEMS se centraba y casi limitaba en el transporte secundario, es decir, se consideraba y gestionaba este recurso como un medio para trasladar pacientes de manera rápida desde hospitales o centros de salud con recursos asistenciales limitados, a centros hospitalarios donde los pacientes pudieran recibir un tratamiento adecuado.

Más tarde, empezó a extenderse un criterio más abierto, con la posibilidad de llevar el recurso aéreo hasta el propio lugar del accidente o donde se encontrase el paciente que debía ser trasladado, normalmente una vez que éste hubiera sido valorado por personal asistencial más o menos especializado (primario diferido). En todo caso, el uso del helicóptero seguía considerándose sólo en casos especiales, como lugares de difícil acceso o imposibilidad de cubrir el servicio con medios terrestres.

Actualmente, en los sistemas de emergencia más avanzados, se considera el recurso HEMS como una unidad más de Soporte Vital Avanzado, con ciertas ventajas y capacidades que van mucho más allá de ser un mero vehículo de transporte rápido. Se utilizan unidades medicalizadas equipadas como una UCI móvil y se gestionan de una manera abierta, de tal manera que sin dejar de ser una opción ante determinados transportes secundarios o bien una solución para poder mantener recursos terrestres más lentos en su zona asumiendo el traslado de primarios diferidos, se optimiza su uso desde la consideración de la posibilidad de llevar hasta el paciente un equipo médico especializado y equipado adecuadamente para poder asumir cualquier emergencia médica de manera autónoma, independientemente de su ubicación (primarios puros); es decir, se prima la capacidad de llevar la asistencia, posibilidad de estabilización y/o *triage* hasta el lugar del incidente por encima del transporte, que sigue siendo una opción, pero ya no la razón de ser del recurso.

De lo dicho hasta ahora cabe resumir por tanto que el HEMS no es un recurso de transporte rápido "y ya está".

Que, si bien no se dispone de material especial ni de preparación específica para asumir rescates y/o extracciones en rescate vertical, cuevas o accidentes acuáticos, puesto que hablamos de HEMS y no de rescate, no por no poder hacer una extracción sin ayuda, se renuncia a la prestación de asistencia rápida *in situ* en coordinación con otros intervinientes.

El HEMS debe ser considerado como un recurso con capacidad para dar asistencia propia de una Unidad de Soporte Vital Avanzado, con personal especializado, entrenado y equipado para poder ser autosuficiente en diversos ambientes y para ser capaces de asumir, sin ayuda, la asistencia, la movilización y el traslado de los pacientes; capaz de iniciar el tratamiento y la estabilización in *situ* o de asumir el *triage* en caso de incidentes de múltiples víctimas y si es procedente, de llevar a cabo el traslado de manera rápida y eficiente.

## PERSONAL OPERATIVO

Para poder cumplir con esas funciones, hemos de considerar la tripulación HEMS como un solo equipo multidisciplinar con una única misión, intentando dar cumplimiento al mandato legal sobre la inmediatez en la asistencia sanitaria urgente en cualquier lugar del territorio al que da servicio, en especial supliendo y complementando los recursos terrestres cuando se hace necesario. Todo ello, de una manera eficiente y segura.

La formación y el entrenamiento continuado son elementos esenciales para alcanzar con éxito los objetivos encomendados al servicio HEMS.

Cuando se aúnan la seguridad y la profesionalidad se pude operar con tripulaciones muy completas formadas por un piloto comandante y un copiloto o

Tripulante Técnico HEMS especializados en la operación sanitaria y un médico/a especialista, junto con un enfermero/a también especializado y con experiencia contrastada en paciente crítico y/o atención extra hospitalaria más una sólida formación aeronáutica.

Además, si los pilotos están formados cómo técnicos en transporte sanitario o en emergencias sanitarias, ello permite aumentar la calidad de los cuidados y del transporte, dar respuesta con mayor rapidez y a la vez aumentar la sensación de equipo; también serán capaces de adaptar el vuelo a los requerimientos de cada caso en función de la fisiopatología del transporte aéreo.

El equipo médico debe estar bien familiarizado con los aspectos aeronáuticos ya que su ámbito de trabajo se enmarca en la operación HEMS; habitualmente el personal dispone de algún curso de formación HEMS y debe ser reentrenado y verificado periódicamente en aspectos aeronáuticos para redundar en la seguridad de la operación.

El helicóptero es muy versátil y puede llegar a sitios complicados para llevar la ayuda necesaria; esto hace que los profesionales sanitarios deban ser flexibles en cuanto a conocimientos y capacidades para lograr una sinergia con el recurso.

Una de las cualidades más importantes que debe desarrollar la tripulación es la toma de decisiones, tanto desde el punto de vista médico, que puede afectar el devenir del paciente, cómo aeronáutico; decidir a qué altitud máxima conviene volar, a que hospital se va a derivar, si el paciente se beneficia realmente de un traslado en helicóptero, si la suma de los *transfers* no implica más tiempo de traslado aunque sea por aire, o cualquier otra decisión que se deba ponderar antes de asumir un traslado en helicóptero.

Vale la pena destacar también la formación de todo el personal externo que pueda estar implicado en las operaciones HEMS; es muy importante llevar a cabo una labor de divulgación entre policías, bomberos, personal de protección civil, celadores… en fin, todo el personal que pueda verse involucrado en la operación y de cuyo buen criterio pueda depender en mayor o menor medida la seguridad de ésta. Ello redundará sin duda en un mejor conocimiento e integración entre todos los actores y por tanto en una mejora notable en la eficiencia durante los servicios.

## ATENCIÓN SANITARIA

La atención sanitaria del paciente en el medio HEMS tiene unas características específicas, tanto por el medio de transporte cómo por la tipología de los servicios.

Hay que tener presente el hecho de que el helicóptero es un recurso caro y escaso. Cada territorio asumirá la disponibilidad de este recurso dentro de sus posibilidades, porque como hemos visto su eficiencia y efectividad está altamente contrastada.

Disponer de servicios HEMS, ofrece al usuario recursos de gran nivel asistencial aun viviendo a grandes distancias de los centros hospitalarios de referencia y permite la cobertura de grandes áreas de territorio en un tiempo relativamente corto.

La efectividad de la asistencia y del traslado HEMS es indiscutible cuando da respuesta a isócronas menores de veinte minutos.

Además, no debemos olvidar que la variada orografía de cada territorio puede hacerlo aún más imprescindible, permitiendo así dar respuesta a gran variedad de servicios, sumando que la población se desplaza a determinadas zonas del territorio dependiendo de la época del año para practicar sus deportes favoritos o para disfrutar de su tiempo libre; tener un recurso móvil, versátil, con alta tecnificación por parte del personal y con capacidad de dar respuesta a todo tipo de servicios sanitarios es altamente recomendable.

Todas estas características y la variabilidad de misiones implican que el equipo de profesionales que trabajan en este medio debe estar debidamente entrenado y formado para dar una respuesta adecuada. También es esencial un perfil personal adecuado para ser capaces de asumir las condiciones de trabajo específicas de los servicios HEMS.

## CRITERIOS DE ACTIVACIÓN

Antes de adentrarnos en la explicación de lo que sería un servicio típico HEMS diurno, hay que hacer mención de la importancia de una buena coordinación como base de una operación segura y eficiente. Aunque la coordinación HEMS merece capítulo aparte, vale la pena destacar algunos aspectos relevantes acerca de la coordinación específica para la operación HEMS diurna.

De entrada, es imprescindible contar con personal especializado, adecuadamente formado como despachador de vuelos HEMS y con un perfil personal y profesional que permita que pueda ser un interlocutor único y dentro de lo posible, plenipotenciario en todas las fases del servicio.

El Centro de despacho HEMS debe controlar en todo momento los vuelos, registrando tiempos, gestionando información meteorológica, adecuación y seguridad en los puntos de toma; debe llevar a cabo la coordinación con otros equipos de emergencia y con los recursos que deben dan apoyo al helicóptero y su tripulación; debe controlar la simultaneidad en las operaciones, optimizando recursos, tiempo de vuelo y helisuperfícies; debe mantener informadas a las tripulaciones de todo lo referente a la operación. En definitiva, de la eficacia de este centro de coordinación y de sus profesionales, depende en gran medida la eficiencia y la seguridad de la operación HEMS.

Los criterios de activación del helicóptero están bien definidos en los protocolos establecidos por el centro de despacho HEMS y será a su criterio y bajo el seguimiento de los procedimientos establecidos cuando se activará el recurso, siendo habitual en incidentes o estados patológicos graves para los que se requiera la presencia de una unidad de soporte vital avanzado y que la isócrona de otros recursos con médico sea mayor, porque éstos están ocupados o porque se requieran más recursos.

El helicóptero debe dar una respuesta rápida y por eso acerca a los profesionales lo máximo posible al punto del incidente, cosa que permite dar asistencia urgente a patologías médicas y traumáticas de cualquier índole y en cualquier lugar siendo un recurso útil y eficiente ante las patologías lugar-dependientes.

Las patologías tiempo-dependientes representan también un criterio claro de activación del recurso HEMS, ya que en esos casos no hay duda de que el paciente debe recibir un tratamiento específico dentro de una ventana de tiempo determinada para mejorar su supervivencia y reducir las secuelas, manteniendo la máxima calidad de vida.

A veces con el fin de dar una atención con rapidez se lanza el recurso y a posteriori, cuando se recaba más información puede que sea anulado debido a que resulta desproporcionado ante la entidad real de la situación y con un recurso inferior ya se pude atender a las víctimas o bien porque otro recurso ha llegado con anterioridad y se hace cargo de la situación, asumiendo que el helicóptero no podría aportar mayor eficacia ni rapidez.

Se intenta desde el centro de despacho HEMS no generar traslados secundarios y por ese motivo se coordina de forma eficiente el destino definitivo de pacientes. Cuando los tiempos de traslado son largos, incómodos o más lesivos por carretera, se prioriza el traslado en helicóptero.

Los servicios desde el punto de vista de la activación se distribuyen en tres grandes *grupos:*

- *Servicios primarios:* cuando el equipo sanitario da la primera asistencia médica al afectado.

- *Servicios primarios diferidos:* cuando el paciente ya ha recibido una primera asistencia por parte de un equipo médico, pero falta acabar de estabilizar al paciente y/o trasladarlo.
- *Servicio secundario:* traslado de un paciente desde un centro sanitario de menor nivel a uno de categoría superior para poder recibir los cuidados definitivos.

La especialización y optimización de este recurso puede llegar a ejemplos como es el caso del servicio HEMS de Cataluña y más concretamente en el helicóptero ubicado en la provincia de Barcelona, que cuenta con un criterio específico de activación ya que realiza traslados secundarios pediátricos con un equipo de médicos y enfermeros pediatras convenientemente habilitados, pudiéndose incluso modificar el kit sanitario del helicóptero para substituir la camilla por una incubadora de transporte, dotando así al recurso de alta tecnificación, como se ha comentado anteriormente.

La meteorología también juega un papel importante en la activación del helicóptero, ya que en determinadas circunstancias muy concretas no se pude volar por seguridad operacional y el personal del centro de despacho HEMS está debidamente formado para conocer la situación y las condiciones en que existen estas limitaciones; en todo caso, siempre es recomendable que se consulte a los pilotos de guardia porque la meteorología local puede ser muy variable y quizá sea posible realizar el servicio.

## ESPECIFICIDAD DE LA OPERACIÓN HEMS

Una persona asistida por un helicóptero sanitario será sometida a una serie de técnicas, algunas comunes en cualquier asistencia médica y otras más invasivas o menos conservadoras por el mero hecho de ser trasladado volando; no hay que olvidar que ningún traslado es inocuo y en helicóptero tampoco, aunque sus características lo convierten en un recurso muy adecuado para la mayoría de los pacientes. Frente a actitudes que se entienden conservadoras en pacientes hospitalizados, deberemos minimizar la posibilidad de complicaciones en vuelo y eso hará que podamos ser más agresivos terapéuticamente hablando, o que no podamos ofrecer siempre la opción más conservadora.

Nuestros pacientes en general están hemodinámicamente inestables y graves, y no por eso demoraremos la atención esperando una estabilidad inalcanzable, pero nos anticiparemos a todas las complicaciones posibles realizando técnicas de soporte vital avanzado e iniciando todos los tratamientos necesarios para tener un traslado seguro.

Durante la asistencia sanitaria al afectado le ofreceremos todas las opciones terapéuticas posibles, y procederemos de forma ordenada, recayendo el liderazgo en los diferentes miembros de la tripulación, dependiendo del momento de la asistencia.

Una vez estabilizado el paciente será el momento de transferirlo al helicóptero y es a partir de aquí cuando es muy importante conocer los efectos de la fisiopatología del transporte aéreo ya que vamos a someter a un paciente normalmente inestable a una serie de condicionantes por el mero hecho de volar.

La fisiopatología del transporte sanitario merece un capítulo aparte, pero es importante que los profesionales del medio HEMS estén familiarizados con sus efectos, ya que en determinadas circunstancias se deberán aplicar tratamientos específicos para evitar complicaciones; deben estar entrenados para reconocer aquellas situaciones que se producen por el hecho de hacer el traslado por aire y saber solventarlas en vuelo o anticiparse para que no aparezcan.

En el momento del traslado, es cuando la situación del paciente se hace más relevante aún y es necesaria una puesta en común con los pilotos; debe darse un aumento de la conciencia situacional de toda la tripulación para saber si se debe adaptar el vuelo a la situación vital de la víctima. Este punto ejemplifica claramente la importancia de tener una tripulación bien entrenada y cohesionada para realizar una operación HEMS óptima, segura y eficiente.

Otra cuestión relevante es la necesidad de contar con unas infraestructuras heliportuarias que permitan sacar el máximo partido al HEMS. En ese sentido, hay grandes diferencias entre unas comunidades autónomas y otras. Lo deseable sería contar con helipuertos homologados y certificados en todos los hospitales, tanto de tercer nivel como comarcales, ambos posibles emisores de secundarios y receptores de primarios y secundarios; en condiciones ideales, en los casos en que estas infraestructuras estuvieran integradas en el propio hospital, se haría innecesario el apoyo de recursos terrestres para el *transfer* de los pacientes. También es esencial poder contar con una amplia red de helisuperficies o al menos heli-stops o puntos de operación HEMS seguros repartida por todo el territorio, en especial en las proximidades de los centros de atención primaria, para poder dar así servicio a dichos centros y también ser utilizados en los servicios primarios diferidos.

## SECUENCIA DE ACTUACIÓN EN UN SERVICIO HEMS DIURNO

### Fase previa

Todo servicio HEMS va precedido siempre por un *briefing*. Se lleva a cabo normalmente al inicio de la guardia y debe constar como mínimo de los siguientes *puntos:*

- Estado, limitaciones y procedimientos del helicóptero y de los equipos instalados o transportados a bordo.
- Material a bordo del helicóptero, presentación de la *check list* diaria.
- Meteorología presente y previsión.
- Planeamiento de la misión y posibles incidencias.
- Peso y centrado del helicóptero en las condiciones de ese día en concreto.
- Otros asuntos de interés.

El *briefing* es esencial para promover una correcta conciencia situacional por parte de todos los integrantes del equipo HEMS. Se trata de una puesta en común de todos los aspectos relacionados con la operación y sirve también para estrechar lazos y crear un buen ambiente, fomentando asimismo el trabajo en equipo.

### Activación

- Se recibe una llamada de la central con el tipo de servicio y el municipio.
- Los tripulantes se dirigen al helicóptero asegurándose de que todo el material está a bordo (uso de *check list* de comprobación).
- Se inicia el arranque. Todos los tripulantes colaboran en la seguridad del entorno.
- Durante el arranque se solicita información sobre ubicación del servicio, con coordenadas y otros datos de localización; también información sobre el paciente y otros recursos.

### Vuelo

- Se procede a despegar con todo el personal pendiente de la seguridad exterior "listo, libre y mirando fuera" (o el *Standard Call Out* que esté acordado en el *Standard Operating Procedure*).
- Durante el vuelo, todo el personal sigue atento a posibles peligros potenciales "línea", "tráfico", "pájaro" y su ubicación, si procede. Importancia del conocimiento del espacio aéreo por parte de todos.

- Avisar si se produce o va a producirse cualquier ruido que pueda ser interpretado por la tripulación de vuelo como una anomalía o incidente.
- Si es necesario se recaba más información sobre situación, meteorología, recursos presentes u otros.

### Llegada al lugar

- Se efectúa el reconocimiento previo de la zona, durante el cual el piloto a los mandos verbaliza la situación y posibles peligros potenciales; todos participan y complementan la información.
- Durante la aproximación, cada uno de los tripulantes se ocupa de su sector de observación y controla y avisa de cualquier eventualidad o peligro.
- Siempre que es posible se evita aterrizar en vías de circulación o donde pueda afectar a la llegada o salida de otros recursos. También donde puedan ocasionarse daños.
- Debe ser un lugar accesible para la llegada de la camilla. Esto hace referencia al lugar de toma definitivo, si bien en el desembarque del personal asistencial puede primar la proximidad al incidente.
- Con el helicóptero en tierra todos menos el piloto a los mandos, salen y dan seguridad alrededor del helicóptero hasta que el copiloto (o TTHEMS) pueda asumirla por sí solo.

### Intervención

- Con la seguridad garantizada, el equipo médico se dirige hacia el siniestro con el equipamiento que se considere oportuno. En cuanto sea posible, uno de los pilotos (o el TTHEMS) se incorporará al equipo asistencial con el material adicional que sea necesario.
- Durante la asistencia, médico y enfermero se ocuparán fundamentalmente del paciente, recayendo en el tripulante de vuelo (o TTHEMS) presente el resto de las tareas, tales como coordinación con otros recursos presentes, interlocución con responsables y personal, preparación de la movilización y transporte, recogida de datos (filiación, vehículo, aseguradora).

### Carga del paciente y arranque

- Una vez en las inmediaciones del helicóptero, el enfermero recibe al paciente desde la cabina asistencial. Uno de los pilotos (o TTHEMS) coge la camilla por el lado superior, costado izquierdo y el otro por la parte inferior, costado derecho, asignando a otro personal presente el resto de las posiciones, hasta un máximo de seis. El médico se ocupa de asegurar la vía aérea y/o todo el material y equipamiento que se esté utilizando en el paciente.

- Se carga la camilla y se aparta a todo el personal ajeno a la tripulación y mientras el piloto prepara el arranque, el resto de los tripulantes da seguridad en función de la necesidad de cuidados que tenga el paciente.
- Antes del arranque, *briefing* previo para fomentar la conciencia situacional y poder adaptar el vuelo al estado patológico del paciente si es necesario y tener previstas posibles contingencias.

**Despegue y vuelo de regreso**

- Con el helicóptero en marcha y a punto para despegar, todos "listo, libre y mirando fuera".
- Una vez en vuelo, el personal asistencial vuelve a centrar su atención en el paciente.
- Tanto el paciente como el equipamiento médico deben ir siempre asegurados y correctamente estibados.
- Se puede aprovechar el vuelo para acabar de cumplimentar el informe médico.
- Avisar de cualquier cambio significativo en el estado del paciente, conexiones de equipos eléctricos y aplicar SOP correspondientes si procede.
- Durante el vuelo, todo el personal sigue atento a posibles peligros potenciales "línea", "tráfico", "pájaro" y su ubicación, si procede y si lo permite la asistencia al paciente.
- Durante la aproximación, cada uno de los tripulantes se ocupa de su sector de observación y controla y avisa de cualquier eventualidad o peligro.
- Con el helicóptero en tierra, en función del estado del paciente, uno o dos tripulantes dan seguridad alrededor del helicóptero.

**Descarga del paciente**

- En principio se hace siempre con motores y rotor parados (en determinados modelos, puede estar indicado hacerlo a ralentí, siempre con la seguridad garantizada).
- La colocación del personal es similar al caso de la carga del paciente, pudiendo variar en función de si se hace con porta camillas o camilla de

ambulancia y de si se usa o no la camilla del propio helicóptero para el transporte.
- En todo caso, la tripulación del helicóptero siempre vela por la seguridad alrededor del mismo.

**Llegada a base**

- Aplicación de las mismas medidas de seguridad que en el resto de los tramos.
- Repostaje del helicóptero, revisión post vuelo, repostaje de fungibles y gases medicinales, puesta en carga de aparataje, si procede.
- En caso necesario, aplicar protocolo de desinfección.
- *Debriefing.*

Este *debriefing* es una reunión que se lleva a cabo una vez finalizada la misión y con el helicóptero de nuevo operativo.

Tiene como objetivo detectar los fallos cometidos para poder solucionarlos, mejorando la coordinación, promoviendo al mismo tiempo el sentimiento de tripulación (trabajo en equipo)

Un buen *debriefing* puede ser la parte más importante del servicio; un momento en el que todas las acciones pueden ser comentadas sin la presión del vuelo, destacando las acciones positivas y revisando los posibles errores con vistas a evitar su repetición.

Se debe seguir una cronología de la misión, deteniéndose en las cuestiones que puedan ser relevantes, confrontando los hechos reales con la planificación previa y estudiando los posibles desvíos respecto a los procedimientos estandarizados.

Debe ser específico, objetivo, aprovechable, constructivo, involucrando a toda la tripulación, debiendo estar presentes todos los que han participado en la misión y sin la presencia de nadie que no haya estado, para garantizar el buen curso y aprovechamiento del *debriefing*, mediante el uso de la crítica constructiva con la participación de todos.

# 20. TRANSPORTE AÉREO SANITARIO NOCTURNO EN HELICÓPTERO Y SU GESTIÓN DESDE EL CENTRO COORDINADOR DE URGENCIAS

**Carlos de la Cruz Caravaca**

Hace ya años que el ocaso solar dejó de ser una barrera para la utilización de los helicópteros sanitarios (HEMS). A pesar de ello, todavía el porcentaje de HEMS H-24 (que operan día y noche) es muy reducido, probablemente por el desconocimiento de los medios actuales y de las operaciones nocturnas, por falta de infraestructura nocturna y también por razones presupuestarias. Sin embargo la utilización de estos medios en horario nocturno, además de una mejora notable en la capacidad asistencial de los recursos sanitarios para atender urgencias y emergencias, supone un mejor aprovechamiento de los medios y del personal disponible durante el día.

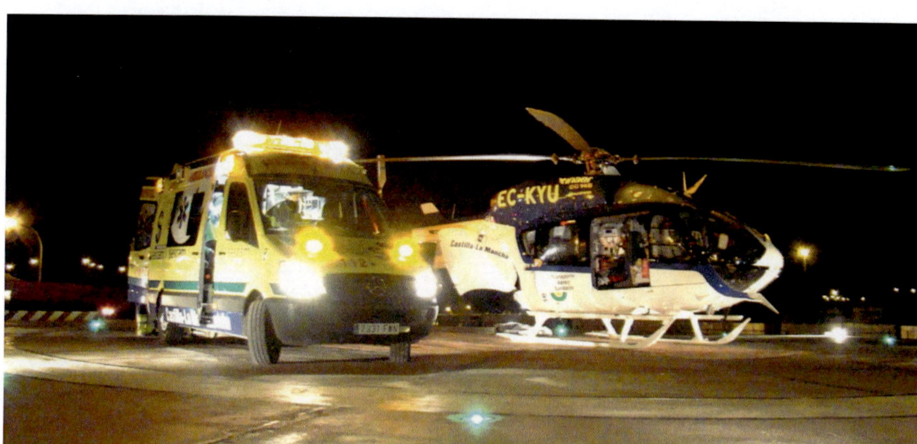

Actualmente, solo los países más avanzados cuentan con helicópteros sanitarios con capacidad nocturna. En España los primeros servicios HEMS nocturnos se establecieron en las Islas Canarias y Baleares (recientemente se ha incorporado Ceuta) dedicados fundamentalmente a transporte interhospitalario de pacientes (secundario). En 2006 comenzó en Castilla-La Mancha un servicio HEMS nocturno realmente pionero, con una operación bien diseñada, con helicópteros avanzados preparados para el vuelo nocturno y un apoyo de infraestructura que permite no solo la realización de transporte secundario sino también primario y primario diferido en colaboración con otros recursos sanitarios terrestres. Es actualmente la única operación de helicópteros autorizada por la autoridad aeronáutica para el uso de gafas de visión nocturna y un referente en Europa en cuanto a la infraestructura nocturna desarrollada. Todos estos servicios HEMS nocturnos han continuado desde su creación y han ido incrementando año tras año el número de asistencias médicas realizadas, lo que demuestra la eficacia de este servicio.

Aunque el diseño de cada operación HEMS nocturna puede diferir atendiendo al entorno (dispersión geográfica de la población, característica meteorológicas de la zona), a los recursos sanitarios disponibles (UVIS, ubicación de hospitales, bases de operación), deben considerarse los siguientes *requisitos* para que la operación HEMS nocturna sea eficaz y segura:

- Helicópteros con capacidad nocturna.
- Infraestructura (bases, hospitales y puntos de toma) adaptada al vuelo nocturno.
- Tripulaciones con formación y experiencia adecuada para el vuelo nocturno.
- Sistema de coordinación, asistencia y seguimiento de los helicópteros HEMS y de gestión de la infraestructura nocturna.

### Helicópteros con capacidad nocturna (HEMS H-24)

La mayor parte de las operaciones HEMS nocturnas se realizan en condiciones visuales (VFR), debido a que normalmente los puntos de destino del paciente (bases u hospitales) no disponen de aproximaciones instrumentales (IFR) aprobadas. Es necesario utilizar los medios adecuados y preparados para esta misión así como conocer los riesgos y tomar las acciones necesarias para mitigarlos. La noche implica una mayor dificultad para mantener las referencias visuales, tanto con el terreno como con la base de nubes, existente a la altitud de ruta. El riesgo de entrada en condiciones de vuelo por instrumentos (IMC) es alto y debe minimizarse con un helicóptero dotado con esta capacidad (IFR). Además los siguientes equipos mejoran la seguridad y proporcionan a la tripulación de vuelo una información esencial en caso de reducción de referencias visuales, teniendo las siguientes *características:*

- *Radioaltímetro:* permite conocer la "altura" del helicóptero sobre el terreno en cada momento del vuelo, facilitando el franqueamiento de obstáculos y la realización correcta de los perfiles de vuelo para el cumplimiento de la performance 1.
- *Faro de búsqueda:* complementa la luz proporcionada por el faro de aterrizaje, con una mayor intensidad y con la posibilidad de orientarse en todas las direcciones, facilitando al piloto la iluminación del punto de toma u obstáculos próximos en la senda de aproximación o despegue. En caso de utilizar puntos de toma en lugares no preparados o reconocidos previamente por la tripulación, un faro de alta intensidad es muy recomendable.
- *Gafas de visión nocturna (GVN):* permiten a los pilotos mejorar la percepción visual, aumentando la conciencia situacional y evitando posibles desorientaciones, vértigos o ilusiones nocturnas debido a la falta de referencias. También facilitan la detección de obstáculos en despegue/aproximación y evitan posibles entradas inadvertidas en IMC, que pueden comprometer la seguridad del vuelo, así como la asistencia sanitaria al paciente, ya que el helicóptero requiere para salir de esas condiciones un aeropuerto dotado de aproximación instrumental y abierto en horario nocturno.

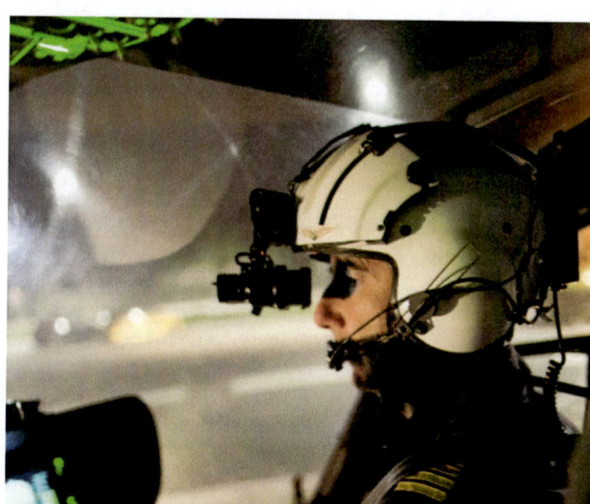

- *Equipos de navegación GPS con capacidad PBN (Navegación Basada en Prestaciones):* proporcionan mayor precisión de la posición y permiten realizar aproximaciones de precisión tanto a aeropuertos como, en el futuro, a bases u hospitales en condiciones de visibilidad reducida y con independencia de radioayudas en tierra.

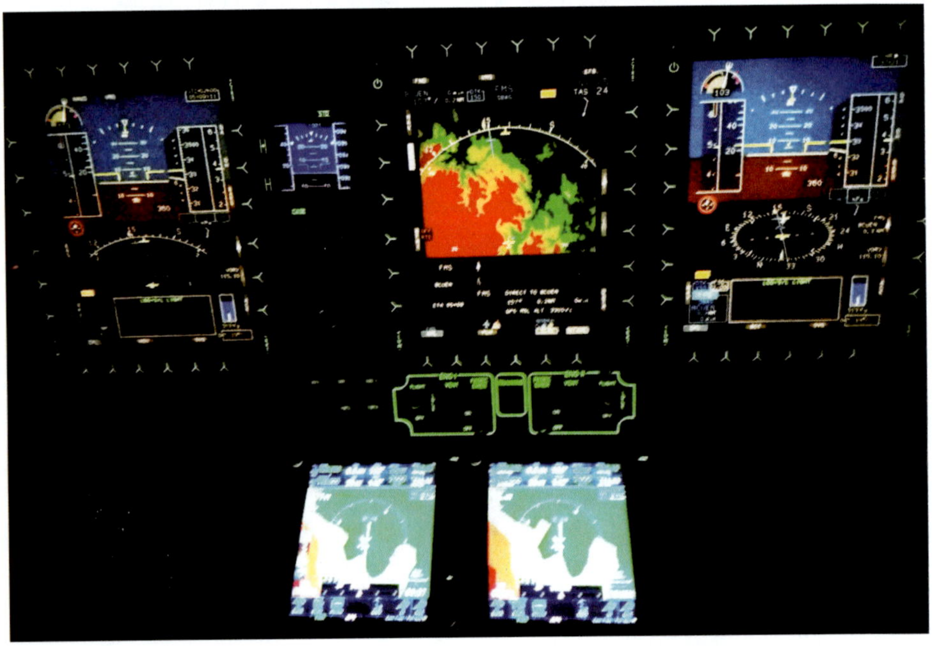

- *Sistema de alerta de proximidad del terreno (HTAWS):* integra en la pantalla de navegación una base de datos del terreno y de obstáculos, que requiere actualizarse periódicamente, proporcionando al piloto un sistema de alarma cuando se aproxime al terreno/obstáculos en todas las fases de vuelo. Este sistema mejora notablemente la seguridad en el vuelo nocturno y en condiciones de baja visibilidad
- *Radar meteorológico:* proporciona una información esencial de la nubosidad y los riesgos de engelamiento/tormentas que en caso de que la operación nocturna requiera el vuelo en condiciones IMC/IFR. También puede proporcionar información de la superficie (mar/tierra) facilitando información del perfil de la costa que en vuelos sobre el mar pueden resultar muy útiles.

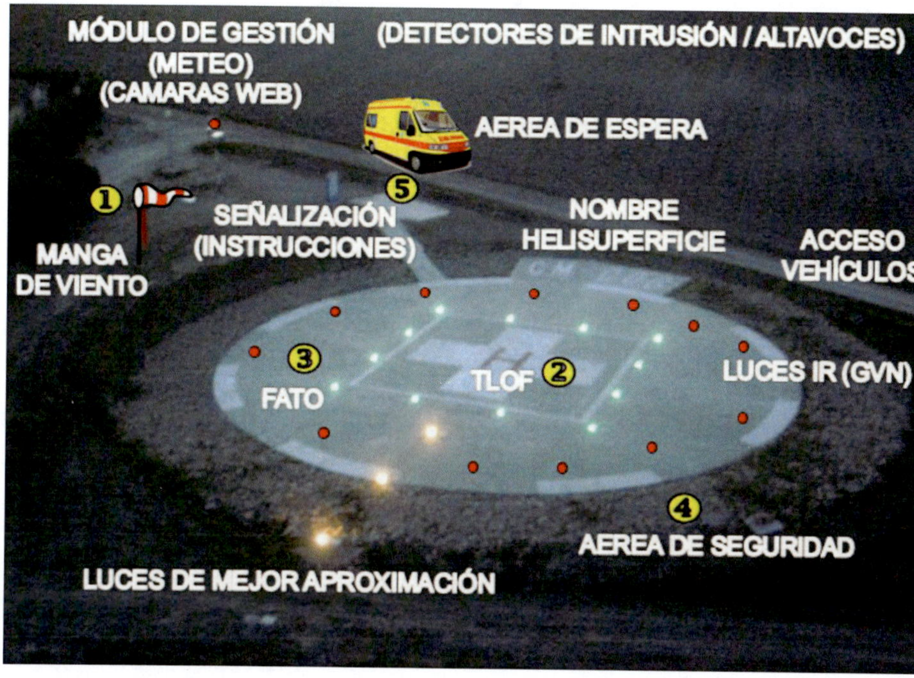


## Infraestructura (bases, hospitales y puntos de toma) adaptada al vuelo nocturno

El desarrollo de la infraestructura nocturna es vital para la seguridad de la operación HEMS H-24. No solo los puntos de toma (helipuertos, bases y hospitales) deben estar balizados y con los obstáculos señalizados, sino que deben estar diseñados de forma que permitan sendas de aproximación adecuadas al vuelo nocturno. El documento de referencia para un diseño correcto de estas helisuperficies es el Anexo 14 (Volumen 2-Helipuertos) de la Organización Internacional de Aviación Civil (OACI), que especifica todos los criterios de construcción, aproximación, balizaje, señalización y áreas a considerar en función del tipo de helicóptero que las vaya a utilizar. Deben considerarse al menos dos direcciones de aproximación/despegue, convenientemente separadas, de forma que el helicóptero pueda aterrizar/despegar con una componente de viento en contra y con sendas de determinada pendiente de ascenso/descenso libres de obstáculos.

En España el Servicio de Salud de Castilla-La Mancha (SESCAM) ha invertido en una red de 225 helisuperficies nocturnas que permite la utilización nocturna de los helicópteros en toda la Comunidad y se ha convertido en un referente en Europa. Las helisuperficies disponen de dos cámaras web, en comunicación con el Centro Coordinador del 112 (CCU) que permiten conocer la situación del helicóptero y las condiciones meteorológicas en la helisuperficie (detectando si hay niebla, lluvia, nieve y el alcance visual aproximado). Además cuentan con una estación meteorológica que proporciona la presión atmosférica (QNH) para que el helicóptero pueda realizar el ajuste de los altímetros y manga de viento para indicar su intensidad y dirección. Cuentan con módulo de gestión que permite, mediante un programa informático, el encendido/apagado del balizaje desde el CCU y un sistema de encendido remoto por radiofrecuencia para que el piloto disponga de un medio alternativo para activar el balizaje. Tienen, además, balizas infrarrojas, solo visibles a través de las GVN y detectores de intrusión para evitar el mal uso intencionado de los componentes de la helisuperficie. Por último tiene un acceso apropiado para la ambulancia/UVI, un panel de señalización con las normas de seguridad y balizas en los obstáculos próximos que pueden afectar a las maniobras de helicóptero. Es sin duda un ejemplo de una inversión bien hecha, adecuada a las necesidades de la operación nocturna y también de colaboración entre las distintas administraciones públicas (Ayuntamientos, que ceden el terreno y Comunidad que facilita el proyecto aeronáutico). Esta inversión, que en términos presupuestarios no es excesiva, sirve para mejorar notablemente el servicio sanitario de urgencias y emergencias y tampoco requiere posteriormente un coste de mantenimiento alto si se hace de forma correcta y periódica.

**Tripulaciones con formación y experiencia adecuada para el vuelo nocturno**

Las características del vuelo nocturno, donde la percepción visual se ve disminuida, requieren una tripulación especialmente preparada. Esta disminución de referencias visuales exige un mayor apoyo en la comprobación y la información proporcionada por los instrumentos de vuelo. La experiencia en vuelo instrumental (IFR) es muy importante y permite solucionar contingencias en caso de pérdida de visibilidad. Igualmente la experiencia en vuelo nocturno por parte de los pilotos es un factor determinante para la seguridad y la correcta toma de decisiones para resolver las incidencias que pueden producirse durante la noche, donde las sensaciones y técnicas de vuelo varían con respecto al día. Esta situación se ve agravada si se utilizan las GVN, que requieren una formación inicial y un entrenamiento continuo. Aunque, en casos excepcionales, la tripulación de vuelo nocturna puede estar compuesta por un piloto y un tripulante HEMS debidamente formado y dentro de un área geográfica específica, lo normal y así se realiza en todas las operaciones nocturnas, no solo sanitarias, sino también de rescate y salvamento en España, la tripulación está compuesta por dos pilotos, es decir, es una operación multipiloto (MP) que requiere también los correspondientes cursos de formación (MCC). Hemos visto anteriormente los equipos incorporados a los helicópteros preparados para el vuelo nocturno pero la experiencia en el uso de todos ellos es muy importante para su correcta utilización.

Más del setenta por ciento de los accidentes de aviación se deben al factor humano. La tripulación de vuelo es la que proporciona el principal valor a la seguridad de las operaciones HEMS nocturnas. Especialmente en este tipo de vuelo, los aspectos relacionados con el CRM (Gestión de recurso de la tripulación) son esenciales y debe incluirse a la tripulación sanitaria (médico y enfermero). Los procedimientos como "cabina estéril", uso de luces, utilización de comunicaciones y de equipos médicos (desfibrilador, oxigeno, etc.) requieren una mayor coordinación durante la noche, especialmente si el vuelo se realiza con GVN. Hay que tener en cuenta, además, que la tripulación de vuelo y la sanitaria, está separada visualmente (normalmente por una cortina), de forma que el uso de luces en el compartimento asistencial no afecte a la cabina de los pilotos o pueda producir reflejos que interfieran la visión de los pilotos.

**Sistema de coordinación, asistencia y seguimiento de los helicópteros HEMS y de gestión de la infraestructura nocturna**

Las operaciones nocturnas con helicópteros sanitarios requieren, en muchas ocasiones, realizar gestiones de coordinación y apoyo al vuelo, debido tanto al horario como a las características de este tipo de vuelo. Muchos países disponen de la figura del "despachador" de vuelo: una oficina integrada en el CCU con personal encargado de activar los helicópteros sanitarios. Este personal debe tener conocimientos de las posibilidades de vuelo (cronas, altitudes, autonomía, etc.) y de las limitaciones de los recursos aéreos (nieblas, engelamiento, puntos de toma nocturnos, etc.) Deben estar en contacto permanente con los helicópteros (a través de tetra/teléfono) y proporcionar asistencia y seguimiento del vuelo. En el caso de España, también Castilla La Mancha ha sido pionera en la creación de una oficina de asistencia sanitaria (OAS) con personal H-24 integrado en el CCU-112, con conocimientos meteorológicos y de empleo de los helicópteros. Entre las *funciones* que realizan están las siguientes:

- Briefing, al comienzo del turno, con los comandantes de los helicópteros para conocer la situación, operatividad y meteorología en la zona.
- Asistencia al personal sanitario del CCU (ORS, médico y enfermero de sala) sobre las capacidades de los helicópteros, sus cronas y puntos de toma en caso de activación.

- Coordinación con los recursos terrestres (ambulancias/UVIs) e indicación y situación de los puntos HEMS utilizados por los helicópteros.
- Comprobación del estado de las helisuperficies disponibles e informe del mismo en coordinación con los pilotos y los responsables del mantenimiento.
- Coordinación con los ayuntamientos cuando es necesario acciones para facilitar la operación HEMS (apertura de campos de futbol, asistencia de policía local, accesos a puntos HEMS, etc.)
- Seguimiento continuo del vuelo de los helicópteros cuando son activados.
- Encendido de los balizajes nocturnos de las helisuperficies
- Coordinación y preaviso a los hospitales de la estimada de llegada de los helicópteros.
- Proporciona coordenadas, adecuadas a los equipos de navegación de los helicópteros, sobre situación de incidentes e informes recibidos de los alertantes en caso de accidentes, especialmente ocurridos en lugares de difícil acceso.
- Alerta a los helicópteros en vuelo sobre la posición de otros helicópteros y de la variación súbita de las condiciones que pueden afectar a la seguridad (formación de nieblas, fallos del balizaje, etc.).
- Coordina con otros recursos u organismos (Policía, Guardia Civil, Ejército) la intervención y protocolos de los helicópteros sanitarios.
- Realiza informe, a la finalización del turno, sobre las intervenciones de los helicópteros (tiempos de vuelo) o incidencias que puedan haberse producido (averías, inoperatividades, etc.).

Estas funciones, en definitiva contribuyen a la seguridad y eficacia del empleo de los helicópteros sanitarios, especialmente de noche.

# 21. VUELO NOCTURNO: ASISTENCIA HEMS

**José Ignacio Garrote Moreno, Luis J. Rodríguez Martín y Diego Aylagas Martínez**

El vuelo nocturno HEMS en España ya cuenta con una amplia experiencia, sin embargo hasta octubre del 2006 estaba restringida a los archipiélagos canario y balear y algunas zonas de la costa española.

El relativamente reciente inicio de operaciones en vuelo HEMS nocturno en la base de Cuenca (Helicóptero Gigante 3 del SESCAM), posteriormente en Toledo (Gigante 4), en mayo del 2013 en Ciudad Real (Gigante 2) pioneros en España en este tipo de operaciones al realizarse sobre tierra firme, abre un nuevo horizonte dentro de los vuelos HEMS no exento de polémica.

Actualmente (agosto 2018) los helicópteros que operan de noche sobre la peninsula son Cuenca, Ciudad Real y recientemente (Julio 2018) Sabadell.

Desde entonces se han realizado más de mil de operaciones nocturnas en Castilla la Mancha con ausencia de incidentes graves.

Con respecto al vuelo HEMS nocturno nos encontramos con algunas consideraciones que hay que tener en cuenta, muchas son evidentes, otras no tanto. Tenerlas presentes es necesario para evitar situaciones comprometidas.

Comenzamos a desarrollar la presente línea de trabajo a solicitud del Curso de cualificación para sanitarios en misiones HEMS de la Universidad de Alicante. Helicópteros de los Servicios Médicos de Emergencia con motivo de la implantación de la Normativa JAR (*Joint Aeronautical Requirements*) en España.

La operación se realiza con los modelos de Helicóptero EC-135 y EC-145, certificado para VFR Visual Flight Rules y VFR(N) Visual Flight Rules at Night, con dos pilotos con experiencia en vuelo nocturno. Tiene lugar desde una helisuperficie balizada a otra y cuenta con el apoyo de un metereológo de forma continua que proporciona valiosa información para un vuelo seguro. Además cada helisuperficies balizadas cuenta con webcam y estaciones meteorológicas EMAS (estación meteorológica aeronáuticas del SESCAM) siendo el modelo más utilizado el Meteodata 3000C. Sobre la operación hay suficiente información en el capítulo anterior de Carlos de la Cruz.

Las perspectivas de futuro de este tipo de vuelo son especialmente interesantes en zonas de dispersión geográfica. Las posibilidades de que este tipo de operaciones se extienda al resto de las comunidades son grandes, estudios preliminares iniciados en otras comunidades autónomas han sido postergados con motivos presupuestarios oriologinados en la crisis económica pasada, por tanto entendemos que el retraso de su extensión es coyuntural.

Nuestro objetivo es dar los conocimientos básicos de la operación, señalar el equipamiento adicional necesario y las peculiaridades asistenciales del vuelo nocturno.

## EQUIPAMIENTO PERSONAL

### Protección térmica personal

Por la noche y sobre todo en invierno es necesario llevar debajo del mono ignífugo ropa de abrigo tanto en los brazos y tórax como en las piernas, preferentemente de algodón, evitando prendas de fibra sintética a menos que sea ignífuga. Puede ser necesario usar protección térmica también en la cabeza (fuente importante de pérdida de calor) y en las manos, usaremos guantes que nos permitan una buena destreza manual.

### Iluminación personal

Dentro del bolso o riñonera personal, además del material sanitario, chuletario, equipo de protección individual (EPI) debemos incluir un pequeño frontal de leds. El tradicional casco con lámpara no suple el frontal ya que es mucho más incómodo para trabajar e injustificado sino es necesaria la protección del casco. Es necesario prestar atención a los reflectantes de la ropa (no deben de estar cubiertos, han de estar en buen estado y ser suficientes. Un localizador GPS personal con emisor es recomendable en transporte aéreo y especialmente en operaciones nocturnas. Como GPS puede server el incorporado en los smart-phones actuals siempre que proporcione las coordenadas terrestres, este podría ser útil en caso de accidente y dispersion de heridos para su localización en caso de estar alejados del helicópteros o que este quede completamente destruido (puesto que el helicóptero también cuenta con un sistema de geolocalización en caso de accidente).

## EQUIPAMIENTO DEL HELICÓPTERO

Además del equipamiento técnico y aeronáutico específico para los pilotos y de la cabina de mandos de la aeronave, *es necesario:*

Equipo de iluminación autónomo, la iluminación interior de la zona asistencial depende de la batería del helicóptero y con los motores apagados la autonomía de la misma es escasa. No recomendándose por tanto, su uso para iluminación ya que es necesaria para el despegue. Es por tanto imprescindible disponer de al menos un equipo de iluminación ambiental autónomo dentro de la zona asistencial.

En todas las mochilas de los helicópteros HEMS y especialmente si son nocturnos se debe incluir un frontal de leds, que nos puede ser útil en caso de fallo del frontal personal o para facilitárselo a alguna persona que nos ayude durante el servicio.

Mayor equipamiento de material sanitario y de electromedicina con el fin de disminuir al máximo la necesidad de aterrizar para estabilizar un paciente, dado que esto no es posible sino es en una helisuperficie iluminada. Dentro del material adicional recomendable está entre otros: Autopulse o similar, Airtrack o similar, etc.

Electromedicina: los cambios de temperatura a los que se somete el material, hace que muchas veces no funcione o funcione defectuosamente. El material más sensible suele ser los que disponen de pantalla. La mayoría de ellos comienza a fallar a –5 ºC y muchos son inoperativos a –10 ºC. Es por tanto fundamental conocer el rango de temperaturas a las que funciona nuestro material. Necesitamos cierto asilamiento térmico también para la electromedicina, en helicópteros que no disponen de Angar este material deberá guardarse dentro del recinto habitado de la base y protegerlos de la temperatura si prevemos que el servicio nos ocupará un periodo de tiempo prolongado. La retroiluminación de las pantallas del material de electromedicina debería poder regularse en intensidad, disminuyendo la misma durante la asistencia nocturna y el vuelo.

Dados los cambios de temperatura a los que se somete la medicación es necesario un control de la temperatura de la medicación y maletines con aislamiento térmico, entre otras opciones (Walsh, J.R.).

La utilización de luces de color rojo podrían disminuir el índice de errores cometidos por el personal sanitario durante el vuelo nocturno, esto podría deberse a la asociación que se tiene del color rojo con el aumento del estado de alerta de forma subconsciente, el estudio realizado al respecto tiene a mi juicio bastantes limitaciones. Hightower, D. P.

Todo el material de electromedicina que se introduce dentro del helicóptero ha de ser remitida su validación por el departamento de operaciones. El comandante de la operación debe autorizar el uso de los diferentes sistemas de iluminación, antes debemos comprobar de forma reiterada que no interfiere con la visibilidad de los pilotos, sobre todo si usan gafas de visión nocturna ya que la iluminación dentro de la aeronave puede deslumbrarles (Imagen 1).

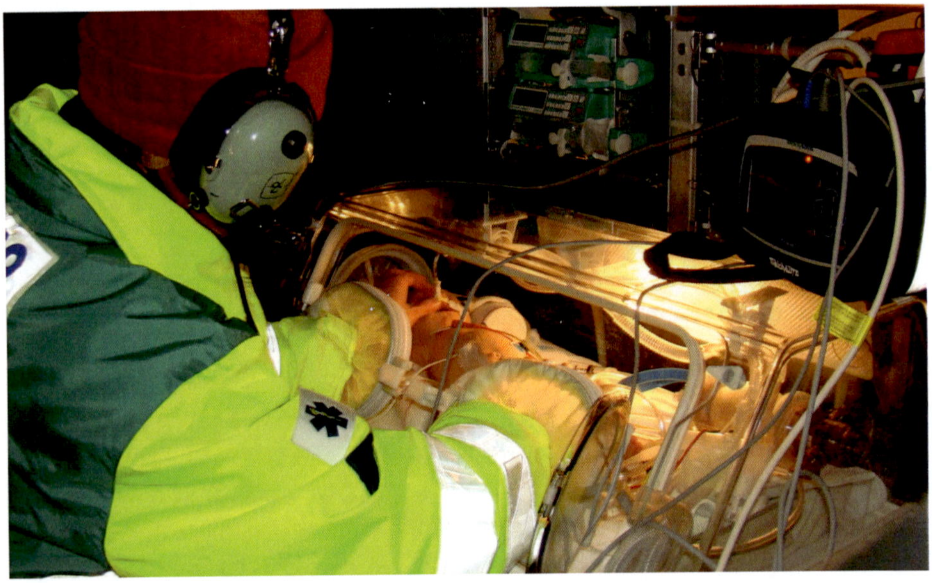

**Imagen 1.** *Transporte neonatal nocturno (HICAMS).*

## PROCEDIMIENTOS DE LA OPERACIÓN

El procedimiento de la operación también es diferente con respecto al diurno, explicar el mismo compete al comandante designado para tal fin.

Con respecto a las normas de seguridad obvia decir que siempre han de ser estrictas, pero en operaciones nocturnas lo deben ser aún más.

Una dificultad añadida son las comunicaciones entre el personal de la aeronave y el personal que se encuentra en tierra. Obviamente la comunicación mediante señales se dificulta por la noche. Para solventar este problema el compañero sanitario o tripulante debe iluminar con su linterna o frontal al compañero que realiza las señales de comunicación con la aeronave, siempre confirmar correcta recepción del mensaje.

*Las operaciones más frecuentes son:*

- *Primario diferido desde centro de salud:* Nos trasladamos a una helisuperficie próxima (muchas veces en la misma población) y desde allí al centro de salud en ambulancia.
- *Primario diferido desde UVI móvil:* Situación similar en la que la patología del paciente es tiempo dependiente o por necesidades del centro coordinador se requiere del helicóptero para el traslado del paciente. Pudiendo hacerse la transferencia en la helisuperficie o en la escena del incidente (para lo cual se necesitaría otra ambulancia para trasladar al equipo sanitario del helicóptero y posteriormente al paciente con los sanitarios al helicóptero).
- *Primario puro:* Un alertante es el que activa el servicio. Nos trasladamos desde la helisuperficie al lugar del incidente en ambulancia, la misma que servirá para trasladarnos junto con el paciente de nuevo al helicóptero.
- *Secundario:* Traslado de un paciente de un hospital a otro. La indicación de este tipo de servicios debe ser valorado cuidadosamente por el centro coordinador, debe haber un claro beneficio para el paciente y debemos tener en cuenta que la altitud de crucero suele ser superior que en el vuelo diurno, afectando aún más la variación de la presión barométrica.

Debemos tener en cuenta que tenemos patologías que per se benefician del transporte aéreo (menores aceleraciones y vibraciones) y otras a las que el transporte nocturno obliga a una actitud terapéutica más agresiva.

Los tiempos en HEMS el vuelo nocturo deben ser calculados correctamente ya que con frecuencia son superiores al transporte terrestre.

## TIEMPOS EN OPERACIONES HEMS NOCTURNA

En las operaciones HEMS, además del tiempo de traslado (tiempo de vuelo) hay que tener en cuenta otros tiempos que no aparecen en el trasporte terrestre. Estos tiempos adicionales han sido reducidos considerablemente gracias a la utilización de los SOPs (standard Operating Procedure). Veamos todos los *tiempos:*

- El *tiempo de transferencia de la escena al helicóptero* (Tt1) Con un paciente estabilizado previamente frecuentemente son necesarios unos 10-15 minutos adicionales (empaquetar al paciente, traslado al helicóptero en ambulancia, preparación del paciente dentro del helicóptero e inicio del despegue.
- *Tiempo de vuelo* (TV), el indicado por el comandante de la operación.
- *Tiempo de transferencia del helicóptero al hospital de destino* (Tt2). Estos tiempos pueden aumentar considerablemente si además se precisa de otra ambulancia para llevar al paciente desde la helisuperficie hasta el hospital. Son necesarios unos 10 minutos de media para completar esta fase.
- *Tiempo total estimado* (TTE): 20-25 minutos + tiempo de vuelo. Estos tiempos se ven sensiblemente reducidos en caso de que la transferencia sea por una unidad terrestre medicalizada en la helisuperficie Tt1 = 10 minutos y el aterrizaje sea en la helisuperficie del hospital con transferencia a camilla hospitalaria directamente,Tt2 = 5 minutos (ejemplo: politrauma del H. 12 de Octubre). De esta forma el TTE = 15 min+TV..

*En el vuelo nocturno,* según nuestra experiencia, estos tiempos se ven incrementados por distintos motivos: El tiempo de llegada para la asistencia se incrementa 10 minutos de media, debido a que por la noche muchas veces no podemos aterrizar en la misma población o lugar del incidente y el tiempo del transporte terrestre es mayor. Además la propia operación requiere más tiempo para la activación y el despegue (de 2 a 5 minutos más), sobre todo si es precioso consultar la meteorología. En Alemania son más restrictivos, ya que la fase de preparación para el vuelo (tiempo antes del despegue) debe durar al menos 30 minutos. Además los tiempos de transferencia son ligeramente superiores solamente por el hecho de trabajar de noche y con escasa iluminación. Tenemos documentados en nuestra experiencia y en la bibliografía varios casos en los que el transporte aéreo por la noche supuso un retraso considerable en el tratamiento del paciente (Schuzle, K.).

Esto justifica a numerosos autores cuando señalan que el transporte en helicóptero solo aportará una reducción del tiempo cuando el transporte terrestre sea superior a 45 minutos (Black, J.J) en diurno y 60 minutos en nocturno.

## SEGURIDAD DEL VUELO NOCTURNO Y JUSTIFICACIÓN DEL VUELO HEMS NOCTURNO

El riesgo, coste y la supuesta escasa rentabilidad de la operación ha suscitado numerosas polémicas, pero, ¿Nos gustaría que un familiar nuestro tuviera la posibilidad de ser trasladado a tiempo para una trombolisis o una cirugía urgente cuando nos encontramos de vacaciones en un pueblo alejado de la gran urbe?

Lógicamente existen ventajas e inconvenientes en los distintos estilos de vida y los diferentes lugares de residencia o trabajo. Pero basándonos en el principio de la universalidad y gratuidad de la sanidad pública, la población rural siente un claro abandono sanitario con respecto a la población urbana. Por supuesto que un helicóptero que vuela por la noche no va a suplir todas las carencias sanitarias de la población rural, pero al menos podrán dejar de sentir tanto abandono.

En la literatura nos encontramos con algunos trabajos al respecto que nos advierten del riesgo del vuelo nocturno.

La oscuridad y el mal tiempo se asociado frecuentemente a accidentes HEMS, en concreto la oscuridad triplica la incidencia de accidentes. Además los accidentes que ocurren en estas condiciones tienen mayor mortalidad que los que ocurren de día. (Baker, S. P.). Los heridos de un accidente aéreo nocturno tiene menos posibilidades de ser atendido a tiempo que uno diurno.

Este hecho está corroborado por numerosos estudios, como el realizado en Gran Bretaña por Lutman y col. En este trabajo además puntualizan que las operaciones realizadas con las siguientes condiciones disminuyen esta fatal incidencia: HEMS nocturno según las reglas de vuelo instrumental (IFR), utilización de helisuperficies con buen mantenimiento para el despegue y aterrizaje, operaciones realizadas con dos pilotos.

En una revisión realizada en el 2002 por la Air Medical Phisician Association advierte del desproporcionado número de accidentes que ocurren de noche, además señalan que el 85% de los accidentes en los que interviene la meteorología ocurren de noche. El estudio realizado en Australia por Holland J. corrobora este hecho y añade que no se deberían permitir las operaciones nocturnas realizadas bajo las reglas de vuelo visual con mal tiempo. Hay que señalar que estos estudios no contemplan el modelo de vuelo nocturno de Castilla-La Mancha, sin siniestros hasta la fecha.

La eficacia de la utilización de gafas de visión nocturna en la reducción de accidentes en operaciones HEMS aún no ha sido suficientemente estudiada, pero un hecho relevante es que aún no se ha constatado ningún accidente HEMS nocturno con su utilización (marzo 2005). Baker, S. P.

Por último todos los autores revisados, recomiendan el uso de gafas de visión nocturna en este tipo de operaciones.

Sin embargo un estudio alemán publicado en enero del 2008 solo señalan que las operaciones HEMS tienen más riesgo que otras operaciones y que la mayoría de los accidentes ocurrieron durante el día y aterrizando, no pudiendo comparar los accidentes nocturnos con los diurnos al no disponer del número de horas de vuelo en cada uno de los grupos (22 de día y 2 de noche) (Hinkelbein, J). Por otro lado en Alemania el vuelo nocturno HEMS solo está permitido en algunos estados dado el alto riesgo que la operación supone (Schulze, K.)

Parece haber consenso, dado el alto riesgo que supone la operación, con respecto al uso racional y cauteloso del helicóptero por la noche. Este recurso debe ser reservado para aquellos casos en los que su utilización suponga un claro beneficio para el paciente con respecto al transporte terrestre, tanto por el tiempo de traslado como por las indicaciones sanitarias del mismo. Esta prioridad debe prevalecer sobre cualquier otra en el momento de solicitar este recurso por el riesgo de la operación. Debemos tener en cuenta el tiempo total de transporte, que como se ha señalado con anterioridad se ve incrementado por la noche.

Recientemente Ringburg AN y col. publicaron un estudio realizado en los países bajos según el cual la ampliación del horario de sus HEMS de 12 a 24h supondría: 500 servicios más al año (de 1900 a 2400), 25,5 vidas salvadas al año (discutible), incremento de los ruidos nocturnos y un incremento de 17,5$ de los costos por familia (por encima de los costos reales). Hicieron una encuesta a la población con estos datos y concluyen con que la población estaría a favor del incremento de la operatividad a 24H a pesar de los inconvenientes.

## CONSIDERACIONES SANITARIAS ESPECIALES

Gracias a los SOPs, ya no precisamos de una completa estabilización y exhaustiva monitorización del paciente antes de iniciar el traslado, gracias a los mismos podemos realizar numerosas técnicas en vuelo de forma segura. Sin embargo es cecesario una minuciosa aplicación de todos los procedimientos sanitarios indicados para nuestro paciente, según su patología antes del traslado. Debemos dejar fácil acceso a las vías venosas periféricas, sondajes, tubos, drenajes y otras técnicas dentro de la aeronave.

El desarrollo de estos SOPs nos ha permitido realizar diferentes maniobras y técnicas en vuelo sin necesidad de solicitar al comandante que tomara tierra.

Anteriormente para realizar estas técnicas solicitábamos al piloto que aterrizara, durante el vuelo nocturno esto no es posible sino es en una helisuperficie validada para la operación HEMS nocturna, por lo que se recomendaba una asistencia más agresiva que en las UMES terrestres.

Si durante el día con paciente a bordo se mantiene una altitud sobre el terreno de aproximadamente 500 pies, con considerables oscilaciones sobre el mismo y sobre el nivel del mar. Durante el vuelo nocturno la altura se mantiene constante y con un mínimo de 1000 pies de altura sobre el terreno.

En operaciones HEMS nocturnas el comandante debe informar con anterioridad al equipo sanitario del perfil altitud prevista durante el traslado.

En las diferentes rutas en las que opera el helicóptero sanitario Gigante 3 por la noche, la altitud sobre el nivel del mar oscila dependiendo de la ruta entre los 5000 pies y los 7000 pies de altura (/3 mtrs). Este incremento de la altitud con respecto al vuelo diurno supone importantes cambios fisiológicos con respecto a la expansión de gases y la presión parcial de oxígeno que hay que tener en cuenta la presión parcial de oxígeno en el aire inspirado desciende desde 159 mmHg a nivel del mar a 127 mmHg a 6.200 pies de altura y a 113 mmHg a 9000 pies. El intercambio de gases en la membrana alvéolo capilar y su permeabilidad a exudados también sufre alteraciones con la disminución de la presión atmosférica, esto puede producir desaturaciones en neonatos y pacientes con hipertensión pulmonar, además de otras complicaciones.

Especial atención en los pacientes con neumoencéfalo y en los pacientes con TCE severo en los que se sospeche el mismo, ya que si bien en el vuelo diurno es factible teniendo en cuenta el perfil de vuelo, en el vuelo nocturno aún no ha sido estudiada y podría estar restrigido a perfiles de vuelo con gradiente negativo (ej: de la montaña al mar).

Los cambios térmicos son mucho más acusados en el vuelo nocturno, a pesar de contar con sistemas de calefacción, en la mayoría de los helicópteros no consiguen una temperatura homogénea en el habitáculo asistencial. Por ello debemos prestar especial atención en la correcta utilización de mantas térmicas.

Sin embargo en el vuelo nocturno sobre tierra firme la existencia de corrientes térmicas de aire desaparecen y el viento suele amainar con respecto al día, siendo además más constante. En este sentido la premedicación con antiheméticos se restringe a los casos en los que la patología médica lo justifique. Además hay patologías que ante tiempos similares en terrestre se puede considerar el aéreo por el beneficio específico de este transporte por la noche (ej: aneurisma aorta).

Dada la imposibilidad de tomar tierra por la noche para iniciar maniobras de RCP-A y la limitación de espacio de la mayoría de los helicópteros para realizar estas maniobras (masaje cardiaco, IOT), el protocolo de desfibrilación en vuelo debería simplificarse a una simple comunicación por parte del sanitario al comandante como: *¡voy a desfibrilar*! y la respuesta *del mismo: autorizado o recibido*.

También está doblemente recomendado la utilización de dispositivos mecánicos de masaje cardiaco como el autopulse. Tenerlos preparados antes de iniciar el despegue en pacientes susceptibles de precisarlo (ej: IAM paciente joven, paciente que a precisado desfibrilación o RCP).

**Principales diferencias del HEMS nocturno con respecto al diurno**

- Equipamiento material sanitario y de electromedicina más completo.
- Equipamiento personal y del helicóptero específico y adaptado.
- Aplicación minuciosa de los SOPs.
- No es posible aterrizar para estabilizar un paciente.
- Mayor tiempo de respuesta.
- Mayor índice de accidentes.
- Necesidad de iluminar señales visuales.

## BIBLIOGRAFÍA

1. Air transport of patients with intracranial air: computer model of pressure effects. Andersson N, Grip H, Lindvall P, Koskinen LO, Brändström H, Malm J, Eklund A. Aviat Space Environ Med. 2003 Feb; 74(2): 138-44.
2. Results and recommendations from the helicopter EMS pilot safety survey 2005. Dery M, Hustuit J, Boschert G, Wish J. Air Med J. 2007, Jan-Feb; 26(1): 38-44.
3. A 6-Year Analysis of German Emergency Medical Services Helicopter Crashes. Hinkelbein, Jochen MD, DESA; Dambier, Michael; Viergutz, Tim MD; Genzwürker, Harald MD. J. Trauma. Volume 64(1), January 2008, pp 204-210.
4. Helicopter Emergency Medical Services (HEMS): Impact on On-Scene Times. Ringburg, Akkie N. MD; Spanjersberg, Willem R. MSc; Frankema, Sander P. G. MD; Steyerberg, Ewout W. PhD; Patka, Peter MD, PhD; Schipper, Inger B. MD, PhD. J. Trauma. Volume 63(2), August 2007: 258-262.
5. The effect of air medical transport on survival after trauma in Johannesburg, South Africa. Buntman AJ, Yeomans KA. S Afr Med J. 2002 Oct; 92(10): 807-11.
6. Appropriate use of helicopters to transport trauma patients from incident scene to hospital in the United Kingdom: an algorithm. J J M Black, M E Ward and D J Lockey. *Emerg. Med. J.* 2004; 21; 355-361.
7. Safety of helicopter aeromedical transport in Australia: a retrospective study. Jim Holland and David G Cooksley, MJA 2005; 182: 17-19.
8. Altitude Exposures during Aircraft Flight: Flying Higher. Joseph J. Cottrell. *Chest* 1988; 93: 81-84.
9. EMS Helicopter Crashes: What Influences Fatal Outcome? Susan P. Baker, MPH. Jurek G. Grabowski, MPH. Robert S. Dodd, ScD. Dennis F. Shanahan, MD, MPH. Margaret W. Lamb, JD. Guohua H. Li, MD, DrPH, Ann Emerg Med. 2006; 47: 351-356.
10. Ambulance and aeromedical accident rates during emergency retrieval in Great Britain. D Lutman, M Montgomery, P Ramnarayan and A Petros. *Emerg. Med. J.* 2008; 25: 301-302.
11. Aeromedical evacuation of patients with pneumocephalus: outcomes in 21 cases. Donovan DJ, Iskandar JI, Dunn CJ, King JA. Aviat Space Environ Med. 2008 Jan; 79(1): 30-5.

12. Thermal Abuse Of Medications Stored In A Medical Transport Helicopter. V.N. Maroun, B. W alsh, J.R. Allegra, Emergency, Morristown Memorial Hospital, Morristown, NJ; F. Grabiner, S. Feldman, Temp Time, Morris Plains, NJ. *The Journal of Emergency Medicine* MEMC IV Abstracts 335-336.
13. On-scene helicopter transport at night. Schulze K, Brummerloh C, André M, Adams HA. Anasthesiol Intensivmed Notfallmed Schmerzther. 2001 Mar; 36(3): 158-61.
14. Aircraft and related factors in crashes involving spatial disorientation: 15 years of U.S. Air Force data. Lyons TJ, Ercoline W, O'Toole K, Grayson K. Aviat Space Environ Med. 2006 Jul; 77(7): 720-3.
15. Aeromedical evacuation of patients with pneumocephalus: outcomes in 21 cases. Donovan DJ, Iskandar JI, Dunn CJ, King JA. Aviat Space Environ Med. 2008 Jan; 79(1): 30-5.
16. Willingness to pay for lives saved by helicopter emergency medical services. Ringburg AN, Buljac M, Stolk EA, van Lieshout EM,van Beeck EF, Patka P, et al. Prehosp Emerg Care 2009;13: 37-43.

# 22. ASPECTOS TÉCNICOS DEL TRASLADO EN ALA FIJA

**Manuel Pons Claramonte y Lidia Gestoso Pecellin**

## CONDICIONES Y FACTORES FÍSICOS EN CABINA

- Presurización.
- Ventilación.
- Temperatura.
- Humedad relativa.
- Espacio disponible para el paciente.
- Vibraciones.
- Turbulencias.

## FISIOPATOLOGÍA DEL TRANSPORTE SANITARIO EN ALA FIJA

- Hipoxia e hiperventilación.
- Disbarismos.
- Aceleraciones-deceleraciones.
- Duración del vuelo y enfermedad tromboembolica venosa.

## PREPARACIÓN DEL PACIENTE PARA EL VUELO

- Concepto *"fitness to fly"*.
- Autorización médica para volar.
- Consideraciones para la autorización.

## GENERALIDADES DEL TRASLADO EN ALA FIJA

Hoy en día, el transporte sanitario en aeronave de ala fija se suele hacer principalmente en avión ambulancia o en vuelo comercial, la indicación de uno u otro vendrá determinada principalmente por las condiciones del paciente.

En el siguiente capitulo trataremos de abordar la información necesaria en cuanto a los factores que puedan afectar en mayor o menor medida al paciente en el entorno de cabina, nos ceñiremos a las condiciones durante un vuelo normal, sin incidencias. Pese a que las incidencias encontradas se deben tratar de solucionar lo antes posible, los accidentes vienen dados por diferentes causas y sería imposible tratar todas las posibles situaciones en un solo capítulo.

Como cualquier tipo de traslado sanitario, tenemos que tratar que tanto la seguridad del paciente como la del personal sanitario sea la máxima posible, intentando anticiparnos a cualquier posible complicación que nos podamos encontrar durante el vuelo. Para ello evaluaremos al paciente previamente para conocer su estado actual y necesidades que pueda tener a lo largo de la repatriación. En base a las condiciones en las que nuestro paciente se encuentre, aceptaremos o no el traslado, siendo conscientes de que normalmente sacamos al paciente de un medio hospitalario.

El entorno de la cabina del avión es bastante diferente respecto a otros tipos de transporte. A pesar de esto y de la poca evidencia científica disponible parece que el entorno de la cabina no representa un riesgo para el viajero que se encuentra en un buen estado de salud. Por otro lado, en las repatriaciones en las que trasladamos pacientes, tenemos que tener en cuenta varios factores tanto del paciente, de su patología, de las características de la aeronave y de la duración del viaje para poder hacer este más seguro y confortable para el paciente.

## CONDICIONES Y FACTORES FÍSICOS EN CABINA

### PRESURIZACIÓN

La presurización en cabina es una de las principales diferencias entre el traslado en avión y en helicóptero. Existen varios sistemas para presurizar la cabina de un avión, dejando en el interior de esta equivalente de una altura de 8000 pies como máximo (2400 metros aproximadamente). En su día, la selección de esos 8000 pies se basó en la curva de disociación de la oxihemoglobina que muestra que hasta ese nivel la saturación de oxígeno de la hemoglobina suele permanecer por encima del 90% en el individuo sano (Fig. 1).

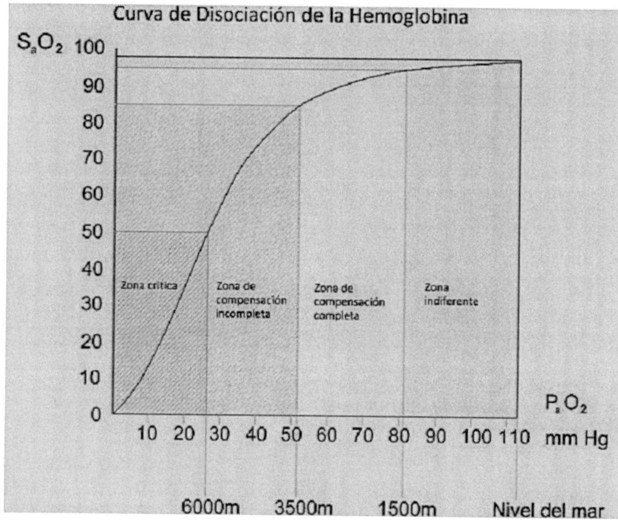


**Figura 1**

## VENTILACIÓN

Durante el vuelo, no solo es importante la presurización, también es importante ventilar el avión para disponer en todo momento de aire fresco y sin contaminantes que proporcionen comodidad a los pasajeros y/o pacientes. Actualmente en flota comercial, la relación de aire fresco a aire recirculado es generalmente de aproximadamente 50:50. Si el sistema de ventilación es adecuado el aire es totalmente adecuado, proporcionando incluso un mayor nivel de humedad que favorece el confort de los pasajeros.

## TEMPERATURA

Técnicamente la temperatura podría mantenerse fácilmente en un rango deseado que proporcione confort a los pasajeros, el problema es que la sensación de confort en cuanto a temperatura es un concepto subjetivo, por tanto, es difícil encontrar este rango.

## HUMEDAD

En un avión en buenas condiciones la humedad relativa suele estar entre el 10 y el 20%, a velocidad crucero, el aire exterior suele estar libre de humedad. La única fuente, que es insuficiente para alcanzar el nivel deseado de humedad en cabina suelen ser los ocupantes, por lo que se pueden agregar sistemas de humidificación que a día de hoy no están optimizados y suelen provocar más problemas de los que resuelven.

Un 10-20% de humedad, no es la ideal, pero no parece tener un impacto significativo en la salud de los pasajeros, los *síntomas* más frecuentes son:

- Sequedad ocular (irritación, prurito ocular).
- Sensación de plenitud nasal.
- Sequedad mucosa nasal y orofaríngea.
- Sequedad de piel.

## ESPACIO PARA PASAJEROS/PACIENTES

En el avión ambulancia no tenemos este problema, pero en vuelo comercial muchas veces nos encontramos con que tenemos que trasladar a un paciente en asiento y no en camilla (en ocasiones las compañías pueden habilitar camilla dentro de un vuelo comercial). Normalmente, el paciente no critico que se traslada en vuelo comercial, viaja en *"Business Class"* teniendo más espacio disponible.

En vuelo regular, existen unas dimensiones mínimas de asientos reguladas por los estándares de aeronavegabilidad que permiten la movilidad del pasajero sin demasiada dificultad y la evacuación de la aeronave en caso de emergencia.

## RUIDO Y VIBRACIONES

Hoy en día en una aeronave de ala fija, bien sea ambulancia o comercial, el tratamiento acústico de las cabinas hace posible llevar una conversación de manera normal. Esto ocurre principalmente al uso de inhibidores/supresores de sonido ya que la aeronave emite ruido y vibraciones de todo tipo.

Las vibraciones que repercuten sobre el ser humano oscilan entre 3 y 20 Hz, siendo las más nocivas las que se encuentran entre 4-12 Hz y pueden llegar a producir alteraciones tales como: destrucción hística predominantemente en capilares pudiendo aumentar el riesgo de hemorragia, taquicardia o hiperventilación. Afortunadamente en aeronaves de ala fija las vibraciones se hallan en un rango de entre 40-50 Hz, por tanto, no afectarían tanto al paciente como las de helicóptero o ambulancia (Tabla 1).

En cuanto al ruido, tal cual vemos en la tabla 1, en un avión comercial es muy variable pero habitualmente se sitúa más bien próximo a los 65-70 dB que a los 88 dB. Para tener una referencia, una conversación normal entre dos personas sin elevar la voz suele situarse entre los 60-65 dB. Es por esto que en cabina de un avión comercial diremos que el ruido está bastante mitigado para lo que se percibe desde el exterior.

**Tabla 1**

| Tipo de transporte | Rango de vibraciones (Hz) | Ruido |
|---|---|---|
| Transporte terrestre (ambulancia) | 4-16 Hz | 70-80 dB |
| Helicóptero | 12-18 Hz | 80-90 dB |
| Avión comercial | 40-50 Hz | 60-88 dB |

## TURBULENCIAS

Las turbulencias hacen referencia al efecto que las corrientes de aire ejercen sobre la aeronave. En muchas ocasiones suelen ocurrir cuando se vuela en zona de nubes o cerca de ellas, no obstante, también se pueden dar en zonas de aire suave y claro, estas últimas son más difíciles de prever. Pese a todo esto, no se suele tener en cuenta como un problema significativo de las aerolíneas.

## FISIOPATOLOGÍA DEL TRANSPORTE SANITARIO EN ALA FIJA. HIPOXIA

Existen varios riesgos potenciales a nivel médico que vienen marcados por la exposición a la altitud durante el vuelo, dos de ellos son la hipoxia y la hipoventilación.

*Hipoxia* es la disminución o la baja en la concentración de oxígeno en los diferentes tejidos. Debemos conocer este concepto durante una repatriación, ya que puede generarnos una emergencia en vuelo.

Las causas de hipoxia que principalmente pueden deteriorar al paciente en vuelo son los que describimos en la Tabla 2.

**Tabla 2**

| Tipos de hipoxia | Características |
|---|---|
| Hipoxia hipóxica | Reducción de $O_2$ en tejidos (Fig. 1). |
| Hipoxia anémica | Disminución de glóbulos rojos o hemoglobina en sangre, se transporta menos $O_2$ a tejidos. |
| Hipoxia estática | Aceleraciones y deceleraciones. Pueden provocar desplazamientos de sangre que hacen que algunos tejidos queden hipóxicos. |

**Tabla 3**

| Fases | Altitud | Tiempo exposición | Síntomas |
|---|---|---|---|
| Indiferente | 0-3000 m | 2 horas | • Asintomático<br>• Alt. acomodación ojo. |
| Compensatoria | 3000-4500 m | 30 minutos | • Aumento frecuencia cardiaca (FC)<br>• Aumento frecuencia respiratoria (FR)<br>• Fatiga<br>• Cefalea/Somnolencia. |
| Sintomática | 4500-6000 m | 15 minutos | • Visión borrosa<br>• Disminución agudeza y campo visual.<br>• Disminución coordinación motora.<br>• Alteración memoriarazonamiento.<br>• Alteración conducta.<br>• Cianosis |
| Crítica | > 6000 m | 5 minutos | • Empeoramiento de síntomas previos.<br>• Convulsiones.<br>• Alt. consciencia.<br>• Puede causar la muerte |

Los síntomas en la hipoxia son muy variables dependiendo de la tolerancia del individuo y de las diferentes condiciones con las que se presenten. A continuación, se enumeran los más frecuentes según altura y tiempo de exposición (Tabla 3).

## HIPERVENTILACIÓN

Hay varios factores en vuelo (algunos muy variables entre individuos) como por ejemplo el miedo, la ansiedad, etc. que pueden provocar un aumento de la FR. Esto puede producir un aumento de la espiración de dióxido de carbono ($CO_2$), el estimulante más importante del centro respiratorio. Este fenómeno produce una alcalosis respiratoria que desplazará la curva de disociación de hemoglobina a la izquierda, afectando a la saturación de la oxihemoglobina.

Los principales *síntomas* de la hiperventilación son:

- Parestesias en manos y pies.
- Temblor progresivo.
- Palidez de piel y mucosas.
- Alteraciones de conciencia.
- Pueden producirse convulsiones.

## DISBARISMOS

Son las alteraciones de los gases en el organismo por la exposición a los cambios de presión atmosférica. Debido a este fenómeno puede aparecer diferente sintomatología que pasamos a detallar a continuación* (Tabla 4).

**Tabla 4**

| Aparato | Síntomas |
|---|---|
| Ap. Digestivo | • Dolor abdominal por distensión de vísceras huecas |
| Oído | • Plenitud ótica<br>• Sordera parcial<br>• Dolor<br>• Acúfeno<br>• Mareo/vértigo<br>• Puede llegar a perforar tímpano (dolor y otorrea) |
| Senos paranasales | • Plenitud nasal<br>• Dolor progresivo en senos maxilares/frontales<br>• Dolor y congestión ocular (por proximidad) |
| Piezas dentales | • Odontalgia por variación de volumen atrapado en piezas careadas |
| Pulmones | • Neumotórax<br>• Neumomediastino<br>• Embolia aérea |
| Enf. Descompresiva | • Dolor articular<br>• Manifestaciones cutáneas<br>• Gran variabilidad de sintomatología neurológica |

* Recordamos que la cabina del avión está presurizada y que por tanto estos síntomas serían poco frecuentes, aunque existe mucha variación entre personas. También es posible que puedan aparecer en algún problema como la perdida de presurización de la cabina.

## ACELERACIONES Y DECELERACIONES

El desplazamiento de un avión en vuelo da lugar a cambios en la velocidad, dirección o en ambos a la vez. Estos pueden afectar la fuerza de la gravedad (g) a la cual, el ser humano está adaptado, aumentando, disminuyendo o invirtiéndola produciendo así, alteraciones orgánicas a las personas a bordo que pueden afectar su salud y seguridad durante el vuelo. Estos cambios se definen como aceleraciones (G).

Algunos de los síntomas que más se describen clásicamente en la bibliografía en referencia a las aceleraciones tanto positivas como negativas en el medio de la aviación y en concreto en aeronaves de ala fija son los que se detallan a continuación (tabla 5):

**Tabla 5**

| Sistema | Síntomas o signos |
|---|---|
| Sist. Cardio-vascular | • Variaciones de presión arterial<br>• Colapso vascular<br>• Petequias cutáneo mucosas |
| Órgano vestibular | • Ilusión oculo-grávida |
| Ocular | • Disminucion de la agudeza visual<br>• Vision gris/negra por disminución o cese de presión en la arteria retiniana |
| Neurológico | • Alteraciones de la percepción<br>• Desorientación espacial<br>• Errores sensoriales<br>• Torpeza motora y mental |

## ENFERMEDAD TROMBOÉMBOLICA VENOSA Y VUELO

El término *síndrome de la clase turista* fue ampliamente empleado en la literatura desde 1977 para referirse a la trobosis venosa profunda (TVP), en el año 2000 desde Reino Unido, se recomendó a los profesionales sanitarios que dejasen de usar este término ya que no se encontró diferencia entre clase turista y otras clases. Desde entonces el término correcto y más usado ha sido *síndrome del viajero*.

En 2001 la Organización Mundial de la Salud (OMS) entró en este tema para valorar el riesgo real de los viajes (proyecto WRIGHT), los *resultados* indicaron que:

- El riesgo de ETEV se multiplica por dos en vuelos prolongados (> 4 horas).
- Este mayor riesgo se aplica tanto a avión como a otros medios de transporte como tren o autobús donde los pasajeros están expuestos al estar sentados e inmóviles de manera prolongada.
- El riesgo aumenta con la duración del periodo o con el realizar muchos vuelos en corto periodo de tiempo.
- El riesgo absoluto de ETEV en vuelo mayor de 4 horas, resultó de 1 en 6000 en una cohorte de individuos sanos.
- No se encontraron diferencias significativas (en voluntarios sin riesgos de ETEV) entre hipoxia hipobárica y alteraciones protrombínicas en el sistema hemostático.

Sin embargo, el estudio de inmovilidad debida a un viaje y la no debida a viaje que incluye una alta proporción de individuos con factores de riesgo, sugiere que algunos de los factores específicos del vuelo deben interactuar con la presencia previa de factores de riesgo pudiendo aumentar la activación de la coagulación en individuos susceptibles (además de la inmovilización).

## *FITNESS TO FLY*

El concepto *fitness to fly* se refiere a la aptitud del paciente para el traslado aéreo o la tolerancia que mostrará el mismo a este tipo de transporte dependiendo de varios factores como su estado, su patología previa, sus posibles complicaciones en vuelo…

Hoy en día, debido a los cambios demográficos y en el estilo de vida, hay muchas más personas que viajan en avión, esto incluye a pasajeros de edad avanzada y a aquellos que presentan algún tipo de patología médica. Normalmente, el pasajero sano tolera sin ningún tipo de problema importante el vuelo, sin embargo, en ocasiones el entorno de cabina puede suponer problemas en aquellos pasajeros con problemas médicos.

Todas las aerolíneas suelen tener un procedimiento de autorización médica para los pasajeros que presenten alguna característica que pueda suponer algún tipo de incidencia en vuelo. La *International Air Transport Association* (IATA) considera que las guías médicas deben ser coherentes y basarse en principios fisiológicos aceptados para garantizar el beneficio y la protección del pasajero y la seguridad del vuelo.

Por todo esto el paciente debe estar *fit to fly* para poder volar, y tener un documento médico que así lo acredite, esto ayudará a mantener la seguridad del paciente, del resto de pasajeros y el normal funcionamiento de todo el vuelo.

## AUTORIZACIÓN PARA EL VUELO

Durante muchos años, se ha funcionado con la autorización médica o el *certificado médico* del facultativo habitual del pasajero pero la práctica ha demostrado que un médico no especializado en transporte aéreo puede no estar del todo familiarizado con los factores fisiopatológicos involucrados en el vuelo, por tanto podría pasar por alto alguno de los factores importantes que hemos redactado previamente en este capítulo.

Es por eso, que se recomienda a las aerolíneas que consideren los *antiguos certificados médicos* tan solo como un mero consejo y que basen la autorización por el medico de la compañía aérea o uno especializado que ellos designen antes de decidir si el paciente es apto para el traslado (*fit to fly*) y que tipo de asistencia podría requerir durante el vuelo y valorar también si la aerolínea se lo puede proporcionar.

## DIRECTRICES GENERALES PARA LA AUTORIZACIÓN MÉDICA

La compañía aérea requiere autorización médica si el pasajero se encuentra en una de las siguientes *situaciones:*

- Enfermedad activamente contagiosa y transmisible.
- Si el paciente puede ser un peligro potencial o puede causar incomodidad a otros pasajeros debido a una alteración del comportamiento.
- Riesgo potencial para la seguridad o puntualidad del vuelo, incluyendo la posibilidad de tener que desviar el vuelo o realizar un aterrizaje no programado.
- Dependiente para actividades básicas de la vida diaria o si requiere asistencia especial.
- Patología o condición medica que puede verse afectada negativamente o agravada por el vuelo o el entorno del mismo.

No obstante este tipo de autorizaciones abarcan una serie consideraciones y características mucho más amplio que se detalla más extensamente en el capítulo de este libro que trata sobre la logística de las repatriaciones internacionales.

## BIBLIOGRAFÍA


1. IATA Medical Manual 10th Edition. Montreal-Geneva. 2018. Disponible en: www.iata.org/publications/Pages/medical-manual.aspx
2. Torres M.A, Roldan F, García-Pérez A, Ortega G. Asistencia prehospitalaria in situ del paciente crítico. En: Torres L.M. Tratado de cuidados críticos y emergencias. Madrid. Aran Ediciones. 2002: 1655-1682.
3. Ortiz García P.J, Pérez Sastre J.M. Sentido del equilibrio y vuelo. En: Amézcua González L, Lareo Cortizo J.M. Medicina aeronáutica. Conceptos generales. Vigo. Ed: Fundación de Estudios y Formación Sanitaria. 2001.
4. Ortiz García, P.J. Transporte de Pasajeros enfermos. En: Luis Amezcua, Jose M Lareo. Fundación de Estudios y Formación Sanitaria. Medicina Aeronautica. 2001.
5. Dirección general de aviación civil. Manual de medicina aeronáutica. Madrid. Ed: Ministerio de Fomento. 2004.
6. Scurr JR, Ahmad N, Thavarajan D, Fisher RK. Traveller's thrombosis: Airlines still not giving passengers the WRIGHT advice! Phlebology. 2010 Oct; 25(5): 257-60. Doi: 10.1258/phleb.2009.009070. PubMed PMID: 20870874.
7. Medical Guidelines for Airline Travel. Aviation, Space and Environmental Medicine. Vol 74. Nº 5. Alexandria. 2003.
8. Richard E Moon, Enrico Camporessi. Clinical Care in Extreme Environments: At High and Low Pressure and in Space. En: Ronald D Miller. Miller's Anesthesia. Elsevier. 2009. 7th Edition: 2698-2699.

# 23. REPATRIACIONES INTERNACIONALES Y TRASLADOS EN ALA FIJA. LOGÍSTICA Y ORGANIZACIÓN DE TRASLADOS

**Lidia Gestoso Pecellin y Manuel Pons Claramonte**

## 1. INTRODUCCIÓN

El número de personas que anualmente viajan internacionalmente va en aumento, sobretodo la ultima década. Acorde a la World Tourism Organization (WTO) en el año 2016 se desplazaron 1,235 millones de personas, con un crecimiento del 3.9% respecto al año anterior, a pesar de la crisis financiera y económica mundial del 2009, el turismo y los viajes internacionales han seguido in crescendo.

El riesgo de enfermar o lesionarse durante un viaje internacional depende de muchos factores, incluyendo la región a visitar, la edad de la persona , el estado de salud, el tiempo de estancia del viaje y las actividades planeadas a desarrollar.

En el momento en que una persona estando fuera de su país por el motivo que sea, enferme o se lesione, requiriendo de traslado médico a su país de origen, se le denomina *repatriación internacional.*

Dadas las características (distancia) entre origen y destino, este tipo de desplazamientos han de realizarse en Aeronaves tipo avión comercial o avión ambulancia.

La historia de las repatriaciones internacionales y evacuaciones aeromédicas se remontan desde la I Guerra Mundial cuando los franceses evacuaron soldados desde Serbia utilizando aviones como ambulancias, por el año 1915. El primer avión ambulancia utilizado fue por el ejercito americano en el año 1918.[1]

En la actualidad desafortunadamente no disponemos de muchos datos epidemiológicos que registren las principales patologías de este tipo de traslados.

Alrededor del 50% de los casos son debido a traumatismos y accidentes y el otro 50% a enfermedades.[2]

Los traslados en *ala fija* son mayoritariamente *secundarios*. Se parte desde un punto donde el paciente ya ha sido o esta siendo atendido en un centro medico local, para su estabilización y para posteriormente trasladarlo a otro centro sanitario más cercano a su localidad o de mayor nivel. Recalcar que este tipode traslado no se trata de un EMS, sino que requiere de una valoracion/estabilizacion previa en un centro sanitario.

## 2. TIPOS: AVIÓN COMERCIAL Y AVIÓN AMBULANCIA

### 2.1. Avión comercial (Comercial Carrier-CC)

En esta modalidad disponemos de dos maneras de transportar a los pacientes: sentados (en asiento turista o asiento en First-Class/Business-Class) y en camilla (Stretcher). El avión comercial es la primera opción para el transporte de pacientes estables para largas distancias.

**Tabla I.** *Tipos de avión comercial.*

| Modelo | Distancia | Capacidad |
|---|---|---|
| BAC 1-11 | Short to medium range | ~ 105 pax |
| BAE 146 | Short to medium range | ~ 100 pax |
| Airbus A300 | Medium to long range | ~ 328 pax |
| Airbus A310 | Short to medium to long range | ~ 260 pax |
| Airbus A320 | Short to medium range | ~ 145 pax |
| Airbus A330 | Medium to long range | ~ 320 pax |
| Airbus A340 | Very long range, large capacity | ~ 260 pax |
| Boeing 727 | Short to medium range | ~ 145 pax |
| Boeing 737 (400) | Short to medium range | ~ 120 pax |
| Boeing 737 (300-500) | Short to medium range | ~ 140 pax |
| Boeing 757 | Short to medium range | ~ 220 pax |
| Boeing 747 | Long range, large capacity | ~ 390 pax |
| Boeing 767 | Medium to long range | ~ 310 pax |

### *2.1.1. Requisitos logísticos para transporte en vuelo comercial*

Dado que se trata de un transporte que depende de una Aerolinea, la gestión más importante a realizar es la de la autorización de la misma para poder trasladar al paciente. A través del *INCAD/MEDIF* (Medical Authorization/Incapacitated Passengers Handling Advice). Se trata de un documento que se completa con los datos médicos del paciente, para ser revisado por el departamento medico de la Aerolínea que pueda dar su consentimiento previo para el traslado.

En dicho documento se ha de reflejar los requerimientos que pueda necesitar el paciente durante el vuelo.

Es necesario también el consentimiento informado firmado por el paciente o familiar.

### *2.1.2. Modos de transporte dentro de un vuelo comercial y acceso*

- Primero hay que plantearse siempre:
  - » Si el *paciente puede permanecer sentado* a 90º durante aterrizaje y despegue, entonces puede viajar sentado. Necesitaría asiento de turista (con extra seat o no) o bien en Business-Class, dependiendo de la patología que presente o grado de movilidad. A tener en cuenta que los asientos de clase turista solo pueden reclinarse hasta 40º y en B-class pueden llegar a 180º.
  - » Si el *paciente no puede permanecer sentado* a 90º durante aterrizaje y despegue, entonces debe viajar en camilla.
- Segundo, cómo acceder hasta su asiento:
  - » Si requiere de silla de ruedas hasta la puerta de embarque (WCHR = wheelchair regular).
  - » Si requiere de silla de ruedas hasta la puerta/escaleras del avión (WCHS = wheelchair stairs-steps).
  - » Si requiere de silla de ruedas hasta el mismo asiento/cabina del avión (WCHC = wheelchair cabin-complete).

  En el caso de CAMILLA (Stretcher) el acceso hasta la aeronave deberá hacerse entrando la ambulancia por pista directamente (lo que se denomina TARMAC access).

### *Camilla en vuelo comercial (Stretcher)*

La camilla, esta sujeta a la disponibilidad de varios asientos en un camino comercial. La misma, es colocada por un ingeniero especialista, bien desmontando los asientos del avión o bien colocando la camilla encima de varios asientos. Por lo que hay que tener en cuenta el espacio disponible resultante (distancia entre paciente y techo de la aeronave). No todas las aerolíneas aceptan trasladar pacientes en camilla. Por lo que es necesario la autorización previa de la misma. Requiere normalmente de 6 a 9 asientos de clase turista además de los asientos para familiar/escoltas sanitarios. En los casos que haya que trasladar a un paciente en una camilla, es necesario que vaya acompañado por dos escoltas sanitarios, normalmente un medico y un enfermero.

### *2.1.3. Factores a tener en cuenta*

- *Oxígeno en vuelo comercial:* La disponibilidad de oxígeno en cabina es muy limitada. El oxígeno es transportado por la aerolínea en cilindros de acero de entre 400-2250 litros de gas comprimido a alta presión (1800 lb/sq in), para poder ajustarse a las normas de seguridad de aviación. Por este motivo no se permite el oxígeno medicinal en aeronaves (oxígeno líquido). Es muy importante solicitar previamente a la aerolínea (a través del INCAD/Medif) el uso de oxígeno en cabina. Para que puedan proveer del mismo, calcular acorde al perfil de vuelo la cantidad que han de llevar para el traslado. La misma aerolínea proveerá de sus dispositivos para poder suministrar el oxígeno. Otra opción a tener en cuenta es la utilización de un Concentrador Portátil de Oxígeno. El mismo puede ser provisto por la compañía aérea o bien transportado por los escoltas sanitarios. El flujo máximo que dispondremos será de 4 lpm.
- *Suministro eléctrico:* No hay suministro eléctrico para dispositivos en las aeronaves comerciales, por lo que material que se tenga que utilizar, ha de tener su propia autonomía para el traslado/vuelo. Por ejemplo en el caso de llevar un concentrador de oxígeno, es necesario cargar baterías previamente y llevar batería de repuesto para asegurar el correcto funcionamiento del dispositivo durante el vuelo.

### *2.1.4. Fitness to fly: Cuando un paciente es apto para volar en vuelo comercial*

¿En qué nos basamos entonces para decidir si un paciente es transportable y cuando en avión comercial?

En las guías médicas de la IATA (International Air Transport Association: www.iata.org).

IATA es la Asociación International de Transporte Aéreo, compuesta por alrededor de 280 aerolíneas (y representa un 83% del total del trafico aéreo mundial) y se encarga de publicar normativas y guías de transporte al respecto.

*Tabla adaptada de IATA Medical Manual 10th edition (febrero 2018).*

| CARDIOVASCULAR | | | |
|---|---|---|---|
| **Diagnóstico** | **Asesoramiento previo por experto en medicina de aviación** | **Aceptado o puede volar** | **Comentarios** |
| Angina | Angina inestable o angina con mínimo esfuerzo | Controlado con medicación. Sin angina en reposo | |
| Infarto de miocardio. Post SCACEST y SCASEST | | *Riesgo bajo: 3 días<br>**Riesgo medio: 10 días | ***Riesgo alto: retrasar vuelo hasta que la condición sea estable |
| Fallo cardiaco | Fallo cardiaco agudo o fallo cardiaco crónico incontrolado | Si el fallo cardiaco está controlado y la condición es estable | Un control adecuado es alguien que puede andar 50 m o subir las escaleras de un avión en aire ambiente sin disnea. Si no es el caso, se debe considerar oxígeno en vuelo |
| Edema pulmonar | Sin resolver | Resuelto el edema pulmonar y cualquier condición que lo pueda precipitar | Puede además necesitar ajustarse a las reglas del Infarto de miocardio |
| Enfermedad cardiaca congénita cianotica | Todos los casos | | Oxígeno en vuelo ha de ser considerado en todos los casos |
| Cirugía cardiaca | 9 dias o menos tras Bypass aorto-coronario y cirugía valvular. Transplantes | > 10 días | |
| Angiografia (coronaria) | 24 h o menos | > 24 h si la condición original es estable | |
| Angioplastia con o sin Stent | 2 días o menos | > 3 días si asintomático | |
| Marcapasos o DAI | | > 2 días si no hay neumorotax y el ritmo es estable | DAI = Desfibrilador Automático Implantable |
| Ablación | | > 2 días | Paciente que vuele en la primera semana tras procedimiento se considera de riesgo para TVP |
| TVP | Si activa | Una vez asintomático | Estable con anticoagulantes orales |

| CARDIOVASCULAR | | | |
|---|---|---|---|
| **Diagnóstico** | **Asesoramiento previo por experto en medicina de aviación** | **Aceptado o puede volar** | **Comentarios** |
| Embolismo pulmonar | Si el inicio fue hace 4 días o menos | > 5 días si la anticoagulacion es estable y la $PaO_2$ es normal en aire ambiente | |

*Riesgo bajo: Edad < 65 años, primer evento, reperfusion satisfactoria, Fraccion ejeccion > 45%, sin complicaciones. Sin necesidad de investigaciones o intervenciones.
**Riesgo medio: Fraccion ejeccion>40%, no hay evitencia de isquemia o arritmia, no hay investigaciones o intervenciones programadas.
***Riesgo alto: Fraccion ejeccion<40%, hay signos y síntomas de fallo cardiaco, pendientes de investigación o revascularizacion o dispositivo.
Nota: esta guía proviene de la British Cardiovascular Society.

| TRASTORNO SANGUÍNEO | | | |
|---|---|---|---|
| **Diagnóstico** | **Asesoramiento previo por experto en medicina de aviación** | **Aceptado o puede volar** | **Comentarios** |
| Anemia | Si la Hb es menos de 8.5 g/dl (5.3 mmol/L) a menos que se trate de anemia crónica | > Hb mayor de 8.5 g/dl (5.3 mmol/ L) | Si la anemia es aguda, el nivel de hemoglobina debería estar controlado durante más de 24 h, tras la ultima perdida sanguínea, la cual deberá haber cesado. Considerar oxígeno |

| RESPIRATORIO | | | |
|---|---|---|---|
| **Diagnóstico** | **Asesoramiento previo por experto en medicina de aviación** | **Aceptado o puede volar** | **Comentarios** |
| Neumotórax | 6 días o menos tras inflado completo. Si la condición general es adecuada, se puede transportar con una válvula de Heimlich y con escolta médico/ enfermero | 7 días tras inflado completo<br>14 días tras inflado post neumotorax espontáneo | |
| Cirugía torácica | 10 días o menos | > 11 días sin complicaciones | Por ejemplo tras lobectomia, pleurectomia, biopsia pulmonar abierta |
| Neumonía | Sí sintomático | Si totalmente resuelta, o si persisten signos en RX, debe estar asintomático | Considerar oxígeno suplementario especialmente en los casos de episodio reciente, paciente anciano y vuelos largos |

| RESPIRATORIO | | | |
|---|---|---|---|
| **Diagnóstico** | **Asesoramiento previo por experto en medicina de aviación** | **Aceptado o puede volar** | **Comentarios** |
| Tuberculosis | Sin tratar o en las 2 primeras semanas de tratamiento | Tras 2 semanas de tratamiento adecuado y asintomático | |
| EPOC, enfisema pulmonar, fibrosis pulmonar, derrame pleural y hemotórax | Si requiere de $O_2$ suplementario en tierra. $PO_2 <$ 50 mmHg. Exacerbación reciente no resuelta | Si exacerbación reciente resuelta. No hay infección. Puede caminar más de 50 metros sin disnea | |
| Hipertensión pulmonar | NYHA II o III | NYHA I | NYHA IV se realizaría bajo protocolo de evacuación. NYHA III requiere de oxígeno suplementario |
| Fibrosis quística | FEV1 < 50% en tierra | No infección | |
| Asma | | Asintomático y sin infección | Recordar llevar la medicación usual en el equipaje de mano |
| Cáncer | Si está bajo tratamiento activo (radio o quimioterapia). Si presenta derrame pleural. O si presenta disnea en tierra | Asintomático | Hemoptisis severa es una contraindicación |
| Bronquiectasis | Hipoxemia en tierra | No hay infección | |
| Enfermedad neuromuscular | Si presenta restricción extra pulmonar. Si requiere de ventilación a domicilio | | |
| Malformaciones pulmonar-arterio-venosa | Si hipoxemia severa ($SpO_2 <$ 80% en tierra) | | |
| Ventilación | Los casos severos solo pueden ser aceptados tras consultar con el consejero médico de la aerolínea | Los casos crónicos estables que requieran ventilacion con aire | |

| SISTEMA NERVIOSO CENTRAL | | | |
|---|---|---|---|
| **Diagnóstico** | **Asesoramiento previo por experto en medicina de aviación** | **Aceptado o puede volar** | **Comentarios** |
| Accidente isquémico transitorio | 2 días o menos | Tras dos días y habiendo sido estudiado | |

| SISTEMA NERVIOSO CENTRAL | | | |
|---|---|---|---|
| **Diagnóstico** | **Asesoramiento previo por experto en medicina de aviación** | **Aceptado o puede volar** | **Comentarios** |
| Ictus | 4 días o menos | 5-14 días si está estable o mejorando con escolta enfermero. Si el pasajero viaja en las 2 primeras semanas post ictus, debería recibir $O_2$ suplementario | Si la recuperación ha sido sin complicaciones, el escolta enfermero no seria necesario |
| Grand Mal | 24 h o menos | > 24 h y bien controlado | |
| Cirugía craneal | 9 días o menos | >10 días, cráneo libre de aire y la condición general es adecuada | |
| Demencia/deterioro cognitivo | Si hay historia de conducta paranoide, agresiva, desorientacion, agitación en un ambiente familiar, ansiedad | Leve discapacidad, función independiente. No paranoia significativa, o conducta agresiva o agitación. No cambios o deterioro respecto al último vuelo | Considerar ayuda o acompañamiento para vuelo |

| GASTROINTESTINAL | | | |
|---|---|---|---|
| **Diagnóstico** | **Asesoramiento previo por experto en medicina de aviación** | **Aceptado o puede volar** | **Comentarios** |
| Hemorragia digestiva | 24 h o menos tras sangrado | > 10 días | Entre los días 1-9 podría volar si hay evidencia de mejoría o que el sangrado haya cesado (por ejemplo con una endoscopia o que la Hb está en aumento) |
| Cirugía abdominal mayor | 9 días o menos | >10 si la recuperación ha sido sin complicaciones | Por ejemplo resección intestinal, histerectomia, cirugía renal |
| Apendicectomia | 4 días o menos | > 5 días sin complicaciones | |
| Cirugía laparoscópica | 4 días o menos | > 5 días sin complicaciones | Por ejemplo tras colecistectomía |
| Laparoscopia investigativa | 24 h o menos | > 24 h y gas ha sido reabsorbido | |

| OTORRINOLARINGOLOGÍA | | | |
|---|---|---|---|
| **Diagnóstico** | **Asesoramiento previo por experto en medicina de aviación** | **Aceptado o puede volar** | **Comentarios** |
| Otitis media y sinusitis | Enfermedad aguda o pérdida de la función de trompa de Eustaquio | Si puede "destaponar" los oídos | |
| Cirugía de oído medio | 9 días o menos | >10 días con un certificado médico del ORL | |
| Amigdalectomía | 10 días o menos | | Aunque esté bien para volar entre los días 3 y 6 tras intervención, hay un riesgo significativo de sangrado en los días 1 y 2 y entre los días 7 y 10 post intervención |
| Cirugía de mandíbula | Sin escolta | Volar con escolta médico y material específico (tijeras/corta-alambre) | |

| ENFERMEDAD PSIQUIÁTRICA | | | |
|---|---|---|---|
| **Diagnóstico** | **Asesoramiento previo por experto en medicina de aviación** | **Aceptado o puede volar** | **Comentarios** |
| Psicosis aguda | Episodio en los 30 primeros días (por ejemplo, manía, esquizofrenia, inducida por droga) | | Por motivos de seguridad. Considerar escolta médico |
| Desórdenes psiquiátricos crónicos | Si hay un riesgo significativo de deterioro durante vuelo | Si adecuadamente controlado con la medicación y estable | |

| OFTALMOLOGÍA | | | |
|---|---|---|---|
| **Diagnóstico** | **Asesoramiento previo por experto en medicina de aviación** | **Aceptado o puede volar** | **Comentarios** |
| Lesion penetrante de ojo | 6 días o menos | > 7 días | Cualquier gas que quede en el ojo ha de ser reabsorbido |
| Cirugía intra-ocular | 6 días o menos | > 7 días | Cualquier gas inyectado en el ojo ha de ser reabsorbido, si se inyecta SF6, un mínimo de 2 semanas es necesario, si es C2F6 y C3F8, se requiere un mínimo de 6 semanas |
| Cirugía de cataratas | 24 h o menos | > 24 h horas | |
| Cirugía láser corneal | 24 h o menos | > 24 h | |

| EMBARAZO | | | |
|---|---|---|---|
| **Diagnóstico** | **Asesoramiento previo por experto en medicina de aviación** | **Aceptado o puede volar** | **Comentarios** |
| Embarazo sin complicaciones | Más allá del final de la semana 36 (calculada según fecha estimada de parto) | | |
| Embarazo múltiple, sin complicaciones | Más allá del final de la semana 32 (calculada según fecha estimada de parto) | | |
| Embarazo complicado | Estudiar caso individualmente | | |
| Aborto (amenaza o completo) | Cuando hay sangrado activo | Una vez estable, sin sangrado ni dolor al menos 24 h | |

| NEONATO | | | |
|---|---|---|---|
| **Diagnóstico** | **Asesoramiento previo por experto en medicina de aviación** | **Aceptado o puede volar** | **Comentarios** |
| Recién nacido | Menos de 48 h de vida. Casos de incubadora ± ventilador | Bebés recién nacidos sanos, pueden volar a partir de las 48 h pero preferiblemente tras 7 días | |

| TERAPIA RADIOISÓTOPOS | | | |
|---|---|---|---|
| **Diagnóstico** | **Asesoramiento previo por experto en medicina de aviación** | **Aceptado o puede volar** | **Comentarios** |
| Pacientes tratados con RadioIodine I131 para cancer tiroides | Todos los otros casos requieren un asesoramiento individual de riesgos (incluyendo la dosis estimada en microSv por hora a 0.5 m) | Vuelos < 2 h –no antes de los 4 días tras tratamiento<br>Vuelos > 2 h –no antes de los 7 días tras tratamiento | Se deben cumplir los requerimientos de la International Comission on Radiological Protection. El plan de viaje debe ser revisado por el departamento de medicina nuclear |
| Pacientes tratados con RadioIodine I131 para condiciones benignas de tiroides | Todos los otros casos requieren un asesoramiento individual de riesgos (incluyendo la dosis estimada en microSv por hora a 0.5 m) | Vuelos < 2 h –no antes de los 3 días tras tratamiento<br>Vuelos > 2 h –no antes de los 5 días tras tratamiento | Se deben cumplir los requerimientos de la International Comission on Radiological Protection. El plan de viaje debe ser revisado por el departamento de medicina nuclear |

| TERAPIA RADIOISÓTOPOS | | | |
|---|---|---|---|
| **Diagnóstico** | **Asesoramiento previo por experto en medicina de aviación** | **Aceptado o puede volar** | **Comentarios** |
| Pacientes tratados con otros radioisótopos o con braquiterapia permanente | Todos los otros casos requieren un asesoramiento individual de riesgos (incluyendo la dosis estimada en microSv por hora a 0.5 m) | Con la certificación ICRP | Se deben cumplir los requerimientos de la International Comission on Radiological Protection. El plan de viaje debe ser revisado por el departamento de medicina nuclear |

| QUIMIOTERAPIA | | | |
|---|---|---|---|
| **Diagnóstico** | **Asesoramiento previo por experto en medicina de aviación** | **Aceptado o puede volar** | **Comentarios** |
| Cualquier cáncer | Si recibe algún tipo de quimioterapia en activo | | Pacientes que estén recibiendo un tratamiento de quimioterapia pueden volar pero no durante la administración activa del citotóxico, especialmente cuando esto implica drogas citotóxicas de acceso vascular de liberación lenta |

| TRAUMA | | | |
|---|---|---|---|
| **Diagnóstico** | **Asesoramiento previo por experto en medicina de aviación** | **Aceptado o puede volar** | **Comentarios** |
| Cirugía de cadera, rodilla o tobillo | Si no puede movilizarse con ayuda o no puede sentarse 90º en asiento para aterrizaje y despegue | | Considerar profilaxis de TVP. Si no requiere de profilaxis, los viajes de más de 6 h en las 6 primeras semanas deberían realizarse solamente si es esencial |
| Escayola cerrada (vuelo de más de 2 h) | Menos de 48 h tras la lesión si la escayola no se ha "abierto" | > 48 h | Ajustarse también a la normativa respecto a la anemia si se trata de femur/pelvis |
| Cirugía astroscópica | | Si puede movilizarse con ayuda y sentarse a 90º para despegue y aterrizaje | |
| Cirugía espinal | En los 7 días tras cirugía | Tras los 7 días post cirugía | Los pasajeros han de poder permanecer sentados durante despegue y aterrizaje. Deben poder tolerar turbulencias y las vibraciones asociadas con el vuelo |

| MISCELÁNEO | | | |
|---|---|---|---|
| **Diagnóstico** | **Asesoramiento previo por experto en medicina de aviación** | **Aceptado o puede volar** | **Comentarios** |
| Enfermedades contagiosas | Durante el estadio contagioso de la enfermedad | | |
| Quemaduras | Si todavia en shock o riesgo de infección | Si medicamente estable y bien en otros aspectos | |
| Cirugía plástica | | | Tener en consideración ciertos procedimientos como abdominoplastia y riesgo tromboembólico, exposición prolongada del cuerpo sobre puntos de presión, prótesis recién insertadas |
| Enfermedad terminal (si la prognosis para el vuelo es pobre) | Asesoramiento individualizado de cada caso | | |
| Descompresión | Sí sin tratar o casos sintomáticos | 72 h tras último tratamiento | Considerar consultar con especialista |

## 2.2. AVIÓN AMBULANCIA (AIR AMBULANCE)

El avión ambulancia se utiliza para distancias más cortas (por encima de los 200 kms) o traslado de pacientes más inestables en distancias relativamente cortas. Para realizar este tipo de traslados, principalmente están sujetos a disponibilidad de un proveedor.

### *2.2.1. Tipos de avión ambulancia*

**Tabla II.** *Tipos de avión ambulancia.*

| Nombre | Autonomía | Velocidad | Capacidad (camilla + acompañante) | Observaciones |
|---|---|---|---|---|
| King Air C90 | 1770 kms | 338 Km/h | 1 + 4 | Biturbohélice |
| King Air 200 | 2415 kms | 450 Km/h | 1 + 5 | Biturbohélice |
| Cessna Citation I | 2415 Kms | 603 km/h | 1 + 5 | Birreactor |
| Learjet 36A | 4990 Kms | 740 km/h | 1 + 4 | Birreactor |
| Falcon 20 | 3220 kms | 708 km/h | 2 + 4 | Birreactor |
| Falcon 50 | 6118 kms | 7245 km/h | 2 + 5 | Trirreactor |

Tabla adaptada de: Ortiz, P.J. Transporte de Pasajeros enfermos. En: Luis Amezcua, Jose M Lareo. Fundación de Estudios y Formación Sanitaria. Medicina Aeronautica. 2001.

### *2.2.2. Requisitos logísticos para transporte en avión ambulancia*

Requieren de un preaviso de 24-48 h y pueden adaptarse a nuestras necesidades logísticas. No es necesario una autorización previa tipo INCAD/Medif dado que no hay aerolíneas involucradas, pero sí de control de pasaporte/visado. Por ello es altamente importante que escoltas sanitarios y paciente tengan actualizados y en vigor dicha documentacion. Requieren de pista de despegue/aterrizaje con su autorización aeropuertaria.

Necesario un consentimiento informado firmado por el paciente o familiar.

No hay limitación en la oxigenoterapia, siempre y cuando se calcule el oxigeno necesario durante el vuelo.

## 3. CARACTERÍSTICAS A TENER EN CUENTA DE LAS AERONAVES

En comparación con la *atención de pacientes* en un medio hospitalario o con el transporte terrestre tenemos:

- Escaso espacio disponible (las dimensiones de los asientos, del espacio para los MMII, para transportar equipaje de cabina).
- Un acceso limitado hasta asiento/camilla. Se deben utilizar varios vectores (ambulancia terrestre, silla de ruedas en aeropuerto o camilla, camilla cuchara para transportar al paciente desde la camilla normal hasta la camilla del avión).

- Uso limitado de aparataje medico (por las emisiones electromagnéticas) por temas de seguridad aerea. Así como de suministro electrico.
- Estimulos externos propios del avión, como ruido, vibraciones, cambios de temperatura a lo que se añade el estrés de volar para el paciente como para los escoltas sanitarios.
- Limitaciones en oxigenoterapia.

## 4. CÓMO SE PROCEDE PARA LA REALIZACIÓN DE ESTE TIPO DE TRANSPORTE

### 4.1. Evaluando la situación

Comenzamos con una evaluación medica y logística del paciente a trasladar.

Dentro de la *evaluación médica* tenemos que tener en cuenta:

- Edad, talla y peso: importante conocer si se trata de un adulto o un menor de edad. Dado que el consentimiento para el traslado deberá ser firmado por un progenitor y/o requiera de ser trasladado junto con progenitor/tutor. Talla y peso son datos a tener en cuenta, por cuestión de espacio en cabina. Lo cual dependerá del tipo de aeronave.
- Antecedentes médicos.
- Alergias.
- Diagnóstico.
- Tratamiento.
- Estado hemodinámico actual. Obtener datos claves como nivel de Hemoglobina, $SpO_2$.
- Pronóstico para el traslado.
- Ventana para transporte. En qué periodo puede ser trasladado el paciente acorde a su situación.
- El nivel de atención médica en el centro donde se encuentra el paciente. La asistencia sanitaria mundial no es equitativa. Difieren los protocolos , la disponibilidad de pruebas diagnosticas, los tratamientos en cada hospital y cada país. Por ejemplo, un paciente que tras un accidente sufre una lesión a nivel cervical, no tendrá los mismos medios diagnósticos ni de tratamiento en EEUU que en Cabo Verde. Por ello hay que tener muy en cuenta el origen del paciente que vamos a trasladar para realizar una exhausta valoración medica previa a traslado y teniendo en consideración posibles complicaciones que nos puedan surgir durante el vuelo.

En la *evaluación logística:*

- Localidad y Centro Médico donde se encuentra el paciente.
- Aeropuerto más cercano.
- Localidad y Centro Médico donde va a trasladarse.

### 4.2. Decidir fecha, medio, escoltas y lugar

- *Fecha:* Determinar cuándo el paciente puede ser transportable en medio aéreo o cuándo está Fit to Fly (guiándonos en las tablas de la IATA, anteriormente expuesto).
- *Medio:* avión ambulancia o avión comercial dependiendo de:
  - » Patología.
  - » El tratamiento que requiera durante el traslado (por ejemplo si requiere de oxigenoterapia mayor de 4 lpm, hay que valorar el traslado en avión ambulancia que no presenta limitaciones al respecto).
  - » El pronóstico durante el vuelo.
  - » La meteorología.
  - » El coste económico de la operación: normalmente se hace cargo las entidades publicas o privadas (seguros de asistencia). También lo puede solicitar el paciente/familiar de manera privada.
- *Escoltas:* en base a la evaluación medica que hemos realizado, determinar para el traslado que tipo de escolta sanitario es necesario, Enfermero, Médico o ambos. Normalmente para Camillas en vuelo comercial y para Avión Ambulancia, los pacientes siempre van acompañados de dos escoltas, uno medico y otro enfermero. Para traslados en vuelo comercial, dependiendo de la patología y grado de movilidad del paciente, se decidirá si el acompañamiento sanitario es Médico o Enfermero.
- *Lugar:* El destino donde ha de ser trasladado el paciente. Si un centro medico del mismo nivel que de origen pero mas cercano a su domicilio o un centro de mayor nivel. Hay que tener en cuenta que aunque traslademos un paciente estable en un vuelo, puede deteriorar su condición durante el mismo, o que el nivel de asistencia médica donde se encontraba no era acorde a estándar occidental, por lo que siempre se recomienda una valoración hospitalaria a su llegada a destino.

### 4.3. Gestion de medios y vectores

Una vez decidido el medio a realizar el transporte, hay que gestionar los vectores u otros medios de transporte que se requieran para el traslado del paciente "bed to bed" (cama a cama). Es decir, si optamos por ejemplo por el transporte de un paciente en camilla en un vuelo comercial, hay que comenzar primero con la adquisición y autorización (mediante el INCAD) de los asientos totales para la camilla y escoltas y la autorización previa de la aerolinea. Dado que se trataría de un traslado en camilla, es necesario un vector desde Hospital de origen a Aeropuerto en ambulancia, con acceso TARMAC (directo a pista de despegue donde se encuentre la aeronave) y viceversa, gestión de otro vector (ambulancia en este caso) en el Aeropuerto de destino con acceso TARMAC a pista para que recojan al paciente y le puedan trasladar a su hospital de destino.

Tras obtener toda la documentación, se adjunta al POA ( Plan Of Action = Plan de Acción ) que se entregará finalmente a los escoltas sanitarios y así proceder al traslado sanitario.

Según como cita P.J. Ortiz en el capitulo de "Transporte de Pasajeros enfermos" en el Manual de Medicina Aeronáutica, en resumen hay que:

- Realizar una valoración minuciosa de la situación clínica del paciente y de la indicación del transporte.
- Elegir el vector de transporte mas adecuado y adaptado.
- Preparación detallada de la logística del traslado.
- Seguimiento del desarrollo del transporte.
- Preparación adecuada del paciente.

## REFERENCIAS


1. UNWTO: World Tourism Organization [Internet]. Disponible en: www2.unwto.org 2019.
2. Centers for Disease Control and Prevention. CDC Health Information for International Travel 2014. New York: Oxford University Press; 2014.
3. Ira J. Blumen, Howard Rodenberg. Air Medical Transport. En: Ron Walls, Robert Hockerberg et al. Rosen´s Emergency Medicine: Concepts and Clinical Practice. 9th Edition. Elsevier 2017: 2398-2405.
4. Sand M, Bollenbach M, Sand D, et al: Epidemiology of aeromedical evacuation: an analysis of 504 cases. J Travel Med 2010 Nov-Dec; 17: 405-409.
5. Steffen R, Grieve S: Epidemiology: Morbidity and Mortality in Travelers. Travel Medicine, 2, 5-11: 7.
6. IATA Medical Manual 10th Edition. Montreal-Geneva. 2018. Disponible en: http://www.iata.org/publications/Pages/medical-manual.aspx
7. Ortiz, P.J. Transporte de Pasajeros enfermos. En: Luis Amezcua, Jose M Lareo. Fundación de Estudios y Formación Sanitaria. Medicina Aeronáutica. 2001.
8. International SOS Medical Flight Course Manual. 2005. International SOS Singapore.
9. Medical Guidelines for Airline Travel. Aviation, Space and Environmental Medicine. Vol 74. No 5. Alexandria. 2003.
10. Richard E Moon, Enrico Camporessi. Clinical Care in Extreme Environments: At High and Low Pressure and in Space. En: Ronald D Miller. Miller's Anesthesia. Elsevier. 2009. 7th Edition: 2698-2699.

# 24. TRASLADO SANITARIO EN AVIÓN DE LÍNEA COMERCIAL

**C. Álvarez Zapatero, C. Salinas Lobo, A. Nieto Riveiro, J. Aparicio Santos y L. Landín Limeses**

Valoramos de forma pormenorizada las consideraciones generales, fisiológicas, técnicas y prácticas del traslado sanitario de pacientes en vuelos de línea comercial, así como se dan las recomendaciones de viaje en las patologías más frecuentes y se hace especial mención a la importancia de la coordinación de los múltiples estamentos que intervienen en este tipo de traslados sanitarios.

## INTRODUCCIÓN

En 1963, Pierre Desnos crea, en Francia, la primera empresa de asistencia en viaje después de la experiencia sufrida por dos amigos que tuvieron un accidente mientras se encontraban de viaje en el extranjero. Por aquel entonces ninguna organización prestaba ayuda y socorro a los viajeros.[1] A partir de ese momento, se desarrolló este concepto por la conjunción de múltiples factores, como fueron las dificultades por el idioma, infraestructuras sanitarias deficientes o nulas, sistemas de urgencias precarios o inexistentes y cada vez, mayor movilidad tanto del sector turístico como del empresarial.

En las décadas de los años sesenta, setenta y ochenta, los traslados sanitarios en países que no fueran la Europa Occidental, Norte América, Japón o Australia prácticamente eran traslados urgentes, y ha sido en estos últimos veinte años cuando el traslado sanitario no urgente ha dado un gran paso cualitativo, dado que, al mejorar la calidad asistencial, la necesidad de la urgencia ha disminuido de forma muy importante, realizándose, actualmente los traslados sanitarios en la mayoría de los casos, de forma no urgente en pacientes convalecientes.

En esta revisión, expondremos las consideraciones que nos parecen relevantes, priorizando la parte práctica y dando relevancia a la coordinación de las muchas organizaciones que intervienen en el traslado sanitario en aviones de línea comercial.

## CONSIDERACIONESFISIOLÓGICASBÁSICASENELTRANSPORTE AÉREO

El oxígeno ($O_2$) es transportado en la sangre, de dos formas distintas, disuelto y unido a la hemoglobina (Hb). El primero es prácticamente despreciable: a 37 °C y para una presión parcial de 100 mmHg la cantidad disuelta es muy pequeña, aproximadamente 0,3 $cm^3$, totalmente insuficiente para las necesidades metabólicas. Sin embargo, el $O_2$ transportado por la Hb es el que realmente sostiene las necesidades orgánicas. Cada gramo de Hb es capaz de transportar 1.34 ml de oxígeno, por lo que la capacidad de transporte de 100 ml de sangre es de 20 ml de $O_2$ para un valor normal de 15 g de Hb.

La unión del oxígeno a la hemoglobina depende de la presión parcial de oxígeno existente en ese momento. La relación existente entre la unión del $O_2$ a la hemoglobina ($SataO_2$) y su presión parcial se llama curva de equilibrio hemoglobina- oxígeno, curva de Barcroft o curva de la disociación de la Hb (Fig. 1). Fisiológicamente podría decirse que es muy ventajosa. En la parte alta de la curva, una caída de 30-40 mmHg de la $PO_2$, desde el nivel de 99,9 de $SataO_2$, como podría ocurrir en altitudes entre 1.800 y 2.438 metros, solo repercutiría en un 7% en la desaturación de la Hb. No obstante hay que tener en cuenta que en la parte media de la curva, pequeñas variaciones de la $PO_2$ hacen descender bruscamente la saturación de la Hb, hecho que debemos tener muy en cuenta a la hora de trasladar pacientes con enfermedades cardio-pulmonares.

Relacionando la curva, con la hipoxia y la altitud, la podemos dividir en cuatro *zonas:*

1. *Zona indiferente:* Altitud entre 0-1.500 m, presión barométrica entre 760 y 634 mmHg, $PAO_2$ entre 103 y 80 mmHg y $SataO_2$ entre 99 y 95%. No hay reacción fisiológica aparente.
2. *Zona de compensación completa:* Se encuentra entre 1.500-3.000 m. La presión barométrica entre 634 y 493 mmHg, la $PAO_2$ entre 80-60 mmHg y la $SataO_2$ entre 85- 95%. Se pone en marcha la respuesta fisiológica a la hipoxemia por altitud. La hipoxia estimula los quimiorreceptores periféricos en los cuerpos carotídeos produciendo hiperventilación, con incremento del volumen corriente efectivo y por tanto del volumen

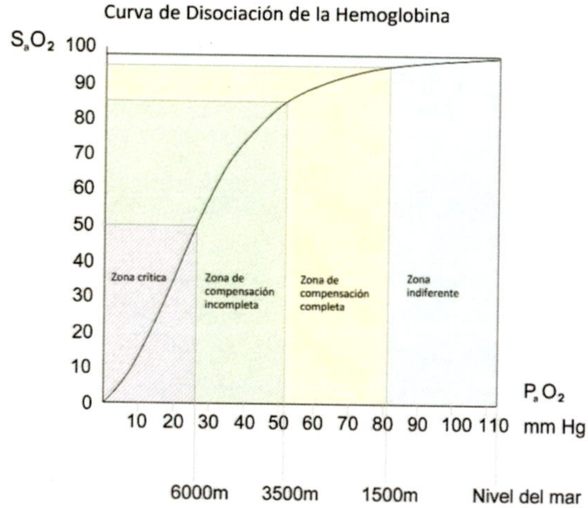


**Figura 1.** *Curva de disociación de la Hemoglobina, indicando las diferentes zonas y su relación con la altitud.*

minuto para maximizar la $PAO_2$ y la $PaO_2$. El gradiente alveolo-arterial desciende. La vasoconstricción pulmonar hipóxica causa incremento en la presión de la arteria pulmonar y de la resistencia vascular, la cual es benigna y reversible. La $PCO_2$ cae como consecuencia de la hiperventilación y junto con la hipoxia concomitante, induce vasoconstricción cerebral y mantiene el transporte de oxígeno al cerebro. El gasto cardiaco aumenta debido a la taquicardia manteniéndose el flujo sanguíneo y el transporte de oxígeno. La compensación siempre es completa, en la persona sana, excepto para la visión nocturna y la capacidad de aprendizaje.persona sana, excepto para la visión nocturna y la capacidad de aprendizaje.

3. *Zona de compensación incompleta:* Se encuentra entre 3.500 y 5.000-6.000 m, la presión barométrica entre 493-354 mmHg, la $PAO_2$ entre 45 y 27 mmHg y la $SataO_2$ entre 85-50%. La respuesta compensatoria es insuficiente para compensar la hipoxia y aparecen síntomas neurológicos, musculares, respiratorios, psíquicos, visuales, etc.
4. *Zona crítica:* Por encima de 6.000 m, la presión barométrica por debajo de 354 mmHg, la $PAO_2$ por debajo de 34 mmHg, la $SataO_2$ por debajo de 50% con grave riesgo de síncope hipóxico y síntomas neurológicos que pueden provocar la muerte de forma rápida. Por otro lado, el Contenido Arterial de Oxígeno ($CaO_2$) constituye un indicador sencillo, no

invasivo y de fácil determinación, útil en la valoración del estado de oxigenación arterial en pacientes antes de realizar un traslado sanitario. Se calcula con la *fórmula:*

$$CaO_2 = (Hb \times 1.34 \times SataO_2) + (PO_2 \times 0.0031)$$

Como hemos comentado, el oxígeno disuelto se transporta en mínima cantidad y no se valora salvo casos excepcionales. Por tanto, a nivel práctico, debemos estar atentos a las cifras de Hb y de la $SataO_2$.

En personas sanas, el valor puede oscilar entre 18-20 ml/100 ml, pero en situaciones patológicas, como la anemia aguda y/o enfermedades pulmonares, el $CaO_2$ pueden bajar a niveles que impidan realizar un traslado sanitario, si no se corrigen. Exponemos, a titulo de ejemplo, algunas *situaciones* que no son infrecuentes:

- *Persona sin patología:*

$(15 \times 1.34 \times 0.98) + (90 \times 0.0031) = 20.38$ ml/100 ml.

- *Paciente anémico:*

$(9 \times 1.34 \times 0.96) + (90 \times 0.0031) = 11.84$ ml/100 ml (58% del valor previsto).

- *Paciente hipóxico:*

$(15 \times 1.34 \times 0.82) + (51 \times 0.0031) = 16.63$ ml/100 ml (81.5% del valor previsto).

- *Paciente hipóxico y anémico:*

$(8 \times 1.34 \times 0.86) + (54 \times 0.0031) = 9.37$ ml/100 ml (46% del valor previsto).

Es evidente, que en situaciones patológicas, estos contenidos bajos van a hacer que el transporte de oxígeno a los tejidos esté muy disminuido y por tanto a pesar de que haya una mayor extracción hística, se puede producir hipoxia tisular. Por tanto, la corrección de la anemia y la falta de oxígeno son dos factores a tratar en el caso que se manifiesten a la hora de realizar un traslado sanitario. Con respecto a este último, se considera que con una $SataO_2$ por encima del 95% al nivel del mar, el oxígeno no es necesario. Con saturaciones entre el 92% y el 95%, tampoco sería necesario, si no hay factores de riesgo, mientras que si los hubiere, si sería necesario. Se consideran factores de riesgo la hipercapnia, el volumen espirado forzado en el primer segundo ($FEV_1$) menor del 50% del estimado, el cáncer de pulmón, la enfermedad restrictiva pulmonar , las lesiones severas esqueléticas o de la musculatura respiratoria, las enfermedades cerebrovasculares, cardíacas y respiratorias, la enfermedad pulmonar obstructiva crónica (EPOC), dentro de las primeras seis semanas del alta. Con saturaciones por debajo del 92%, siempre es necesario el oxígeno en vuelo y aquellos que necesitan suplemento de oxígeno a nivel del mar, necesitan incrementar el flujo dependiendo de la presión en cabina.[2] No obstante, en la actualidad, se esta investigando sobre las pruebas más idóneas para determinar con precisión cuando un paciente va a requerir oxígeno durante el vuelo ya que la pulsioximetria tiene sus limitaciones cuando se trata de pacientes con enfermedades pulmonares crónicas. Lo que hemos comentado hasta ahora, son parámetros que en un traslado podemos controlar de forma fácil, considerando la fase preparatoria, como una fase más dentro del traslado sanitario. Al corregir estos parámetros, mejoraremos el transporte de oxígeno ($DO_2$) a los tejidos, ya que éste depende del $CaO_2$ y del gasto cardíaco. Al mejorar el $DO_2$, normalizaremos el consumo de oxígeno ($VO_2$) y la extracción ($EO_2$) hística en los tejidos.

Por otro lado, los aviones para el transporte de pasajeros están sometidos a una normativa de regulación internacional (FAR 25)[3] donde se indica que la presurización en cabina nunca debe sobrepasar la altitud crítica de 8.000 pies equivalente a 2.438 metros en condiciones de vuelo normal para que la $SataO_2$ no descienda por debajo del 90% en pasajeros sin patología, así como los cambios de presión en cabina no deben variar más de 152 metros/min en el despegue y más de 91 metros/min en el descenso. Sin embargo, el nuevo Boeing 787 Dreamliner operará con una altitud máxima en cabina de 6.000 pies (1.829 m) por los resultados de un estudio patrocinado por el constructor donde se vio que exposiciones a 7.000-8.000 pies por periodos de 3 a 9 horas producían un incremento en la incidencia de disconfor en el pasaje.[4]

A continuación (Tabla 1), exponemos algunos ejemplos sobre presurización en cabina a diferentes niveles de altura de distintos modelos de avión.

**Tabla 1.** *Se expresan, en pies, la presión en cabina de diferentes modelos de avión en relación con la altitud. Los aviones de largo recorrido, vuelan entre 35.000 y 40.000 pies, con una presión en cabina que puede llegar hasta los 8.000 pies, equivalente a 2.438 metros.*

| **Altitud avión (pies)** | **Altitud en cabina (ft) (pies)** | | | | | | | |
|---|---|---|---|---|---|---|---|---|
| | AIRBUS A300/310 | AIRBUS A320 | AIRBUS A340 | BOEING B737 | BOEING B747-400 | BOEING B767 | DC 10 | STT Concorde |
| 30.000 | 4800 | 4500 | 3900 | 5200 | 3000 | 3400 | 4000 | 0 |
| 35.000 | 6200 | 6600 | 5800 | 7300 | 4900 | 5400 | 5000 | 1500 |
| 40.000 | 8000 | 8000 | 7500 | 8000 | 6700 | 7000 | 6500 | 3000 |
| 50.000 | | | | | | | | 4600 |
| 60.000 | | | | | | | | 6000 |

## CONSIDERACIONES GENERALES EN EL TRANSPORTE AÉREO DE LARGO RECORRIDO EN LÍNEA COMERCIAL

Es evidente que en el momento actual el número de personas que viajan en avión es elevadísimo. En el año 2000 viajaron 664 millones de personas y la World Tourist Organisation había previsto un aumento del 85% entre los años 1995/2010[5]. En 2013 viajaron 2.790 millones de pasajeros en 37.4 millones de vuelos, y al terminar el año 2017 se transportaron más de 4.100 millones de pasajeros[6].

Desde el 2007 se puede monitorizar la posición de los aviones que lleven un transpondedor ADS-B (Automatic Dependant Surfeillance-Broadcast), funcionan con GPS y transmite una señal con la posición, velocidad, altitud, a un receptor conectado en tiempo real con una página web especializada, Flightradar24. Cada minuto del día hay alrededor de 11.000 aviones rastreados por esta web el aire, superando en el 2014 una media de 100.000 vuelos diarios, y alcanzando un record de cifras el 29/06/2018 con 202.157 aviones volando el mismo día, con pico de registros de 19.000 aviones volando en el mismo momento[7].

Al margen de los problemas médicos que se pueden producir de forma fortuita en los aviones, nuestro enfoque va dirigido hacia el traslado programado de largo recorrido de los pacientes que se ponen enfermos o tienen un accidente en el país al que han viajado y que necesitan condiciones especiales para su regreso. Debemos hacer una especial mención al tipo de pasajeros que se desplazan ya que están aumentando de forma significativa los mayores de 65 años y aquellos que viajan con patologías conocidas y que en nuestro medio no consultan con su médico la conveniencia de viajar o si lo hacen, no son valorados con precisión.

El país donde se encuentra el paciente, es un factor importante a tener en cuenta por el idioma y la infraestructura sanitaria. Cuando ésta, no cumple los requisitos mínimos, en cuanto a instalaciones, especialidades, servicios centrales etc. y el paciente sufre una patología grave, debemos realizar un transporte urgente a la ciudad o país más cercano donde pueda ser tratado adecuadamente, y habitualmente utilizamos aviones medicalizados. El idioma para contactos médicos directos puede ser un inconveniente que se solventa con el apoyo logístico de los corresponsales que tenemos en el país. Camboya, Vietnam, Laos, Indonesia, Nepal, Angola, antigua URSS son ejemplos de este tipo de países, donde el turismo está aumentando o las empresas mandan mucho personal por motivos de trabajo.

Cuando hablamos de transporte secundario nos referimos al traslado de pacientes que han pasado la fase aguda de su enfermedad y se encuentran convalecientes de la misma, por lo que sólo será necesario una intervención médica urgente cuando surja cualquier complicación previsible. Por ello y dependiendo de la patología pondremos el personal sanitario apropiado en cada traslado, pudiendo ser equipos de dos personas en traslados complejos o de una, médico o enfermero (Grado Universitario en Enfermería). Nuestro grupo, maneja material convencional, consistentes en lo que llamamos maleta general, donde se aloja la medicación, así como todo el material necesario para una urgencia vital y monitores desfibriladores autónomos de uso generalizado en nuestro medio. En el caso de patologías concretas, añadiremos maletas especializadas en patología respiratoria, neurológica y traumatológica.

En todo traslado sanitario es imprescindible, antes del vuelo, obtener toda la información médica donde consten los antecedentes personales, las pruebas realizadas, diagnóstico y tratamiento, así como el peso y la talla. También son muy importantes las consideraciones del médico tratante en cuanto al medio y la forma de hacer el traslado, aunque a veces nos encontramos con facultativos que quieren tomar medidas arbitrarias forzando aviones sanitarios con patologías que contraindican el traslado o que no presentan la suficiente gravedad para utilizarlos. En este sentido, debemos valorar las necesidades del paciente para el vuelo en todos sus ámbitos así como las contraindicaciones (Tabla 2) que existen, a nuestro criterio, para realizar una evacuación aérea en avión de línea comercial.

**Tabla 2.** *Contraindicaciones para la evacuación aérea de pacientes en línea comercial.*

| | |
|---|---|
| • Situación terminal del paciente.<br>• Infección contagiosa aguda.<br>• Infecciones graves.<br>• Cuadros psiquiátricos no controlados.<br>• Neumotórax no resuelto y sin drenaje.<br>• Cuadros digestivos graves sin tratar.<br>• Traumatismos medulares inestables.<br>• Enfermedad por descompresión.<br>• Enfermedades cardiovasculares y pulmonares en fase aguda.<br>• Trombosis venosa profunda.<br>• Embarazo después de la semana 32.<br>• Accidente cerebro vascular (ACV) dentro de los primeros 10 días.<br>• Cirugía abdominal antes de los 10 días. | • Colonoscopias antes de las 24 horas.<br>• Cirugía craneal con evidencia de aire.<br>• Cirugía ocular con inyección de gas entre 2 y 6 semanas.<br>• Cirugía torácica, dependiendo de la técnica, nunca antes de las dos semanas.<br>• Otitis media aguda.<br>• Taponamientos nasales.<br>• Cirugía otorrinolaringológica reciente.<br>• Obstrucción urinaria sin resolver.<br>• La anemia aguda por debajo de 10 g/ml y la desaturación de la Hb por debajo del 92% son contraindicaciones relativas, ya que tenemos los medios para corregir estos parámetros. |

Especial consideración debemos tener con los viajeros de edad avanzada, dado que los cambios de presión en cabina, pueden producir cuadros como otalgias, barosinusitis, aerodontalgia, náuseas, vómitos y distensión abdominal. La baja humidificación puede afectar a ojos y orofaringe. La prolongada inmovilidad con constante ruido, vibraciones y turbulencias intermitentes pueden desconcertar al viajero anciano. Edemas en extremidades inferiores o trombosis venosa profunda son consecuencias del éstasis venoso y cuadros isquemicos de miembros inferiores por tiempos prolongados en el asiento. Todos estos procesos se pueden minimizar con medidas preventivas antes y durante el vuelo, cuidando la hidratación, evitando el alcohol, comidas flatulentas, bebidas con gas, dando paseos regulares durante el vuelo, ejercicios de piernas en el asiento y no olvidando la medicación habitual.[8]

Por otro lado, existen ciertas situaciones clínicas que impiden el traslado sanitario en vuelo comercial. Las compañías aéreas no aceptan patologías agudas graves o de alto riesgo, ni situaciones que puedan producir disconfor en el pasaje como olores, ruidos etc que puedan llevar a reclamaciones justificadas. En estos casos, como por ejemplo, enfermos intubados, con ventilación mecánica, con sondas, sueros, aspiradores se utilizan aviones sanitarios.

En un estudio realizado sobre 483 traslados en avión sanitario hubo dos fallecidos, un 12% tuvo complicaciones medicas graves durante el vuelo y un

28% requirió estabilización clínica antes del inicio del traslado.[9] Este tipo de enfermos, por su gravedad, no deben ser trasladados en avión de línea comercial, dado que distorsiona negativamente el ambiente que debe haber durante un viaje.

No obstante, debemos hacer mención especial a la Compañía Lufthansa. que ha introducido en sus vuelos regulares de largo recorrido, un box aislado de 6 $m^2$ para el transporte de pacientes de alto riesgo, perfectamente equipado y con personal sanitario.

## CONSIDERACIONES TÉCNICAS PARA TRASLADOS SANITARIOS EN AVIÓN DE LÍNEA COMERCIAL

El 28/07/2008 entro en vigor el Reglamento para el servicio de atención a personas de movilidad reducida (PMR), aprobado por el Parlamento Europeo en 2006.[10]

Se trata de un reglamento que permite viajar a personas cuya movilidad está limitada a efectos de la utilización de cualquier medio de transporte debido a discapacidad física, sensorial o de locomoción permanente o temporal, mental, que por su edad o cualquier otra causa de discapacidad necesite atención especial adaptada a sus necesidades.

Se considera también PMR a todo pasajero que pudiese sufrir un empeoramiento en su estado de salud por causa de un viaje en avión o pacientes que han sufrido un accidente, una enfermedad previa al viaje, pero que están lo suficientemente estabilizados para hacer un viaje en avión, ya que hay cada vez un mayor número de personas con enfermedades crónicas que realizan viajes de largo recorrido.

Nuestro trabajo fundamentalmente es valorar y hacer un seguimiento desde el ingreso hospitalario en caso de accidente o enfermedad, para organizar el traslado cuando las condiciones médicas lo permitan, con el menor riesgo para el paciente, con los parámetros clínicos, analíticos y funcionales idóneos para realizar un viaje en avión de línea regular , encargándonos de todas las gestiones desde el hospital y/o hotel hasta su domicilio y/o hospital de destino.

Por regla general, se acepta que *en un viaje en avión* pueden viajar:[11]

- Un 10% de discapacitados, un acompañante por cada discapacitado no ambulatorio, aunque dependiendo de la naturaleza de la discapacidad o enfermedad, pueden ser requeridos dos acompañantes, un acompañante por cada pasajero ambulatorio con dificultades funcionales, un acompañante por cada dos personas ciegas y un paciente en camilla.

- En los casos de pasajeros con hemiparesia o inmovilización de un miembro: brazo/pierna, se utilizarán asientos de pasillo, con el lado sano dando al pasillo.

Las compañías aéreas tienen un servicio médico que valora los traslados de pasajeros con discapacidad, y disponen de un documento llamado INCAD (Incapacitated Passengers Handling Advice) o MEDIF (Medical Information Form), que tiene que ir cumplimentado por el médico tratante del pasajero con discapacidad o enfermo y por el pasajero, donde conste la naturaleza de la enfermedad, y todas las necesidades que pueda tener tanto en el aeropuerto como en el avión (ambulancia, silla de ruedas, oxígeno, dieta y acompañamiento).Tiene que ser gestionado al menos con 48-72 horas de antelación para que las PMR tengan garantizados los servicios que puedan necesitar.

*Silla de ruedas en el aeropuerto (WHEELCHAIR):*[12,13]

Los pasajeros con silla de ruedas propia, siempre que sean manuales y no haya escaleras, podrán llegar con la silla hasta la puerta. En caso contrario, la silla deberá viajar en la bodega, y el aeropuerto se encarga de gestionar la silla.

Si no tienen silla de ruedas propia, se puede solicitar a la agencia de viajes, o directamente en el aeropuerto, pero para garantizar que estará disponible, se tiene que hacer la gestión con 48 horas de antelación.

Existen diferentes *tipos de sillas* (WCH), en función de la movilidad:

1. *WCHR (R de Rampa).* Pasajeros con movilidad reducida, que necesitan ayuda para desplazarse entre la terminal y la aeronave pero autosuficiente para subir y bajar escaleras, embarcar y desplazarse dentro del avión. Se ponen hasta la rampa del avión.
2. *WCHS (S de Steps).* Pasajeros que necesitan ayuda entre la aeronave y la terminal, y también para embarcar, no pueden subir o bajar escaleras, pero autosuficientes dentro del avión. Se ponen hasta la puerta del avión.
3. *WCHC (C de Cabin Seat).* Pasajeros privados de cualquier movilidad y no autosuficientes, deben ser llevados hasta su asiento y necesitan ayuda personal completa. Exige acompañamiento a cargo de una persona si el viaje dura más de 3 horas, y con muchas compañías sea cual sea la duración del viaje. Requiere INCAD.

*Oxígeno*

Cuando un paciente tiene necesidad de oxígeno en el avión, es la compañía aérea la encargada de proporcionarlo, por lo que es necesario que el médico tratante rellene el INCAD declarando el número de litros por minuto que necesita, y si es de forma continua o discontinua.

Se tiene que solicitar al menos con 72 horas antes de la salida del avión, y las compañías aéreas facturan por este servicio.

En caso de pacientes con ventilación no invasiva con presión positiva, deben llevar batería seca que se tiene que desconectar tanto al despegar como al aterrizar, así como cuando lo requiera la tripulación del avión.

El uso de concentradores de oxigeno ha facilitado mucho el tramite de la petición de oxigeno ya que el aparato es aportado por el paciente o su compañía de asistencia y solo se requiere que la marca este homologada para su autorización a bordo.

*Asientos adicionales (EXTRA SEAT)*

El extraseat es un asiento adicional al del propio pasajero que se solicita cuando se tiene que llevar algún miembro inferior extendido y en alto, o en caso de inmovilizaciones de brazos.

En caso de no poder doblar la rodilla alguna compañía aérea exige que se soliciten dos asientos adicionales.

Los extraseat en algunas compañías son frontales, según el tipo de avión, y siempre que la persona mida más de 1.50 m, porque en caso contrario no puede utilizarse, y tendrá que ser lateral, teniendo en cuenta que la pierna nunca podrá sobresalir al pasillo.

Se puede gestionar tanto en turista como en business, y es la Compañía aérea la que lo autoriza o deniega.

Se tienen que solicitar con al menos 48 horas de antelación y suelen requerir INCAD, dependiendo de la compañía aérea.

En los últimos años han proliferado compañías de bajo coste, que no tienen servicio médico y que autorizan los asientos adicionales directamente, sin necesidad de INCAD, siendo únicamente necesario la reserva y emisión directa de los billetes.

*Camilla (STRETCHER)*

Se solicita en caso de pasajeros que por su patología no pueden permanecer sentados, y requiere siempre autorización por parte del servicio médico de la compañía aérea y es necesario INCAD.

Exige siempre acompañamiento que podrá ser un médico o un DUE, aunque dependiendo de la enfermedad el servicio médico de la compañía aérea puede requerir dos acompañantes sanitarios. El número de asientos reservados depende de las compañías y del modelo de avión y varían entre 4-9 asientos por camilla.

El tiempo que se tarda en gestionar oscila entre 48-72 horas hasta 7 días.

En el último año, varias de las grandes compañías aéreas como Iberia, Alitalia, Britis Airways, han dejado de montar camillas en los aviones por motivos técnicos y logísticos, por lo que antes de gestionar este traslado, hay que solicitar información a cada compañía sobre la posibilidad de organizarlo.

*Traslado al aeropuerto*

Según la movilidad o la patología, el traslado podrá ser en taxi, o en ambulancia.

El paciente deberá estar en el aeropuerto con más tiempo del previsto normalmente, al menos 3 horas antes de la salida del avión.

Cuando el paciente viaja en camilla, tendrá que ser llevado directamente hasta el avión en ambulancia, para ello la compañía de la misma deberá solicitar la entrada en pistas a las autoridades aeroportuarias, dando el número de matrícula y nombre de conductor y/o técnicos.

El pasajero deberá llevar su tarjeta de embarque previamente gestionada en el aeropuerto por nuestro personal o el de las ambulancias.

*Acompañamiento sanitario*

La decisión del tipo de acompañamiento que debe llevar un enfermo, generalmente depende de la valoración que ha hecho previamente el servicio médico de la compañía de asistencia que está organizando el traslado, tras contactar con los médicos tratantes y valorar todas las variables que pueden influir y/o complicar un traslado: situación hemodinámica, analítica, estado funcional, patología, edad y enfermedades previas, aunque en ocasiones puede ser requerido por el servicio médico de la compañía aérea tras la valoración del INCAD, el informe médico del médico tratante para asegurar que se están poniendo los medios adecuados al caso.

Cuando el enfermo o la PMR no requiere supervisión sanitaria (médico / enfermero) durante el traslado, el acompañamiento puede ser no sanitario, y en este caso nos referimos a familiares mayores de edad y azafatas.

*Material médico*

Todo el material médico es supervisado antes del traslado sanitario y después del mismo, reponiéndose todo lo gastado y comprobando el funcionamiento del aparataje.

Dado que la maleta general lleva material punzante, debidamente separado y señalizado además de sueros y desinfectantes, desde los atentados del 11 de Septiembre de 2001, es imprescindible hacer llegar la lista de dicho material a la seguridad aeroportuaria de todos los aeropuertos por los que vaya a pasar el médico, tanto a la ida como al regreso, con y sin el paciente, para que pueda pasar los controles de seguridad con éxito. En algunas ocasiones, dicho material lo puede llevar el comandante del avión custodiado en la cabina, para ser usado en caso necesario.

*Visados*

Muchos países requieren visados para entrar, por lo que a la hora de organizar el traslado de un pasajero enfermo desde este país con acompañamiento sanitario, habrá que tener en cuenta esta posibilidad, para que dicho personal no tenga ningún problema con las autoridades del país a su llegada.

El visado se solicita a la embajada o consulado del país en el que se encuentra el enfermo, y suele tardar al menos una semana en gestionarse, aunque nosotros conseguimos generalmente la autorización en el día, o en 24-48 horas.

En el caso de EEUU, con el nuevo pasaporte electrónico y como ciudadanos de la Unión Europea, no es necesario visado.

Generalmente, los países que requieren pasaporte para viajar, exigen que tenga una fecha de caducidad superior a 6 meses.

*Hoteles*

Cuando el traslado sanitario, por cuestiones logísticas, se demora más de 24 horas por horario de vuelos o distancias se reserva un hotel cercano al hospital y/o aeropuerto. En el caso de los viajes intercontinentales, es norma en nuestro grupo, que el personal sanitario descanse un mínimo de 24 horas antes de iniciar la repatriación.

*Organización del traslado*

Una vez valorado al paciente, cuando consideramos que desde el punto de vista médico está lo suficientemente estabilizado, se decide cuál es la forma más adecuada para el traslado, y éste se organiza desde el hospital donde se encuentre ingresado o desde el hotel a su domicilio o a su hospital de referencia, previa gestión de la cama, y coordinando todas las gestiones previas de forma conjunta.

Cuando el personal sanitario acude a la compañía de asistencias para iniciar una repatriación sanitaria, los billetes tienen que estar emitidos, así como los billetes del paciente y acompañante y el resto de gestiones tienen que estar hechas y confirmadas: visados, traslado al aeropuerto y desde el aeropuerto, material médico, autorización de la compañía aérea, información del material punzante, teléfono con cobertura mundial, dinero para dietas, hotel, ambulancias, horarios y corresponsales, para que la organización sea correcta y no haya ningún contratiempo.

En cualquier caso, a pesar de estar todo autorizado, incluso por el servicio médico de una compañía aérea, la última decisión para aceptar a un pasajero es del comandante del avión.

*Descargo de responsabilidad*

El descargo de responsabilidad es un documento que sirve para eximir de responsabilidad a la empresa encargada de organizar el traslado y al equipo médico que lo realiza. En nuestro medio sólo se solicita cuando hay que trasladar pacientes que por su extrema gravedad conlleve riesgo de complicaciones severas o incluso riesgo de muerte, así como, cuando la presión familiar o del entorno lo aconseje.

Implica que el paciente y/o sus familiares directos conocen los riesgos del traslado, y renuncian a cualquier acción por la vía civil o penal.

El INCAD o MEDIF que solicitan las compañías aéreas en el caso de traslado de pasajeros enfermos, es un documento que también se utiliza como descargo de responsabilidad.

*Responsabilidad civil*

Los profesionales que ejercen en el ámbito de la asistencia privada, así como las entidades que presten cualquier clase de servicios sanitarios, deben suscribir el oportuno seguro de responsabilidad,[14] que cubra las indemnizaciones que se pueden derivar de un eventual daño a las personas. En este sentido, es pertinente que el equipo médico que realiza el traslado sanitario, como la empresa que lo ordena, tengan el consiguiente seguro de responsabilidad civil para estar cubiertos ante posibles reclamaciones judiciales de cualquier índole.

## CONSIDERACIONES GENERALES SOBRE PATOLOGÍAS ESPECÍFICAS EN TRASLADOS DE LARGO RECORRIDO EN AVIÓN DE LÍNEA COMERCIAL

### *Patología traumatológica*

Es la más frecuente, alcanzando el 51% de todos los traslados sanitarios, en nuestro grupo, tanto de largo como de corto recorrido. Nos merece especial atención, en el transporte secundario, aquellos pacientes con lesiones de columna, extremidades y fracturas múltiples.

Desde el punto de vista práctico, toda lesión de columna con o sin afectación medular, debe ser estable antes del inicio del traslado, ya sea de forma quirúrgica y/o ortopédica.

Por otro lado, el nivel de la lesión, tipo de fractura, nivel funcional, horas de vuelo, puntos de conexión, medios complementarios y el tipo de avión son aspectos a tener en cuenta para valorar la forma de realizar el traslado, si en camilla, preferente o gran clase ya que en muchas compañías los asientos se convierten prácticamente en camas. Con respecto a los traumatismos que afectan a las extremidades, tenemos que valorar la o las extremidades afectas, el lado de la/ las mismas y el tipo de inmovilización que lleva el paciente. En el caso de fracturas múltiples es evidente que el paciente viajará en camilla.

Como recomendaciones generales debemos mantener posiciones que faciliten el drenaje del miembro, realizar movimientos continuos de los dedos libres de inmovilización y por supuesto el paciente nunca debe viajar con un yeso cerrado para evitar un posible síndrome compartimental. El yeso se abrirá en la recogida del paciente, en el hospital y se protegerá con venda elástica para garantizar la inmovilización y así, facilitar la expansión del miembro que pueda ocurrir debidos a los cambios de presión.

Si no se ha realizado antes, se administrará profilaxis antitrombótica.

Cuando se trata de miembros superiores, es importante valorar el tipo de asiento según el miembro afecto, cuidando que no esté en zona de paso, y cuando sea necesario, solicitar extraseat lateral.

Cuando se trata de miembros inferiores, hay varios aspectos importantes a tener en cuenta: manejo de las muletas, posibilidad o no de doblar rodillas y cuantos pasos puede andar sin molestias. Se ha de valorar el lado del miembro afecto para solicitar extraseat frontal y dependiendo del estado funcional, el paciente viajará con asiento extra, clase business o camilla.

*Cirugías recientes*

En este apartado debemos valorar el efecto de la expansión de gases, ya que a una altitud de 2.450 metros, el volumen de un gas aumentaría hasta un 37%.

Este es el motivo por el cual se ha de restringir los vuelos a aquellas personas que han sido intervenidas hasta pasados 10-15 días, tiempo durante el cual el gas que ha quedado atrapado en tórax, abdomen o cráneo tras la cirugía, se ha reabsorbido. No obstante, hay grupos[15] que hacen distinción entre las intervenciones en las cuales se actúa sobre víscera sólida o hueca, esperando 1 y 2 semanas respectivamente.

Otros aspectos a tener en cuenta para el traslado será, el estado de la cicatriz, la presencia y estado de drenajes, curas, así como el estado funcional del paciente.

*Patología cardíaca*

Con respecto a este tipo de enfermedad, deberemos evaluar los riesgos inherentes a las condiciones de transporte, evaluar la enfermedad en sí misma, la severidad y riesgo de complicación.

En cuanto a la patología coronaria que supone en nuestro medio el 20% de las repatriaciones médicas totales, nuestro criterio se puede resumir en los siguientes *puntos:*

- Un paciente con angor inestable es una clara contraindicación para volar.
- Un paciente con síndrome coronario agudo (SCA) no complicado y tratado invasivamente con éxito puede viajar a partir del décimo día desde que se produjo el proceso agudo y sin necesidad de acompañamiento médico.
- Un paciente con SCA tratado invasivamente con éxito y con complicaciones no severas, puede viajar en avión tras 10 días de producirse el episodio agudo pero con oxígeno preventivo y acompañamiento médico.
- Un paciente con SCA no complicado o con complicaciones no severas, pero que no ha sido tratado invasivamente, puede viajar en avión con oxígeno durante el vuelo a 2-4 l/min y con acompañamiento médico.

Los pacientes con infarto de miocardio antiguo no deben tener problema para volar, salvo que presenten una angina inestable o una disfunción ventricular izquierda, por lo que deberán ser evaluados de nuevo antes de tomar un vuelo.

En pacientes con insuficiencia cardiaca congestiva (ICC) descompensada existe contraindicación para volar.

Pacientes con cardiopatía congestiva estable, es recomendable oxígeno en el vuelo si presentan por la New York Heart Association un grado III-IV o una $PO_2$ basal por debajo de 70 mmHg. El mismo criterio se puede tener en cuenta para pacientes con cardiopatías valvulares con o sin ICC, a no ser que sean estenosis o insuficiencias límite, en las que estará contraindicado el vuelo.

En pacientes con cualquier tipo de disritmia cardíaca estará contraindicado el vuelo, hasta el control farmacológico o mediante la implantación de marcapasos.

Los pacientes intervenidos de by-pass aorto-coronario y otras cirugías torácicas podrían tomar un vuelo sin riesgo intrínseco, en cuanto el paciente se recuperase completamente sin complicaciones y respetando los tiempos de espera.

*Trombosis venosa profunda*

Destacar que esta patología, es una contraindicación absoluta para el vuelo por el riesgo de embolismo pulmonar hasta que esté superada la fase aguda, y la trombosis se haya resuelto. Esto habrá que comprobarlo mediante la realización de las pruebas pertinentes.

*Patología psiquiátrica*

Se podría establecer la siguiente premisa: a un paciente psiquiátrico se le permitirá volar siempre y cuando no interrumpa el normal funcionamiento del vuelo.

Los pacientes con descompensación neurótica o con una depresión neurótica simple, y que no han sufrido crisis de ansiedad, podrán viajar solos, siempre y cuando haya una buena respuesta al tratamiento.

Por otro lado, los pacientes psicóticos han de ir acompañados por una persona cualificada. Es importante escoger la persona idónea como acompañamiento para realizar el traslado sanitario con éxito.

En principio, la mayoría de las compañías áreas insisten en dos asistentes pero la experiencia nos dice que en la mayoría de los casos es suficiente uno, especialmente si se trata de un paciente psicótico compensado.

Sólo está recomendado que el paciente viaje con dos acompañantes cualificados en casos extremos, con riesgo de cuadros psicóticos agudos y para vuelos de larga distancia.

Por tanto, todos los pacientes con afecciones mentales son transportables, salvo raras excepciones, que han de ser pospuestas.

El médico que acompañe al paciente psiquiátrico durante el vuelo ha de hablar la lengua materna del paciente. Es preferible un médico con experiencia en repatriaciones, y si esto no es posible, un médico psiquiatra, que conozca al paciente y en el que éste confíe. Hay que tener en cuenta ciertas peculiaridades que se pueden producir durante un vuelo como por ejemplo, muchos medicamentos prescritos por desórdenes psiquiátricos tienen efectos anticolinérgicos y provocan procesos digestivos leves, causando incremento en la formación del gas intestinal. Estos síntomas se pueden ver agravados por la expansión del volumen de gases por la altitud.

También algunos pacientes que conservan buena capacidad de razonamiento durante las horas de luz y en ambientes familiares pueden desorientarse y agitarse durante las horas de oscuridad o en ambientes extraños. Este tipo de pacientes son muy susceptibles a los cambios de ambiente con los que no están familiarizados y que pueden desestabilizarlos por lo que tendremos que tener especial cuidado en los momentos de embarque y desembarque cuando hay mayor sobrestimulación. Sin embargo, durante el vuelo, los incidentes de naturaleza psiquiátrica no son comunes. Para el vuelo, la preparación psicológica ha de ser combinada con la farmacológica. Esto implica utilizar los fármacos psicotrópicos habitualmente utilizados pero ajustando la dosis para que el efecto sedativo sea el adecuado.

Una vez que se ha obtenido una dosis óptima del fármaco, se ha de mantener durante el vuelo, administrada de forma regular cada 2 ó 3 horas, de manera que se mantengan unos niveles plasmáticos constantes, y consecuentemente un control de la sedación.

En estos casos, se ha de preferir un vuelo en primera clase o business, especialmente para trayectos largos y teniendo en cuenta que el viaje resultará más cómodo e íntimo para el paciente, por lo que le propiciará estabilidad desde el punto de vista médico y facilitará el trabajo del médico para cualquier maniobra urgente, gracias a lo espacioso de esta clase.

Si no es posible, y el paciente ha de viajar en clase turista, se ha de reservar asiento, en la primera o última fila del avión, y cerca de la ventana.

Aunque la mayoría de los pacientes psiquiátricos se pueden trasladar con un acompañamiento sanitario, existen algunas excepciones: pacientes catatónicos, afectados de cuadros maníacos de extremada agitación, o aquellos pacientes que se oponen contundentemente al traslado. Para este tipo de pacientes, debe hacerse en camilla, bajo sedación y en avión sanitario. Esto sólo se lleva a cabo en raras ocasiones, y siempre es preferible prolongar el tratamiento y hospitalización en el lugar foráneo al domicilio del paciente, para luego repatriarlo en unas condiciones más favorables y en avión de línea comercial.

*Patología neurológica*

No existe un consenso absoluto sobre cuánto tiempo es necesario esperar para que un paciente con un ACV agudo sea trasladado en avión. Pero hay consenso general en que es necesario esperar un tiempo prudencial para evitar complicaciones durante el vuelo.

El rango de espera oscila entre 1 y 3 semanas y nuestro grupo considera un rango mínimo de 10 días antes de realizar el traslado siempre que el paciente este estable tanto neurológica, respiratoria como hemodinámicamente, y que no existan secuelas severas.

La secuelas que atañen a la movilidad habrá que valorarlas especialmente para considerar la necesidad de camilla, silla de ruedas o acompañamiento sanitario en el traslado.

En caso de que el ACV haya dejado al paciente secuelas importantes o que impliquen la necesidad de traqueotomía, de vías centrales o alimentaciones parenterales, sonda gástrica, vesical, etc. o cualquier otro procedimiento que altere el ambiente normal del avión, el paciente será trasladado en avión sanitario.

En pacientes epilépticos, el avión supone un mayor riesgo de crisis porque en él tienen lugar agravantes como hipoxia, hiperventilación, fatiga y stress. Pero en principio pueden volar, salvo pacientes mal controlados o con ataques frecuentes, por lo que en estos casos habrá que considerar el acompañamiento médico durante el vuelo.

Esto se intenta minimizar, aumentado la dosis de medicación 24 horas antes del vuelo, manteniéndola elevada durante el vuelo y reduciéndola progresivamente una vez llegado al destino.

*Infecciones*

The Centers for Disease Control and Prevention16 han elaborado un listado de enfermedades infecciosas (Tabla 3) que autorizan por orden ejecutiva la cuarentena de cualquier pasajero con sospecha de tenerlas

Por otro lado, los pacientes con infecciones respiratorias activas, particularmente la tuberculosis pulmonar, tienen contraindicado volar hasta que haya una documentación que indique que la infección esta controlada y clínicamente haya mejoría. Los pacientes recuperados de otras neumonías bacterianas agudas podrán viajar cuando clínicamente estén curados y en condiciones respiratorias

**Tabla 3.** *Enfermedades con orden ejecutiva de cuarentena.*

| | |
|---|---|
| • Influenza virus que causen pandemia o que sean potencialmente causantes de pandemias.<br>• Síndrome respiratorio agudo severo (SARS).<br>• Cólera. | • Difteria.<br>• Tuberculosis activa.<br>• Peste bubónica.<br>• Viruela.<br>• Fiebre amarilla.<br>• Fiebres hemorrágicas virales. |

óptimas para el viaje. Con respecto a infecciones respiratorias víricas y banales, es el propio paciente el que debe posponer el viaje hasta su curación, por el alto riesgo de contagio dentro del avión.[15]

En cuanto a las enfermedades exantemáticas, es obvio que no pueden viajar hasta que no hayan pasado la fase de contagio.

*Patología urológica*

Desde el punto de vista de las enfermedades renales hay que destacar la obstrucción de la vía urinaria por cálculos, especialmente en aquellos pacientes donde el cálculo provoca una obstrucción en la vía urinaria y dilatación de la misma.

No se debe permitir que un paciente con obstrucción de la vía urinaria por un cálculo y dilatación anterógrada a la obstrucción viaje en avión, debido al riesgo que existe de dolor intenso, fiebre e incluso cuadro séptico. Por tanto, a este tipo de paciente se le ha de permeabilizar primero la vía urinaria, de manera que se supere la obstrucción y dilatación, y una vez de alta, podrán viajar como pasajero normal.

*Neumotórax*

Los pacientes con un neumotórax cerrado no pueden volar en línea de vuelo comercial.

Los pacientes que han tenido un neumotórax con confirmación radiológica de su resolución, deben esperar un mínimo de 7 días para volar y si el neumotórax ha sido traumático un mínimo de 2 semanas, rompiendo con la clásica norma de las 6 semanas que imponían las compañías aéreas.[17]

Por otro lado, no hay problema en que un neumotórax viaje con drenaje pleural si la aspiración es continua.

## CONSIDERACIONES PRÁCTICAS EN LOS TRASLADOS SANITARIOS DE LARGO RECORRIDO EN AVIÓN DE LÍNEA COMERCIAL

Se describe a continuación de forma detallada los pasos a seguir desde que la compañía de asistencia contacta con el personal sanitario hasta el regreso a la misma. Con lo primero que hay que contar es con el pasaporte y visado en regla si fuesen necesarios. Otro aspecto relativo a los viajes es el de las vacunas. Normalmente no se precisa la vacunación para ciertos países en los que sería necesario cuando la permanencia va a ser mas larga.

*Preparación inicial*

Antes de salir hacia el aeropuerto se acudirá a la compañía de asistencia, con tiempo suficiente para poder recibir toda la información médica y organizativa sobre el traslado.

Se hará una revisión de todos los procedimientos y se comprobará toda la documentación, así como, el material médico.

Cuando el trayecto hacia el lugar de inicio de la repatriación se realiza en avión, es importante no facturar el material sanitario para evitar pérdidas, deterioros y esperas innecesarias.

*Llegada al lugar*

Al llegar al lugar donde se iniciará el traslado se debería, si es posible, contactar con el paciente para presentarnos y hacer una valoración inicial de su situación clínica y las necesidades que pudieran ser de interés durante su posterior traslado, evitando así incidentes que precisen improvisación y demoras.

El primer contacto es importante. Para el paciente y familiares este acercamiento les da tranquilidad, seguridad y confianza. Se intentará explicar como será el traslado y se responderá a las dudas que les puedan surgir advirtiendo, no obstante, que podría haber cambios en las diferentes fases del traslado.

También es muy importante concretar con el agente local o el personal de la ambulancia el lugar y hora de contacto. El personal sanitario se alojará en un hotel desde donde se podrá salir con la ambulancia para ir al hospital o lugar donde esté el paciente y posteriormente realizar el traslado al aeropuerto.

*Inicio del traslado*

Antes de salir del hospital, se recogerá toda la información posible, contactando con el personal sanitario tratante y solicitando toda la información sobre su estancia allí: pruebas diagnosticas, evolución y tratamiento. Se realizará una última valoración de su aptitud para viajar y se solicitará la medicación del paciente, así como los horarios previstos de la misma, y aquello que pudiera ser necesario durante el traslado, en las esperas o tránsitos intermedios.

El vehículo para el traslado al aeropuerto ya sea ambulancia u otro medio de transporte debe estar adaptado a las necesidades del paciente y dotado con el material y personal necesario.

La necesidad de cuidados, toma de constantes, valoración de la evolución y aplicación de tratamientos dependerán de cada caso.

*En el aeropuerto*

Al llegar al aeropuerto habrá que dirigirse al mostrador de facturación para obtener las tarjetas de embarque, facturar el equipaje del paciente y/o familiar y gestionar los detalles del acceso al avión. Se facilitan las cosas si este equipaje va en la cabina y no hay que recogerlo en la cinta del aeropuerto de destino.

En este momento también hay que confirmar que las necesidades especiales que precisa el paciente, con respecto al oxígeno, camilla o la dieta están tramitadas y en orden.

Durante el tiempo que se realizan las gestiones y hasta el embarque, el paciente permanecerá en el lugar más cómodo y seguro posible. Es decir, en la ambulancia, en el botiquín del aeropuerto o en cualquier otro lugar al que acudirá, para realizar el embarque, el personal de la compañía destinado a ello.

Este es un buen momento para atender las necesidades del paciente y para reevaluarlo.

El acceso del pasaje al avión lleva un orden y habitualmente los pasajeros con necesidades especiales entran los primeros y salen los últimos.

El traslado hasta la puerta del avión se puede hacer entrando en pista, con la misma ambulancia hasta el lugar donde está ubicado el avión o a través de la zona de embarque normal para pasajeros. En algunos casos el traslado hasta el avión se hace con una ambulancia o vehículo propio del aeropuerto, y posteriormente desde la pista habrá que subir por las escaleras o en algunas ocasiones se contará con un elevador.

El paciente durante el vuelo podrá ir sentado, siendo en este caso interesante una ubicación con espacio y acceso fácil, para una mejor atención y comodidad.

El lugar donde irá el paciente cuando se necesita el uso de gases medicinales o camilla, estará determinado según el modelo del avión. En la mayoría de los aviones la camilla se instala en la parte trasera del avión.

*Procedimiento de embarque*

El embarque podría realizarse andando, en silla de ruedas especial para el pasillo del avión o en camilla. Siempre buscando la comodidad del paciente y la seguridad de la operación. La petición de medios especiales se hace cuando se solicitan los billetes.

La camilla del avión va montada sobre una estructura metálica, fijada sobre varias filas de asientos plegados, instalada por la compañía aérea antes del embarque. Puede estar junto a las ventanillas o tener un espacio libre en ese lado. Existe una cortina para preservar la intimidad del paciente y aislarlo del resto de los pasajeros. Puede haber gancho donde colgar sueros. Además habrá sabanas, mantas, almohadas, alargaderas de cinturón, colector de orina y cuña que habrá proporcionado el servicio de mayordomía de la compañía aérea.

Conviene revisar, antes de entrar con el paciente, que está anclada correctamente y observar los espacios disponibles para la entrada y colocación adecuada.

Dependiendo del tipo de aeronave, en ocasiones resulta complicado llegar hasta el lugar donde esta situada la camilla. Existen algunos pasos en los que la camilla no cabe si no se eleva o se inclina y en los que el espacio no permite sujetarla entre varios. La mejor opción suele ser la camilla de cuchara o de palas fijando bien con cinturones que eviten el desplazamiento del paciente en ciertas maniobras. Existen estructuras a modo de camillas con ruedas que permiten el paso del paciente por el pasillo.

Los espacios en la cabina de pasajeros suelen ser reducidos y el paso del paciente a la camilla fija resulta difícil, sobre todo si su movilidad es reducida o tiene férulas por patología traumática. Hemos de comentar que los kits de camillas, no son todos iguales, habiendo tipos que dificultan esta maniobra.

En el caso del paciente con buena movilidad, éste se situará al lado de la camilla fija y hará el paso con la ayuda necesaria.

Hay que tener en cuenta la posición en la que interese colocar al paciente. Es decir mirando hacia delante, hacia atrás, con la cabeza o pies elevados. Algunas estructuras permiten subir una de las partes de la camilla aunque también se pueden usar almohadas, mantas o algún otro objeto adecuado.

Cuando el paciente tenga movilidad reducida ya sea por patología traumática o no, puede ser buena opción el paso en bloque con colchón de vacío o con la camilla de palas teniendo en cuenta la dificultad para abrir las palas una vez colocada sobre el colchón de la camilla del avión y por el poco espacio que hay en la cabecera o en los pies. La estructura sobre la que va la cortina también molesta y se puede quitar.

Otra forma que puede ser útil para este paso sería situar varias personas a lo largo del paciente por el mismo lado y hacer un puente con las manos levantando a la vez para ponerle en su sitio. Esto se puede hacer colocando al paciente paralelo o perpendicular a la camilla fija.

Como ya hemos comentado, debido al poco espacio de trabajo, es muy importante que el equipo que esta movilizando al paciente actúe al unísono, con una persona como guía y el resto siguiendo sus instrucciones.

*Durante el vuelo*

Antes del despegue, el sobrecargo o el comandante podrán solicitar información sobre el traslado para confirmar la aptitud para el vuelo. Suele haber buena colaboración por parte de este personal para ayudar y resolver dudas.

Él o los sanitarios se situarán en asientos próximos. El material necesario para la asistencia y monitorización tiene que estar accesible pero bien fijado conforme a la normativa o indicaciones del personal de vuelo. Durante el despegue, el aterrizaje y cuando sea requerido, el personal sanitario y paciente deben tener los cinturones abrochados.

La preparación del paciente para su comodidad y la planificación para la valoración, toma de constantes y aplicación de tratamientos se deberá organizar antes del despegue, así como también, estudiar la forma de actuación en caso de complicaciones buscando eficiencia y discreción.

Hay que dar seguridad y tranquilidad al paciente. Una sonrisa o un gesto con la mano posiblemente consigan estos objetivos.

En cuanto sea posible, después del despegue, habrá que valorar nuevamente al paciente y tomar constantes ya que puede haber variaciones debidas al cambio de las condiciones de la atmósfera en la cabina y al estrés. Si los equipos de electromedicina están homologados para el uso durante el vuelo no suele haber problemas para su utilización, no obstante, conviene notificarlo a la tripulación para que tengan constancia de ello.

Hay que tener en cuenta que la auscultación, debido al ruido, resulta complicada. Si la presión arterial se toma con esfigmomanómetro manual posiblemente haya que contar con la sistólica por pulso radial.

Las condiciones de presión en cabina afectan a las férulas neumáticas y colchón de vacío. El colchón pierde su rigidez. En las férulas o cualquier otro elemento que contenga aire hay un aumento de volumen. Hay que tenerlo en cuenta y actuar sobre ellos en consecuencia.

*Llegada al destino, transferencia*

Durante el viaje se puede dar el caso de hacer escalas intermedias o tránsitos. En la mayoría de los aeropuertos existen botiquines donde se puede permanecer con el paciente durante la espera. Nuestra organización tiene que tener previsto, en caso de pacientes en camilla, la ambulancia para el cambio de avión.

Cuando se llegue al aeropuerto de destino se debe confirmar a través de la tripulación que se encuentran disponibles los medios necesarios para el desembarque y traslado del paciente a su domicilio u hospital receptor. Hay que preparar nuevamente al paciente y el material sin olvidar nada.

Cuando llegue el personal que va realizar el desembarque del paciente, contactar con ellos para planificar el procedimiento. En general resulta menos complicado que el embarque.

El destino final puede ser un hospital o su domicilio. Si se lleva al paciente a su domicilio conviene hacer una evaluación final en el mismo para confirmar su estado y dar las instrucciones necesarias.

Si se traslada a un hospital se hablará con el personal sanitario que lo recibe para contar el caso con detalle refiriendo la evolución e incidencias durante el traslado y entregar la documentación.

Por último, solo queda regresar al punto de origen para llevar todo el material y hacer un informe final del traslado donde constará un resumen de la historia clínica, la evolución durante el traslado, el tratamiento recibido, el material utilizado, así como, cualquier tipo de incidencia, tanto médica como técnica.

## AGRADECIMIENTOS

Agradecemos a D. Gonzalo Casado Álvarez su colaboración.

## BIBLIOGRAFÍA

1. Notre histoire.(Consultado 25-01-2019). Disponible en http://www.europ-assistance.com/nous_connaitre/groupe_histoire63-70.html .
2. Managing passengers with respiratory disease planning air travel: British Thoracic Society recommendations. Thorax 2002; 57: 289-304.
3. Federal Aviation Regulations (Consultado 04-11-2019). Disponible en: http://www.flightsimaviation.com/data/FARS/part_25.html.
4. Muhm JM, Rock PB, McMullin DL, Jones SP, Lu IL, Eilers KD et al. Effect of Aircraft- Cabin Altitude on Passanger Disconfort. N Engl J Med 2007; 357: 18-27.
5. Air Transport Action Group (ATAG),Facts &Figures. https://atag.org/facts- figures.html.2018
6. Flightradar24.flightradar24 @flightradar24. 30 jun. 2018.
7. Zuckerman JN. Travel Medicine .BMJ 2002; 325: 260-264.
8. Low JA, Chan DK. Air travel in older people. Age Ageing 2002; 31: 17-22.
9. Dewhurst AT, Farrar D, Walker C ,Mason P, Beven P, Goldstone JC. Medical repatriation via fixed-wing air ambulance: a review of patient characteristics and adverse events. Anaesthesia 2001; 56: 882-887.
10. Reglamento (CE) 1107/2006 del Parlamento Europeo y del Consejo, de 5 de julio de 2006, sobre los derechos de las personas con discapacidad o movilidad reducida en el transporte aéreo. (Consultado 29-01-2019). Disponible en: http://www.todalaley.com/sumario-del-diario-oficial-de-la-union-europea-DOCE-26- 07-2006-p1.htm.
11. Agencia Estatal de Seguridad Aérea. Derechos de los Pasajeros: guía de accesibilidad. (Consultado 12-01-2019). Disponible en: http://www.seguridadaerea.es.
12. Aeropuertos Españoles y Navegación Aérea (AENA). Recomendaciones para Pasajeros especiales. (Consultado 29-01-2019). Disponible en: http://www.aena.es)
13. Agencia Estatal de Seguridad Aérea. (Consultado 15-01-2019). Disponible en: en http://www.seguridadaerea.es/AESA/LANG_CASTELLANO/PASAJEROS/GUIA_ACCESIBI LIDAD.
14. Ley 44/2003, de 21 de noviembre, de ordenación de las profesiones sanitarias. B.O.E. 2003;280:41442-41458. (Consultado 29-01-2019). Disponible en: http://www.cermiaragon.org/es/index.php?mod=law_detail&id=163&fil_id_category= 17.

15. Aerospace Medical Association. Medical Guidelines for airline travel 2nd Edition. Aviat Space Environ Medicine.2003;74(5):Section II,A1-A18.
16. Teichman PG, Donchin Y, Kot R. International Aeromedical Evacuation. N Engl J Med 2007; 356: 262-270.
17. Managing passengers with respiratory disease planning air travel: British Thoracic Society recommendations (Draft). (Consultado 27-01-2019). Disponible en: http://www.brit-thoracic.org.uk/clinical-information/air-travel/air-travel- guideline.aspx.

## BIBLIOGRAFÍA RECOMENDADA

- Johnson AOC. Chronic obstructive pulmonary disease.11: Fitness to fly with COPD. Thorax 2003; 58: 729-732.
- García Río F, Borderías Clau L, Casanova Macario C, Celli BR, Escarrabill Sanglas J, González Mangado N et al. Patología respiratoria y vuelos en avión. Arch Bronconeumol. 2007; 43(2): 101-125.
- Lufthansa Medical Service. (Consultado 22-01-2019). Disponible en: http://www.jstm.gr.jp/8th_seminar_shouroku010eng.pdf.
- Federal Aviation Regulations. (Consultado 04-11-2019). Disponible en: http://www.flightsimaviation.com/data/FARS/part_25.html.
- Air Medical Physician Association homepage. (Consultado 21-12-2019). Disponible en: http://www.ampa.org.
- Atlas and database of air medical services. Alexandria, VA: Association of Air Medical Services. (Consultado 21-12-2019). Disponible en: http://www.aams.org/Content/NavigationMenu/MemberServices/ADAMSDatabase/d efault.htm.
- International Civil Aviation Organization homepage. (Consultado 21-12-2019). Disponible en: http://www.icao.int/index.html.
- Aerospace Medical Association homepage. (Consultado 21-12-2019). Disponible en: http://www.asma.org.
- International Academy of Aviation and Space Medicine homepage. (Consultado 21-12- 2019). Disponible en: http://www.iaasm.org/English/main_english.cfm.
- Federal Aviation Administration homepage. (Consultado 21-12-2019). Disponible en: http://www.faa.gov.

# 25. HELICÓPTEROS MEDICALIZADOS, HEMS. INTERVENCIÓN EN INCIDENTES CON MÚLTIPLES LESIONADOS Y CATÁSTROFES

**Andrés Pacheco Rodríguez y Luis Mifsut Rodríguez**

*Incidente con Múltiples Lesionados* (IMuLes) se denomina también como *Incidentes con Múltiples Víctimas* (Mass Casualty Incident, Multiple Injuries Incident).

Los HEMS militares ya demostraron su rentabilidad en las guerras del sudeste asiático, por los años 60 (Corea, Vietnam), consiguiendo disminuir la mortalidad y discapacidad, al compararlos con incidentes bélicos previos. Hoy lo son aún más, tras la depuración y perfeccionamiento en su operatividad (Johson MS, 2009, Lezama NG et al, 2011).

Los helicópteros sanitarios civiles, hoy día son una realidad en los Servicios de Emergencias Médicas Extrahospitalarios (SEMEx) en España, donde se contabilizan ya un número de 40 (Hernando de Lorenzo A, 1990, Burillo G et al, 2001, Pacheco A et al, 2010).

Hasta entonces, en nuestro país, fueron los Helicópteros militares, que, de manera puntual, y a demanda, intervinieron tanto en Incidentes con Múltiples Lesionados como en catástrofes. Además el *Servicio Aéreo de Búsqueda y Rescate* (Search and Rescue) del ejército español prestó y presta, probablemente con menor intensidad ahora en incidentes civiles, una excelente labor: no sólo en rescate, sino en intervenciones secuenciales con SEMEx (transporte aéreo asistido, incluso nocturno, para implantes de lesionados amputados, y otros). También son denominados HEMS: *Helicopter Emergency Medical Services.*

## MISIONES DE COORDINACIÓN, TRANSMISIONES, SANITARIAS Y PARASANITARIAS

En el contexto de las intervenciones basadas en la evidencia (Auf der Heide, 2006), los HEMS deberían considerarse elementos de importancia en la atención a los incidentes con múltiples lesionados. Por varios *motivos:* porque pueden acceder visualmente a áreas de impacto con precocidad, y en ocasiones el único dispositivo que puede llegar hasta el lugar (barrancos, montañas, bosques, incidentes ferroviarios en viaductos, en superficies acuáticas amplias, en lugares donde han quedado inoperativas las vías de comunicación, etc. Porque son el "ojo" y la "voz" panorámicos de información primordial para comunicar la magnitud, tipo de incidente, una aproximación de lesionados y afectados, indicación de vías de aproximación, por tierra, más adecuadas, y estimación inicial de dispositivos asistenciales, logísticos y personal preciso. Por supuesto, si el aterrizaje es posible cerca del lugar de impacto, con estimación de riesgos y con las debidas medidas de seguridad, establecer el Puesto de Mando Avanzado u Operativo (PUMA-PUMO). Si transportan Carpa de Protección Exterior, material de balizamiento y señalización, acotar áreas visibles para la intervención: triaje, asistencial, evacuación de lesionados y norias. Comprobada de nuevo la seguridad de la escena, puede iniciarse la intervención sanitaria propiamente dicha en tanto acuden otros recursos activables o activados. En esta etapa podría establecerse el Puesto Médico Avanzado (PUMEDA) conjuntamente con el Puesto de Mando Avanzado (PUMA) El helicóptero tendrá también la función de transmisión de datos (o imágenes) con el Centro Coordinador de Urgencias. Si los sistemas de radiotransmisión operativos para el personal asistencial (radio o telefonía móvil o telemensajería) tuvieran disfunciones, las transmisiones desde el helicóptero adquieren mayor importancia. Si fuese preciso realizando maniobras de ascenso para la comunicación eficaz. Asimismo podrá transportar, en ausencia de otro tipo de helicópteros en el área, a personal de rescate, de apoyo logístico y sanitario, así como material y medicación. Si el lugar es inicialmente inaccesible por tierra, podrá trasladar lesionados al área más próxima accesible para los medios de intervención terrestre. Y por supuesto será utilizado para el transporte aéreo sanitario de aquellos lesionados que precisen ese medio, en función de las necesidades y las distancias de los centros hospitalarios útiles para el propio lesionado.

En el lugar del incidente, en áreas de difícil acceso, los helicópteros medicalizados son más rentables para asistencia inicial y extracción de lesionados a un área base de socorro, accesible por tierra, que realizando las evacuaciones directamente a hospitales de referencia. Se recomienda trasladar al máximo número posible al área de socorro, para evitar que el resto de lesionados queden en lugares inaccesibles durante la noche o tras un cambio en las condiciones metereológicas.

La función de búsqueda y rescate (Searh and Rescue) puede ser operativa en ausencia de helicópteros específicos para ello.

## LIMITACIONES DE LOS HEMS

Es obvio que los HEMS tienen limitaciones de difícil resolución: las condiciones meteorológicas adversas, limitaciones de visibilidad y áreas de difícil o imposible acceso. En el medio urbano también han intervenido con éxito, cuando las condiciones de visibilidad y espacio han sido favorables. Asimismo en las funciones de coordinación los HEMS no tienen el mayor rango jerárquico, sino que son otras instituciones las que lo ostentan. No hay que olvidar que no todos los hospitales disponen de helisuperficies con capacidad para más de un helicóptero, lo que limita la operatividad de los HEMS en caso de que se participe en una noria de evacuaciones desde el área de socorro a un hospital en concreto. Y por supuesto los permisos de navegación aeronáutica lo otorga la autoridad competente en el área.

## RECURSOS ADICIONALES Y DISPOSITIVOS HEMS

Se recomiendan arcones adicionales para catástrofes y camillas de material plástico deslizables (arrastrables) con asa o arnés para el interviniente. Por su escaso peso.

En condiciones de nocturnidad en España, según nuestros datos, sólo operan dos helicópteros en Castilla-La Mancha y los de la Comunidades insulares de Baleares y Canarias, y Ceuta.

Tanto en condiciones de visibilidad o nocturnidad este tipo de intervención supondrá un reto especial tanto para la tripulación como para el personal sanitario.

Existen otros Helicópteros operativos, de los Servicios de Fuego y Rescate, Protección Civil, Diputaciones Provinciales, de Incendios Forestales, Grupos de Intervención en Emergencias (GIE) e incluso los helicópteros de la Sociedad Estatal de Seguridad y Salvamento Marítimo (Helimer-Sasemar).

## INTERVENCIÓN DE LOS HEMS EN INCIDENTES NO CONVENCIONALES (INC)

Se denomina a los incidentes Nucleares, Radioactivos, Biológicos, Químicos y Explosivos (NRBQE).

En estos casos las limitaciones son aún mayores, debido al incremento de los riesgos propios de cada incidente. Así las ondas electromagnéticas en los incidentes nucleares, la visibilidad, toxicidad, inflamabilidad, de nubes de polvo, humo y gases procedentes de incidentes químicos. En el caso de la radioactividad y contaminación biológica es más difícil tener la certeza de zona segura para la intervención de los HEMS. En cualquier caso y con la premisa de zona segura y autorizado el acceso, la ubicación de la aeronave será en zona externa y no tan próxima como en Incidentes Convencionales. Aquí la dirección y sentido del viento adquiere el máximo protagonismo como elemento de riesgo / seguridad. Y la comunicación e información con los equipos de tierra es clave para garantizar la operación como segura. El traslado de los lesionados sólo se realizará una vez que estén descontaminados y no exista riesgo de posterior contaminación, por la persistencia del agente tóxico en las secreciones, vómitos y respiración.

**Triaje**

Acción de clasificar lesionados, valorar y definir objetivamente la gravedad, hacer un pronóstico aproximado de supervivencia, categorizarlos y dar prioridad asistencial a cada uno de ellos, en función de los recursos disponibles. Aquí prima el criterio de viabilidad en el contexto de asistencia colectiva.

Como método de triaje básico se recomienda el Care Flight Triage (fig. 1), y como método avanzado de clasificación de gravedad, el Revised Trauma Score (fig. 2) y su escala de supervivencia, basada en el Triage Revised Trauma Score) (fig. 3).

En la actualidad existen aplicaciones electrónicas para dispositivos móviles de telefonía, tabletas u ordenadores (Apps) que suponen una mejora considerable tanto en la identificación de las lesiones, técnicas y terapias aplicadas a los lesionados, como sobretodo para el triaje, con pronóstico de supervivencia automático. No solo son una ficha documento de datos dinámica, sino que además permiten la trazabilidad geográfica de los lesionados, en tiempo real. Esto permite conocer el número, características de los lesionados y el lugar por el que circulan, a todos los profesionales autorizados para ellos. No sólo para los centros de coordinación de urgencias y emergencias, para los profesionales de los hospitales hacia los que se dirigen, y directivos de sanidad. La más conocida es Fast Triage App (Innomax Learning).

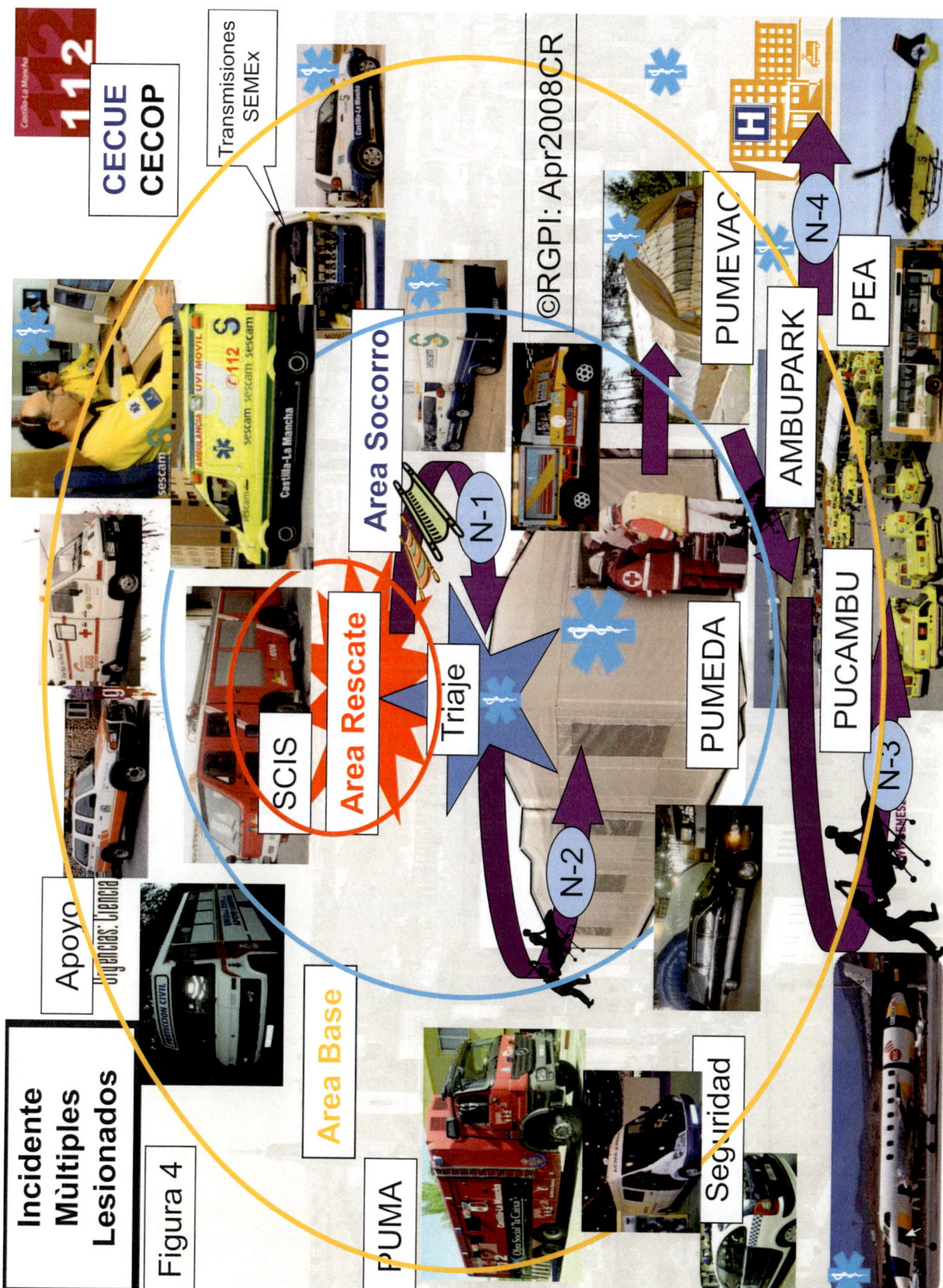
Incidente
Mùltiples
Lesionados
Figura 4
CECUE
CECOP
112
Transmisiones
SEMEx
©RGPI: Apr2008CR
Apoyo
Area Base
PUMA
Seguridad
SCIS
Area Rescate
Triaje
Area Socorro
N-1
N-2
N-3
N-4
PUMEDA
PUCAMBU
AMBUPARK
PUMEVAC
PEA

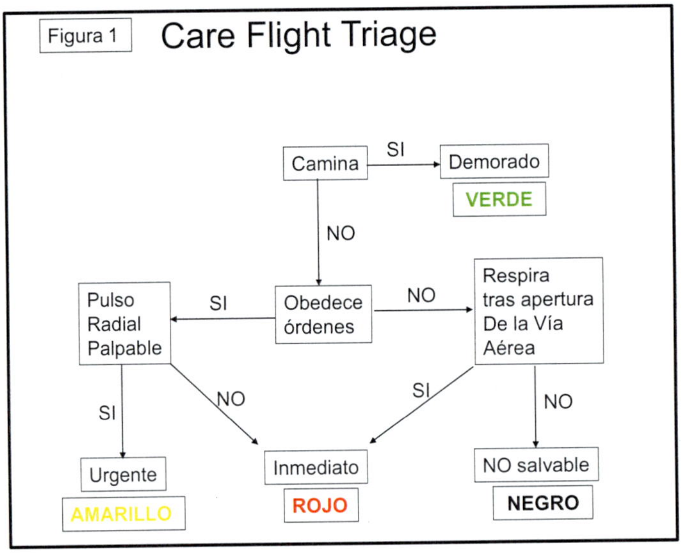


**Figura 1.** *Care Flight Triage.*

| Variable | Valor | Puntos |
|---|---|---|
| Frecuencia | 10-29 | 4 |
| Respiratoria | > 29 | 3 |
| | 6-9 | 2 |
| | 1-5 | 1 |
| | 0 | 0 |
| Tensión arterial | ≥ 89 mmHg | 4 |
| Sistólica | 76-89 | 3 |
| | 50-75 | 2 |
| | 1-49 | 1 |
| | 0 | 0 |
| Escala del coma de Glasgow | 13-15 | 4 |
| | 9-12 | 3 |
| | 6-8 | 2 |
| | 4-5 | 1 |
| | 3 | 0 |

**Figura 2.** *Escala Trauma Revisado (Revised Trauma Score).*

| Triage-RTS: puntuación | Probabilidad Supervivencia (%) |
|---|---|
| 12 | 99,5 |
| 11 | 96,9 |
| 10 | 87,9 |
| 9 | 76,6 |
| 8 | 66,7 |
| 7 | 63,6 |
| 6 | 63,0 |
| 5 | 45,5 |
| 4 | 33,3 |
| 3 | 33,3 |
| 2 | 28,6 |
| 1 | 25 |
| 0 | 3,7 |

**Figura 3.** *Probabilidad de supervivencia según el Triage Revised Trauma Score (T-RTS).*

## BIBLIOGRAFÍA


- Auf der Heide E. The Importance of Evidence-Based Disaster Planning. Ann Emerg Med. 2006; 47: 34-49.
- Liu X, Liu Y, Zhang L, Liang W, Zhu Z, Shen Y, Kang P, Liu Z. Mass aeromedical evacuation of patients in an emergency: experience following the 2010 Yushu earthquake. J Emerg Med. 2013 Dec; 45(6): 865-71. Doi: 10.1016/j.jemermed.2013.05.054. Epub 2013 Aug 30. PubMed PMID: 23993933.
- Zarei MR, Yarandi KK, Rasouli MR, Rahimi-Movaghar V. Modern concepts of transport in multiple trauma: a narrative review. Chin J Traumatol. 2013; 16(3): 169-75. Review. PubMed PMID: 23735552.
- Lyon RM, Sanders J. The Swiss bus accident on 13 March 2012: lessons for pre-hospital care. Crit Care. 2012 Jul 11; 16(4): 138. Doi: 10.1186/cc11370. PubMed PMID: 22784360; PubMed Central PMCID: PMC3580681.
- Lavon O, Hershko D, Barenboim E. Large-scale air-medical transport from a peripheral hospital to level-1 trauma centers after remote mass-casualty incidents in Israel. Prehosp Disaster Med. 2009 Nov-Dec; 24(6): 549-55. PubMed PMID: 20301076.
- Johnsen AS, Sollid SJ, Vigerust T, Jystad M, Rehn M. Helicopter emergency medical services in major incident management: A national Norwegian cross-sectional survey. PLoS One. 2017 Feb 13; 12(2): e0171436. Doi: 10.1371/journal.pone.0171436. eCollection 2017. PubMed PMID: 28192440; PubMed. Central PMCID: PMC5305240.
- García Sánchez ML, García Sánchez M, Rollán Rodríguez J, Hermoso Gadeo FE. Accidentes con múltiples víctimas. Dispositivos de Riesgo. En: Pacheco Rodríguez A, Serrano Moraza A, Ortega Carnicer J, Hermoso Gadeo FE (ed): Manual de Emergencia Médica Prehospitalaria. Madrid, Arán Ed. 2001: 231-242.
- Hernando Lorenzo A, Coma Sanmartin R, Chulia Campos V. Transporte sanitario en helicóptero. Utilidad potencial. An C Intensivos (Madrid). 1990, 2: 45-48.
- Pacheco Rodríguez A, Gómez Navarro C, Ruíz Moruno A, Hervás M, Sanz F, Peñalver R. Guia Rápida de referencia para la elaboración de un Plan de de Catástrofes externas hospitalarias. Emergencias. 2006; 18 (vol ext): 137.
- Serrano Moraza A, Briñas Freire MJ, Pacheco Rodríguez A, Perez Belleboni A. 11 march 2004 Madrid bombings: a prehospital analysis. Yale New

Haven international Congress on Disaster Medicine Management. Yale New Haven, September, 12-13, 2005.

- Mass casualties: Preparedness, Research and Response Tools. Centers for Disease Control http://www.bt.cdc.gov/masscasualties/preparedness.asp. (acceso febrero 2019).
- Garner A, Lee A, Harrison K, Schultz CH. Comparative analysis of multiple-casualty incident triage algorithms. Ann Emerg Med. 2001; 38(5): 541-8.
- Roorda J, Beeck EF, Stapert JW, ten Wolde W. Evaluating performance of the Revised Trauma score as a triage instrument in the prehospital setting. Injury. 1996; 27(3): 163-167.
- Champion HR, Sacco WJ, Copes WS, Gann DS, Gennarelli TA, Flanagan ME. A revision of the Trauma Score. J Trauma. 1989; 29: 623-629.

# 26. EL HEMS EN INCIDENTES DE DIFÍCIL ACCESO

**Íñigo Soteras Martínez**

## INTRODUCCIÓN

Después de llevar 15 años realizando operaciones de rescate en montaña, reconozco que las consecuencias de una mal uso del HEMS en un incidente en un lugar de difícil acceso puede ser fatal. El helicóptero puede ser una herramienta muy útil pero tiene unas limitaciones operacionales específicas. Una de las claves de seguridad es entender estas limitaciones y no sobrepasarlas durante una operación de salvamento. No nos debemos dejar llevar por un auto-impuesta presión psicológica.

El helicóptero es una herramienta más del rescate, pero no la panacea para aplicar en todos los incidentes en lugares de difícil acceso.

Antes de que un HEMS se involucre en una operación de este tipo, debemos asegurarnos que las decisiones no se están tomando por la excitación del momento. En ocasiones demostramos poco juicio, paradójicamente por la presión que nos somete una lesión que no es "vital" y que fácilmente podía esperar para una correcta valoración de la situación. Esta opción de parar y valorar la situación es una disciplina necesaria de los HEMS que se enfrenten a un incidente en un lugar de difícil acceso.

## USO RACIONAL DEL HELICÓPTERO

Se debe considerar el uso del helicóptero únicamente cuando existe una clara ventaja para la víctima si lo comparásemos con un rescate únicamente terrestre. (Figura 1) (Figura 2)

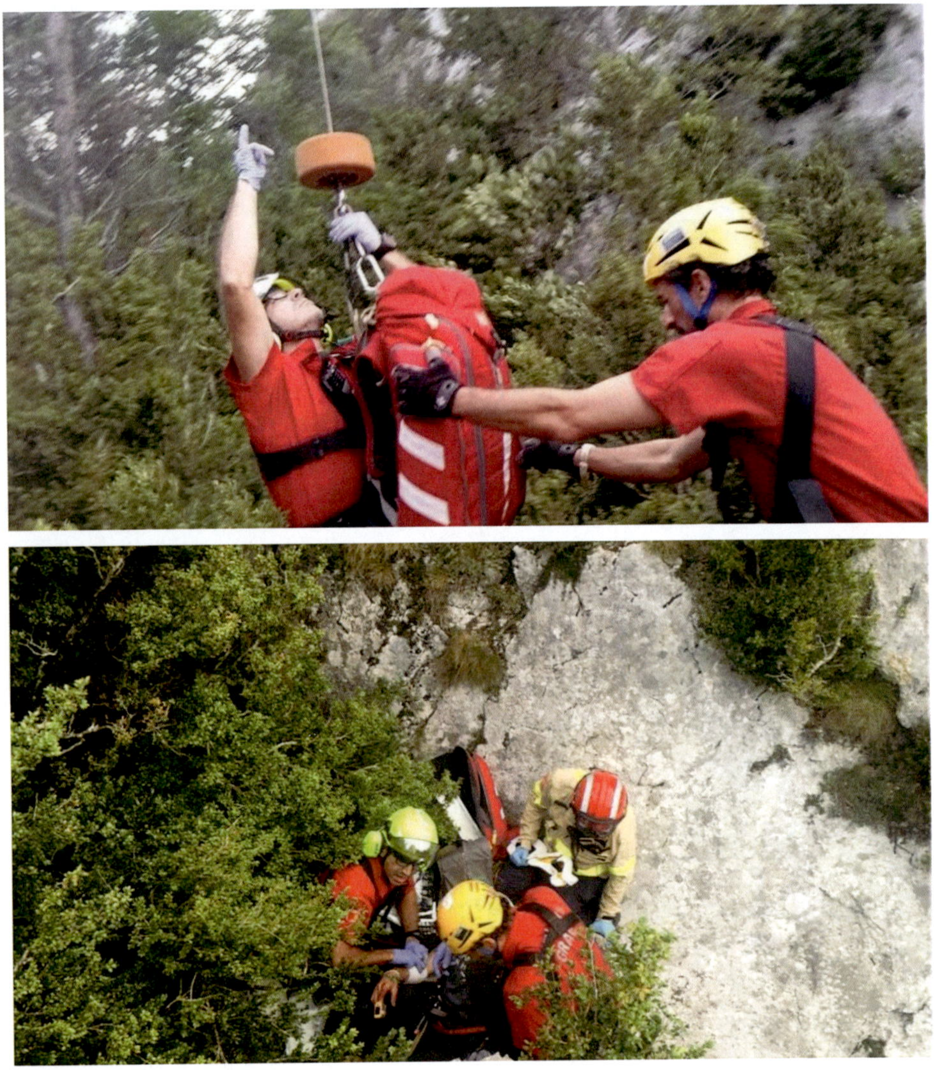

**Figuras 1 y 2.** *Atención médica de un helicóptero medicalizado en un lugar de difícil acceso.*

Los *objetivos del uso de HEMS en lugares de difícil acceso* son:

1. Emplazar tan pronto sea posible al personal medico entrenado en el lugar.
2. Proporcionar un diagnóstico y asistencia en el sitio del accidente.
3. Realizar un traslado rápido y seguro de la víctima a un centro adecuado.

## LIMITACIONES DE VUELO

Las operaciones HEMS de día están limitadas por las Reglas de Vuelo Visual (VFR) que incluyen visibilidad de 1,6 km (1 milla) lineal y 152 metros (500 pies) de visibilidad al suelo. La limitación por viento depende lo que indique el fabricante, por ejemplo el EC 135 tiene una limitación de viento de 74 km/h. Pero la actuación HEMS en lugares de difícil acceso (vuelo operacional) se puede volar con VFR especiales que son por encima de esos limites.

## VUELO NOCTURNO

Realizar una operación HEMS en lugar de difícil acceso nocturno aumenta de una manera dramática el riesgo de la operación. Está demostrado que la decisión de realizar una operación HEMS durante la oscuridad o con mala meteorología aumenta el riesgo en un 95%. Hay que considerar cuidadosamente la opción de estabilizar la víctima en el lugar y realizar la operación al amanecer.

Las gafas de visión nocturnas (NVG) mejoran la conciencia situacional de la tripulación, la habilidad de navegar y reduce los riesgos operacionales. Pero en comparación con las operaciones de día todavía tienen limitaciones como la dificultad en visualizar cables suspendidos por ejemplo. El interior de la aeronave se tiene que preparar específicamente para realizar este tipo de operaciones. Por último es necesario un entrenamiento especifico de toda la tripulación para disminuir el riesgo.

## PLANIFICACIÓN Y PRE-PLANIFICACIÓN

Para que una misión HEMS en lugares de difícil acceso tenga éxito es necesario una pre-planificación mucho antes de la notificación inicial. Esto se consigue mediante encuentros y entrenamientos que deben ser instaurados profundamente en el sistema de la organización. Parte del pre-plan es la identificación de un mapa de peligros aéreos donde se identifican cables, líneas de alta tensión, posibles heli-superficies ante incidencias, etc. (Figuras 3, 4 y 5).

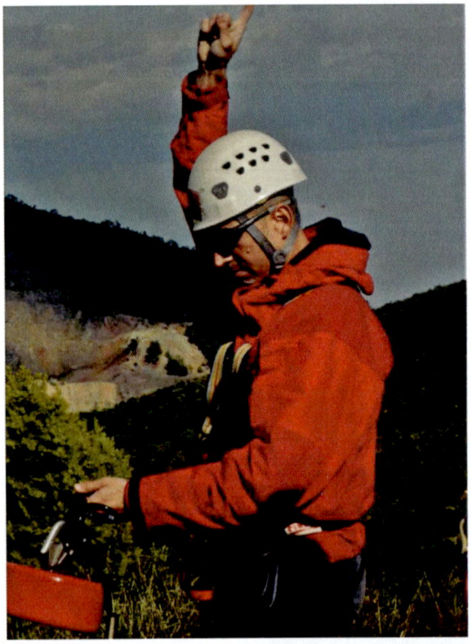

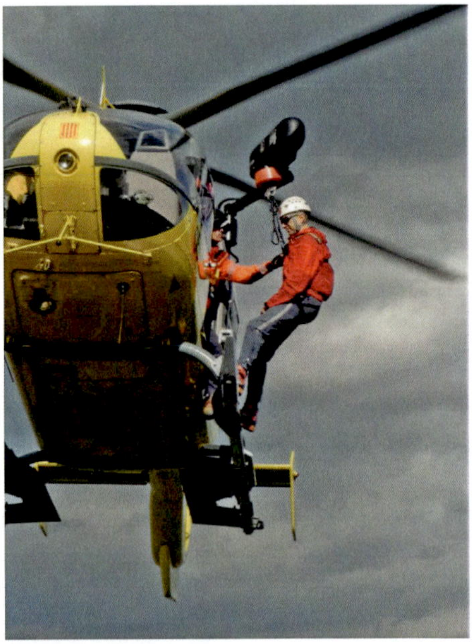

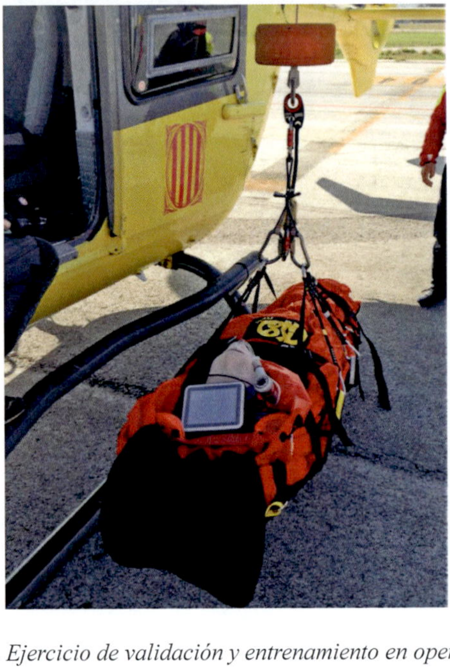

**Figuras 3, 4 y 5.** *Ejercicio de validación y entrenamiento en operaciones de grúa.*

## GESTIÓN DE LA MISIÓN HEMS EN LUGARES DE DIFÍCIL ACCESO

El éxito de la misión está directamente relacionada con una buena gestión y organización de la misma. Es necesario una adecuada estructura de gestión del incidente, y que todos los miembros la identifiquen claramente. El mando debe ser identificado correctamente, se debe evitar el exceso de funciones y la dotación de personal debe estar formada por rescatadores entrenados y cualificados. Todo esto para sirve evitar "shows aéreos" donde rescatadores, tripulantes y pilotos operan sin sentido.

Dentro de esta gestión de la misión precisamos *herramientas y sistemas de trabajo* como:

1. Sistemas de vigilancia y de seguimiento de las aeronaves, que informan de la posición cada 15 minutos aproximadamente.
2. Entrenamiento en Crew Resource Management (CRM) que ha demostrado su eficacia para mejorar el rendimiento de equipos que trabajan en situaciones de riesgo.
3. Sistema claro y preciso de comunicaciones. Donde las señales de manos se combinan con las transmisiones por radio para evitar en situaciones distorsión o sobresaturación de la frecuencia de radio. En ocasiones los pilotos pueden desobedecer las señales del personal de tierra si desconfían de sus conocimientos y seguir su propio juicio.

## ATERRIZAJE

Los HEMS que actúan en lugares de difícil acceso, en ocasiones aterrizan en lugares menos adecuados de los habituales para situarse lo más próximo posible al lugar del accidente. Esto puede originar golpes del rotor con la tierra, con objetos que se vuelen, o lo más trágico, con el personal de rescate.

Otros aspectos importantes en un aterrizaje en lugares de difícil acceso es el viento y el polvo o nieve que cubra el terreno. En zonas montañosas el viento puede ser muy variable y es las indicaciones visuales del personal de tierra de su velocidad y dirección pueden ser muy útiles para el piloto. El uso de mangas de viento, prendas, humo, polvo lanzado al aire puede servir como indicador de viento mientras el helicóptero empieza a sobrevolar la zona. El helicóptero consigue su máximo rendimiento cuando realiza la maniobra de cara al viento. El personal de tierra debe anticipar la elección del lugar de aterrizaje y situar correctamente el material de rescate y personal. Mojar la tierra o apelmazar la nieve del la zona de aterrizaje minimiza las partículas liberadas por el viento que

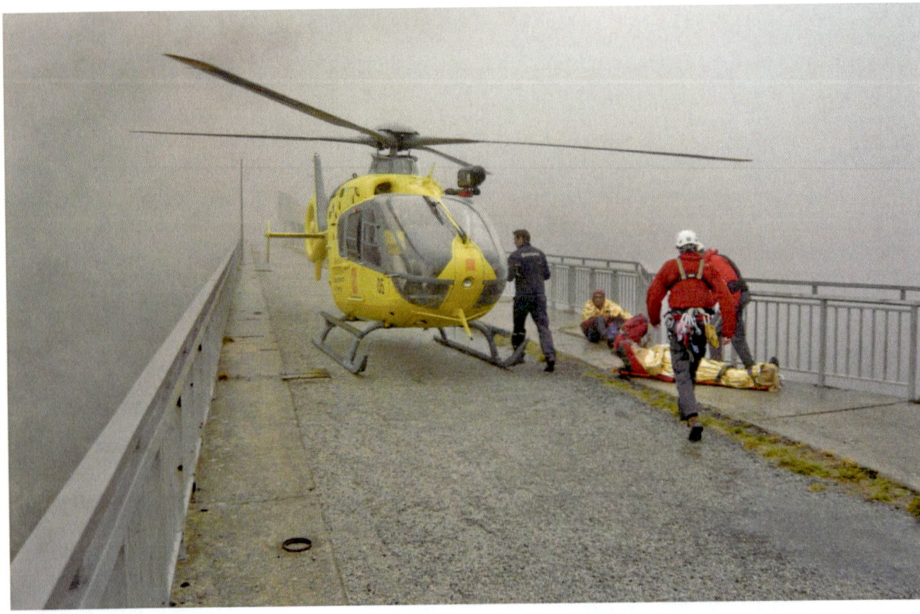

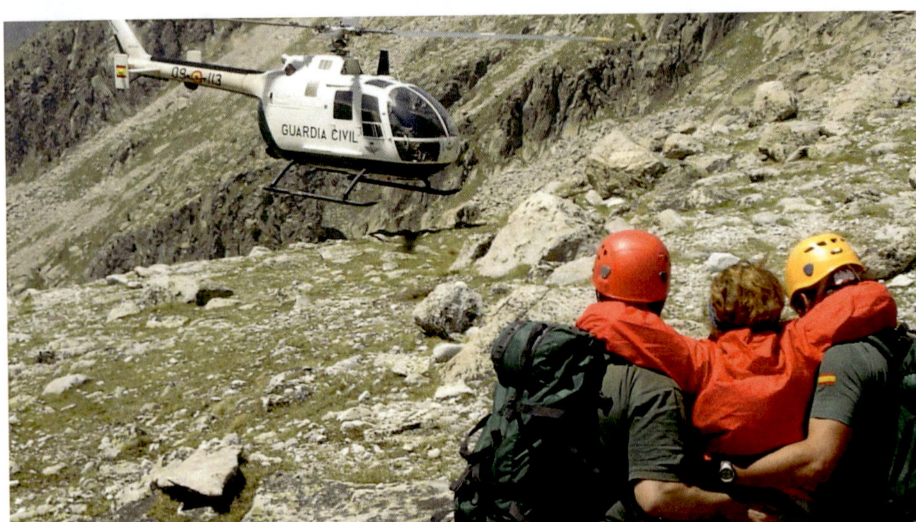


**Figuras 6 y 7.** *Aterrizaje en lugar de difícil acceso.*

dificultarían la visión durante las maniobras de despegue o aterrizaje y crea un mejor ambiente durante la carga o descarga de la víctima.

Cargas o descargas en caliente (hélices en movimiento) son necesarias por razones de eficiencia para dejar personal o para aterrajes en marcha. No hay que olvidar que estos procedimientos aumentan el riesgo, siempre que fuese posible se debería apagar el motor para realizar las cargas o descargas (Figuras 6 y 7).

## ZONA DE ATERRIZAJE

Los rescatadores deberían únicamente aproximarse o abandonar la zona de aterrizaje desde el frente del aparato. Cualquier movimiento debe estar a la vista del piloto o del tripulación y en su dirección. Se adjunta las zonas de seguridad en la Figura 2. Acercarse al helicóptero en las posiciones horarias 2 o 10 son las más seguras. Siempre hay que evitar aproximarse desde el lado de la montaña ya que las hélices están más cerca del suelo, Siempre que sea posible habrá que acercarse desde el lado del valle y siempre agachado mientras se esta debajo del rotor principal. Nunca ni rescatadores y victimas deberán aproximarse por detrás debido al peligro que tiene el rotos de cola y los tubos de escape de los motores (Figura 8).

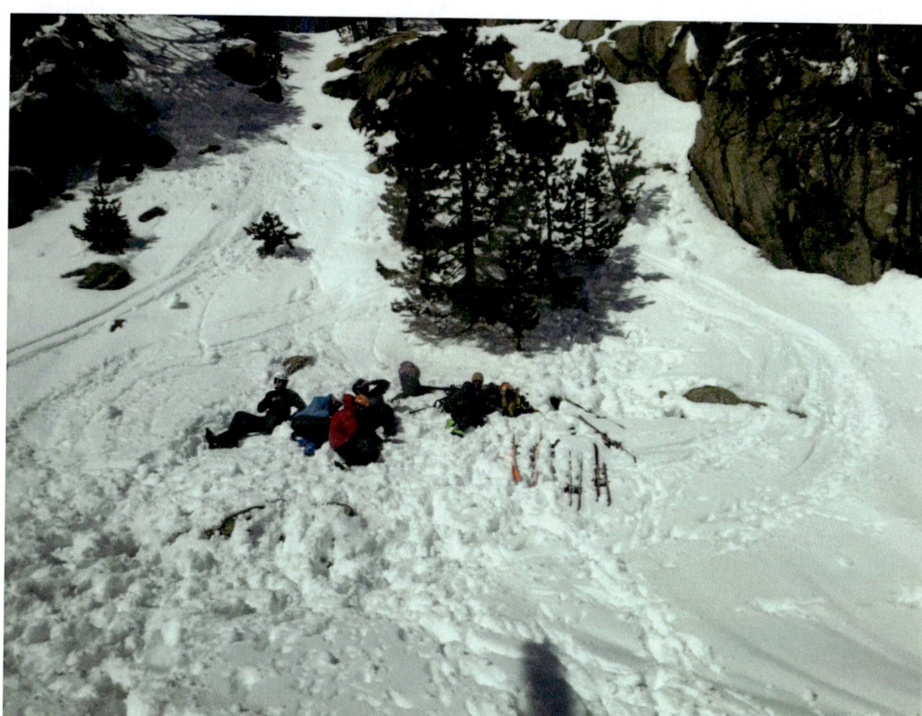

**Figura 8.** *Zona de aterrizaje improvisada en la nieve.*

## EL PESO

En los HEMS que actúan en lugares de difícil acceso exceder de los límites de carga operacionales puede tener consecuencias devastadoras. Para estar seguro el cálculo del peso, este debe ser valorado antes de cada misión, y teniendo en cuenta el material de rescate.

## CONFIGURACIÓN DE LA TRIPULACIÓN DE UN HEMS QUE ACTÚE EN LUGARES DE DIFÍCIL ACCESO

Esta *varía* dependiendo de la agencia y el tipo de aeronave.

- *Piloto:* Realiza todas la actividades relativas al vuelo de la aeronave.
- *Copiloto:* Realiza las ruta de navegación y las labores de comunicación.
- *Jefe de tripulación:* Es el responsable para todas las operaciones en la parte trasera de cabina (por ejemplo operador de grúa).
- *Rescatador miembros de tripulación HEMS:* Realizan las labores de rescate relacionadas por ejemplo con el descenso por la grúa o Human External Cargo (HEC) desde la aeronave. Una vez en tierra esta persona es la conexión entre el personal de tierra y del helicóptero (Figura 9).

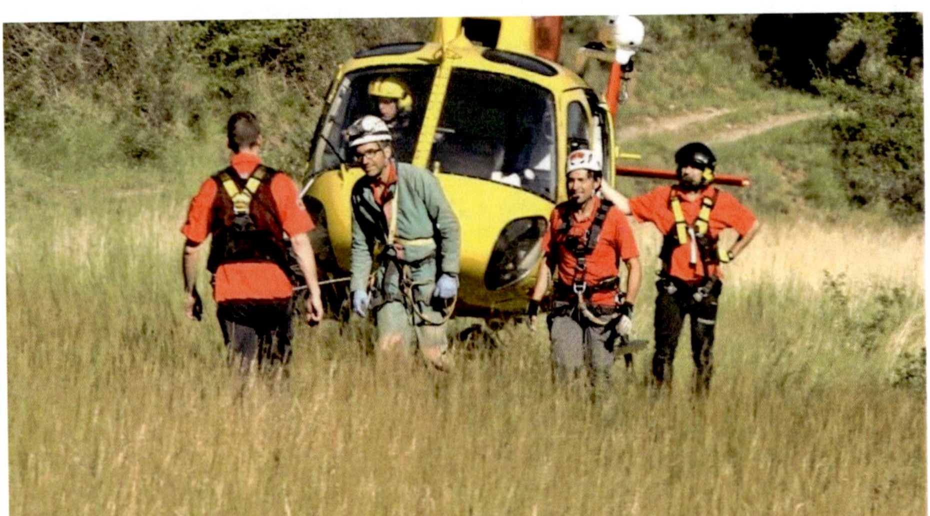

**Figura 9.** *Tripulación del helicóptero que opera en lugares de difícil acceso.*

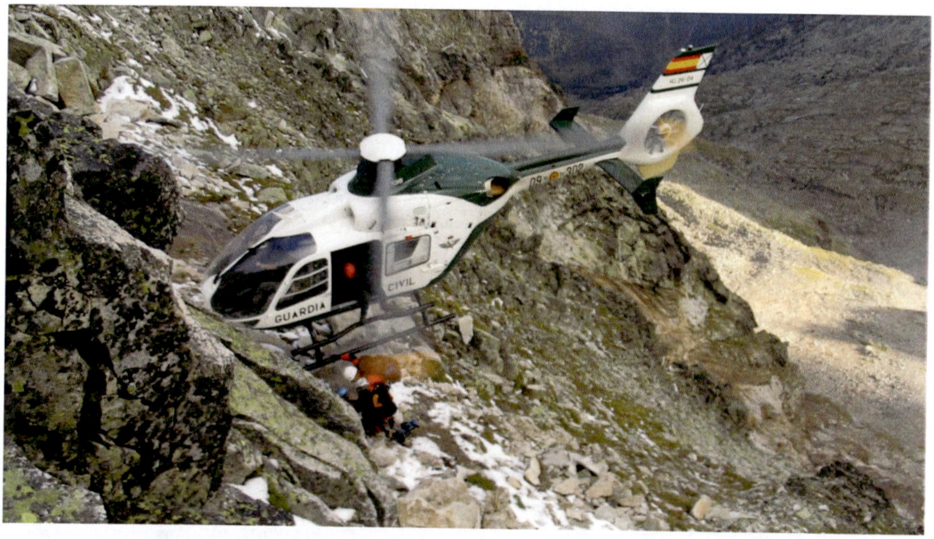

**Figura 10.** *El personal debe estar entrenado medicamente y técnicamente.*

## PREPARACIÓN DEL PERSONAL

Los HEMS que actúan en lugares de difícil acceso deben trabajar integrados en los SEM y deben estar dotados con personal entrenado medicamente y técnicamente para realizar rescates en orografía complicada. Es decir deben trabajar cómodos en situaciones expuestas, consciente de su propia seguridad, capaces de trabajar bajo condiciones extremas (Figura 10).

## TIPOS DE ATERRIZAJE

Siempre que sea posible desde el punto de vista de seguridad la manera preferible de aterrizar será apoyando totalmente los dos patines en una zona de aterrizaje apropiada. En otras situaciones, se deben emplear unas técnicas de aterrizaje de más riesgo.

### *Apoyo parcial (One-Skid Landings)*

El aterrizaje o apoyo sobre un solo patín se utiliza en donde la topografía impide que se pueda apoyar los 2 patines y el piloto debe poner un único patín sobre la ladera para permitir el embarque o desembarque (Figura 11).

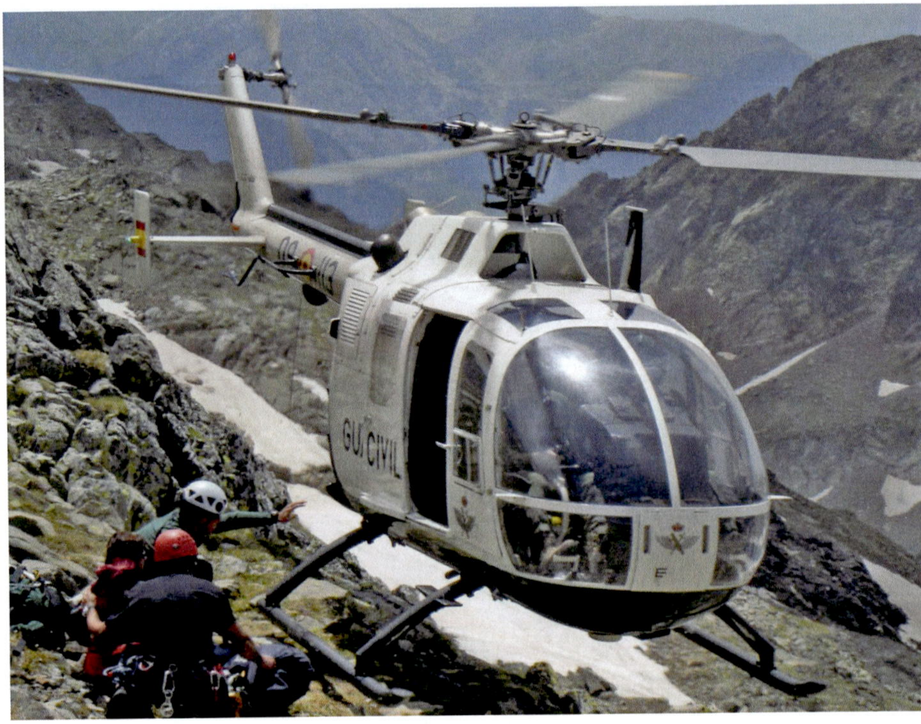


**Figura 11.** *One-Skid Landing.*

*Apoyo con puntas delanteras (Toe-In Landings)*

Similar al apoyo parcial pero únicamente se apoya en suelo las puntas delanteras de los patines (Figura 12).

Ambas técnicas ponen aumentan el riesgo de los accidentes. Aunque se emplean en muchas ocasiones, estas técnicas requieren práctica y no están recomendadas para todos los equipos, en especial en lo que sólo tienen experiencia intermitente en este tipo de operaciones.

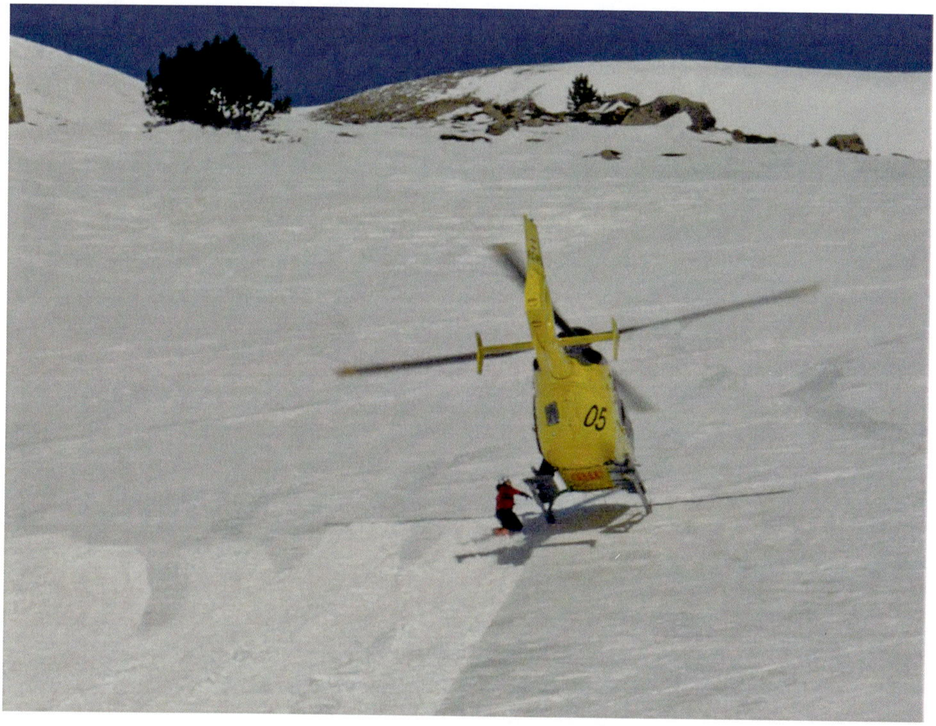

**Figura 12.** *Toe-In Landing.*

*Estacionario (hover landing)*

Se emplea para dejar o recoger material y carga mientras el helicóptero esta todavía *flotando*. La aeronave no está en contacto con la tierra por lo que su centro gravedad puede variar lateral o longitudinalmente (Figura 13).

*Power-on landing*

Es una opción menos arriesgada para una zona margina de aterrizaje, en la que el piloto emplaza los dos patines en contacto total con el suelo, mientras mantiene toda a potencia del motor para mantener la posición de la aeronave. Esta tipo de aterrizaje puede ser una buena opción cuando el terreno en una pendiente empinada que descarta apagar el helicóptero (Figura 14).

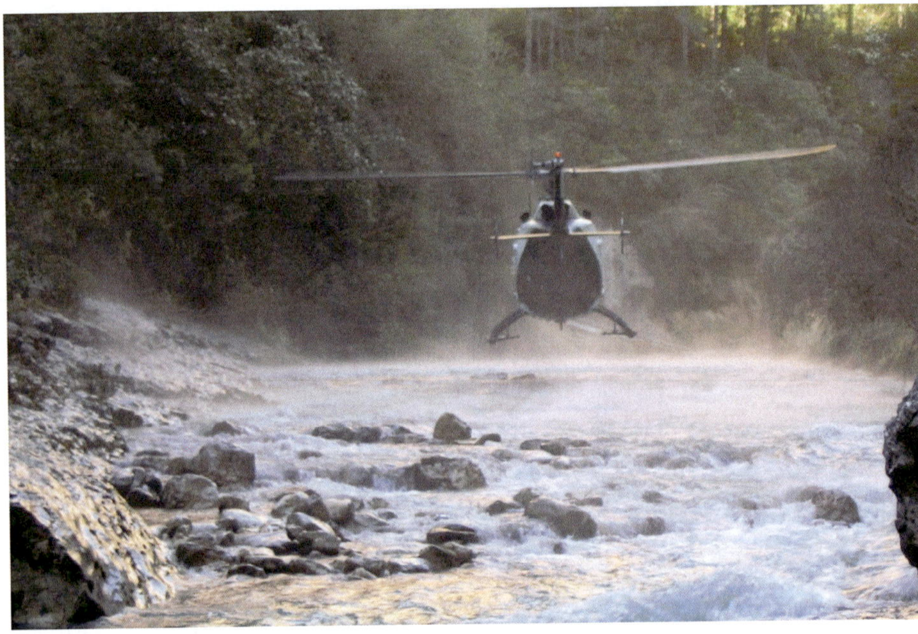

**Figura 13.** *Hover landing.*

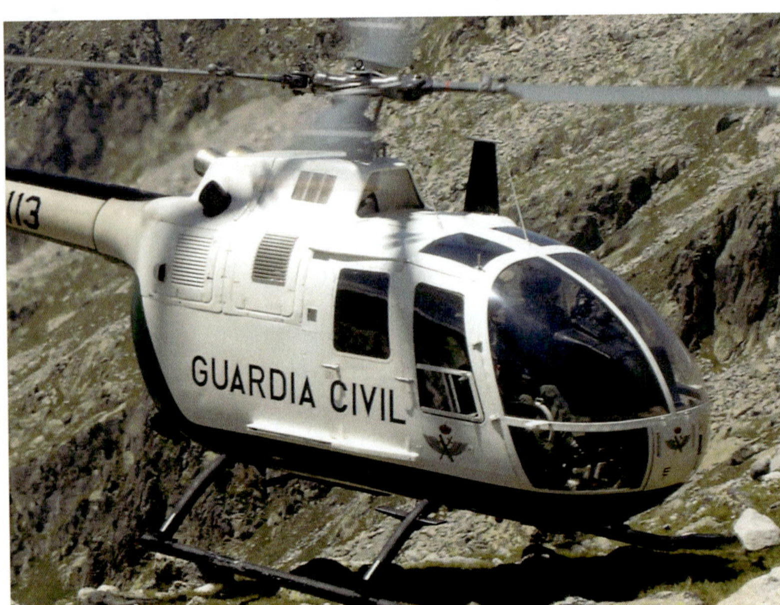


**Figura 14.** *Power-on landing.*

## CUIDADO DE LA VÍCTIMA Y CONSIDERACIONES DURANTE EL TRANSPORTE

Proveer un cuidado médico efectivo a una víctima en una camilla mientras una técnica de externa de helicóptero (grúa o HEC) es mucho más complicado que durante un rescate terrestre. Imaginar una víctima en una camilla, con las turbulencias producidas por del rotor, partículas que vuelan, spin de la camilla, movimiento del vuelo.

Durante la realización de las operaciones grúa o HEC no es práctico que el portor de la camilla realice ningún cuidado médico. Pero si es fundamental que vigile la situación la víctima, ya que el riesgo de aspiración es elevado por estar n cúbito supino. Las vibraciones de corta frecuencia, estímulos visuales, ansiedad pueden producir mareos y estimular el vómito. Se deben administrar a la víctima antieméticos, antes de las operaciones grúa o HEC para prevenir náuseas y vómitos.

La presencia del portor de camilla reduce considerablemente el nivel de ansiedad de la víctima. Una posición de la camilla con la cabeza ligeramente elevada, un portor bien posicionado capaz de liberar la vía aérea de la víctima puede ser muy importante. Puede ser útil para el portor llevar a mano un aspirador de secreciones manual fijado por si la víctima vomita. Realizar reanimación cardiopulmonar (RCP) durante las operaciones grúa o HEC no es práctico. Se deben

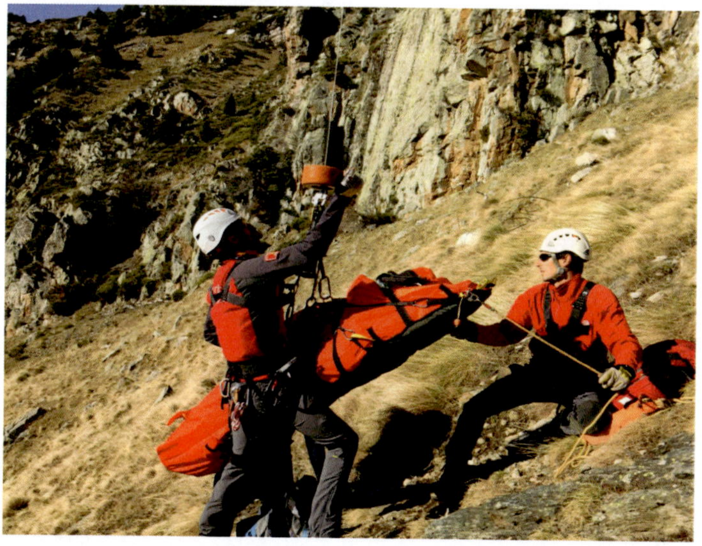

**Figura 15.** *La posición del operador es importante para tener un control de la víctima.*

considerar el uso de compresores mecánicos, reanimación intermitente, o realizarlas únicamente en el lugar del accidente según las circunstancias (Fig. 15).

Las operaciones de rescate que involucran cambios importantes a la altura afectarán al cuidado de la víctima en todo lo que se vea afectado por las leyes de los gases comunes. A medida que el helicóptero gana altura, el volumen del gas tiende e expandirse, esto origina cambios en la frecuencia y características de la respiración de la víctima, así como de materiales como los equipos de suero, sellados de tubos endotraqueales, colchones de vacío, férulas hinchables, etc. Estos cambios de altura también empeoran lesiones preexistentes en la víctima como neumotórax, embolismos, instauración de la hipoxia. Las victimas agitadas deben ser contenidas física y farmacológicamente para evitar cualquier posibilidad que contacte con los controles del vuelo.

## TÉCNICAS DE RESCATE EN HELICÓPTERO

A continuación describiremos las técnicas más frecuentes de rescate en helicóptero para identificar posible inconvenientes y peligros de estas operaciones. No debemos olvidar que es imprescindible el continuo entrenamiento para mantener las competencias de estas técnicas.

*Rescate con grúa*

La grúa se emplea con regularidad para extraer o emplazar personal y material en el lugar del rescate. El operador de la grúa trabaja con la puerta abierta asegurado a la aeronave mediante un arnés y una correa a una ancle fijo dentro de la cabina. El operador utiliza el mando de la grúa para controlar la distancia de cable que necesita. Las longitudes del cable oscilan de 30 a 75 metros y permiten una carga entre 135 kg y 275 kg) dependiendo del diámetro del mismo. El cable de la grúa es una línea de vida y debe ser tratado con cuidado. Una de los mayores peligros de las operaciones con grúa es que este se enrede con estructuras. Si el cable se enreda el operador puede activan el cortador de cable de emergencia liberando el cable de la aeronave (Figura 16).

Una camilla de rescate al final de un cable puede desarrollar rápidamente una rotación o “espín” incontrolable. Una cuerda entre el rescatador del suelo y la camilla puede eliminar esta rotación sobre todo cuando el helicóptero permanece inmóvil en estacionario sobre el lugar del accidente. Alternativamente, en la mayoría de los casos se utiliza una técnica de operación de grúa dinámico, donde se desciende al rescatador con el cable durante la aproximación a la escena del accidente. La aeronave vuelve cuando el portor y la víctima están preparadas, se

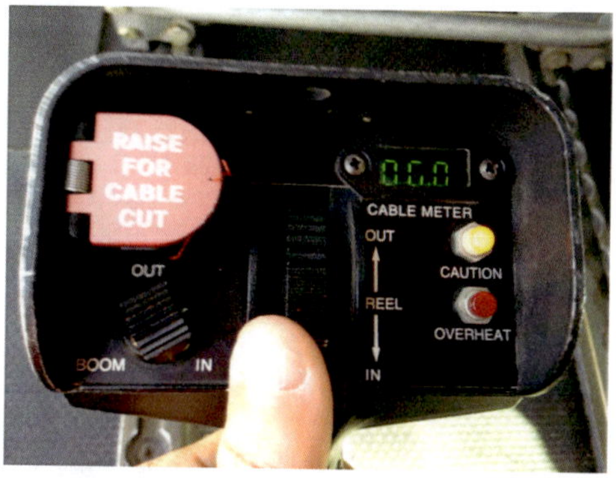


**Figura 16.** *Mando que controla la grúa.*

enganchan al cable, y comienzan el izado cuando el helicóptero sale del lugar del accidente. Esta traslación simultánea reduce el giro de la camilla (Figura 17).

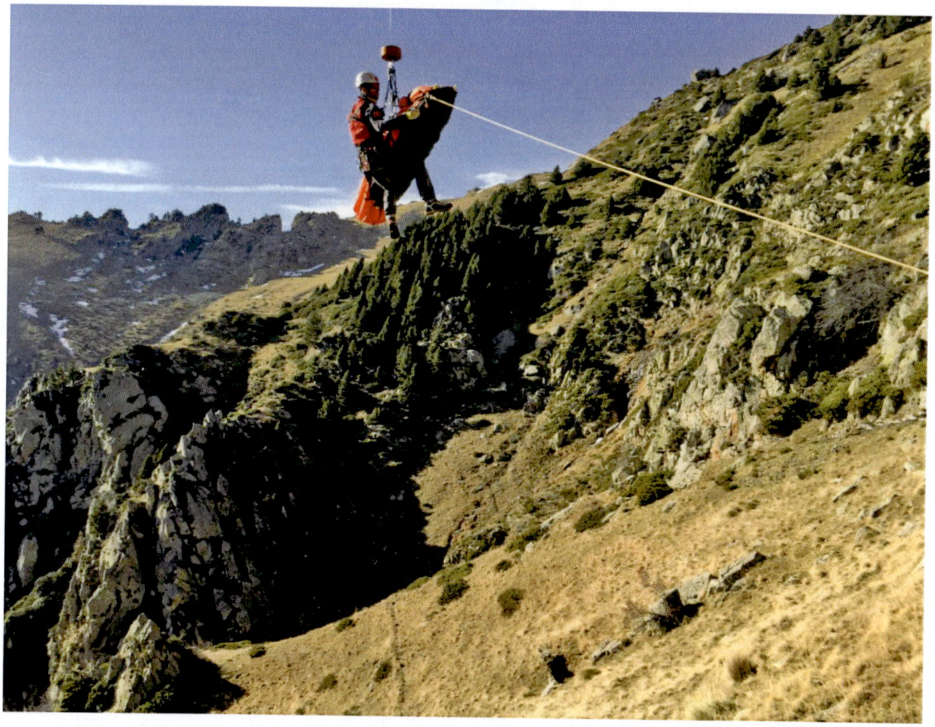

**Figura 17.** *Técnica para evitar el espín en una operación de grúa.*

Los rescatadores deben estar prevenidos de posible descargas estáticas que generan los helicópteros al interaccionar con las partículas del aire y la superficie del fuselaje. El personal de tierra puede recibir una sacudida dolorosa cuando la electricidad estática se descarga al tocar el cable de la grúa y descarga la misma. Los rescatadores pueden prevenir esto dejando que el cable toque antes el suelo antes de lo toquen ellos.

*Operaciones Human External Cargo (HEC)*

Estas operaciones permiten emplazar personal en lugar de rescate mediante una cuerda de longitud fija emplazada mediante un gancho central debajo del helicóptero. La ventaja de usar el HEC respecto a la grúa es que el tiempo de estacionario del helicóptero es menor. La mayoría de organizaciones utilizan una única línea de cuerda finalizando en una anillo solido de metal para facilitar al personal que se ancle. Los mosquetones con auto seguro automático en todos los puntos de conexión para prevenir las aberturas accidentes por las vibraciones.

Aún así el riesgo de enredo sigue existiendo, por lo que el lugar donde la cuerda se engancha a la aeronave se debe poder liberar si es preciso. También se debe seguir teniendo muy en cuenta el riesgo "espín" de la camilla.

## CONCLUSIONES

Los HEMS que realizan estas labores deben estar integrados en los SEM y equipados con personal entrenado en rescate y asistencia médica en lugares de difícil acceso. Se deben considerar parte SEM y tener material de rescate y material médico adecuado.

En lugares montañosos o lugares donde un elevado porcentaje de su orografía sea el medio natural, al menos un helicóptero debería estar preparado para realizar este tipo de labores.

## BIBLIOGRAFÍA


1. Phillips K Helicopter operations. IN: Rodway GW, Weber DC, McIntoch SE, Eds. Mountain medicine and technical rescue. Bristol UK 2016: 415-444.
2. Rammlmair G, Zafren K, Elsensohn F. Qualifications for emergency doctors in mountain rescue operations. In: Elsensohn F (ed.). Consensus Guidelines on Mountain Emergency Medicine and Risk Reduction. Lecco: Casa Editrice Stefanoni. 2001: 65-70.
3. Soteras I. 2012. Rescate Aéreo medicalizado en montaña; Análisis clínico epidemiológico retrospectivo durante 9 años de actividad. Modelo Aragonés (Tesis doctoral). Universidad de Girona.
4. Tomazin I, Ellerton J, Reisten O, et al. Medical Standards for Mountain Rescue Operations usingHelicopters: Official Consensus Recommendations of the International Commission for Mountain Emergency Medicine. (ICAR MEDCOM). High Altitude Medicine? Biology. 2011; 12(4): 335-41.
5. Ausserer J, Moritz E, Strohle M, et al. Physician staffed Helicopter emergency medical systems can provide advanced trauma life support in mountainous and remote áreas. Injury. 2017 Jan; 48(1): 20-25.

# MÓDULOAERONÁUTICO

# 27. TEORÍA ELEMENTAL DEL HELICÓPTERO

**J. L. Rey**

## INTRODUCCIÓN

Este documento, no es un tratado que contenga toda la información disponible acerca de un tipo concreto de helicóptero, ni de los procedimientos asociados, sino una somera descripción de diferencias entre ellos, sus maniobras y perfiles básicos de operación y la seguridad en el uso de helisuperficies.

Los medios utilizados para el transporte aéreo suelen ser aeronaves acondicionadas para el traslado de pacientes, ya sean en estado crítico o que precisen asistencia sanitaria durante el mismo. Estos medios podemos clasificarlos de forma general en presurizados (aviones convencionales) y no presurizados (helicópteros).

Prácticamente no se encuentran disponibles aviones medicalizados, pero sí existen compañías operadoras aéreas o empresas que permiten traslados asistidos al proporcionar el equipamiento básico para realizarlo, como es la central de oxígeno y la instalación de camilla. Los aviones se encuentran generalmente presurizados, mantienen una presión en cabina adecuada independientemente de la altura de vuelo.

Los helicópteros ha revolucionado el concepto de evacuación asistida, debido a la gran variedad de prestaciones que ofrecen.

Entre sus ventajas destacan la posibilidad de acceso a zonas restringidas, la rapidez, versatilidad y capacidad de maniobra.

Se encuentran limitados por las condiciones metereologicas adversas, como los vientos fuertes o la niebla, teniendo la posibilidad de ampliar el rango de operación a las operaciones nocturnas a demanda.

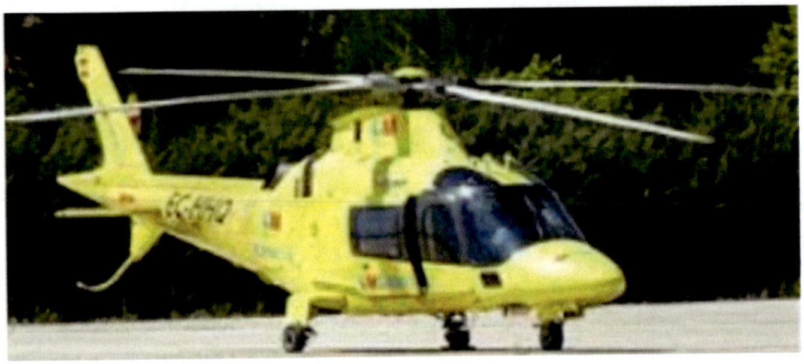

Este transporte siempre ha de ser medicalizado, por lo que es necesario considerar sus reducidas dimensiones de cabina útil y electromedicina frente a instalaciones de asistencia fijas.

Los *helicópteros ligeros*, con una carga útil de 1.000 kilogramos, son muy utilizados para transporte sanitario primario o secundario de un paciente en decúbito asistido por dos personas, con:

- Fácil acceso a zonas confinadas.
- Posibilidad de traslado de todo tipo de pacientes, ya que la estructura interna de algunos modelos impide el traslado de pacientes obesos.
- Accesibilidad a todos los puntos del paciente y al material sanitario.
- Nivel de ruido interior bajo que evite la necesidad de utilizar cascos protectores.
- Acondicionamiento adecuado: calefacción, luz, tomas de corrientes suficientes a 12 V CC y 220 CA y red centralizada de oxígeno.
- Embarque cómodo de pacientes.
- Posibilidad de separación de la zona asistencial de la de pilotaje.
- Rotor de cola sobreelevado o carenado, que evite accidentes mortales en la inadecuada aproximación al aparato.

Los *helicópteros medios* tienen una capacidad entre 2 y 6 camillas, siendo muy adecuados para el transporte sanitario al contar con espacio suficiente para el manejo de los pacientes.

En nuestro medio, los helicópteros más utilizados son los ligeros y ligeros medios para una o dos camillas.

Los *helicópteros pesados*, no aplican en este tipo de operaciones, tan solo en EVASAN, con una capacidad de transporte de hasta 50 pacientes.

Los pacientes que más se benefician del transporte aéreo son los que precisan estabilización rápida "in situ" o/y tratamiento definitivo en los Centros de Referencia, ya que el medio aéreo lo posibilita con mayor ventaja que el terrestre.

En el transporte primario no está justificado el uso de helicópteros si la isocrona no se reduce significativamente con respecto a la respuesta en UVI-movil terrestre.

El factor determinante es el acortamiento del intervalo de tiempo hasta la instauración del tratamiento preciso en la escena y/o hasta la estabilización y evacuación al Centro competente.

El mecanismo lesional, las condiciones del paciente, la localización del incidente, la distancia al centro competente, las condiciones atmosféricas, los recursos locales y los costos, son algunos de los factores que intervienen en la decisión de realizarlos.

En principio, estará indicado el transporte aéreo de pacientes críticos, entre ellos, los traumatizados graves, los neonatos y los pacientes cardiacos, sobre todo, cuando se encuentran en áreas rurales distantes de un centro hospitalario de referencia.

En cuanto a los grandes traumatizados, el transporte aéreo primario o secundario, no ofrece dudas, empero, el siempre cuestionado uso rutinario de helicópteros, lo es en mayor medida en pacientes con patologías cardiovasculares.

## 1. DESCRIPCIÓN Y FUNCIONAMIENTO DEL HELICÓPTERO

| | |
|---|---|
| **Rotor** | Sistema de perfiles aerodinámicos giratorios. |
| **Sustentación** | Fuerza aerodinámica que mantiene a la aeronave en vuelo, oponiéndose al peso de ésta. |
| **Aerodino** | Nombre genérico de todos los ingenios capaces de sustentarse en el aire por sí mismos. |
| **Aeronave de alas giratorias** | Aerodino cuya capacidad de vuelo se debe, en todo o en parte, a la sustentación de un rotor giratorio libre. |
| **Helicóptero** | Aeronave de alas giratorias cuya sustentación proviene, en todo o en parte sustancial, de uno o más rotores accionados por una planta motriz. |
| **Autogiro** | Aeronave de alas giratorias cuya capacidad de vuelo se debe, en todo o en gran parte, a la sustentación de un rotor giratorio libre. |

### 1.1. Clasificación de los helicópteros

De acuerdo con la configuración de sus *rotores:*

- *Rotor simple:* Es el tipo de helicóptero más desarrollado y que usa un rotor principal de sustentación y un rotor de cola antitorque.

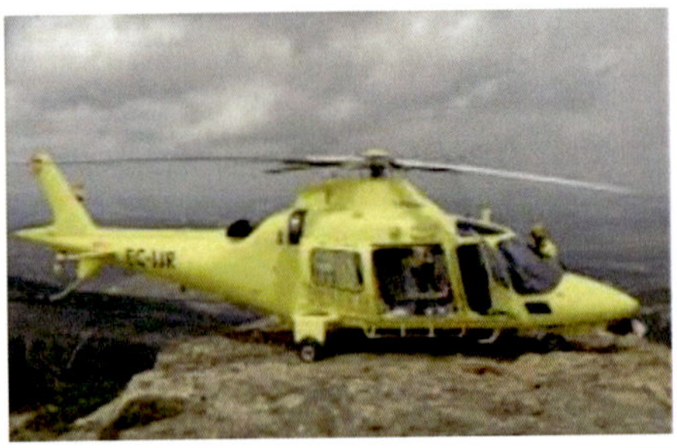

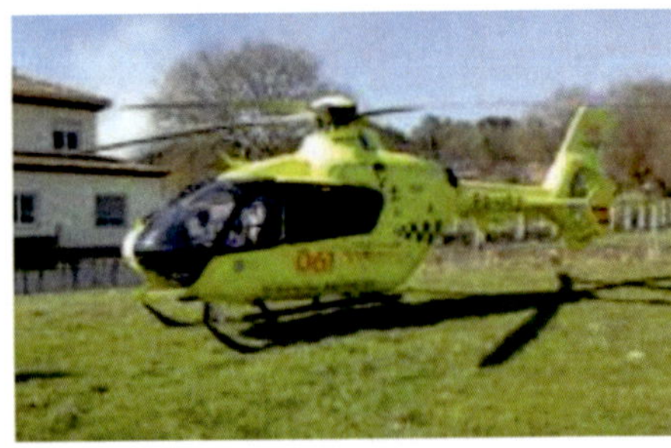

- *Rotores coaxiales:* Es el tipo de helicóptero con dos sistemas de rotores superpuestos contrarotatorios. El sistema de rotor superior está conectado a un eje que pasa en el interior del eje del rotor inferior, son contrarotatorios para eliminar el efecto torque.

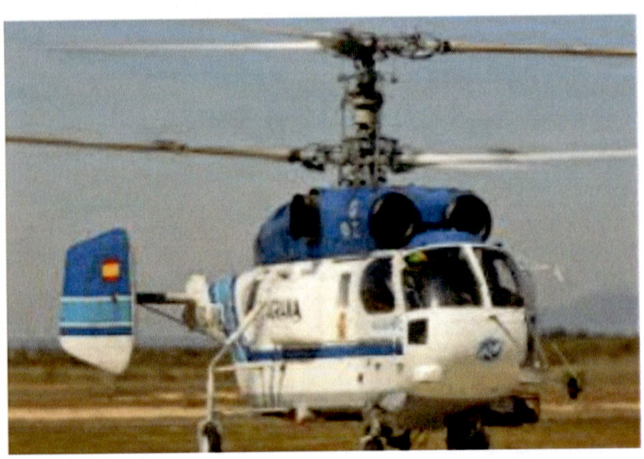

- *Rotores duales:* En este tipo los dos rotores contrarotatorios para eliminar el torque.

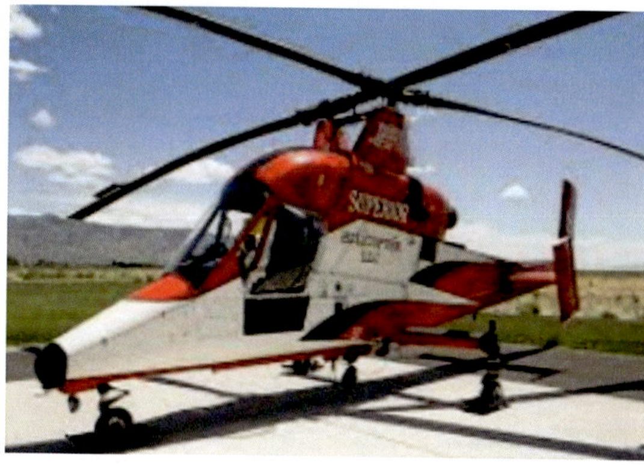

- *Rotores en tándem*: Es un tipo de helicóptero que tiene un rotor delantero y uno trasero, contrarotatorios para eliminar el torque. Son construidos con *decalaje* (el rotor trasero más alto que el delantero) para evitar que el rotor trasero tome el "rebufo" (aire viciado en torbellino) del rotor delantero.

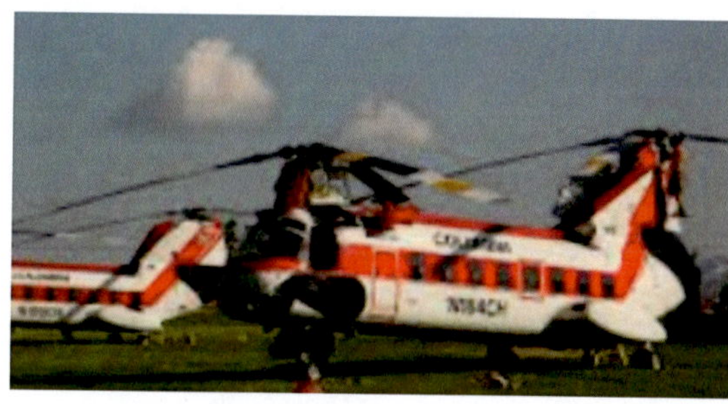

- *Convertiplano:* Es una mezcla de avión y helicóptero. Para despegar los rotores están vueltos hacia arriba y una vez en el aire, empiezan a inclinarse con alas y motores como un todo para convertirse en avión. En el aterrizaje el proceso es a la inversa.

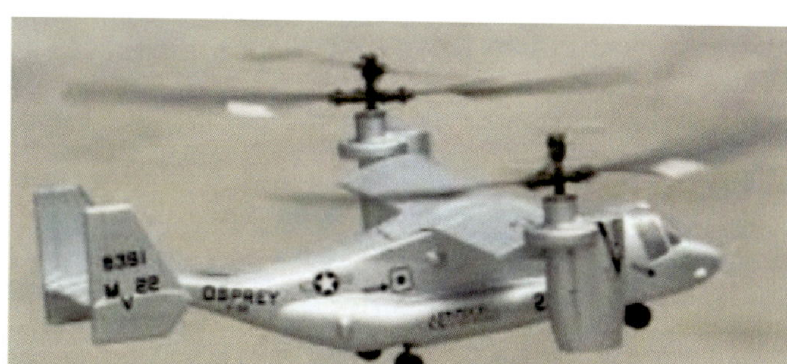

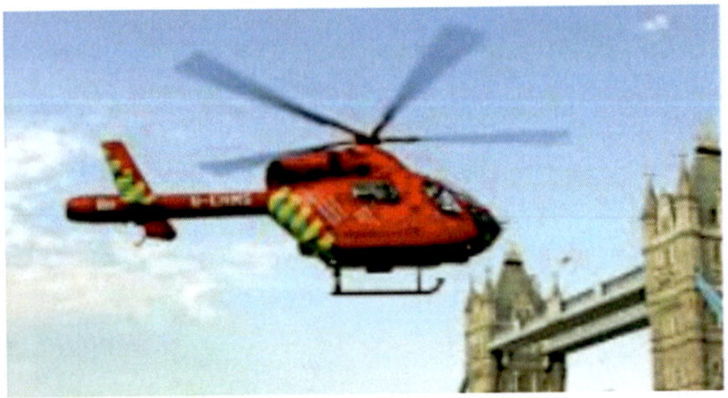

- *Notar:* Sin rotor de cola por su sigla en inglés *No Tail Rotor*. Esta configuración recientemente desarrollada por McDonell para sus modelos, elimina la necesidad de un rotor de cola externo, reemplazándolo por un compresor instalado en el interior del cono de cola y mandado por el motor y que mediante un sistema de ranuras convierte el tubo de este en un perfil aerodinámico vertical que produce sustentación lateral en el sentido antitorque.

### 1.2. Clasificación de los rotores

La tecnología empleada en el diseño y construcción de los rotores ha sido el avance más significativo en el desarrollo de los helicópteros.

Los rotores de helicópteros se clasifican en tres *grupos:*

| | |
|---|---|
| **Rotores completamente articulados** | Se les llama también *tipo Cierva*, por haber sido desarrollados por el ingeniero español Juan de la Cierva en su diseño del autogiro. Este tipo de rotor cambia el paso y tiene articulaciones de flapeo individual en cada pala y además, adelanto y retardo. Su nombre en inglés es, *fully articulated*. Estos movimientos son necesarios en las palas para compensar parcialmente el problema de asimetría de sustentación que se genera en el rotor durante el vuelo traslacional. A pesar que Juan de la Cierva desarrolló este tipo de rotor antes del año 1920, aún es posible encontrar helicópteros de fabricación actual con este tipo de sistema de rotor. |
| **Rotores semi-rígidos** | Es un tipo de rotor de dos palas, diametralmente opuestas, que tienen cambio de paso, pero su flapeo es en conjunto, es decir, cuando una pala baja, la otra sube y viceversa. Son conocidos también como tipo balancín y sus nombres en inglés son, semi rigid, Teettering y See-Saw. |

| | |
|---|---|
| **Rotores rígidos** | Es un tipo de rotor que solo tiene cambio de paso, pero sus palas son de gran flexibilidad. Su nombre en inglés es, Rigid rotor. Este tipo de rotor es muy utilizado hoy en día y tiene varias configuraciones, tales como: Hingeless o sin articulaciones, FEL o faserglas elastomerik lager y Bearingless o sin rodamientos. |

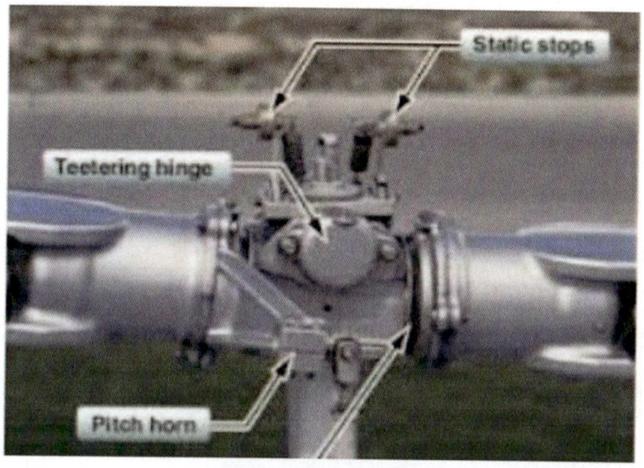


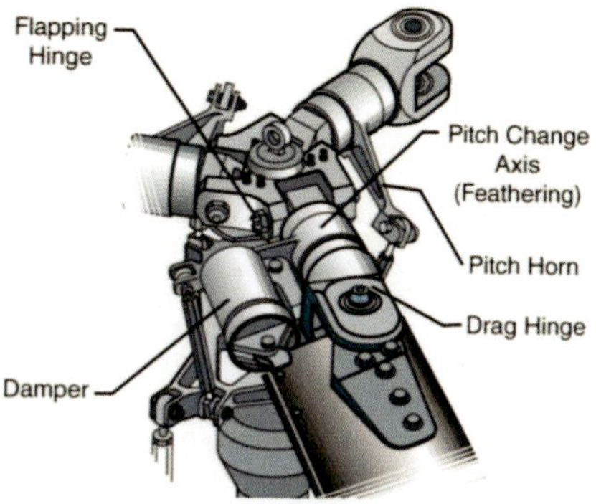


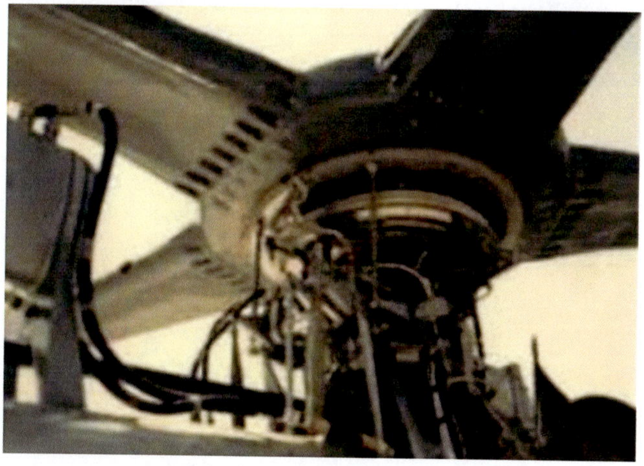

### 1.3. Funcionamiento del helicóptero

La planta motriz de estas aeronaves, que pueda estar compuesta por uno o varios motores, proporciona la potencia necesaria para hacer girar el rotor. Esta transmisión de potencia, de la planta motriz a las palas, se realiza a través de una caja de transmisión.

El rotor del helicóptero está compuesto por dos o más palas, las cuales tienen un perfil aerodinámico similar al de las alas de los aviones. Se sabe que la sustentación en los aviones está directamente relacionada con el ángulo que forma el perfil del ala con la dirección del viento, esto mismo ocurre con las palas de los helicópteros, con la salvedad de que éstos, las palas en vez de ser perfiles aerodinámicos fijos están dotadas de un movimiento circular.

Otra diferencia entre las alas del avión y las palas de los helicópteros es la siguiente: mientras que en los aviones las alas tienen una unión fija al fuselaje, en los helicópteros las palas varían este ángulo de incidencia con el aire, oscilando estos valores entre 3 y 14 grados. De tal forma que cuando las palas alcanzan la velocidad de rotación idónea, mediante un mando que se encuentra en el interior del helicóptero y que se denomina *paso colectivo* se modificará el paso de las palas, y así a mayor paso mayor sustentación; llegará u momento en que esta fuerza de sustentación será igual al peso, es entonces cuando el helicóptero despegará. Descritos ya los elementos de potencia, rotor y mando colectivo, sólo nos queda por analizar otro elemento fundamental, el mando cíclico. Mediante el movimiento del mando cíclico, palanca que se encuentra en el interior de la aeronave, el disco del rotor principal (que se encuentra girando a unas revoluciones fijas) se inclina en la dirección hacia la que se dirija el mando citado, produciéndose en ese momento un desplazamiento del helicóptero en esa dirección.

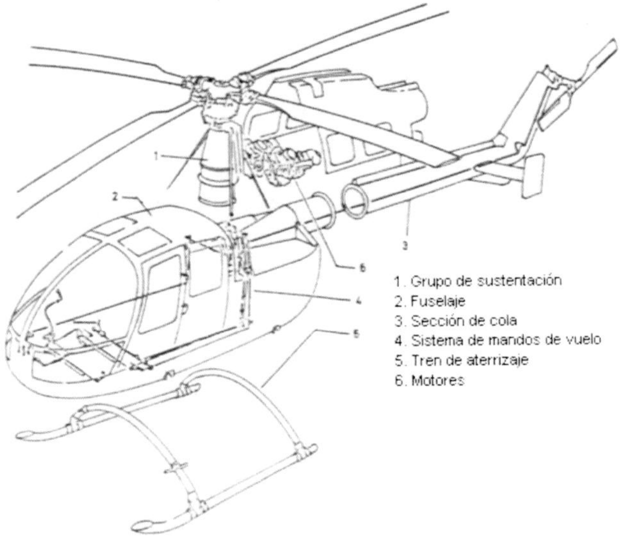

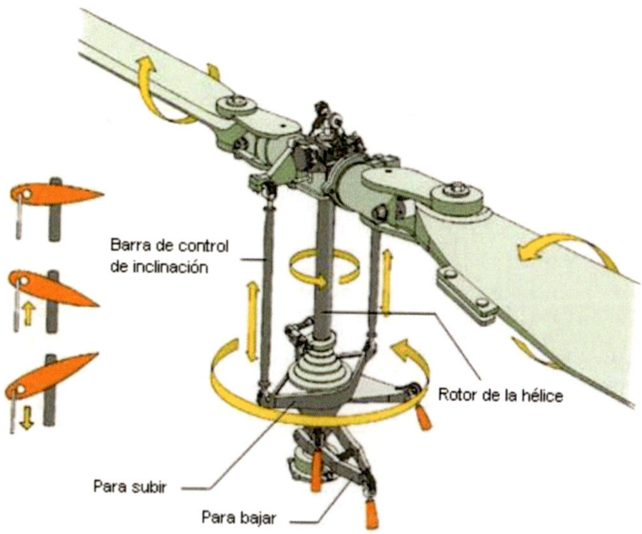


### 1.4. Rotor de la cola

Para comprender el porqué del fundamento aerodinámico del rotor de cola, hemos de tener presente un *principio* fundamental, como es una de las Leyes de Newton: *el principio de acción-reacción: a toda fuerza se le opone otra de igual módulo, pero de sentido opuesto.*

Trasladado esto al helicóptero se traduce en que el par rotor que suministran los motores, necesario para mover las palas, provoca una reacción opuesta llamada *par de torsión*, que haría girar al helicóptero si no fuera por la existencia del rotor de cola, que contrarresta este efecto produciendo una fuerza lateral; dicha fuerza producirá un movimiento que evitará el giro del helicóptero.

La pérdida o fallo en los mandos del rotor de cola, estando el helicóptero en vuelo de traslación y con una velocidad determinada, es una emergencia grave.

### 1.5. Capacidad operativa

| | |
|---|---|
| **Despegue y aterrizaje vertical** | Le permite el acceso a áreas confinadas o de difícil acceso para otros medios terrestres y, por supuesto, aéreos. |
| **Vuelo estacionario** | Le permite sustentarse en el aire sin movimiento traslacional alguno. |

| | |
|---|---|
| **Vuelo hacia atrás, hacia delante y hacia los lados** | Debido a sus peculiares sistemas de vuelo, sufre menos que el resto de las aeronaves las limitaciones derivadas de las condiciones meteorológicas. |
| **Posibilidad de autorrotar** | Maniobra típica en caso de parada total de motores que permite al helicóptero el efectuar tomas seguras en espacios de terreno muy reducidos. |

### 1.6. Limitaciones

A la hora de hablar de las limitaciones de los helicópteros, tenemos que distinguir entre las limitaciones técnicas de cada aparato y las limitaciones impuestas por *condicionamientos ajenos:*

| | | |
|---|---|---|
| **Limitaciones técnicas** | *Peso máximo* | Se puede decir que existe un peso máximo para cada tipo de helicóptero, el cual vendrá delimitado por una serie de parámetros, como la altitud y la temperatura, a partir del cual el helicóptero no consigue despegar. Es pues éste un concepto a tener en cuenta para todo tipo de aeronave: existe una carga máxima para cada tipo de aeronave que por ningún concepto se puede sobrepasar. |
| | *Altitud máxima* | O también llamado *techo de servicio*, es aquella altitud a partir de la cual el helicóptero no puede ascender más. |
| | *Velocidad máxima* | Existe una velocidad que nunca se debe exceder, y que también vendrá determinada para cada tipo de aeronave. A esta velocidad se le conoce con las siglas VNE; suele oscilar, en general, entre los 250 Km/h y los 300 Km/h. Hay que tener en cuenta que la velocidad de crucero será sobre un 30% menor que la VNE. |
| **Limitaciones externas** | *Área de toma* | Un helicóptero puede entrar en áreas muy confinadas, aterrizando o despegando verticalmente, o mantener un vuelo estacionario, pero todo esto a costa de reducir los niveles de seguridad o en algunas situaciones extremas incluso a prescindir de ellas. En estos casos se suele decir que el helicóptero se encuentra dentro de la llamada *curva de la muerte*. Este concepto que conviene conocer a fin de no condicionar al Comandante de la Aeronave de modo gratuito, al realizar maniobras que entren de lleno en el perfil de esta curva. |

| | | |
|---|---|---|
| **Limitaciones externas** | *Área de toma* | Las zonas críticas de esta curva nos vendrán delimitadas por la suma de los siguientes parámetros: *baja velocidad + baja altura sobre el terreno*, dependiendo estos parámetros de la marca y modelo del aparato que esté operando. De este modo, si un helicóptero tuviese una parada de motor dentro de la gráfica mencionada, las posibilidades de solventar dicha parada y salir con éxito serían prácticamente nulas. |
| | *Climatológicas* | Todo helicóptero viene limitado por una velocidad del viento exterior máxima, a partir de la cual le está prohibido despegar; suele rondar los 70 km/h. Una vez en el aire puede ocurrir que dependiendo de la intensidad y de las características de los vientos reinantes (laminar o turbulento) se haga imposible el vuelo en esas condiciones y/o la toma, llegada esta situación será preciso el encontrar un punto de toma seguro. Todo helicóptero tiene fijadas una temperatura del aire exterior máxima y otra mínima, fuera de las cuales el aparato no podrá operar. Normalmente estos márgenes son muy amplios. En caso de tener que volar en lo que aeronáuticamente se cono como IMC (condiciones meteorológicas para vuelo instrumental) o más comúnmente conocido *vuelo entre nubes o con escasa visibilidad*, será necesario contar primero: con un helicóptero preparado para la realización de vuelos IFR (reglas de vuelo instrumental), y segundo: con un Comandante de la Aeronave con la calificación de IFR. |

## 1.7. Maniobras

Debe tenerse presente *siempre* que *el helicóptero es inherentemente inestable;* sin embargo el periodo de la señal de error es muy superior al de reacción de la tripulación que maneja los controles de vuelo, lo que conlleva, no solo la necesidad de ejercer un control constante de la actitud de vuelo, sino la conveniencia d contar con sistemas suplementarios de estabilización y control de la aeronave a bordo.

Esto lleva a tomar en consideración la precaución genérica de que puede haber, en cualquier maniobra, movimientos bruscos o no esperados por los ayudantes que presten apoyo en tierra.

*1.7.1. Despegue vertical a estacionario*

Maniobra en la que el helicóptero se eleva verticalmente desde el suelo hasta la altura de estacionario normal con el menor desplazamiento lateral y/o hacia adelante o hacia atrás.

➥ *Operación.* Situado el helicóptero con el morro hacia el viento (a fin de evitar el par de giro por efecto de éste contra la estructura de la cola), el paso cíclico en posición neutra (a fin de no tener empuje vertical al iniciar las operaciones), dar gases suavemente hasta llegar a las revoluciones por minuto (rpm) que corresponden a estacionario. Una vez que está en este punto, empezamos a aumentar el ataque de las palas subiendo el paso colectivo, cuidando que no se caigan las revoluciones y corrigiendo la guiñada con los pedales antipar. Esta maniobra puede dar lugar a ligeros movimientos de vaivén. Con el cíclico, y los pedales, se corrige el empuje del viento y cualquier otro desequilibrio mientras se va abandonando el suelo, hasta llegar a la altura de vuelo estacionario.

*1.7.2. Estacionario*

Maniobra que mantiene al helicóptero en el vuelo casi inmóvil sobre un punto del suelo, a una altura constante, que previamente hemos seleccionado, y con una posición con rumbo constante.

➥ *Operación.* Intervienen simultánea y coordinadamente tres elementos de gobierno:

- Mando cíclico (para no ser vencido por el viento o cualquier desequilibrio).
- Mando de paso colectivo (para mantener la altura).
- Pedales antipar (para mantener el rumbo). Las variaciones en las condiciones atmosféricas harán que se lleven a cabo pequeñas correcciones suaves y coordinadas.

Si las condiciones de viento cambian bruscamente, notaremos que el helicóptero tiene que hacer una gran cantidad de ajustes, por lo que es más difícil que se mantenga la posición fija en estacionario.

En estas condiciones es de esperar que haya ligeros cambios de posición, no imputables al Comandante de la Aeronave, así como pequeñas variaciones en la altura del aparato, ambos con relación al suelo.

*Precaución: Una posición de estacionario cerca del suelo puede originar contactos ocasionales con el suelo. Recordad que un helicóptero no está sujeto a un punto fijo;* ***se apoya en el aire*** *que, si varía, puede variar la estabilidad de la posición de su estacionario.*

*1.7.3. Giros en estacionario*

Maniobra que se hace en vuelo estacionario, conservando la situación sobre un punto del suelo en altura y posición, consistente en girar (guiñada) a derecha o a izquierda.

➥ *Operación.* Se aplica el pedal del lado hacia el que se quiera girar, siempre virando lentamente.

Los mandos de paso colectivo y gases permitirán mantener altura constante y revoluciones adecuadas.

*Precauciones: Al aproximarse a viento en cola puede producirse un aumento de la velocidad del viraje, tanto mayor cuanto más fuerte sea el viento. Si el viento es fuerte, puede ser que no se lleve a cabo esta maniobra hasta donde se desearía. Es posible que se produzcan variaciones en la situación del helicóptero con relación al suelo, tanto en posición como en altura.*

*1.7.4. Vuelo hacia adelante en estacionario*

Maniobra que desplaza al helicóptero a una zona concreta, manteniendo siempre constantes la velocidad, la altura y el rumbo con respecto al suelo.

➥ *Operación.* Se efectúa un giro en estacionario que sitúe al helicóptero en el rumbo deseado, morro hacia el punto al que deseamos dirigirnos. Se eligen, en nuestro rumbo, puntos de referencia para apoyarnos en ellos durante la maniobra. Pasar de la altura de estacionario a una altura conveniente.

Empujar con el mando de paso cíclico para provocar el avance lento y constante (velocidad de paseo), conservando el alineamiento con los puntos de referencia. Los cuatro elementos de control han de ser coordinados continuamente: mando de paso cíclico (velocidad constante y senda fija), pedales antipar (rumbo fijo), mando de paso colectivo y mando de gases (altura y rpm constantes).

*Precauciones: Pueden producirse desplazamientos erróneos con relación al suelo, así como cambios en la altura.*

*1.7.5. Vuelo lateral en estacionario*

Maniobra que desplaza lateralmente al helicóptero a una zona concreta, cuando no se puede poner rumbo al punto de desplazamiento, manteniendo siempre constantes la velocidad, la altura y el rumbo con respecto al suelo.

➥ *Operación.* Se eligen dos o más puntos de referencia, en la dirección en la que se quiere hacer el desplazamiento, para apoyarse en ellos durante la maniobra. En la altura de estacionario empujar con el mando de paso cíclico para provocar el avance lento y constante (velocidad de paseo) hacia el punto deseado, conservando el alineamiento con los puntos de referencia.

Los cuatro elementos de control han de ser coordinados continuamente: mando de paso cíclico (velocidad constante y senda fija), pedales antipar (rumbo fijo, perpendicular a la senda propuesta), mando de paso colectivo y mando de gases (altura y rpm constantes).

*Precauciones: Pueden producirse desplazamientos erróneos con relación al suelo, así como cambios en la altura y cambios de rumbo. Es imprescindible hacer un reconocimiento de la senda antes de proceder al desplazamiento, lo que puede hacerse con giros.*

*1.7.6. Vuelo hacia atrás en estacionario*

Maniobra que desplaza hacia atrás al helicóptero a una zona concreta, cuando no se puede poner rumbo al punto de desplazamiento o desplazamiento lateral, manteniendo siempre constantes la velocidad, la altura y el rumbo con respecto al suelo.

➥ *Operación.* Se eligen, en nuestro rumbo, puntos de referencia para apoyarnos en ellos durante la maniobra. Pasar de la altura de estacionario a una altura conveniente, presionando hacia atrás el mando de paso cíclico. Los cuatro elementos de control han de ser coordinados continuamente: mando de paso cíclico (velocidad constante y senda fija), pedales antipar (rumbo fijo), mando de paso colectivo y mando de gases (altura y rpm constantes).

*Precauciones: Pueden producirse desplazamientos erróneos con relación al suelo, así como cambios en la altura y cambios de rumbo. Es imprescindible hacer un reconocimiento de la senda antes de proceder al desplazamiento, lo que puede hacerse con giros.*

*1.7.7. Rodaje sobre el suelo*

Maniobra que consiste en el desplazamiento controlado del helicóptero, mientras se mantiene en contacto con el suelo.

➥ *Operación.* Sin acción sobre el mando de paso colectivo (para no tener sustentación que le haga elevarse), con las rpm de operaciones de estacionario, empujar el cíclico ligeramente hacia adelante. Hacer una ligera presión en el mando de paso colectivo (lo que provoca un poco de sustentación y hace que, con la acción del cíclico, que se pueda desplazar el helicóptero hacia adelante) y accionar sobre los pedales para mantener la trayectoria y el rumbo. Mantener el avance lento y constante (velocidad de paseo).

*Precauciones: Pueden producirse desplazamientos erróneos con relación al suelo.*

### *1.7.8. Despegue normal desde estacionario*

Maniobra que consiste en una transición ordenada desde la posición de estacionario a vuelo hacia adelante. Su objetivo es ganar altura con mayor seguridad y eficacia.

➥ *Operación.* Situar el helicóptero en estacionario. Después de comprobar que está libre la zona sobre la que se va a hacer la transición, se presiona el mando de paso cíclico hacia adelante, suavemente y lentamente, para iniciar el movimiento sobre el suelo. Aumentar el paso colectivo cuanto sea necesario para no perder altura, manteniendo el régimen de rpm, lo que obligará a correcciones con el pedal antipar (en el caso de rotor con giro antihorario –contrario al movimiento de las agujas del reloj, visto desde arriba– se meterá el pedal izquierdo, pues el aumento de energía en la acción del plano de sustentación obliga a la reacción de la parte trasera del fuselaje girando en sentido horario, reacción que tendremos que corregir con el plano del rotor de cola –rotor antipar o rotor auxiliar–). Se irá ganando velocidad de subida y altura, con las correcciones que sean pertinentes sobre los mandos de control.

*Precauciones: Puede haber una subida o movimientos bruscos. Posible desvío de la trayectoria previamente considerada. Si hay viento cruzado, podría darse un desplazamiento lateral al comenzar la maniobra.*

### *1.7.9. Despegue normal desde el suelo*

Maniobra que, utilizando ahorro de potencia, permite llevar al helicóptero desde el suelo a una sustentación traslacional efectiva y a un régimen de subida normal.

➥ *Operación.* Se inspecciona y selecciona la zona por la que se van a hacer las operaciones de despegue y subida. Situar el helicóptero en posición estacionaria, pero sobre el suelo. Aumentar gases a fin de ajustar las rpm y accionar suave y lentamente el mando de paso colectivo hasta que el helicóptero tenga poco peso sobre los esquís, ajustando el mando de paso cíclico y previendo cualquier movimiento sobre el suelo con los pedales. Con el mando de paso colectivo se provoca la sustentación hasta llegar a separación del suelo, momento en el que se acciona el mando de paso cíclico para generar un movimiento, continuando la progresión hasta alcanzar la sustentación traslacional, régimen en el que se empezará a subir de la misma forma que se contempló en el caso anterior *despegue normal desde estacionario*.

*Precauciones: Puede haber una subida o movimientos bruscos. Posible desvío de la trayectoria previamente considerada. Si hay viento cruzado, podría darse un desplazamiento lateral al comenzar la maniobra.*

*1.7.10. Vuelo recto y nivelado*

Vuelo en el que se mantienen la altura y el rumbo de navegación.

➥ *Operación.* Suele ser necesario volar con morro un poco bajo, a fin de mantener el vuelo hacia adelante. La velocidad se mantiene con el mando de paso cíclico, la altura con el mando de paso colectivo, el rumbo y la compensación longitudinal con los pedales para corregir las posibles variaciones y las revoluciones del rotor con el mando de gases.

*1.7.11. Virajes*

Maniobra que se usa para cambiar el rumbo de un helicóptero.

➥ *Operación.* El viraje se ejecuta con presión sobre el mando de paso cíclico, compensando las desviaciones longitudinales con los pedales antipar (evitando el posible derrape y el posible resbale del helicóptero) y ajustando el mando del paso colectivo y el de gases para mantener la altura y las rpm.

*1.7.12. Subida normal*

Maniobra en la que se asciende desde estacionario.

➥ *Operación.* Situar el helicóptero en estacionario. Después de comprobar que está libre la zona sobre la que se va a hacer la transición, se presiona el mando de paso cíclico hacia adelante, suavemente y lentamente, para iniciar el movimiento sobre el suelo. Aumentar el paso colectivo cuanto sea necesario para no perder altura, manteniendo el régimen de rpm, lo que obligará a correcciones con el pedal antipar (en el caso de rotor con giro antihorario –contrario al movimiento de las agujas del reloj, visto desde arriba– se meterá el pedal izquierdo, pues el aumento de energía en la acción del plano de sustentación obliga a la reacción de la parte trasera del fuselaje girando en sentido horario, reacción que tendremos que corregir con el plano del rotor de cola –rotor antipar o rotor auxiliar–). Se irá ganando velocidad de subida y altura, con las correcciones que sean pertinentes sobre los mandos de control, ganando actitud de subida mediante la acción sobre el mando de paso cíclico, accionando el mando de paso colectivo para obtener mayor régimen de subida, ajustando los gases para adecuar las rpm e incrementando la presión sobre el pedal antipar (en nuestro caso el izquierdo).

*1.7.13. Descenso normal*

Maniobra en la que el helicóptero pierde altura a un régimen y actitud controlados.

➥ *Operación.* Se acciona disminuyendo en el mando de paso colectivo, se ajustan las rpm en el mando de gases y se actúa sobre el pedal antipar (en nuestro caso el derecho) para mantener el rumbo. Cuando se llegue a la altura de nivelación, se accionará incrementando sobre el mando de paso colectivo, se ajustarán los gases para mantener las rpm, se actuará sobre el pedal antipar (en nuestro caso el izquierdo) para mantener el rumbo y se accionará sobre el mando de paso cíclico para corregir la velocidad y la actitud.

*1.7.14. Aproximaciones*

Maniobra de transición en la que el helicóptero pasa de una altura de circuito de tráfico hasta un estacionario a la altura de estacionario adecuada y con velocidad cero sobre el suelo.

Pueden considerarse tres tipos de aproximaciones: *normal, profunda y tendida.* La elección del tipo de aproximación dependerá del Comandante de la Aeronave, de la extensión del área de aterrizaje, de los obstáculos que puede haber en la senda de aproximación, el tipo de superficie del suelo, la temperatura del aire, la altitud de la superficie, la dirección y la velocidad del viento y el peso bruto del helicóptero.

*1.7.15. Aproximación normal a estacionario*

Maniobra de aproximación normal consistente en un planeo con un régimen de descenso de aproximadamente 10º. Es la más frecuente.

➥ *Operación.* Bajar el colectivo lo que sea preciso para tomar ese ángulo en la línea de descenso (con objeto de tener una menor sustentación), teniendo cuidado de corregir con los demás mandos ese cambio en el ángulo de ataque de las palas del rotor principal (especialmente la presión del pedal derecho para conservar el rumbo y evitar el efecto de par que desestabilice al helicóptero). Disminuir potencia al eje y ajustar la actitud para disminuir la velocidad de aproximación (con el mando de gases y el mando de paso cíclico, respectivamente).

Cuando se considere que debemos empezar a ajustar para pasar a estacionario, disminuir progresivamente la velocidad hacia adelante (retrasando la posición del mando de paso cíclico y suministrando un poco de sustentación con el mando del paso colectivo para evitar la pérdida de sustentación taslacional –pedal izquierdo para compensar el par–) y mantener el ángulo de descenso. Corregir para hacer la parada en estacionario con velocidad cero sobre el suelo.

*Precauciones: Puede haber maniobras bruscas para corregir posiciones o actitudes al llegar cerca del estacionario, con riesgo de impactos con el suelo, golpes de aire al personal de tierra, retraso de las maniobras, corrección del punto de estacionario sobre tierra (por viento –intenso, racheado y/o cruzado– u otras características atmosféricas, condiciones del suelo, obstáculos no observados y/o no indicados, desajustes en las maniobras previas).*

*1.7.16. Aproximación normal hasta el suelo*

Maniobra en la que pretende evitar permanecer en estacionario a causa del material que está sobre el suelo y puede ser removido y absorbido por las turbinas o porque las condiciones atmosféricas o la elevada carga no garantizan la seguridad del estacionario.

➡ *Operación.* La aproximación que se consideró para estacionario se continúa hasta contacto con el suelo, con actitud adecuada y velocidad nula con respecto al suelo.

*Precauciones: Las de* ***aproximación a estacionario*** *más las derivadas de la posibilidad de contacto con el suelo con velocidad de avance o con exceso de velocidad vertical (toma dura).*

*1.7.17. Aproximación profunda a estacionario*

Maniobra que permite la aproximación a punto de toma cuando haya obstáculos demasiado altos situados en la senda de aproximación y que impidan la aproximación normal estudiada antes.

➡ *Operación.* Se tomará mayor ángulo de descenso que en el caso anterior, para lo que la reducción en el mando de paso colectivo es mayor que en la normal (acción sobre el antipar derecho y sobre los gases para rumbo y rpm, respectivamente). La velocidad de avance se controlará con el mando de paso cíclico. Se corregirá la aproximación como si se fuese a hacer una aproximación normal hasta el suelo, llegando a velocidad cero con relación al suelo en la posición de estacionario (accionando el mando de paso cíclico), pero teniendo en cuenta que los ajustes finales de los otros mandos se harán para llegar hasta el suelo con una senda de descenso más vertical que en el considerado más arriba. Las operaciones son más críticas que en las aproximaciones normales.

*Precauciones: Las contempladas en la* ***aproximación normal hasta el suelo*** *pero agravadas por la mayor pendiente de la senda de descenso.*

*1.7.18. Aterrizaje desde estacionario*

Maniobra en la que el helicóptero toma tierra verticalmente desde estacionario.

➥ *Operación.* Se parte de la posición de estacionario. Bajar el mando de paso colectivo suave y lentamente, procurando un régimen de descenso constante incluso después del contacto. Se tendrá en cuenta el *efecto suelo*, que hará disminuir la velocidad de descenso (al llegar a una cierta distancia del suelo) y que puede provocar la necesidad de un aumento en la acción sobre el mando de paso colectivo. Esta acción obliga a regular las rpm y el rumbo con el mando de gases y el pedal de antipar, en la disminución del colectivo con el pedal derecho y en el aumento con el pedal izquierdo. Mantener las correcciones necesarias para que no se produzcan movimientos después del contacto con el suelo.

*Precauciones: Desplazamientos indeseables del helicóptero después del contacto con el suelo. Contacto con tierra demasiado brusco (toma dura). Maniobras bruscas para corregir regímenes no deseados.*

*1.7.19. Aproximación tendida y aterrizaje rodado*

Maniobra en la que se pretende aprovechar la sustentación traslacional porque no se tengan garantías para hacer un estacionario en una aproximación normal o profunda. El ángulo de la senda de descenso será cercano a los 5º, pasando luego a rodaje para la toma. Se necesita una zona de aterrizaje de gran longitud.

➥ *Operación.* Es una aproximación normal con un ángulo de la senda de descenso más pequeño, luego las operaciones para esta primera fase son las mismas que para la aproximación citada. Cerca del suelo reducir velocidad (mando de paso cíclico) corrigiendo con el mando de paso colectivo para mantener el ángulo de descenso, evitando que, de momento, el helicóptero contacte con el suelo. Antes de la toma de contacto, mantener una actitud nivelada (mando de paso cíclico) y el rumbo (pedales antipar). Permitir el descenso lento en actitud de vuelo recto y nivelado, amortiguando la toma de tierra con la acción sobre el mando de paso colectivo.

*Precauciones: Posible aterrizaje brusco (toma dura), sin control direccional o con derrapes, con exceso de velocidad, con actitud inadecuada.*

*1.7.20. Despegue rodado*

Maniobra que se hace cuando las condiciones del helicóptero o la densidad de la atmósfera impiden hacer un estacionario sostenido a una altura normal.

➥ *Operación.* Proa al viento, aumentar rpm (para disponer de plano de sustentación), palanca paso cíclico ligeramente adelantada (para estar dispuesto para avanzar), ligera acción sobre el mando de paso colectivo (para aligerar el peso), con lo que se empieza a provocar el movimiento hacia adelante. Mantener la trayectoria. Tirar suavemente de la palanca de paso cíclico para comenzar un ascenso con actitud nivelada, aumentando, cerca del suelo, la velocidad.

*Precauciones: Maniobras bruscas o erráticas.*

*1.7.21. Despegue de máximas características*

Maniobra que permite un despegue con subida en un ángulo de ascenso muy elevado (ángulo que dependerá de las condiciones que se dan en el despegue –algunas de las cuales se citan más abajo–, y que será menor cuanto más críticas sean las condiciones), a fin de salvar obstáculos altos que estarían en la senda de subida caso de querer hacer uno de los despegues considerados anteriormente.

Puede ser el despegue más frecuente en las superficies de fortuna en una situación de apoyo terrestre a una de estas aeronaves que intervenga en una situación de emergencia.

No es adecuada cualquier zona para un despegue de máximas características. Influyen en la maniobra, entre otros *factores:* velocidad de viento, temperatura del aire, altitud de densidad (estas dos últimas influyen en la densidad del aire sobre el que se apoya la sustentación), peso bruto (fuerza que hay que vencer y sobrepasar para subir), posición del centro de gravedad (para las operaciones de equilibrado y para la maniobrabilidad). Es el despegue más comprometido.

➥ *Operación.* Desde estacionario antes de hacerse al aire y proa al viento, aumentar rpm (para disponer de plano de sustentación), palanca paso cíclico en posición neutra, ligera acción sobre el mando de paso colectivo (para aligerar el peso). Mando de paso colectivo al máximo, sin dejar caer las rpm, y paso cíclico suficiente para establecer una actitud hacia adelante mientras ascendemos. Corregir el rumbo con los pedales antipar.

Mantener estas condiciones durante el ascenso, por lo menos, hasta que se han salvado los obstáculos, momento a partir del que se puede pasar a un régimen de subida menos comprometido.

*Precauciones: Maniobras bruscas o erráticas.*

*1.7.22. Autorrotaciones*

Maniobra en la que el motor no suministra potencia a las palas del rotor principal. Cuando el helicóptero desciende, a consecuencia de tener que quitar ataque a la palas del rotor principal, el viento relativo ascendente produce un efecto de *molinete*, provocando una sustentación suficiente para mantener el rotor a revoluciones operativas .

El rotor de cola (antipar) está unido al rotor principal, por lo que también gira, permitiéndonos conservar el rumbo con los pedales.

El paso cíclico permitirá un descenso con una senda más tendida o más vertical. La energía acumulada en el régimen de descenso permite que se pueda controlar el frenado en las proximidades del suelo.

## 2. DESARROLLO DE LA OPERACIÓN

Las tripulaciones de vuelo se ajustarán a lo reseñado en este epígrafe, salvo en las desviaciones de los procedimientos aprobados específicamente por la Autoridad Aeronáutica para el desempeño de las operaciones.

### 2.1. Preparación previa al vuelo

La compañía operadora determina que la información referente a Instrucciones e información asociada a comunicaciones, navegación y helipuertos, incluyendo altitudes y niveles mínimos de vuelo para cada ruta que se vaya a realizar y mínimos de operación para cada helipuerto cuya utilización esté prevista; esta información procede de varias *fuentes:*

1. Material elaborado por Compañía Operadoras profesionales especializadas en materia de Guía de rutas y publicaciones como son:
   - Manual de Baja Cota
   - Manual Jeppesen
   - Manual Bottlang de Jeppesen
   - A.I.P.
   - Cartas Visuales 1:1.000.000
   - Cartas Instrumentales
   - Baja Cota 1:2.000.000

2. Material desarrollado por la Compañía Operadora al que las tripulaciones podrán acceder a través de la Intranet.

   En el que las tripulaciones dispondrán de una relación de emplazamientos con rutas de acceso, entrada y saliva que han sido reconocidos y evaluados, con diagramas y/o fotografías en tierra y aéreas, representaciones (gráficas) y *descripciones de:*

   a. Las dimensiones generales/totales del emplazamiento.
   b. La localización y la altura de los obstáculos relevantes a los perfiles de aproximación y despegue, y en el área de maniobra.
   c. Las trayectorias de aproximación y despegue.
   d. Las condiciones de la superficie (polvo transportado en el viento/ nieve/arena).
   e. Los tipos de helicópteros autorizados con referencia a los requisitos de performance.
   f. Las provisiones de control de terceras personas en tierra (si corresponde).
   g. El procedimiento para activar un emplazamiento con el propietario del terreno o la autoridad de control.
   h. Otras informaciones útiles como por ejemplo la agencia ATS adecuada y la frecuencia; e Iluminación (si procede).

   Las tripulaciones harán uso de todo el material especificado en los dos puntos anteriores, así como la información auxiliar que puedan recabar de la zona de operación para la preparación y ejecución de las operaciones.

   Se considera adecuado todo emplazamiento que cuente con los requisitos de performance y unas características acordes al Anexo 14, Volumen 2 de OACI y al Documento de OACI 9261-AN/903, aceptado por la Autoridad Aeronáutica, en base al procedimiento de evaluación de los emplazamientos incluido en la parte C del Manual para las Operaciones.

   En caso de operar en un emplazamiento no evaluado, el Comandante deberá realizar una evaluación de la idoneidad de un emplazamiento, teniendo en cuenta, al menos, los cinco primeros puntos del párrafo anterior.

   El Comandante que opere en un emplazamiento preevaluado, estará obligado a notificar al departamento de Operaciones de la Compañía Operadora acerca de cualquier cambio en las características o inclusión de datos complementarios del mismo.

La Compañía Operadora debe determinar la prohibición de efectuar operaciones nocturnas en emplazamientos que no hayan sido previamente evaluados, en las que el emplazamiento:

- Sea lo suficientemente amplio para que quede un espacio adecuado libre de todo tipo de obstáculos.
- Esté adecuadamente iluminado desde el suelo de forma que permita la identificación del lugar y de cualquier obstáculo circundante.
- Tenga unas dimensiones mínimas de 4D (diámetro del rotor principal) de longitud y 2D de anchura.

Se asignará para cada misión una tripulación y aeronave, conforme se determina en la parte A del Manual para las Operaciones, y será el Comandante de la aeronave el responsable de realizar la preparación de las operaciones en base a la información e instrucciones que se determinan su parte C.

### *2.1.1. Documentaciones*

Para el ejercicio de las funciones de vuelo en la UE, el Comandante de la Aeronave deberá ajustarse a los requisitos determinados por la Autoridad Aeronáutica por lo que estará en posesión de una licencia válida soportada por un certificado médico válido, además, será necesario un documento personal identificativo con fotografía.

El ejercicio de los privilegios otorgados por dicha licencia es dependiente de la validez de las habilitaciones en vigor.

Con carácter previo al inicio de la operación, el Comandante de la Aeronave comprobará, la documentación de la aeronave designada confirmando la disponibilidad de todos los documentos que determina la Norma (Parte técnico de la aeronave, MEL, Certificados, Permisos, Seguro, etc.) notificando al Departamento de Operaciones la inexistencia o caducidad de los documentos correspondiente.

Durante la misión, y al término de esta, realizará los trámites documentales que se determinen en los procedimientos y Circulares de Operaciones y Mantenimiento (cumplimentación de registros, notificaciones, etc).

### *2.1.2. Meteo*

El Comandante de la Aeronave deberá asegurarse que las previsiones meteorológicas aeronáuticas que obtiene provienen de una fuente autorizada, así como prestar atención a lo que quieren decir *(utilizando si fuese necesaria la decodificación disponible en internet),* así como razonar en función de los parámetros la decisión de despacho del vuelo.

La toma de decisión deberá basarse en el estudio de los factores y será independiente de las presiones externas de cualquier índole que se puedan recibir.

Será necesario establecer antes del inicio de la operación las condiciones de ruta, las previsiones meteorológicas así como las posibles variaciones en caso de que se deteriore la meteorología.

Considerar siempre una ruta de desvío planificada para el probable caso de previsión o posibilidad de cambios en la situación analizada para el despacho, ruta o destino.

*2.1.3. Navegación VFR*

La tripulación tendrá en consideración las siguientes *circunstancias:*

1. Hacer uso de cartas aeronáuticas actualizadas, correctamente ordenadas para verlas en vuelo, ya que si no están ordenadas es complicado ordenarlas en vuelo. Otros mapas y cartas no aeronáuticas de mayor detalle podrían ser útiles cuando se aterrice fuera de aeródromos y lugares señalizados para la toma.
2. Chequear de una fuente autorizada NOTAM's AIC's, Advertencias temporales para la navegación, tales como las que se puedan mostrar por cambios de frecuencias o espacios aéreos restringidos por emergencia.
3. Preparar un exhaustivo plan de ruta con referencias particulares a las altitudes de transición, altitudes de seguridad y desvíos de ruta adecuados.
4. Familiarizarse con las características geográficas, way points, espacios aéreos y cualquier otro procedimiento especial del helicóptero.
5. El GPS debe ser usado como un sistema redundante para la planificación de la navegación y no como sustituto de esta.
6. Con helicópteros monomotores evitar sobrevolar áreas congestionadas donde realizar un aterrizaje forzoso seguro no esté asegurado. En muchos países está prohibido sobrevolar prisiones de alta seguridad e instalaciones nucleares. Tenga en cuenta mástiles, y otras obstrucciones de altitud en su planificación de vuelo.
7. Planear llegar a tu destino, antes del ocaso, a menos que este cualificado, equipado y preparado para vuelo nocturno. *El transporte comercial nocturno está prohibido con monomotores en muchos estados.*

8. Será consciente y cumplir con las regulaciones locales de vuelos a baja cota y generalmente no volar por debajo de lo necesario para evitar molestias a las personas que sobrevuela además de poder alcanzar un aterrizaje seguro en el supuesto de una emergencia.

### *2.1.4. Comunicaciones*

La *tripulación de vuelo:*

- Hará uso de todas frecuencias necesarias a mano, incluidas aquellas de ruta, destino, y aeródromos alternativos, ATIS, VOLMET, NAV AIDS (incluyendo código morse) etc.
- Hará uso de la frecuencia de emergencia 121,5 tan solo en estas circunstancias.
- Sr ajustara a los procedimientos de radio, fraseología… tanto del país de bandera, como de operación.
- Asegurará el enlace por medios alternativos (teléfono móvil, etc.) en caso de que realice un aterrizaje por precaución o su destino este fuera de cobertura de radio.

### *2.1.5. Peso y centro de gravedad*

La tripulación tendrá en consideración las siguientes *circunstancias:*

- Uso del peso en vacío y centro de gravedad (CG) actual del Manual de Vuelo de la Aeronave (RFM) que esta está operando. Asegúrese de que se cumplen los pesos mínimos y máximos.
- Chequeo que los límites del centro de gravedad están dentro de los límites para el despegue, en vuelo, y aterrizaje, simule el peor escenario posible con nada de combustible.
- Recalculo de los cambios del centro de gravedad cuando suban o bajen pasajeros, maletas y/o lastre.
- Comprobación del lastre es adecuado y está correctamente asegurado.
- Nunca volara un helicóptero que esta fuera de los límites del centro de gravedad y/o de las limitaciones de performances, que de origen a una falta capacidad de control en el mando cíclico o una falta de suficiente potencia para controlar el helicóptero.

*2.1.6. Performance*

- Ver la sección de Performance del Manual de Vuelo de la Aeronave (RFM) y el Manual de Operaciones. Ej.: IGE (Estacionario con efecto suelo), OGE (Estacionario sin efecto suelo).
- Uso los perfiles recomendados de despegue y aterrizaje. Evite o minimice las posibilidades de volar dentro de las áreas a evitar de los diagramas de altura-velocidad.

*2.1.7. Planificación del vuelo*

- Planear el aterrizaje con no menos de la reserva de combustible determinada, o antes de la capacidad mínima establecida para vuelos VFR/IFR.
- No confiar solamente en los indicadores de combustible de la aeronave. En donde sea posible, compruebe la cantidad de combustible en los tanques.
- Conocer el consumo horario de su helicóptero.
- Comprobare que la marcación está de acuerdo el consumo según sus cálculos.
- Comprender la operación y limitaciones del sistema de combustible, indicadores, bombas, control de mezcla y el combustible no usable.

*2.1.8. Destino*

- Chequeo cualquier procedimiento especial debido a actividades en su destino, tales como paracaidismo, vuelo sin motor… así como la localización del área de operación del helicóptero.
- Si su destino es un sitio privado de aterrizaje, los alrededores y la información disponible podría ser diferente a la que se utiliza en los aeródromos habituales donde aprendió a volar.
- Escoger sitios de aterrizaje donde pueda usar perfiles de aterrizaje y despegue recomendados, pero si esto es imposible tenga en cuenta:
  1. Contrastar información con un instructor o persona que conozca bien la zona.
  2. Chequear la zona desde el suelo por posibles problemas potenciales asociados a las condiciones de viento, o por la reducida potencia que pueda tener en un día caluroso.
  3. Minimizar siempre el tiempo de riesgo en el que se puede ver expuesto el helicóptero debido a un fallo de motor.

4. Salvo en una operación de emergencia, helicóptero no puede aterrizar en cualquier sitio, sin permiso del propietario de la zona en la que se quiere aterrizar; hecho extensivo a algunos aeródromos privados.
5. Algunos estados tiene además regulaciones respecto a los aterrizajes fuera de aeródromos.

### *2.1.9. Degradación del entorno visual (DVE)*

El análisis de los riesgos y una toma de decisión oportuna son elementos esenciales para ser utilizados durante las fases de preparación y de vuelo. Una actualización y evaluación constantes de toda la información disponible debe permitir al Comandante de la Aeronave reconocer los peligros inherentes a un entorno visual degradado, que permita ejecutar las acciones adecuadas que eviten la evolución de la situación a un nivel crítico, para la cual tal vez no tendría el nivel de conocimientos y habilidades requeridas y/o la instrumentación del helicóptero necesaria para hacer frente en completa seguridad.

En la preparación del vuelo se tendrá en consideración la posibilidad de la degradación del entorno visual de operación y la disminución de las referencias visuales disponibles ya que aunque sean manejables individualmente, lleguen a ser insuperables cuando están combinadas.

En la planificación se tendrán en cuenta los tres siguientes *supuestos* que pueden dar lugar a una operación no segura:

A. La pérdida de control al tratar de maniobrar para evitar una zona con poca visibilidad, es decir, dar la vuelta, ascender o descender para evitar el DVE.

B. Desorientación espacial o pérdida de control durante la transición al vuelo instrumental tras una entrada inadvertida en condiciones IMC.

C. La pérdida de la conciencia situacional que resulta de una colisión en vuelo, contra el suelo, el mar, u obstáculos.

#### *2.1.9.1. Características de manejabilidad del helicóptero*

La inestabilidad es una cualidad inherente al helicóptero, por lo que la conducción del vuelo se debe realizar de forma manual con referencias visuales o asistida por sistemas de estabilidad asociados a instrumentos y equipos de la aeronave.

*2.1.9.2. Pericia del Comandante de la Aeronave*

La preparación de la misión debe asegurar la operación, teniendo en cuenta la posibilidad de una evolución de las condiciones de vuelo sea tal que se puedan deteriorar rápidamente comprometiendo la seguridad de la operación en el caso de tener que afrontar condiciones IMC accidentales.

*2.1.9.3. Referencias visuales*

En la planificación del vuelo se tendrán en consideración los siguientes *factores* que pueden causar una degradación de las referencias visuales:

A. Bajo nivel de luz ambiental. Tienen como consecuencia una reducción en la calidad visual de la escena y de las referencias ópticas disponibles, por ejemplo, al crepúsculo o de noche.
B. Reducción del alcance visual y/o el terreno/la superficie del mar debido a la niebla o las nubes.
C. Presencia de neblina o deslumbramiento provocado por el sol.
D. Falta de relieve o características de superficie, tales como edificios, carreteras y ríos, o falta de alumbrado público en los vuelos nocturnos.
E. La falta de relieve en la superficie del mar/manto de agua, es decir, aguas tranquilas.
F. Contornos de una ladera o de relieve poco definidos, es decir, campos cubiertos de nieve.
G. Referencias engañosas como falsos horizontes, debido a la iluminación de las calles/carreteras alejadas.
H. Oscurecimiento debido a la lluvia o la presencia de condensación en las ventanas de la cabina.

*2.1.9.4. Análisis de riesgos*

Durante la preparación de un vuelo con referencias visuales *en contacto con el terreno* se debe considerar un cierto número de *factores de riesgo* evidentes antes del despegue:

1. El helicóptero está certificado únicamente para vuelos VFR/VMC.
2. El Comandante de la Aeronave no está capacitado/entrenado a efectuar vuelos con instrumentos.
3. El Comandante de la Aeronave no está capacitado/entrenado a efectuar recuperaciones a partir de actitudes inusuales.
4. La navegación se realiza con mapas y referencias visuales, tal vez con asistencia GPS.

5. El vuelo ha sido previsto a una altura en la cual la superficie no se distingue claramente.
6. Un tramo de la ruta implica sobrevolar una zona rural deshabitada o una gran superficie que no presenta referencias de relieve, como por ejemplo agua, nieve, etc.
7. El vuelo está programado en la noche o en condiciones de "oscuridad" atmosférica.
8. El vuelo está programado en una noche sin luna o cuando las estrellas y la luna están obscurecidas.
9. Durante el trayecto se encuentran, o es probable que se encuentren, importantes capas de nubes bajas (4/8-8/8).
10. La visibilidad es o estará probablemente limitada durante el trayecto, es decir, alcance visual mínimo o cercano al mínimo requerido para efectuar un vuelo en completa seguridad (que puede ser sensiblemente superior al mínimo estipulado oficialmente).
11. Existe una alta probabilidad de bruma/neblina/niebla en el trayecto.
12. Existe un alto riesgo de precipitaciones en el trayecto.

El uso de estos factores de riesgo se realizará como una check-list para evaluar riesgos, ya que se puede ver que la magnitud del riesgo aumenta según el número de *riesgos marcados* con las siguientes *consideraciones:*

- Si los riesgos 1 a 4 están marcados, esto sólo implica un nivel aceptable de riesgo, a condición de que el vuelo se realice en buenas condiciones VMC.
- Si los riesgos 1 a 9 están marcados, la experiencia demuestra que *el vuelo no debe llevarse a cabo.*
- Los riesgos de 7 a 12, se añaden a los tipos de condiciones que hacen que sea *extremadamente poco probable que un Comandante de la Aeronave tenga la capacidad para mantener el control de la actitud del helicóptero solamente con las referencias visuales.*

*2.1.9.5. Pérdida de referencias visuales*

Para evitar la desorientación espacial cuando se pierden las referencias visuales externas, el Comandante de la Aeronave debe transferir inmediatamente su atención a los instrumentos de vuelo y utilizarlos para establecer un perfil de vuelo seguro.

Una rápida evaluación de los riesgos, que tenga en cuenta la meteorología, el terreno, las limitaciones del helicóptero, el combustible y la habilidad del

Comandante de la Aeronave es fundamental para establecer rápidamente un perfil de vuelo seguro.

Esto puede necesitar, después de pasar a vuelo por instrumentos, que el Comandante de la Aeronave efectúe un viraje para regresar, un descenso o ascenso a una altitud de seguridad, o una combinación de ambos.

### *2.1.10. Check list preparación previa al vuelo*

| Tipo de Vuelo | Fecha | Tiempo de Briefing |
|---|---|---|

| SITUACION METEOROLOGICA en Punto Partida / Trayecto / Llegada / Ejercicio | | | |
|---|---|---|---|
| | Metar | | |
| | Taf | | |
| | Carta Meteo | Mapa SIGMET | |
| | Viento en altura | Engelamiento | Nivel Engelamiento |
| | Surface Wind | Orto | Ocaso |

| NOTAM | | | |
|---|---|---|---|
| Salida | | En Ruta | |
| Destino | | Alternativo | |

| COMUNICACIONES | | | | | | | | |
|---|---|---|---|---|---|---|---|---|
| Indicativo | DEP | ENR | ENR | ENR | DEST | DEST | ALT1 | ALT 2 |
| ATIS | | | | | | | | |
| GND | | | | | | | | |
| TWR | | | | | | | | |
| APP | | | | | | | | |
| INFO | | | | | | | | |

| | | |
|---|---|---|
| Radio Ayudas | DEP | |
| | ENR | |
| | DEST | |
| | ALT | |
| AD Ayudas | DEP | |
| | ENR | |
| | DEST | |
| | ALT | |

| Plan de Vuelo | | Aprobación de aterrizaje | | |
|---|---|---|---|---|
| Tiempos | Embarque | Arranque | | Duración Total Vuelo |
| | Despegue | Aterrizaje | | |

| Documentación a llevar en vuelo | | | |
|---|---|---|---|
| Licencia + Reconocimiento medico | | Experiencia Reciente | |
| Habilitaciones Tipo / IR | | Pasaporte / D.N.I. | |

| INFORMACION DEL HELICOPTERO | | | |
|---|---|---|---|
| Tipo | Matricula | Peso | |
| | Longitudinal | Lateral | |
| CG Despegue | | | |
| CG aterrizaje | | | |
| CG Alternativo | | | |
| Combustible a bordo | Combustible requerido | Autonomía | |
| Parte Tecnico de Vuelo | | | |
| Documentación Helicóptero | AR Aeronavegabilidad | FM y suplementos | |
| | Certificado Matricula | STC de aplicación | |
| | AOC | Ops Manual | |
| | Certificado seguto | SOP,s de aplicación | |
| | Licencia estación Radio | IO.s IT,s. Formatos | |

| PERFORMANCE | Salida | En Ruta | Destino |
|---|---|---|---|
| Peso Maximo despegue / aterrizaje | | | |
| Peso Max. Estacionario IGE | | | |
| Peso Max. Estacionario OGE | | | |
| Techo práctico OEI | | | |

| COMBUSTIBLE | | Combustible **VFR** | | Combustible **IFR** | |
|---|---|---|---|---|---|
| | | | | | |
| | | | | | |
| | | | | | |
| | | | | | |
| | | | | | |
| | | | | | |
| | | | | | |
| | | | | | |

## 2.2. Despegue

El despegue desde una zona de aterrizaje se debe apoyar en el reconocimiento que se realizó con carácter previo a la toma y se complementará antes del despegue con el estudio de los siguientes *factores:*

- Problemas que puedan presentarse durante la maniobra de despegue.
- Obstáculos.
- Viento, velocidad y dirección.
- Rutas seguras de despegue.

Se realizará además el cálculo desde el RFM de la potencia requerida para la maniobra y el margen restante, confirmando este margen de potencia disponible antes del despegue mediante un chequeo en estacionario.

En el caso de embarque o desembarque previstos de pasajeros o carga, se comprobará que el GW (si procede) y el CG se mantienen dentro de límites.

El Comandante de la Aeronave debe establecer la senda de ascenso fuera de la zona de aterrizaje por la vía más segura.

Este *estudio de los factores* tocará al menos los siguientes puntos:

1. Obstáculos existentes en las inmediaciones de la zona de toma, y se la senda se ascenso tras el despegue.
2. Velocidad del viento; si es ligero, la ruta de despegue podrá coincidir con la de aproximación.
3. Posición del sol.
4. Margen de potencia disponible; si es limitado y las dimensiones del área lo permiten, se considerara la opción de reposicionarse en la zona de toma para adquirir velocidad que permita sustentación trasnacional en la transición al despegue desde estacionario.
5. Rutas de escape y donas de aterrizaje frustrado.
6. Poblaciones, personas, ganado y edificios en la senda de despegue.
7. Restricciones s las operaciones de aviación comercial.

En la medida de lo posible el Comandante de la Aeronave realizará la siguiente *secuencia* para el despegue y salida de una zona de aterrizaje:

1. Chequeo pre-despegue.
2. Observación fuera considerando que la apreciación de distancia es oblicua.
3. Chequeo "afther take-off incluyendo "power check".
4. Confirmar o reseleccionar la senda de despegue (de la ficha de punto de toma o la corregida después del estudio de factores).
5. Reposicionamiento en el área si se requiere para el despegue.
6. Seleccionar referencias de seguridad longitudinales y laterales.
7. Observación externa hacia arriba confirmando la no existencia de obstáculos (ej. Líneas eléctricas) por encima de la senda de despegue).
8. Hacer la transición a vuelo trasnacional/ascenso haciendo uso de la técnica apropiada en función de la performance.
9. Observación externa de área confirmando que no existencia de aeronaves sobrevolando o en aproximación o despegue respecto a la zona de despegue/aterrizaje.

*2.2.1. Despegue con velocidad*

Tras el estudio de la información disponible en la ficha del punto de toma y/o después del estudio de los factores para el despegue, el Comandante de la Aeronave realizará la siguiente *secuencia de actos para el despegue:*

1. Posicionar el helicóptero en estacionario a la máxima distancia disponible de los obstáculos existentes en la ruta de despegue.

2. Aplicar progresivamente potencia hasta la máxima disponible y ascender verticalmente en la dirección elegida de despegue.
3. Antes de detener el ascenso, evaluar la altura respecto a los obstáculos circundantes hasta disponer de un margen vertical que permita una transición segura con sustentación trasnacional.
4. Una vez alcanzada una altura superior al obstáculo más alto en senda de despegue, iniciar una transición suave sin perder ascenso vertical hasta alcanzar la mejor velocidad de ascenso.
5. En el caso de no disponer de potencia para mantener el ascenso y superar verticalmente los obstáculos existentes, no se deberá iniciar la transición, abortando el despegue realizando de nuevo la toma en la zona de partida.

#### *2.2.2. Ascenso vertical fuera de efecto suelo*

El Comandante de la Aeronave realizará la siguiente *secuencia:*

1. Realizar estacionario con efecto suelo en el centro de la zona de despegue.
2. Identificar referencias laterales y hacia delante para no desplazarse lateralmente durante el ascenso vertical.
3. Aplicar potencia de forma suave y continua hasta la máxima permitida para establecer un ascenso vertical con rumbo constante considerando que el ascenso vertical disminuirá con la altura.
4. Una vez superados los obstáculos, realizando una suave transición para no perder altura hasta la velocidad de mejor ascenso.

### 2.3. Ejecución del vuelo

· Las tripulaciones se ajustarán a lo especificado en las regulaciones en vigor que les afecten, y a lo establecido en el Manual de las Operaciones, así como en todos los SOP,s, Instrucciones Operativas, Técnicas y Circulares internas de Operaciones y Seguridad Operacional que les afecten directa o indirectamente durante el desarrollo de las operaciones.

#### *2.3.1. Inspección prevuelo*

Quitar los atalajes de los rotores, fundas de protección de motores, rejillas, pitot y toda protección que tenga el helicóptero antes de completar las labores de inspección que se determinen en las listas de inspección y/o los Manuales de vuelo del fabricante para el helicóptero con que se realicen las operaciones.

En el caso de encontrar alguna discrepancia, se realizaran las acciones necesarias para corregir la deficiencia o proseguir con el despacho del vuelo en base a los procedimientos operacionales aprobados.

Inspeccionar los alrededores en busca de objetos sueltos o potencialmente peligrosos que puedan ser desplazados o absorbidos por el flujo de los rotores, así como realizar una comprobación de la libertad de obstáculos de los discos de rotores.

*2.3.2. Repostado*

Realizar el drenaje diario de combustible, manteniendo la muestra en lugar seguro, con el fin de realizar la comprobación de la calidad del combustible mediante el equipo de detección que suministra el Operador Aéreo a su personal de mantenimiento.

Supervisar personalmente las labores de repostado cumpliendo los procedimientos que se determinan en el Manual de Mantenimiento, prestando especial atención en evitar la mezcla de combustibles y minimizando los riesgos ocasionados por la electricidad estática.

Tras el reportaje, comprobar la colocación y seguridad de los cierres de los depósitos.

*2.3.3. Pasajeros y equipaje*

Las tripulaciones se ajustarán a lo especificado por el Operador Aéreo en el Manual de las Operaciones y Circulares Operativas, ocupando los puestos de tripulación técnica tan solo el personal de vuelo asignado para la misión, salvo que sea desmontado del puesto de copiloto de la Aeronave la totalidad de controles de vuelo.

Con carácter previo al embarque, se dará a los pasajeros información que incluya la localización de las salidas de emergencia y uso de los cinturones o arneses de seguridad, así como los procedimientos a seguir para casos de emergencia.

La tripulación es responsable de comprobar la seguridad de todas las puertas y compuertas de carga.

No se permitirá a los pasajeros subir a la parte superior del helicóptero, saltar o realizar actos inadecuados o potencialmente peligrosos dada la proximidad de los rotores.

El embarque y desembarque con rotores en marcha se ajustará al adjunto al Manual de las Operaciones aprobado por la Autoridad aeronáutica, con especial cuidado en ajustarse a lo estipulado en el briefing previo al embarque (aproximación al helicóptero por el pasillo designado, acompañamiento por personal de la Compañía Operadora designado y formado al efecto, etc).

Tanto la tripulación como el personal de Handling de la Compañía Operadora pondrán especial cuidado en observar la actitud y en la medida de lo factible las condiciones médicas o de actitud que puedan afectar adversamente a la seguridad durante el vuelo.

Asegurar cualquier equipaje u objeto que pueda entorpecer el movimiento de los controles de vuelo.

Comprobar que la compuerta de equipaje está perfectamente cerrada y asegurada.

*2.3.4. Despegue*

En el caso de haber embarcado o desembarcado algún pasajero, carga o equipaje, antes del despegue, la tripulación *comprobará* nuevamente:

- Cambios en el Peso al despegue y posición del centro de gravedad del helicóptero.
- Límites de viento cruzado y en cola.

*2.3.5. En ruta*

El Comandante de la Aeronave ha de mantener una vigilancia constante a lo largo de la ruta mediante observación, además de una escucha permanente, tanto en las frecuencias de ruta, como en la del organismo de control correspondiente, extremando estas medidas en la proximidad de los aeródromos.

Los conflictos más peligrosos con otras aeronaves son los que se pueden derivar de las más próximas a la ruta del helicóptero o con un movimiento relativo pequeño (caso de rutas coincidentes a fijos, puntos de notificación y destino.

Las tripulaciones se ajustarán a las reglas del aire que se determinan en la reglamentación en vigor en el lugar de operación, así como a los procedimientos determinados por el Operador Aéreo para el desempeño de las operaciones, informando de cualquier error y proponiendo mejoras al departamento de operaciones en todo lo concerniente a los procedimientos específicos, así como en la información disponible de rutas y fichas de puntos de toma para su zona de operación.

En zonas de tráfico más congestionado, o con visibilidad reducida, el Comandante de la Aeronave hará uso de las luces de navegación, y cumplimentará los procedimientos de ruta, sobrevuelo, tráfico, aproximación y comunicaciones con arreglo a las publicaciones aeronáuticas en vigor, considerando la posibilidad de que las demás aeronaves pueden no tener observación sobre el helicóptero.

Como resumen, la tripulación, realizará los procedimientos en base a los principios CRM, con especial atención al concepto *mira fuera, chequea dentro*.

*2.3.6. Espacio aéreo*

El Comandante de la Aeronave se ajustará a la normativa en vigor tanto del país de matrícula, como en el de operación, ajustándose además, a los términos de la carta de acuerdo de la operación que realice, con especial cuidado al entrar en un espacio aéreo controlado con autorización, anticipándose en el contacto radio con el organismo de control correspondiente, evitando las áreas restringidas o prohibidas publicadas, y ajustándose a las rutas especificadas en los procedimientos del Operador, aceptables para la Autoridad.

*2.3.7. Radio/Transponder*

La tripulación hará uso de este medio conforme se determina en la normativa y procedimientos de Operador Aéreo, sobre todo en las proximidades de zonas de control y áreas restringidas y peligrosas, ya que supone un tipo de notificación indirecta para con los organismos de control y otras aeronaves que operen en las proximidades.

Del mismo modo, se tendrá prevista la posibilidad de realizar la misión iniciada en el caso de un fallo radio conforme se detalla en los procedimientos operacionales del Manual para las Operaciones.

El Comandante de la Aeronave será consciente del hecho de no tener garantizada la comunicación con los organismos ATC correspondientes por el mero hecho de disponer de un transponder operativo.

*2.3.8. Desvío en ruta*

El Comandante de la Aeronave planificará la posibilidad de desviarse de la ruta prevista debido a la insuficiencia de combustible para llegar al destino con una adecuada reserva, deterioro de la meteorología, un pasajero enfermo… En tal caso las *consideraciones* de la planificación en vuelo, pueden requerir:

- Realizar círculos sobre una posición conocida.
- Dibujar o seguir una línea hasta tu aeródromo alternativo.
- Estimar la distancia y tiempo al alternativo, así como la cantidad de combustible necesario con la reserva.

- Chequear el terreno, los riesgos y el espacio aéreo sobre la ruta propuesta.
- Usar el GPS como suplemento a tu navegación.

*2.3.9. Degradación del entorno visual (DVE)*

Cuando la tripulación se encuentre ante una degradación del entorno visual (DVE), deberá tomar la decisión de retornar a base, desviarse de la ruta o aterrizando antes de llegar a estar desorientado.

Un giro de 180º tras una entrada inadvertida en condiciones IMC puede tener resultados catastróficos para una tripulación que no están suficiente entrenadas en vuelo por instrumentos, por lo que se evitará respetando los mínimos de planificación (visibilidad y techo).

*2.3.9.1. En vuelo*

Una vez iniciado el vuelo, pueden intervenir otros *factores de riesgo*, tales como:

1. Bajo nivel de luz ambiental.
2. No hay horizonte visual o en el mejor de los casos el horizonte está poco definido.
3. Hay pocas o ninguna referencia visual en la superficie del terreno.
4. No se perciben las variaciones de velocidad y altura o éstas son poco perceptibles solamente con las referencias visuales.
5. La reducción de la altura no mejora la percepción del horizonte o de las referencias en tierra.
6. La visibilidad desde la cabina está oscurecida por la lluvia/bruma.
7. La capa de nubes desciende, lo que requiere efectuar un descenso que no se había previsto, con el fin de conservar las mismas referencias visuales hacia delante.

Estos factores se suman a los riesgos asociados con el vuelo, ya evaluados y marcados en la lista antes del vuelo.

*Se debe considerar seriamente la interrupción del vuelo y realizar un aterrizaje controlado por precaución, en cuanto las condiciones de seguridad lo permitan.*

*2.3.10. Pérdida*

Cuando la tripulación sospeche que está perdida por no identificar las referencias de la ruta, si el techo de nubes lo permite, ascenderá hasta la altura de seguridad, anotara el tiempo (hora) y solicitará asistencia del organismo de control correspondiente en la frecuencia de zona, en la última con la que se mantuvo contacto, o en la de emergencia 121,5 MHz.

Los epígrafes siguientes, le resultan de ayuda, para tomar conciencia de una situación de pérdida que puede comprometer la *seguridad de la operación:*

- Obstáculos cercanos.
- Proximidad a un espacio aéreo controlado.
- Poca experiencia en la función (ej HEMS) o área de operación.
- Dudas a la hora de hacer uso del P PAN esperando que la situación se solucione por si sola ya que puede hacerse demasiado tarde.
- Deterioro de la meteorología.
- Compromiso de la autonomía del helicóptero. Combustible remanente.

### *2.3.11. Consideraciones de control de vuelo*

La aeronave se volará a una velocidad adecuada en función de la visibilidad, manteniendo los parámetros de vuelo fuera de la zona peligrosa del gráfico Altura/Velocidad del manual de vuelo del helicóptero.

Del mismo modo se evitará realizar maniobras de G negativo conforme de determinan los manuales de vuelo con el fin de preservar daños al helicóptero.

Cuando el helicóptero opere en condiciones de alta velocidad, masa, densidad de altitud, turbulencia y maniobrabilidad, el Comandante de la Aeronave será consciente de la pérdida de la pala que retrocede, especialmente, pudiendo causar morro arriba y vuelco, por lo que deberá recuperar el control del helicóptero reduciendo inclinación de morro y velocidad.

El Comandante de la Aeronave debe evitar el vuelo con turbulencia y condiciones de viento, especialmente si su helicóptero tiene esas limitaciones y asegúrese de conocer las recomendaciones de velocidad indicada para operar en condiciones de turbulencia.

### *2.3.12. Entorno*

Las tripulaciones realizarán, los vuelos de manera que produzcan la menor *contaminación acústica* posible:

- Haciendo uso de una altura razonable.
- Descensos suaves evitando el *blade slap.*
- Respetando los procedimientos de atenuación de ruido que se detallan en las publicaciones aeronáuticas.

- Evitando el sobrevuelo de zonas sensibles al ruido y núcleos poblados.
- Cumpliendo con las normas del país donde se opere acerca de sobrevuelos a baja cota.

### *2.3.13. Estelas turbulenta y de rotor*

El Comandante de la Aeronave tendrá siempre en cuenta el efecto que la propia estela del rotor puede ejercer sobre otros helicópteros aparcados y sobre objetos sueltos que pueda haber. Ej. Cable, sillas, tiendas de campaña...

Se mantendrá alejado del chorro de aire generado por otra aeronave y será consciente de la estela turbulenta que genera las aeronaves pesadas durante el despegue, durante la aproximación o el aterrizaje. El ATC puede imponer una separación obligatoria debido a motivos de estelas turbulentas.

Prestará atención a la persistencia de la estela turbulenta y los vórtices, ya que permanecen cuando la condición de viento es muy ligera. Los helicópteros grandes generan potentes vórtices durante el estacionario y el rodaje.

Prestará atención a las advertencias e indicaciones de tráfico aéreo ya que tanto la estela turbulenta como los vórtices son *invisibles*.

### *2.3.14. Procedimiento de circuito*

El *Comandante de la Aeronave:*

- Cumplirá los procedimientos apropiados para incorporarse a circuito en el aeródromo de destino.
- Hará sus llamadas de radio con antelación y mantenga las transmisiones de radio hasta el punto en que pueda cortar la conversación. Si no tiene radio (por fallo de radio), conocera los procedimientos.
- Chequeará la altura de circuito y los parámetros del altímetro y si el circuito se vuela con QFE o QNH y si aterriza usando QNH. Sin olvida añadir la elevación del campo para realizar su circuito.
- Vigilará otros tráficos, vuelo sin motor, paracaidismo...
- Se mantendrá a la escucha en todo momento y realizará las oportunas llamadas en los diferentes tramos de circuito, manteniendo la alerta permanente buscando otros tráficos.
- Cuando se tiene que volar en un circuito para aviones, debe mantener su velocidad y evitar realizar estacionario para no crear una situación de riesgo para otros tráficos.
- Tendrá cuidado en aeródromos donde la identificación de pistas puede ser confusa, Ej. 02-20.

- Conocerá si el circuito se realiza a derechas o a izquierdas, en caso de duda, recabara del Control Aéreo la información necesaria.
- Para aeródromos y sitios privados de aterrizaje sin radio, observará las mangas de viento o posibles humos que le indiquen la dirección de este para adecuar el aterrizaje.
- Confirmará la dirección del viento, ya que un aterrizaje viento en cola sin ser planeado puede llegar a resultar ser un riesgo, y terminar entrando en *Vortex Ring*.
- Cumplimentará la lista de chequeo antes de aterrizar, se puede olvidar fácilmente si usted realiza una aproximación directa.

*2.3.15. Operación invernal*

Antes del inicio de la operación, la tripulación comprobará en el RFM, que la aeronave disponga de la autorización para este tipo de condiciones, ya que la gran mayoría de las aeronaves de que dispone, el Operador Aéreo tiene restringido el vuelo en condiciones de engelamiento.

El vuelo en condiciones de nieve requiere de sistemas de deflección que estarán montados en las aeronaves antes del inicio de las operaciones por la Compañía Operadora mantenedora, que acreditará cada sistema a bordo mediante las documentaciones correspondientes (STC.s, CoA, etc).

El Comandante de la Aeronave realizará una preparación minuciosa de cada vuelo con el fin de evitar la operación en condiciones de nieve o engelamiento, cuidando el no iniciar el vuelo sin haber eliminado previamente los depósitos de nieve o hielo de la aeronave ya que el hielo puede producir daños directos o indirectos a las personas o propiedad y depositarse en las partes de la aeronave ocasionando una grave disminución del rendimiento de las palas de los rotores del helicóptero aparte de aumentar enormemente el peso de la aeronave y modificar la posición del CG; por otra parte, la nieve puede ser aspirada por las tomas de aire de los motores causando la pérdida de potencia a incluso la parada de las unidades de potencia del helicóptero.

Las operaciones en estas condiciones obligarán a las tripulaciones a llevar una indumentaria adecuada de protección, tanto para el desempeño de la función, como en el caso de realizar una toma de precaución u aterrizaje forzoso.

La nieve puede ocultar referencias familiares, marcas de navegación, carreteras, ríos y líneas de ferrocarril pudiendo contribuir a la desorientación espacial de la tripulación por la falta de estas marcas durante la navegación, ocultando los rasgos distintivos del terreno con un cielo cubierto, difuminando o haciendo desaparecer el horizonte.

Las tripulaciones extremarán la precaución en las tomas sobre terreno nevado sobre todo si es en zona no conocida, evitando la aproximación hasta realizar estacionario haciendo uso de la técnica de velocidad cero, altura cero (hasta el suelo, realizando tan solo las aplicaciones de potencia necesarias para acolchar la toma en el suelo y la recirculación de la nieve.

### *2.3.16. Vuelo sobre el agua*

Las condiciones de supervivencia en agua son más críticas que en tierra, ya que el tiempo de supervivencia es normalmente menor que el tiempo estimado de rescate, por lo que las operaciones sobre el agua, se realizarán con un equipamiento auxiliar de las tripulaciones compuesto por una indumentaria adecuada a la zona de operación y temperatura del agua, medios de flotación individual provistos de elementos de señales y baliza personal de 406 MHz, además de balsas salvavidas suficientes para las personas que vayan a bordo durante las operaciones con los medios de supervivencia, equipo de comunicación portátil y señales que detalla la norma, así como la correspondiente baliza de emergencia para la aeronave.

La tripulación estará instruida en este tipo de vuelo debido a que las condiciones son muy diferentes ya que normalmente sobre el mar se da una visibilidad más reducida, se disimula el horizonte con la superficie del mar y esto puede producir una desorientación espacial de consecuencias muy graves.

Estas operaciones se realizarán apoyadas en las fichas de rutas y destinos preparadas para las operaciones.

En el diseño de las rutas previstas de operación se tendrán en consideración la conveniencia de la proximidad a rutas de tráfico naval regular y zonas adecuadas para disminuir los tiempos de rescate de tripulaciones y pasajeros en el caso de amerizaje forzoso tras una emergencia.

El Comandante de la Aeronave se ajustará a los procedimientos especificados en el Manual para las Operaciones y a los requisitos que determina OACI para el caso de vuelo en aguas internacionales o la Zona Económica Exclusiva (desde la línea de Bases Rectas (LBR) hasta las 300 NM o límite común con otro país, excluyendo las 24 NM próximas a la LBR.

*2.3.17. Operaciones internacionales*

Las operaciones se desarrollarán conforme a los procedimientos específicos, con las especificaciones que se determinen en las Cartas de Acuerdo con las autoridades nacionales y las disposiciones especificadas en los Acuerdos Bilaterales con el/los países con quienes se colabora en las operaciones o de destino, así como las regulaciones de dichos países.

El Comandante de la Aeronave será consciente de la validez de las cartas de acuerdo tan solo a nivel nacional, por lo que el desempeño de estas operaciones estará sujeto a las normas de uso en la aviación internacional (plan de vuelo ACEPTADO, comunicaciones, cartas apropiadas, etc,), salvo operaciones SAR, que se desarrollarán en base a acuerdos internacionales de cooperación y protocolos de actuación específicos.

Las aeronaves llevarán a bordo los documentos necesarios que determine la normativa del país de bandera o Certificado de Operador bajo el que opere la aeronave, y el de destino, así como las partes necesarias del Manual para las Operaciones de aplicación, y el App A,2.2 ICAO Annex 2 (interpretación, procedimientos y señales).

Las tripulaciones realizarán la completa preparación de los vuelos, consultando las publicaciones aeronáuticas del país de destino, los requisitos de visados y restricciones en materia de terrorismo en vigor y las acciones requeridas para las tripulaciones previas al vuelo o llegada al destino que se especifican en la parte GEN del AIP de dicho País/Estado.

## 2.4. Toma

Un buen aterrizaje es el resultado de una buena aproximación, por lo que el Comandante de la Aeronave debe *monitorizar tu ratio de descenso* (ROD), margen de potencia, velocidad, y este preparado por si hay algún exceso poder abortar "Go Around".

El Comandante de la Aeronave cumplimentará su cometido conforme a los puntos que se detallan en los epígrafes siguientes evitando las *circunstancias* que se detallan a continuación:

1. Pérdida de velocidad en los tramos de viento cruzado o viento en cola durante el reconocimiento de la zona de aterrizaje, desembocando en una situación de LTE.
2. Viraje a tramo de final con excesivos velocidad, altura y/o régimen de descenso.

3. Viraje a final con potencia, baja velocidad (< 30 kt)/alto ratio de descenso con bajas velocidad o potencia aplicada, desencadenando una situación de anillos turbillonarios (vórtex ring).
4. Incorrecta identificación del vector de viento dando como resultado una aproximación viento en cola que puede culminar en toma dura o una gran demanda de potencia.
5. Golpes en las palas de los rotores producidos por objetos inadvertidos en el punto de aterrizaje.
6. Daños producidos a personas por las palas de los rotores.
7. Daños en la parte inferior de los helicópteros debida a la toma o a obstáculos inadvertidos.
8. Rotación del helicóptero por no realizar aproximaciones o despegues hasta/desde el suelo.
9. Aterrizar en lugares con la hierba alta y seca, ya que podría producir un incendio con los gases de escape. Además la alta hierba podría esconder tocones o inclinaciones del terreno.
10. El vuelo no ha acabado hasta que el motor se ha parado, se han ejecutado todos los chequeos y las palas han dejado de girar.
11. Cierre el plan de vuelo, si fuese necesario telefoneando al servicio de tráfico aéreo local.

### *2.4.1. Planeamiento y preparación*

La toma en un punto remoto obliga al Comandante de la Aeronave a preparar la misión considerando la información disponible en las fichas de puntos de toma y la operacional en vigor y se complementará con el estudio de los siguientes *factores:*

1. *Meteorología.* Estudio de la información procedente de mapas sinópticos, Metar y Taf,s complementada con consulta si procede a especialista que pueda proporcionar información de las condiciones en zona de toma; haciendo este estudio extensivo tanto para los retrasos, como para el regreso.
2. *Aeronave.* Peso, centro de gravedad y cálculos de performance para toma en punto de destino y despegue posterior en base a la información disponible en fichas de puntos de toma o la calculada; se tendrá en cuenta además un cambio importante en la altitud de densidad, embarque y/o desembarque de pasajeros, combustible máximo para toma, necesario para alternativo y regreso. Chequeo de documentación de la aeronave.

3. *ATC.* El Comandante de la Aeronave consultara la información de los puntos de toma en las publicaciones aeronáuticas adoptadas y en aquellas específicas para puntos remotos.
4. *Recabar*, en la medida de lo posible, información del último minuto de la zona como puede ser riesgos, peligros, ganado, actividad, evolución de la atmosfera, coordinación con servicios ATC (confirmación de llegada, cambios en ruta, etc).
5. *Práctica.* El Comandante de la Aeronave no ha de operar necesariamente en puntos de toma que sean áreas confinadas, pero será necesario tener previsto en ejecución de la operación mediante la navegación electrónica y convencional con uso de mapas de distintas escalas y otros documentos del Operador como fichas de puntos rutas seguras para incorporación y recuperación, así como realizar maniobras específicas como transiciones, con mínima potencia y tomas hasta el terreno.
6. *Deberes.* Los pasajeros deben estar instruidos previamente, con el fin de auxiliar al Comandante de la Aeronave en labores tan importantes y simples como es la observación externa durante el vuelo con el fin de poder dar la alerta en las proximidades de la zona de toma de peligros potenciales como pueden ser líneas eléctricas, obstáculos, ganado, personas y objetos que puedan afectar la seguridad de la operación.

### *2.4.2. Identificación de la zona de toma*

La zona de toma será normalmente remota, estará mal señalizada o incluso puede ser de difícil identificación o carecer de ficha de datos, por lo que el Comandante de la Aeronave deberá tener presente los condicionantes y hacer uso de las que se detallan a continuación para poder alcanzar la zona de toma de manera segura.

Cuando se haga uso de información de coordenadas, la *tripulación técnica* realizará la comprobación antes del uso:

1. *Pasajeros.* Contribuirán poco a la identificación de puntos ya que aunque estén familiarizados con la zona, tienen el condicionante de no identificación de las referencias conocidas desde el aire.
2. *Mapas.* La tripulación deberá iluminar los mapas de gran escala con referencias específicas cuando se considere necesario, y siempre con el fin facilitar la navegación; sin embargo no se deberá hacer uso de esta técnica como único medio de navegación ya que se usará como medio complementario.

3. *GPS.* La tripulación ha de configurar el GPS con una sensibilidad inferior a los 100 metros ya que la identificación de un punto en el terreno en base a las coordenadas es incierta en muchas ocasiones.
4. *Fotografías.* Las tripulaciones deben disponer de un anexo para la navegación entre puntos de uso regular compuesta por croquis y fotografías con información complementaria organizada de manera que permita un uso sencillo para la preparación/ejecución de los desplazamientos, tomas y despegues de las aeronaves durante el desarrollo de las operaciones.
5. *GOOGLE EARTH.* Las tripulaciones podrán hacer uso de imágenes satélite, como complemento a la preparación, teniendo en cuenta la posibilidad de que estas imágenes normalmente suelen estar anticuadas.
6. *Destinos con explotados/propiertario.* Se podrá disponer de una información complementaria inmediatamente antes del inicio del vuelo mediante el contacto previo con el propietario/explotador.
7. *Otros comandante de la aeronaves.* De igual manera se podrá obtener información específica de rutas y puntos de toma procedente de otras tripulaciones que hayan hecho uso recientemente o de forma habitual de ellos.
8. *Señales.* Normalmente los puntos de toma dispondrán de una superficie amplia con firme adecuado y una "H" dibujada, además de una manga de viento; en el caso de ser de uso eventual, las marcas estarán aseguradas de manera que el flujo de rotor no las desplace durante la toma/despegue.

### *2.4.3. Reconocimiento de la zona de toma*

La tripulación realizará un reconocimiento de la zona de toma, incluso si es de uso habitual, con el fin de evaluar la idoneidad para uso por una tripulación reducida, el viento existente (dirección y velocidad), la mejor senda de aproximación/despegue y amenazas potenciales.

Durante la realización del reconocimiento, minimizar el ruido y las molestias en el entorno, al tiempo que realizará un vuelo con una combinación de altura/velocidad adecuada que permita una toma adecuada en el caso de un fallo de motor teniendo en cuenta los siguientes *parámetros:*

1. *Velocidad.* Se realizará a una velocidad no inferior a la VTOSS o 40 Kts sobre todo en casos de viento cruzado o en cola, que puedan con el fin de evitar LTE (Loss of Tail Effectiveness), Vortex Ring, además de mantener la energía de rotor necesaria para el caso d un fallo de motor.

2. *Altura.* No realizará el reconocimiento a una altura inferior a la necesaria, tomando como referencia los 500 ft o la altura que se especifica en los diagramas de altura-velocidad del RFM ya que esta maniobra requiere un alto grado de conciencia situacional con una gran carga de trabajo asociada a las labores del vuelo debiendo evitar situaciones de grandes ROD que pueden dar lugar también a situaciones de Vortex o LTE no deseables.

Normalmente el Comandante de la Aeronave deberá efectuar el reconocimiento en un solo circuito; sin embargo si las circunstancias lo aconsejan por dificultad del terreno, edificios u obstáculos señalados en los croquis y no identificados, o complejidad de la zona de toma, se podrán reiterar los circuitos complementando el reconocimiento alto con otro bajo teniendo presente la posibilidad de realizar una frustrada durante el reconocimiento o la aproximación.

*2.4.3.1. Tipos de reconocimiento*

Según las condiciones del punto de toma o zona de trabajo, el Comandante de la Aeronave podrá realizar una de las siguientes maniobras:

*2.4.3.1.1. Órbita*

Se realizara una órbita en torno al punto de toma a ser posible en la dirección de máxima observación del Comandante de la Aeronave, con las consideraciones descritas en el punto anterior para el caso de posible fallo de motor, considerando además la dificultad que entraña esta maniobra para condiciones de viento fuerte.

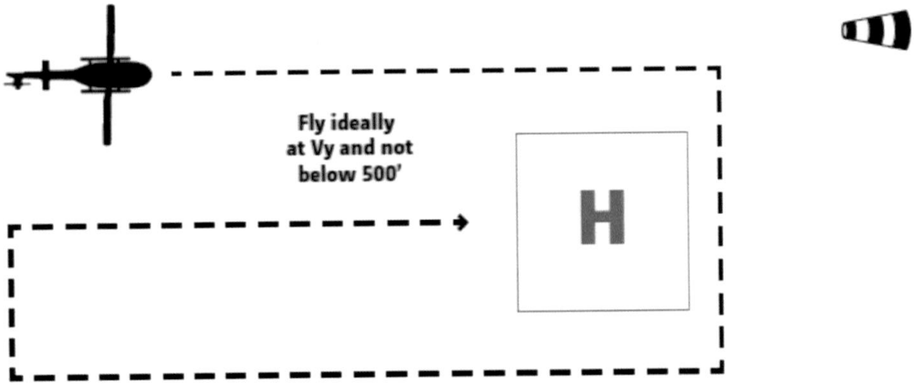

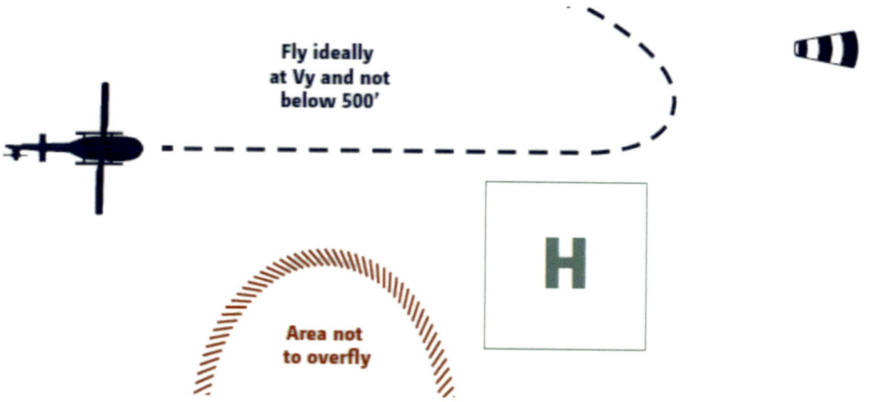


*2.4.3.1.2. Pasada de reconocimiento*

Esta maniobra es la apropiada para casos en que no se aconseja realizar orbitas para el reconocimiento del punto de toma en entornos hostiles.

Si no se ha podido completar el reconocimiento, se necesitará reiterar la pasada hasta completar la información necesaria del punto de toma o bien realizarla lo bastante alejada del punto de toma sobrevolando un terreno más apto para una posible toma de emergencia.

*2.4.3.1.3. Estacionario*

Como último recurso y si la performance del helicóptero lo permite, se debe recurrir a realizar un estacionario fuera de efecto suelo hasta completar el reconocimiento del punto de toma.

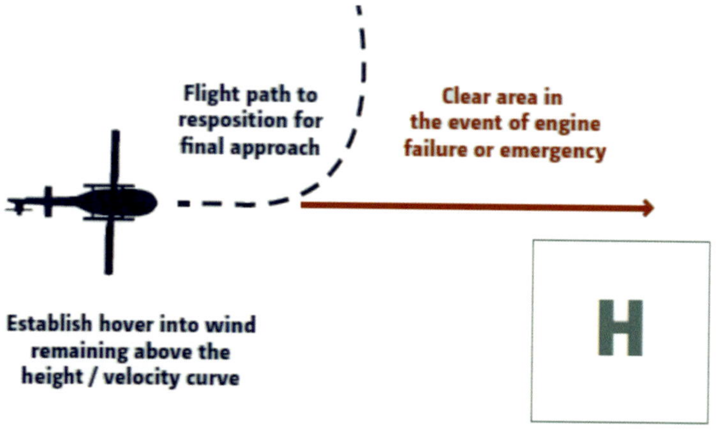

Esta *técnica* conlleva la concienciación del Comandante de la Aeronave:

- En el margen de potencia que le permite el helicóptero para realizar la maniobra dentro de los márgenes de altura-velocidad que determina el manual de vuelo.
- Superar las condiciones de viento reinantes.
- Identificación de una posible zona de aterrizaje de emergencia factible ante el fallo de una unidad de potencia durante la maniobra.

*2.4.3.1.4. Aproximación final*

El reconocimiento durante la aproximación final podrá ser somero, sin ser eliminados cuando haya realizado reconocimientos recientes y tomas en el punto o esté familiarizado con el mismo por frecuencia de uso y tenga garantizada la salida en el caso de abortar la aproximación.

En este caso el reconocimiento no terminará hasta concluida la maniobra de toma en el punto.

*2.4.3.2. Reconocimiento*

El reconocimiento debe identificar los siguientes cinco *puntos* (las 5 ESES).

*2.4.3.2.1. Size (tamaño)*

La zona de toma/aterrizaje debe ser adecuada en base a la experiencia y dimensiones del helicóptero.

- Qué tipo de aproximación se requerirá (ver punto 5.4.).
- Qué tipo de despegue será previsible.

*2.4.3.2.2. Shape (forma)*

- Que disposición tiene la zona de toma respecto al viento.
- Dirección de aproximación/aterrizaje prevista (en condiciones de viento ligero, este no condicionara la dirección de las maniobras).
- Direcciones seguras de aproximación/aterrizaje evitando edificaciones, arbolados, etc.
- Zonas de posibles visibilidades reducidas (deslumbramientos, sombras…).

*2.4.3.2.3. Surrounds (alrededores)*

- *Externos.* Identificar una zona segura donde realizar el vuelo de forma segura estableciendo referencias para ser usadas en el circuito.

- *Internos.* Determinar las amenazas en las proximidades buscando marcas longitudinales y laterales en la zona de toma con el fin de determinar el centro (para futuras maniobras como estacionario o despegue vertical).

*2.4.3.2.4. Slope (senda)*

Identificar una senda apreciable que termine en un punto que termine en un punto ligeramente superior al de estacionario teniendo previsto el uso de técnicas de toma en zona no preparada que se describen en el punto 5.7.

*2.4.3.2.5. Surface (superficie)*

Identificar la naturaleza de la superficie disponible para la toma, teniendo en cuenta que el helicóptero libre el suelo (la vegetación ligera puede ocultar obstáculos como tocones o similar que pueden suponer un riesgo para helicópteros con esquís.

Se extremará la precaución en las zonas de toma con nieve, polvo o arena en las que se requieren técnicas especiales para realizar la toma hasta el vuelo con velocidad cero.

La *técnica* que seguirá el Comandante de la Aeronave durante la operación será la siguiente:

*2.4.3.2.6. Reconocimiento alto*

1. Orbita a velocidad y altura que permitan una autorrotación en un área adecuada en el caso de un fallo de unidad de potencia.
2. Considerar *size* (tamaño), *shape* (forma), *surrounds* (alrededores) y condiciones de viento en la zona.
3. Decidir mejor aproximación, saluda de senda (overshoot)/ascenso fuera de senda.
4. Decidir la dirección del circuito y seleccionar referencias para el reconocimiento bajo, la aproximación y chequear la existencia de líneas y cables.
5. Realizar llamadas al ATC notificando la decisión de tomar y cierre del plan de vuelo correspondiente.

*2.4.3.2.7. Reconocimiento bajo*

1. Orbita/pasada baja/Estacionario a una velocidad/altura que permita la autorrotación a una zona clara en el caso de fallo de una unidad de potencia, estas maniobras no se realizarán por debajo de 500 ft, cuidando

evitar las zonas peligrosas de la curva de altura/velocidad del manual de vuelo del helicóptero.

2. Confirmar/deseleccionar la mejor senda de aproximación, para overshoot, despegue y circuito, así como el tipo de aproximación.
3. Observar dentro del área de toma confirmando el tipo de superficie, senda de planeo, obstrucciones, obstáculos, líneas, FOD, etc.
4. Seleccionar referencias hacia delante y laterales para tomar en un punto centrado en la zona seleccionada.
5. Chequeo cruzado al radar-altímetro y cartas para confirmar la ele-vación del punto de toma.

*2.4.3.2.8. Circuito*

1. Elegir la dirección del circuito, ya que en ocasiones puede no ser posible hacer uso del punto de un punto de toma en el lado *del Comandante de la Aeronave*, el de mejor visibilidad.
2. Volar el helicóptero haciendo uso de las referencias seleccionadas con unos parámetros de velocidad /altura que permitan la autorrotación a una zona clara en el caso de fallo de una unidad de potencia.
3. Considerar la potencia necesaria apropiada al helicóptero con que se realice la maniobra y confirmar que el margen de potencia remanente es suficiente para realizar la maniobra con la técnica prevista.
4. Realizar el chequeo previo a la toma.

*2.4.3.2.9. Aproximación final y toma*

1. Virar a final, manteniendo una velocidad por encima de la Velocidad de optimo ascenso hasta que el viraje se haya completado evitando el LTE
2. Monitorear el régimen de ascenso/velocidad/margen de potencia necesaria teniendo precaución de no entrar en una situación de Vortex Ring Estate.
3. Repasar las rutas de escape, zonas de aterrizaje de emergencia posible zona de cizalladura de viento y turbulencia y considerar un overshoot haciendo uso de la *senda apropiada* en el caso de:
    - Una desviación en guiñada respecto a la seleccionada que no se pueda corregir con seguridad.
    - Una aplicación de potencia que deje un margen insuficiente para continuar con la aproximación de forma segura.
    - Alcanzar un régimen de descenso excesivo.

- Velocidad en final se hace excesiva incluso aplicando técnicas de frenada, lo que hace suponer una componente de viento en cola.
- Velocidad cae por debajo de los 30 Kts con un excesivo régimen de descenso.

4. Chequear nuevamente la superficie, senda de planeo, Obstrucciones, líneas y objetos extraños para verificar la exactitud de la información usada en la planificación y/o la adquirida en las primeras fases del reconocimiento (ej. Obstáculos no detectados desde cierta altura).
5. Reducir la velocidad sobre el suelo en final asegurando librar los obstáculos existentes.
6. mantener constante el ángulo de aproximación a un lugar situado en el último tercio del área confinada en el sentido de la aproximación.
7. Asegurar librar la zona del rotor de cola haciendo uso si es necesario de marcas laterales de seguridad.
8. Establecer el helicóptero en un estacionario algo más alto de lo normal para chequear el final de senda y la superficie.
9. Tomar con la técnica de *zona no preparada.*

### *2.4.3.2.10. Aproximación de prueba*

El *Comandante de la Aeronave:*

- Deberá considerar la posibilidad esta maniobra cuando esté interesado en realizar una aproximación a un área de pequeñas dimensiones asociada a unas condiciones de viento, turbulencia y margen de potencia disponible que hagan aconsejable comprobar las posibilidades de realizar una frustrada.
- En este caso se sobrevolará hasta un punto predeterminado o a una altura sobre la LS, manteniendo una velocidad superior a la de sustentación trasnacional, monitoreando el margen de potencia disponible, ROD, turbulencia, viento y demás parámetros del helicóptero, con la intención de realizar una frustrada y reposicionarse para otra aproximación.
- El Comandante de la Aeronave considerará continuar la aproximación de reconocimiento hasta concluirla, siempre y cuando juzgue que es una maniobra segura.

### *2.4.3.3. El circuito de reconocimiento*

El Comandante de la Aeronave realizará esta maniobra conforme a los parámetros que se determinan en el siguiente *croquis:*

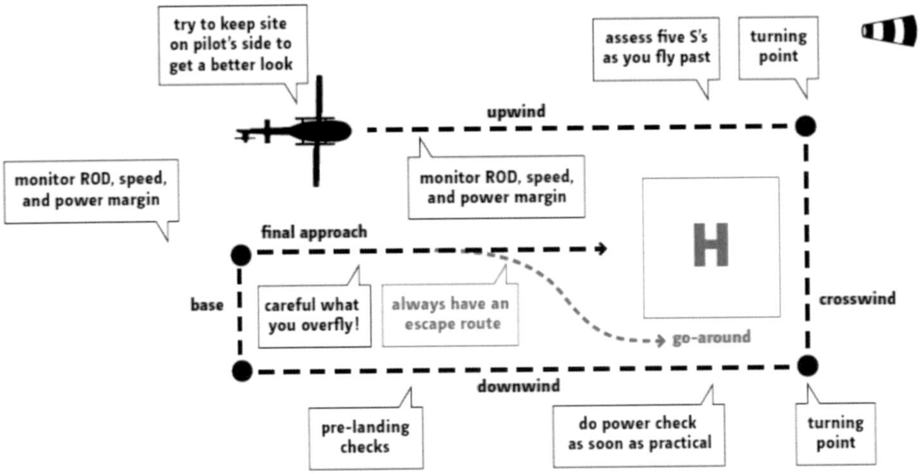


2.4.4. *Tipos de aproximación*

2.4.4.1. *Aproximación con ángulo constante*

- Mantener la altura hasta que el punto de toma esté a la vista.
- Establecer una línea de aproximación en base a pequeños cambios con el colectivo.
- Mantener un sostenido y controlado ROD descenso mediante una combinación de potencia-velocidad que evite el Vortex Ring Sate y elevados regímenes de descenso que requieran amplios/grandes aplicaciones de colectivo para corregir el ROD.
- Reducir la velocidad en el último tramo hasta obtener una baja velocidad aparente respecto al suelo.

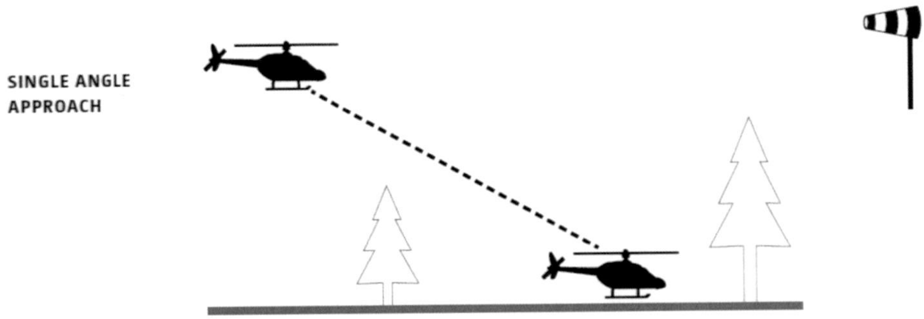

- Descenso hasta establecer el helicóptero en estacionario con efecto suelo a una altura algo superior a la normal.

*2.4.4.2. Aproximación con doble ángulo*

- Iniciar la aproximación con un suave ángulo hasta el punto en que la superficie de toma está a la vista.
- Una vez el punto de toma está a la vista, continuar con la aproximación aumentando la pendiente en el tramo final de la aproximación.
- Mantener la nueva pendiente de aproximación con suaves movimientos de colectivo.
- Mantener un sostenido y controlado régimen de descenso mediante una combinación de potencia-velocidad que evite el Vortex Ring Sate y elevados regímenes de descenso que requieran amplios/grandes aplicaciones de colectivo para corregir el régimen de descenso.
- Reducir la velocidad en el último tramo hasta obtener una pequeña velocidad aparente respecto al suelo.
- Descenso hasta establecer el helicóptero en estacionario con efecto suelo a una altura algo superior a la normal.

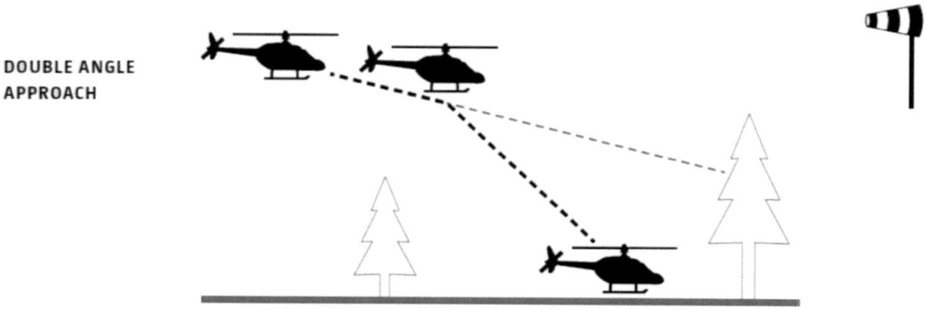


*2.4.4.3. Aproximación vertical*

- Suave aproximación hasta estacionario fuera de efecto suelo sobre el c entro de la zona de toma, teniendo en cuenta la necesidad de un mayor requisito de potencia que nos asegure el descenso controlado hasta la superficie.
- Descenso vertical manteniendo la posición mediante el uso de referencias laterales.

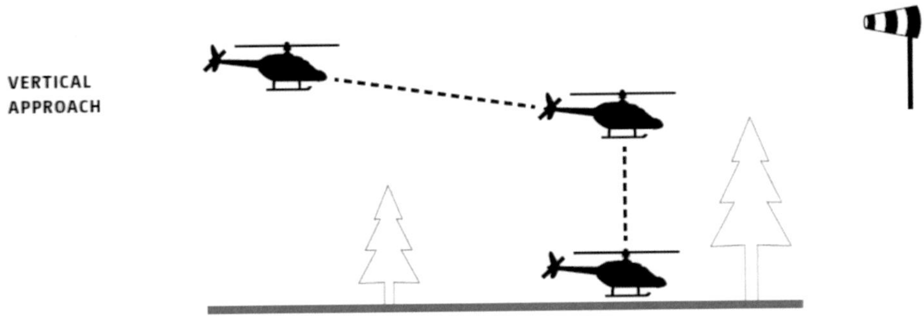


- Mantener un sostenido y controlado régimen de descenso mediante una combinación de potencia-velocidad que evite entrada en anillos turbillonarios y elevados regímenes de descenso que requieran amplios/grandes aplicaciones de colectivo. Para realizar correcciones.
- Descenso hasta establecer el helicóptero en estacionario con efecto suelo a una altura algo superior a la normal.

*2.4.5. Vortex Sing State (VRS)*

El estado de vórtex es una condición de vuelo con potencia (motor o motores en funcionamiento), en la cual el helicóptero *se desploma* dentro de su propio flujo inducido (downwash). En consecuencia, la tasa de descenso (ROD) aumenta rápidamente (en principio, por lo menos tres veces la ROD normal, antes de la aparición del estado de vórtex) para una misma potencia del motor.

*2.4.5.1. Condiciones de estado de vortex*

Un estado de vórtex se puede producir en caso de descenso con potencia, con una velocidad inferior a 30 kts y una tasa de descenso (ROD) cercana a la *velocidad inducida* del rotor principal. La velocidad del flujo inducido o velocidad inducida se define como la velocidad del flujo de aire aspirado a través del disco del rotor (fórmula de Froude).

La velocidad inducida depende del tipo de helicóptero y de su peso bruto por lo tanto, aunque el estado de vórtex depende del tipo de helicóptero y de su peso, la *ROD es generalmente considerada como peligrosa cuando ésta sobrepasa los 500 pies/min.*

*2.4.5.2. Efecto del estado de vortex*

- Vibraciones cuando los torbellinos abandonan los extremos de las palas.
- Menos respuesta en cabeceo y alabeo (flojos) a causa del flujo de aire inestable que modifica constantemente el empuje y el momento de mando.
- Fluctuaciones de potencia (torque o MAP2) debido a que las modificaciones significativas de resistencia provocan variaciones del empuje.
- ROD anormalmente alta cuando se desarrolla el vórtex y que puede superar los 3.000 pies/min.

*2.4.5.3. Recuperación del control por el Comandante de la Aeronave en estado de vortex*

La recuperación del control se puede efectuar actuando en la palanca de mando de paso cíclico y/o en el colectivo. Sin embargo, dependiendo del sistema de rotor, una acción en la palanca cíclica por sí sola puede ser insuficiente para modificar la actitud del helicóptero y ganar velocidad.

También es posible recuperar el control del helicóptero en estado de vórtex reduciendo el paso colectivo al mínimo. Sin embargo, la pérdida de altura durante la recuperación del control mediante la reducción del paso colectivo es superior a la correspondiente pérdida de altura de una acción en el cíclico, debido a que el ROD en autorrotación con baja velocidad es muy elevado.

Por lo tanto, las *acciones* para recuperar el control deben realizarse lo antes posible para minimizar la pérdida de altura:

- Desplazar el cíclico hacia delante para obtener una actitud de aceleración a fin de aumentar la velocidad.
- Si no es posible obtener una actitud de aceleración3, disminuir el paso colectivo para entrar en autorrotación y luego desplazar la palanca cíclica hacia delante, como se requiera para aumentar la velocidad.

*2.4.5.4. Evitar el estado de vortex*

Debido a que las acciones para recuperar el control darán lugar a una pérdida de altura considerable, es imprescindible evitar el estado de vórtex, en especial cerca del suelo. Por lo tanto se debe evitar un régimen de descenso(ROD) superior a 500 pies/min., con una velocidad inferior a 30 kts, en vuelo con potencia. Por tanto, las siguientes *operaciones* se deben realizar con gran cautela:

- Reconocimiento y aproximaciones a un área confinada.
- Aproximaciones en viento en cola.

- Aproximaciones profundas.
- Vuelo estacionario fuera del efecto de suelo (OGE).
- Autorotaciones recuperdas a baja velocidad.
- Frenados rápidos en viento en cola.
- Fotografía aérea.

### *2.4.6. Pérdida de eficacia del rotor trasero (LTE)*

Un LTE se considera como un empuje insuficiente del rotor trasero asociado con un margen insuficiente de control, que puede inducir una velocidad de viraje rápida no controlada. La velocidad de guiñada no se puede disminuir de manera natural y, si no se efectúa la corrección, ésta puede causar la pérdida del helicóptero.

#### *2.4.6.1. Cuándo se puede producir LTE*

Es más probable que ocurra un LTE cuando la posición del pedal crítico de guiñada se encuentra cerca de su posición de fin de recorrido. Se considera como pedal de crítico de guiñada al pedal derecho para un rotor principal que gira en el sentido horario, y el pedal izquierdo para un rotor que gira en el sentido antihorario.

Un LTE se produce generalmente a una *velocidad de avance reducida*, normalmente inferior a 30 kt, cuando:

- La deriva trasera tiene una eficacia aerodinámica reducida.
- El flujo de aire y el flujo inducido que genera el rotor principal interfieren con el flujo de aire que entra en el rotor trasero.
- Un reglaje de potencia elevada requiere que la posición del pedal de guiñada quede cercana al final del recorrido.
- Las condiciones de viento desfavorables aumentan la necesidad de empuje del rotor trasero.
- Las condiciones de viento con turbulencias requieren correcciones amplias y rápidas de los mandos de guiñada y colectivo.

Algunas de las operaciones características, en las que la Aeronaves pueden encontrarse a *baja altura, velocidad reducida y alta potencia*, con una velocidad *del viento* difícil de determinar, durante las cuales el Comandante de la Aeronave se encuentra a menudo preocupado por la posición del helicóptero para la realización de la *tarea:*

- Vigilancia de líneas de alta tensión y oleoductos.
- Carga externa.

- Operaciones con grúa.
- Extinción de incendios.
- Reconocimiento de una zona de aterrizaje.
- Fotografía y filmación aérea con velocidad reducida.
- Policía y servicio médico de emergencia (HEMS).
- Aterrizaje y despegue con Altitud Densidad (DA) elevada.
- Aterrizaje y despegue desde la cubierta de un barco.

### *2.4.6.2. Cómo evitar la LTE*

Durante la preparación del vuelo, los Comandante de la Aeronaves deben tener en cuenta el Manual de Vuelo del helicóptero, en particular con respecto a las prestaciones en función de las direcciones críticas del viento, la altitud de densidad a la que vuelan, el peso de despegue bruto del helicóptero y las características de vuelo.

Durante el vuelo, los Comandante de la Aeronaves deben estar permanentemente alerta a las condiciones del viento y del margen de empuje disponible del rotor trasero, que está representado por la posición del pedal crítico.

Siempre que sea posible, los Comandante de la Aeronaves deben evitar que se combinen las siguientes *condiciones:*

- Viento desfavorable con velocidad reducida.
- Pérdida del mando de guiñada.
- Acciones amplias y rápidas de los mandos de guiñada y colectivo con velocidad reducida.
- Vuelo a baja velocidad en condiciones de viento turbulento.

### *2.4.6.3. Recuperación del control tras una LTE*

Los Comandante de la Aeronaves deben ser conscientes de que si entran en un régimen de vuelo en el cual se produce una, o la combinación de las condiciones citadas anteriormente, pueden entrar potencialmente en una situación de LTE y deben ser capaces de reconocer el inicio y comenzar sin demora las acciones correctivas para recuperar el control.

Las acciones para recuperar el control varían dependiendo de las circunstancias. Si la altura lo permite, el hecho de alcanzar la velocidad de avance sin aumentar la potencia (si es posible reduciendo la potencia) suele resolver la situación.

Por lo tanto, ya que estas acciones pueden implicar una pérdida de altitud considerable es preciso identificar un procedimiento claro de salida antes de iniciar las maniobras citadas más arriba.

*2.4.7. Maniobra en la zona de aterrizaje*

*2.4.7.1. Vuelco estático*

Se produce un vuelco estático cuando el helicóptero pivota sobre un patín/rueda en contacto con el suelo, hasta tal punto que el Centro de Gravedad (C de G) del helicóptero se desplaza más allá del patín/rueda. Una vez que se supera el ángulo de vuelco estático, la interrupción de la fuerza que provocó la inclinación no impedirá que el helicóptero se vuelque. Normalmente, esto corresponde a un ángulo de inclinación superior a 30° para la mayoría de los helicópteros.

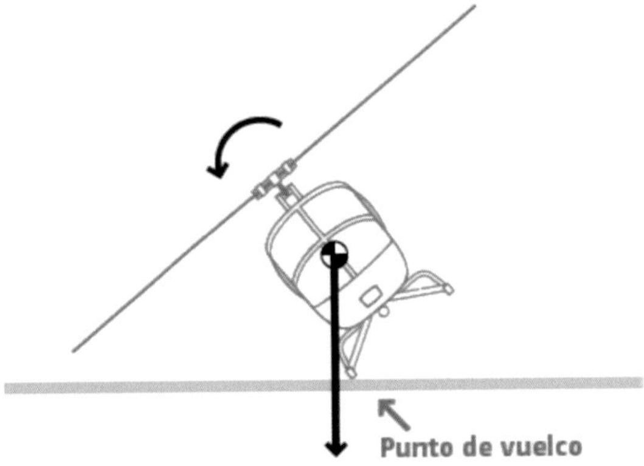


El *ángulo crítico de vuelco* para un helicóptero puede describirse como el ángulo máximo de pendiente lateral en la cual el helicóptero puede aterrizar, manteniendo el rotor principal paralelo al horizonte visible, o bien, como el ángulo de batimiento máximo del conjunto rotor principal. Por lo general, la mayoría de los helicópteros tienen un ángulo crítico de vuelco de 13° a 17° y cuando este ángulo es superado, un desplazamiento de la palanca cíclica a tope en el sentido opuesto no podrá impedir que el helicóptero se vuelque.

*2.4.7.2. Vuelco dinámico*

En regla general, esto ocurre cuando el helicóptero despega, aterriza o se encuentra en estacionario con un patín/rueda en contacto con la superficie. El helicóptero puede comenzar a inclinarse alrededor del punto de contacto con la superficie (punto de pivote). El punto de pivote puede ser, por ejemplo, un patín/rueda pegado o retenido al suelo; por el hielo, asfalto blando o barro.

También puede ser un patín/rueda que entra en contacto con un objeto fijo o con el terreno durante un estacionario con desplazamiento lateral u operaciones en pendientes.

Un vuelco dinámico puede ocurrir con ángulos de vuelco muy inferiores a los ángulos de vuelco estático o crítico.

La aplicación excesiva de colectivo combinado con un movimiento de inclinación sobre un patín/rueda, puede generar un par de vuelco tal, que un recorrido completo de la palanca cíclica en la dirección opuesta no podrá contrarrestar, incluso antes de alcanzar el ángulo crítico de vuelco.

*Despegue a partir del estacionario*

- Se aumenta el paso colectivo, lo que genera la sustentación.
- El patín derecho está sujeto y se convierte en el punto de pivote.
- La palanca cíclica inclinada a la izquierda, mantiene el disco rotor paralelo al horizonte.
- Se desarrolla un bajo porcentaje de inclinación.

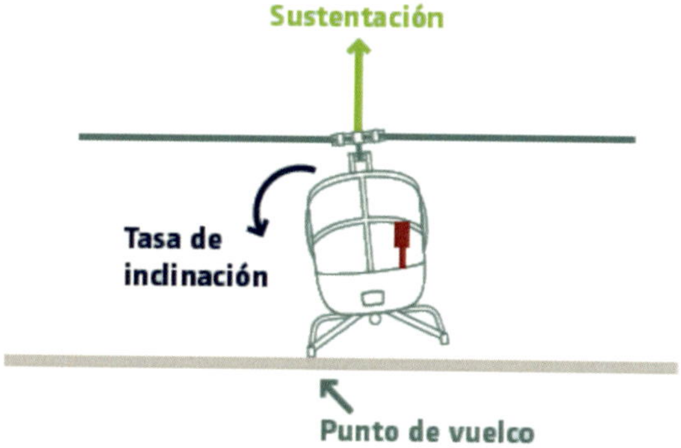


*Inclinación dinámica*

- El paso colectivo se incrementa mucho más, lo que genera una mayor sustentación.
- Se alcanza el ángulo crítico de vuelco .
- No se dispone de más recorrido de cíclico a la izquierda para poner el disco rotor paralelo al horizonte.

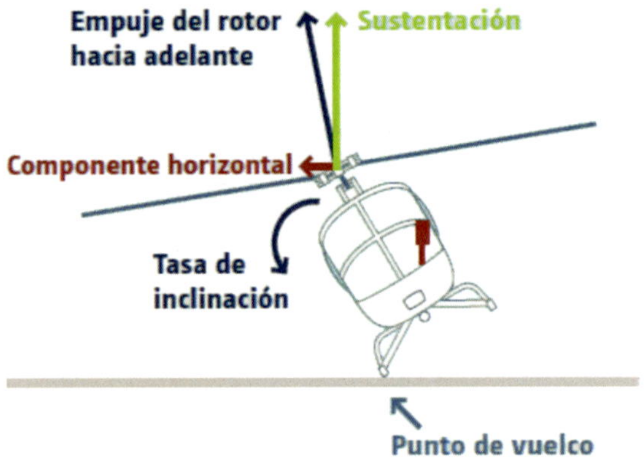


- La componente horizontal del empuje del rotor se añade al porcentaje de inclinación.
- El porcentaje de inclinación aumenta.

*Acción correctiva*

- Reducir el paso colectivo para eliminar el componente horizontal del empuje del rotor.

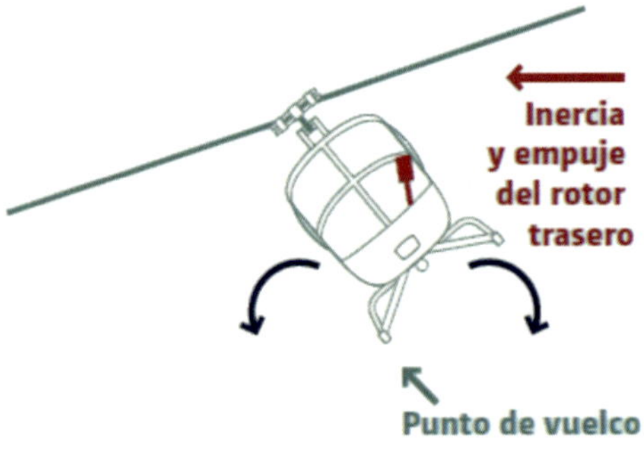


*2.4.7.3. Precauciones*

- Cualquier cambio del centro de gravedad lateral, modificará la necesidad y la disponibilidad del cíclico lateralmente.
- Siempre practicar fallos de motor en estacionario (EOL) aproados al viento.
- Extremar la precaución en caso de estacionario o de rodaje cerca del terreno o de obstáculos.

- Siempre que sea posible, las operaciones en pendiente deben efectuarse aproados al viento.
- Durante el despegue o el aterrizaje, especialmente en una pendiente, todos los movimientos de los controles deberán aplicarse de manera lenta y progresiva; se debe evitar el desplazamiento lateral del helicóptero.
- Durante las operaciones en pendiente, si el patín o rueda de la pendiente superior comienza a despegar del suelo antes del patín o rueda de la pendiente inferior, se debe interrumpir el despegue a estacionario.
- Al aterrizar, si se alcanza el límite de desplazamiento de la palanca cíclica, reducir aún más el colectivo puede causar un vuelco.
- Proceder con extrema cautela al aterrizar o despegar sobre una plataforma flotante sometida a fuertes movimientos de cabeceo y/o alabeo.

*2.4.7.4. Maniobras en el punto de toma*

El Comandante de la Aeronave debe ser consciente del peligro que supone la posibilidad de golpear el rotor principal o el de cola, FOD, por lo que deberá evitar maniobrar en la zona de toma a menos que sea estrictamente necesario.

En el caso de necesitar maniobrar en la LS para reposicionar el helicóptero para el despegue, se tendrá especial precaución en disponer de una buena visión externa circundantes, realizando los movimientos de forma lenta y controlada una altura algo superior a la normal de estacionario.

Del mismo modo, cuando la toma se realice en una zona no preparada, sobre zonas con nieve, arena, polvo, paja, etc. o FOD, el Comandante de la Aeronave debe estar prevenido ante la posibilidad de pérdida de la referencia de toma, evitando entrar en condiciones de *brown out* o *white out.*

*2.4.7.4.1. Giro el torno al RC*

- Adoptar una altura de estacionario ligeramente superior a la normal.
- Mantener el rotor de cola sobre la misma posición del terreno.
- Girar el helicóptero en la dirección de mejor observación, en busca de posibles obstrucciones al giro seguro del helicóptero.
- Monitorear los bordes de palas y estar al tanto de obstáculos (ramas o elementos colgantes).

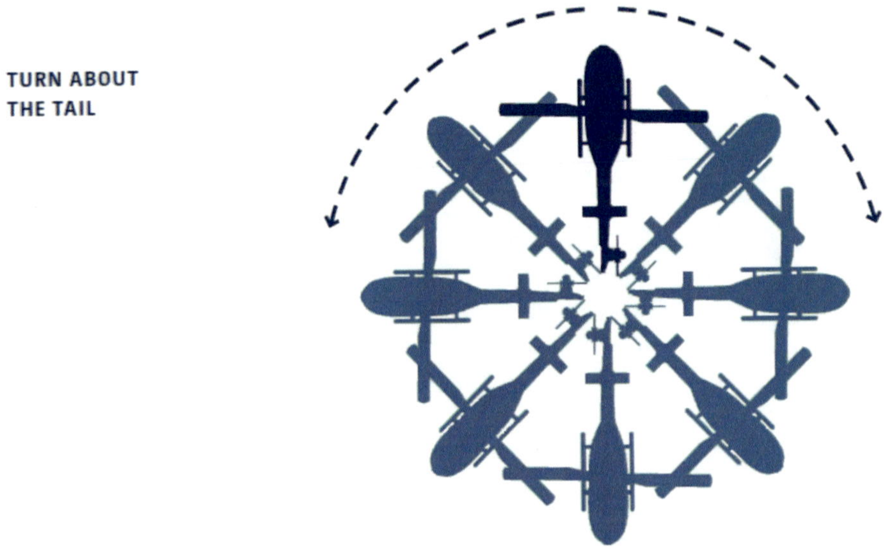


*2.4.7.4.2. Movimiento lateral (giro en área cerrada)*

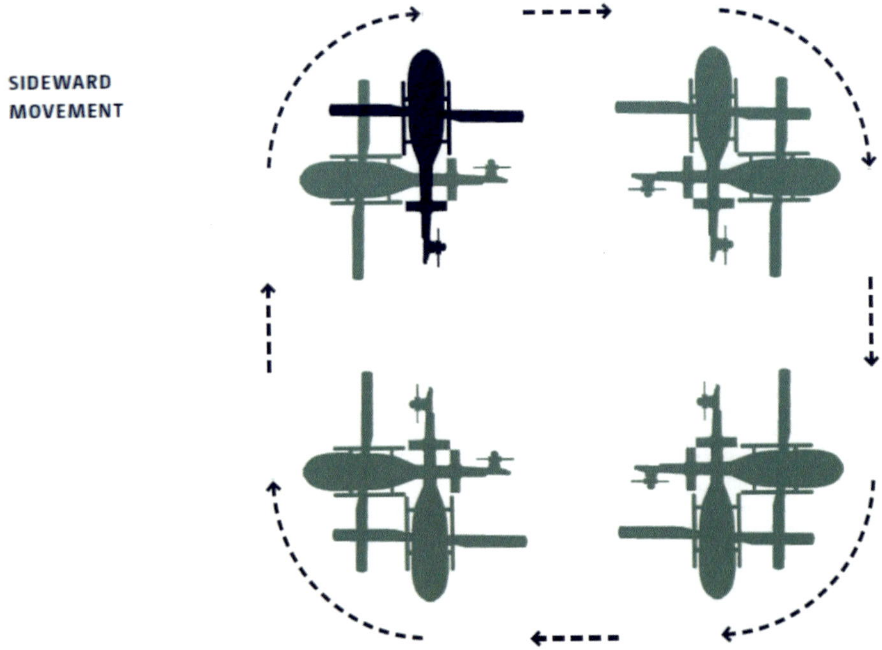

- Adoptar una altura de estacionario ligeramente superior a la normal.
- Desplazare en estacionario lateralmente manteniendo el rumbo constante al menos una distancia de al menos un rotor en la dirección de mejor observación del Comandante de la Aeronave.
- Giro de 90° sobre la vertical del punto final de desplazamiento de manera que el rotor de cola permanezca en la zona reconocida durante el desplazamiento lateral.
- Repetir el procedo las veces que sea necesario si es preciso llegar al rumbo inicial.
- Observar el exterior en busca de obstáculos durante el giro.
- Monitorear los bordes de palas y estar al tanto de obstáculos (ramas o elementos colgantes).

### 2.5. Señales para movimientos en tierra señalero instalación aeronáutica

La tripulación de vuelo y el personal de apoyo en tierra conocerán y harán uso, respectivamente de las señales que se especifican a continuación, pudiendo indicar la urgencia o velocidad de la maniobra requerida mediante la velocidad de movimiento de los brazos del señalero.

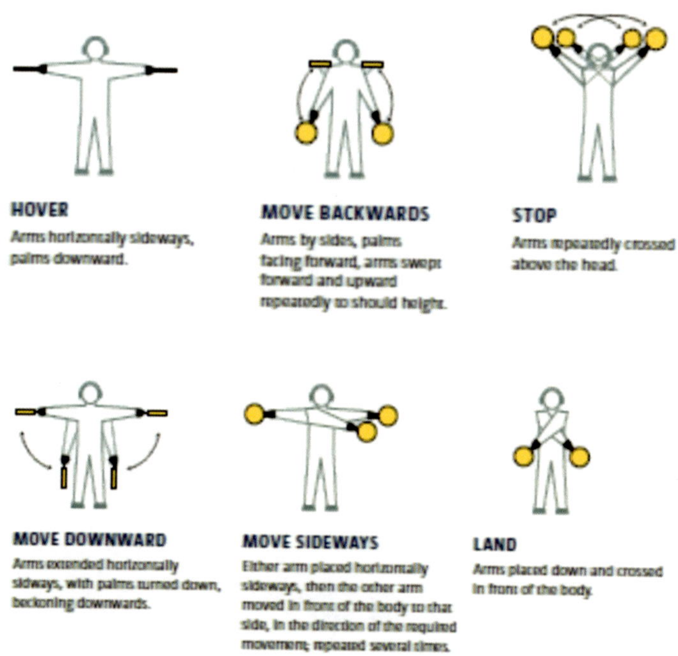

## 3. SEÑALES AL HELICÓPTERO

Aunque tengamos comunicación directa con el Comandante de la Aeronave, puede ocurrir que el ruido de acercamiento del helicóptero la haga inviable.

En estos casos se hace necesario recurrir a señales que el Comandante de la Aeronave "vea", realizadas con brazos y manos.

Es importante hacer las señales con firmeza y total concentración, sin permitirnos el más mínimo despiste, ya que de ello depende nuestra seguridad y la de los ocupantes del aparato.

*Señal internacional de socorro*

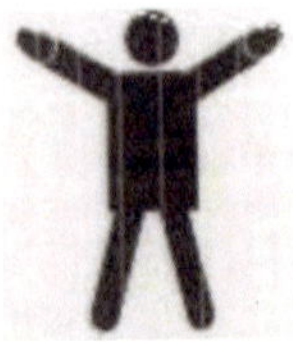

SÍ necesitamos ayuda

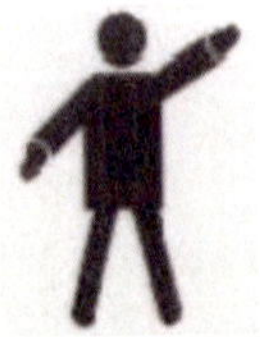

NO necesitamos ayuda

*Señales de aterrizaje (una vez elegida la zona apropiada)*

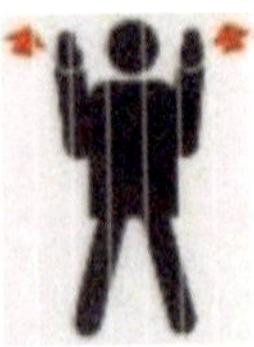

*Muévase hacia adelante.* Movimiento de brazos y manos en dirección hacia el cuerpo y sobre los hombros

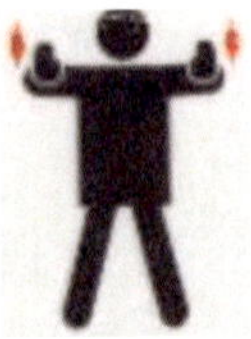

*Muévase hacia atrás.* Moviento con palmas hacia afuera con moviento de empujar

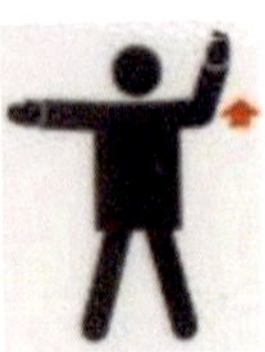

*Muévase a mi derecha.* Extender el brazo derecho horizontalmente y mover la mano izquierda hacia arriba, sobre la cabeza

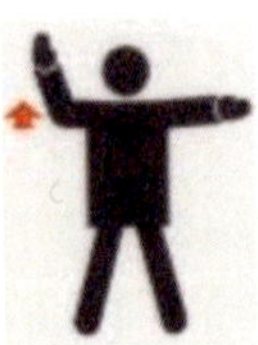

*Muévase a mi izquierda.* Extender el brazo izquierdo horizontalmente y mover la mano derecha hacia arriba, sobre la cabeza

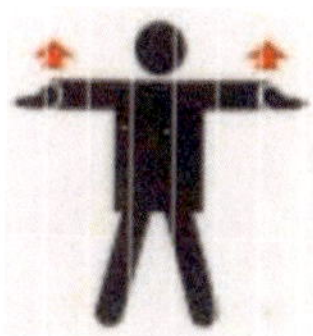

*Muévase hacia arriba.* Extienda los brazos horizontalmente con las palmas hacia arriba y hacer movimientos hacia arriba

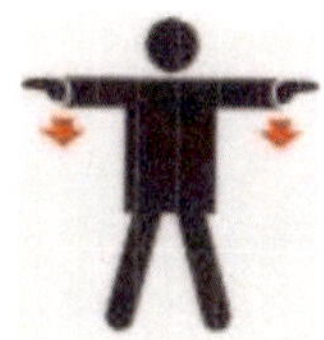

*Muévase hacia abajo.* Extienda los brazos horizontalmente con las palmas hacia abajo y hacer movimientos hacia abajo

## 3.1. Código de señales visuales superficie-aire para uso de los supervivientes

| Número | Mensaje | | Símbolo del código |
|---|---|---|---|
| 1 | Necesitamos ayuda | | V |
| 2 | Necesitamos asistencia médica | | X |
| 3 | No o negativo | | N |
| 4 | Si o afirmativo | | Y |
| 5 | Nos dirigimos en esta dirección | | ↑ |

*Instrucciones para su uso:*

- Hacer señales no menores de 8 Ft (2.5 m).
- Adoptar la precaución de que las señales estén expuestas exactamente como se muestra.
- Procurar el máximo contraste de color posible entre las señales y el terreno.
- Hacer el máximo esfuerzo por atraer la atención mediante otros recursos, tales como la radio, bengalas, humo, reflejos de luz.

## 3.2. Código de señales visuales superficie-aire para uso de patrullas de búsqueda

| Nº | Mensaje | Símbolo |
|---|---|---|
| 1 | Operación terminada | LLL |
| 2 | Hemos hallado a todas las personas | L L |
| 3 | Hemos hallado solo a algunas personas | ++ |
| 4 | No podemos continuar. Regresamos a la base | XX |
| 5 | Nos hemos dividido en dos grupos. Cada uno de los cuales se dirige en el sentido indicado | 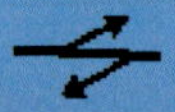 |
| 6 | Se ha recibido información de que la aeronave esta en esta dirección | 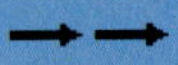 |
| 7 | No hemos hallado nada. Continuaremos la búsqueda | NN |

## 3.3. Código de señales aire-superficie para supervivientes

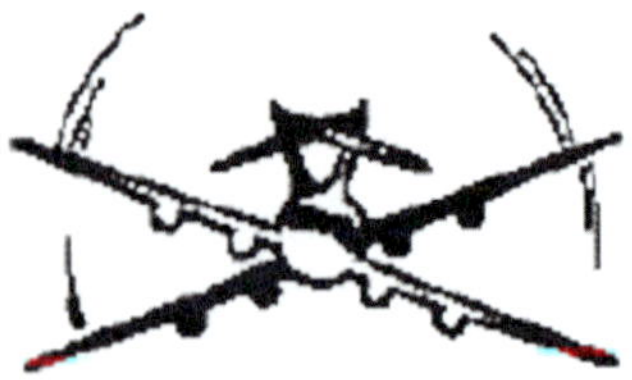

*Mensaje recibido y comprendido (alabeando)*

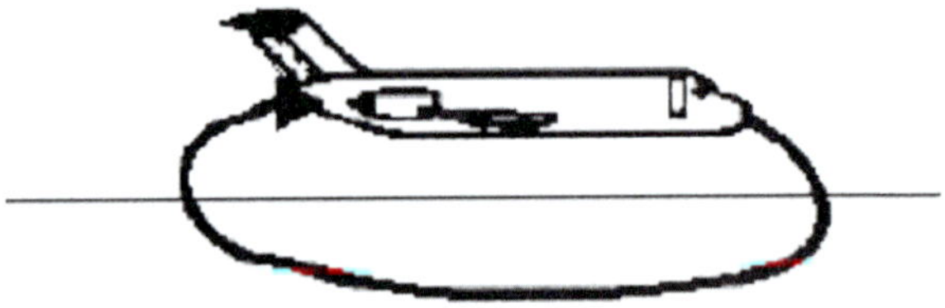

*Mensaje recibido y no comprendido (describiendo un círculo)*

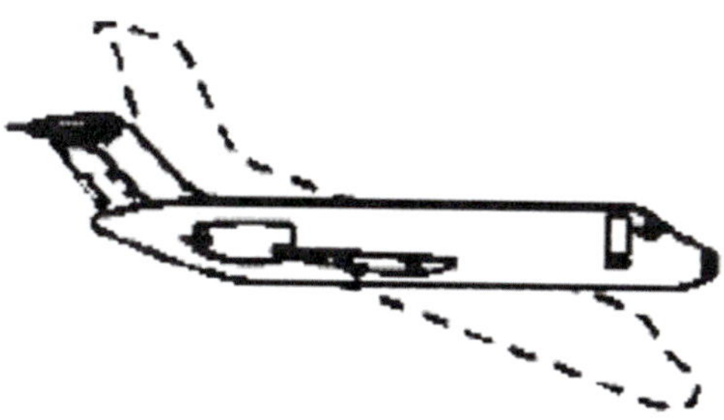

*Afirmativo*
*(cabeceando el morro)*

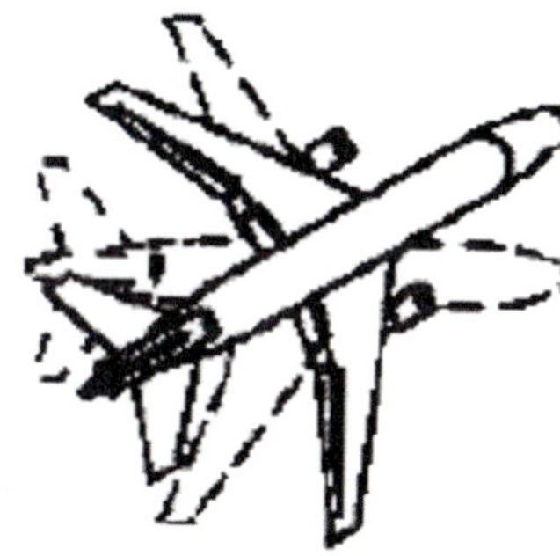

*Negativo*
*(guiñando a izquierda y derecha)*

### 3.4. Señales internacionales de socorro en montaña

Habitualmente se utilizan para solicitar *ayuda*, especialmente aérea y responder a los tripulantes de helicópteros.

| | |
|---|---|
| 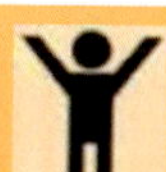 | **Señal:** La persona se mantiene en pie, con los brazos levantados y permanece inmóvil durante toda la llamada.<br>**Significado:** Sí, necesitamos ayuda. |
| 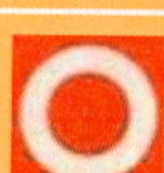 | **Señal:** Cuadrado de tela roja de un metro de lado, con corona circular blanca de 90 cm de diámetro exterior y 60 cm de diámetro interior.<br>**Significado:** Necesitamos ayuda. |
|  | **Señal:** Con el fin de evitar intervenciones inútiles de los equipos de socorro se admite el empleo de la señal de seguridad, consistente en que la persona se mantenga inmóvil en pie con un brazo levantado.<br>**Significado:** No, no necesitamos ayuda. |
| 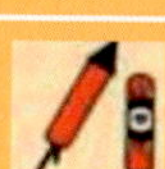 | **Señal:** Cohete o bengala de color rojo.<br>**Significado:** Necesitamos ayuda. |

### 3.5. Fraseología Operación SAR

| | |
|---|---|
| AFFIRMATIVE | Significa “sí”, es decir, que lo que ha transmitido una persona es correcto. |
| BREAK | Se utiliza para separar las diversas partes de un mensaje o un mensaje de otro. |
| FIGURES | Se menciona antes de que se indiquen números en un mensaje. |

| | |
|---|---|
| I SPELL | Se utiliza antes de efectuar un deletreo fonético, como por ejemplo, un nombre propio. |
| NEGATIVE | Significa "no". |
| OUT | Indica el fin de una transmisión cuando no se espera ninguna respuesta. |
| OVER | Indica el fin de una transmisión cuando se espera una respuesta inmediata. |
| ROGER | Significa que se ha recibido satisfactoriamente la transmisión. |
| SILENCE | Se repite tres veces y significa que todas las transmisiones deben cesar inmediatamente. |
| SILENCE FINI (pronunciado SI LANS FI NÍ) | Significa que se cancela la solicitud de silencio y se utiliza para indicar el final de una emergencia y la reanudación del tráfico normal. |
| THIS IS | Se utiliza antes del nombre o distintivo de llamada de la estación que sigue inmediatamente. |
| WAIT | Significa "espere", es decir, que se debe efectuar una interrupción durante algunos segundos y esperar a que se reanude la transmisión. |

## 4. SEGURIDAD EN HELISUPERFICIES

La mayor parte de los *accidentes*, en embarque y desembarque de personas, han sido producidos por:

- Las palas del rotor principal.
- Las palas del rotor de cola.

Aun en el caso de girar lentamente, lo que ocurre en los momentos de arranque y parada del motor tienen suficiente fuerza para segar la cabeza y aunque las palas del rotor principal se encuentran a una altura superior a los 2 m, pueden, en ocasiones, bajar su plano de giro hasta una altura inferior a la normal de la estatura del hombre.

No acercarse al helicóptero mientras ningún miembro de la tripulación no se lo indique. Para evitar estos peligros, los individuos se deben acercar y salir del helicóptero por el rotor frontal (para evitar el rotor de cola) y agachados (para evitar el rotor principal) y por donde el Comandante de la Aeronave pueda verle.

Una vez que el helicóptero tome tierra no se deben de mover de su posición de espera hasta recibir la señal del Comandante de la Aeronave indicando que se puede aproximar, siempre por delante.

Durante el despegue del helicóptero, quienes se queden en tierra permanecerán agachados en la misma situación que durante el aterrizaje.

El fumar a bordo solo será con la autorización del Comandante de la Aeronave y en ningún caso durante las maniobras de toma y despegue, ni en tierra a menos de 330 m del helicóptero.

## BIBLIOGRAFÍA


1. AIROPS Reglamento (UE) n.º 965/2012 de la Comisión, de 5 de octubre de 2012.
2. ATM-ANS Reglamento de Ejecución (UE) n. ° 2017/373 de la Comisión, de 1 de marzo de 2017.
3. SERA Reglamento de Ejecución (UE) n.º 923/2012 de la Comisión, de 26/09/2012.
4. Air Medical Management. 2015. Mains R.
5. Standards of Helicopter Emergency Medical Service for patient transport. M Bahrami; Z Pilehvari; E Alavi. 2019.
6. Norwegian Air Ambulance:A Concept for Integrated Helicopter Emergency Medical Systems. Mellin-Olsen, J.; Ohta, M. 2019.
7. Criterios para cancelar los despachos de servicios médicos de emergencia en helicóptero. Giannakopoulos, Georgios F, Bloemers, Frank W; Lubbers, Wouter D, Cristianos, Herman MT. 2019.

# 28. SITIOS OPERACIONALES HEMS. HELIPUERTOS Y PUNTOS DE TOMA

**Juanjo Hierro Sordo**

## LA FILOSOFÍA HEMS

Cuando intentamos precisar cuáles son las instalaciones apropiadas para las operaciones HEMS, tenemos que partir diciendo que es una normativa que se mueve en el más claro ámbito de la seguridad en aviación, que asume niveles de riesgo aceptables y que pone el acento en considerar quién o qué está en riesgo y a quién o a qué se está protegiendo.

Las operaciones HEMS se realizan de acuerdo con los requisitos contenidos en el Anexo I (Parte CAT) y en el Anexo III (Parte ORO) del Reglamento (EU) 965/2012, excepto lo que se especifica en la Parte SPA. HEMS de dicho reglamento, para lo que se requiere una aprobación específica.

En términos simples, hay 3 tipos de sitios operacionales HEMS, en los que se espera que se apliquen los *requerimientos* normativos de forma pragmática:

- La Base de Operaciones HEMS.
- El Sitio de Operaciones HEMS.
- El Sitio de Hospital.

## SITIOS OPERACIONALES HEMS

La filosofía HEMS atribuye adecuados niveles de riesgo para cada sitio operacional, lo que se deriva en función de consideraciones prácticas y de la probabilidad de uso. De hecho, HEMS establece que la exposición al riesgo debe ser inversamente proporcional a la cantidad de uso del sitio:

- *Base de operaciones HEMS:* desde la cual comenzarán y terminarán todas las operaciones. Existe por tanto una alta probabilidad de que haya un gran número de despegues y aterrizajes en esta base de operaciones HEMS y, por esa razón, no se admiten desviaciones de los procedimientos operativos o de las reglas de rendimiento.

- *Sitio de operación de HEMS:* debido a que este es el sitio principal de intervención relacionado con un incidente o accidente, su uso nunca se puede planificar previamente y, por lo tanto, se permiten ciertas atenuaciones de los procedimientos operativos y de las reglas de rendimiento, cuando corresponda.
- *El sitio del hospital:* generalmente situado a nivel del suelo en los terrenos del hospital o, si es elevado, en un edificio del mismo. Puede haberse establecido durante un período en el que los criterios de rendimiento no eran una consideración. La cantidad de uso de estos sitios depende de su ubicación y sus instalaciones; normalmente, será mayor que el del sitio de operación de HEMS, pero menor que para una base de operación de HEMS. Dichos sitios permiten algunas desviaciones según los SPA. HEMS.

## LA BASE DE OPERACIONES HEMS

Tal y como se deduce de la definición anterior, una base de operaciones HEMS solo puede estar establecida en un helipuerto autorizado.

Debe elegirse con detalle el lugar para establecer la base desde la cual van a realizarse las operaciones HEMS, porque las características de la instalación y de su entorno pueden limitar las operaciones HEMS de algunas aeronaves, básicamente porque la norma no permite desviación de los requerimientos.

**Helipuerto autorizado**

Instalación aeronáutica de uso público o restringido que dispone de certificado de explotación por parte de la autoridad aeronáutica. En función de las operaciones previstas se autorizará para reglas de vuelo visual (VFR) o para reglas de vuelo instrumental (IFR).

Los helipuertos VFR pueden estar autorizados de orto a ocaso o H24 en función del diseño e instalaciones disponibles.

La normativa HEMS no dice que se emplee un tipo concreto de performance de clase en una base de operaciones, lo que dependerá del sitio y del entorno, pero si afirma que el riesgo debe ser cero, de hecho no concede que se puedan mostrar desviaciones.

Por tanto, el entorno de la base puede limitar las operaciones porque los helicópteros solo podrán plantear performances de clase que posibiliten cero riesgo, PC1 ó PC2 y en este caso si dispone de una zona de aterrizaje segura.

**Entorno hostil**

Es un entorno en el cual:

- No se puede realizar un aterrizaje forzoso con seguridad debido a que la superficie es inadecuada; o bien
- los ocupantes del helicóptero no están protegidos apropiadamente de los elementos; o bien
- la capacidad o la respuesta de los servicios de búsqueda y rescate no es apropiada a la exposición prevista; o bien
- existe un riesgo inaceptable de peligro para las personas o las propiedades situadas en tierra.

Por ejemplo, *un hospital que sea base HEMS*, situado dentro de una ciudad, que se considere zona hostil porque no disponga de zona de aterrizaje forzoso y que además sea congestionada porque esté rodeada de zonas residenciales, deberá ser operado siempre en Performance de Clase 1.

**Área congestionada**

En relación con una ciudad, población o asentamiento, cualquier área que se utilice de modo sustancial con fines residenciales, comerciales o recreativos.

Una zona congestionada es hostil si no dispone de zonas adecuadas para un aterrizaje forzoso en condiciones seguras.

Otro ejemplo, una base HEMS que no esté en zona hostil, podrá operarse en PC1 ó PC2 si tiene una zona de aterrizaje forzoso seguro (SFL).

*Operaciones de Performance de Clase 1*

- Son aquellas cuyos parámetros de carga y rendimiento son tales que, en caso de fallo de la unidad crítica de potencia, el helicóptero será capaz de aterrizar dentro de la distancia de despegue abortado disponible o bien continuar el vuelo con seguridad hasta una zona de aterrizaje adecuada, dependiendo de cuándo se produzca el fallo.
- El operador debe garantizar que los helicópteros operados en Performance de Clase 1 están certificados en Categoría A.

*Operaciones de Performance de Clase 2*

- Son aquellas cuyos parámetros de carga y rendimiento son tales que, en caso de fallo de la unidad crítica de potencia, su performance permite al helicóptero continuar el vuelo con seguridad, excepto si el fallo se produce al principio de la maniobra de despegue o al final de la de aterrizaje, en cuyos casos puede ser necesario un aterrizaje forzoso.
- Si dispone de SFL generalmente será un aterrizaje forzoso seguro.

*Operaciones de Performance de Clase 3*

- Son aquellas cuyos parámetros de carga y rendimiento son tales que, en caso de fallo de la unidad crítica de potencia, se requerirá la realización de un aterrizaje forzoso.
- Todos los monomotores son helicópteros de Performance de Clase 3, pero en función de ciertas condiciones de peso, altitud y temperatura un helicóptero puede verse obligado a operar en PC3.

Resulta importante ser consciente de que el concepto performance no es algo permanente y que, en función de la variación de la carga, la temperatura y/o la altitud de presión, un mismo helicóptero podrá tener que operar en una u otro tipo de performance. Ser consciente de ello ayudará a entender la exposición al riesgo durante las maniobras de despegue y aterrizaje, así como durante la fase de ruta.

## EL SITIO DE HOSPITAL

La aplicación de la normativa HEMS evidencia desde el principio que muchos de los hospitales carecen de instalaciones autorizadas en las que se vienen sosteniendo operaciones de urgencia médica. Se crea a dicho efecto el término Sitio de Interés Público (SIP) con el objeto de permitir de forma exclusiva tales operaciones de interés público.

En CAT.POL.H.225 se establece que las operaciones a un sitio de interés público (SIP), pueden ser realizadas en performance de clase 2 sin cumplir la necesidad de disponer de zona de aterrizaje forzoso seguro. Aunque hay algunos *requerimientos* a tener en cuenta:

1. El SIP debió establecerse con anterioridad al 1 de julio de 2002
2. El tamaño de los obstáculos en el entorno no permite el cumplimiento de la performance de clase 1
3. La operación se realiza con un helicóptero con un MOPSC de seis o menos personas a bordo
4. El operador cumple con CAT.POL.H.305 en relación con el mantenimiento, procedimientos, entrenamiento específico, monitorización de parámetros, etc.
5. La masa del helicóptero no supera la masa máxima especificada en el AFM para un gradiente de ascenso del 8% en aire estable a la velocidad de seguridad de despegue adecuada (VTOSS) con el motor crítico inoperativo y los motores restantes funcionando a potencia nominal adecuada; y
6. El operador tiene la aprobación previa de la autoridad competente y conocimiento del estado del SIP.

Los procedimientos específicos del sitio se establecerán en el manual de operaciones del operador para minimizar el período durante el cual habría peligro para los ocupantes del helicóptero y las personas en la superficie en caso de fallo del motor durante el despegue o el aterrizaje.

El manual de operaciones deberá contener para cada SIP: un diagrama, o fotografía anotada, mostrando los aspectos principales, las dimensiones y la no conformidad con la clase de performance 1 y, además, los peligros principales y el plan de contingencia en caso de que ocurra un incidente.

## EL SITIO DE OPERACIONES HEMS

Un sitio de operaciones HEMS, en términos prácticos, es el lugar decidido por el comandante como idóneo para el aterrizaje durante el curso de una misión HEMS, previo reconocimiento aéreo realizado durante el vuelo en sí.

Conviene tener en cuenta que en los sitios de operaciones HEMS, el apéndice SPA.HEMS no permite el aterrizaje en estas misiones en ausencia de un segundo piloto o de un tripulante HEMS, excepto en circunstancias excepcionales, cuando las dimensiones del sitio no son una limitación y solo a discreción del comandante.

La norma dice que en la selección de sitios HEMS, se deben tener en cuenta tanto los requerimientos de tamaño,

- El tamaño de un sitio HEMS, está establecido en 2 × D, donde D es la dimensión máxima del helicóptero con los rotores girando, en vuelos diurnos. Y en 4 × D de longitud y 2 × D en anchura para vuelos nocturnos.

como los de performance,

- Las operaciones en sitios HEMS, pueden llevarse a cabo en PC 1 ó en PC 2, sin que sea exigible la existencia de una zona de aterrizaje segura como se menciona en CAT.POL.H.305, en el caso de que se cumpla lo que se prevé en su epígrafe b)2 y c)3. Dado que la PC 2 es menos exigente la operación en dichos puntos debe hacerse en condiciones de peso tales que el helicóptero pueda despegar de forma que se garantice franquear los obstáculos con 35 ft y alcanzar un R/C de 150 ft por minuto a 1000 ft de altitud sobre la superficie del sitio HEMS con un motor inactivo.

**Reconocimiento del Sitio Operacional HEMS (Procedimiento)**

Tras las dificultades habituales a la hora de localizar el incidente, llega el momento de decidir el punto de aterrizaje en la misión HEMS, el procedimiento debe ser siempre un reconocimiento previo que concluya básicamente aplicando la mención anterior al tamaño y a los requerimientos de performance.

La selección del punto de toma en un servicio HEMS está siempre condicionado a la proximidad al punto de intervención y parece evidente que aterrizar cerca, o lo más cerca posible sea de vital importancia en gran número de casos.

Sin embargo, en la operación HEMS hemos de realizar todas nuestras actuaciones procurando que no haya conflicto con los márgenes de seguridad, con cierto pragmatismo, la mejor actuación en este momento será la participación activa de todo el equipo para ayudar al piloto a tomar las decisiones más correctas.

En algunos casos incluso habrá que distinguir el punto de desembarque del de recogida y de dicha forma encontrar durante el tiempo de la intervención un lugar más apto. Cualquier consideración sobre qué es mejor o peor sin embargo, debe ser producto del análisis de la tripulación.

Durante el reconocimiento, la tripulación de vuelo y el tripulante T/HEMS, deben identificar y colacionar los obstáculos que se encuentren en la línea de vuelo o de desplazamiento posible.

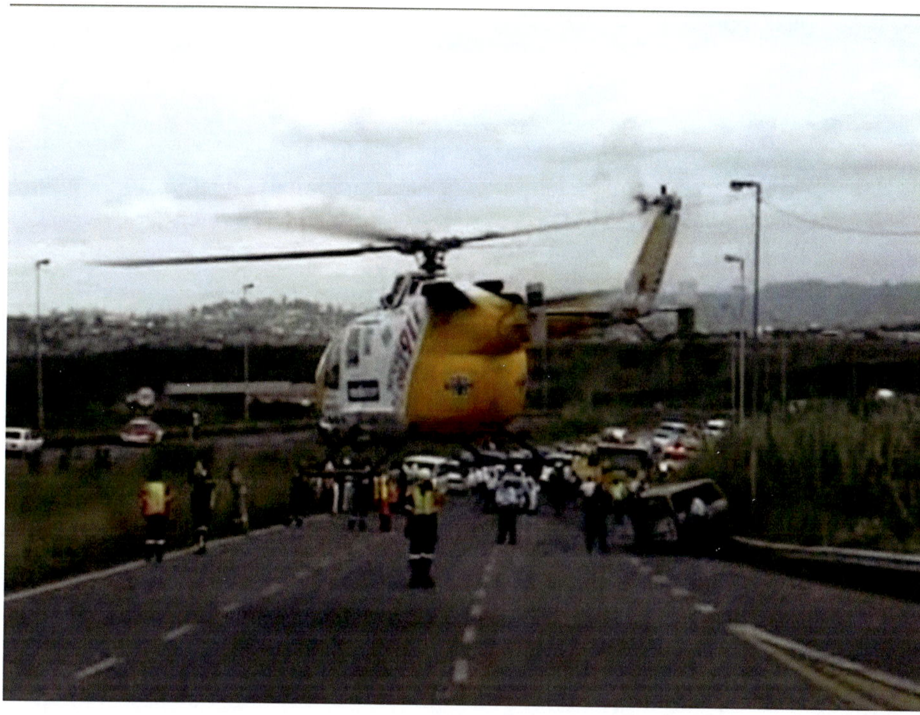

*1. Sitio operacional HEMS.*

La tripulación médica en la parte de atrás de cabina debe atender a los obstáculos que se comunican y participar en la identificación de aquellos otros que pudieran afectar a las evoluciones de la aeronave, en caso de que no hubiesen sido ya identificados previamente. Toda la secuencia debe ser lo más ordenada posible.

A la hora de identificar se debe mencionar el obstáculo y situar,

- Línea a las 10
- Torre a las 12
- Árbol a las 3…

En lo que respecta al área de aterrizaje, la dificultad para determinar los obstáculos o elementos pequeños, debe paliarse con una continua reevaluación a medida que progresa el acercamiento: postes, señales de tráfico, farolas, letreros, indicadores viales, árboles, plantones, estacas, piedras, restos volátiles de accidentes, personas o vehículos en movimiento, etc.

Es de gran importancia evaluar la inclinación del área de aterrizaje. En función del entrenamiento de la tripulación y de su equipamiento de seguridad, parte de este reconocimiento cercano podrá realizarse con la puerta abierta.

Los obstáculos que han de evaluarse son los que pueden afectar:

- A la aproximación al sitio
- Al despegue desde el sitio y
- Al punto en el que se pretende situar al helicóptero.

También resulta importante reconocer el tipo y consistencia del suelo y la existencia de materiales sueltos: polvo, grava, ramas, hierba, hojas, arena, nieve, agua, lodo, suelo rocoso, herboso, helado, etc. Por un lado, ese material puede complicar el aterrizaje afectando a la visibilidad, a la estabilidad o convertirse en proyectiles que afecten a terceros.

Resulta asimismo prioritario prestar atención a la situación del sol, sobre todo durante el despegue o el aterrizaje.

Los "call-outs" de estos procedimientos deben estar estandarizados y permitir la coordinación de toda la tripulación durante las fases de reconocimiento, aterrizaje y despegue, los call-outs serán referidos por el comandante y seguidos especialmente por el T/HEMS y el resto de la tripulación con la mayor atención durante las evoluciones cercanas al suelo.

## PROCEDIMIENTOS DE APROXIMACIÓN Y DESPEGUE AL SITIO HEMS

Por su interés y relación con la seguridad de las maniobras en los sitios operacionales HEMS se reproducen algunos ejemplos de procedimientos HEMS:

*Procedimiento de entrada*

1. Identificar el lugar correctamente antes de iniciar la maniobra de aproximación
2. Completar los chequeos antes de iniciar la maniobra de acercamiento
   - Comprobar sistemas CAT A disponible y,
   - Potencia disponible, PWR CHK
3. Realizar con la ayuda del T/HEMS un reconocimiento de la zona previo al aterrizaje
   - Viento
   - Espacio disponible para el aterrizaje
   - Inclinación y tipo de terreno
   - Obstáculos alrededor o dentro del punto de aterrizaje
4. Ordenar cabina asegurada al T/HEMS
5. Realizar el briefing de aterrizaje
6. Si se requiere, ordenar puertas abiertas en corta final al T/HEMS, quien vigilará el acercamiento al punto de toma desde el exterior
7. Determinar la inclinación del terreno y aterrizar
8. Realizar advertencias de peligro de los rotores y ordenar al T/HEMS el desembarque.

*Briefing de aterrizaje (ejemplo de briefing tras el reconocimiento)*

*Comandante:* Identificado punto de aterrizaje situado en la carretera. Resulta confinado debido a algunos obstáculos, hay árboles en la margen del río, lado Este de la carretera, pero está bastante libre al otro margen. Las dimensiones generales son suficientes para el helicóptero. Hay una señal de tráfico a las 12 del punto. Quedaremos a más de 50 m del vehículo.

*Comandante:* Aproximación desde el sur, aprovechando la carretera como eje, hay una línea de media tensión paralela más al Este de la línea de árboles, pero es más alta que ellos, así que ojo. Entrada en Cat A VTOL3 para áreas confinadas, parámetros en zona compatibles con performance de clase 2 sin zona de aterrizaje forzoso más allá del punto. En caso de fallo de un motor durante el aterrizaje se establece LDP (240 ft + elevación, 20 kias) justo cuando estemos encima de la curva de la carretera y se aplicará potencia de 30” OIE, ascendiendo y volando el mismo rumbo inicial, virando después a la izquierda hacia el río; antes de 30” establecer potencia 2’ OEI y ascender a 1000 ft AGL, hasta salir del valle y localizar zonas de aterrizaje alternativas. Si el fallo ocurre después del LDP (240 ft, 20 kias), se ajustará colectivo a límites OEI y se reducirá velocidad. Las acciones inmediatas son establecer actitud de aterrizaje y aplicar colectivo para detener o amortiguar el descenso.

Despegue posible en la misma dirección de entrada.

T/HEMS y resto CREW responden recibido.

*Procedimiento de salida*

1. Identificar la trayectoria de despegue
   - Comprobar el viento
   - Recordar los obstáculos reconocidos previamente
   - Tener en cuenta el sol
2. Completar chequeos previos
   - CAT A conectado
   - Comprobar la potencia disponible
   - Tener en cuenta altitud, carga abordo
3. Evaluar con el T/HEMS el área disponible para el vuelo estacionario
   - Desplazarse al punto que permita aprovechar la mejor senda de ascenso y obtener un ascenso positivo, según interese la velocidad de máximo ascenso Vtoss o la mejor velocidad de ascenso Vy.
   - Obstáculos alrededor o dentro del punto de aterrizaje
4. Realizar el briefing de despegue
5. Ordenar cabina estéril
6. Si se requiere, ordenar puertas abiertas, el T/HEMS vigilará el despegue desde el exterior

*Briefing de despegue (ejemplo)*

*Comandante:* Despegaremos en Cat A VTOL3 áreas confinadas, parámetros en zona compatibles con performance de clase 2 sin zona de aterrizaje forzoso más allá del punto. En vertical hasta altura de obstáculos y manteniendo después el punto a la vista hasta TDP (240 ft + elevación, 20 kias), acelerar en ascenso a Vy y posterior viraje a la izquierda sobre la línea de media tensión.

Las acciones inmediatas en el caso de fallo de motor antes de TDP son, ajustar colectivo a límites OEI y reducir velocidad, establecer actitud de aterrizaje y aplicar colectivo para detener o amortiguar el descenso. Si el fallo ocurre después del TDP, ajustar colectivo a potencia de 30" OEI y acelerar hasta Vtoss (40 kias), ascender tras obtener Vtoss, obtener ascenso positivo y acelerar a Vy, antes de 30" ajustar colectivo a potencia 2' OEI y ascender hasta 1000 ft saliendo de la zona.

T/HEMS y resto CREW responden recibido.

## CARACTERÍSTICAS GENERALES DE LOS HELIPUERTOS

Ahora que ya entendemos que la localización del helipuerto o el punto de toma influye mucho en la naturaleza de la operación HEMS, podemos empezar a hablar de instalaciones.

Atendiendo a una *clasificación genérica*, los helipuertos pueden ser permanentes o eventuales:

- *Helipuerto permanente:* un aeródromo o área definida sobre una estructura artificial en superficie o elevada, destinada exclusivamente a la llegada, salida o movimiento en superficie de los helicópteros, que puede disponer de edificios, equipamientos e instalaciones de servicios de carácter fijo.
- *Helipuerto eventual:* la superficie de terreno que reúne las condiciones mínimas de seguridad para ser utilizada por los helicópteros de forma temporal u ocasional y cuyo establecimiento obedece a necesidades transitorias motivadas por operaciones de prevención, vigilancia y extinción de incendios, realización de trabajos aéreos, actividades recreativas o de transporte u otras análogas.

Teniendo en cuenta la clasificación que se establece en el RD 862/2009 y en el RD 1070/2015, los helipuertos pueden ser de uso público o de uso restringido: Importa saber que los helipuertos restringidos no pueden ser utilizados por cualquier usuario, solo por aquellos que están autorizados por el titular; y que no se pueden realizar operaciones distintas de las reflejadas en la autorización de explotación emitida por la Autoridad. Un ejemplo de este tipo de helipuertos son los de hospital.

- *Los helipuertos de uso público*, son aquellas instalaciones accesibles a todo tipo de usuarios, desde las que pueden realizarse operaciones de transporte comercial, pasajeros, mercancías, correo e incluso aerotaxis.
- *Los helipuertos de uso restringido*, son instalaciones en las que no puede realizarse nada de lo anterior, pero pueden albergar el resto de operaciones como aviación privada, deportiva y corporativa, escuelas de vuelo, mantenimiento en base, lucha contra incendios, sanitarias, salvamento marítimo, emergencias y trabajos aéreos en general.

Si atendemos a los aspectos constructivos o de ubicación, hay dos tipos de instalaciones, de superficie y elevadas.

## Helipuerto de superficie

Cuando un helipuerto se encuentra al mismo nivel que el terreno circundante, se denomina de superficie.

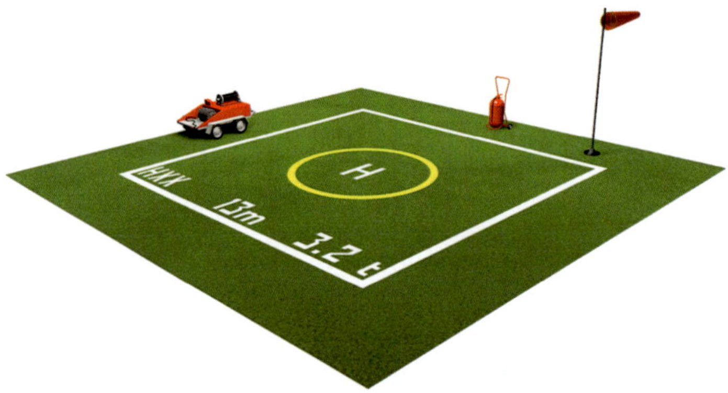


*2. Helipuerto de superficie. FATO cuadrada.*

## Helipuertos elevados

Cuando la plataforma desde la que se opera se encuentra a más de 3 metros de altura sobre la superficie circundante se denomina helipuerto elevado. Se emplaza generalmente en una zona en la que hay poco terreno de superficie libre disponible, o debido a que el tipo de ocupación del suelo impide su instalación a nivel o existen obstáculos de dimensiones importantes.

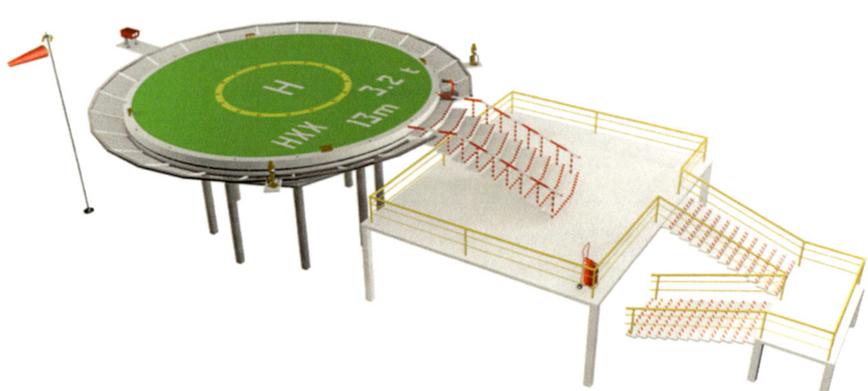


*3. Helipuerto elevado. FATO circular.*

Muchos helipuertos elevados se instalan en edificios de hospitales por razones de que estos ocupan zonas urbanas y residenciales y porque existe la necesidad de acortar los plazos de entrega o recogida de las víctimas o pacientes objeto de su uso.

Desde el punto de vista de las reglas de uso, los helipuertos pueden ser diseñados para ser utilizados en condiciones de vuelo instrumentales (IMC) o en condiciones visuales (VFR), de día o de noche. Todas estas atribuciones de uso serán reflejadas en la autorización de explotación concedida por la autoridad aeronáutica.

## ASPECTOS DESCRIPTIVOS PRINCIPALES DE LOS HELIPUERTOS

### FATO

La plataforma del helipuerto contiene un área denominada FATO que es la que permite la realización de los despegues y los aterrizajes. Las dimensiones de la FATO dependen de las del helicóptero más grande que se vaya a operar en dicho helipuerto y también de las características de performance de la operación.

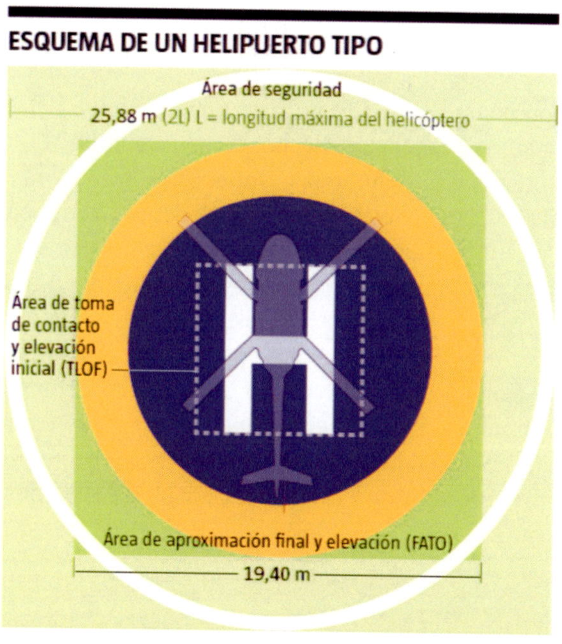


*4. Esquema de un helipuerto tipo.*

## TLOF

En la FATO no puede haber obstáculos que no sean frangibles y contiene la zona de toma de contacto y de elevación inicial llamada TLOF.

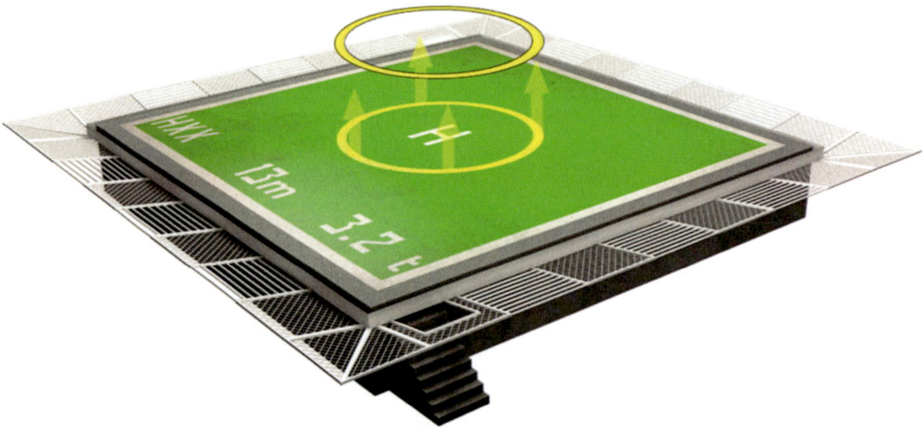


*5. FATO cuadrada, TLOF circular.*

## SUPERFICIES LIMITADORAS DE OBSTÁCULOS

La instalación de un helipuerto no comprende solo la plataforma en la que el helicóptero se posa en el suelo, de hecho a partir de la FATO, y en función de las trayectorias estudiadas, se definen las "superficies limitadoras de obstáculos" que tienen como fin, proteger el espacio aéreo alrededor del trayecto de ascenso o descenso que describe un helicóptero cuando despega o aterriza.

Este trayecto o senda, será de una u otra inclinación en función asimismo de la operación que se considere en PC1, PC2 ó PC3, de menor a mayor inclinación.

Las sendas ascendentes discurren a lo largo de trayectorias que llevan las dimensiones del helipuerto a distancias lejanas, en algunos casos hasta más de 3 km. Estas trayectorias o sendas de ascenso no tienen por qué ser siempre rectilíneas, se admiten cierto tipo de curvas para adaptarse al relieve o para evitar algunos obstáculos.

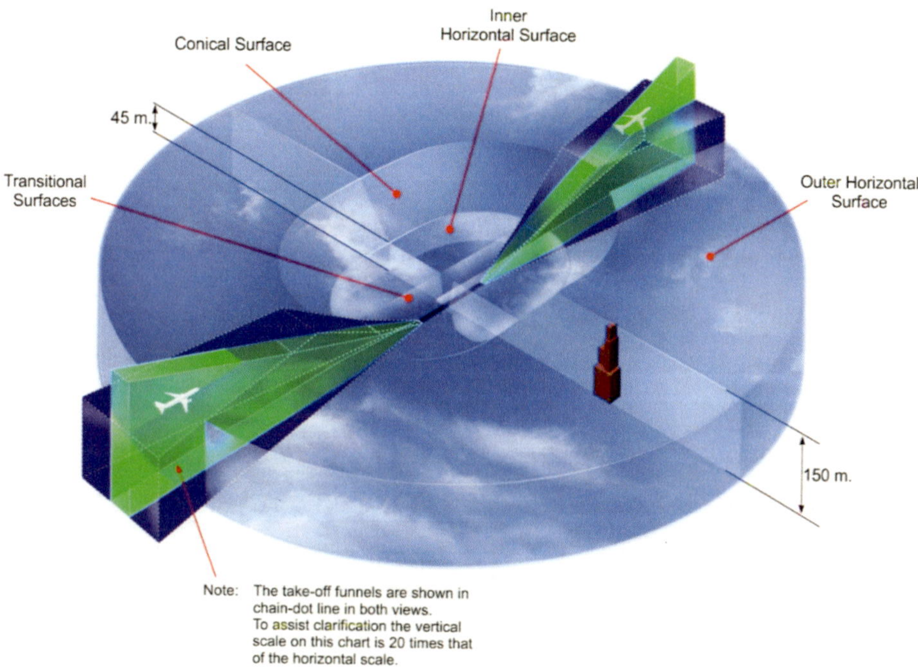


6. *Superficies limitadoras de obstáculos.*

## ÁREA DE SEGURIDAD

La FATO estará rodeada siempre de una franja de seguridad operacional (mínimo 3 metros) y los obstáculos máximos serán frangibles y no podrán superar los 25 cm. En los helipuertos elevados esta área no necesita ser sólida, pero debe estar libre de obstáculos.

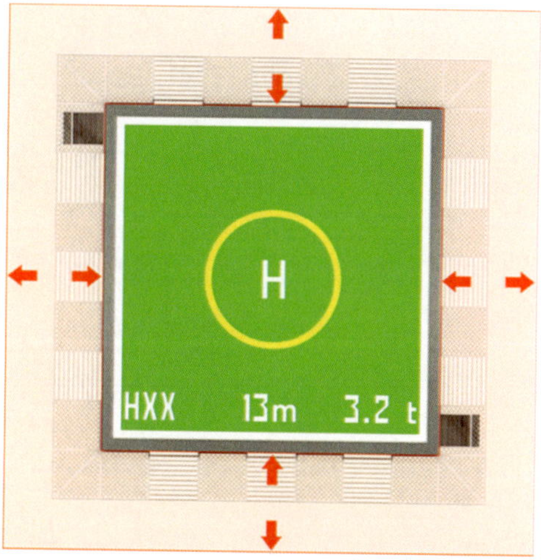


7. *Área de seguridad de la FATO.*

## SEÑALIZACIÓN Y AYUDAS VISUALES

- *Indicador de viento:* Los helipuertos deben estar equipados, por lo menos, con un indicador de la dirección del viento. Se denominan conos o mangas de viento. Las dimensiones varían entre longitudes de 2,4 m en helipuertos de superficie y los 1,2 m en los elevados. El color debe escogerse para que pueda interpretarse desde unos 200 m de altura y que destaque en relación con la zona. Generalmente son blancos o anaranjados. Si tienen que ser bicolor, es preferible que sean con franjas blancas y rojas.
- *Señales y balizas:* Los helipuertos tienen que tener señales de identificación de helipuerto. La señal de identificación de helipuerto se emplazará en el centro o cerca del centro de la FATO. En las FATO que contienen una TLOF, las señales de identificación de helipuerto se emplazarán de modo que su posición coincida con el centro de la TLOF. Normalmente consiste en una H.

En los hospitales la señal de identificación consistirá en una H de color rojo, ubicada en el centro de una cruz blanca.

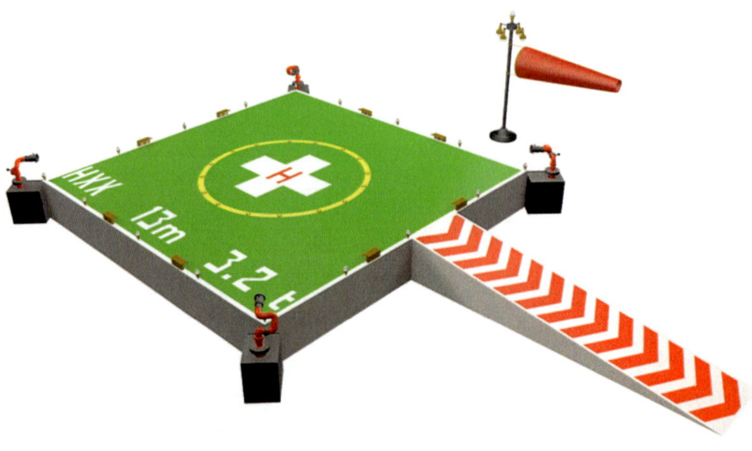


*8. Señalización, cañones y manga de viento.*

- *Señal de masa máxima disponible:* Es obligatorio poner una señal de masa máxima en los helipuertos elevados y debería exhibirse en los de superficie.

- *Señal o balizas de perímetro:* Deben disponerse señales o balizas de perímetro de FATO en los helipuertos de superficie terrestres en los casos en que la extensión de dicha área no resulte evidente
- *Señal de punto de visada:* Debería proporcionarse una señal de punto de visada en un helipuerto cuando sea necesario para que el piloto efectué una aproximación hacia un punto por encima de la FATO antes de dirigirse a la TLOF. La señal de punto de visada estará emplazada dentro de la FATO.
- *Señal de nombre de helipuerto:* Debería proporcionarse una señal de nombre de helipuerto en aquellos helipuertos en los que no haya otros medios que basten para la identificación visual.
- *Faro de helipuerto:* En los helipuertos debería proporcionarse un faro de helipuerto cuando se considere necesaria la guía visual de largo alcance y ésta no se proporcione por otros medios visuales; o cuando sea difícil identificar el helipuerto debido a las luces de los alrededores.
- *Indicador visual de pendiente de aproximación:* Los helipuertos deben disponer de este indicador independientemente de si éstos están servidos por otras ayudas visuales para la aproximación y cuando las características del helipuerto exigen una aproximación estabilizada. Existen 3 sistemas normalizados, PAPI, APAPI y HAPI, este último es el indica-

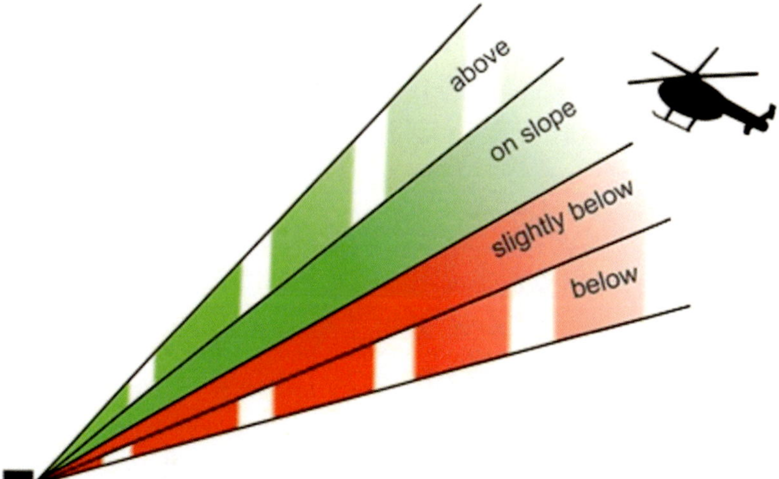


*9. Interpretación del HAPI.*

dor de trayectoria de precisión para helicópteros. El HAPI proporciona 4 sectores de señal de forma que cuando el piloto está alineado, en la aproximación podrá ver una luz roja destellante cuando está por debajo de la trayectoria; verá una luz roja fija cuando está ligeramente por debajo de la trayectoria; una luz verde fija cuando está correctamente siguiendo la pendiente y una luz verde destellante, cuando está por encima de la pendiente.

- *En función de las reglas de vuelo de las operaciones para las que se haya diseñado el helipuerto, otros sistemas de luces pueden comprender:* luces de aproximación, iluminación de guía de alineación de trayectoria de vuelo, sistema guía de alineación visual, luces de calle de rodaje, luces de estacionamiento, iluminación de objetos…

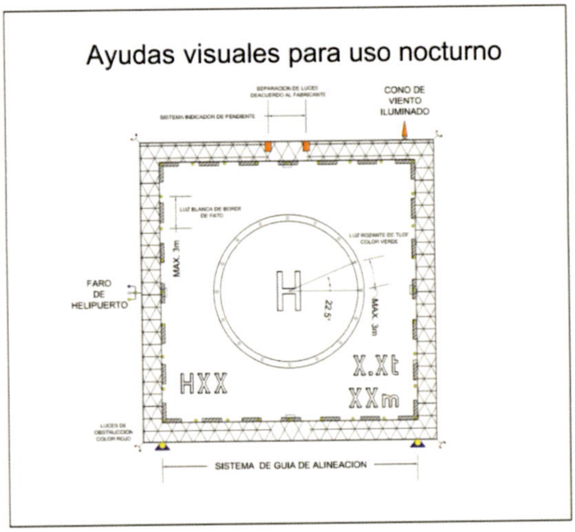


*10. Ayudas visuales vuelo nocturno.*

- *Sistemas de suministro de energía eléctrica:* Para el funcionamiento seguro de las instalaciones, en los helipuertos se dispondrá de fuentes primarias y secundarias de energía eléctrica. Los dispositivos de conexión de alimentación de energía eléctrica a las instalaciones para las cuales se necesite una fuente secundaria de energía eléctrica se dispondrán de forma que, en caso de falla de la fuente primaria de energía eléctrica, las instalaciones se conmuten automáticamente a la fuente secundaria de energía eléctrica.

## SERVICIOS DE EMERGENCIA DEL HELIPUERTO

De acuerdo con el RD 1070/2015, en todo helipuerto se establecerá un procedimiento de emergencia que guarde relación con las operaciones de las aeronaves y demás actividades realizadas en el helipuerto. El contenido básico del procedimiento de emergencia se dispondrá en las instalaciones del helipuerto, en lugares visibles para todos los usuarios, en carteles con el nombre de los organismos a los que se deba avisar y sus números de teléfono, la información que se les debe proporcionar y el mapa reticular del helipuerto y alrededores.

### Salvamento y extinción

El nivel de protección que ha de proporcionarse para fines de salvamento y extinción de incendios deberá basarse en la longitud total del helicóptero en base al cual se ha diseñado el helipuerto y de conformidad con la categoría de los servicios de extinción de incendios del helipuerto.

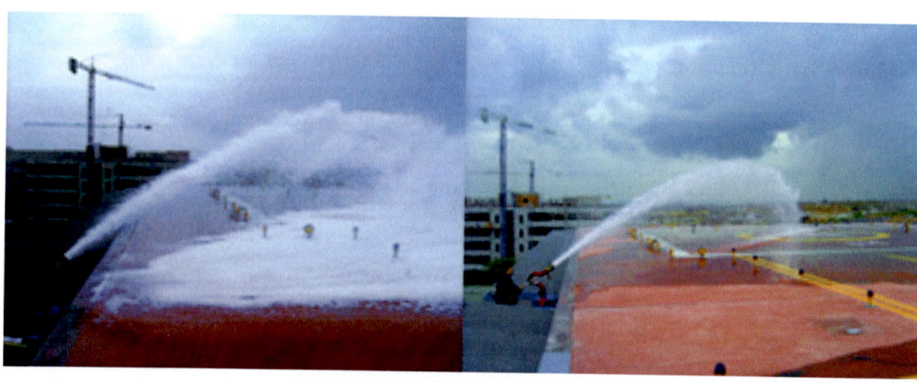

*11. Prueba de monitores (cañones) de extinción.*

El agente extintor principal será una espuma de eficacia mínima de nivel B, y la cantidad de agua disponible no será menor que la que se indica en las tablas 5.2 y 5.3 que se incluyen en el AMC del Anexo IV del RD 1070/2015 en relación las cantidades mínimas para helipuertos de superficie o elevados.

El sistema de proyección suele consistir en un proporcionador que mezcla espuma y agua en un porcentaje adecuado hacia los monitores o cañones, que pueden ser activados en caso de necesidad.

| Categoría | Longitud total del helicóptero |
|---|---|
| H1 | Hasta 15 m exclusive. |
| H2 | A partir de 15 m hasta 24 m exclusive |
| H3 | A partir de 24 m hasta 35 m exclusive |
| a. Longitud del helicóptero comprendido el botalón de cola y los rotores. | |

*12. Categoría de extinción de los helipuertos.*

## Equipo de salvamento

El equipo de salvamento que deberá proporcionarse para todas las categorías constará al menos de: guantes y manta resistentes al fuego y la temperatura, herramienta de corte para cables, arneses, hacha, y palanca.

El equipo de salvamento estará ubicado en una zona adyacente al helipuerto. En helipuertos elevados deberá almacenarse junto a la plataforma.

## Procedimientos en helipuertos con operaciones sanitarias

Los helipuertos hospitalarios deben contar con un procedimiento de activación y seguridad que evite que se provoquen situaciones de inseguridad durante la llegada de un helicóptero. El cumplimiento de un protocolo de dicha naturaleza es obligatorio, no pudiendo existir ninguna situación ordinaria que permita la actividad aérea sin la activación del protocolo de seguridad establecido.

El procedimiento de inspección del helipuerto debe garantizar que su estado e instalaciones permiten su operatividad. Se requieren dos *tipos de comprobaciones*, las diarias haya o no movimientos en el helipuerto y las comprobaciones previas antes de la llegada de una aeronave:

- Las *comprobaciones diarias* deben quedar registradas para asegurar el control del estado de la instalación; se comprobará el funcionamiento de todos los sistemas y servicios, el estado de las ayudas visuales y marcas, sistemas eléctricos, iluminación, balizaje, cantidad de agua y presión, cantidad de espumógeno, indicador de viento, etc.

  En dicha inspección también se registrará diariamente que en el espacio aéreo circundante no existen nuevos obstáculos ni objetos que puedan afectar a las operaciones: grúas de construcción, postes, edificaciones, torres de energía eléctrica, etc.
- Las *comprobaciones previas* a un vuelo deben evitar la existencia de personas o materiales o vehículos en la plataforma. Cualquier objeto suelto

debe ser retirado y se realizará un chequeo rápido de todos los servicios del helipuerto, incluida la libertad de giro de la manga de viento, la conexión del sistema de iluminación y los sistemas de ayudas visuales. Se comprobará la situación de los extintores y se armarán los monitores de extinción. Dejando todo en situación de poder ser activado durante el aterrizaje del helicóptero en el caso de que fuese necesario.

- Si la corriente descendente de los rotores afecta a zonas de tránsito o estancia de personas o vehículos, el procedimiento de seguridad se establecerá de tal forma que durante las operaciones se evite dicha presencia en el terreno adyacente bajo las trayectorias de vuelo de aterrizaje y despegue.
- Es obligatorio realizar y mantener un registro de los movimientos del helipuerto, se anotará: matrícula, tipo de aeronave, hora, fecha y tipo de movimiento.

**Actuaciones de seguridad durante las operaciones**

En el procedimiento de activación y de seguridad se preverán las actuaciones de todos los participantes durante la recepción del helicóptero, durante el intercambio del paciente y durante el despegue del helicóptero.

Se establecerán asimismo las actuaciones en caso de incidente o accidente del helicóptero dentro o fuera de la instalación.

**Coordinación de la activación**

La llegada de un helicóptero medicalizado al hospital deberá ser comunicada con la antelación suficiente, de forma que se permita la aplicación de los procedimientos de activación y seguridad recogidos en el protocolo.

Esta coordinación deberá realizarse a través del órgano que realice la gestión del helipuerto y que básicamente tendrá como misión comunicar la llegada de una aeronave tanto al personal de activación como al personal médico-sanitario de intercambio del paciente.

Deberá existir un personal designado, que realice las labores de activación, seguridad y de respuesta ante cualquier tipo de incidente.

Deberá existir un procedimiento de intercambio del paciente que contemple entre todos los supuestos, el movimiento seguro de los participantes en el intercambio con rotores en marcha si se requiere.

El procedimiento de activación, seguridad e intercambio deberá ser conocido por todos los participantes.

El incumplimiento de un protocolo de esta naturaleza o su falta de seguimiento podrá determina la inoperatividad de la instalación.

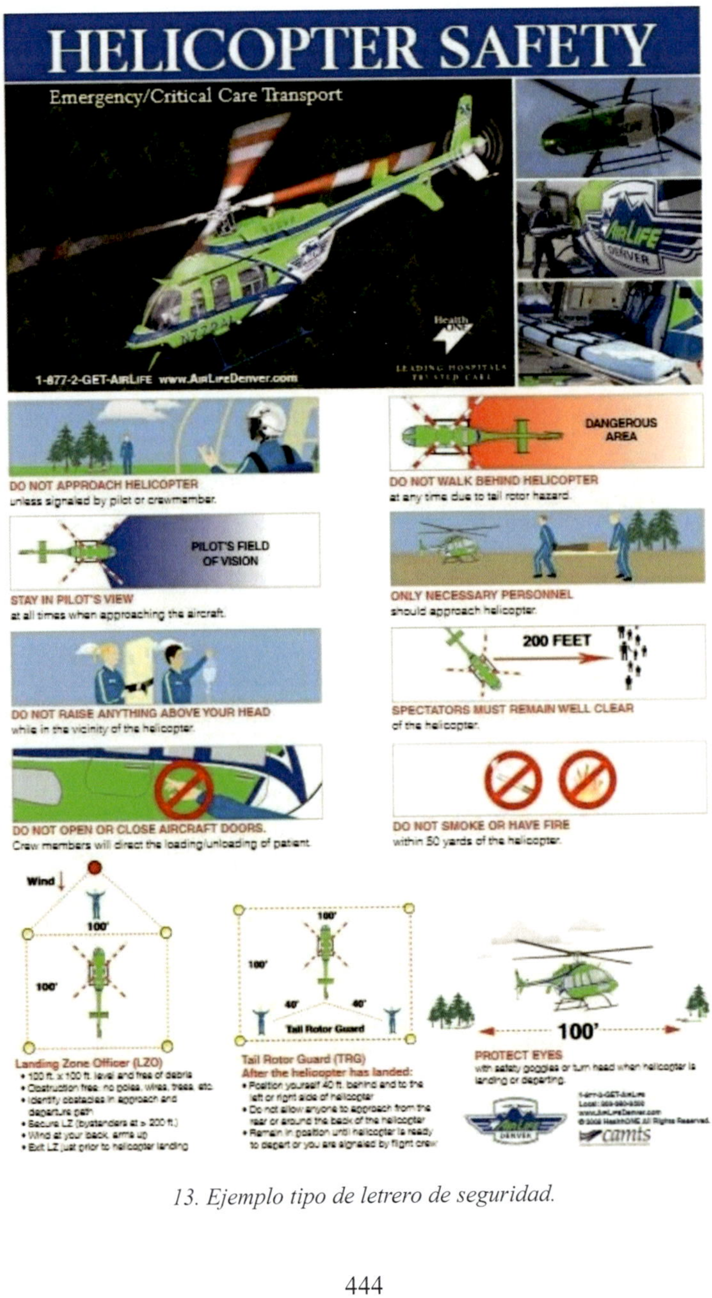


*13. Ejemplo tipo de letrero de seguridad.*

# 29. VUELO HEMS EN MONTAÑA: RESCATE Y EVACUACIÓN

**Gustavo Adolfo Cifuentes Izquierdo**

**Palabras clave**

HEMS, rescate, sanitario, helicóptero, camilla, síndrome, arnés, tripulación, rescatador, traslado, montaña, evacuación, traspaso, ambulancia, hostil, hospital, escalador, protocolo, vida, accidentado.

Para empezar a hablar del vuelo HEMS en montaña o en zonas de difícil acceso, que mejor manera de hacerlo que trasladarnos a los orígenes de la utilización del helicóptero como transporte sanitario, allá por los años 50 durante la guerra de Corea y posteriormente, en la de Vietnam.

El concepto de aerotransporte sanitario nace en la guerra de Corea y se consolida en la de Vietnam, donde la rapidez y capacidad de maniobra de estos aparatos disminuía la exposición al fuego enemigo, eran conocidos como ¨ventilateur¨ por las tropas. Se solicitan para resolver el grave problema del rescate aéreo y la evacuación sanitaria y evitar emboscadas tendidas por los rebeldes a los convoyes de evacuación de heridos en Indochina[1].

En 1943 se gradúa la primera promoción de ATS de vuelo actuando por primera vez en Nueva Guinea y Pacifico Sur. Se calcula que los heridos repatriados por esta primera promoción fueron de 1 millón con una mortalidad de 4/100.000[1].

El 8 de diciembre de 1945 empezó la evacuación en helicóptero Bell 47 de uso militar evacuando a los heridos a los hospitales de campaña denominados MASH (Mobile Army Surgical Hospital)[1].

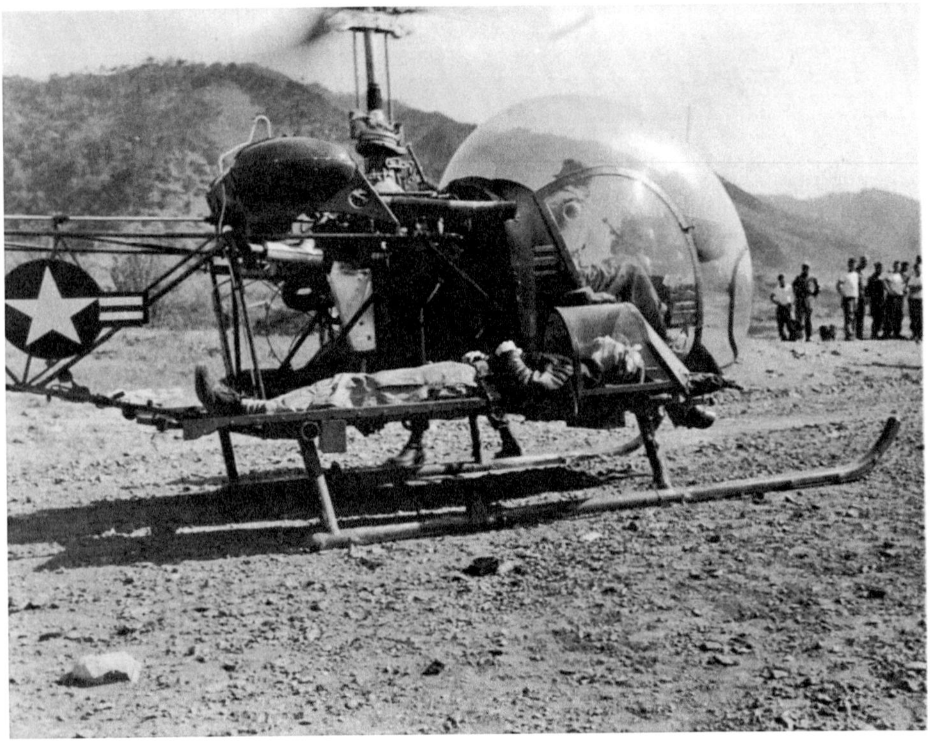

**Figura 1.** *Helicóptero Bell 47 adaptado para el transporte de camillas en la Guerra de Corea.*

El 8 de marzo de 1946 el Bell 47, un helicóptero ligero y monomotor, se convierte en el primer helicóptero certificado para uso civil y en 1952 el modelo estándar se adoptó para el transporte de camillas[1].

El Bell 47 original tenía un pequeño inconveniente en cuanto a la configuración general para este tipo de misiones: las camillas debían instalarse en el exterior de la cabina. La teoría imperante en aquella época era la de transportar al herido lo más rápido posible al hospital, sin pensar en inmovilización, estabilización o tratamiento previo alguno[1].

En nuestro país, las primeras etapas sanitarias comienzan con el servicio aéreo de rescate (SAR) en 1956, formados todos ellos por personal militar en su origen. El primer helicóptero destinado a la búsqueda y rescate de heridos o accidentados fue el Sikorsky H-19. Su tripulación estaba compuesta por dos pilotos y un sanitario, disponiendo de 8 camillas y material diverso de rescate, así como de una grúa para izado de rescatados[2].

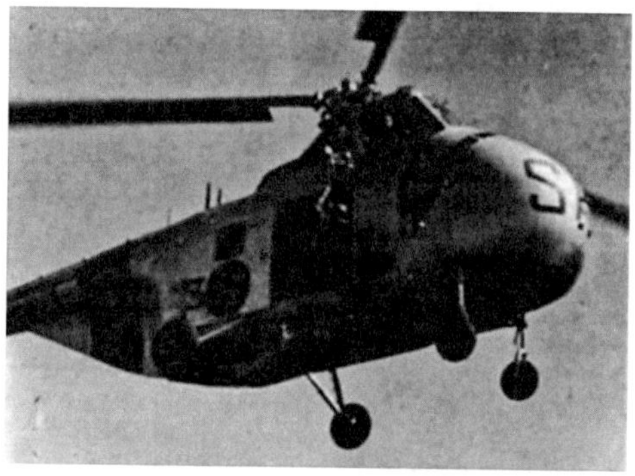

**Figura 2.** *Primer helicóptero de salvamento en España, Sikorsky H-19. Extraído de revista aeronáutica y astronáutica española.*

Este aparato por fin haría real la famosa frase: "entre todo lo que vuela, el helicóptero es el único aparato que ha salvado más vidas de lo que él ha costado"[3].

## GARRAF: EL PRIMER HELIPUERTO DE ESPAÑA

A escasos 100 metros del puesto de socorro que se encontraba en la entonces llamada "Carretera de Barcelona a Santa Cruz de Calafell", se decidió construir el que fue primer helipuerto de asistencia sanitaria de España, inaugurado

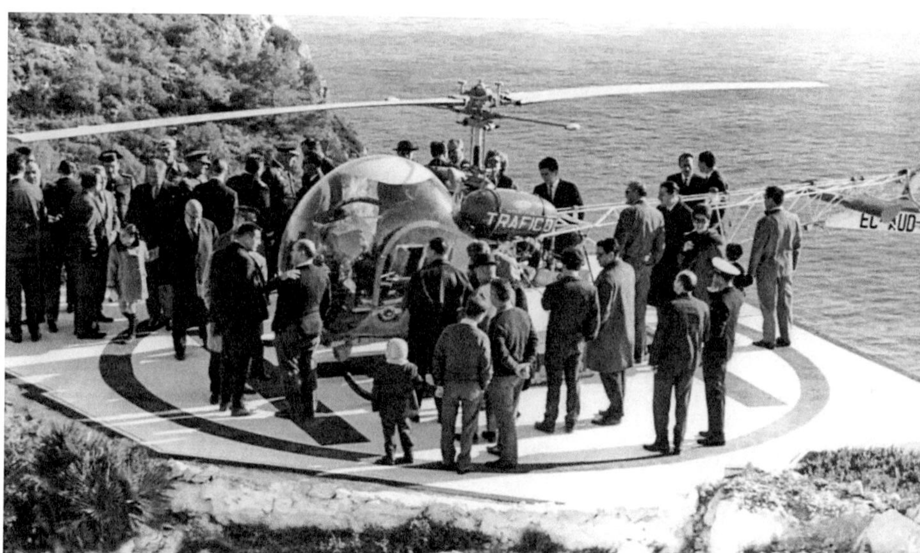

**Figura 3.** *Autoridades e invitados junto al primer Bell 47 de Tráfico que aterrizó en el helipuerto de Garraf. Extraído de archivo de LV (La Vanguardia).*

en diciembre de 1965. El uso de helicópteros aún era poco frecuente en el país y aún más en relación con servicios sanitarios. Los primeros en hacerlo fueron los aparatos adscritos a la Jefatura de Tráfico, estamento que colaboraba estrechamente con la Cruz Roja. Estos tan solo disponían de un par de aparatos ligeros del tipo Bell 47 a los que en caso necesario se les instalaba en los laterales una o dos camillas carenadas para trasladar heridos hasta los hospitales[4].

En aquellos tiempos, los hospitales prácticamente no disponían de zonas específicas para recibir heridos en vuelo[4].

Lo anterior, sumado a los costes del novedoso servicio y de la falta de aparatos exclusivamente dedicados a estas labores, retrasaron mucho la generalización de este transporte, algo que hoy es absolutamente normal gracias a aquellas experiencias iniciales[4].

Desde entonces, no ha dejado de evolucionar hasta nuestros días, convirtiéndose actualmente en un recurso de gran versatilidad y comprobados resultados[4].

Debido a la dispersión poblacional y el difícil acceso a numerosas localidades en nuestro país, así como el crecimiento exponencial de aficionados a los deportes relacionados con la montaña y los medios acuáticos, se llegó a la conclusión de que la única manera de minimizar los tiempos de respuesta y garantizar una intervención capaz de resolver en tiempo y forma las eventualidades propias de las emergencias, era dando cabida a los helicópteros en el ámbito de las urgencias y emergencias a nivel nacional. Fue a finales de los ochenta y comienzos de los noventa cuando empiezan a funcionar para rescate y salvamento; desarrollándose finalmente la figura de los HEMS: helicópteros sanitarios de soporte vital avanzado[5].

En la actualidad nadie duda sobre la efectividad y la necesidad de los helicópteros sanitarios para el beneficio de la sociedad en general y de los accidentados en particular, pero quizá todavía haya una asignatura pendiente y es la atención in situ de los heridos o accidentados en lugares de acceso complicado, remotos o de difícil localización, como son la montaña, los barrancos, el medio acuático, etc.

## SANITARIZACIÓN DE LOS EQUIPOS DE RESCATE

Por todos es conocido que en los últimos años ha habido un aumento considerable de las actividades al aire libre y por tanto del riesgo a sufrir un accidente en zonas alejadas de los núcleos rurales y sin acceso rápido y cómodo de los medios de rescate.

Así, la presencia de profesionales sanitarios en los equipos de rescate en medio hostil permite llevar la actividad sanitaria a todos los entornos en los que se produzca el accidente, valorando primero y estabilizando después, para realizar la evacuación de la víctima en las mejores condiciones posibles.

Esto nos permitirá realizar una *valoración precoz de calidad,* algo realmente importante si tenemos en cuenta el concepto denominado como *hora de oro,* intervalo de tiempo en el cual, una pronta y eficaz intervención sanitaria puede prolongar la supervivencia del paciente traumatizado grave de forma que acceda antes al tratamiento hospitalario definitivo[6].

Dentro de estas *valoraciones iniciales* el personal sanitario podría:

- Reconocer lesiones potencialmente letales y tratarlas.
- Iniciar maniobras de RCP avanzada en caso de PCR.
- Control hemodinámico del paciente.
- Posibilidad de cubrir las necesidades terapéuticas del accidentado: analgesia, tratamiento de las convulsiones, hipoglucemia, anafilaxia, etc.
- Realización del método de inmovilización (manejo de la columna cervical e inmovilización de fracturas) y elección de la maniobra de movilización más adecuada para el paciente.
- Valoración del paciente para proporcionar una orientación diagnóstica al recurso útil al que sea derivado (UVI, helicóptero sanitario, SVB, equipo de Atención Primaria).
- En casos de gravedad, acompañar en todo el procedimiento al enfermo, llevando a cabo una valoración de calidad continua y evitando posibles complicaciones.

Como se ha mencionado anteriormente, es necesario dar un pasito más hacia adelante y hacer llegar la asistencia sanitara al "medio hostil". Este término hace referencia a zonas inhóspitas, de alta montaña y de difícil acceso, donde las condiciones meteorológicas (viento, nieve, frío, radiación solar) y orográficas (terreno inestable, escarpado, en altura), exigen una adecuada preparación física, técnica y psíquica, que permitan al equipo sanitario formar parte de los equipos de rescate[6].

El hecho de que el sanitario tenga formación tanto teórica como práctica de todas las maniobras de rescate tanto en tierra como en SAR, así como unas *condiciones físicas* adecuadas, hace que:

- Pueda acceder de manera autónoma y con seguridad hasta el accidentado.

- Sea parte integrante del equipo de rescate, conociendo las maniobras y protocolos a realizar durante la intervención de rescate y participando de manera activa y coordinada con el resto de la tripulación.

Es importante señalar que, en los equipos de rescate, aunque cada miembro tenga definidas sus funciones, todos los integrantes de este, trabajan por un objetivo común: *salvar vidas.*

Me gustaría ahora relatar una experiencia personal de entre las muchas vividas en mis 12 años como piloto de rescate, en la que a modo de ejemplo, se demuestra la necesidad de incorporar personal sanitario a los equipos de rescate en el medio hostil.

Recibimos una activación del Centro Coordinador de Emergencias en la que se nos activa para realizar un rescate de una persona accidentada y colgada de su propio arnés mientras escalaba una vía de grado alto en una pared de una montaña de 2.450 metros de altitud.

La primera información disponible es que la víctima se encuentra estable, consciente y orientado, ya que es capaz de hablar con su compañero de ascensión que se encuentra algo más arriba.

Realizo mi preparación del vuelo, ruta, combustible, meteorología actual, frecuencias en ruta, altitud hasta la zona del incidente, tiempo de vuelo, tipo de operación, coordinación con la tripulación, ¿necesitaremos camilla, colchón de vacío, mochila sanitaria, triángulo de evacuación, collarín…?

Ya en vuelo, todo el equipo de manera conjunta establecemos el protocolo de rescate y los procedimientos a realizar en zona, está coordinado y decidido: puesto que la pared será muy vertical (conocemos la vía de la montaña) y la víctima se encuentra bien aparentemente, haremos maniobra de grúa en el collado que hay por encima de ellos para que los rescatadores desciendan rapelando hasta donde se encuentra el accidentado, evalúen la situación y procedamos a su evacuación y posterior traslado al soporte sanitario establecido.

Recibimos otra llamada del Centro Coordinador en la que nos comunica que el compañero de la víctima ya no puede hablar con él, no le contesta y está perdiendo la consciencia.

Al parecer se está agravando la situación, nosotros seguiremos con el plan establecido…

Pero uno de los rescatadores de la tripulación de hoy, sanitario por suerte, nos comenta que posiblemente esté empezando a sufrir el ¨síndrome del arnés¨, situación provocada por una acumulación de sangre en las piernas debido a un fallo en el retorno venoso, ya que las cintas del arnés actúan a modo de torniquete impidiendo total o parcialmente el paso de la sangre. Esto puede suponer que llegue menos sangre al corazón y, por lo tanto, una reducción del flujo sanguíneo a otros órganos. Debido al efecto torniquete, las piernas acumularán toxinas provenientes de la muerte celular y la falta de oxígeno.

Faltan 10 minutos para llegar a la zona, debemos establecer otro protocolo, debemos actuar con mayor rapidez, la vida del escalador está en serio peligro según nos comenta el rescatador sanitario.

Entonces decidimos cambiar el procedimiento de actuación, realizaremos un rescate en pared en dos tiempos, es decir, el rescatador descenderá en grúa hasta el lugar del accidentado manteniéndose a su altura y enganchando a la víctima al cabo en Y de la grúa para ascender junto a él hasta el helicóptero.

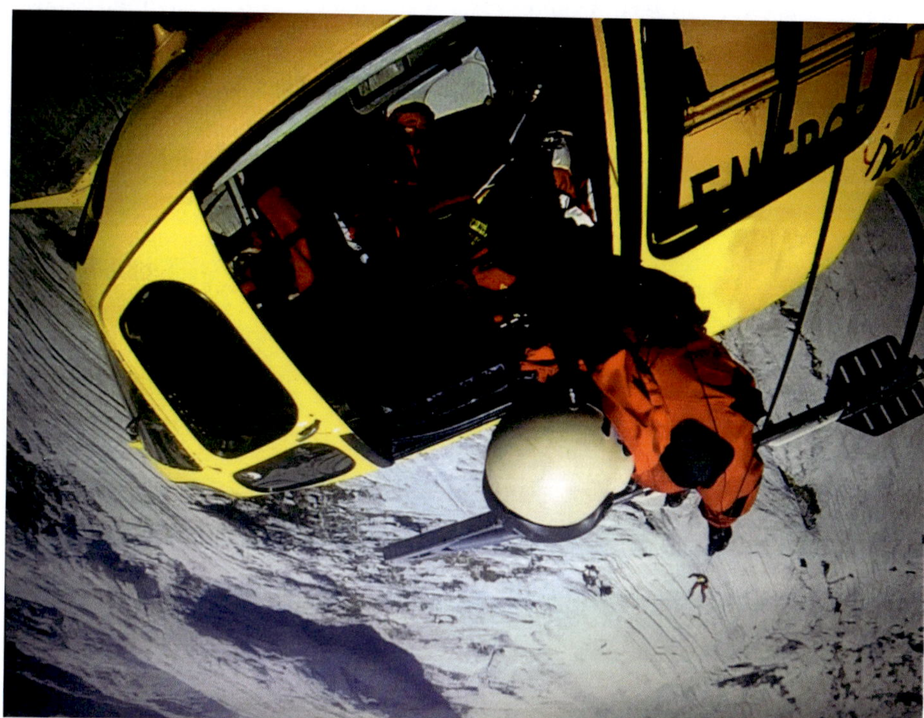

**Figura 4.** *Evacuación accidentado en rescate "síndrome del arnés". Extraído de mi archivo personal.*

¿Hemos tomado la decisión correcta? seguramente, pero aún no hemos terminado, una vez en cabina y sobre todo al realizar el traspaso con la ambulancia medicalizada, no debemos ¨estirarle¨, palabras textuales del sanitario que sin duda con su conocimiento y toma de decisiones estaba salvando la vida de alguien que un sábado cualquiera había ido a pasar un buen rato a la montaña con un amigo.

Si alguien le coloca de repente en posición horizontal, esa sangre sin oxígeno puede fluir al resto del cuerpo (síndrome de reflujo) y causar daños en los órganos vitales, cerebro, riñones…, pudiendo llegar a provocar que el corazón deje de latir.

Ya en tierra, la evacuación y el traspaso a la ambulancia nos lleva casi tres horas, consiguiendo estabilizar a la víctima y realizar el traslado al hospital, dónde finalmente se recuperó.

De esta manera y como conclusión, podemos asegurar que la intervención y aportación adicional del sanitario a bordo durante el rescate, cambiando el procedimiento de actuación, fue determinante para la satisfactoria evolución del accidentado.

## BIBLIOGRAFÍA

1. Helicóptero BELL 47 OH-13 C SIOUX (Sanitario). Medios de Transporte de Enfermos y Heridos. WordPress.
2. Alonso A. S.A.R. XXV Apuntes para la historia. Revista de aeronáutica y astronáutica española. 1980.
3. Acitores J. Aeronavegación. Revista de aeronáutica y astronáutica española. 1963.
4. Javier O. octubre 25, 2016 (La Vanguardia). Garraf: el primer helipuerto de España.
5. Aerotransporte sanitario (HEMS) en España. Revista técnica profesionales de Servicios de Emergencia.
6. Mas Álvarez, A: "La enfermería en los equipos de rescate"- Revisión Narrativa; TFG. Universidad Autónoma de Madrid. Madrid, 2016-2017.

# 30. COMUNICACIONES Y LENGUAJE AERONÁUTICO EN EL ENTORNO HEMS

**Ismael Carbonell Domenech**

La comunicación es uno de los pilares fundamentales para realizar un buen trabajo. En un entorno como es el HEMS, una buena comunicación evitará malos entendimientos, ayudará a coordinarnos mejor y fomentará el trabajo en equipo. Para ello se debe protocolizar y estandarizar las comunicaciones mediante procedimientos y fraseología para que todos los que trabajamos entorno a una aeronave entendamos y realicemos nuestro trabajo adecuadamente.

La comunicación podrá ser verbal o no verbal y las dos serán necesarias en el medio aeronáutico.

Al estar en un entorno ruidoso, motores en marcha o por estar muy lejos unos de otros, necesitaremos comunicarnos mediante equipos de radio y auriculares.

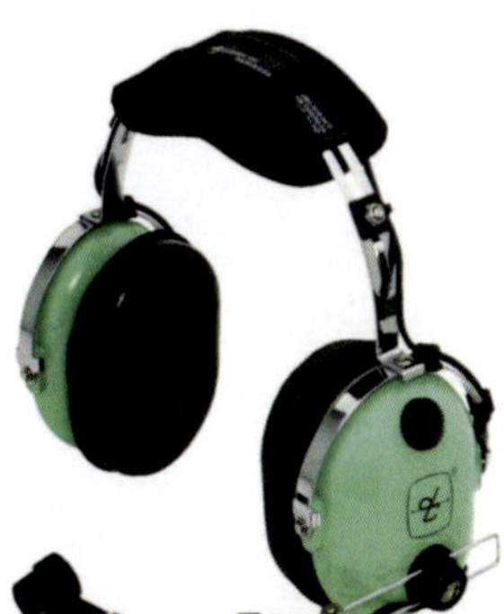

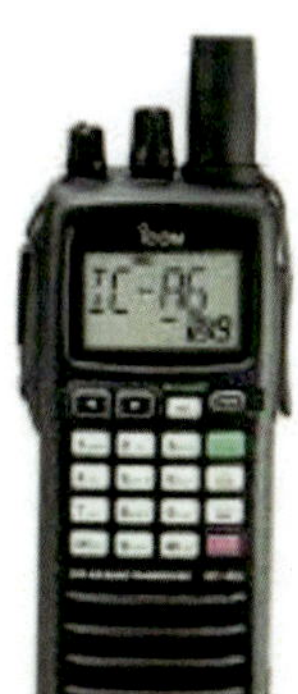

Si en algún momento no es posible esta comunicación verbal, utilizaremos las señales visuales para transmitir la información. Estas pueden ser señales tierra-aire

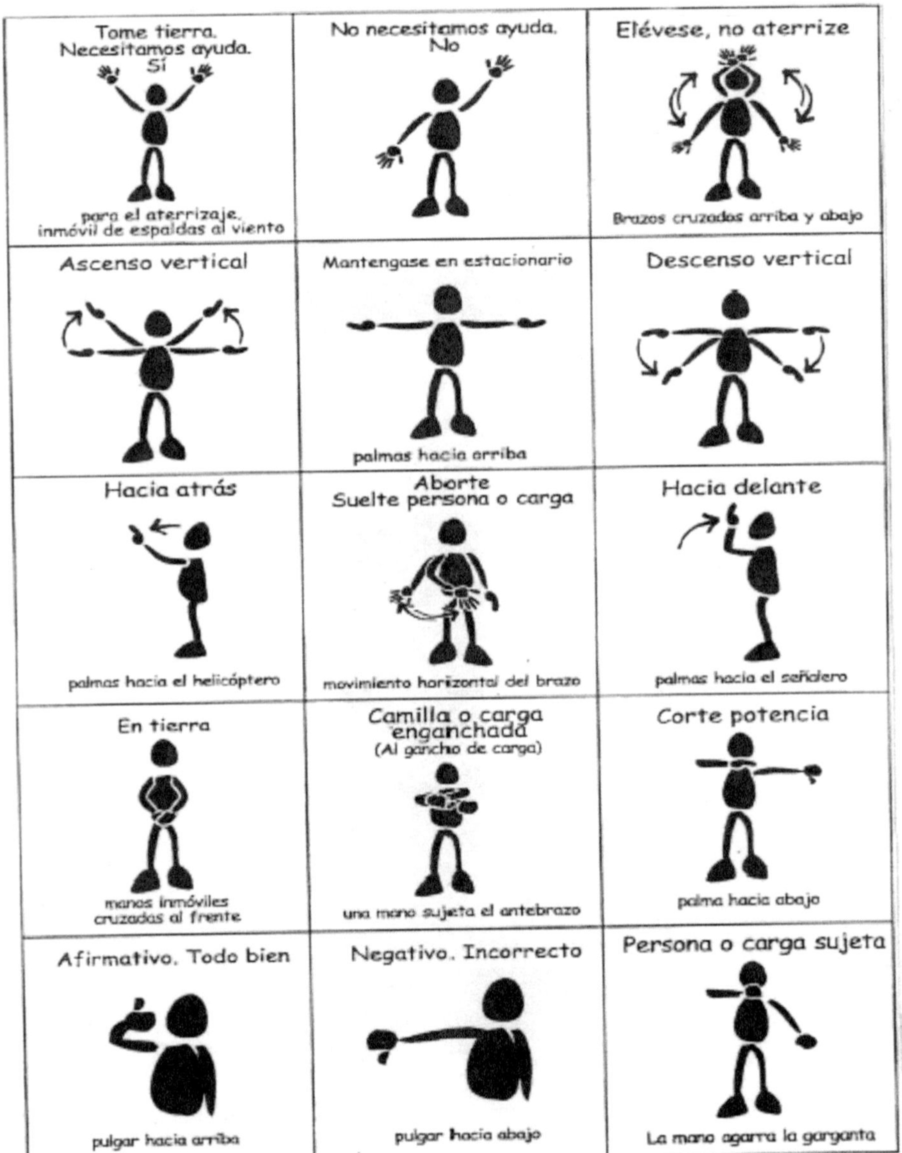
Tome tierra. Necesitamos ayuda. Sí
para el aterrizaje, inmóvil de espaldas al viento
No necesitamos ayuda. No
Elévese, no aterrize
Brazos cruzados arriba y abajo
Ascenso vertical
Mantengase en estacionario
palmas hacia arriba
Descenso vertical
Hacia atrás
palmas hacia el helicóptero
Aborte Suelte persona o carga
movimiento horizontal del brazo
Hacia delante
palmas hacia el señalero
En tierra
manos inmóviles cruzadas al frente
Camilla o carga enganchada (Al gancho de carga)
una mano sujeta el antebrazo
Corte potencia
palma hacia abajo
Afirmativo. Todo bien
pulgar hacia arriba
Negativo. Incorrecto
pulgar hacia abajo
Persona o carga sujeta
La mano agarra la garganta

**Código de señales tierra-aire utilizadas por Grupos de Rescate**

| *Núm.* | *Mensaje* | *Símbolo del código* |
|---|---|---|
| 1 | Operación teminada | LLL |
| 2 | Hemos hallado a todos los ocupantes | LL |
| 3 | Hemos hallado sólo a algunos ocupantes | ++ |
| 4 | No podemos continuar. Regresamos a la base | XX |
| 5 | Nos hemos dividido en dos grupos. Cada uno se dirige en el sentido indicado |  |
| 6 | Se ha recibido información de que la aeronave está en esta dirección |  |
| 7 | No hemos hallado nada. Continuaremos la búsqueda | NN |

Centrémonos en las comunicaciones verbales cuando los equipos funcionan perfectamente. Este es el procedimiento habitual de trabajo.

Vamos a estructurar la comunicación de trabajo en tres partes: Antes, durante y después de un servicio HEMS.

## ANTES DEL SERVICIO HEMS

Es la parte de la activación del servicio, momento de recopilar la máxima información posible de los centros de coordinación, alertantes, etc …

Es el momento de preparar la misión y realizar el briefing de cómo vamos a trabajar en equipo.

Es posible que la tripulación de vuelo (pilotos, mecánicos,...) se encuentren en estancias separadas de la tripulación sanitaria (médicos, DUEs, técnicos,...)

Se informará a todo el equipo de vuelo.

➡ *Ejemplo:*

*Sanitarios:* "Tenemos un aviso", "Servicio primario"
*Pilotos, mecánico:* "Recibido"

Se recopilará información del servicio: posibles víctimas, gravedad, información del lugar de asistencia, información del lugar de traslado después de la asistencia...

La tripulación de vuelo preparará la ruta calculando distancia, tiempo de llegada, carga de combustible, meteorología, actividad en la ruta, etc.

La tripulación sanitaria preparará el material necesario para el servicio.

Una vez están todos reunidos, realizarán el briefing de lo que van a realizar, es decir, realizar una puesta en común de la función de cada miembro del equipo en el servicio concreto.

➡ *Ejemplo:*

*Sanitarios:* "Tenemos un paciente en la zona X que va a necesitar traslado urgente." "Paciente inestable con respiración asistida"...

*Pilotos:* "Vamos a tardar X minutos con meteorología complicada." "La zona es complicada para el aterrizaje, aseguraremos la toma lo más próxima posible" "Esperaremos órdenes para parar motores"...

Una vez acordado y autorizado por toda la tripulación pasaremos al inicio del servicio. No debe quedar la menor duda antes del inicio de éste para evitar sorpresas y cambios en la misión.

**DURANTE EL SERVICIO HEMS**

Es muy posible que la tripulación de vuelo se dirija antes a la aeronave para preparar el vuelo, arranque, estabilización y comprobaciones.

La tripulación sanitaria accederá a la aeronave con seguridad solicitando permiso de acercamiento y acceso de entrada por medio de los equipos de comunicación o mediante señales visuales.

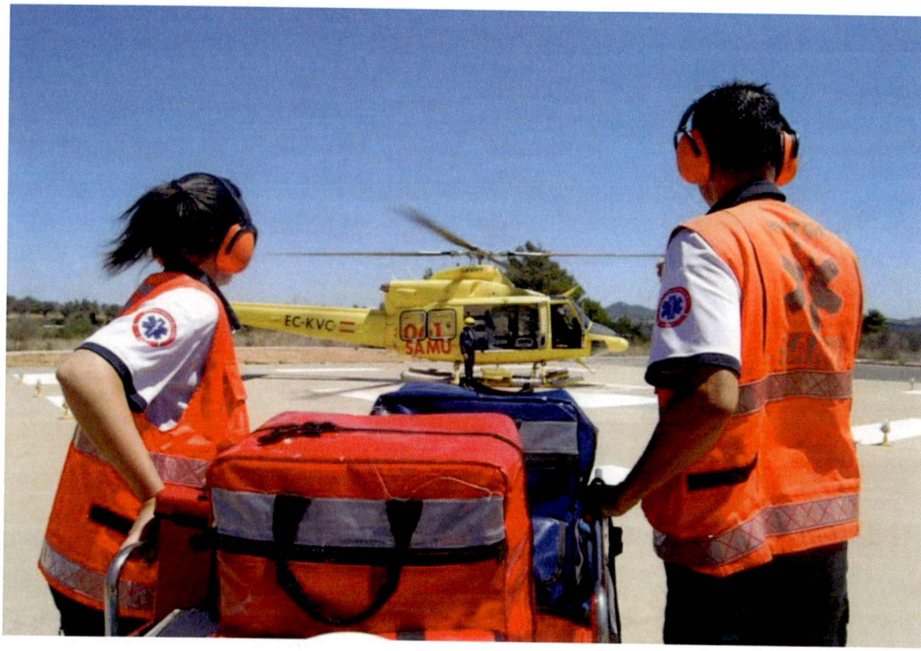


Se colocarán a la vista de la tripulación de vuelo y esperarán órdenes de acceso.

➡ *Ejemplo:*

*Sanitarios:* "Atentos aeronave, permiso para acceder."
*Pilotos:* "Adelante, proceder por zona delantera y lado derecho."

Una vez dentro de la aeronave, la tripulación de vuelo se asegurará que está todo listo para despegar y preguntará al resto de la tripulación si están listos:

➡ *Ejemplo:*

*Pilotos:* "¿Listos para el despegue?"
*Sanitarios, mecánicos,...:* "Cabina asegurada, cinturones abrochados, puertas cerradas ...Listos despegue."

Es momento para mencionar que las fases más críticas del vuelo son el despegue y el aterrizaje. En estos momentos se debe estar en silencio prestando la mayor atención.

La tripulación de vuelo puede apagar la calefacción o aire acondicionado para tener mayor potencia en los motores y cumplir las performances (parámetros de seguridad de vuelo). Pueden requerir apagar algún equipo de electromedicina que interfiera en los equipos de vuelo, desconectar el oxígeno, etc.

Esto ocurrirá hasta alcanzar la altitud de seguridad, que es la posición en la que la aeronave ha alcanzado la velocidad, altura y parámetros de crucero. Desde ese momento, la aeronave no va a requerir la máxima potencia y la altura es segura para realizar el vuelo.

Se podrá interrumpir el silencio en cabina para informar de cualquier problema o amenaza que pueda presentarse. Si fuese así, la tripulación informará de inmediato:

➥ *Ejemplo 1:*

*Sanitarios, mecánicos:* "¡Fuego saliendo por el lado derecho!"
*Pilotos:* "Emergencia, fuego del motor, preparar cabina para el aterrizaje."

➥ *Ejemplo 2:*

*Sanitarios, mecánico:* "Hay una aeronave acercándose a nuestras 4"
*Pilotos:* "A la vista, nos separamos, gracias."

En aviación se da posición respecto a la aeronave con señales horarias, siendo las 12 el morro, las 6 la cola, las 3 derecha y las 9 izquierda.

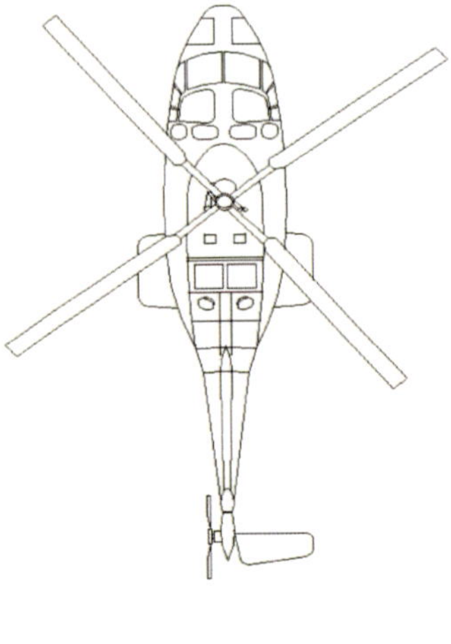

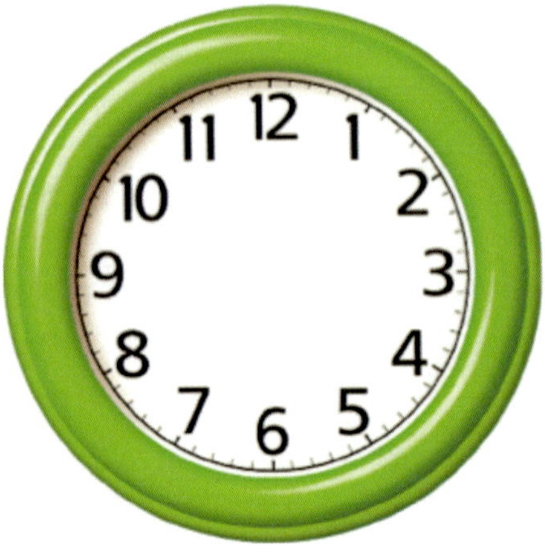

En crucero, es posible que el paciente necesite asistencia, requiriendo desfibrilación, oxigenoterapia… por lo que es necesario soltarse el cinturón para desplazarse hacia el paciente.

Cualquier movimiento en la aeronave de deberá comunicar a los pilotos para valorar si se puede o no actuar en ese momento y dar tiempo a la tripulación para prepararse.

Se debe recibir aprobación por parte de los pilotos antes de ejecutarla ya que podría desencadenar una emergencia en vuelo.

➡ *Ejemplo:*

*Sanitarios:* "Paciente inestable, permiso para movernos en cabina, coger material. Necesitaremos oxígeno o desfibrilar"

*Pilotos:* "Recibido. Nos preparamos. Podéis empezar desfibrilación o aplicar oxígeno."

En cualquier momento del vuelo puede haber cambios externos o internos:

- *Externos* como cambios de servicios, anulaciones, condiciones meteorológicas adversas, etc.
- *Internas* como indisposiciones del personal, mareos o problemas en la aeronave.

Todos se comentarán entre la tripulación y se aprobará entre todos dándole una solución en poco tiempo.

Una vez próximos al destino se valorará zona de aterrizaje y se preparará la cabina para la toma. Todo el personal estará en sus posiciones y se confirmará:

➡ *Ejemplo:*

*Pilotos:* "Zona de asistencia a la vista, aterrizaremos cerca de la ambulancia, pararemos motores para la asistencia". "¿Listos para aterrizaje?"

*Sanitarios, mecánico:* "Cabina asegurada, cinturones abrochados, listos aterrizaje."

*La aproximación y aterrizaje son fases críticas del vuelo, al igual que el despegue.*

*Una vez aterrizados, nadie se moverá de su sitio hasta pedir permiso y recibir autorización para abandonar la aeronave.*

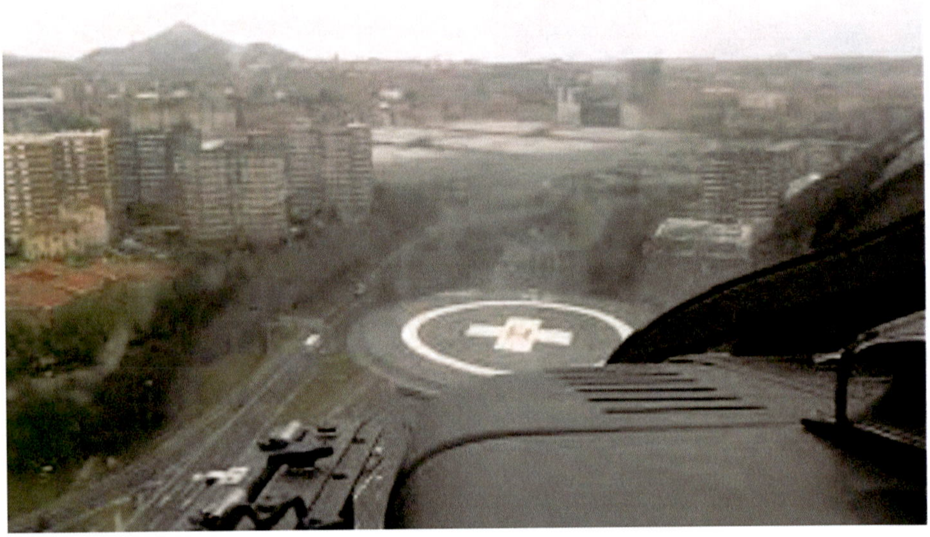

➥ *Ejemplo:*

*Sanitarios:* "Permiso para abrir puerta y salir."
*Pilotos:* "Autorizado por el lado derecho y hacia delante."

## DESPUÉS DEL SERVICIO HEMS

Una vez terminado el servicio, se preparará todo para estar listos para una nueva misión. La tripulación de vuelo, junto al mecánico, prepararán la aeronave y el personal sanitario repondrá todo el material utilizado.

Volverán a reunirse para hablar del servicio comentando el trabajo realizado y situaciones concretas con el objetivo de mejorarlas o ajustarlas para próximos servicios. Se recopilan los datos necesarios para realizar el posterior informe.

Un trabajo bien terminado es aquel que es aprobado y aceptado por todas las partes implicadas.

La comunicación ha estado presente en todas las partes de la misión siendo imprescindible para el buen desarrollo de la misma.

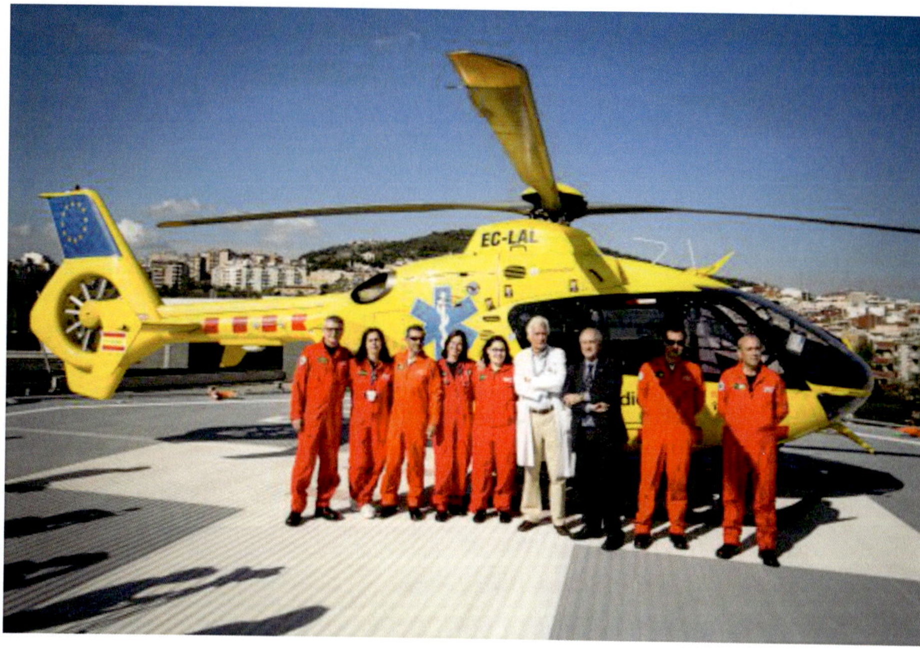
EC-LAL

# 31. INTRODUCCIÓN AL CRM

**Francisca Puigcercós Valls**

## 1. GESTIÓN DE RECURSOS DE LA TRIPULACIÓN (CRM)

### 1.1. Generalidades definiciones

La instrucción C.R.M es una aplicación práctica de los factores humanos al ámbito aeronáutico aunque la C.R.M puede enfocarse desde muchas maneras, hay algunas características que son esenciales.

El programa debería enseñar a los tripulantes como utilizar sus propios estilos personales y de dirección de manera que fomenten la eficacia de la tripulación.

El programa debería además, enseñar a los miembros de la tripulación que su comportamiento en circunstancias normales o rutinarias puede tener un fuerte impacto durante situaciones tensas y de gran volumen de trabajo.

- En los Everglades, cerca de Miami, se estrelló un avión mientras la tripulación intentaba cambiar una luz de aviso del tren de aterrizaje.
- Cuando la luz de aviso se encendió el comandante ordeno al copiloto conectar el piloto automático.
- Un poco después el copiloto quito la bombilla de la luz de aviso, pero no pudo colocar otra en su lugar.
- El comandante ordenó al tercer piloto que intentase comprobar la posición de las patas del tren, observando la indicación visual en el compartimiento electrónico.
- El comandante y el copiloto estuvieron intentando durante unos minutos reemplazar la bombilla estropeada por una nueva.

- Un aviso sonoro del equipo de alerta de altitud indica que el avión ha iniciado un descenso, desviándose de la altitud seleccionada.
- No hay reacción a este aviso por parte de la tripulación.
- El avión sigue su descenso estrellándose dos minutos más tarde.

Accidentes como el descrito, llevaron a las compañías de líneas aéreas y organismos de seguridad a estudiar como era posible que tripulaciones bien entrenadas pudiesen verse abocadas a un accidente por causas perfectamente controlables. ¿Qué había fallado?: La gestión de recursos en cabina, una mala coordinación, cooperación y distribución del trabajo, mala toma de decisiones, etc.

**En qué consiste el C.R.M**

C.R.M es un sistema completo para mejorar el rendimiento de la tripulación.

C.R.M se ocupa de la totalidad de la tripulación.

C.R.M es un sistema que puede ampliarse para cubrir todas las formas de instrucción de tripulaciones aeronáuticas.

C.R.M se concentra en las actitudes y el comportamiento de los miembros de la tripulación, así como en sus repercusiones en materia de seguridad.

C.R.M ofrece una oportunidad a las personas para examinar su comportamiento y adoptar decisiones individuales para mejorar el trabajo de equipo.

El entrenamiento en C.R.M debe empezar en las primeras fases de aprendizaje de un tripulante y continuar a lo largo de toda su carrera con la vista puesta en los siguientes objetivos:

- Definir las funciones y responsabilidad de cada uno de los miembros del grupo. Reparto de funciones.
- Insistir en la importancia de mantener una buena vigilancia y comunicación.
- Conocer y hacer uso de todos los recursos disponibles (manuales, despacho de vuelo)
- Entrenamiento de todos los tripulantes para conseguir formar una tripulación más coordinada y con mayor grado de cooperación.

A continuación vamos a hablar de los conceptos más importantes que se trabajan en la formación CRM independientemente de las diferentes misiones de las aeronaves, En esta ocasión me voy a dirigir a la operación HEMS.

## 2. COMUNICACIÓN

El 28 de diciembre de 1978 un DC-8 de United Air Lines, tenía programado de Denver a Oregón, durante la aproximación una hora, mientras la tripulación estaba ocupando resolviendo el problema. Cuando se quedaron sin combustible, llevaron a cabo un aterrizaje forzoso en una área poblada y muy arbolada. Murieron dos tripulantes y ocho pasajeros. Al avión se le pararon todos los motores sin que el copiloto ni el mecánico de vuelo comunicaran al comandante la falta de combustible.

No podemos evitar comunicarnos, la comunicación es el medio por el cual nos vinculamos con los demás. El que emite un mensaje lo arma en su interior, lo emite a través de sonidos o imágenes, el receptor que ve o escucha lo decodifica, lo interpreta a su manera y entra en su memoria. Al recibir ese mensaje el receptor siempre da una respuesta, convengamos que el quedarse callado también es una respuesta. El emisor al recibir la respuesta que fuere también aprende algo, en definitiva algo cambia.

Dentro de la comunicación también pueden producirse interferencias, si el emisor está disgustado arruina de entrada lo que desea comunicar, si no arma el mensaje pensando en la forma de pensar del otro intentando que el otro lo comprenda tampoco completa la comunicación. Si el mensaje se emite mal, con poco volumen, ruidos, el sonido no es claro, si es un momento de muchas distracciones el mensaje no será recibido.

Si lo vemos desde el punto de vista del receptor, podemos encontrarnos con alguien mal predispuesto, entonces el mensaje será en vano.

Por eso es importante analizar en que parte del proceso aparecen las dificultades con los demás.

Una comunicación eficaz que comprende toda la transferencia de la información, es indispensable para todas las operaciones de vuelo. La calidad y eficacia de la comunicación están determinadas por el grado en el que el mensaje que se quiere transmitir es comprendido por el receptor.

### ¿Qué hacer para lograr una comunicación efectiva?

- Tener interés en comunicarse
- Tener en cuenta al receptor
- Repetir lo que sea necesario
- Utilizar códigos comprensibles
- Enfatizar lo esencial del mensaje
- Buscar retroalimentación

**¿Qué reduce la calidad de la comunicación?**

- Fallas durante el proceso de transmisión. (mensajes ambiguos, confusos problemas de idioma).
- Dificultades provocadas por el medio de transmisión. (ruidos de fondo, distorsión de la información).
- Fallas debidas a la interferencia entre los niveles emocional y racional. (Discusiones).
- Problemas físicos al escuchar o al hablar. (trastornos auditivos o cuando se usa máscara de oxígeno).
- El empleo del inglés con personas que no son de habla inglesa.
- La codificación y decodificación, el ruido…

Por eso es muy importante que las tripulaciones desde el briefing previo al vuelo expresen sus intenciones, medidas a tomar, se aclaren dudas, preguntas, se escuchen sugerencias y se respondan a todas las preguntas por más tontas que parezcan, recordemos que la pregunta tonta es la que no se hace y hacer énfasis en que es correcto en vez de quien está en lo cierto. Aprendamos a reconocer las comunicaciones verbales y no verbales también como por ejemplo aquellas que muestran estados de ánimo alterados (agresividad, temblor, voz alterada).

Recordemos que el propósito de la comunicación es el entendimiento mutuo.

Es muy importante también que en los despegues y aterrizajes los tripulantes HEMS respeten la cabina estéril, es decir que estén en silencio y atentos no solamente al paciente si lo hubiera sino también a cualquier obstáculo que pudiera dificultar la seguridad del vuelo como por ejemplo tendidos eléctricos, pájaros… En este caso sería muy importante que se comunicara a la cabina en mando. De no ser así la cabina tiene que permanecer estéril.

## 3. CONCIENCIA SITUACIONAL

El operador de radar de Miami, cuando observó en su pantalla que el Tristar descendía peligrosamente sobre los Everglades, preguntó a la tripulación: "Cómo andan las cosas por allí?". La respuesta fue: "pronto lo hemos de solucionar.....". En realidad la pregunta correcta habría sido: "¿Qué altura tiene EA 401?". Con una pregunta hecha en forma correcta ese controlador habría evitado el accidente al proveerles a los pilotos un elemento crítico que les estaba faltando: Conciencia Situacional.

## ¿Cómo se define Conciencia Situacional?

*Flight Safety:* es la percepción certera de los pilotos y los tripulantes HEMS de los factores y condiciones que pueden estar afectando la operación segura de la aeronave y su tripulación.

CRM, una filosofía operacional, Leimann Patt y otros definen conciencia situacional como:

Es la percepción correcta de los elementos de un contexto, la correcta comprensión del significado de los mismos y finalmente la correcta proyección para una toma de decisiones eficiente.

Tomando un poco de cada una podríamos decir: que es la percepción certera de los factores y condiciones que puedan estar afectando la operación segura de la aeronave y su tripulación y finalmente la correcta proyección para una toma de decisiones eficiente.

En una tripulación encontramos que cada uno tiene un nivel de conciencia situacional diferente por lo tanto para realizar un trabajo coordinadamente es importante lograr un buen nivel de conciencia situacional grupal.

*¿Cuáles son los indicios de pérdida de conciencia situacional?*

- Ambigüedades.
- Atención focalizada.
- Confusión.
- Procedimientos no establecidos.
- Violación a los reglamentos.
- Sensaciones de alarma.

*¿Cuáles son los antídotos?*

- Briefings.
- Procedimientos estandarizados.
- Trabajar en equipo.
- Comunicación con feedback.

Como he comentado anteriormente uno de los indicios de pérdida de conciencia situacional es la atención focalizada. Muy peligrosa en aeronáutica ya que cuando estamos en visión en túnel no somos capaces de ver otros estímulos importantes para nosotros y por ello se puede perder información importante vinculada a la seguridad. Por ejemplo:

Mientras el médico esta atendiendo a un paciente en una autopista si mantiene una atención focalizada quizás no es consciente de los coches, motos… que están pasando cerca del siniestro. otro ejemplo de pérdida de conciencia situacional seria que el helicóptero aterrizara en una ladera y los tripulantes HEMS quisieran salir hacia delante cuando por procedimiento tienen que hacerlo hacia los lados. Aquí no han sido conscientes que el lugar de aterrizaje era diferente al habitual.

Recordemos que el error existe y tarde o temprano se manifiesta, el ser humano se equivoca y peor cuando lo hace en una situación crítica.

generemos las defensas para una operación segura y eficiente, no seamos un eslabón más en la cadena de errores.

El CRM es una filosofía operacional que debería introducirse al inicio de la educación aeronáutica y en todos los niveles de decisión, optimizándose de esta forma las defensas contra el error humano.

## 4. FATIGA

La fatiga es otro de los peligros de la aviación, ya que induce a cometer errores. Un tripulante tiene que estar en perfecto estado físico para aguantar correctamente toda su jornada de trabajo, ya que una emergencia se puede tener nada más despegar en el primer salto del día o en la última aproximación del quinto salto.

Un tripulante fatigado pone menos atención y es más complaciente. Tarda más en reaccionar y tiene problemas de comunicación con el resto de tripulantes. Va por detrás del avión y no tiene iniciativa y en caso de emergencia puede tomar decisiones más atrevidas de lo necesario.

Hay muchos factores que pueden producir fatiga, tales como: duración de la jornada, enfermedad, estrés, cruce de husos horarios, etc, pero ninguno como la falta de sueño.

## 5. PREVENCIÓN Y DETECCIÓN DE ERRORES

### Error y fiabilidad humana

*Introducción*

Entendemos por la Fiabilidad humana como el desarrollo de la actividad del individuo dentro de unos márgenes que permiten obtener los resultados esperados. Cuando se obtienen resultados que no se esperan o cuando no se corresponde con lo que debería obtenerse se considera que se ha cometido un error. Diremos, por tanto, que un error es aquel comportamiento, o los efectos de este sobre un sistema, que excede los límites esperables.

## Definición del error humano

Según CRM el error humano es:

- Un defecto en el obrar.
- Desviación con relación a una norma.
- Una equivocación o un juicio falso.
- Una acción desacertada.
- Todo producto de las limitaciones humanas.

*Es ubícuo e inevitable.*

*Tenemos que aprender a gestionarlo (barreras/defensas).*

Errar es humano, es decir, no podemos aspirar a una tasa de error 0.

Pueden incrementar de forma importante dicha tasa de error:

El estrés, la fatiga o la falta de motivación

De forma contraria, también puede reducirse mediante el entrenamiento adecuado.

*¿Cómo se produce un error?*

De un error solo tenemos constancia cuando este ya se ha producido y de él nos quedan sus consecuencias.

Para analizar su origen es necesario preguntarnos:

- qué ocurrió
- cómo ocurrió y
- por qué ocurrió.

Es decir, tenemos que investigar cómo se generó ese error y estudiar sus consecuencias.

Cuando ocurre un error estos no suelen ser únicos y aislados sino que en realidad lo que se ha producido es una "cadena de errores", es decir, el primero provoca un segundo error, este un tercero y así sucesivamente. El error tiene carácter acumulativo, es decir, lo que comienza siendo un pequeño fallo al final tiene graves consecuencias.

Teniendo en cuenta la estadística: los errores Activos y Pasivos eran la mayor causa de accidentes hasta 1985, desde entonces los errores de tipo Competencia sobresalen.

## Errores activos

Incumplimiento intencionado, donde la tripulación decide ignorar o desviarse de un procedimiento por creerlo innecesario y cree que su opción es mejor, o por negligencia.

*Ejemplos:*

- No se abrochan el cinturón en el despegue para maniobrar mejor con el paciente.
- Hacer las checklist de memoria.

**Errores pasivos**

Procedimiento, que pueden ser faltas donde la tripulación intenta seguir el procedimiento pero falla por equivocación, distracción u olvido.

Por ejemplo, saltarse un punto de la lista de comprobación, no llevarse todo el material correspondiente al helicóptero.

**Error de competencia**

Cometidos por falta de conocimiento o habilidad.

*Ejemplos:*

- Falta de conocimientos frente a los neonatos.
- Equivocarse al introducir un dato en el GPS o FMS.
- No entender correctamente la información meteorológica, etc.

**Errores latentes**

Condiciones inducidas por el ser humano, presentes en el sistema antes del accidente (primeros eslabones), que indirectamente, de forma velada pero inequívoca han contribuido a que aquel se produjera y que se evidencian como factores desencadenantes.

Detrás de cada error, por simple o obvio que parezca, hay una historia oculta y compleja.

Los errores latentes son a las organizaciones lo que los patógenos residentes al cuerpo humano, que pueden vivir en estado latente muchos años antes de que combinados con condiciones locales o con fallos activos, se activen y penetren entre las barreras de defensa de una organización (James Reason).

Algunos ejemplos podrían ser:

- Falta de motivación por parte de los tripulantes.
- Tripulantes Hems que tienen 3 trabajos al mismo tiempo acusando fatiga, la cual disminuye el rendimiento del tripulante y es más proclive al error.

### TREM el CRM de VI generación

El TREM es el CRM de VI Generación, un modelo diseñado para garantizar el objetivo original del CRM y no logrado en anteriores generaciones. Según los estudios realizados no ha conseguido vencer en las situaciones comprometidas el sentimiento de vulnerabilidad del piloto.

El TREM parte:

- Del reconocimiento de las limitaciones humanas y fundamentalmente de las consecuencias de la Fatiga en las tripulaciones y persigue disminuir el número de accidentes e incidentes atribuidos a errores de la tripulación de vuelo.

Perfilándose como un proceso educativo de ORM (Operational Risk Management).

En este proceso se pretende que las tripulaciones sean capaces de:

- Gestionar exitosamente las amenazas cotidianas a las que se enfrentan.
- Valorar los riesgos que implican.
- Evitar errores en las actuaciones, reconociendo estos y mitigando sus consecuencias.

La integración en el entrenamiento de los Factores Técnicos y Humanos es el gran logro y la innovación conceptual del TREM.

## 6. TRABAJO EN EQUIPO

### Importancia del trabajo en equipo

Existen profesiones en las cuales el trabajo en equipo es algo básico... la cabina de la aeronave es una de ellas. La coordinación es el aspecto fundamental del trabajo en equipo y, a su vez, ayuda a aumentar la seguridad en vuelo.

Para aprender a trabajar en equipo, el primer paso es que los individuos estén motivados para ello; en este sentido, es fundamental sentirse como parte activa de nuestro grupo de trabajo y saber cómo nuestra labor influye en el éxito de la organización. Para ello, las relaciones entre todos los miembros del grupo deben ser adecuadas y es fundamental que la relación jefe-subordinado sea cordial.

La cooperación entre los miembros del grupo depende de la personalidad de aquellos que lo forman y de múltiples aspectos socioculturales, destacando las capacidades de comunicación.

Algunas actitudes de los integrantes del equipo pueden convertirse en auténticos obstáculos o barreras a la cooperación y deben ser corregidas; podrían destacarse las siguientes:

- Anti-autoritaria; no acepta que nadie le diga lo que tiene que hacer.
- Impulsiva; primero actúa y luego piensa.
- Invulnerable; considera que lo malo que a otros les ha pasado, a él no le puede ocurrir.
- De "macho"; arriesga por arriesgar, se considera que siempre tiene que estar demostrando a los demás de qué es capaz.
- Resignada; considera que todo está en el destino, él no puede hacer nada para cambiar el devenir de los acontecimientos.

*Un buen trabajo en equipo se conseguirá cuando:*

- Los objetivos están claramente definidos.
- Cada miembro del grupo conoce sus cometidos.
- Existe un alto nivel de confianza mutua.
- Se favorece el apoyo reciproco.
- Se cuidan al máximo las comunicaciones.
- Se aceptan los conflictos y se trabaja en su resolución.
- Se mantiene el contacto con los miembros del equipo en todo momento.
- Se comparten y utilizan en beneficio del grupo los conocimientos y capacidades de todos y cada uno de los integrantes del equipo.
- Se mantiene el respeto mutuo.

Tener en cuenta la posible influencia de aspectos intrínsecos a la propia situación laboral.

- Un ambiente determinado.
- La propia situación personal.
- La vulnerabilidad al estrés.
- La personalidad de cada miembro del equipo.
- Las habilidades sociales de cada uno.
- La asertividad.

## Dinámica de grupos, cohesión y sinergia

La dinámica de grupos hace referencia a las fuerzas que hacen que el grupo se comporte como tal a lo largo de su existencia Estas" fuerzas" serian algo así como el " movimiento" del grupo; su acción ,reacción ,cambio, trasformación...

La cohesión, puede ser definida como la suma de fuerzas que hacen que los miembros de un equipo funcionen juntos de una manera eficaz . Se basa en:

1. La mutua motivación de los miembros del equipo hacia el trabajo que realizan juntos.
2. En el aprecio recíproco de los integrantes del grupo.

Sinergia, se entiende por sinergia aquella situación en que la capacidad global del grupo en conjunto supera la suma de las capacidades de los individuos que lo forman. Podríamos decir que una tripulación de dos individuos, si la capacidad de cada uno es uno, existe:

1. Buena sinergia cuando al sumar esfuerzos 1 + 1 mayor que 2.
2. Pobre sinergia, cuando el resultado de su colaboración es contraproducente 1 + 1 menor que 2.
3. No hay sinergia si 1 + 1 es igual a 2.

## Aprender a trabajar en equipo

Los aspectos básicos que deben darse a la hora de trabajar eficazmente en grupo son:

### *Confianza mutua*

Este aspecto es la base de cualquier trabajo en grupo. Sin confianza no existe comunicación, y sin ésta no hay posibilidad de ninguna interacción dentro del equipo.

La confianza a su vez está compuesta por otros elementos como:

Las *expectativas*; acerca de cómo va a actuar la otra persona. Es decir, cómo "esperamos" que un compañero actúe en un determinado momento. En este sentido, esperamos:

- Que no nos engañen.
- Que hagan lo que deben hacer.

### *Comunicación espontánea*

Sin esta comunicación entre compañeros es imposible que se dé la confianza necesaria. Hay que tener en cuenta tanto la comunicación verbal como la no verbal.

### *Apoyo mutuo*

Este aspecto está regulado por la "ley de la reciprocidad", que gobierna toda forma de cooperación personal. Socialmente el trabajo en equipo se puede considerar como una serie de intercambios que, si son positivos, conducen a la cooperación; y si son negativos, disgregan el grupo y siembran malestar. El apoyo mutuo se sitúa más allá de los intereses individuales.

**Consejos para mejorar la toma de decisiones en grupo**

Se debería:

- Evitar discutir por opiniones personales (el "yo creo que..."). Las soluciones a problemas técnicos deben basarse en los conocimientos técnicos y el entrenamiento adecuado.
- Evitar cambiar de opinión solo por evitar una discusión. Si se está convencido de que algo va mal, si se tienen datos que así lo afirman, es preciso hacerlo ver, siempre con educación pero con firmeza.
- Evitar intentar solucionar los conflictos basándose en el voto de la mayoría o "caminos intermedios". Es bueno llegar al consenso pero teniendo claro que es lo consensuado, cual es la decisión final y cuales serán sus consecuencias.
- Considerar que las diferentes opiniones pueden ser factores positivos que contribuyan a una mejor decisión final.

*Cómo tratar roces y diferencia en el grupo. Gestión de conflictos*

Existen los siguientes métodos:

- *Evitación.* Se intentan olvidar sin más las diferencias en un momento determinado.
- *Suavización.* Se invoca a la necesidad de trabajar en grupo y al espíritu de equipo.
- *Supresión.* Se hace uso del poder para que las diferencias desaparezcan.
- *Confrontación.* El conflicto se aborda directamente y se ataca.

**Qué hacen las tripulaciones eficaces**

- Planifican más (50% más de planes y estrategias en fase normal y anormal).
- La tripulación recoge más información relevante para solucionar el problema. Requieren menos información en la fase anormal que en la normal.
- Anticipan dificultades.
- Utilizan la fase normal para preparar periodos de sobrecarga de trabajo.

Por último, conviene tener en cuenta siempre los beneficios de utilizar técnicas de solución de problemas en grupo para evitar situaciones difíciles.

## 7. LIDERAZGO

No importa la posición que se ocupe dentro de la tripulación, cada miembro debe ser un líder en su puesto, entendiendo como líder a la persona, entendiendo como líder a la persona cuyas ideas y acciones influyen en los pensamientos y comportamientos de los demás. La influencia del líder sirve para que mejore la disposición del resto de la tripulación.

Hay que diferencias liderazgo y autoridad, mientras que la autoridad se asigna el liderazgo debe ser conquistado. La posición de comandante no conlleva automáticamente asumida la condición de liderazgo. Las habilidades para ser un líder hay que aprenderlas y practicarlas. El comandante es el responsable de obtener la información necesaria y de gestionar tanto a los tripulantes como a los recursos de cabina, para que el vuelo sea lo más seguro posible.

Los demás tripulantes, deben ser líderes en su posición y reforzar su posición dentro de la tripulación. Deben ser responsables de trabajar en equipo con animo positivo, de adelantar toda la información posible al comandante, sugerirle lo que consideren oportuno sin intentar usurpar su autoridad, y de expresar sus diferencias de opinión, aunque aceptando decididamente la decisión del comandante.

## 8. PRESIONES

Muchas de las acciones que decide el comandante están tomadas en momentos de mucha tensión. La obligación de todos los integrantes de la compañía y del resto de tripulantes es facilitarle un ambiente lo más tranquilo posible para que las decisiones, muchas de ellas sean acertadas.

Todavía no se ha valorado debidamente el aumento del riesgo que sufren las compañías que vuelan con fuertes tensiones sociales. Insinuaciones a tripulantes por sus mandos, para que intenten entrar en campos bajo mínimos, para que vuelen pasados sus límites de actividad o sin descanso.

Los tripulantes tienen que seguir los procedimientos y saber aislarse de las presiones (de las compañías, medios de comunicación, celo profesional…) para que el vuelo sea lo más seguro posible.

El 27 de marzo de 1977 se produjo en el aeropuerto de los Rodeos, Tenerife norte, el accidente que mas victimas se ha cobrado en la historia de la aviación. La primera causa que lo produjo fue la presión que tenían los tripulantes de ambos Boeing 747, por cumplir el horario. La investigación de la catástrofe duro 18 meses y estuvo compuesta por varios países y numerosos profesionales. En el resultado final se puso especial énfasis en el factor humano del comportamiento de ambas tripulaciones de vuelo. Se pudo demostrar que la tripulación de KLM tenía fuertes preocupaciones relacionadas al cumplimiento del horario.

Así pues todos estos conceptos de los que hemos hablado envuelven la operación HEMS y son fundamentales para la seguridad en vuelo de la misma.

## BIBLIOGRAFÍA


- Leimann Patt, H.O. y Parra Ruiz, J.L. CRM: Un paradigma operacional. 2ª Edición, Madrid 2004.
- Caudevilla, P., Lopez, R. y Perez, J.M. Factores humanos e aviación. American Flyers España.
- Tomas Rubio, S. Factores humanos para tripulantes cabina de pasajeros. 4ª Edición, Valencia 2006.

# 32. A-CRM: GESTIÓN DE RECURSOS DE CRISIS EN UN ENTORNO DE EMERGENCIAS EN EL ÁMBITO AERONÁUTICO

**Juan A Sinisterra Aquilino, Diego Aylagas Martínez y Noelia García Aracil**

## INTRODUCCIÓN

El entorno laboral de las emergencias en helicóptero (HEMS, HICAMS) o del avión (FWAA) es extremadamente propenso a errores debido a la complejidad a veces de esta situación asistencial, no solo por sus características, sino también por las exigencias que vienen implícitas como personal partícipe en la resolución de problemas. Diversos estudios han demostrado que hasta el 80% de las causas del accidente se atribuyen o están implicados, e incluso son la causa directa a factores humanos. No sólo las habilidades técnicas como conocer una técnica o el aprendizaje de los conocimientos son importantes, sino que además entran en juego de una manera muy determinante las habilidades no técnicas (HNT), como la comunicación , el trabajo en equipo , liderazgo, conocimiento de la situación y la toma de decisiones.

Toda gestión dentro del entorno de una situación de emergencia conlleva un riesgo de error que hay que asumir, el cual se minimiza a medida que se adquiere la experiencia y se entrena en dicho entorno. Pero además la resolución de problemas en los entornos complejos se ve agravada por:

- Incertidumbre.
- Falta de transparencia: humildad con uno mismo.
- Singularidad de la situacion.
- Sobrecarga de información o falta de información.
- La presión del tiempo.
- Riesgo.

- Pluralidad de roles.
- Presencia de muchos actores.

## ¿De dónde viene el CRM?

La gestión de los recursos de la tripulación (Crew Resource Management) fue desarrollada por la industria de la aviación a finales de la década de 1970, por especialistas en psicología del entorno de la aviación. El motivo de implicar a profesionales sanitarios fue porque un análisis de los accidentes de aviones mostró que el 85% de los eventos se debían s errores humanos.

Hizo hincapié en el papel de los factores humanos en los entornos de alta participación y enseñó a las tripulaciones a utilizar todos los recursos disponibles para lograr operaciones de vuelo seguras.

Una década más tarde, un anestesista estadounidense Dr. David Gabba se estaba entrenando como piloto cuando reconoció algunas de las similitudes entre los entornos del quirófano y la cabina del piloto. A partir de ahí, nació la gestión de recursos para la crisis en el ámbito de la anestesia y comenzó a desarrollarse toda la simulación médica inmersiva del cuerpo que hoy conocemos. Desde entonces, muchas especialidades, incluida la de emergencias, han adaptado los puntos de CRM para desarrollar su propia versión. En el entorno de las emergencias médicas se ha desarrollado el Sistema E-CRM cuyas siglas significan Emergency Crisis Resource Management.

La publicación de "To Err is Human: Construyendo un sistema de atención médica más seguro" en 1999 por el Instituto de Medicina de los EE. UU., puso de relieve el CRM cuando la comunidad de la asistencia médica comenzó a darse cuenta de la magnitud del error médico.

Esta publicación, además de documentar el alcance del problema, cuestionó la opinión existente de que los errores se debían a la imprudencia individual. En su lugar, sugirieron que los sistemas, los procesos y las condiciones eran defectuosos, lo que llevó a las personas a cometer errores o dejar de prevenirlos.

El CRM aplicado al ámbito aeronáutico de la asistencia del paciente crítico, es una parte esencial para evitar errores y mejorar la seguridad del paciente.

Cuando se medicalizan los helicópteros de emergencias médicas se desarrolla un nuevo Sistema de formación y prevención de los errores humanos en el entorno del ámbito aeronáutico durante la asistencia del paciente crítico, es el llamado A-CRM, cuyas siglas significan Aeromedical Crisis Resource Management, y estaría entre el CRM y el E-CRM, dado que se implican ambas disciplinas (Figura 1).

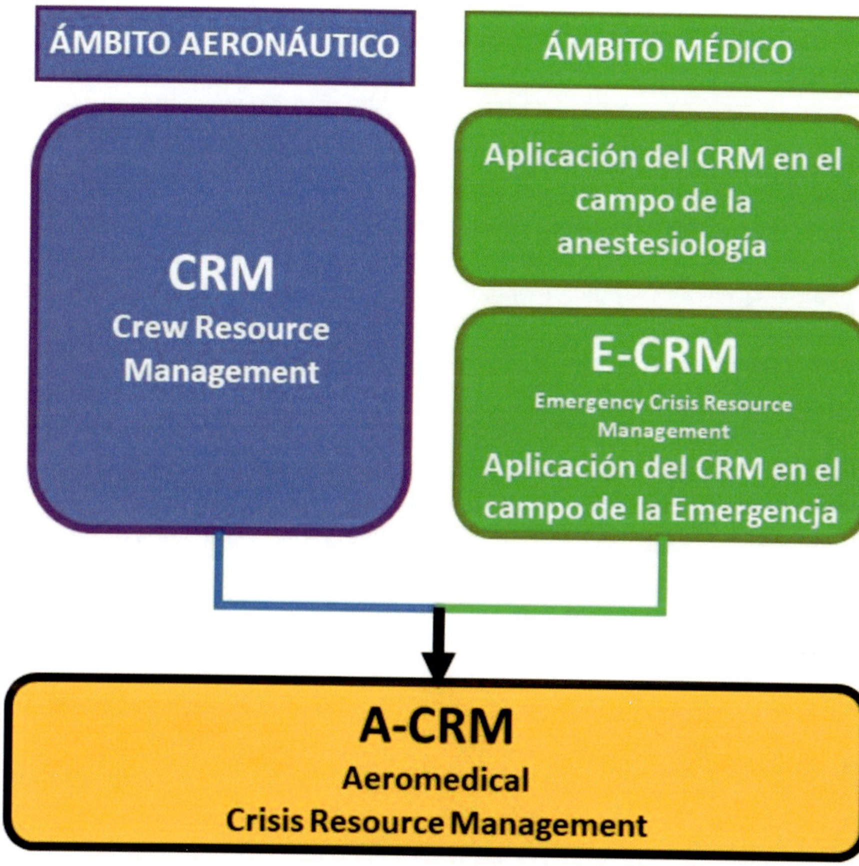


**Figura 1.** *Evolución y desarrollo desde el CRM y su aplicación en el campo de la anestesia, las emergencias y la asistencia HEMS & FWAA.*

## Aplicación del CRM en el ámbito de la asistencia médica aeronáutica: ACRM

El entorno aeronáutico coinciden las normas de seguridad estrictas de la mission por su vertiente aeronáutica y además la seguridad clínica del paciente con mayor complejidad a medida que aumenta su estado crítico.

Además en las misiones HEMS, HICAMS & FWAA los recursos humanos están muy limitados. Durante el vuelo y con paciente a bordo, en el aspecto médico solo pueden actuar 2 personas, el médico y enfermería que están asistiendo al paciente, y en el aspecto aeronáutico, la tripulación de vuelo a la que se suma la tripulación médica asistencial, uno o los dos miembros dependiendo de lo crítico que esté el paciente. Aún así la gestión de la emergencia tanto aeronáutica o médica sobre el paciente asistido que se pueda generar se ve mermada por la falta de recursos humanos.

Pero realmente la situación se complica cuando se juntan ambas situaciones, tanto la emergencia médica como la emergencia aeronáutica en la que por norma se debe dar prioridad a la emergencia aeronáutica pero por ética no se debe abandoner la emergencia médica. Es en estas situaciones cuando la actitud, la experiencia, los conocimientos y la gestión a bordo (A-CRM) del personal asistencial y de vuelo implicados en la misión, tienen un papel fundamental para poder alcanzar el éxito en la resolución de la misma por compleja que se presente o se vaya desarrollando.

Cuando uno de los miembros del equipo tiene poca experiencia y o formación, cosa que no debería ocurrir, el rol del miembro que tiene mayor experiencia debe poner en práctica todas las herramientas enumeradas en el inicio de este capítulo para poder llegar a controlar la situación y ser capaz de realizar la toma de decisiones con la máxima garantía, pese a que los recursos humanos asistenciales están todavía más mermados.

En ambientes complejos, los expertos se enfrentan ados grandes dificultades:

1. La falibilidad de la memoria humana y la atención, especialmente cuando se trata de tareas rutinarias que son fácilmente pasadas por alto bajo el estrés de situaciones más demandantes.
2. Los propios expertos pueden relajarse y no realizar pasos aún cuando los recuerden. En algunos procesos complejos algunos pasos no siempre parecen importantes y nunca se ha tenido un problema por algo que no se hace incluso de forma voluntaria y conscientemente hasta que un día lo tienen.

Una de las herramientas fundamentals para la aplicación del ACRM en la asistencia médica del paciente crítico son las Check-List. La utilidad de las check-list no es para gestionar la emergencia una vez acontecida, si no para evitar que se produzcan situaciones de emergencia y/o crisis durante la realización de actuaciones con riesgo durante el vuelo. Un ejemplo podría ser la desfibrilación en vuelo, ya abordada en otro capítulo de este manual, o bien la realización de una pericardiocentesis en vuelo, o bien la realización de cualquiera de estas técnicas y otras de gran riesgo pero necesarias para el paciente cuando las condicines de aeronavegabilidad son adversas y para su realización se require de la implicación para información o autorización de la tripulación de vuelo.

Las tareas que realizamos los humanos vienen clasificadas dentro de la psicología cogitiva fundamentalmente en dos tipos: Las que se realizan en modo automático (de forma refleja) y las que se realizan en modo de atención, que requieren una planificación activa además de la capacidad y formación conceptual y entrenada en resolver problemas.

Esta diferenciación conlleva a clasificar y diferenciar los tipos de errores asociados con cada modo de conducta:

- Los del modo automático se denominan "slips" o "fugas".
- Los del modo atencional se denominan equivocaciones.

Estas últimas se deben generalmente a la falta de experiencia, formación y entrenamiento dirigido (simulación).

En el campo de la salud la mayoría de los errores son causados por "fugas" más que por equivocaciones.

Las checklist son un método eficaz y simple para reducir el riesgo de fugas en aquellas tareas que son estandarizadas. Es importante remarcar que no sirven para prevenir las equivocaciones que surgen de la falta de experiencia, capacitación o supervisión

Las checklist brindan protección contra errores por distracciones o exceso de confianza. Nos recuerdan los pasos mínimos y necesarios de manera explícita. No solo brindan la posibilidad de una verificación sino que inplican un tipo de disciplina de alto rendimiento.

### ¿Qué implica el CRM?

El CRM implica una serie de necesidades previas que hay que aplicar y que han sido estudiadas basadas en la experiencia y las causas que han generado incidentes desafortunados. Además de ser estudiadas se han establecido las mejores soluciones posibles en arreglo a los recursos disponibles y todo ésto a su vez aha sido entrenado y simulado en condiciones quasi reales.

Por ejemplo el CRM en el ámbito de la anestesia enumera los siguientes comportamientos de gestión.

1. Anticipación y planificación.
2. La comunicación.
3. Liderazgo y asertividad.
4. Conocimiento y utilización de todos los recursos disponibles.
5. Distribución de la carga de trabajo y recurrir a la ayuda incluso anticipadamente.
6. Reevaluación constante de la situación.

7. Conocimiento y utilización de toda la información disponible.

Además los emergenciólogos de la escuela americana han incorporado otros tres comportamientos adicionales:

8. Triaje/priorización
9. Gestión eficiente de múltiples pacientes.
10. Hacer frente eficazmente a las interrupciones y distracciones

Por ejemplo en el entorno de múltiples víctimas "pedir ayuda con anticipación" como factor habitual en estas situaciones, se suele mencionar de forma separada como un comportamiento de gestión individual, pues es dependiente de la seguridad y capacidad del individuo, es decir, que hasta que no se ve desbordado no realiza la acción de pedir ayuda.

En otro campo el CRM también se implica en el entorno de factores humanos o habilidades no técnicas (HNT). Estas HNT tradicionalmente no se enseñan en la Carrera medicina ni incluso en el posgrado.

Para la formación en este campo se dividen estos comportamientos en habilidades interpersonales o sociales (HNT) y en habilidades cognitivas (Figura 2).

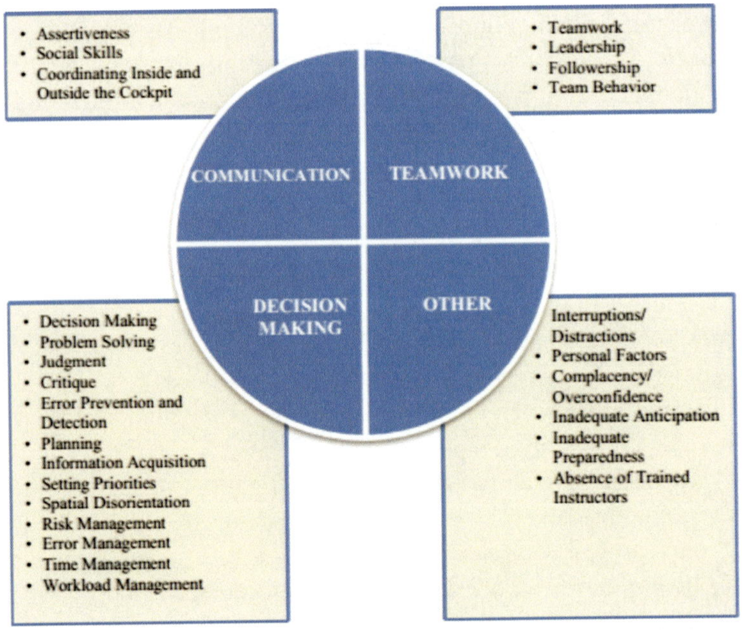


**Figura 2.** *Subcategorías de marcadores de comportamiento, incluidos los paraguas cognitivo y social. Tomado de Crew Resource Management in Helicopter Air Ambulance Operations: A Literature Review.*

- *Habilidades no técnicas*
  - » Habilidades interpersonales
  - » Comunicación
  - » Trabajo en equipo
  - » Liderazgo
- *Habilidades cognitivas*
  - » Conciencia situacional
  - » Planificación
  - » Toma de decisiones
  - » Administración de tareas

En el entorno de la medicina todos deberíamos tener grandes habilidades de comunicación, trabajo en equipo y de liderazgo. Sería deseable que así fuera, pero también es sabido de las veces que se obvian estas habilidades en el entorno de la asistencia al paciente crítico dentro de las emergencias.

**¿Cómo se puede mejorar en estas habilidades?**

Ningún factor está aislado uno del otro, sino que todos están interrelacionados. Por lo tanto, un buen trabajo en equipo debe incluir excelentes habilidades de comunicación, gestión de tareas, planificación y liderazgo. Asimismo, la buena conciencia situacional se basa en la comunicación, el trabajo en equipo y la toma de decisiones.

A pesar de que en el CRM enumera algunos puntos muy simples, el hecho de saber los componentes de la lista no mejora la práctica. Cada punto debe desglosarse para que las personas tengan algunas ideas prácticas de cómo mejorar.

Cómo mejorar las técnicas del CRM en nuestro quehacer diario laboral. Las herramientas a tener en cuenta son:

*Habilidades interpersonales*

- *Comunicación.* Compartir la estructura mental y toma de decisiones entre los diferentes actores.

➥ *Importante: Hay veces que las cosas que se dicen no se escuchan y las que se escuchan no se entienden.*

*Tener claro y asegurar la comprensión:* solicitar que repitan las instrucciones dadas para verificar la comprensión y asegurarnos si lo que se ha

comunicado está correctamente entendido y asumido por la parte que deba aplicarlo.
*Solución:* Escuchar "activamente" por parte del líder o gestor de la situación.

- *Trabajo en equipo.* Se puede definir como "Un esfuerzo cooperativo de los miembros de un equipo para lograr un objetivo común". Al igual que en los deportes de equipos un buen entrenador no debe confiar solo en un jugador con excelente cualidades de liderazgo, sino en su equipo de forma total. Esta idea extrapolada a la medicina, los integrantes del equipo al completo ayudarán en el manejo de un paciente y superarán las debilidades en el liderazgo para garantizar que el paciente tenga la mejor atención posible.
- *Liderazgo.* El rol del líder es el que Influye y dirige el rendimiento de los miembros del equipo utilizando todos los recursos disponibles para lograr un objetivo definido. Debe ser asumido y reconocido por todos los miembros del equipo. Debe construir un entorno donde todas las estructuras del equipo se sientan capaces de entender y compartir su visión de la situación. Para aumentar la confianza de su equipo debe primero ofrecer y luego so licitar información. Debe promover la idea de que es "lo que es correcto" y no "quién tiene razón". Los líderes son individuos variopintos, los cuales encajan en cada modelo específico de gestión, por lo que no se debe estipular un solo estilo o modelo de liderazgo.

*Habilidades cognitivas*

- *Conciencia situacional.* Se define como la capacidad de percibir y evaluar una situación y anticipar evoluciones y situaciones conflictivas futuras. El control y repaso de lo realizado es una técnica para evitar el error de fijación, inherente a la concentración por que debemos asegurarnos de repasar y controlar su entorno con frecuencia para que posibles cambios, como puede ser de roles, eventos no esperados, etc, no pasen desapercibidos. Además es importante controlar que todos los miembros del equipo han asumido el rol asignado.
- *Planificación.* La planificación, como herramienta para asegurar el éxito, es un proceso mental que requiere esfuerzo: hay que evitar caer en la situación de solucionar los diferentes sucesos de forma improvisada.
  La mejor planificación pasa por considerar siempre el peor de los casos posibles y tener soluciones previstas. Plantear siempre alternativas

teniendo en cuenta de disponer de suficiente tiempo, recursos y personal. Siempre hemos de considerar las consecuencias a largo plazo: como médicos y personal de la emergencia somos particularmente poco previsibles en esto.

- *Toma de decisiones.* Para la toma de decisions se debe estar entrenado en este aspecto, con actitudes ya prefijadas y modelos de pensamiento ya forjados, además de saber y ser capaz de transmitirlos al resto del equipo sin caer en la coyuntura de ofertar mucha información o por el contrario dar muy poca. Para ello se pueden utilizar modelos de decision con los que podemos gestionar de una forma ordenada y gestionada por nosotros mismos qué información queremos transmitir, modelo como *"DECIDE"* (Figura 3):

**Modelo DECIDE**

**Detect:** *Detectar que algo ha cambiado*
**Estimate:** *Estimar que si este cambio tiene alguna causa o repercusión.*
**Choose:** *Eligir una acción segura inicialmente y comunicarla.*
**Identify:** *Identificar ¿qué opciones tengo entre todas las opciones?*
**Do:** *Hacer: actuar de entre todas con la mejor opción.*
**Evaluate:** *Evaluar y apreciar qué efecto ha tenido la acción realizada.*

**Figura 3.** *Toma de decisiones mediante el modelo DECIDE.*

Ante errores presenciados debemos intentar corregirlos inmediatamente y no dudar en apoyarse en las sugerencias e incluso solicitor apoyo o ayuda del resto del equipo si hiciera falta. Acostumbrarse a que los mensajes sean confirmados con círculo cerrado, alentando la retroalimentación. Evitar la actitud limitante mediante el proceso de "limpieza de la pizarra", es decir impidiendo que nuestro pensamiento y razonamiento se vea empañado por preocupaciones médico-legales o implicaciones sociales. La primera hipótesis que se plantee debe ser evaluada críticamente considerando todos los pros y contras y evitando que nos ciegue la solución inmediata generando otras posibles alternativas para evitar errores de fijación al enumerar diagnósticos diferenciales o incluso nuevas acciones alternativas.

Debemos ser realistas con la situación a abordar y solucionar, es decir que una situación de crisis siempre será una situación de alto riesgo y

así debemos de percibirla, ya que la complejidad es una característica subjetiva, es decir, "una construcción mental" que depende tanto de la experiencia del individuo, de la propia situación y de las exigencias de la tarea. Es posible que con el tiempo y la experiencia ya no experimentemos la realidad de la situación de crisis como compleja, el resto de participantes de nuestro entorno sí pueden hacerlo y debemos apoyarnos en ellos.
Como conclusion en el ámbito del CRM en general aunque la capacitación en simulación ha hecho que la capacitación de CRM sea su objetivo, no debe ser el único lugar para experimentar y practicar estas ideas, sino que para que los conceptos aprendidos sean efectivos en una situación de crisis deben practicarse diariamente con nuestra vida habitual además de en la laboral, con lo cual aprenderemos a gestionar cualquier situación en condiciones de estrés y gestionando todos los recursos a nuestro alcance.

## BIBLIOGRAFÍA


- Stuart Gillon, Sam Radford, Richard Chalwin, Michael DeVita, Ruth Endacott and Daryl Jones. Crisis resource management, simulation training and the medical emergency team. Crit Care Resusc 2012; 14: 227-235.
- ThoralfKern era,*, Willi Schmidbauerc,*, Mares Tietzd, Hartwig Marungb and Harald V. Genzwuerker. Use of checklists improves the quality and safety of prehospital emergency care. European Journal of Emergency Medicine 2017, 24: 114-119.
- Walter Schneibel. CRM en aviation: Crew Resource Management. SGI Pre-Congress Courses 13. September 2017.
- RTOMEETINGPROCEEDINGS 19.CurrentAeromedicalIssuesinRotary WingOperations(Problèmesactuelsdemedecineaéronautiqueposésparles opérations utilisant des voilures tournantes). NORTH ATLANTIC TREATY ORGANIZATION. RESEARCH AND TECHNOLOGY ORGANIZATION BP 25, 7 RUE ANCELLE, F-92201 NEUILLY-SUR-SEINE CEDEX, FRANCE. Papers presented at the RTO Human Factors and Medicine Panel (HFM) Symposium held in San Diego, USA, 19-21 October1998. Published August 1999.
- Crystal Rowley, Michelle R. Bryant. Crew Resource Management in Helicopter Air Ambulance Operations: A Literature Review. Civil Aerospace Medical Institute Federal Aviation Administration, Oklahoma City, OK 73125. April 2017. Final Report. This publication and all Office of Aerospace Medicine technical reports are available in full-text from the Civil Aerospace Medical Institute's publications website: http://www.faa.gov/go/oamtechreports

# 33. HERRAMIENTA OPERACIONAL EN HEMS: LAS CHECKLIST SANITARIAS

**Hisao Onaga Pueyo, Anna Baró Serra, Zaira Oliver Altimiras y Teia Camps Dausà**

## INTRODUCCIÓN

Cuando se habla de listas de verificación o checklist en el mundo sanitario se acostumbra a entender que se trata de los listados de material y/o fármacos para comprobar el estado de, por ejemplo, carros de manejo de vía aérea, armarios, mochilas, botiquines o espacios de almacenamiento en ambulancias. Manejadas universalmente nadie duda de su utilidad en medicina y en la vida en general. En este capítulo hablaremos del término checklist pero no para referirnos a una comprobación pasiva previa a la asistencia mediante un documento si no que proponemos las checklist como herramientas operativas totalmente funcionales en plena asistencia y especialmente en situaciones críticas con alta carga de trabajo.

En 2009 se publicaron los resultados del programa de la OMS sobre seguridad del paciente en cirugía. En este programa se demostró que, en los centros estudiados, una checklist podía reducir la mortalidad del paciente operado de un 1.5% a un 0.8%, sin cambiar en absoluto la formación técnica en cirugía, anestesia o enfermería asociada a las intervenciones quirúrgicas.

Las checklist quirúrgicas (figura 1) iniciales se compusieron de de tres partes. Una parte previa a la inducción a la anestesia bastante técnica, una preincisión, leída en una pausa o time-out, predominantemente no técnica que incluye presentaciones, explicación de riesgos, previsión de complicaciones tic, y una fase de finalización donde se revisa la técnica realizada y se exponen los puntos claves en de la reanimación post-quirúrgica.

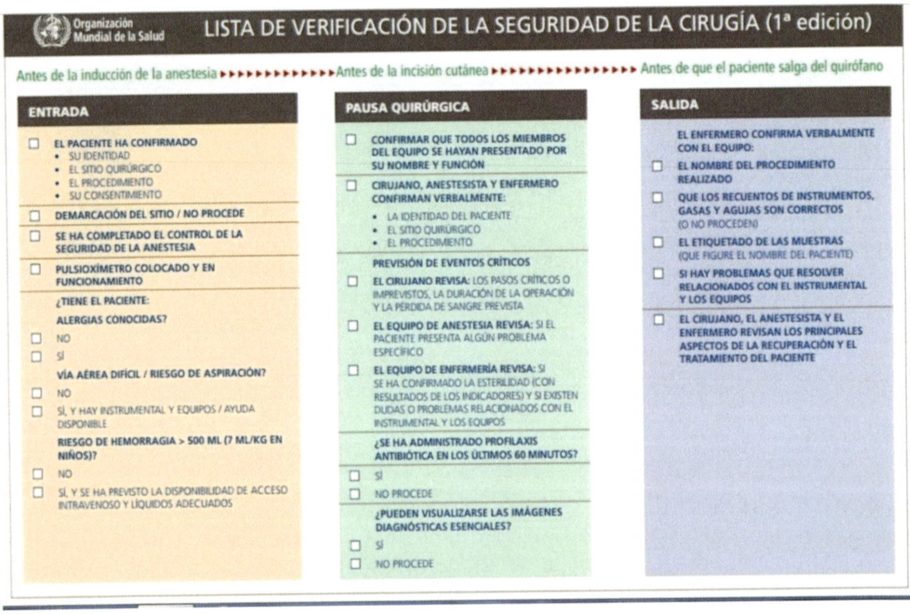
Organización Mundial de la Salud

LISTA DE VERIFICACIÓN DE LA SEGURIDAD DE LA CIRUGÍA (1ª edición)

Antes de la inducción de la anestesia ▸▸▸ Antes de la incisión cutánea ▸▸▸ Antes de que el paciente salga del quirófano

**ENTRADA**

- ☐ EL PACIENTE HA CONFIRMADO
  - SU IDENTIDAD
  - EL SITIO QUIRÚRGICO
  - EL PROCEDIMIENTO
  - SU CONSENTIMIENTO
- ☐ DEMARCACIÓN DEL SITIO / NO PROCEDE
- ☐ SE HA COMPLETADO EL CONTROL DE LA SEGURIDAD DE LA ANESTESIA
- ☐ PULSIOXÍMETRO COLOCADO Y EN FUNCIONAMIENTO

¿TIENE EL PACIENTE:

ALERGIAS CONOCIDAS?
- ☐ NO
- ☐ SÍ

VÍA AÉREA DIFÍCIL / RIESGO DE ASPIRACIÓN?
- ☐ NO
- ☐ SÍ, Y HAY INSTRUMENTAL Y EQUIPOS / AYUDA DISPONIBLE

RIESGO DE HEMORRAGIA > 500 ML (7 ML/KG EN NIÑOS)?
- ☐ NO
- ☐ SÍ, Y SE HA PREVISTO LA DISPONIBILIDAD DE ACCESO INTRAVENOSO Y LÍQUIDOS ADECUADOS

**PAUSA QUIRÚRGICA**

- ☐ CONFIRMAR QUE TODOS LOS MIEMBROS DEL EQUIPO SE HAYAN PRESENTADO POR SU NOMBRE Y FUNCIÓN
- ☐ CIRUJANO, ANESTESISTA Y ENFERMERO CONFIRMAN VERBALMENTE:
  - LA IDENTIDAD DEL PACIENTE
  - EL SITIO QUIRÚRGICO
  - EL PROCEDIMIENTO

PREVISIÓN DE EVENTOS CRÍTICOS
- ☐ EL CIRUJANO REVISA: LOS PASOS CRÍTICOS O IMPREVISTOS, LA DURACIÓN DE LA OPERACIÓN Y LA PÉRDIDA DE SANGRE PREVISTA
- ☐ EL EQUIPO DE ANESTESIA REVISA: SI EL PACIENTE PRESENTA ALGÚN PROBLEMA ESPECÍFICO
- ☐ EL EQUIPO DE ENFERMERÍA REVISA: SI SE HA CONFIRMADO LA ESTERILIDAD (CON RESULTADOS DE LOS INDICADORES) Y SI EXISTEN DUDAS O PROBLEMAS RELACIONADOS CON EL INSTRUMENTAL Y LOS EQUIPOS

¿SE HA ADMINISTRADO PROFILAXIS ANTIBIÓTICA EN LOS ÚLTIMOS 60 MINUTOS?
- ☐ SÍ
- ☐ NO PROCEDE

¿PUEDEN VISUALIZARSE LAS IMÁGENES DIAGNÓSTICAS ESENCIALES?
- ☐ SÍ
- ☐ NO PROCEDE

**SALIDA**

EL ENFERMERO CONFIRMA VERBALMENTE CON EL EQUIPO:
- ☐ EL NOMBRE DEL PROCEDIMIENTO REALIZADO
- ☐ QUE LOS RECUENTOS DE INSTRUMENTOS, GASAS Y AGUJAS SON CORRECTOS (O NO PROCEDEN)
- ☐ EL ETIQUETADO DE LAS MUESTRAS (QUE FIGURE EL NOMBRE DEL PACIENTE)
- ☐ SI HAY PROBLEMAS QUE RESOLVER RELACIONADOS CON EL INSTRUMENTAL Y LOS EQUIPOS
- ☐ EL CIRUJANO, EL ANESTESISTA Y EL ENFERMERO REVISAN LOS PRINCIPALES ASPECTOS DE LA RECUPERACIÓN Y EL TRATAMIENTO DEL PACIENTE

**Figura 1.** *Checklist quirúrgica (OMS, 1999).*

Repasaremos más tarde los beneficios específicos atribuidos a las checklist y al motivo de las mejoras en seguridad clínica pero uno de ellos es que generan un espacio de pausa, sin interferencias, en el que el personal implicado se comunica para trabajar en equipo con unos objetivos comunes. Las checklist quirúrgicas (figura 1), en la actualidad están ampliamente aceptadas y no se duda de su utilidad y sus beneficios. En el ámbito de las emergencias se han aplicado múltiples checklist en diferentes procedimientos con éxito, aunque, sobre todo en el mundo anglosajón.

## CHECKLIST. OBJETO VS CONCEPTO

A pesar de que en cualquier ámbito de la vida utilizamos checklist como concepto, lo asociamos siempre a un objeto físico (o informático ya en el siglo XXI). Podemos tener checklist impresas en papel listas para ser utilizadas pero también tenemos sencillas reglas mnemotécnicas que recordamos en ciertos momentos y que actúan como listas de verificación. En medicina de emergencias también. Por ejemplo las causas reversibles del pro cardiorrespiratorio las tenemos listadas en "las cuatro H y las cuatro P", o la secuencia de la valoración primaria en el paciente traumático la tenemos bien descrita en el acrónimo ABCDE.

Los algoritmos, los árboles de decisiones, las listas de diagnósticos diferenciales, las de contraindicaciones (por ejemplo en trombolisis del infarto de miocardio) etc. Todas esas checklist o elementos checklist-like son lo que en CRM se denominan ayudas cognitivas, y se consideran fundamentales para manejar una situación crítica. Así pues, a demás de checklist en papel, también las utilizaremos de manera virtual, normalmente en forma de acrónimos, para guiar un procedimiento, ya sea clínico, técnico o de comunicación de equipo.

## CONTEXTO HEMS

Queremos recordar, sólo brevemente ya que el objeto de este capítulo no es el entorno de trabajo, que estaremos siempre hablando de la asistencia médica a emergencias o urgencias y que nuestro medio de transporte es un helicóptero medicalizado. Por tanto una parte de nuestro trabajo se lleva a cabo dentro de una cabina de vuelo, relativamente pequeña y preparada para la asistencia médica sólo en parte. Los diferentes sistemas se dotan de los helicópteros que creen más convenientes para su entorno y por lo tanto las soluciones concretas para un sistema pueden no ser buenas para otro. Eso no quiere decir que en algunos casos no necesitemos checklist sino que cada sistema debe confeccionar las suyas para su entorno de trabajo, material, procedimientos, riesgos y contexto humano. La otra parte de nuestro trabajo se realiza en los lugares donde ha ocurrido la emergencia. En estos conviviremos con el caos, la saturación de información, la alta carga de trabajo, la complejidad clínica o técnica del caso, emociones intensas, expectativas de éxito clínico, riesgos, necesidad de coordinación con equipos diferentes al nuestro… se trata, en numerosas ocasiones, de una situación de alta complejidad. Este es el contexto donde conocimientos de CRM aplicados a la medicina de emergencias serán fundamentales para obtener buenos resultados. Entre estos conocimientos esta el uso de ayudas cognitivas y checklist de procedimiento.

## POR QUÉ UNA AYUDA COGNITIVA, POR QUÉ UNA AYUDA AL PROCEDIMIENTO

Si podemos asignar a las checklist quirúrgicas el inicio de su uso masivo en medicina (aunque eso no es exacto) podemos afirmar que la expansión de los conceptos de error y seguridad en la práctica médica parte de la publicación "To err is human" en 1999. Esto último tampoco es exacto ya que en 1980 el Dr. DM Gaba introdujo directamente desde la aviación el concepto de CRM publicando en 1992 un sistema de entrenamiento para anestesistas basado en habilidades no técnicas y CRM para manejar incidentes críticos.

Para entender el funcionamiento del CRM y valorar su aplicación en medicina de emergencias tenemos que revisar sus orígenes. El CRM nació como un sistema de trabajo y entrenamiento basado en modificar la conducta de las tripulaciones de vuelo para evitar los errores detectados en los primeros años de los grandes aviones comerciales de fuselaje ancho. Estas tripulaciones cometían errores no relacionados con la habilidad técnica del pilotaje que acababan en grandes catástrofes. El más explicado es el del vuelo 401 de Eastern Air Lines a Miami. En este accidente el fallo de una simple bombilla de unos pocos Centavos de dólar, provocó tal disyunción del trabajo en cabina y una total desatención del vuelo que acabó estrellándose en los pantanos de Florida. A partir de éste y muchos otros se puso de manifiesto que los accidentes sucedían por fallos en la comunicación, el trabajo en equipo, carencias en la toma de decisiones, planificación, mal liderazgo, fallos en la gestión fatiga, fallos en la gestión del estrés, olvidos en procedimientos etc. Básicamente se trataba de errores o carencias que están en la base de la condición humana. Así el CRM combate el error en estos campos y procura que los equipos se comuniquen de manera efectiva, que se comparta una misma visión de la situación, que se compartan objetivos, que se realicen comprobaciones redundantes, que se reparta la carga de trabajo, y que se utilicen de forma efectiva los recursos disponibles, incluidas las ayudas cognitivas y checklists. Muchos de los lectores de este capítulo habrán pensado ya que no tiene nada que ver una cabina de un Boeing 747 con un paciente politraumático de un accidente de tráfico. Y es relativamente cierto. Las diferencias entre la aviación y la asistencia a emergencias médicas no significan que no necesitemos de una metodología basada en combatir las limitaciones humanas ya que como hemos dicho en el apartado anterior, nos enfrentamos a escenarios altamente complejos con las expectativas de mejorar el estado de salud de nuestro paciente en situaciones no controladas y en ambientes hostiles. Por lo tanto estamos en un entorno que pondrá de manifiesto las limitaciones humanas, nuestras limitaciones, con mucha más intensidad que la cabina de un avión comercial. En este entorno es fundamental metodología, entrenamiento y ayudas para obtener el mejor resultado posible.

Entre las *limitaciones y errores humanos* que más influyen o aparecen en estos ambientes de alta complejidad están:

- Incapacidad de realizar a la vez dos tareas que requieran plena consciencia.

- Limitación inconsciente de la información recibida en situaciones de estrés o saturación de información o saturación de trabajo. También limitación de la información emitida en las mismas situaciones.
- Interpretación de la realidad y no percepción de la realidad. Sobre todo cuando faltan datos sobre la realidad o se tiene una idea preconcebida de ella. La interpretación errónea de la realidad y la falta de información son el sustrato fundamental para una toma de decisiones equivocada.
- Sesgo de confirmación. Se deforma cualquier información para que encaje en la idea que tenemos de realidad.
- Búsqueda inconsciente de la sensación de competencia. Podemos actuar inconscientemente para tener la situación controlada (o tener esa sensación) y abandonar objetivos fundamentales como la seguridad del paciente.
- Desarrollo de conductas de riesgo basadas en conceptos no clínicos.
- Memoria falible, sobre todo con alta carga de trabajo o alto estrés.
- Errores de fijación. En estos errores las personas centran su atención en un factor, obviando todo lo demás y rechazando cualquier información que no se refiera a ese factor. Su toma de decisiones se centra en dicho factor a pesar de que el objetivo clínico esté en otra parte de la asistencia.

Estas limitaciones son sustrato genuinamente humano y no se relacionan con los conocimientos técnicos ni con las habilidades técnicas. Las habilidades que ayudan a superar estas limitaciones son las llamadas habilidades no tècnicas y son fundamentalespara obtener un ben resultado en nuestro trabajo. Se han propuesto muchas clasificaciones y diferentes listados de habilidades no técnicas pero frecuentemente en medicina encontraremos las siguientes: consciencia situacional, las habilidades comunicativas, el trabajo en equipo, la toma de decisiones, el liderazgo, la gestión del estrés y la gestión de la fatiga. Si analizamos los sencillos conceptos de las checklist quirúrgicas veremos que pueden impactar en estos factores genuinamente humanos y ayudarnos a superar algunas limitaciones potenciando las habilidades no técnicas.

## BENEFICIOS DE UNA CHECKLIST DE PROCEDIMIENTO

Para confeccionar una checklist efectiva, fácil y aplicable a un procedimiento concreto es fundamental la implicación de gran parte del equipo. Las checklist deben incluir ítems dirigido a atenuar un riesgo concreto o a hacer que se cumpla una condición que creemos necesaria en dicho procedimiento. Tomemos otra vez las *checklist quirúrgicas* (hay que tener en cuenta que se trata de un procedimiento programado y en entorno conocido y controlado):

- *Parte pre-anestésica:* el paciente cumple condiciones para la intervención, la incisión será una determinada, el material está preparado.
- *Pausa pre-incisión:* se presenta el equipo (se construye el equipo) y se declaran los roles o funciones, se explica en qué consistirá la operación, se informa sobre posibles riesgos o imprevistos (se prepara al equipo para las complicaciones), se comprueban otras condiciones técnicas.
- *Salida:* se comprueba recuento instrumentos y gasas, se hace previsión de necesidades postquirúrgicas.

Con unos sencillos pasos, a partir de la checklist se ha comprobado (en equipo) que todo loo que tiene que estar dispuesto lo está, que el paciente es el que tiene que ser, que la incisión es en donde ha de ser, el equipo se conoce, saben las funciones de todos, todos saben qué se va a hacer (comparten objetivos) y han hablado de posibles complicaciones preparándose para identificarlas y actuar sobre ellas. Al finalizar todos saben que se ha cumplido el procedimiento y hacen previsión del siguiente paso, la reanimación postquirúrgica. En definitiva el equipo se ha comunicado, se ha coordinado, ha hecho previsión y planificación etc, pero lo ha hecho en un momento pactado, donde sólo se hace eso, comunicarse, sin interferencias, dejando a la checklist la función de recordatorio y eliminando así la falibilidad de nuestra memoria. La checklist quirúrgica proporciona un momento para la comunicación, para aislarse del estrés o la saturación de información donde poder preparar al equipo para que este desarrolle el procedimiento técnico en las mejores condiciones y bajo los estándares de seguridad que se hayan establecido como necesarios.

## APLICACIÓN DE LAS CHECKLIST DE PROCEDIMIENTO DE RIESGO EN EMERGENCIAS MÉDICAS. EL EJEMPLO DE LAS CHECKLIST PRE-INTUBACIÓN

Como se ha dicho, en el mundo anglosajón y desde el año 2000 se ha extendido el uso de checklist en emergencias. Son muchos los ejemplos que disponemos de checklist de procedimiento pero el que más se han sometido a las checklists ha sido el de la intubación orotraqueal. La maniobra estándar en la mayoría de sistemas es la llamada *secuencia rápida de intubación* (RSI). Veamos primero el problema que queremos abordar.

## ¿Por qué aplicar una herramienta de CRM en este procedimiento?

El estudio NAP4 del sistema británico de salud reveló que existía un grave problema en el manejo de la vía aérea cuando esta se hacía fuera de la sala de anestesia. Entre los múltiples errores encontrados destacan los fallos de intubación, la no utilización o la mala utilización de la capaografía, el fallo de la vía aérea quirúrgica, el no diagnóstico del fallo de intubación, los múltiples intentos de intubación, paro cardiorrespiratorio hipóxico o secuelas hipóxicas. En general se detecta una gran variabilidad en la preparación y el desarrollo de la intubación orotraqueal. El análisis de los casos proponen como factores intervienentes en los eventos adversos la mala comunicación, el entrenamiento, la mala evaluación de la dificultad de intubación, la no planificación del fallo y disfunciones de equipo, a parte de una heterogenea formación y experiencia del personal que participa en las RSI. En el mismo estudio se citan ya las checklist como potencial herramienta, en gran parte a partir de la experiencia de Pronovost con sus intervenciones para disminuir las infecciones de catéter central años antes de las checklist quirúrgicas.

El estudio NAP 4 se realizó en UCI y servicios de urgencia hospitalarios pero podemos asumir que en el medio presospitalario y concretamente en HEMS se producen los mismos errores. El estudio acaba recomendando las checklist como herramientas para ayudar al desarrollo del procedimiento de RSI y en los siguientes años múltiples servicios hospitalarios pero también prehospitalarios desarrollan checklist para sus maniobras de intubación.

## ¿Cómo introducimos la lectura de una checklist en un procedimiento como el de la intubación?

Teniendo en cuenta que se trata de un entorno no controlado o incluso hostil veamos como y sobre qué actuaría un ejemplo de checklist de intubación basado en el utilizado por los autores de este capítulo:

Una vez decidido que se inicia el procedimiento se lee la parte que une al equipo, comparte situación y objetivos.

- *Parte 1:* consciencia situacional, adecuación del procedimiento a la caso, paciente, entorno y equipo, briefing de la maniobra y asignación de roles de preparación y dejarrollo del procedimiento.

  A partir de aquí la preparación de la maniobra no es diferente de lo normal. Una vez preparado todo el material, fármacos y equipo se realiza la pausa pre-intubación.

- *Parte 2:* comprobación del paciente, monitorización, estabilidad, oxigenación, verbalización de la previsión de dificultad
- *Parte 3:* comprobación del material, declaración del plan B, el plan C y explicación de la posibilidad de encontrar situación no incubaba no ventilaba y el abordaje
- *Parte 4:* recordatorio del procedimiento estándar (dos intentos máximo de laringoscopia directa, tiempo de laringoscopia, instrucciones para parar la maniobra en caso de hiposa o disrritmia) e instrucciones en caso de fallo de intubación.

Con estas 4 partes la checklist proporciona un espacio de trabajo en equipo, una red de seguridad cognitiva que evita olvidos. Tambien funciona como un acuerdo de cómo se hará la maniobra que impide desviaciones como múltiples intentos de laringoscopia directa o largos tiempos de apnea con severa hipoxemia netc. Además la pausa tiene un efecto antiadrenérgico sobre el operador, al que le rebaja el estrés. Con el entrenamiento y la experiencia el uso de la checkist elimina la variabiidad en la preparación y desarrollo de la maniobra de intubación, es decir, se consigue una estandarización del procedimiento y conductas del personal que lo lleva a cabo. Esta estandarización no suele conseguirse a través de la formación individual clásica.

Evidentemente introduce un tiempo extra que inicialmente incomoda a los equipos que sienten la necesidad de introducir el tubo endotraqueal cuanto antes mejor, aunque se deje de lado la seguridad (recuerden el concepto de búsqueda inconsciente de la sensación de propia competencia). Este tiempo se acorta con el entrenamiento y la experiencia nos dice que la percepción de los equipos pasa de tener sensación de tiempo gastado a tiempo invertido (en seguridad) en poco tiempo. La experiencia de manejar una checklist donde se comprueba todo el material da la oportunidad a los equipos de darse cuenta de cómo se desviaban del procedimiento estándar antes de utilizarla o de cómo son capaces de trabajar realmente en equipo con personas que no han visto jamás, por presentarse, explicar que van a hacer y asignar roles nominales. En nuestra práctica diaria en un HEMS conseguimos reducir el tiempo crudo de lectura de la checkist a menos de 3 minutos, un tiempo que se solapa al de la pre-oxigenación del paciente antes de someterlo a sedación y relajación, y a pesar de realilzar la RSI frecuentement la checklist sigue detectando carencias en la preparación de la maniobra que en determiandas situaciones pueden suponer un riesgo o incluso un daño significativo para el paciente.

Les mostramos varios *ejemplos* de checklist preintubación de diferentes sistemas.

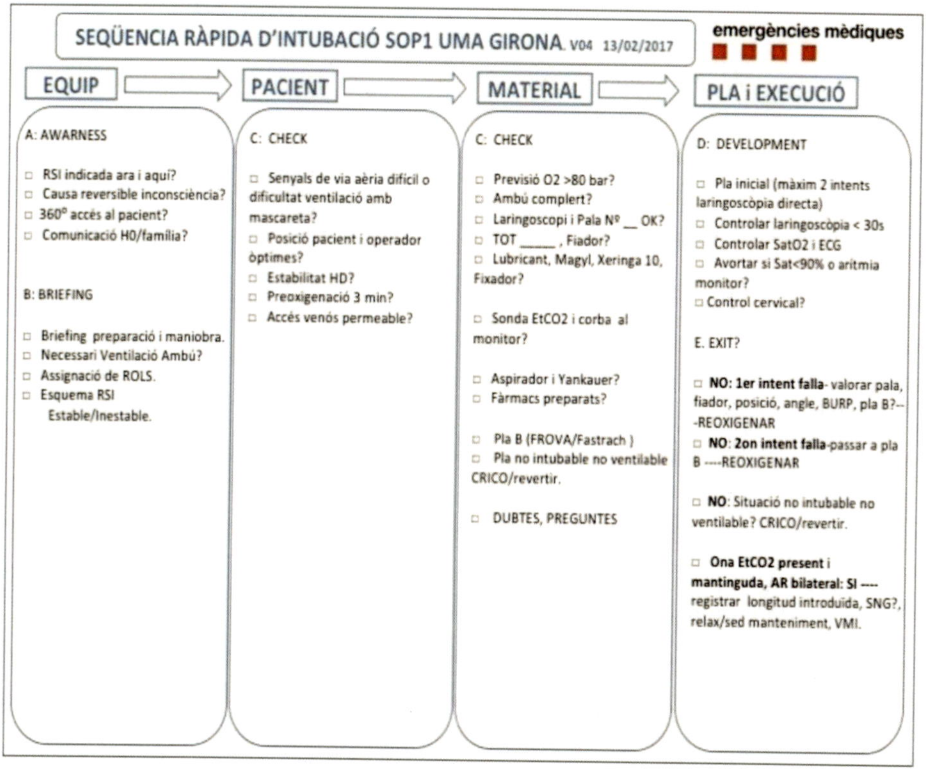

SEQÜENCIA RÀPIDA D'INTUBACIÓ SOP1 UMA GIRONA V04 13/02/2017

emergències mèdiques

EQUIP → PACIENT → MATERIAL → PLA i EXECUCIÓ

**EQUIP**

A: AWARNESS

- □ RSI indicada ara i aquí?
- □ Causa reversible inconsciència?
- □ 360º accés al pacient?
- □ Comunicació H0/família?

B: BRIEFING

- □ Briefing preparació i maniobra.
- □ Necessari Ventilació Ambú?
- □ Assignació de ROLS.
- □ Esquema RSI Estable/Inestable.

**PACIENT**

C: CHECK

- □ Senyals de via aèria difícil o dificultat ventilació amb mascareta?
- □ Posició pacient i operador òptimes?
- □ Estabilitat HD?
- □ Preoxigenació 3 min?
- □ Accés venós permeable?

**MATERIAL**

C: CHECK

- □ Previsió O2 >80 bar?
- □ Ambú complert?
- □ Laringoscopi i Pala Nº __ OK?
- □ TOT _____ , Fiador?
- □ Lubricant, Magyl, Xeringa 10, Fixador?
- □ Sonda EtCO2 i corba al monitor?
- □ Aspirador i Yankauer?
- □ Fàrmacs preparats?
- □ Pla B (FROVA/Fastrach )
- □ Pla no intubable no ventilable CRICO/revertir.
- □ DUBTES, PREGUNTES

**PLA i EXECUCIÓ**

D: DEVELOPMENT

- □ Pla inicial (màxim 2 intents laringoscòpia directa)
- □ Controlar laringoscòpia < 30s
- □ Controlar SatO2 i ECG
- □ Avortar si Sat<90% o arítmia monitor?
- □ Control cervical?

E. EXIT?

- □ **NO: 1er intent falla**- valorar pala, fiador, posició, angle, BURP, pla B?--REOXIGENAR
- □ **NO**: **2on intent falla**-passar a pla B ----REOXIGENAR
- □ **NO**: Situació no intubable no ventilable? CRICO/revertir.
- □ **Ona EtCO2 present i mantinguda, AR bilateral: SI** ---- registrar longitud introduïda, SNG?, relax/sed manteniment, VMI.

**Figura 2.** *Checklist de la Unitat de Mitjans Aèris del SEM de Cataluña.*

## Greater Sydney Area HEMS
### Prehospital Emergency Anaesthesia Checklist
v 4.0 Nov 2017

| | |
|---|---|
| Airway Plan Verbalised | Check |
| Haemodynamics optimised | Check |
| Optimal position: Off ground, Occiput elevated, Head up, Shade | Check |
| O2 sufficient = 2 bottles | Check |
| Preox – [BVM inflating, PEEP, Nasal Prongs at 10L] | Check |
| Suction tested – [second suction considered] | Check |
| ECG, NIBP cycling, SpO2, waveform CO2 seen | Check |
| Fluid runs easily | Check |
| BP cuff on opposite arm | Check |
| Spare cannula | Check |
| Drugs and doses | Check |
| Neck stabilised, collar open | Check |
| OPA & NPAs | Check |
| Laryngoscope bright | Check |
| Tube, size *n* | Check |
| Spare Tube | Check |
| Syringe | Check |
| Bougie chosen | Check |
| Circuit: catheter mount (gooseneck), filter, capnograph | Check |
| Tube tie | Check |
| iGel | Check |
| Crike set | Check |

***"CHECKS COMPLETE. ANAESTHETISING AT --/--"***

**Press CMAC Record Button**

**Paediatric Considerations**

Ear to sternal notch. Gastric tube. Omit Gooseneck. Adhesive tape to secure tube

**Figura 3.** *Checklist del servicio HEMS de Sydney. GSA HEMS.*

## RAPID SEQUENCE INDUCTION CHECKLIST

### Pre-RSI ASSESSMENT

- PREDICTED DIFFICULT LARYNGOSCOPY? YES/NO
  (CALL SENIOR HELP EARLY. Difficult airway trolley at bed space. Awake technique considered)
- PREDICTED DIFFICULT FACE MASK VENTILATION? YES/NO
  (OPA, NPA and LMA prepared. Second person available for face mask ventilation)
- PREDICTED DIFFICULT SURGICAL AIRWAY? YES/NO
  (Cricothyroid membrane palpated, and marking considered. Surgical help considered)

### PATIENT POSITION

- OPTIMISED FOR LARYNGOSCOPY AND FRC (HEAD-UP/RAMPED AND 'SNIFFING' POSITION) CHECK

### PHYSIOLOGY OPTIMISATION

- NASOGASTRIC TUBE ASPIRATED CHECK
- PREOXYGENATION OPTIMISED WITH MAPLESON-C BREATHING CIRCUIT CHECK
- NASAL CANNULA $O_2$ (15L/min) CONNECTED FOR APNOEIC OXYGENATION CHECK
- NON-INVASIVE VENTILATION FOR PREOXYGENATION AND RECRUITMENT IF $SpO_2$ <97% CHECK
- IF AGITATED, CONSIDER KETAMINE 0.25-0.5mg/kg TO FACILITATE PREOXYGENATION CHECK
- INTRAVASCULAR VOLUME, CARDIAC OUTPUT AND SVR OPTIMISED CHECK

### MONITORING

- ECG, $SpO_2$ AND NiBP (ON CONTRALATERAL ARM TO FLIUDS/$SpO_2$ AND 1-3 MINUTE CYCLES) CHECK
- WAVEFORM $ETCO_2$ WORKING AND CONNECTED TO CIRCUIT CHECK
- PRE-INDUCTION INVASIVE ARTERIAL LINE CONSIDERED CHECK

### EQUIPMENT (USE RSI KIT DUMP SHEET)

- OXYGEN SOURCES x2 CHECK
- SUCTION WORKING AND UNDER THE PATIENT'S PILLOW CHECK
- OPA x2, NPA x2 AND LMA CHECK
- LARYNGOSCOPES x2, ETTs x2 AND LUBRICATION CHECK
- BOUGIE, SYRINGE AND TUBE TIE CHECK
- SURGICAL CRICOTHYROIDOTOMY (SCAPEL, 10F BOUGIE, 6.0 COETT) OR MELKER CHECK

### DRUGS

- WORKING IV ACCESS x2 (CONSIDER INTRAOSSEOUS) CHECK
- INDUCTION DRUG (KETAMINE 1-2mg/kg IF SHOCKED OR SBP<100mmHg, AVOID PROPOFOL) CHECK
- CO-INDUCTION (OPIOID) IF SIGNIFICANT RISK OF HYPERTENSIVE RESPONSE CHECK
- PARALYSIS (ROCURONIUM 1.2-1.5mg/kg PREFERRED) CHECK
- EMERGENCY DRUGS (ATROPINE, EPINEPHRINE, METARAMINOL, FLUIDS) CHECK
- POST-INTUBATION SEDATION, ANALGESIA AND VASOPRESSOR/INOTROPES CHECK

**BRIEF-** DELEGATE ROLES, MILS?, CRICOID?, PLAN A/B/C/D VERBALISED, TEAM QUESTIONS/CONCERNS

**Figure 2 Rapid sequence induction checklist.** OPA – oropharyngeal airway, NPA – nasopharyngeal airway, LMA – laryngeal mask airway, FRC – functional residual capacity, BVM – Bag-valve-mask, NRB – Non-rebreather, SVR – systemic vascular resistance, ECG – electrocardiogram, $SpO_2$ – pulse oximetry, NiBP – non-invasive blood pressure, $ETCO_2$ – End tidal capnography, ETT – endotracheal tube, MILS – manual in-line stabilisation.

**Figura 4.** *Checklist de Peter Brendon Sherren, del Kings Health Partners, Guy's and St Thomas NHS Foundation Trust, UK publicado en Sherren et al. Scandinavian Journal of Trauma, Resuscitation and Emergency Medicine 2014.*

También sugerimos la visualización de *múltiples* ejemplos dramatizados en videos educativos para acabar de entender el funcionamiento de las checklist preintubación. Por ejemplo el de GSA HEMS de una simulación de un rescate que precisa intubación: https://www.youtube.com/watch?v=LLUfuUmQqv0

## OTROS EJEMPLOS DE CHECKLIST

Como hemos dicho anteriormente podemos usar otros tipos de checklist. Podemos desarrollar procedimientos que los guíen acrónimos fácilmente memorizables. En CRM es muy conocido el acrónimo SBAR (situation, background, assesment, recomendation) para el intercambio de información no presencial. A medida que las unidades confecionan su mapa de riesgos o reaccionan a eventos adversos o incidentes relacionados con partes concretas de la asistencia, se desarrollan barreras antierror, algunas de ellas en forma de checklist o acrónimos. Son frecuentes los checklist pre-embarque donde nos aseguramos que el paciente tiene las mejores condiciones para volar, los riesgos que se pueden presentar en vuelo los tenemos identificados y estamos preparados para mitigarlos o hemos solicitado a la tripulación de vuelo que modifiquen en algún sentido el patrón de vuelo normal, por ejemplo que se vuele con la menor altitud posible respetando la seguridad.

También están extendidas en algunos sistemas las tarjetas de crisis (que en quirófano están plenamente desarrolladas) y que se confeccionan con un patron muy semejante a las chcklist de emergencia de los manuales de vuelo. Para cada situación la tripulación debe estar entrenada y debe saber resolver cada problema de forma eficiente y rápida pero las tarjetas de crisis proporcionan la red de seguridad a prueba de olvidos o lapsus, frecuentes en momentos de estrés o alta carga de trabajo. Estas *tarjetas* se organizan siempre en el mismo formato sea cual sea la situación:

1. Acción recomendada inmediata (para mantener las constantes del paciente)
2. Comprobaciones sistemáticas (para no olvidar comprobar ningún elemento vital)
3. Una segunda propuesta de acciones.
4. Una pausa y una guía para resolver el problema.

El recurso en forma de tarjetas de emergencia que encontrará más atractivo el lector es el que publica en su web el GSA HEMS y que recomendamos repasar con atención porque se puede adaptar fácilmente a nuestros sistemas (los autores están en este proceso). Normalmente el diseño de tarjetas de emergencia pone de relevancia la necesidad de modificar la cabina o la distribución del material en la cabina para dar respuesta de manera eficiente a las acciones que proponen esa tarjeta. Otro claro efecto positivo oculto de la estandarización de un procedimiento guiado por checklist.

## CONCLUSIONES

Las checklist no son solo una herramienta de preparación del material y fármacos previa a la misión sino que son útiles en procedimientos asistenciales. La principal misión de las checklist son recordar elementos necesarios para el procedimiento pero su aplicación tiene efectos a nivel del factor humano muy relevantes. Entre estos efectos está el proporcionar al equipo un espacio y un tiempo para comunicarse, para planificar la actuación ante fallos y complicaciones y un marco para evitar desviaciones sobre el procedimiento estándar.

Para terminar quisiera hacer unas consideraciónes. A pesar de conseguir la estandarización de procedimientos las checklist no pueden considerarse como una jaula para no salirse ni un milímetro de lo escrito en ellas. Las checklist deben dejar espacio a la improvisación o al abordaje de situaciones no previstas, deben ser vivas y poder evolucionar a medida que se acumula experiencia y sobre todo en su diseño y posterior modificación debe estar implicado todo el equipo. También hemos de ser conscientes de que podemos encontrar barreras al aplicarlas y que obtendremos mejores resultados cuanto más claro esté el beneficio que aportan. En este sentido es muy positivo que en el análisis de su propia actividad y sus propios problemas los equipos propongan los espacios donde seria adecuada una barrera en forma de checklist, además de aquellos lugares en los que las guías o los estudios las recomienden.

## BIBLIOGRAFÍA


- Haynes AB et al. A surgical safety checklist to reduce morbidity and mortality in a global population. N Engl J Med. 2009 Jan 29; 360(5): 491-9.
- Pronovost P. An Intervention to Decrease Catheter-Related Bloodstream Infections in the ICU. N Engl J Med 2006 Dec; 355: 2725-32.
- Institute of Medicine. 2000. To Err Is Human: Building a Safer Health System. Washington, DC: The National Academies Press.
- Smith KA, High K, Collins SP, Self WH[1]. A preprocedural checklist improves the safety of emergency department intubation of trauma patients. Acad Emerg Med. 2015 Aug; 22(8): 989-92.
- St.Pierre M et al. Crisis Management in Acute Care Settings: Human Factors and Team Psychology in a High Stakes Environment Softcover reprint of hardcover 1st ed. 2008 Edition.
- Cook TM et al. Major complications of airway management in the UK: results of the Fourth National Audit Project of the Royal College of Anaesthetists and the Difficult Airway Society. Part 2:intensive care and emergency departments. British Journal of Anaesthesia 106(5): 632-42 (2011).
- Howard SK, Gaba DM. Anesthesia crisis resource management training: teaching anesthesiologists to handle critical incidents, Aviat Space Environ Med. 1992 Sep; 63(9): 763-70.
- Gawande, Atul. The Checklist Manifesto: How to Get Things Right. New York: Metropolitan Books, 2010.
- Sherren P et al. Development of a standard operating procedure and checklist for rapid sequence induction in the critically ill. Scandinavian Journal of Trauma, Resuscitation and Emergency Medicine 2014, 22: 41.
- Lockey DJ et al. AAGBI: Safer pre-hospital anaesthesia 2017. Association of Anaesthetists of Great Britain and Ireland. Anaesthesia 2017, Mar; 72(3): 379-390.

# 34. EMERGENCIAS AERONÁUTICAS

**Miguel Ángel Callado Leal**

## INTRODUCCIÓN

Por una parte, los helicópteros HEMS deben de cumplir con unas rigurosas especificaciones técnicas que les confieren gran fiabilidad y seguridad. Por otra, las tripulaciones deben pasar sus pertinentes sesiones de instrucción y pruebas teórico-prácticas, así como exhaustivos reconocimientos médicos, que garanticen un elevado conocimiento de los procedimientos de la operación y de emergencias.

Sin embargo, este elevado nivel de seguridad en las operaciones HEMS no permite eliminar todos los riesgos existentes. Además, el medio en el que se desarrolla el vuelo HEMS es especial debido a que, la presión para realizar la misión, en casi cualquier tipo de climatología, de forma rápida y segura, hacen la operación inherentemente peligrosa.

## CONDICIONES DE EMERGENCIA

Podríamos decir que una *emergencia aeronáutica* es una situación en la que la seguridad de la aeronave o de las personas a bordo está en peligro por cualquier circunstancia. Tanto las emergencias aeronáuticas contempladas en los manuales de vuelo (como fuegos, fallos de motor o sistemas principales, etc.) como cualquier otra circunstancia que entrañe dicho riesgo (otros fallos graves de sistemas o equipos de a bordo no descritos en el manual de vuelo, colisiones con objetos o pájaros, escasez de combustible o empeoramiento de las condiciones meteorológicas cuando no es posible aterrizar con seguridad en los plazos previstos, etc.) podrían considerarse situaciones de emergencia.

Por otra parte, una *situación anormal* sería aquella en la que no es posible continuar el vuelo usando los procedimientos normales pero la seguridad de la aeronave y las personas a bordo no está en peligro. Tomando los ejemplos anteriores, podríamos decir fallo del algún sistema, escasez de combustible o empeoramiento meteorológico que obliga a salirse de los procedimientos normales (adoptar procedimientos de emergencia, desviarse del plan de vuelos, etc.), pero en la que no están en peligro los ocupantes ni la aeronave.

Las emergencias aeronáuticas, o situaciones anormales, existen y este capítulo tratará de explicar cuáles son las causas más comunes y que hacer en su caso.

## CLASIFICACIÓN DE LAS EMERGENCIAS MÁS COMUNES

Ante toda emergencia, las reglas básicas de los pilotos son: mantener el control de la aeronave, analizar la situación y tomar las acciones apropiadas. Para ello, cada fabricante de helicópteros proporciona y mantiene actualizada unas normas de actuación para las emergencias más comunes de dicho helicóptero que, aunque no impiden al piloto tomar las acciones necesarias que considere para salir de la emergencia, si son consideradas las "mejores disponibles" en un primer momento.

*Según la urgencia en el aterrizaje,* las emergencias se pueden dividir en tres:

- *Aterrizar inmediatamente*: la urgencia del aterrizaje es extrema, siendo la primera consideración asegurar la supervivencia de los ocupantes.
- *Aterrizar lo antes posible*: debemos aterrizar sin retraso en el área más cercana donde se pueda hacer un aterrizaje con seguridad.
- *Aterrizar lo antes que sea practicable:* en este caso, el lugar de aterrizaje y la duración del vuelo quedan a discreción del piloto, aunque no se recomienda volar más allá del aeropuerto o área de aterrizaje aprobada más cercana.

En torno al 75% de estos casos, se nos pide *aterrizar lo antes practicable*, el 21% nos piden *aterrizar lo antes posible* y el 4% de los casos más comunes acabaría en *aterrizar inmediatamente*. Estas cifras aproximadas nos dan idea de la gran seguridad que confieren estos helicópteros.

*Según el sistema que ha fallado,* podemos clasificarlas en:

### Fallos de motor

- *Gestión de combustible*. En nuestros helicópteros, el combustible que necesita el motor es calculado automáticamente. El piloto demanda una potencia para maniobrar y automáticamente al motor le entra el combustible necesario para mantener las vueltas de los rotores en el régimen óptimo. Este sistema, normalmente computerizado, puede fallar y, tras tomar las acciones necesarias, el piloto normalmente acabaría aterrizando lo antes practicable.

- *Fallo de un motor*. Gran parte de la preparación de vuelo de los pilotos se destina a adecuar el helicóptero y la maniobra a la performance requerida dependiendo de la fase de vuelo donde nos encontremos (cálculos de peso, elección puntos de aterrizaje y tipo de maniobra, etc.). Esto hace que, aunque la mayor parte del tiempo de vuelo nos encontramos fuera de estas fases, en caso de fallo de motor en una fase crítica de vuelo, como en el aterrizaje o despegue, nos encontremos listos para continuar el vuelo o aterrizar con seguridad. Es por esto que, igualmente, el piloto normalmente acabaría aterrizando lo antes practicable.
- *Fallo de dos motores*. Es muy raro que falle un motor por lo que el hecho de que fallen los dos motores al mismo tiempo sería altamente improbable, siempre que no sea algún tipo de fallo que conduzca a quedarnos sin combustible (en cuyo caso se pararía primero un motor y al minuto siguiente el otro motor para darnos tiempo a iniciar una maniobra llamada autorrotación). Esta maniobra, la autorrotación, consiste en dejar que el helicóptero descienda de forma controlada hacia el área de aterrizaje adecuada a nuestro alcance, permitiendo de esta forma conservar las revoluciones de rotor operativas, y en la fase final del aterrizaje quitarle la velocidad horizontal al helicóptero para frenar su descenso y, finalmente, utilizar las revoluciones de rotor que estábamos conservando para acolchar la toma.
- *Fuego de motor*. Si se detecta una sobre temperatura en el compartimento de un motor, los helicópteros disponen de un sistema de extinción de incendio capaz de apagar dicho fuego, acabando dicha emergencia en un aterrizaje lo antes posible. Si el fuego no se apaga, deberemos aterrizar inmediatamente.

**Fallos eléctricos**

- *Fallos en componentes electrónicos.* La mayoría de los componentes electrónicos (pantallas, radios de comunicación y navegación, generadores, bombas de combustible, etc.) están duplicados. Esto hace que, si falla un componente, solemos tener otro que nos da la misma información o servicio por lo que dicho fallo no suele tener consecuencias graves, pudiendo acabar aterrizando lo antes practicable.

- *Cortocircuitos y fuegos eléctricos.* Los componentes eléctricos en los helicópteros están protegidos por breakers (interruptores automáticos) que suelen impedir que el cortocircuito se convierta en un fuego eléctrico y, a la postre, en un fuego en cabina. No obstante, todos debemos estar atentos a cualquier humo u olor anómalo. Una vez detectado y alertado, el piloto intentará desconectar y aislar el componente afectado del resto de los componentes eléctricos, para evitar la formación de fuego o su propagación, a la vez que inicia la maniobra de aterrizaje ya que esta emergencia *siempre* acaba aterrizando lo antes posible.

**Fallos que afecten a la maniobrabilidad**

- *Fallos del piloto automático o sistemas de estabilización.* Estos sistemas suponen una gran ayuda en el pilotaje de los helicópteros, sin embargo, su uso no suele ser imprescindible por lo que un fallo de éstos suele derivar en aterrizar tan pronto como sea practicable.
- *Fallos en el rotor de cola.* El rotor de cola es vital para el control de la aeronave y fallos en su empuje (ya sean mecánicos o aerodinámicos), suelen derivar en aterrizajes de emergencia. Según el caso, lo normal sería acabar efectuando una toma rodada (aunque el helicóptero tenga patines) o incluso una autorrotación preparada.

**Otros**

- *Detección partículas metálicas en el aceite.* Los helicópteros suelen tener unos detectores magnéticos que, cuando atrapan una partícula metálica, accionan una luz de aviso para alertar a los pilotos. Normalmente también están equipados con un *quemador de partículas* diseñado para fundir las partículas más finas, pero en el caso de que éstas no se quemen, nos alertaría de algún tipo de rotura interna en motores o transmisión. Normalmente estas emergencias acaban aterrizando tan pronto como sea practicable.
- *Resto de fallos mecánicos.* Fallos en el sistema de trimado de los mandos de vuelo, vibraciones anormales o cualquier otro imprevisto que afecte a la maniobrabilidad harán que tomemos las acciones oportunas para acabar el vuelo de la forma más segura.

- *No mecánicos*. Cualquier otra situación que ponga en peligro la aeronave o sus ocupantes: colisión con objetos como cables, pájaros, FODs (Foreing Object Debries – objetos extraños, como plásticos o maleza, que pueden ser ingeridos por los motores o golpear al helicoptero impulsados por el rebufo del rotor en la fase de despegue y aterrizaje, por ejemplo); incapacitación de un miembro de la tripulación, sobre todo si es el único piloto; empeoramiento de las condiciones meteorológicas o situaciones que afecten a la perdida de visibilidad (como ocurre cuando el helicóptero maniobra cerca del suelo con nieve en polvo, arena o etc.); incluso secuestro de aeronave, pérdida de conciencia situacional, etc.

## PROCEDIMIENTOS

### ¿Qué hace el piloto?

Una vez que el piloto detecta la emergencia, su *prioridad de actuación* es:

- *Controlar la aeronave*. Evaluará la situación, realizará los ítems de memoria de la *Lista de Comprobaciones de Emergencia* y, con la ayuda de dicha lista, terminará de retomar el control de la aeronave. En el caso de que la situación no esté contemplada en dicha lista, tomará las acciones oportunas para garantizar la supervivencia de los ocupantes y de la aeronave.
- *Navegar*. Dependiendo de la emergencia y su resolución, dirigirá la aeronave al destino seleccionado.
- *Comunicar*. La comunicación de la situación a los servicios de control es importante y obligatoria. El piloto deberá seleccionar el código 7700 en su transpondedor e informar del:
  - » Tipo de incidente ("MAYDAY" o "PAN PAN" repetidas tres veces para declarar emergencia o situación anómala respectivamente).
  - » Distintivo de llamada de la aeronave.
  - » Posición, rumbo y velocidad de la aeronave.
  - » Altitud y actitud (a nivel, descendiendo o ascendiendo).
  - » Condiciones de vuelo (visual o por instrumentos).
  - » Hora del incidente.
  - » Breves detalles del incidente.
  - » Intenciones, si procede.

  Si no tuviera contacto radio con las dependencias de control, intentará comunicarse con la frecuencia aeronáutica de emergencia 121,5 MHz.

Si la situación fuera tal que no pudiera notificar su situación y se acabara en un aterrizaje forzoso, los helicópteros van equipados con una radiobaliza ELT de emergencia que el piloto puede activar si prevé un accidente o que, en caso de impacto, se activa automáticamente alertando de la situación a los servicios de tránsito aéreo y activando a los servicios de emergencia.

Si nada de esto se produce, hay tres fases que pueden alertar de nuestra situación:

- INCERFA: Fase de incertidumbre que se activa tras 30 minutos después de la hora a la que debería haberse recibido una comunicación de la aeronave o que debería haber aterrizado.
- ALERFA: Fase de alerta tras no conseguir comunicar con la aeronave en sucesivas tentativas tras la fase de incertidumbre; tras cinco minutos después de haber sido autorizada para aterrizar, pero sin poder haber restablecido comunicación; o cuando el funcionamiento de la aeronave no sea normal (pero sin el extremo de que sea posible un aterrizaje forzoso). Todo ello, a menos de que haya indicios favorables en cuanto a la seguridad de la aeronave y sus pasajeros.
- DETRESFA. Fase de peligro que sigue a la fase de alerta en la que, después de infructuosos intentos de comunicación, suponemos que la aeronave se haya en peligro; cuando se considere que se le ha agotado el combustible o que es insuficiente para permitirle llegar a lugar seguro; cuando se recibe un informe (o sea lógico pensar) de que sea probable un aterrizaje forzoso. Todo ello, a menos que se tenga la certidumbre de que la aeronave y sus ocupantes no se ven amenazados por ningún peligro grave ni inminente y de que no necesitan ayuda inmediata.

**¿Qué puede hacer el pasajero médico?**

Una vez detectada la emergencia, es primordial mantener la calma y concentrarse en resolver la situación de la forma más eficaz. Para ello, el *pasajero médico* debería:

- *Comunicar* (tal vez seamos los primeros en detectar un olor, por ejemplo, y debamos alertar a los pilotos de ello).
- *Cabina estéril* (dejar la interfonía libre para dar prioridad a las comunicaciones relativas a resolver la emergencia, esto incluye las que deba hacer el propio pasajero médico).

- *Cerrar oxígeno* (sobre todo en caso de fuegos o si se prevé un aterrizaje forzoso).
- *Asegurar material* (debe de ir siempre asegurado, pero debemos cerciorarnos de ello, lo que pesa porque no nos golpee y lo que no pesa porque no salga volando en caso de tener que abrir alguna puerta para eliminar humos en cabina).
- *Cinturones ajustados* (deben ir casi siempre abrochados, pero verificamos que están bien ajustados a la cintura).
- *Seguir indicaciones* (abrir ventana o puerta para eliminar humos, usar el extintor para apagar fuegos, instrucciones para abandonar aeronave una vez en tierra, etc.)
- *Ayudar* (si la situación lo permite, tal vez pueda ayudar al piloto a identificar posibles puntos de toma, peligros en la trayectoria de vuelo, etc.)
- *Posición de impacto* (espalda recta junto al respaldo, manos cruzadas a la altura del cuello agarrando los cinturones y bloqueándolos, tensamos músculos abdomen, etc.)
- *Evacuación* (en tierra y a la orden del piloto, abandonaremos la aeronave siguiendo instrucciones previas, usando salidas normales o de emergencia y, si la situación lo permite, ayudando al resto de pasajeros o tripulación).

Finalmente, después de un aterrizaje de emergencia, lo mejor es permanecer en las cercanías de la aeronave, a una distancia segura de ésta, para esperar la asistencia de los servicios de emergencia.

Si procede, podremos usar *señales visuales de tierra a aire* con símbolos de 2,5 metros de longitud por lo menos:

- V: Necesitamos ayuda.
- X: Necesitamos ayuda médica.
- Y o N: Sí o No.
- → Estamos avanzando en esta dirección.

Puede llamarse la atención hacia las señales con humo, luz reflejada, etc.

Suerte y buen vuelo ☺

# 35. EMERGENCIAS MÉDICAS HEMS & HICAMS Y REPERCUSIÓN EN LA MISIÓN

**Juan A. Sinisterra e Isabel Bueno Mokhtari**

## 1. INTRODUCCIÓN Y CONCEPTOS GENERALES

El equipo sanitario de abordo debe estar preparado para aplicar todas aquellas maniobras pertinentes y necesarias para paliar la situación crítica, según protocolos vigentes, pero además se requiere una coordinación exquisita entre el equipo sanitario y la tripulación de vuelo, dado que, a pesar de las altas posibilidades de lograr unos resultados médicos exitosos, prima antes la seguridad de la misión HEMS.

Las emergencias médicas con riesgo para la misión HEMS podemos definirla como aquéllas que conlleven actuaciones sobre el paciente o requieran de la *utilización de elementos que puedan afectar a la normalidad del vuelo* y puedan repercutir, de forma directa o indirecta, en detrimento de la *seguridad* de la misión HEMS.

Ante una situación de amenaza durante la misión, la tripulación de vuelo debe adoptar una serie de actitudes que se resumen en estas tres *situaciones o fases.*

- *Fase de alerta.* Situación en la cual se abriga temor por la seguridad de una aeronave y de sus ocupantes. *Estar atento.*
- *Fase de incertidumbre.* Situación en la cual existe duda acerca de la seguridad de una aeronave y de sus ocupantes. *Tomar alguna decisión.*
- *Fase de peligro.* Situación en la cual existen motivos justificados para creer que una aeronave y sus ocupantes puedan llegar a estar amenazados por un peligro grave e inminente y necesitarán auxilio inmediato. Así

como existe posibilidad de crear daños a terceros. *Decidir aterrizar o realizar el procedimiento médico.*

Mediante una clasificación del riesgo para la misión HEMS, dependiente de la patología médica helitransportada y en relación con la resolución a la misma, la emergencia médica a bordo se clasifica en 4 niveles o tipos. Ver Tabla 1.

**Tabla 1.** *Emergencias médicas en vuelo. Tipos.*

| Repercusión en la misión HEMS | Tipo de emergencia médica |
|---|---|
| Vuelo sin incidencias médicas | TIPO 0 |
| Fase de ALERTA<br>Estar atento | TIPO I |
| Fase de INCERTIDUMBRE<br>Tomar alguna decisión | TIPO II |
| Fase de PELIGRO<br>Decidir toma o maniobra médica | TIPO III |

Se debe establecer unos procederes específicos por parte de cada tripulación, coordinando cada acción entre ambas.

Según las características del paciente a transportar, la tripulación médica debe informar a la tripulación de vuelo de las posibles situaciones que pueden derivar de la evolución de dicha patología durante el traslado para que de esta forma se adopte la actitud más idónea bien sea alerta, incertidumbre o peligro. El traslado de cualquier paciente crítico, independientemente de la causa que lo haya provocado, se adoptará de entrada la actitud de *alerta.*

Cuando lo que acontece es una emergencia médica durante el vuelo, con alto riesgo para la misión HEMS, su resolución puede transformar dicha emergencia médica en una emergencia aeronáutica (ver tabla 2). Es por ello por lo que las emergencias médicas en vuelo deben tener una actuación adecuada y protocolaria para la resolución correcta y exitosa para el paciente y segura para el vuelo.

**Tabla 2.** *Tipos de emergencias médicas para el vuelo HEMS.*

| | |
|---|---|
| **Sin incidencias médicas** | TIPO 0 |
| **RCP en vuelo** | TIPO I |
| **Paciente portador de marcapasos interno** | TIPO I |
| **Marcapasos externo en vuelo** | TIPO II |
| **Paciente portador de DIA** | TIPO II |
| **Paciente portador de BIAC** | TIPO II |
| **Desfibrilación en vuelo** | TIPO III |
| **Reversión eléctrica de arritmias (no fibrilación ventricular)** | TIPO III |

DIA (Desfibrilador Implantable). BIAC (Balón de Contrapulsación Intraaórtico). RCP (Reanimación Cardiopulmonar).

Resumiendo, las emergencias médicas las definimos como aquéllas que requieran la utilización de elementos y actuaciones sobre el paciente que puedan afectar a la normalidad del vuelo y puedan repercutir, de forma directa o indirecta, en detrimento de la seguridad de la misión HEMS.

## 2. CLASIFICACIÓN DE EMERGENCIA MÉDICA Y RECOMENDACIONES

Según la afectación en materia de seguridad sobre el vuelo HEMS se clasifican de menor a mayor gravedad según el riesgo que conlleven para la misión HEMS en los tipos 0, I, II y III. (Tabla 1). No se hace referencia al grado de gravedad de la emergencia médica, si no al grado de riesgo real de la misión HEMS. Además, patologías graves no deben predisponer a una clasificación de un Tipo alto (II o III).

Es decir, todas las misiones HEMS parten de un riesgo similar, nulo, excepto aquellas patologías específicas que dado el tratamiento previo al vuelo y que hay que mantener, o dado la posibilidad de tener que aplicar un tratamiento eléctrico en vuelo, deben ser clasificadas según la tabla 2, y debe ser informado de ello al comandante de la aeronave, para que pueda tomar las medidas preventivas adecuadas antes del vuelo.

Una vez se reconozca la emergencia médica tipo I se pasará a la siguiente fase, o fase de incertidumbre, a la espera de determinar si la emergencia médica se queda como tipo I o pasa a otro tipo de superior, II o III, en ese momento o durante el transcurso del vuelo.

*La clasificación de una emergencia médica de un tipo a otro depende del nivel de riesgo que afecte a la misión y de cómo merme la seguridad del vuelo HEMS.*

La clasificación de una emergencia médica de un tipo a otro depende del nivel de riesgo que afecte a la misión y de cómo merme la seguridad del vuelo HEMS.

## 3. OBJETIVOS DEL PROCEDIMIENTO DE ACTUACIÓN EN VUELO

a. Que disminuya al mínimo posible el tiempo que al paciente no se le administra la terapia apropiada.
b. Priorizar, como norma de seguridad, el aterrizaje siempre que cumpla las condiciones mínimas que garanticen un aterrizaje seguro y rápido.
c. Ante la necesidad imperativa de tener que utilizar la terapia eléctrica en vuelo, establecer unas pautas de comunicación entre las tripulaciones de vuelo y asistencial, que permitan asegurar el vuelo y minimizar el riesgo de la misión HEMS.
d. Establecer unas pautas de preparación del paciente, previas al embarque en el helicóptero, que sea común para todos los pacientes trasladados en helicópteros con características HEMS, independientemente de la gravedad de la patología helitransportada.
e. Sencillo y rápido de aprender y que permita que se pueda entrenar periódicamente por las tripulaciones de vuelo y asistencial de las diferentes unidades HEMS.

## 4. PROCEDIMIENTO GENERAL DE ACTUACIÓN FRENTE A LAS EMERGENCIAS MÉDICAS EN VUELO

a. Paciente sobre colchón de vacío. Transporte habitual en las aeronaves.
b. Detección del motivo de la parada cardiorrespiratoria (PCR) por el personal sanitario asistencial según el proceder habitual y protocolos médicos vigentes.

c. Avisar a la tripulación de vuelo del evento acaecido y del proceder de la tripulación sanitaria.
d. En el caso de PCR sea cual sea la causa empezar de inmediato el Masaje Cardiaco Externo (MCE), sin esperar la autorización de inicio, hasta la decisión de la terapia a administrar.

### 4.1. Proceder de la tripulación de vuelo

Una vez informado del proceder de la tripulación sanitaria, reconocerán de inmediato esta situación como emergencia médica aeronáutica Tipo I si no se había hecho previamente:

1. Procederá a intentar un vuelo lo más estable posible, para que las terapias iniciales que no requieran autorización de la tripulación de vuelo sean más efectivas, e intentará dentro de las posibilidades, realizar un aterrizaje lo más rápidamente posible, en la medida que la seguridad del procedimiento de aterrizaje lo permita.
2. Buscará de inmediato una zona segura para aterrizar de forma pausada y respetando siempre todos los procederes de seguridad descritos por la autoridad aeronáutica competente para tal fin. Informará a la tripulación sanitaria de su intención de tomar tierra cuanto antes y si las condiciones lo permiten.
3. Cuando esté totalmente seguro y justo antes de empezar la maniobra de aterrizaje lo comunicará a la tripulación sanitaria asistencial para que tomen las medidas oportunas de seguridad, sobre ellos mismos y sobre el paciente asistido, minimizando el tiempo en el que al paciente no se le está administrando las maniobras salvadoras, que en el caso de la fibrilación ventricular sin pulso se refiere al MCE.
4. Esperará la disposición de la tripulaci ón sanitaria asistencial para empezar la maniobra de aterrizaje.
5. Cuando finalice el aterrizaje con toma asegurada, avisará a la tripulación sanitaria asistencial para que reanuden las maniobras pertinentes cuanto antes.
6. Se pararán los motores lo antes posible, respetando los procederes descritos para tal fin por el fabricante de la máquina, y cuando se haya finalizado abrirán todas las puertas de la cabina asistencial y se pondrán a las órdenes del equipo sanitario.

### 4.2. Proceder de la tripulación sanitaria asistencial

1. Una vez detectada la causa de la emergencia médica, se informará a la tripulación de vuelo del hecho acaecido y de su intención de realizar las terapias pertinentes.
2. Se soltarán los cinturones de seguridad y se pondrán en situación de realizar estas terapias inmediatas (MCE por ejemplo).
3. Cuando reciban la información de aterrizaje deberán proceder con las medidas de seguridad ante el evento del aterrizaje, abandonando el MCE y cualquier otra actuación sobre el paciente, preparando de forma rápida al paciente para el aterrizaje, sujetándolo con los cinturones de vuelo de la camilla, asegurando la vía aérea y los accesos venosos, cerrando el oxígeno, ventilando al paciente con medios manuales y/o mecánicos pero con concentración de oxígeno del aire ambiente (21%), asegurándose la tripulación sanitaria asistencial con los cinturones de seguridad.
4. Cuando estén preparados informarán al piloto para iniciar el aterrizaje.
5. Cuando reciban la información de la tripulación de vuelo del fin de la maniobra de aterrizaje, tras desabrocharse los cinturones de seguridad, continuarán con las maniobras pertinentes en el punto en que la habían abandonado, conectando el oxígeno si se requiriera.
6. La tripulación de vuelo abrirá las puertas de la cabina asistencial y se quedarán disponibles a las necesidades del equipo sanitario asistencial.

### 4.3. Puntos clave para tener en cuenta

1. En el caso de RCP se debe minimizar al máximo el tiempo en que el paciente no se le administra el MCE.
2. Se deben respetar las comunicaciones entre ambas cabinas, la asistencial y la de vuelo.
3. En cualquier maniobra de la aeronave considerada peligrosa se debe tener en cuenta cerrar el suministro de oxígeno.
4. Lo ideal es que entre los equipos de electromedicina se disponga de un respirador que pueda suministrar volúmenes y flujos con aire ambiente, es decir con oxígeno al 21%.

# 36. FIBRILACIÓN DEL PACIENTE EN VUELO. PROTOCOLO DE DESFIBRILACIÓN

**Juan Antonio Sinisterra Aquilino**

## 1. INTRODUCCIÓN Y CONCEPTOS GENERALES

La *fibrilación ventricular en vuelo* viene definida como una emergencia médica de máximo nivel o emergencia médica tipo III, por la necesidad de administración de una descarga eléctrica sobre el paciente y riesgo de afectación de ésta en los sistemas aeronáuticos de la aeronave y/o sobre el resto de la tripulación.

El principal riesgo es que la descarga eléctrica se propague y pueda derivar a las estructuras del helicóptero, aviónica y sistemas eléctricos y digitales del mismo, creando una situación de emergencia aeronáutica, o bien se propague a uno de los tripulantes, bien de la cabina asistencial, que agravaría la emergencia médica por riesgo de desfibrilación de uno de los manipuladores sanitarios, bien de la cabina de vuelo, que en el caso del piloto podría producirle un estado de pérdida de control de la máquina produciendo una emergencia aeronáutica agravada por una emergencia médica del paciente y del piloto.

Basándonos en los conceptos de emergencias médicas a bordo y su tipificación en arreglo a las fases de las emergencias aeronáuticas de alerta, incertidumbre y peligro, una vez se reconozca la emergencia médica tipo I se pasará a la siguiente fase, o fase de Incertidumbre, a la espera de determinar si la emergencia médica se queda como tipo I o pasa a otro tipo superior, II o III. Cuando se confirme la necesidad de aplicar terapia eléctrica por parte de la tripulación médica se adoptará la fase de peligro y se tipificará la emergencia médica en tipo III.

Es por ello por lo que la premisa inicial, al igual que en la PCR, es que el paciente vaya siempre sobre el colchón de vacío, ya que éste proporciona un aislamiento eficaz entre el paciente y la estructura del helicóptero.

En la actualidad en el medio aeronáutico los dispositivos de desfibrilación a bordo deben estar diseñados con parches de desfibrilación y no con palas por dos *causas* principalmente:

1. Evitan la producción de arcos voltaicos y por lo tanto de quemaduras sobre el paciente y sobre el manipulador, además que, si nos encontramos en un espacio reducido, como es la cabina de un helicóptero, y utilizando oxígeno, como es habitual en los pacientes críticos, siendo éste un material comburente, pueden facilitar la combustión y una deflagración con consecuencias fatales para el paciente y las propias tripulaciones HEMS.
2. No requieren de un gel específico para facilitar el contacto con la piel del paciente y se transmita mejor la energía, por lo que no retrasa la aplicación del tratamiento y no requiere de los tripulantes sanitarios para su aplicación, permitiendo a éstos otras labores para aumentar la seguridad de la misión HEMS.

## 2. PROCEDIMIENTO GENERAL DE ACTUACIÓN FRENTE A LA FIBRILACIÓN EN VUELO

a. Paciente sobre colchón de vacío. Transporte habitual en las aeronaves.
b. Detección del ritmo de desfibrilación causante de la parada cardiorrespiratoria (PCR) por el personal sanitario asistencial según el proceder habitual y protocolos médicos vigentes.
c. Avisar a la tripulación de vuelo del evento acaecido y del proceder de la tripulación sanitaria.
d. Empezar de inmediato el Masaje Cardiaco Externo (MCE), sin esperar la autorización de inicio, hasta la decisión de la terapia a administrar.

### 2.1. Necesidades previas para la desfibrilación en vuelo

*Requerimientos iniciales para su aplicación:*

1. Dispositivo de desfibrilación aprobado para su utilización en aeronaves y condiciones de altitud facilitado por el fabricante de éste.
2. Certificación de utilización del monitor desfibrilador con el modelo de helicóptero facilitado por el fabricante de la aeronave.

3. Certificado de desfibrilación en vuelo informado a la autoridad aeronáutica como documentación necesaria del operador.
4. Protocolo de Desfibrilación.
5. Conocimiento por todo el personal de las tripulaciones HEMS.
6. Aplicar siempre estas premisas:
   a. Ante reconocimiento de la Fibrilación Ventricular en vuelo, se procederá según protocolos vigentes en materia de tratamiento médico.
   b. Mientras se prepara el material de desfibrilación se procederá al MCE, por lo que se activará antes el protocolo de PCR en vuelo.
   c. Una vez decidida la necesidad de la desfibrilación se comunicará al piloto procediendo entonces, a partir de aquí, con el protocolo de desfibrilación en vuelo.
   d. Si se puede, se intentará aterrizar antes que aplicar la terapia eléctrica en vuelo.
   e. El paciente se trasladará siempre sobre colchón de vacío.
   f. El oxígeno permanecerá cerrado durante todo el procedimiento.

### 2.2. Procedimiento específico de la desfibrilación en vuelo

*a) Mensajes y Comunicación durante el procedimiento de desfibrilación a bordo: Ver Figura nº 1*

1. La tripulación de vuelo será informada de la situación del paciente y del proceder de la tripulación sanitaria aplicando el procedimiento de RCP a bordo.
2. Reconocerán de inmediato esta situación como emergencia médica aeronáutica *tipo I.*
3. Procederá a intentar un vuelo lo más estable posible, para que las terapias iniciales que no requieran autorización de la tripulación de vuelo sean más efectivas, e intentará, en la medida de lo posible, reducir el tiempo de aterrizaje cuando se inicie dicha maniobra aeronáutica.
4. Buscará de inmediato una zona segura para aterrizar respetando siempre todos los procederes de seguridad descritos por la autoridad competente para tal fin.
5. Si desde la tripulación sanitaria se les comunica la frase *"necesito desfibrilar"* y aún no se ha decidido el aterrizaje, reconocerá esta situación como emergencia médica aeronáutica *tipo III.* Tras las acciones oportunas para

asegurar el vuelo lo más estable y lo antes posible, comunicará *"preparado cabina"*.

6. Esperará la comunicación de la tripulación sanitaria: *"oxígeno cerrado" y "paciente aislado"*.
7. Cuando la tripulación médica esté preparada comunicará *"desfibrilo"*.
8. Tras comprobar la situación de estabilidad y seguridad de la aeronave, la tripulación de vuelo comunicará autorizando la descarga sobre el paciente respondiendo: *"adelante"*.
9. La tripulación sanitaria tras interrumpir el masaje cardiaco externo comunicará: *"descarga administrada"*. Cargarán la energía establecida en el desfibrilador según protocolos médicos vigentes y administrarán la carga sobre el paciente. Una vez administrada la energía comunicarán a la tripulación de vuelo: *"fin de la desfibrilación"*.
10. La tripulación de vuelo dispondrá de 2 minutos en los que buscará una zona segura para aterrizar de forma pausada y respetando siempre todos los procederes de seguridad descritos por la autoridad competente para tal fin. Tras 2 minutos le comunicarán desde la tripulación sanitaria bien la necesidad de desfibrilación de nuevo, o bien la necesidad de continuar con el masaje cardiaco externo. En el caso de que la tripulación sanitaria decida finalizar la RCP-A comunicará *"fin del procedimiento"* procediendo a pasar de la situación de emergencia médica aeronáutica tipo III a tipo I, manteniendo este tipo I hasta el final de la misión HEMS con el paciente a bordo.
11. Justo antes de empezar la maniobra de aterrizaje lo comunicará a la tripulación sanitaria asistencial *"toma asegurada"* para que tomen las medidas oportunas de seguridad, sobre ellos mismos y sobre el paciente asistido, minimizando siempre el tiempo en el que al paciente no se le está administrando las maniobras salvadoras del MCE.
12. Cuando se le comunique desde la tripulación sanitaria *"listos para el aterrizaje"* empezará la maniobra de aterrizaje.
13. Cuando finalice el aterrizaje con toma asegurada, lo comunicará a la tripulación sanitaria asistencial para que reanuden las maniobras de RCP-A cuanto antes.
14. Se pararán las turbinas, respetando los procederes descritos para tal fin.
15. Se conectará la fuente de oxígeno y abrirán todas las puertas de la cabina asistencial atendiendo las necesidades del equipo sanitario.

*b) Puntos clave para tener en cuenta*

1. Se debe minimizar, al máximo, el tiempo en que el paciente no se le administra el MCE.
2. Se deben respetar las comunicaciones entre ambas cabinas, la asistencial y la de vuelo.
3. Las patologías que requieren terapia eléctrica son poco frecuentes en vuelo, por lo que se aconseja un entrenamiento con una carencia mínimo semestral, de ambas tripulaciones.

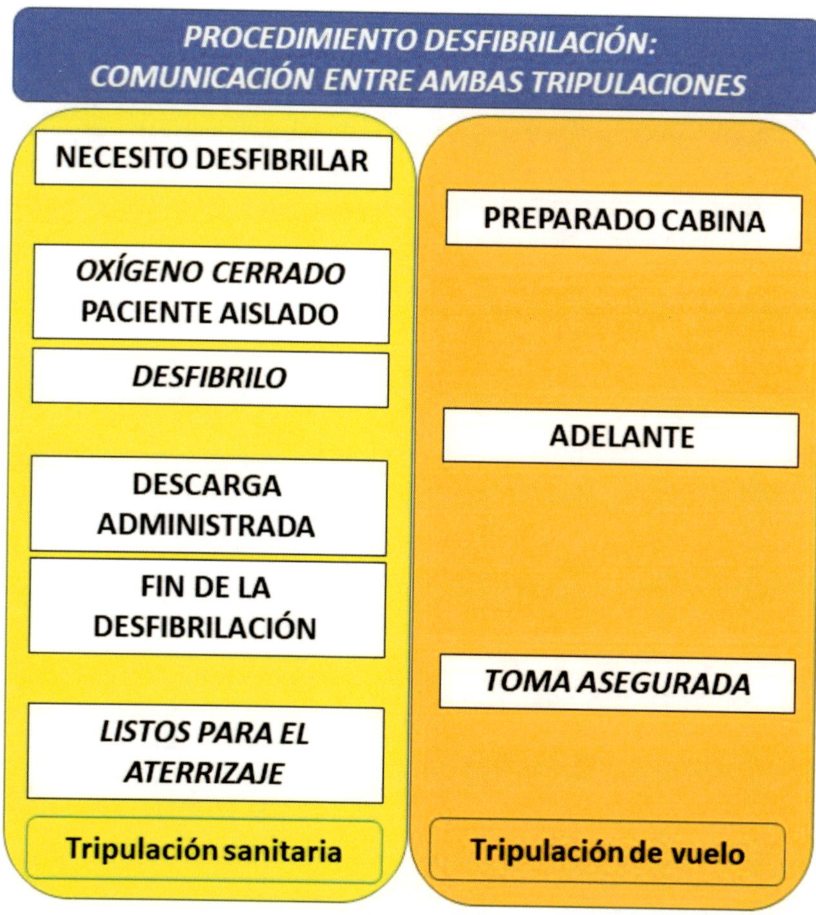


**Figura 1**

## 3. CONCLUSIONES

Dadas las características inherentes al propio vuelo HEMS, la realización de protocolos de actuación según normativas vigentes, se hacen necesarios para asegurar una actuación eficiente sobre el paciente y una misión HEMS con los riesgos del vuelo minimizados. La formación en estas actuaciones debe ser prioritaria, para ello la tripulación sanitaria debe estar muy familiarizada con los protocolos médicos de tratamiento de las patologías mencionadas, amén de que la tripulación de vuelo debe ser conocedora de dichos protocolos, para entender todas las actuaciones y pasos necesarios en el protocolo conjunto de actuación. Así mismo la tripulación sanitaria debe conocer los procederes básicos aeronáuticos, que afecten a los tiempos de actuación sobre el paciente, en emergencia médica durante el vuelo, para poder coordinar las acciones entre ambas tripulaciones. Todo ello sólo se puede conseguir con una formación específica, continua y periódica, con mejoras evolutivas en los procederes protocolarios en vuelo. Además, este tipo de entrenamientos, aumentan la confianza entre ambas tripulaciones, aumentando la seguridad de la misión HEMS y por ende, aumentando la eficacia de las terapias aplicadas sobre el paciente crítico en vuelo.

## BIBLIOGRAFÍA

1. Dedrik DK, Darga A, Landis D, Burney RE. Defibrillation safety in emergency helicopter transport. Ann Emerg Med 1989; 18: 69-71.
2. Colvin AP. The use of defibrillators in helicopters. Journal of the British Association of inmmediate Care 1992; 15: 35-37.
3. Gómez Bolaños N, Gómez Bolaños A, Socorro Santana F, Pérez Hidalgo I, Castaño Casela E, Duque Toledo F. Protocolo de desfibrilación en helicóptero medicalizado. SEMES 1999. XI Congreso de la Sociedad Española de Urgencias y Emergencias; 1999, 2-5 de Junio; A Coruña, España.
4. Gómez Bolaños N, Gómez Bolaños A, Socorro Santana F, Pérez Hidalgo I, Castaño Casela E, Duque Toledo F. Desfibrilación en vuelo: trabajo de investigación para conseguir certificación DGAV (Dirección General Aviación Civil). SEMES 1999. XI Congreso Nacional de la Sociedad Española de Urgencias y Emergencias; 1999, 2-5 de Junio; A Coruña, España.
5. Recomendaciones 2015 del European Resuscitation Council sobre Reanimación Cardiopulmonar.
6. Panchal AR, Berg KM, Kudenchuk PJ, Del Rios M, Hirsch KG, Link MS, Kurz MC, Chan PS, Cabañas JG, Morley PT, Hazinski MF, Donnino MW. 2018 American Heart Association focused update on advanced cardiovascular life support use of antiarrhythmic drugs during and immediately after cardiac arrest: an update to the American Heart Association guidelines for cardiopulmonary resuscitation and emergency cardiovascular care. Circulation. 2018;138.

# 37. REANIMACIÓN CARDIOPULMONAR EN EL MEDIO HEMS

**Cristina Carriedo Scher y José Ignacio Garrote Moreno**

La reanimación cardiopulmonar (RCP) es el conjunto de técnicas y estrategias reunidas en un sistema racional de enfoque ante todo paciente que presenta una parada cardiorespiratoria. Los procedimientos incluidos en los algoritmos de RCP requieren de personal cualificado y entrenado, así como de medios técnicos adecuados para la RCP avanzada. Las intervenciones del soporte vital cardiovascular avanzado incluyen la continuidad de la función de la bomba cardiaca, el manejo avanzado de la vía aérea, algoritmos terapéuticos para los ritmos cardíacos causa de PCR, la terapia eléctrica y los cuidados iniciales de los pacientes en estado de postparo cardiorrespiratorio.

El conjunto de técnicas y maniobras propias de la RCP es uno de los pilares de las intervenciones de los Servicios de Emergencias Extrahospitalarios (SEM). En la actualidad, la mayoría de los SEM disponen entre sus unidades de soporte vital avanzado (SVA) de medios terrestres en forma de UVI-móvil y aéreos mediante helicópteros sanitarios (HEMS). En España, ambos medios cuentan con igual dotación profesional (médico y enfermería de emergencias) así como material en cuanto a dispositivos de electromedicina, farmacología y material sanitario para el control y tratamiento del paciente crítico. El desarrollo técnico, el entrenamiento y el carácter asistencial primario de los recursos de los SEM ha llevado a que los medios terrestres y aéreos sean prácticamente equiparables en su funcionalidad asistencial y sus diferencias sean de aspecto operativo en cuanto a disponibilidad y rapidez de intervención. Por ello, la RCP es de aplicación en ambos medios si bien en el medio HEMS es recomendable plantear alguna cuestión particular propia de este medio que más adelante se expondrán.

En el momento actual, el desarrollo de los equipos HEMS hace que sea una realidad hablar de la evolución hacia "Fly&Play" desde los modelos "Scoop&Run" y "Stay&Play" anteriores en emergencia extrahospitalaria. El medio HEMS ha supuesto un acceso más rápido a la asistencia sanitaria de emergencias para el paciente que sufre una PCR extrahospitalaria y una calidad de asistencia y traslado totalmente igualada a la ofrecida por los medios terrestres.

## PARADA CARDIORESPIRATORIA

La *parada cardiorrespiratoria* (PCR) se puede definir como toda situación clínica que comprende un cese inesperado, brusco y potencialmente reversible de las funciones respiratorias y/o cardiocirculatoria espontáneas, no siendo resultado de la evolución natural de una enfermedad crónica avanzada o incurable, o del envejecimiento biológico. Si no se contrarresta con medidas de reanimación, la parada cardiorespiratoria produce una disminución brusca del transporte de oxigeno que da lugar a una disfunción del cerebro inicialmente y, posteriormente, conduce a lesiones celulares irreversibles en el organismo por la anoxia tisular y a la muerte biológica. La cardiopatía isquémica es la causa más frecuente de PCR en adultos en los países occidentales. Clínicamente una PCR se diagnostica por la pérdida de conocimiento, ausencia de pulsos palpables y apnea en el paciente.

Las *medidas de RCP* son el conjunto de medidas a seguir de forma reglada y secuencial para el tratamiento de una PCR cuyo objetivo es inicialmente sustituir y posteriormente restablecer las funciones básicas circulatoria y respiratoria tras la revertir la PCR. El objetivo fundamental es mantener el flujo sanguíneo y prevenir el daño cerebral y de órganos vitales. El intervalo de tiempo entre la parada circulatoria y necrosis tisular cerebral es muy reducido, por lo que el mantenimiento de la perfusión cerebral es muy importante.

El *éxito de las maniobras de RCP* dependen de:

- Tiempo transcurrido entre el momento que ocurre la PCR y el inicio de maniobras de RCP.
- Duración de la PCR: las PCR prolongadas tienen menos probabilidades de ser revertidas.
- Entrenamiento del personal reanimador.
- Estado previo del paciente: la existencia de enfermedades subyacentes ensombrece el pronóstico de recuperación de una PCR.

Se puede apreciar a priori que los servicios HEMS intervienen en los tres primeros puntos de forma favorable en el pronóstico de la intervención en una PCR al ser un medio de desplazamiento muy rápido que traslada al equipo de

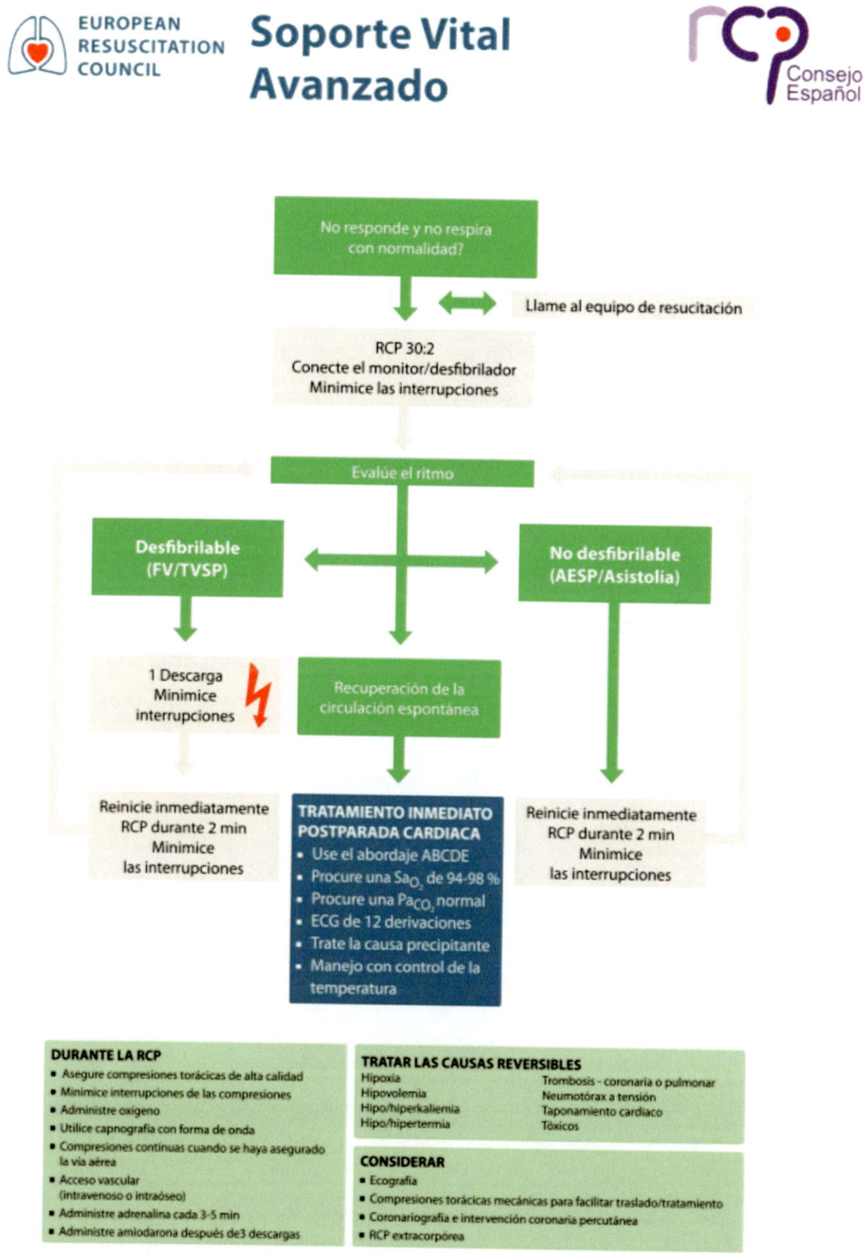


**Figura 1.** *SVA adulto: guías ERC-ILCOR 2015. Fuente: http://www.cercp.org/images/stories/recursos/posters/Poster_Algoritmo_SVA_Espanol_2015.pdf.*

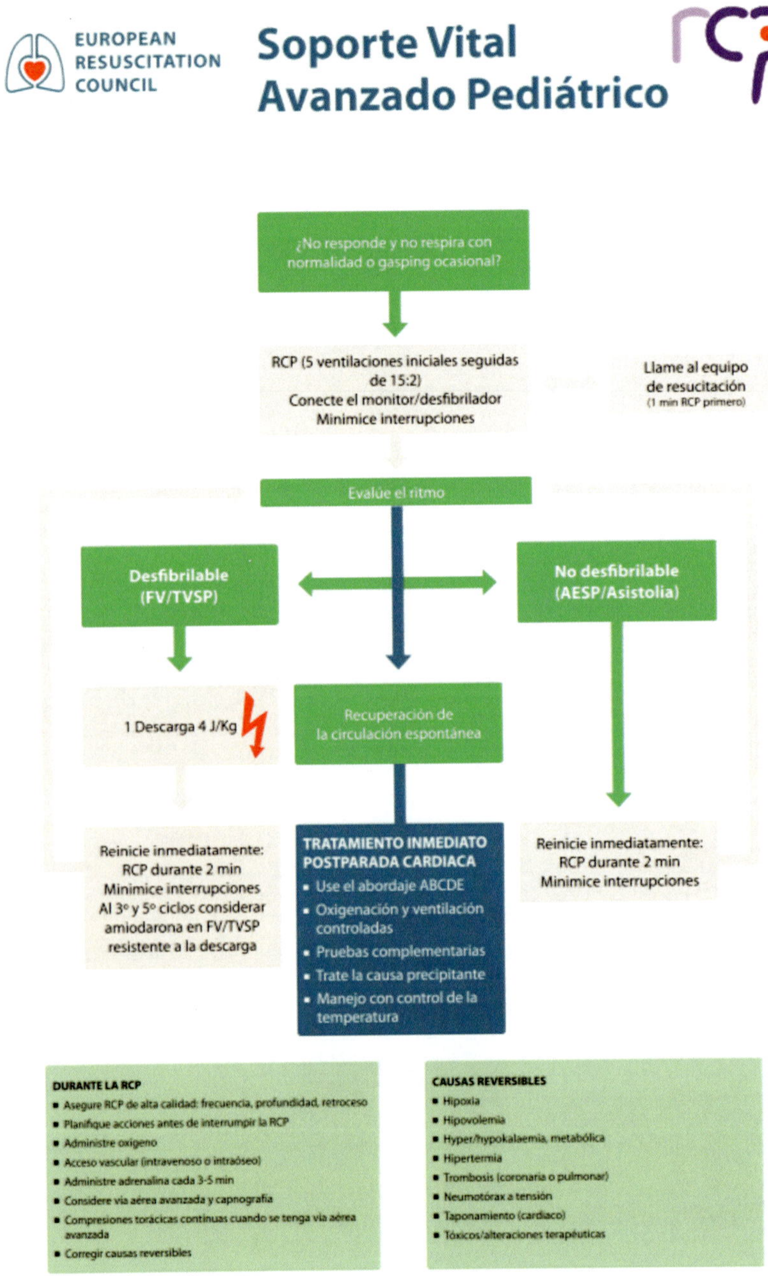


**Figura 2.** *SVA pediátrico: guías ERC-ILCOR 2015. Fuente: http://www.cercp.org/images/stories/recursos/posters/Poster_Algoritmo_SVA_Pediatrico_Espanol_2015.pdf*

profesionales sanitarios de emergencias allí donde sobreviene la PCR al paciente, reduciendo su duración.

En las Recomendaciones 2015 para la RCP de la ERC (European Resuscitation Council) incluidas en el ILCOR 2015 (International Liaison Committee on Resuscitation) se actualizaron las pautas de actuación en caso de PCR a nivel internacional y se indica de forma expresa que los SEM deberían proporcionar RCP de alta calidad. Los algoritmos vigentes en el momento actual en SVA son los siguientes (Figs. 1 y 2).

Dado el crecimiento exponencial de la actividad investigadora en RCP, desde ILCOR se ha planteado la necesidad de realizar revisiones científicas anuales para actualizar puntos o aspectos concretos de los documentos de recomendaciones y proceder a su publicación sin esperar a cumplir el plazo de 5 años.

## PARTICULARIDADES DEL MEDIO HEMS EN LA PCR Y LAS MANIOBRAS DE RCP

Ante un paciente que presenta pérdida de conocimiento, ausencia de pulsos palpables y respiración eficaz debemos identificar una situación de PCR. La activación de un recurso de emergencias para la asistencia primaria a una PCR se realiza según criterios de emergencia, de manera que se asignan los recursos según su tiempo estimado de llegada (según proximidad y operatividad) y su categoría (básicos y/o avanzados). Cuando el recurso adecuado es una Unidad HEMS, la preparación una vez recibida la alerta será inmediata y la salida hacia el punto indicado seguirá las pautas habituales de activación sin demora.

Las *maniobras propias de la RCP* incluyen:

### Manejo de la función cardiaca

Las compresiones torácicas que de forma tradicional se han denominado *masaje cardiaco* pueden ser realizadas por personal sanitario o no, o por dispositivos mecánicos de cardiocompresión. La aplicación de compresiones torácicas adecuadas es una técnica que requiere aprendizaje y entrenamiento y su ejecución tiene un componente de dificultad asociado al cansancio del reanimador que las aplica, cuestión que se puede solventar con la participación de múltiples sanitarios en la intervención (la recomendación es cambio de reanimador cada dos minutos). En el medio HEMS la disponibilidad de personal es muy ajustada, por lo que la utilización de dispositivos mecánicos es una ayuda importante.

Los dispositivos de cardiocompresión mecánica han sido diseñados para facilitar una colocación ágil. Disponen de baterías que les confieren autonomía en su función de compresión-relajación torácica así como elementos de control programables que garantizan la profundidad adecuada de la compresión, el ritmo óptimo y la regularidad. Estas características propias de los cardiocompresores mecánicos hace de ellos un elemento ideal para su utilización en el medio HEMS en la asistencia a la PCR (referencia a capítulo x de técnicas: cardiocompresión mecánica). Como todo dispositivo que pueda ser utilizado en vuelo, los cardiocompresores mecánicos deben superar previamente un test específico de habilitación que garantice la no interferencia con elementos aeronáuticos. En el momento actual están disponibles varios modelos de cardiocompresores mecánicos como el Lucas 2® y el Autopulse®.

Otro elemento fundamental en el tratamiento de la PCR es el desfibrilador. La *desfibrilación* es la técnica empleada para la reversión de las arritmias asociadas a los ritmos desfibrilables de PCR: fibrilación ventricular (FV) y taquicardia ventricular sin pulso (TVSP). La desfibrilación en vuelo se ha demostrado como una técnica de realización segura en el medio HEMS y se han diseñado protocolos específicos de coordinación con el personal aeronáutico para su aplicación que todo el personal HEMS ha de conocer y respetar (referencia a capítulo x de técnicas: df en vuelo).

**Manejo de la función respiratoria**

El paciente que sufre una PCR precisa de asistencia respiratoria en forma de aislamiento de la vía aérea y aplicación de ventilación mecánica invasiva. El helicóptero sanitario está dotado con reservas de oxígeno ($O_2$) en forma de botellas de $O_2$ comprimido así como respiradores de transporte con modos ventilatorios adaptados a las necesidades del paciente.

El aislamiento de la vía aérea en el medio HEMS utiliza los mismos dispositivos que se emplean en el medio terrestre y la única limitación que se puede apuntar sería la disponibilidad de espacio suficiente para la ejecución de la técnica de aislamiento. En el momento actual la *disponibilidad de medios de intubación o de vía aérea alternativa* es muy amplia:

- Intubación por laringoscopia directa: método más tradicional y entrenado por el personal sanitario.
- Dispositivos supraglóticos como la mascarilla laríngea (normal, i-gel) o el tubo laríngeo.
- Videolaringoscopia.

Las recomendaciones 2015 en RCP indican que el método de aislamiento de la vía aérea ha de ser aquel disponible y conocido, con entrenamiento adecuado que permita el aislamiento ágil y sin daños colaterales en la medida de lo posible.

En el caso de una PCR, los equipos sanitarios de emergencias sistematizan el aislamiento mediante un acceso traqueal y su conexión a un ventilador mecánico de traslado. Las actuales recomendaciones no dan mucha información sobre la mejor manera de ventilar un paciente durante la cardiocompresión continua, el modo ventilatorio de tradicional es volumen control o IPPV (ventilación con presión positiva intermitente) con una FiO2 del 100%. Hoy en día se han desarrollado nuevos modos ventilatorios controlados por presión que parece aportan ventajas sobre este, uno de ellos es el CPV® (CardioPulmonar Ventilation) del ventilador de Turbina Monnal T60® que permiten una cardiocompresión continua al tiempo que ventila el paciente con 2 niveles de presión sincronizados con la cardiocompresión (peep y P soporte), mejorando la oxigenación, la ventilación, proporcionando un feed-back al sanitario sobre la calidad de la RCP y minimizando el barotrauma asociado a la cardiocompresión. Todo ello con el fin de mejorar el resultado en supervivencia a la PCR y tras PCR. Este modo también es útil para el traslado de donante en asistolia con cardiocopresión externa. Finalmente puesto que controla varios parámetros tanto ventilatorios como de calidad de la RCP, descarga de trabajo a los sanitarios y por tanto puede ser muy útil en el medio HEMS.

## Fármacos y fluidos

La administración de fármacos durante la RCP se ha de ajustar a las indicaciones de los algoritmos de SVA y al tratamiento propio de los cuidados post resucitación. El helicóptero sanitario debe disponer en su arsenal farmacológico habitual de todos los fármacos empleados en los procedimientos de RCP avanzada y en el tratamiento de las arritmias asociadas a PCR, así como los medios de administración vía venosa o vía intraósea si fuera preciso.

La anticipación es fundamental en la asistencia de emergencias. Una de las funciones del médico de emergencias es sospechar y evaluar la posibilidad de aparición de las complicaciones clínicas que pueda presentar el paciente y plantear una actuación preventiva o estar preparado para atenderlas de forma rápida en el caso de que surjan. Esta previsión es doblemente importante en el medio HEMS, pues en vuelo resulta más complicado acceder al material necesario, comunicarse con el equipo sin interferir en las cuestiones aeronáuticas y apreciar cambios directos en la clínica del paciente. Por ello, el profesional HEMS debe preparar el material, los dispositivos y los fármacos que pueda precisar durante el vuelo de forma rápida y tenerlos *a mano* de forma controlada. La anticipación consigue que *situaciones* complejas puedan ser resueltas con agilidad:

- Cardiocompresor colocado en el paciente en caso de riesgo de PCR en vuelo.
- Accesos venosos asegurados.
- Fármacos útiles en PCR accesibles o ya cargados en dispositivos de administración.
- Alarmas visuales de monitores bien visibles.
- Preparación del paciente crítico: intubación precoz, disposición de materiales de vía aérea alternativa accesibles, etc.
- Recapitulación de las medidas y tratamiento administrados y revisión sistemática del paciente.
- Repaso de protocolo de desfibrilación en vuelo con personal aeronáutico
- Entrenamiento periódico.

Cuando el equipo HEMS atiende una PCR como recurso incial, realizará las maniobras de RCP allí donde se encuentra el paciente. En el caso de resolución de la PCR con recuperación de la circulación espontánea (RCE), el equipo HEMS iniciará los cuidados postresucitación y de forma simultánea priorizará el traslado a un Centro Hospitalario útil según la sospecha patológica de origen de la PCR (cardiaca, traumática, etc) en coordinación con el Centro Coordinación de Emergencias de su servicio. Ya en las recomendaciones de 2015 se apunta a la necesidad de traslado de los pacientes con recuperación de PCR y sospecha de origen cardiaco a centros hospitalarios con disponibilidad de angioplastia primaria. Durante el vuelo se mantendrán los cuidados post resucitación, así como las medidas propias de anticipación de una nueva PCR detalladas previamente.

En algunos servicios se aplican procedimientos de Donación en Asistolia Extrahospitalaria en aquellos casos en los que la RCP no ha resultado exitosa y existe la opción de trasladar al paciente como potencial donante de órganos (referencia a capítulo x). Se ha empezado a desarrollar la aplicación de dispositivos de oxigenación por membrana extracorpórea (ECMO) en el tratamiento de la PCR y se está valorando su aplicación en el medio HEMS en el momento actual.

## RESUMEN

- La asistencia a la PCR se realiza mediante la ejecución de las técnicas y maniobras recogidas en las recomendaciones sobre RCP (actualmente vigentes del 2015).

- En el momento actual, el helicóptero sanitario es un medio adecuado para la realización de los procedimientos de RCP cuando sean de aplicación mediante procedimiento específicos consensuados y validados entre el personal médico y aeronáutico. Las características de los helicópteros y los criterios de utilización propios del SEM pueden determinar la viabilidad de realización de algunas intervenciones de RCP
- La anticipación a las posibles complicaciones en la PCR es fundamental en la asistencia a la PCR en el medio HEMS.

# 38. SUPERVIVENCIA EN CASO DE ACCIDENTE

**Gabriel José Anoro Puyuelo**

## INTRODUCCIÓN

La estadística demuestra que la accidentalidad del trasporte aéreo de pasajeros (normativa que regula los servicios HEMS) es menor que en el trasporte por tierra. Por otra parte las consecuencias de un accidente aéreo, son habitualmente fatales.

Al igual que en el ámbito médico, lo eficaz en este campo es la prevención primaria y secundaria: evitar el accidente y si este se produce, evitar los daños. Estos campos están ampliamente desarrollados y estudiados.

Una vez el accidente se ha producido, la supervivencia dependerá de las lesiones que presenten las personas afectadas (su abordaje se trata en otros capítulos de este manual), de las acciones que se realicen para favorecer la localización de la aeronave siniestrada y la adaptación de los supervivientes al medio.

Las acciones irán divididas en 4 *fases:*

- Maniobras a realizar dentro de la aeronave inmediatamente después del accidente.
- Cómo y cuándo salir de la aeronave.
- Cómo avisar del accidente y facilitar la localización.
- Cómo sobrevivir en el medio.

## 1. MANIOBRAS A REALIZAR DENTRO DE LA AERONAVE, INMEDIATAMENTE DESPUÉS DEL ACCIDENTE

Todas las aeronaves, sean helicópteros o de ala fija, tienen una serie de sistemas de seguridad que reducen el riesgo en caso de accidente. Debemos conocer su posición y funcionamiento. La tripulación de vuelo es la responsable de su activación, pero en caso de accidente, una vez la aeronave está en el suelo, si éstos están incapacitados los debe activar cualquier miembro de la tripulación. Muchos de estos sistemas son puntos críticos. Su activación o desactivación accidental puede provocar un accidente, por lo que están pintados de color llamativo y tienen un sistema de seguridad para evitar su activación accidental.

### 1.1. Frenado de rotores

Los helicópteros tienen una palanca que activa un freno para ayudar a detener el giro de los rotores (Fig. 1). Esta palanca está en la zona superior media de la cabina. Debe accionarse en el suelo y una vez los motores están parados. Para activar el freno se debe accionar la palanca hacia abajo hasta que se bloqueé, teniendo en cuenta que el frenado no es inmediato.

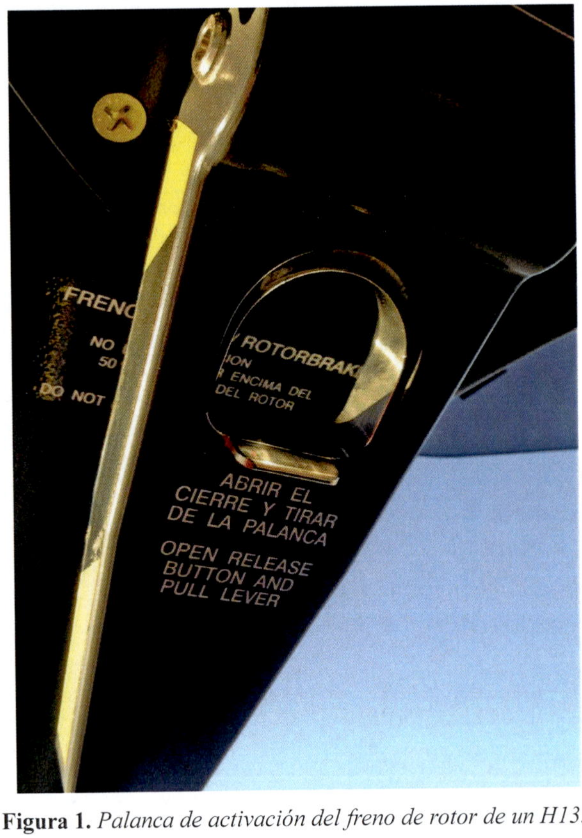


**Figura 1.** *Palanca de activación del freno de rotor de un H135.*

## 1.2. Parado de motores y corte de combustible

Los motores deben pararse inmediatamente después del accidente para detener el giro de los rotores y para reducir el riesgo de incendio. Para ello se desactivarán las palancas de encendido de los motores, que cortarán el suministro de combustible (Fig. 2).

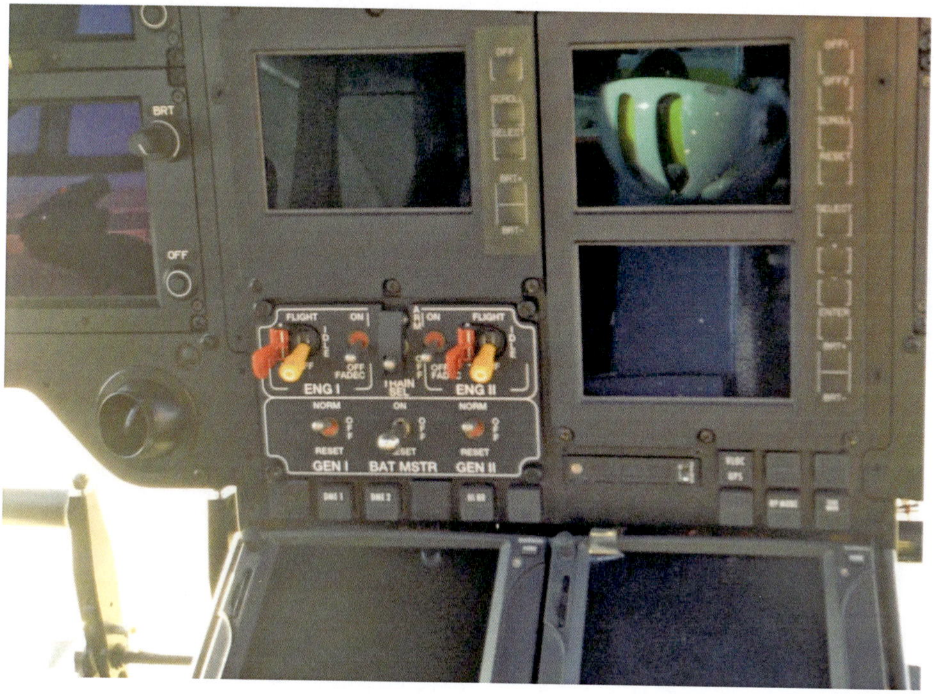


**Figura 2.** *Palancas de encendido y apagado de motores de un H135.*

## 1.3. Corte sistema eléctrico

El cockpit es la zona frontal de la cabina, donde se alojan los instrumentos que regulan el funcionamiento de la aeronave y que dan información al piloto. Es una zona muy compleja ya que allí se aloja gran parte de los sistemas eléctricos y electrónicos de la aeronave, en caso de accidente o incendio en cabina, puede cortarse el sistema eléctrico, para reducir el riesgo de incendio (Fig. 3).

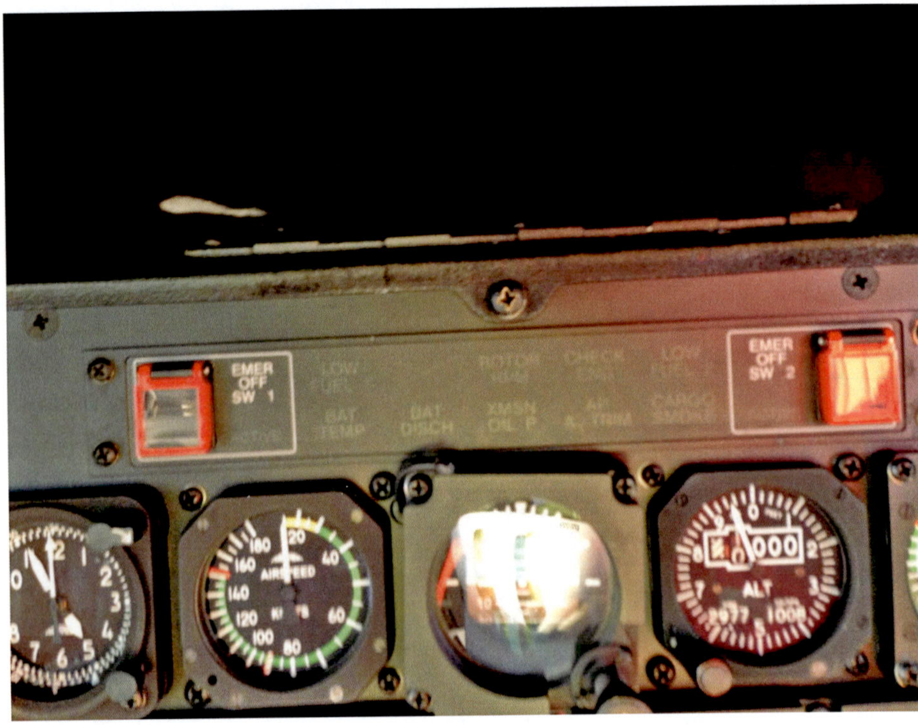


**Figura 3.** *Botón de corte del sistema eléctrico de un H135.*

## 1.4. Sistema extintor

Determinadas aeronaves tienen sistemas de extinción de los motores, debemos informarnos de su existencia y activación. Todas las aeronaves tienen extintores a bordo. Estos extintores son específicos para uso en aeronaves. Están pensados para poder sofocar un pequeño fuego en cabina y poder continuar el vuelo, por lo que son de gas halón, un gas inerte que apaga el fuego por desplazamiento del oxígeno y no generan polvo, permitiendo continuar el vuelo visual y una vez ventilada la cabina no provocan asfixia. Para que la descarga sea efectiva, debe ser activado directamente sobre el foco del fuego. La efectividad es limitada ya que la duración de la descarga es de unos pocos segundos (Fig. 4).

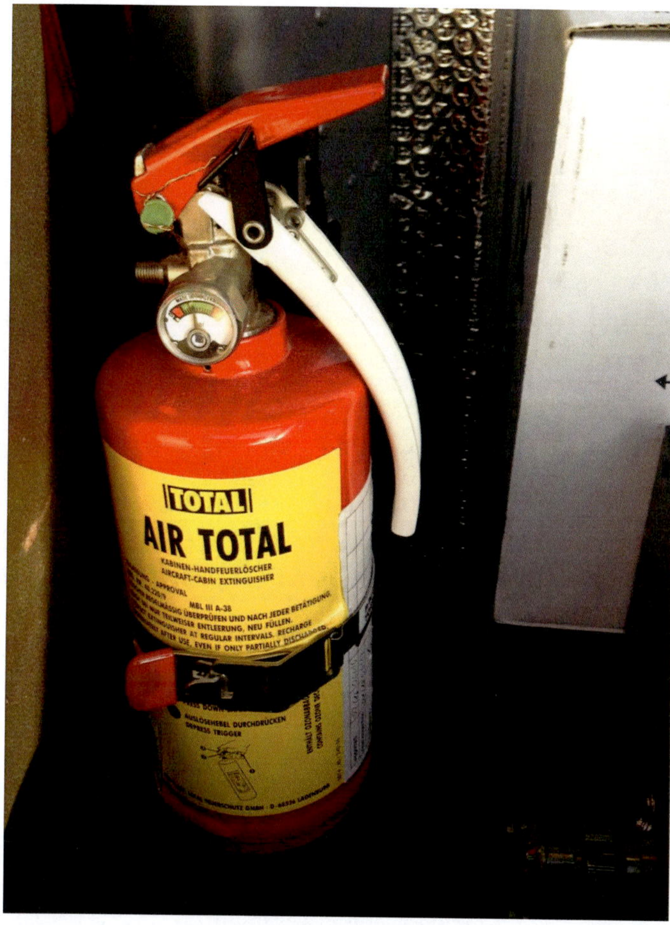


**Figura 4.** *Extintor de cabina.*

## 1.5. Radiobaliza

Todas las aeronaves están equipadas con una radiobaliza, llamada por sus siglas en inglés ELT (Emergency Locator Transmiter). La frecuencia a la que emiten está estandarizada a nivel mundial y tienen una duración mínima de 24 horas en emisión continua.

Su activación es automática en caso de accidente siempre que se superen ciertas fuerzas de desaceleración, ya que están equipadas con sensores. En caso de que no se activen, pueden ser activadas de forma manual tras el accidente o inmediatamente antes de que éste se produzca. En el cockpit hay un botón de acti-

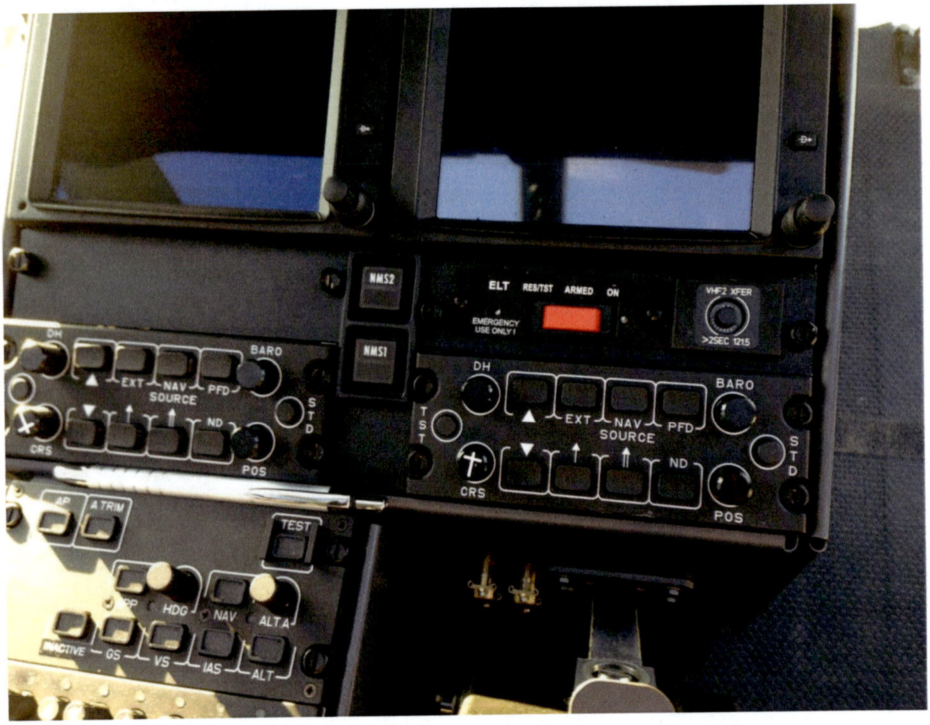


**Figura 5.** *Botón del cockpit de activación de la radiobaliza.*

vación manual, marcado en color rojo. Debe conocerse su ubicación y funcionamiento. Suele tener tres *posiciones:* Espera, comprobación y activación (Fig. 5).

Algunos modelos de aeronave tienen una baliza extraíble que permite ser transportada en caso de que se abandone la cabina o si esta puede arder, garantizando que siga funcionando hasta que nos localicen. En ese caso debemos desconectar los cables que la unen a la aeronave y conectarle una antena que debe ir anexa. Nos aseguraremos de que está activada de forma manual y se mantendrá la antena en posición vertical, favoreciendo la emisión de señales vía satélite (Fig. 6 y 7).

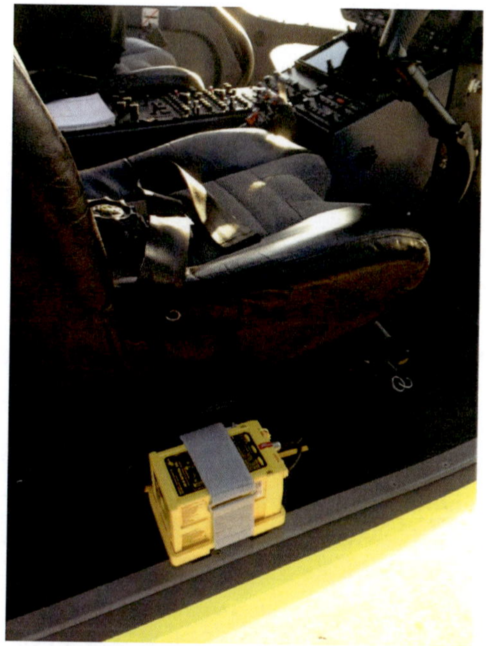

**Figura 6.** *Radiobaliza extraíble de un H135.*

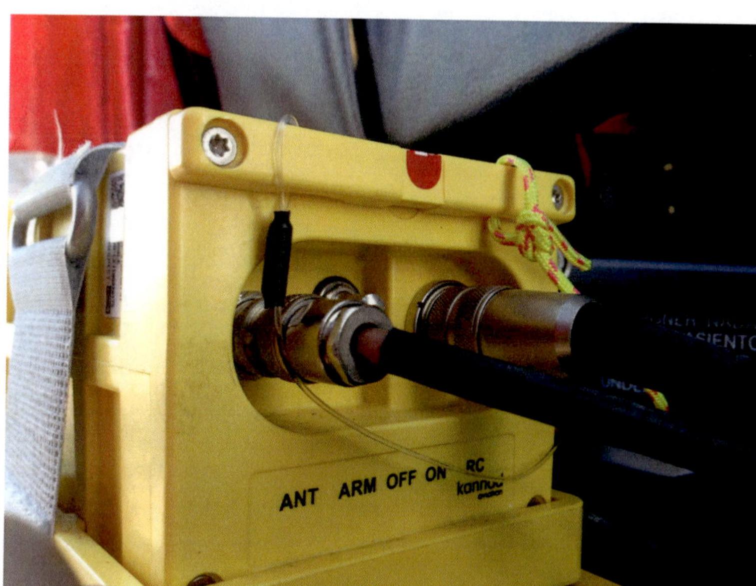


**Figura 7.** *Activación manual y conectores de una radiobaliza extraíble.*

## 2. EVACUACIÓN DE LA AERONAVE

Abandonar la aeronave después del accidente es una acción controvertida para la que no hay una solución estandarizada, ya que dependerá de múltiples factores no predecibles. Las lesiones que presenten los ocupantes pueden ser agravadas si no se realiza una extracción con la inmovilización necesaria, tras una valoración clínica por parte de un profesional. No obstante se debe valorar el riesgo/beneficio respecto a determinadas situaciones que generan un peligro mayor. Si dudamos si debemos o no abandonar la aeronave, aplicaremos el algoritmo de toma de decisiones: vida-miembro-función-estética.

Como norma general hay cuatro *situaciones* que justifican evacuar la aeronave:

- *Riesgo de incendio:* El combustible de las aeronaves necesita una temperatura muy alta para arder, pero las turbinas alcanzan temperaturas que llegan, e incluso pueden superar, los 1000 ºC. En caso de rotura del depósito o del sistema de inyección, el combustible arderá al entrar en contacto con la turbina. Es recomendable abandonar la aeronave si el accidente ha sido de suficiente energía como para dañar la estructura, ha volcado y/o hay combustible derramado. El elevado riesgo de incendio hace recomendable evacuar la aeronave aunque haya posibilidad de agravar lesiones existentes, pero el riesgo/beneficio debe ser evaluado en cada caso.
- *Aeronave en situación inestable:* Si la aeronave ha quedado de forma inestable, valoraremos el riesgo de caída o aplastamiento y decidiremos en consecuencia.
- *Necesidad de salir para que nos localicen o buscar refugio:* Los sistemas de comunicaciones pueden fallar, haciendo necesario movernos para buscar cobertura, dar el aviso o buscar un refugio para la espera.
- *Caída al agua:* En caso de amerizaje o caída al agua es prioritario abandonar la aeronave antes de que ésta se sumerja. Las aeronaves que vuelan por encima del agua deben ir equipadas con flotadores, pero estos equipos sólo garantizan dar tiempo para evacuar la aeronave, no evitan que ésta se hunda. Para entrenar esta parte hay formación específica, que debe realizar toda persona que trabaje en un servicio de este tipo (Cursos HUET, Helicopter Underwater Escape, Training).

## 2.1. Apertura puertas y ventanas

La estructura de las aeronaves está hecha de materiales poco pesados, por lo que inevitablemente es frágil. Es habitual que en caso de accidente, las puertas se dañen y no se puedan abrir. Para poder salir se deben liberar las puertas y si no es posible, salir por las ventanas. Todas las aeronaves tienen determinadas puertas y/o ventanas preparadas para una evacuación rápida. Hay que reconocerlas antes del vuelo y conocer el mecanismo de apertura (Fig. 8 y 9).

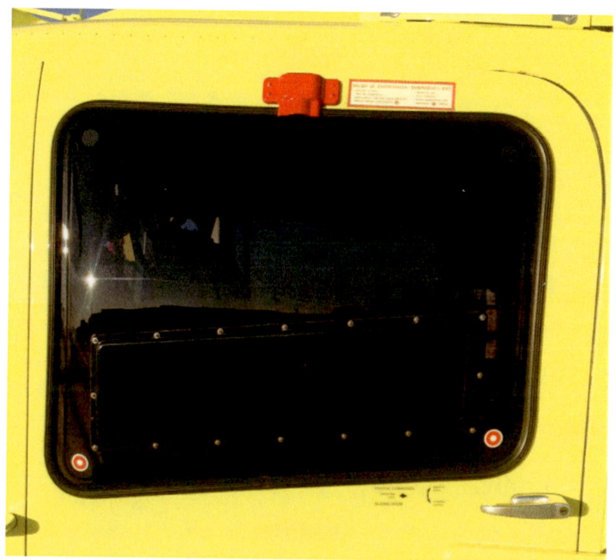

**Figura 8.** *Apertura de emergencia de ventana trasera de un H135.*

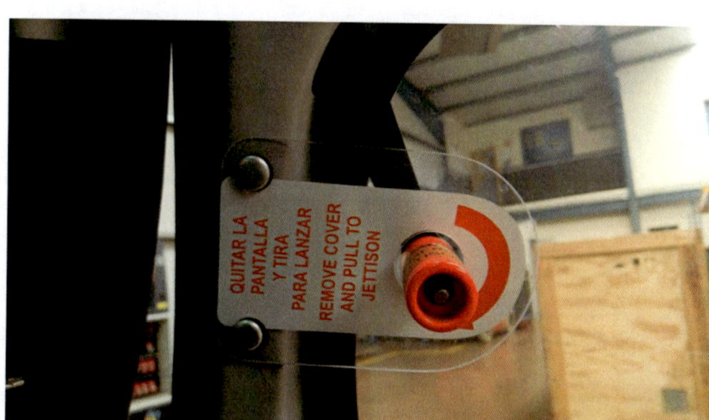


**Figura 9.** *Apertura de emergencia de una puerta de un H125.*

### 2.2. Extracción de víctimas atrapadas

La extracción de víctimas atrapadas se hará de acuerdo a la seguridad de la escena, las lesiones que presenten las víctimas atrapadas y los medios existentes. Se realizara previamente una valoración de la escena, especialmente del riesgo de incendio y asegurando ésta por parte de los servicios de emergencia y rescate. Una valoración de las lesiones de las personas atrapadas dará las pautas y medios de inmovilización a utilizar, que serán similares a los de un accidente de automóvil. La ventaja de las aeronaves es que la fragilidad de los materiales hace sencillo romper la estructura para facilitar el acceso y liberación de los atrapados. Los asientos, palancas y demás elementos suelen tener sistemas de liberación fácil que deben ser utilizados, si no han sido dañados.

## 3. AVISO A SISTEMA DE EMERGENCIAS

Las radiocomunicaciones se han desarrollado de la mano de la aviación, todas las aeronaves tienen diferentes sistemas de comunicaciones que les permiten estar en contacto con otras aeronaves, con los aeropuertos, con personas en tierra o centros coordinadores; además de ser controlados en cuanto a posición y trayectoria.

Para poder utilizarlos correctamente, es muy importante conocer qué *sistemas de comunicaciones* tenemos y cómo funcionan:

### 3.1. Sistemas de comunicación oral

Son aquellos que permiten una comunicación hablada, por ello serán las prioritarias cuando se necesite dar información compleja, pero no excluyen el uso de las otras en caso de emergencia, ya que éstas no proporcionan la posición y la persona que da el aviso, debe ser capaz de facilitarla (ver punto 4.3).

*Banda aérea*

El término banda aérea se refiere al sistema de radio comunicaciones VHF (Very High Frecuency) que utiliza frecuencias entre los 118 y 136 Mhz. Cada aeropuerto tiene una frecuencia establecida para comunicarse con las aeronaves que están en su zona de influencia. Las aeronaves utilizan para comunicarse entre sí una frecuencia llamada correlativa (123.45 Mhz) y existe una reservada para emergencias (121.50 Mhz).

*Teléfono satelital*

Es un sistema de telefonía que funciona a través de satélites, por lo que la cobertura es casi universal, siempre que estemos al aire libre y con buena visión del cielo. Puede estar integrado en el cockpit o ser portátil. Si está apagado, es común que tarde unos minutos en coger cobertura. Funciona como un teléfono móvil convencional, pero hay que añadir siempre el prefijo del país al que llamamos. Para evitar errores, los números de teléfono a los que llamar en caso de emergencia, se deben tener almacenados en la memoria interna.

*Teléfono móvil*

El uso de teléfono móvil puede ser la forma más rápida y fácil de dar el aviso al 112, siempre que haya cobertura.

### 3.2. Sistemas de geo posicionamiento

*Traspondedor*

Se trata de un sistema le localización mediante ondas de radio que permite que los controladores de los aeropuertos tengan localizadas a tiempo real a las aeronaves que se mueven dentro de su campo de influencia. Para ello el controlador da por radio a la aeronave una frecuencia de transmisión, que el piloto debe ajustar. No da una localización exacta, pero si informa de la zona aproximada y trayectoria que sigue la aeronave.

*Baliza de la aeronave, funcionamiento y activación*

Se trata de un sistema complejo que aúna en un mismo aparato sensores de desaceleración que detectan una colisión y un sistema de comunicaciones vía GPS. Este sistema envía una señal de alerta indicando la localización de la aeronave y su identificación. Funcionan bajo el programa Cospas-Sartat. En nuestra zona de influencia, las señales son recibidas y gestionadas en la estación de Maspalomas, situada en la isla de Gran Canaria. Desde allí se da aviso al SAR y al centro coordinador de emergencias de la zona donde se ha producido el accidente. El funcionamiento y la activación se explican en el apartado 1.5. Los posibles fallos y su corrección se explican en la tabla adjunta (Tabla 1).

**Tabla 1.** *Fallos de radio baliza y soluciones.*

| Causa del fallo | Solución |
|---|---|
| Daño de la baliza | Buscar otro medio de aviso y localización |
| Daño de la antena de la aeronave | Liberar la baliza y poner antena portátil |
| Accidente de baja energía | Activar de forma manual |

*Baliza de seguimiento de flota*

Algunos operadores de aviación disponen de balizas de seguimiento para el control de flota, funcionan vía GPS y permiten tener un control sobre los movimientos de las aeronaves. Según el modelo también se puede activar un mensaje de alerta que llegará a la persona responsable de la compañía (Fig. 10).

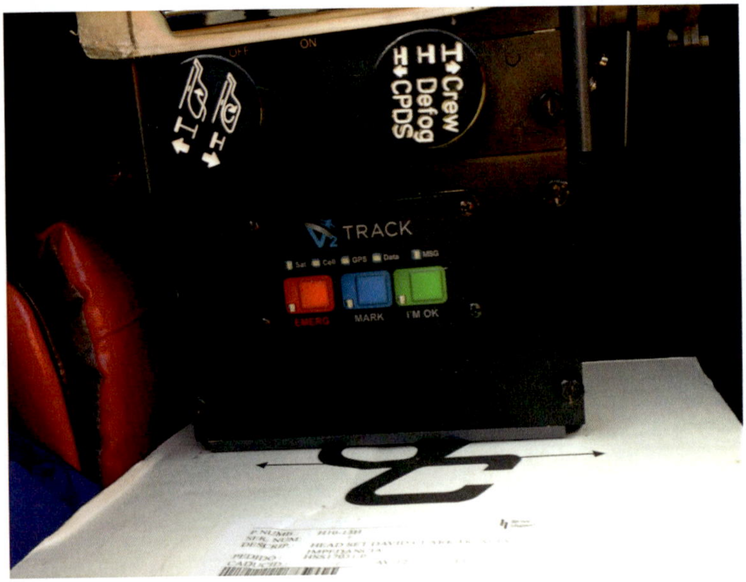


**Figura 10.** *Baliza de seguimiento de flota con posibilidad de aviso de emergencia.*

### 3.3. Información a transmitir

La información que se debe transmitir al comunicarse con el centro coordinador de emergencias es muy importante para que la respuesta de los servicios de emergencias sea adecuada al número de heridos y necesidades de éstos. Los recursos no son los mismos para una toma de emergencia de una avioneta con dos tripulantes heridos leves, al de un Boeing 747 que se estrella con 400 pasajeros a bordo.

*Datos básicos a transmitir:*

- *Nombre, cargo y modo de contacto:* El centro coordinador debe saber quién da la alerta, y su cargo para conocer la fiabilidad de los datos que ofrece. El modo de contacto es para poder reanudarlo si se corta, puede ser un teléfono móvil, satelital, radio, etc.
- *Otro modo de contacto por si el primero falla:* Otro teléfono, radio, etc
- *Qué ha ocurrido:* Tipo de aeronave, servicio que estaba realizando, tipo de accidente.
- *Número de personas involucradas y lesiones que presentan:* Cuantas personas están afectadas y la gravedad de éstas, para ajustar el número y categoría de los medios sanitarios.
- *Hora del accidente:* Es posible que la llamada se haya retrasado por alguna causa. Si es así debe especificarse.
- *Ubicación:* Se debe transmitir nuestra posición lo más precisamente posible. Para ello se extraerán las coordenadas del sistema de localización y navegación de la aeronave. Los Smartphone tienen sistema GPS y existen aplicaciones que permiten conocer la posición y enviarla.
- *Meteorología:* Si el accidente ha sido por causas meteorológicas, se debe advertir para evitar accidentes a los que vengan en nuestra ayuda. También se hará por si no es posible su acceso.
- *Cómo es la zona y forma de acceso:* Hay caminos cerca, carreteras, sólo es posible llegar en helicóptero.
- *Daños de la aeronave y otras necesidades:* Transmitir la necesidad de excarcelación o derrame de combustible, etc.

### 3.4. Señalización de la zona

La localización desde el aire es costosa si no se conoce con exactitud la ubicación, aun así dependiendo del terreno puede ser difícil, por ejemplo, si hay abundante vegetación.

Hay varias *maneras* para facilitarlo:

- *Señales de luz:* En situaciones de baja visibilidad, señales con una linterna, o flash son visibles desde el aire, por contraste con el medio, para ello es importante mover el foco hacia la aeronave y encenderlo de forma intermitente. Una vez se cree que se está localizado, se debe apagar para no molestar al piloto.

- *Señales en el terreno:* Dibujos grandes con piedras o restos que contrasten con el terreno. Es preferible una señal grande que una pequeña, pero elaborada, (se ve antes una X grande que un S.O.S. pequeño).
- *Señales activas:* Desde el aire es más fácil distinguir algo si está en movimiento, por lo que se harán señales activas, a poder ser agitando cosas con colores llamativos (ropa, mantas de emergencia…), Una vez se cree que se ha sido localizado se hará la señal de que necesitamos ayuda, con los dos brazos extendidos hacia arriba y piernas juntas, simulando una Y (Yes).
- *Foco controlado de humo:* Una opción puede ser hacer un pequeño foco de fuego controlado, para facilitar que se nos localice por el humo. Se valorará la necesidad y el riesgo-beneficio. Es una alternativa al uso de bengalas o botes de humo, ya que su transporte está prohibido dentro de las aeronaves, debido al riesgo que supone una activación accidental.

## 4. SUPERVIVENCIA EN MEDIO

Se entiende por supervivencia al hecho de conservar la vida tras un suceso que la pone en riesgo.

Exponerse al medio ambiente sin planificación previa, supone un riesgo debido a la poca adaptación natural que tiene el ser humano. Cuando se va a la montaña, se debe llevar ropa y material adecuados, comida y bebida en la mochila y adaptar el recorrido a los conocimientos y posibilidades, es decir, nos adaptarse al medio de forma anticipada.

Un accidente es intrínsecamente no planificado, como tampoco está planificado donde lo vamos a tener. Esto dependerá del ámbito en el que desarrollemos nuestra labor y debemos estar preparados para ello lo mejor posible. Las aeronaves y los tripulantes deben contar con medios y conocimientos que les garanticen la supervivencia en caso de que se vean bloqueados en el medio en el que se mueven. Así una aeronave que trabaje sobre el mar, debe contar con medios para sobrevivir a un amerizaje y los tripulantes de una aeronave que trabaje en medio frío o de montaña, deben estar equipados contra el frío. Hay que pensar que no sólo un accidente puede ser la causa de vernos bloqueados, una avería mecánica o la meteorología son motivos comunes que nos obligarán a desarrollar habilidades para garantizar nuestra supervivencia y la de las personas a nuestro cargo.

La limitación de peso y espacio de las aeronaves hace que la equipación destinada a la supervivencia se vea muy limitada, pero el aspecto material no es el más importante, la supervivencia está más fuertemente influenciada por aspectos no materiales como la actitud de la persona frente a la adversidad y las habilidades adquiridas previamente.

La actitud con la que se afronta un suceso no garantiza la supervivencia, pero aumenta su probabilidad, de igual manera que la RCP no garantiza la supervivencia a una PCR, pero sin ella no hay posibilidades. También es extrapolable el ejemplo de una RCP de mala calidad, que ofrecerá menos probabilidad de sobrevivir a la PCR y pocas habilidades o conocimientos básicos en supervivencia, dan pocas probabilidades de mantenerse con vida.

Las *características* que hacen que el medio ambiente sea un problema son:

- *Dificultad en el desplazamiento:* Desplazarse y trabajar en lugares no preparados, supone dificultad y esfuerzo añadidos a los problemas intrínsecos del accidente. Principalmente debido al tipo de suelo (rocas, barro, nieve), desnivel y vegetación presente.
- *Aislamiento:* La distancia lineal puede no ser mucha, pero la dificultad en el desplazamiento hace que la llegada de ayuda o la evacuación sea costosa y se demore en el tiempo.
- *Hostilidad:* La meteorología supone una agresión a la homeostasis del organismo, sea por frío o calor.

El procedimiento comienza haciendo una valoración global de la situación. Se debe recabar información para realizar una toma de decisiones adecuada de acuerdo al riesgo/beneficio y con ello decidir si se debe abandonar o no el punto del accidente.

*Toma de decisiones*

1. *Hacer un plan:* Se comenzará haciendo una valoración global de la situación, recabando información para realizar una toma de decisiones adecuada de acuerdo al riesgo/beneficio. Con ello se decidirá si se abandona el punto del accidente o se espera allí la llegada de los servicios de emergencia. Abandonar el punto, debe ser la última opción, ya que dificultará la localización.
   - No se debe abandonar del lugar, salvo que se tenga absoluta certeza de que la localización es inviable.

- Si el lugar supone un riesgo, nos desplazaremos al punto más cercano que no suponga riesgo. Debiendo señalar en el punto del accidente, a donde se va y señalizar el lugar donde se espera.
- Si hay heridos, se valorará el riesgo de desplazamiento y movilización.
- Antes de moverse del lugar, se debe saber dónde se va y tener la seguridad de que se va a llegar.

2. *Recuperar material aprovechable:* Una aeronave HEMS está equipada con material destinado a cubrir las necesidades de una persona que no es capaz de cubrirlas por sí mismo debido a una alteración de su homeostasis. Se intentará recuperar todo lo posible y utilizarlo en nuestro beneficio:
   - *Sábanas, mantas, camilla, férulas, colchón de vacío, bolsas de basura:* Utilizables para aislarse del medio y como abrigo.
   - *Vendas y gasas:* Como abrigo o cuerda.
   - *Sueroterapia:* Como potencial recurso hídrico, puede usarse el suero salino fisiológico y el suero glucosado al 5%, Una dilución de ambos al 1/1 nos aporta agua, sodio y glucosa con una osmolaridad de 291 mOsm/l, válida si no hay otra fuente de hidratación convencional. Se recomienda la administración a pequeños sorbos y espaciada en el tiempo, con el fin de favorecer la hidratación.
3. *Aislamiento del medio:* El objetivo es mantener la homeotermia, para ello hay que identificar el modo en el que el medio ambiente aporta o quita calor y cortar la transmisión de energía a nuestro favor, logrando un equilibrio entre ganancia y pérdida. Se ha de tener en cuenta los 4 modos de transmisión de calor, teniendo en cuenta que la transmisión es siempre de la materia que tiene mayor calor al de menor.
   - *Radiación:* Emisión de calor por parte de un objeto en forma de radiación electromagnética. Todos los objetos emiten calor, en nuestro caso la transferencia más significativa es entre el cuerpo y el sol.
   - *Convección:* Transferencia de calor entre un objeto y el aire que lo rodea.
   - *Conducción:* Transferencia directa entre dos materias en contacto
   - *Evaporación:* Pérdida de energía que ocurre en el paso de estado líquido a gaseoso del agua, principalmente la que contiene el sudor.

   *3.1. Evitar pérdida de calor:* La temperatura a partir de la cual el organismo comienza a perder temperatura, depende de múltiples factores, por lo que dar una cifra exacta es inútil. Estos factores son la humedad, la temperatura, el viento, y factores propios de la persona como la termogénesis y el tejido adiposo subcutáneo. Se aplicarán técnicas y sistemas similares a los del tratamiento extra hospitalario de la hipotermia, con el objetivo de prevenirla y disminuir el consumo energético destinado a la termogénesis. Para ser eficaces en mantener el calor corporal se analizarán las diferentes *formas de perderlo* y se actuará en consecuencia:

- *Radiación:* Las mantas aluminizadas de emergencia actúan sobre este modo de transmisión de calor, reflejando las radiaciones. El lado plateado es el que presenta una mayor reflectividad, por lo que debe estar hacia el lado interno si lo que queremos es conservar el calor que genera el cuerpo.
- *Convección:* Se evitará que el aire circundante, quite el calor que el organismo genera, para lo cual es importante crear una capa impermeable al viento alrededor del cuerpo y refugiarse en un lugar poco expuesto al viento.
- *Conducción:* El aire es un excelente aislante, por lo que crear una capa de aire entre el organismo y el medio externo, es la forma más eficaz de impedir la pérdida de calor por conducción, especialmente cuando hay contacto directo con el suelo o un material sólido. Así funciona la ropa, creando capas de aire entre tejidos. Para ello nos tumbaremos o sentaremos sobre un colchón de vacío a presión ambiental, una colchoneta o similar y cubriremos nuestro cuerpo con tejidos que creen capas de aire entre sí.
- *Evaporación:* El método Hibler se ha demostrado beneficioso para el mantenimiento de la temperatura y disminución de gasto energético destinado a la termogénesis, estableciendo una barrera de vapor sobre la ropa húmeda, siendo especialmente beneficioso en personas mojadas o con la ropa húmeda. Se realiza envolviendo a la persona con una barrera impermeable y sobre ésta se ponen mantas o aislantes convencionales. De ésta manera se establece una barrera que evita la pérdida de calor por evaporación.

*3.2. Aislamiento de calor:* Los objetivos en este punto son disminuir la termogénesis, disminuir la ganancia de calor externo y favorecer la pérdida, se abordará según los *mecanismos de intercambio:*

- *Reducir la termogénesis:* Se debe evitar la actividad física intensa en todo momento y cancelarla en los momentos de mayor calor y radiación solar.
- *Radiación:* Se buscará sombra y si no hay, se creará. Para ello se pueden utilizar las mantas aluminizadas de emergencia que reflejan la radiación. El lado plateado es el que presenta una mayor reflectividad, por lo que debe situarse hacia fuera.
- *Convección:* Buscar un lugar ventilado, para favorecer el intercambio de temperatura con el aire. Si se construye un refugio para protegerse de la radiación solar, se proporcionara sombra, pero sin bloquear la circulación de aire.
- *Conducción:* Se debe llevar poca ropa, evitando sentarse sobre superficies calientes.
- *Evaporación:* El sudor es la mejor forma de pérdida de calor por evaporación, pero pierde efectividad cuando es tan intenso que condensa sobre la piel. Es imprescindible compensar la pérdida de agua y sales con una correcta hidratación.

# FISIOPATOLOGÍA
# HEMS

# 39. FISIOPATOLOGÍA GENERAL DEL TRANSPORTE AÉREO

**Carlos Velasco Díaz**

## INTRODUCCIÓN

Indudablemente el diagnóstico precoz y la posibilidad del inicio temprano del tratamiento son condiciones altamente deseables que aumentan las posibilidades de curación y minimizan el riesgo de secuelas. Por tal motivo el transporte aéreo sanitario es una herramienta de suma utilidad siempre que se realice de la manera adecuada.

Las condiciones medioambientales en que se desarrolla (bajas presiones, insuficiente disponibilidad de oxígeno, temperaturas extremas...) y los problemas derivados del medio de transporte utilizado, sometido a aceleraciones/deceleraciones elevadas, vibraciones, ruido... pueden suponer un importante inconveniente que agrave más que beneficie la patología del transportado. La tabla 1 recoge los pros y contras más destacados del aerotransporte sanitario.

Por otro lado debemos tener en cuenta que esas condiciones medioambientales también pueden afectar al personal sanitario implicado. Un médico o enfermero con cinetosis será de poca utilidad a bordo durante el traslado de un paciente crítico, y el ruido o las vibraciones impedirán determinadas actuaciones como la auscultación o la toma de una vía.

El presente capítulo analiza las características medioambientales del medio aéreo y los problemas fisiopatológicos más destacables que deben tenerse en cuenta cuando se plantea la posibilidad del transporte por vía aérea de un paciente.

**Tabla 1.** *Pros y contras del traslado de pacientes por vía aérea.*

| Pros | Contras |
|---|---|
| • Rapidez en diagnostico e inicio tratamiento en centro apropiado<br>• Mejor pronóstico<br>• Mejor evolución | • Espacio disponible en cabina<br>• Accesibilidad<br>• Aproximación a la aeronave<br>• Ubicación del paciente<br>• Fijación del paciente<br>• Iluminación en cabina<br>• Hipobaria<br>• Hipoxia<br>• Temperaturas extremas<br>• Sequedad ambiental<br>• Suministro energético<br>• Interferencias sistemas navegación<br>• Ruido<br>• Vibraciones<br>• Aceleraciones/deceleraciones |

## CARACTERÍSTICAS DEL MEDIO AERONÁUTICO

Los principales problemas derivarán de las variaciones del medio atmosférico con la altitud.

### Presión y densidad

Es conocido que la presión barométrica y la densidad atmosférica descienden con la altitud de manera exponencial, como se representa en la figura 1, de tal manera que a 8.000 pies la presión ya ha caído una cuarta parte y a 18.000 es la mitad de la encontrada al nivel del mar. Su primera consecuencia será la expansión de gases contenidos en cavidades corporales, sean naturales (pulmón, senos paranasales, oído medio, tracto digestivo…) o *artificiales* (carie dental, balón de fijación de sonda uretral, férula neumática…) obedeciendo a la ley de Boyle-Mariotte de física de gases; pero hay más, tal como se describe en el siguiente apartado, por ejemplo una disminución de la cantidad efectiva de oxígeno disponible, pues aunque el porcentaje de la mezcla de gases se mantiene constante (21%) en las capas atmosféricas en que se desarrolla el transporte aéreo, y que se corres-

**RELACIÓN ENTRE PRESIÓN ATMOSFERICA Y TENSIÓN PARCIAL DE OXÍGENO**

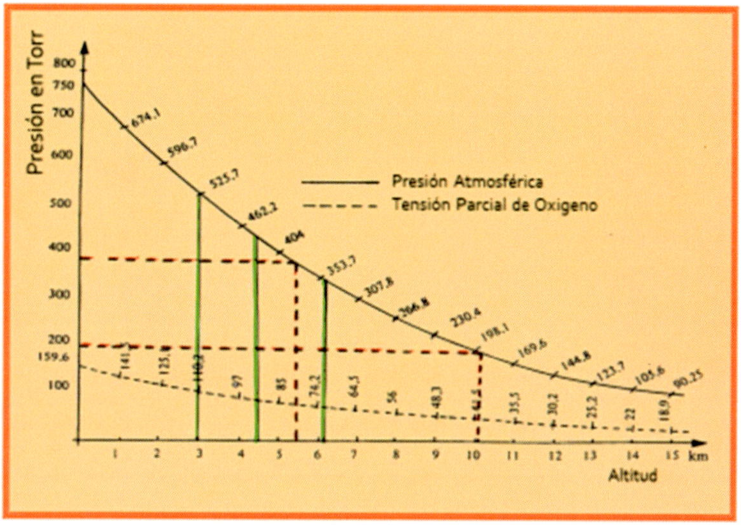


**Figura 1.** *Variación de la presión atmosférica con la altitud.*

**Tabla 2.** *Composición química de la atmósfera.*

| | |
|---|---|
| • Nitrógeno | 78,084% |
| • Oxígeno | 20,946% |
| • Argón | 0,934% |
| • $CO_2$ | 0,030% |
| • Neón | 0,0018% |
| • Helio | 0,0005% |
| • Metano | 0,0002% |
| • Kripton | 0,00001% |
| • Hidrógeno | 0,00005% |
| • Xenon | 0,000009% |
| • Radon | 0,0000000006% |

ponde con las que aparecen en la tabla 2, el número de moléculas por unidad de volumen será menor ya que la densidad del aire también lo es.

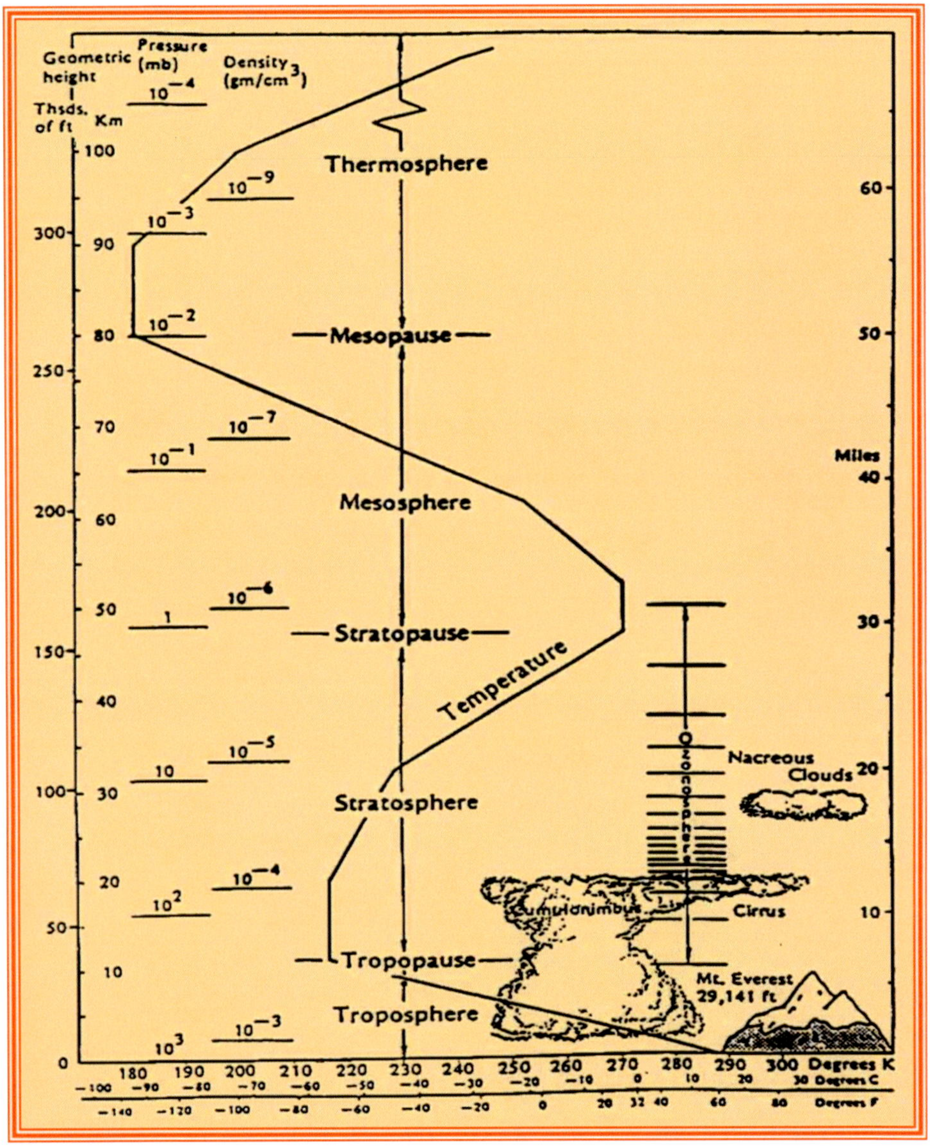


**Figura 2.** *Variación de la temperatura con la altitud.*

## Temperatura

La figura 2 representa las variaciones de temperatura en la atmósfera. En ella se observa como a lo largo de la troposfera, capa en la que se desarrolla el

**Tabla 3.** *Cambios de presión y temperatura en relación con la altitud. Fases de la hipoxia hipobárica en función de la altitud.*

| | Altitud | | Presión | Temperatura | |
|---|---|---|---|---|---|
| | ft | m | mm Hg | lb/in² | °C |
| Fase indiferente | 0 | 0 | 760 | 14.70 | +15.0 |
| | 1 000 | 305 | 733 | 14.17 | +13.0 |
| | 2 000 | 610 | 706 | 13.67 | +11.0 |
| | 3 000 | 914 | 681 | 13.17 | + 9.1 |
| | 4 000 | 1 219 | 656 | 12.69 | + 7.1 |
| | 5 000 | 1 525 | 632 | 12.23 | + 5.1 |
| | 6 000 | 1 829 | 609 | 11.78 | + 3.1 |
| | 7 000 | 2 134 | 586 | 11.34 | + 1.1 |
| | 8 000 | 2 438 | 565 | 10.92 | − 0.9 |
| | 9 000 | 2 743 | 543 | 10.50 | − 2.8 |
| Fase compensadora | 10 000 | 3 048 | 523 | 10.11 | − 4.8 |
| | 11 000 | 3 353 | 503 | 9.72 | − 6.8 |
| | 12 000 | 3 658 | 483 | 9.35 | − 8.8 |
| | 13 000 | 3 962 | 465 | 8.98 | −10.8 |
| | 14 000 | 4 267 | 447 | 8.63 | −12.7 |
| Fase de manifestaciones clínicas | 15 000 | 4 572 | 429 | 8.29 | −14.7 |
| | 16 000 | 4 879 | 412 | 7.97 | −16.7 |
| | 17 000 | 5 182 | 395 | 7.64 | −18.7 |
| | 18 000 | 5 486 | 380 | 7.34 | −20.7 |
| | 19 000 | 5 791 | 364 | 7.04 | −22.6 |
| Fase crítica | 20 000 | 6 096 | 349 | 6.75 | −24.6 |
| | 21 000 | 6 401 | 335 | 6.48 | −26.6 |
| | 22 000 | 6 706 | 321 | 6.21 | −28.6 |
| | 23 000 | 7 010 | 307 | 5.95 | −30.6 |
| | 24 000 | 7 315 | 294 | 5.70 | −32.6 |
| | 25 000 | 7 620 | 282 | 5.45 | −34.5 |
| | 26 000 | 7 925 | 270 | 5.22 | −36.5 |
| | 27 000 | 8 230 | 258 | 4.99 | −38.5 |
| | 28 000 | 8 534 | 247 | 4.78 | −40.5 |
| | 29 000 | 8 839 | 236 | 4.57 | −42.5 |
| | 30 000 | 9 144 | 226 | 4.36 | −44.4 |

C Velasco

transporte aéreo que nos ocupa, se produce una disminución lineal de 2 ºC cada 1000 pies (6,5 ºC cada 1000 m.). La tabla 3 refleja los cambios de presión y temperatura ambientales a distintos niveles.

### Humedad

La humedad relativa atmosférica disminuye con la altitud y la latitud, y además en el caso de aeronaves presurizadas, el sistema de presurización, con el paso del aire atmosférico absorbido a través de los motores para su posterior compresión refrigeración y filtrado, reseca aún más el ambiente.

### Ozono

La concentración atmosférica de esta molécula triatómica de oxígeno que puede llegar a ser sumamente irritante aumenta con la altitud, haciéndose máxima en la ozonosfera (ya dentro de la estratosfera). Aunque ni siquiera las concentraciones halladas en aviones que vuelan a cotas altas (por encima de los 30.000 pies) suponen un riesgo importante para la salud sí pueden contribuir en cierta medida a la irritación de mucosas en contacto.

## Radiaciones ionizantes

La Tierra está siendo bombardeada constantemente por radiación procedente del sol (radiación solar) y las estrellas (galáctica), en conjunto conocido como radiación cósmica, con efecto ionizante. La cantidad de exposición en un avión está en función de la altitud y de la latitud aumentando con ambas, y del momento del ciclo solar. Se ha planteado que la exposición prolongada de los profesionales de la aeronáutica a dichos niveles de radiación puede tener efectos mutagénicos, oncogénicos y teratogénicos y la regulación internacional así lo contempla limitando los tiempos de exposición en función de la radiación estimada absorbida por dichos tripulantes.

# PROBLEMAS FISIOPATOLÓGICOS DERIVADOS DEL MEDIO AÉREO Y DE LA ACTIVIDAD AERONÁUTICA

La fisiopatología aeronáutica puede derivar de los propios cambios en el medio aeronáutico, de las aeronaves empleadas o de la propia actividad desarrollada como se resume en la tabla 4.

**Tabla 4.** *Origen de los problemas fisiopatológicos en el medio aeroespacial.*

| FISIOPATOLOGÍA EN EL MEDIO AERONÁUTICO | |
|---|---|
| **DEL MEDIO AMBIENTE** | **DEL DESARROLLO TECNOLÓGICO** |
| Bajas presiones<br>Cantidad insuficiente de oxígeno<br>Temperaturas extremas<br>Baja humedad ambiental<br>Niveles altos de ozono<br>Radiaciones ionizantes<br>Microgravidez / Ingravidez | Altas aceleraciones<br>Ruido<br>Vibraciones<br>Desorientación espacial<br>Cinetosis<br>Integración en cabinas altamente automatizadas<br><br>**DE LA ACTIVIDAD DESARROLLADA**<br>Alteración de ritmos circadianos<br>Fatiga de vuelo<br>Síndrome de "burn out" |

**Tabla 5.** *Tipos de hipoxia.*

| Proceso respiratorio | Tipos de hipoxia | Causas |
|---|---|---|
| Ventilación<br>Difusión A-C | Hipóxica | • Hipobaria<br>• Obstructivas<br>• Restrictivas<br>• Mecánicas |
| Transporte | Anémica<br>Estancamiento/ isquémica | • Anemia & Hb anormales<br>• Intoxicación por CO<br>• Medicamentos (sulfamidas) |
| Difusión tisular | — | |
| Utilización celular de $O_2$ | Histotóxica | CNH, etanol |

## Problemas derivados del medio atmosférico

*Hipoxia*

Definida como el déficit de oxígeno a nivel celular o la imposibilidad de la célula para utilizar el oxígeno. La tabla 5 resume los diferentes tipos de hipoxia, todos ellos de interés en el ambiente aeronáutico y en el transporte de pacientes por esta vía, pero destaca la hipoxia hipobárica relacionada con la baja presión parcial de oxígeno al disminuir la presión barométrica con la altitud y en virtud de la ley de Dalton (tabla 6).

**Tabla 6.** *Leyes de física de gases y sus consecuencias fisiopatológicas.*

| | | |
|---|---|---|
| **Ley de Dalton** | *"La presión total de una mezcla de gases, que no combinan químicamente entre sí, es igual a la suma de las presiones parciales de los gases que componen la mezcla"*<br>$P_B = pN_2 + pO_2 + pAr + \cdots$ | Hipoxia hipobárica |
| **Ley de Boyle-Mariotte** | *"Cuando la temperatura de un gas se mantiene constante, el volumen y la presión de dicho gas son inversamente proporcionales"*<br>$P \times V = cte$ | Barotraumatimos |
| **Ley de Henry** | *"La cantidad de gas disuelta en un líquido es proporcional a la presión del gas en contacto con la superficie de ese líquido"* | Enfermedad descompresiva |

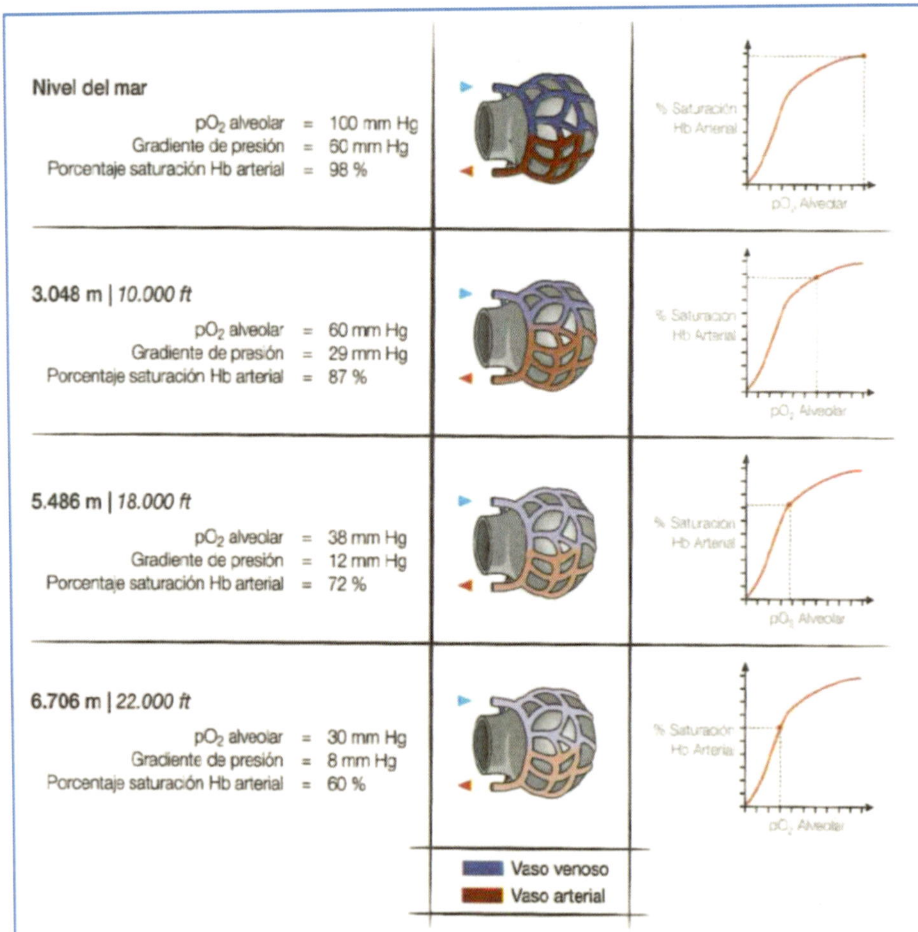


*Figura 6.1 $pO_2$ alveolar y saturación arterial de la hemoglobina a distintas alturas*

**Figura 3.** *Fases de la hipoxia hipobárica en relación con la altitud.*

En la figura 3 se representan los diferentes *niveles o fases de la hipoxia hipobárica* en función de la altitud:

- *Fase indiferente:* entre el nivel del mar y los 10.000 pies, la presión parcial de oxígeno a nivel alveolar oscila entre los 103 y los 60 mmHg proporcionando una saturación de la molécula de hemoglobina que oscila entre el 98% y el 87% lo que permite un adecuada oxigenación tisular.

- *Fase compensadora:* entre los 10.000 y los 15.000 pies, la hiperventilación y taquicardia compensadoras consiguen mantener una oxigenación tisular suficiente para las funciones metabólicas celulares.
- *Fase de manifestaciones clínicas:* entre los 15.000 y los 20.000 pies, los mecanismos anteriores ya no consiguen aportar el oxígeno preciso a nivel celular y comienzan a aparecer los síntomas de hipoxia, destacando inicialmente en la esfera psico-cognitiva, visual y neurológica, por ser el sistema nervioso y los órganos sensoriales especialmente sensibles a la carencia de oxígeno. La cianosis se hace cada vez más marcada (la tabla 6 recoge los principales signos y síntomas).
- *Fase crítica:* por encima de los 20.000 pies. Los síntomas se hacen cada vez más intensos llegando a la incapacitación, pérdida de conocimiento, coma, y si no se aporta oxígeno la muerte.

Es preciso tener en cuenta que en la hipoxia en el medio aeronáutico la exposición es siempre brusca, ocurre en un periodo muy corto (segundos o minutos) sin dar ocasión a los mecanismos de adaptación o aclimatación que podemos encontrar en el mundo del alpinismo en que ascensos a cimas de 7.000 y 8.000 metros (por encima de los 20.000 pies) se hacen de forma paulatina, permaneciendo semanas a diferentes cotas crecientes y permitiendo una adaptación progresiva.

Cualquier situación que genere una hipoxia de otro tipo (déficit en el transporte por alteraciones cualitativas o cuantitativas de la hemoglobina o secuestro de la misma –intoxicación por CO–, disminución en la relación ventilación/perfusión, disminución en la llegada a determinados tejidos –isquemia- o envenenamiento celular con incapacidad para utilizar el oxígeno –intoxicación por CNH–) disminuirán como es obvio la tolerancia a la “natural” hipoxia hipobárica del medio aeronáutico.

Una forma particular de hipoxia, frecuente también en el medio aeronáutico, especialmente en la aviación militar de caza, es la provocada por el desplazamiento de la sangre a través del sistema circulatorio y el estancamiento de la misma en determinadas zonas por efecto de las altas aceleraciones, lo que se conoce como hipoxia por estancamiento. En la aviación de caza se previene con la utilización de trajes anti-G y un entrenamiento adecuado. En el transporte de determinados pacientes (TCEs, edema cerebral, cuadros hipotensivos,…) la disposición del paciente puede hacer que el cuadro se agrave dependiendo de las aceleraciones y deceleraciones a que se someta especialmente durante despegue y aterrizaje, debido al desplazamiento del fluido hemático.

*Disbarismos*

Entendidos como los *cambios* mecánicos ocurridos en el organismo por efecto de la exposición a los cambios de presión ambiental comprenden:

1. *Barotraumatismos:* ocasionados por la expansión de gases que, a la temperatura constante del organismo, se encuentran contenidos en cavidades cerradas o semicerradas, naturales (oído medio, senos paranasales, tracto gastrointestinal,...) o patológicas o artificiales (carie dental, globo de fijación de sonda,...), como consecuencia de la aplicación de la ley de Boyle-Mariotte (tabla 6).
   Dependiendo del órgano afectado se denominan barotitis, barosinusitis, barodontalgia, baropatía abdominal...
   Unas bullas pulmonares pueden romper más fácilmente durante un ascenso ocasionando un neumotórax o un neumomediastino. Es evidente que el traslado de un paciente con neumotórax solo podrá hacerse si previamente se ha preparado un drenaje conveniente que impida la expansión del gas contenido en la caja torácica y que un adecuado sondaje que libere gases en tracto digestivo será preceptivo en muchos casos (íleo paralítico,...).
   La utilización de férulas neumáticas en la inmovilización de miembros y el uso de colchones de vacío debe vigilarse durante las diferentes fases del vuelo, especialmente en función del nivel de presurización de cabina (si la hay) y de la altitud de vuelo cuando no se utilizan aeronaves presurizadas (p.ej. helicópteros), de no hacerlo podemos provocar una compresión excesiva generando isquemia o lesiones nerviosas, o por el contrario una inmovilización ineficaz.
   Cualquier fijación de sistemas de sondaje o intubación se realizará con suero fisiológico, nunca con aire, ya que se pueden ocasionar escaras sobre las mucosas por compresión, o la ruptura del globo.
2. *Enfermedad descompresiva (EDC):* provocada por la formación de burbujas en el plasma y fluidos corporales a partir del nitrógeno disuelto en ellos en virtud de la ley de Henry de física de gases (tabla 6). Cuando respiramos, el nitrógeno contenido en el aire inspirado atraviesa la membrana alveolo-capilar y se disuelve en la sangre y a partir de ella en los fluídos orgánicos. A nivel del mar, a una presión de 1 atmósfera y en función del coeficiente de solubilidad del nitrógeno en el plasma se calcula en 1 litro la cantidad de este gas disuelto en nuestro organismo. Sin embargo si la presión medioambiental disminuye en determinada

medida, la cantidad de gas disuelto deja de estarlo y pasa a formar burbujas, ocasionando lo que se ha dado en llamar *enfermedad descompresiva.* Esta patología fue descrita inicialmente a finales del XIX en los buzos que tras haber estado respirando aire a grandes profundidades ascendían rápidamente a la superficie, por lo que se ha llamado enfermedad de los buceadores. En el medio aeronáutico para que las burbujas aparezcan debe ascenderse por encima de los 18.000 pies, donde la presión ambiental ha disminuido a la mitad y se puede alcanzar el nivel de sobresaturación de nitrógeno en los tejidos que permite la formación de burbujas. En condiciones normales esta patología es rarísima en aviación pues incluso en caso de despresurización de una aeronave, el descenso respirando oxígeno para evitar la hipoxia es inmediato, de acuerdo con los procedimientos establecidos, sin embargo hay casos descritos en pasajeros o tripulantes que se han expuesto a condiciones hiperbáricas (buceo) dentro de las 24 horas previas al traslado aéreo. Por este motivo en el caso de evacuación o transporte sanitario de un accidentado de buceo o de cualquier paciente que haya realizado buceo o estado sometido a terapia en cámara hiperbárica en las 24 horas previas debe evitarse o hacerse en condiciones que la altitud de cabina no supere los 1000 pies (300 m aprox.).

*Humedad relativa*

La humedad relativa en cabina, especialmente en aeronaves presurizadas raramente alcanza el 10%, lo que supone un aumento de las pérdidas hídricas por vía respiratoria y perspiración, favoreciendo la deshidratación y el resecamiento de secreciones y mucosas. En consecuencia esas secreciones resecas en vías respiratorias pueden favorecer problemas barotraumáticos (barosinusitis) o disminuir la ventilación alveolar favoreciendo la hipoxia.

Las pérdidas hídricas son especialmente llamativas en el traslado de grandes quemados o pacientes con grandes erosiones o abrasiones cutáneas, debiendo aumentar el cálculo de necesidades de fluidos a utilizar durante el aero-transporte.

Igualmente la sequedad ambiental puede favorecer la aparición de queratitis y úlceras corneales en pacientes inconscientes con párpados abiertos o semiabiertos.

*Temperatura*

El descenso de la temperatura ambiente con la altitud puede plantear serios problemas especialmente en pacientes con dificultades en su capacidad termorregulatoria trasladados en aeronaves que no siempre pueden mantener una temperatura estable (frecuente en helicópteros), por lo que la protección adecuada (mantas térmicas,...) debe preverse para evitar hipotermias y otras complicaciones (resfriados,...).

Por el contrario, en ocasiones, durante esperas en tierra para el despegue, las temperaturas en cabina pueden ser excesivamente altas favoreciendo la deshidratación por exceso de sudoración.

**Derivados de la interacción con el medio de transporte**

Por último, las condiciones generadas por las propias aeronaves utilizadas en el traslado son las causantes del problema, es lo que podemos incluir bajo el concepto de problemas biodinámicos:

*Aceleraciones/deceleraciones*

Las altas aceleraciones, medidas en múltiplos de la fuerza gravitoinercial (Gs) constituyen un capítulo de especial interés en la medicina aeronáutica militar (aviación de caza) pero en el aerotransporte de pacientes tiene interés básicamente en los despegues y aterrizajes cuando esas aceleraciones, nunca equiparables a las que se alcanzan en los cazas, pueden ser suficientemente intensas como para provocar desplazamientos en los fluidos corporales que puedan complicar la situación de un paciente con un traumatismo craneoencefálico o edema cerebral, o un shocado o hipotenso, debiendo tener esto en cuenta a la hora de ubicar al paciente en un sentido o en otro valorando la dirección de las máximas aceleraciones durante el vuelo.

*Vibraciones*

Muy relacionadas con el tipo de aeronave, especialmente notables en algunos helicópteros y aviones de hélice en algunas fases del vuelo, las vibraciones entre 0 y 12 Hz pueden dificultar enormemente la toma de vías, hacer que éstas se salgan, dificultar el proceso hemostásico, generar fatiga, provocar *resonancia de diferentes órganos*, dificultar en el sanitario la lectura de parámetros,...

La elección del medio de transporte es fundamental para un aerotransporte sanitario eficaz y seguro.

*Ruido*

También relacionado con el tipo de aeronave, el ruido en cabina puede superar los 80 dB dificultando las comunicaciones e impidiendo determinadas actividades sanitarias como la auscultación, por lo que deben tomarse las medidas convenientes con sistemas de monitorización y de comunicación adecuados a las circunstancias.

No debemos olvidar que tanto el ruido como las vibraciones son factores de estrés adicionales tanto para el paciente como para el personal sanitario.

*Cinetosis*

Las condiciones biodinámicas y la estimulación del sistema vestibular durante las aceleraciones y deceleraciones, unido al ambiente general, favorecen el "mareo por movimiento", lo que puede complicar las cosas tanto al paciente (náuseas y vómitos, con riesgo de aspiraciones) como en el personal sanitario que puede verse incapacitado para realizar su función de manera adecuada. La sedación y la utilización de medidas preventivas frente al mareo deben tenerse en consideración.

**Derivados de la actividad**

Para terminar, no se deben olvidar los problemas derivados de la propia actividad que afecta al personal tripulante (sanitario incluido). La carga de trabajo, las condiciones medioambientales ya comentadas en este capítulo, los cambios horarios en el caso de traslados a larga distancia o los cambios en los turnos horarios laborales, son fuente de fatiga, disritmias circadianas y síndrome de "burn out", que si se contemplan adecuadamente pueden ser prevenidos.

Y tampoco se puede olvidar que es fundamental para el buen desarrollo de las aeroevacuaciones una correcta integración de los equipos humanos que participan, técnico y sanitario, ambos con la formación y conocimientos adecuados en este campo tan específico, siendo preciso el adecuado entendimiento entre ellos a través de un programa de CRM, incluyendo el entrenamiento en aproximación y evacuación de la aeronave con el paciente y las medidas de seguridad durante el vuelo.

## BIBLIOGRAFÍA


- Carlos Velasco Díaz, "Actuaciones y limitaciones humanas en el medio aeronáutico" AVA Ed. 2019.
- Ernsting, Davis J. et al. "Fundamentals of aerospace medicine" Lippincot, Williams & Wilkin Ed. 2019.
- Dhenin G, "Aviation Medicine: physiology and human factors" Trimed Books Ltd. 2019.

# 40. FISIOPATOLOGÍA DEL TRANSPORTE AÉREO. RUIDOS, VIBRACIONES Y TEMPERATURA

**José Sorribes del Castillo**

La fisiopatología del transporte aéreo de pacientes críticos comparte, en líneas generales, parecidas pautas que el transporte terrestre, aunque existen determinadas particularidades que los diferencian.

Todo paciente trasladado en un medio de transporte (por tierra, mar o aire) se verá sometido a una serie de incidencias físicas, que provocarán cambios en el organismo. En una persona sana, esto no debe ocasionar problemas, pero en un paciente, puede tener graves consecuencias. Los pacientes en estado grave o crítico, son más susceptibles a dichos cambios y su estado puede empeorar de forma substancial, incluso en traslados cortos.

Es obvio que junto con los efectos gravitacionales, compartidos por ambos tipos de transporte, el aéreo suma una serie de *factores fisiopatológicos mayores* (disminución de la presión parcial de oxígeno y expansión de volúmenes), junto con *factores menores* (vibraciones, ruidos, temperatura), que hacen que el traslado de pacientes críticos adquiera una serie de peculiaridades en el ámbito fisiopatológico que debemos conocer.

Este capítulo versará sobre vibraciones y ruidos. Ambos son factores mecánicos inherentes a este medio de transporte y que influyen, en mayor o menor medida, sobre el paciente crítico; pese a ello, ninguna de estas condiciones debe incidir en la indicación de evacuación de pacientes en aeronaves.

## VIBRACIONES

Pueden ser mecánicas, por contacto directo en forma de choques repetidos o acústicas Las vibraciones experimentadas en el organismo son amortiguadas mediante la absorción de su energía en forma de presión, calor, fuerzas mecánicas, microtraumatismos, etc. Las vibraciones generadas en medio aéreo son de alta frecuencia sobrepasando el intervalo nocivo de amplitud (4-12 Hz), dentro del cual se genera resonancia en los órganos, y se puede producir destrucción tisular, especialmente en los capilares sanguíneos, y aumentar el riesgo de hemorragias en pacientes politraumatizados o en shock. Con menos Hz, se pueden producir efectos como dolores articulares y ansiedad. Es un factor más a tener en cuenta, ya que las vibraciones se transmitirán fácilmente a la camilla y al propio enfermo, aumentadas en dos ó tres veces. Según la forma de transmisión, pueden ser *vibraciones mecánicas o trepidaciones,* si se transmiten por contacto directo en forma de choques repetidos, o *vibraciones acústicas,* si se transmiten indirectamente por un medio elástico.

Los helicópteros producen vibraciones entre 12-28 Hz (vehículos sanitarios poco nocivos); mientras que las ambulancias terrestres con 4-16 Hz presentan las vibraciones más nocivas.

En el caso de los helicópteros, siempre será mejor la elección de un rotor principal con más de dos palas, cuanto mayor sea el número de palas normalmente las vibraciones serán menos nocivas, en HEMS se recomiendan los helicópteros con 4 o 5 palas como el EC155 y el H160, este último es especialmente silencioso y las vibraciones son mínimas lo que le hace ideal para los servicios HEMS.

*Efectos de las vibraciones sobre el organismo (Modificado de "Puesta al día en urgencias, emergencias y catástrofes. Vol. 3, nº 1. 2002).*

| Frecuencia (Hertzios) | Órgano afectado |
|---|---|
| 1-3 Hz | Dolor vesical |
| 5-7 Hz | Dolor torácico |
| 6-8 Hz | Dolor mandibular |
| 5-10 Hz | Dolor abdominal |
| 8-12 Hz | Dolor lumbo-sacro |
| 10-16 Hz | Tenesmo rectal |

## RUIDO

La *repercusión* de la actividad aeronáutica sobre la audición tiene dos vertientes:

a. Por un lado los efectos nocivos que el exceso de energía acústica puede tener sobre los distintos elementos de la transmisión del sonido.
b. El elemento enmascarante que sobre la recepción de los mensaje verbales entre los miembros de la tripulación o entre la tripulación y las torres de Control aéreo ejerce un ambiente ruidoso en cabina.

El aparato auditivo está calculado para soportar sin sufrimiento y por un tiempo adecuado estímulos vibratorios de características determinadas en cuanto a frecuencia intensidad. Cuando se rebasan los límites tolerables aparecen a nivel de la cóclea las lesione del llamado trauma sonoro. Trauma que en ocasiones se produce de forma aguda y lo má frecuentemente de forma prolongada. Se considera que el ruido afectará al órgano auditivo cuando rebase intensidades de 8 db durante periodos de 8 o más horas al día. Las frecuencias agudas son más nocivas que las frecuencias graves.

Los ruidos en aviones se encuentran entre los 60 a 70 decibelios, alcanzándose en helicópteros hasta los 80 ó 90 dB.

Los *efectos del ruido* sobre la asistencia médica se pueden resumir en:

*a. Sobre electromedicina*

- Monitorización y respirador solo válido con alarmas visuales.
- Posicionamiento TET: valoración imprescindible con capnógrafo y/ manguito de presión.

*b. Sobre exploración clínica*

- Auscultación cardiopulmonar y abdominal dificultosa.
- Medición de tensión arterial de forma manual imposible: se hará de forma manual por pulsos o con esfingomanómetro digital.

Debemos tomar medidas de protección acústica, tanto para el paciente, como para los acompañantes. Como consecuencia del elevado ruido en la mayoría de los helicópteros, se emplearán auriculares de comunicación en cabina con micrófono incorporado. Al paciente, se le proporcionaran unos simples auriculares de protección acústica. Este factor limita la comunicación adecuada con el paciente en el caso de agravamiento.

Los *efectos del ruido* sobre el organismo dependen del número de dB:

- 36 dB: efectos psíquicos.
- 60 dB: efectos vegetativos.
- 90 dB: síntomas endocrinos.

El ruido produce hiperventilación, taquicardia, hipertensión arterial, alteraciones sobre el peristaltismo y la función renal.

Como hemos comentado en el apartado anterior, modelos de helicópteros como el H 160 disminuyen los problemas asociados al ruido y mejoran la exploración del paciente permitiendo incluso la auscultación del mismo en vuelo.

## TEMPERATURA

La temperatura ambiental disminuye 2 °C por cada 300 mts (1000 pies) de altitud. Debemos tener presente los cambios de temperatura que pueden producirse durante el vuelo en pacientes con patologías previas que dificultan una correcta termorregulación. Una excesiva temperatura provoca vasodilatación, hipotensión, taquicardia, cefaleas, etc. La hipotermia se acompaña de vasoconstricción, escalofríos iniciales con incremento en el consumo de oxígeno y el trabajo cardíaco.

Conforme nos elevamos, la temperatura desciende por lo que de no disponer de calefacción en el helicóptero, deberemos abrigar al paciente. Este *factor* es muy importante en:

- Neonatos.
- Sépticos.
- Ahogados.
- Politraumatizados.
- Cardiópatas.
- Grandes quemados.

## OTROS FACTORES

A veces de gran intensidad, pueden aparecer debido a las propias características del medio aéreo, influyendo perniciosamente en el paciente, pero también por factores personales y más cotidianos del paciente y del equipo sanitario como es la ansiedad, angustia, cansancio, fatiga, sed, hambre, urgencias miccionales y/o rectales. Todas ellas provocan taquicardia, hipertensión arterial, cuados de ansiedad y tendencia a las convulsiones.

Se ha descrito la mayor tendencia a convulsionar en pacientes predispuestos evacuados en helicópteros, como consecuencia del *efecto estroboscópico* de las palas del rotor principal; debemos por tanto utilizar protección ocular de la luz solar en estos de pacientes.

Tampoco debemos olvidar la protección solar (al estar expuestos a una mayor exposición solar y de radiaciones ultravioletas) con gafas específicas de protección solar al personal y al paciente.

## BIBLIOGRAFÍA


1. http://www.uk-HEMS.co.uk/index.html. Consultado 06/05/2019.
2. https://es.wikipedia.org/wiki/Eurocopter_EC155. Consultado 06/05/2019.
3. https://www.airbus.com/helicopters/civil-helicopters/medium/h160.html. Consultado 06/05/2019.
4. http://www.ok.gov/health2/documents/HEMS%20OK%20Report%20 Final.pdf. Consultado 06/05/2019.
5. http://www.medynet.com/usuarios/jraguilar/Helitransporte%20sanitario. pdf. Consultado 06/05/2019.
6. http://www.urgenciasdonostia.org/Portals/0/Medicos/Presentaciones/2012/Sesion%202012-11%20Helitransporte%20sanitario.pdf. Consultado 06/05/2019.
7. http://anestesiar.org/2017/manejo-de-la-via-aerea-en-el-paciente-critico-en-el-transporte-aereo-medicalizado-parte-2/. Consultado 06/05/2019.
8. Rajdl, e. Rev. Med. Clin. Condes - 2011; 22(3): 389-396.
9. Centro de Medicina Aeroespacial de la Fuerza Aérea de Chile, Conceptos básicos de fisiología de aviación, Edición 2008, Santiago: editorial propia: 9-21.
10. Moreno Hernando J, et al. Recomendaciones sobre transporte neonatal An Pediatr (Barc). 2013; 79(2): 117.e1-117.e7.
11. Servicio Médico Aeropuerto de Barcelona. Transporte Primario Urgente y del Paciente Crítico. Barcelona. 2006.
12. Luis Fernández, FJ. Fisiopatología del transporte en helicóptero. En: Manual de Helitransporte Sanitario. Serrano Moraza, A y Fernández Ayuso, D. Ed. Elsevier-Masson. 2009.
13. Márquez Flores E., García Torres S., Chaves Vinagre J. Capítulo 12. 1. Transporte de pacientes en Estado Crítico. En: Principios de Urgencias, Emergencias y Cuidados Críticos 2019.
14. Lacámara Sánchez, A. El transporte del paciente crítico adulto. Emergencias y Catástrofes, Volumen 1, nº 3 – 2000.
15. Archer JH, Pearl RG, Hackel AA. Transporte aéreo de los pacientes críticos. En: Tratado de Anestesia en el Paciente Traumatizado y en Cuidados Críticos. Editado por: CM Grande. Mosby/Doyma Libros. Madrid, 1994.
16. Smith SD, Goodman JR, and. Grosveld FW. Chapter 5: Vibration and Acoustics. En: Fundamentals on Aerospace Medicine, Fourth edition. Editado por Davis JR, Johnson R, Stepanek J y Fogarty JA. Lippincott Williams & Wilkins, Philadelphia. 2008.

# 41. CINETOSIS, ACELERACIONES, IMPACTO PSICOLÓGICO, PERFIL DE VUELO, ADAPTABILIDAD INDIVIDUAL Y PRESIÓN BAROMÉTRICA

**José Ignacio Garrote Moreno y Noelia Ureta Velasco**

Como hemos visto el transporte aéreo y el helitransporte van a influir en el paciente y su enfermedad a través de los cambios fisiopatológicos que va a producir en su organismo. Será nuestra misión que esta influencia sea mínima y que no afecte a su salud. Continuamos el último capítulo sobre Fisiopatología HEMS y aeroáutica.

## 1. CINETOSIS

El movimiento en los tres ejes puede conllevar en pacientes sensibles a la producción de náuseas y vómito, lo que implicará un estímulo vagal que puede tener consecuencias negativas en pacientes cardiópatas previamente inestables.

Así mismo, puede producir alteraciones respiratorias por broncoaspiración en todos aquellos pacientes inmovilizados en los que no haya sido aislada la vía aérea.

En HEMS la cinetosis se ve aumentada con las rachas de viento y turbulencias. Otro tipo de corriete de aire que afecta al HEMS especialmente son las *térmicas* (ascensos de aire caliente y descensos de aire frio), de forma característica las corrientes térmicas son mayores en las horas centrales del día, también la sobrepasar una cima o con el vuelo en montaña. Durante la noche estas corrientes térmicas son menores y suele ser un vuelo más confortable en este sentido.

## 2. FUERZAS DE ACELERACIÓN/DECELERACIÓN

Esta es una gran diferencia de la asistencia en vehículos de transporte sanitario frente a otras asistencias en otros entornos. El helicóptero tiene la característica de desplazarse en los 3 ejes del espacio y además en la combinación de los mismos, a diferencia del vehículo terrestre, marítimo incluso del avión. Por tanto, las aceleraciones que se producen en el medio HEMS pueden ser longitudinales, transversales y verticales.

Con respecto a las longitudinales, las que se producen en despegues y aterrizajes son inferiores a las producidas en el medio terrestre, alcanzando en los aviones 0,5 G y 0,3 en los helicópteros. Por el contrario, las transversales y sobre todo las verticales son mayores (estas últimas prácticamente inexistentes en el medio terrestre). Para paliar los efectos de las aceleraciones transversales y verticales, lo ideal sería trasladar al paciente sobre el eje longitudinal de la aeronave, y siempre que se pueda con la cabeza hacia atrás y los pies en el sentido de la marcha, posición que no siempre puede efectuarse.

Estos desplazamientos no son habituales en la población, por lo que al exponerlos a los mismos podemos desencadenar efectos fisiológicos que por un lado van a repercutir en la evolución de la patología que estamos atendiendo y por otro, puede enmascarar o bien despistar en la evaluación clínica del paciente.

Las fuerzas de aceleración pueden producir efectos sobre el glomus carotídeo produciendo en el paciente hipotensión y taquicarida reactiva, así como disminución de la presión intracraneal (PIC) y el gasto cardiaco. Las fuerzas de deceleración producirían los efectos contrarios, si bien en los helicópteros no son muy altas.

Por tanto una aceleración brusca puede ser muy perjudicial para un paciente con hipovolemia, y una deceleración puede desestabilizar a pacientes cardiópatas o con traumatismo craneo encefálico (TCE).

Generalmente en el vuelo HEMS las fuerzas de aceleración y desaceleración longitudinales son mínimas, ya que el piloto trata de evitar maniobras bruscas salvo riesgo de colisión (maniobra brusca evasiva). Esto hace que en este sentido el transporte HEMS sea más confortable que en medio terrestre y más indicado para pacientes en los que estas fuerzas pueden empeorar su patología basal.

Sin enbamgo las aceleraciones transversales producidas por rachas de aire sobre el rotor de cola son inevitables, también lo son las verticales y sobre todo las producinas por las corrientes térmicas en las horas centrales del día. Ambos tipos de aceleraciones pueden producir cinetosis, nauseas y vómitos con el consiguiete riesgo de estímulo vagal y broncoaspiración. Estas tipo de aceleraciones aumentan en el vuelo en montaña y son menores en vuelo sobre el mar entre islas y offshore (a plataformas).

Por todo ello es recomendable preguntar al paciente si ha volado alguna vez en helicóptero, también debemos tener en cuenta el tipo de vuelo, la orografía y la climatología del momento.

## 3. IMPACTO PSICOLÓGICO DEL VUELO

Determinados pacientes adultos sienten miedo a volar y casi todos los pacientes pediátricos por debajo de los 3-4 años sienten aprensión al ruido que producen las aeronaves. Esto produce un estress en el individuo que se ve aumentado por el hecho de precisar una actuación sanitaria y un traslado urgente en este medio.

Este impacto puede producir desde una negativa rotunda a subirse a la aeronave, hasta un estímulo adrenérgico que conllevará hipertensión, taquicardia, vasoconstricción etc. y que tendrá que ser tomado en cuenta a la hora de subir a uno de estos pacientes a nuestra aeronave, siendo necesario en ocasiones recurrir al transporte terrestre o bien a la sedación.

El trato humano y cercano del personal sanitario y de vuelo es fundamental para disminuir este efecto, se recomienda realizar un briefing antes del vuelo presentando la tripulación y explicando lo que le va a ocurrir y como comunicarse. Permitir el acompañamieto familiar hasta la aeronave o permitirlo incluso en vuelo en caso de menores, como se indica en el capítulo correspondiente, disminuye este impacto.

## 4. PERFIL DE VUELO

Para poder aplicar correctamente la fisiopatología del trasporte aéreo en el medio HEMS debemos hablar del concepto *perfil de vuelo.* Se trata de una gráfica en la que en el eje de las abscisas se registra el tiempo y en el eje de las ordenadas la altitud.

La *interpretación de la gráfica* para su aplicación a la fisiopatología HEMS sería la siguiente:

- *Perfil de vuelo positivo:* diferencia positiva entre el punto de origen y el de destino de más de 500 pies, este es el perfil de vuelo que más afecta a nuestros pacientes produciendo una expansión de gases (neumotórax, cirugía abdominal, vúlvulos intestinales, neumoencéfalo, presión del tubo endotraqueal, disminucion de la $PiO_2$, etc). Debemos tener atención especial en estos traslados.
- *Perfil de vuelo negativo:* diferencia negativa entre el punto de origen y el de destino de más de 500 pies, produce un aumento de la presión ba-

rométrica que a su vez afecta a las cámaras de aire, produciendo entrada de aire en neumotórax abierto, presión sobre cámaras rígidas no aireadas (oido medio) y pérdida de volumen en cámaras elásticas no aireadas (balón de neumotapón) con el consiguiete riesgo de fugas o broncoaspiraciones por déficit de sellado del neumotapón.

- *Perfil de vuelo parcial positivo:* diferencia positiva con respecto a la altitud de crucero de más de 500 pies durante más de 3 minutos, riesgo de descompensaciones puntuales, debemos de tratar prever los cambios necesarios durante estos vuelos.
- *Perfil de vuelo parcial negativo:* diferencia negativa con respecto a la altitud de crucero de más de 500 pies durante más de 3 minutos: escasas repercusiones previsibles.

El perfil de vuelo debe de ser valorado en su conjunto según la patología del paciente, antes de despegar con el paciente abordo. Los recién nacidos, sore todos los pretérmino y los pacientes con patologías pulmonares o cardiacas sufren más las variaciones de altitud que las personas sanas, pudiendo descompensarse con perfiles de vuelo de 500 pies positivos.

En la figura 1 vemos un perfil de vuelo negativo con un perfil de vuelo parcial muy positivo para salvar una cordillera montañosa.

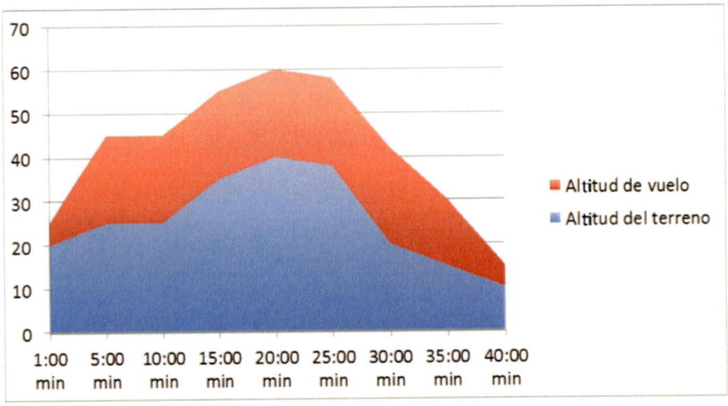


**Figura 1.** *Gráfica de un perfil de vuelo.*

## 5. CONCEPTO DE ADAPTABILIDAD INDIVIDUAL

La altitud de vuelo de la mayoría de los HEMS no es suficiente para dar alteraciones a personas con una adaptabilidad normal, sin embargo, si es suficiente para enfermos que se encuentran en un equilibrio fisiopatológico inestable con su enfermedad o sufren una reagudización de su patología habitual.

El ser humano tiene una adaptabilidad variable a los cambios físicos del medio, la adaptabilidad es individual y puede ser entrenada (Figura 2). Los sujetos entrenados en un determinado aspecto tienen mayor adaptabilidad que los sanos, estos a su vez tienen mayor adaptabilidad que los enfermos, que tienen alterado el sistema fisiológico que regula esa adaptación.

Las alteraciones fisiopatológicas se observan sobre todo en pacientes cuya enfermedad pueda verse alterada por los cambios de altitud, como pudiera ser un enfermo diagnosticado de enfermedad pulmonar obstructiva crónica (EPOC), que en su situación basal precisa de oxígeno domiciliario.

Otro ejemplo es la prematuridad, los pulmones inmaduros de este paciente tienden al colapso alveolar, el equilibrio que mantiene a estos alvéolos abiertos es muy estrecho y pequeños descensos en la presión barométrica pueden producir un colapso de la pequeña vía aérea y alveolar.

Recordar, por tanto, que los cambios que el medio aéreo va a producir en el organismo de nuestros pacientes, si bien pueden ser mínimos en una persona sana, en un paciente enfermo pueden originar inestabilidad.

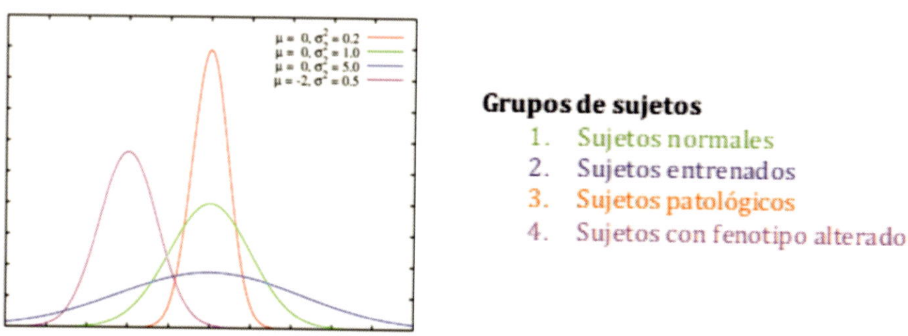


**Figura 2.** *Adaptabilidad de los sujetos a los cambios físicos.*

## 6. PRESIÓN BAROMÉTRICA

Según lo explicado en el apartado de adaptabilidad individual, los cambios en la presión barométrica pueden desencadenar multitud de situaciones que complica la asistencia médica en vuelo. Debemos aplicar el concepto de perfil de vuelo e integrarlo para poder valorar de forma correcta el impacto que el vuelo puede tener en nuestro paciente y preverlo.

Es obligación del sanitario aeronáutico conocer la fisiopatología que puede tener el vuelo sobre el paciente que va a trasladar. Saber evaluarlo de forma que no conlleve repercusiones negativas hacia el paciente y evitar la toma de decisiones erróneas por mala interpretación de estas situaciones.

La repercusión de la presión barométrica viene dada por las diferencias de presiones que se van creando a medida que ascendemos, interpretadas por las leyes físicas de Boyle-Mariotte y la Ley de Charles. La repercusión se manifiesta en todo aquello que depende de volumen de aire, como las presiones parciales de los gases y, en concreto del oxígeno, que nos añade hipoxia a nuestro paciente; alteración en los drenajes que pueden requerir aspiración continua; patologías que pueden empezar a dar clínica con el vuelo y la altitud, como el neumotórax o el neumoencéfalo, o íleos intestinales con retención de gases.

La altura va a producir diversos efectos en nuestros pacientes, destacamos además de lo expuesto en los capítulos anteriores la disminución de la presión parcial de oxígeno producida por la expansión de los gases.

### 6.1. Disminución de la presión inspirada de oxígeno ($PiO_2$)

Conforme ganamos altura disminuye la presión barométrica (Pb) de una manera no lineal. Es un error común pensar que al ganar altura disminuye la $FiO_2$ del aire ambiental, esto no sucede hasta grandes alturas y no afecta al helitransporte. Dado que la presión inspirada de oxígeno ($PiO_2$) se obtiene del producto entre la fracción inspirada de oxígeno ($FiO_2$) y la presión barométrica ($PiO_2 = FiO_2 \times Pb$), finalmente la ganancia de altura implica una disminución de la presión alveolar de oxígeno y la posible hipoxia tisular consecuente. Este hecho nos obliga a efectuar las correcciones oportunas en las concentraciones de oxígeno aportadas a los pacientes durante la ventilación mecánica y a los oxigenados mediante mascarilla, llegando a necesitar presión positiva para compensar esta disminución de la Pb.

Las gafas nasales son la peor manera de intentar oxigenar un paciente en una cabina no presurizada, ya que las concentraciones de $O_2$ inspirado son impredecibles, además, durante los vuelos con perfiles positivos la concentración de humedad será menor que en el punto de origen, produciendo sequedad de las mucosas que podrá terminar en respiración oral, con lo que el oxígeno de las gafas nasales apenas será utilizado por el paciente. Por todo ello, evitaremos siempre este método de oxigenación en helitransporte.

Es necesario, por tanto, calcular la $FiO_2$ necesaria durante el traslado de estos pacientes por aire. Esta $FiO_2$ necesaria viene expresada mediante la fórmula: ($FiO_2$ necesaria basal × 760 mmHg)/Presión barométrica a la altitud de crucero. La presión barométrica normalmente nos la facilitará el piloto, dato necesario que introduce en el ordenador de cabina y que a su vez puede obtenerlo del propio instrumental de navegación siempre que cuente con este indicador. También hemos de tener en cuenta que es un parámetro variable que sufre alteraciones según la meteorología del momento (altas o bajas presiones atmosféricas) de forma orientativa podemos manejar los siguientes parámetros: a 1000 m de altura = 675 mmHg, a 2000 m = 600 mmHg, a 3000 m = 525 mmHg, a 4000 m = 460 mmHg siempre en cabinas no presurizadas. Esta fórmula debería ser aplicada durante el transporte de pacientes con especial sensibilidad a los cambios de PB.

En la realidad normalmente no usamos estos cálculos en las misiones HEMS de emergencia sanitaria, entre otras causas por falta de tiempo y dar prioridad a otros aspectos sanitarios, para resover este problema se generó la tabla 1, que tradicionalmente se lleva en las aeronaves sanitarias, en las que ya está calculada las variaciones necesarias de $FiO_2$ y de presión necesarias según el delta de altitud con respecto al punto de origen. Lógicamente no se tienen en cuenta los pequeños cambios de PB originados por la clmatología del momento ya que se consideran despreciables.

**Tabla 1.** *Cálculo de la $FiO_2$ necesaria en transporte aéreo.*

| Metros | 0 | 600 | 1200 | 1800 | 2400 | 3000 |
|---|---|---|---|---|---|---|
| Pies | | 1968,5 | 3937 | 5905,5 | 7874 | 9842,5 |
| $FiO_2$(%) | 21 | 23 | 25 | 27 | 29 | 32 |
| | 30 | 33 | 35 | 38 | 42 | 45 |
| | 40 | 44 | 47 | 51 | 55 | 60 |
| | 50 | 54 | 59 | 64 | 69 | 75 |
| | 60 | 65 | 70 | 76 | 83 | 90 |
| | 70 | 76 | 82 | 90 | 97 | 100 |
| | 80 | 87 | 94 | 100 | Necesita P + | |
| | 90 | 98 | 100 | | | |
| | 100 | 100 | Necesita P + | | | |

Mi recomendación es que, si la casusa de la hipoxia en vuelo es la disminución de la presión barométrica y no la disminución de la concentración de oxígeno, parece razonable corregirlo incrementando la presión en la vía aérea en lugar de incrementar la concentración de oxígeno que es peligroso en este medio. De esta manera volviendo a la tabla 1, proponemos valorar la utilización de VMNI cuando la $FiO_2$ necesaria para el paciente sea superior al 0.35. Compensaremos de esta manera la disminución de la $PiO_2$ producida por la disminución de la P barométrica de una manera segura para el paciente y la tripulación. Con esta práctica si está bien implementada, conseguimos disminuir el consumo de oxígeno ahorrando este gas y el riesgo de fuego en cabina. Este ahorro es importante ya que la cantidad de oxígeno que podemos llevar en el helicóptero es escasa y limitada. Es necesario remarcar la importancia de la disminución de la concentración de oxígeno en cabina en la seguridad de la misión, ya que un aumento de la concentración de este gas aumenta el riesgo de incendio.

Desarrollaremos este tema en el capítulo de VMNI en el medio HEMS.

### 6.2. Expansión de los gases

Al disminuir la presión atmosférica, aquellos gases que alberga nuestro cuerpo o el material que llevan nuestros pacientes, aumentarán de volumen, con lo cual producirán mayor presión sobre las *estructuras* que ocupan o sustentan:

1. Sobre el *aparato respiratorio* puede producir agravamiento de neumotórax, incluso convertir un neumotórax simple en uno a tensión, lo que complicará la supervivencia de nuestro paciente. También pueden producirse roturas de bullas. Por tanto, durante el vuelo de un paciente traumático, ante cualquier empeoramiento brusco, en lo primero que hay que pensar es en descartar un neumotórax a tensión.
2. Sobre el *aparato digestivo*, el gas normal que éste alberga, al aumentar de volumen puede producir desde aerofagia y peligro de vómito, hasta agravamiento de íleos, expansión del área de heridas, dehiscencia de suturas recientes, aumento de la presión diafragmática, que implicaría una dificultad respiratoria añadida, y expansión de las estructuras en las que se hayan introducido aire con fines diagnóstico-terapéuticos (dobles contrastes, colonoscopias, etc.).
3. Sobre *otros órganos* producirá aumento de la presión intraocular así como en senos paranasales y tímpanos. En caso de pacientes con traumatismo cráneo-encefálico abierto, la posibilidad de neumoencéfalo siempre tendrá que tenerse presente.

4. Sobre el *material terapéutico* que llevan nuestros pacientes. Así afectará a las férulas de vacío, produciendo disminución de su eficacia según subimos. Las férulas neumáticas aumentarán de presión con la altura, por lo que están desaconsejadas en transporte aéreo (lo que desaconsejan su uso en el medio HEMS), efectos de los medios de inmovilización por vacío que dejan de hacer su función, El neumotapón de los tubos endotraqueales aumentará con la altura lo que puede llevar a producir lesiones en la mucosa traqueal, por lo que hay que monitorizar su presión durante todo el vuelo, ya no se recomienda rellenarlos con agua puesto que precisará de recambio del tubo al llegar al hospital aumentando el riesgo al que es expuesto el paciente. Esto hace que tengamos que estar de forma continua monitorizando y ajustando la presión del manómetro del neumotapón durante todo el vuelo y en especial en transporte pediátrico. Por seguridad para el paciente, recomendamos el uso de dispositivos como el Intellicuff ® (Hamilton-medical) en transporte aéreo. Este pequeño dispositivo controla de forma automática la presión del neumotapón manteniéndola constante independientemente de los cambios de PB.
5. Aumentará la *velocidad de administración de los sueros* en envases de cristal según aumenta la altura, por lo que es aconsejable usar envases de plásticos y siempre con goteros con filtro de aire aierto. Las perfusiones, sobre todo aquellas que requieran una correcta posología, deben ser siempre administradas por bombas de perfusión.
6. La *expansión de gases* influye también en los volúmenes que transmitimos durante la ventilación mecánica, por lo que es aconsejable revisar el volumen tidal de los respiradores y estar pendientes de las presiones del ventilador, ya que no oiremos las alarmas acústicas. Se ha demostrado que el volumen minuto suministrado por un respirador durante el transporte aéreo aumenta con la altura, aunque el programado no varíe, aumentado el volumen corriente (VC) pudiendo producir barotrauma y/o una hiperventilación excesiva (Tabla 2). Los respiradores de transporte neumáticos menos antiguos corrigen en parte este incremento de volumen y los respiradores de turbina modernos lo corrigen perfectamente y están certificados para transporte aéreo ver *Effects of Simulated Altitude on Ventilator Performance* y *The performance of Oxilog ventilators at simulated altitude.*

**Tabla 2.** *Efectos de la altitud en los respiradores Oxylog.*

| | Tidal volume (ml) | | | |
|---|---|---|---|---|
| | 17 m | 1829 m | 3408 m | % Change |
| Oxylog 1000 | 505 | 688 | 867 | + 71% |
| Oxylog 2000 | 475 | 542 | 604 | +27% |
| Oxylog 3000 | 525 | 531 | 533 | +2% |

Adaptada de Flynn et al.

Aunque no esté estudiado aún, es posible que estos cambios de presión también afecten a otros sistemas como la presión arterial no invasiva.

### 6.3. Otras leyes

Ley de Henry: *La cantidad de un gas que se disuelve en una fase líquida es directamente proporcional a la presión a la que se encuentra dicho gas sobre el líquido.* Así, el oxígeno y el nitrógeno (que es el gas que se encuentra en mayor proporción en el aire), deben disolverse en una fase líquida, la sangre, para penetrar en nuestro cuerpo desde la atmósfera. Aunque esta ley tiene más importancia en los buceadores que pasan de muy altas presiones (a más de 35 metros de profundidad) a la superficie del mar pudiéndose dar la enfermedad por descompresión, en el medio aeronáutico adquiere importancia en el sentido de que un paciente que haya estado buceando en las últimas 24 horas, no debe volar.

Concluimos señalando que todas estas leyes, además de influir en nuestros pacientes, también van a influir en nosotros. Con lo que es nuestra responsabilidad estar debidamente entrenados para aumentar nuestra adaptabilidad a este medio y procurar llegar en condiciones óptimas de salud y descanso a la misión HEMS.

## BIBLIOGRAFÍA


1. Samuels MP. The effects of flight and altitude. Arch Dis Child 2004; 89(5): 448-455.
2. Cupa M. Air transport, aeronautic medicine, health. Bull Acad Natl Med. 2009; 193(7): 1619-30.
3. Blumen IJ, Callejas S. Transport Physiology: a reference for air medical personnel. En: Ira J. and Daniel L (eds). Principles and Direction of Air Medical Transport. Air Medical Physician Associattion; 2006. 357-377.
4. Rodríguez LJ, Sinisterra JA, Díaz J. Capítulo 87. Fisiopatología del transporte sanitario aéreo. Canabal R. Et al (eds). En: Guía Asistencial Urgencias y Emergencias Extrahospitalarias. GUETS – SESCAM; 2014: 673-676.
5. Garrote JI, Gutiérrez JM, Sinisterra JA. Consideraciones de la insuficiencia Respiratoria en Helitransporte. Canabal R. Et al (eds). En: Guía Asistencial Urgencias y Emergencias Extrahospitalarias. GUETS – SESCAM; 2014: 683-688.
6. Garrote JI, et al, Noninvasive Mechanical Ventilation in Helicopter Emergency Medical Services Saves Time and Oxygen and Improves Patient and Mission Safety: A Pilot Study. Air Med J. 2015 Jul-Aug; 34(4): 218-22.
7. Ernsting J, Nicholson AM, Rainford DJ. En: Aviation Medicine, Third Edition. pp. 125-157; 284-292; 319-337.
8. Amézcua L. Efectos fisiológicos del vuelo, Lareo J (eds) en Medicina Aeronautica: Conceptos Generales, SEMA 2003. Consultado 5 mayo 2019 en: http://www.semae.es/?page_id=4705
9. Mann C, Parkinson N. and Bleetman AEndotracheal tube and laryngeal mask airway cuff volume changes with altitude: a rule of thumb for aeromedical transport, Emerg. Med. J. 2007; 24: 165-167.
10. Rodriquez D Jr et al, Effects of simulated altitude on ventilator performance. J Trauma. 2009 Apr; 66(4 Suppl): S172-7.
11. Tourtier JP, et al. Effects of simulated altitude on ventilator performance: interest of acute respiratory distress syndrome and asthma lung models. J Trauma. 2010 Mar; 68(3): 749-50.
12. Flynn JG, Singh B.The performance of Dräger Oxylog ventilators at simulated altitude. Anaesth Intensive Care. 2008 Jul; 36(4): 549-52.

# PATOLOGÍASTIEMPO-DEPENDIENTES

# 42. CÓDIGO ICTUS EN HEMS

**Alejandro Romero Fernández y José Ignacio Garrote Moreno**

Hablamos de *Código Ictus* cuando hacemos referencia a aquellos protocolos aplicados en las diferentes Comunidades Autónomas destinados a identificar y tratar de una manera rápida y efectiva los accidentes cerebrovasculares agudos (ACV).

Estos protocolos incluyen a los hospitales del territorio donde el Servicio de Emergencias Médicas direccionará a los pacientes en base a una selección basada en identificar el ictus (test RAPID: ¿ríe simétricamente? ¿Levanta los brazos y los aguanta? ¿Habla bien?) y la calidad de vida previa (algoritmo RANCOM). La rede código suele estar compuesta por centros de referencia (con hospitales terciarios) y hospitales comarcales donde evalúan a los pacientes con el sistema TeleIctus 2.0.

Desde la diseminación del código ictus, se ha producido un incremento gradual y significativo del número de activaciones del código, si bien el número de ingresos se mantiene básicamente estable. Todos los pacientes tratados con terapias de reperfusión (trombolisis intravenosas y terapias endovasculares) se registran para hacer un monitoreo continuo de la calidad (tiempos puerta-aguja o ictus-tratamiento) (Plan director MCV Cataluña).

No vamos a entrar en la casuística, etiología, definiciones de los ACV, pues están plenamente desarrollados en otros libros. Únicamente vamos a comentar de manera muy breve los *diagnósticos diferenciales* que son los siguientes:

- *Convulsiones:* historia de convulsiones, crisis comicial presenciada, periodo post ictal.

**Ante todo paciente con sospecha de ictus:**

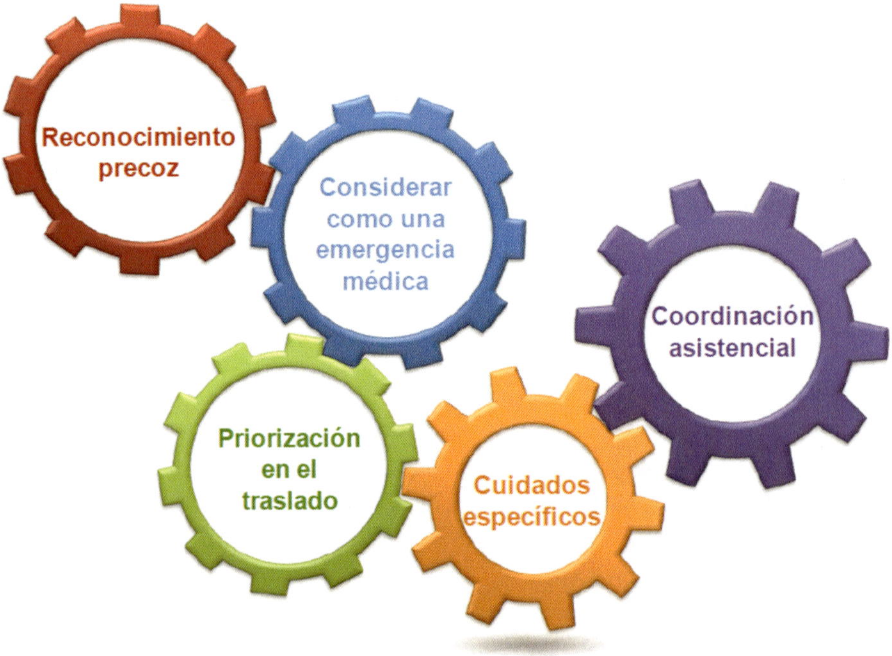
Reconocimiento precoz
Considerar como una emergencia médica
Coordinación asistencial
Priorización en el traslado
Cuidados específicos

- *Migraña con aura:* episodios previos similares, precedidos por aura, dolor de cabeza.
- *Hipoglucemia:* historia de DM, glucemia sérica baja, nivel de consciencia disminuido.
- *Encefalopatía hipertensiva:* dolor de cabeza, delirium, hipertensión significativa, edema cerebral.
- *Trastorno por conversión:* falta de hallazgos en pares craneales, hallazgos neurológicos sin distribución vascular, examen físico inconsistente.

## JUSTIFICACIÓN DEL HELITRANSPORTE PARA EL ACVA

Gracias a la trombolisis las expectativas de este grupo de pacientes ha cambiado, abriéndose una herramienta terapéutica de Clase 1 que disminuye notablemente su mortalidad y las secuelas del ACVA. Algunos autores refieren una evolución favorable del 50% (rango 32%-50% según autores) en los pacientes tratados con fibrinolíticos, frente al 20% de los tratados con placebo (Adams y col).

La eficacia de este tratamiento es tiempo dependiente disminuyendo drásticamente su eficacia pasados los 180 minutos desde el inicio de los síntomas equilibrándose la balanza riesgo-beneficio. Sin embargo, el tratamiento dentro de los primeros 90 minutos es extremadamente eficaz obteniendo evoluciones favorables hasta en el 80% de los pacientes.

En esta carrera contra reloj el transporte aéreo ha acercado esta posibilidad terapéutica a los pacientes de las zonas rurales más alejadas. En la cadena terapéutica del código ICTUS, el helicóptero sanitario juega un papel fundamental al aumentar el número de pacientes que se pueden incluir dentro de esta ventana de tiempo terapéutica (Silliman, S. L.), (Leira E.C.), (Silbergleit, R.), (Conroy, M. B.)

A menudo pacientes con ACVA tratados con fibrinolíticos necesitan ser trasladados a otro hospital para su recuperación, continuar con el tratamiento o por falta de camas. El helitransporte también es un medio útil y seguro para estos pacientes, en un estudio con 24 pacientes trasladados justo después de la trombolisis no apareció ninguna complicación sistémica o neurológica (Chalela, J.A.).

Muchos pacientes no llegan a tiempo para la trombolisis a pesar del transporte aéreo. Sin embargo, sí lo harían si fueran trasladados al centro más próximo con neuroimagen y allí se les administrara el tratamiento bajo la supervisión mediante telemedicina por parte de una unidad ICTUS, posteriormente el paciente sería trasladado a esta unidad en helicóptero.

La *secuencia correcta* sería:

- Activación precoz por parte de familiar o médico rural.
- Atención por equipo sanitario de emergencias (ambulancia o helicóptero).
- Traslado a centro con neuroimagen más próximo valoración.
- NIHSS durante el traslado si es posible.
- A la llegada neuroimagen, NISHH, telemedicina y fibrinolítico.
- Posterior traslado a unidad ICTUS en helicóptero.

Como hemos indicado, una vez el paciente ha sido fibrinolisado, debe de ser trasladado (por aire es posible y seguro) a una unidad de Ictus, esto posibilita a su vez realizar una trombolisis mecánica. Este es un concepto similar a la angioplastia de rescate que se utiliza en el síndrome coronario agudo.

## PREPARACIÓN DEL PACIENTE PARA EL VUELO HEMS. TRATAMIENTO INICIAL, TRATAMIENTO CONTINUADO EN VUELO Y TRATAMIENTO DE LAS POSIBLES COMPLICACIONES

Cuando recibimos el paciente del hospital o de la unidad terrestre, debemos tener en cuenta los siguientes *puntos:*

1. Intentar *tener el paciente lo más estabilizado posible antes de emprender el vuelo.*
2. A parte de la *monitorización estándar* (EKG, $SpO_2$, PANI), monitorización consciencia, Escala de Coma de Glasgow y escala RACE (en ambos hemicuerpos: valoración paresia facial, paresia brazo, paresia pierna, desviación óculo-cefálica, así como afasia y agnosia). La mejor respuesta motora es el dato mas importante. Así mismo, si tenemos al paciente IOT, monitorización de $EtCO_2$.
3. *Oxigenación y ventilación adecuadas.* Nuestro objetivo es la normooxigenación, evitando hiperoxia ($SpO_2 < 98\%$) y la normocapnia ($EtCO_2$ 35mmHg), la hipercapnia produce vasodilatación arteriolar aumentando la PIC y la hipocapnia ($EtCO_2 < 30$ mmHg) produce vasoconstricción global agravando la isquemia.
4. Asegurar una *vía aérea permeable.* En caso de GCS < 9, preservar la vía aérea con intubación orotraqueal.
5. Obtención de un *acceso venoso periférico* e iniciar perfusión para el mantenimiento de la vía con suero salino fisiológico 0,9%, evitar las soluciones hipotónicas como las glucosadas ya que pueden aumentar el edema cerebral. Se intentará realizar un balance hidroelectrolítico adecuado ya que una sobrecarga de volumen puede conllevar un aumento de la presión intracraneal y una hipovolemia a una disminución de la presión de perfusión cerebral.
6. *Evitar hipotensión arterial* y realizar un tratamiento sintomático agresivo con líquidos. No administrar sueros hipotónicos respecto al plasma (glucosado, ringer lactato). Valorar la administración de drogas vasoactivas.
7. En caso de *emergencia hipertensiva* (TAS > 220 mmHg y/o TAD > 120 mmHg). Solo trataremos por una USVA en caso de superar estos valorares. El objetivo del tratamiento es disminuir la tensión arterial un 10% inicial (evitar reducciones > 15%). Hay que recordar que, para tener un buen control de la HTA, algunas veces es suficiente con medidas básicas como: ambiente tranquilo, tratar el dolor, y evitar la

hipoxia. Se deben evitar hipotensores sublinguales. Administrar *labetalol*, 10 mg en 1-2 min, repetir cada 10 min hasta un máximo de 150 mg o usar bomba de perfusión continua (100 mg/80SSF entre 2-10 ml/h). En caso de contraindicación de betabloqueantes, usar *urapidilo*, 10 mg bolo lento y continuar con perfusión de 4.8 mg/h en ssf. En caso de tratamiento fibrinolítico con rtPA ev: TA < 185/105.

8. *Hipertensión intracraneal:* Situación crítica donde la sospecha diagnóstica es clínica y las opciones terapéuticas son muy limitadas. Si sospechamos herniación: Aplicar los criterios de valoración inicial, A, B, C con sedestación a 30° y manitol 20% 250 ml en 20 min. Valoraremos individualmente la necesidad de aislar la vía aérea.
9. Tratar la *agitación psicomotriz* evitando las benzodiacepinas. Valorar haloperidol 2.5-5 mg/iv. Monitorización ritmo ECG. Cuenta efectos extrapiramidales.
10. *Evitar hipoglucemia e hiperglucemias. Hiperglucemia* (> 180 mg/dl): Se administrará una dosis de insulina rápida en bolo iv según glucemia capilar: < 150 mg/dl: 0 UI; 150-250 mg/dl: 4 UI; 250-350 mg/dl: 8 UI; > 350 mg/dl: 12 UI. *Hipoglucemia* (< 60 mg/dl): Su determinación es esencial en todo paciente agitado o con focalidad neurológica, se corregirá con la administración de glucosa endovenosa (mantener glucemias > 70 mg/dl).
11. Asímismo *evitar la hipertermia* (< 37,5) puesto que se ha relacionado con un empeoramiento del área de isquemia. Si la temperatura > 37.5 °C, administrar paracetamol 1 g iv. Evitar el ácido acetilsalicílico.
12. *Explicar al paciente consciente* lo que va a ocurrir a partir del momento en que le introducimos en el helicóptero, darle la posibilidad de comunicarse mediante un lenguaje de signos simple (me mareo, voy a vomitar, me duele la cabeza, descendemos, etc.), o a través de casco con auriculares (de elección) o mediante el fonendoscopio. Este hecho por si mismo disminuye notablemente el grado de ansiedad del paciente y con ello el consumo de oxígeno cerebral.
13. Con relación a la *posición del paciente*. Con el fin de evitar en la manera de lo posible las broncoaspiraciones, disminuir la hipertensión intracraneal y mejorar el drenaje venoso, la inclinación de la cabeza con respecto a la cadera del paciente deberá ser de 30°, con el cuello en posición neutra, sobre el plano horizontal terrestre. Tener en cuenta que durante el vuelo el helicóptero avanza con 8 a 10 grados de inclinación

variando ligeramente dependiendo del modelo y la velocidad (EC-135 a 120 nudos). Para obtener un adecuado drenaje venoso es importante suplementar esos grados en la camilla del helicóptero siempre que la carga del paciente sea caudo-cefálica. Por todo ello en vuelo debemos levantar el cabecero de la camilla del helicóptero unos 40° sobre su posición horizontal.

## PERFIL DE VUELO

No existe en el momento actual recomendación para un perfil de vuelo específico, será el más adecuado para la seguridad y rapidez del traslado.

## PETICIONES DE RECURSOS EN DESTINO Y COMUNICACIONES AL CENTRO HOSPITALARIO

Coordinación con el hospital receptor para que estén esperando al paciente con angioTAC disponible. Comunicar siempre cualquier variación en el estado del paciente (especialmente en el caso de que este recibiendo tratamiento fibrinolítico).

Por último: *siempre trasladar a centro útil más próximo.* Tener en cuenta los tiempos de transferencia a una ambulancia en caso de no aterrizar en el mismo hospital.

## BIBLIOGRAFÍA


1. Pla Director de Malalties de l'Aparell Circulatori 2017-2019. Generalitat de Catalunya. Departament de Salut.
2. Trítptic Còdi ICTUS 2014. Servei Emergències Mèdiques. Servei Català de Salut. Generalitat de Catalunya. Departament de Salut.
3. Garrote JI. Accidente Cerebrovascular Agudo (ACVA) en transporte aéreo. Máster Emerrgencias Extrahospitalarias. Universidad de Alicante. 2013.
4. Protocolo Código Ictus Astúrias. 2017. Dirección General de Planificación Sanitária. Consejeria de Sanidad del Principado de Astúrias. Octubre 2017.
5. Berkhemer OA, Fransen PS, Beumer D, et al. A randomized trial of intraarterial treatment for acute ischemic stroke. N Engl J Med. 2015; 372: 11-20.
6. Goyal M, Demchuk AM, Menon BK, et al. Randomized assessment of rapid endovascular treatment of ischemic stroke. N Engl J Med. 2015; 372: 1019-1030.
7. Interhospital Helicopter Transport for Stroke. Timothy G. Lukovits, MD, Susannah L. Von Iderstine, RN, Reed Brozen, MD, Mark Pippy, ACFC, Richard P. Goddeau, DO and Margaret L. McDermott, BA. Air Medical Journal, January-February 2013, 32:1, 35-39.
8. Pre- and In-Hospital Delays From Stroke Onset to Intra-arterial Thrombolysis. Krassen Nedeltchev, MD; Marcel Arnold, MD; Caspar Brekenfeld, MD; Jörg Isenegger, MD; Luca Remonda, MD; Gerhard Schroth, MD; Heinrich P. Mattle, MD (Stroke. 2003; 34: 1230-1234).
9. Guidelines for the Early Management of Patients With Ischemic Stroke. 2005 Guidelines Update. A Scientific Statement From the Stroke Council of the American Heart Association/American Stroke Association Harold Adams, MD, FAHA; Robert Adams, MS, MD, FAHA; Gregory Del Zoppo, MD, MS, FAHA; Larry B. Goldstein, MD, FAHA. (Stroke. 2005; 36: 916-921).
10. Wade S. Smith, S. Claiborne Johnston, J. Donald Easton Enfermedades cerebrovasculares, capítulo 349 in Harrison, principios de Medicina Interna, D.L.B. Kasper, E.Fauci, A.S. Hauser, S.L. Longo, D.L. Jameson, J.L. , Editor. 2005, McGraw-Hill.
11. Safety of Air Medical Transportation After Tissue Plasminogen Activator Administration in Acute Ischemic Stroke. Julio A. Chalela, MD; Scott E. Kasner, MD; Edward C. Jauch, MD, MS; Arthur M. Pancioli, MD. (Stroke. 1999; 30: 2366-2368).

12. Clinical Feasibility of a Rural Telestroke Network. David C. Hess, MD; Samuel Wang, MS; William Hamilton, MBA, MHA; Sung Lee, MD; Carol Pardue, RN, MSN; Jennifer L. Waller, PhD; Hartmut Gross, MD; Fenwick Nichols, MD; Christiana Hall, MD; Robert J. Adams, MD. (Stroke. 2005; 36: 2018-2020).
13. Guidelines for the Early Management of Adults With Ischemic Stroke Harold P. Adams, Jr, MD, FAHA, Chair; Gregory del Zoppo, MD, FAHA, Vice Chair; Mark J. Alberts, MD, FAHA; Deepak L. Bhatt, MD; Lawrence Brass, MD, FAHA†; Anthony Furlan, MD, FAHA; Robert L. Grubb, MD, FAHA; Randall T. Higashida, MD, FAHA; Edward C. Jauch, MD, FAHA; Chelsea Kidwell, MD, FAHA; Patrick D. Lyden, MD; Lewis B. Morgenstern, MD, FAHA; Adnan I. Qureshi, MD, FAHA; Robert H. Rosenwasser, MD, FAHA; Phillip A. Scott, MD, FAHA; Eelco F.M. Wijdicks, MD, FAHA. Stroke May 2007.
14. Cost-effectiveness of helicopter transport of stroke patients for thrombolysis. Robert Silbergleit; Phillip A Scott; Mark J Lowell; Richard Silbergleit. Academic Emergency Medicine; Sep 2003; 10: 9.
15. Use of a Field-to-Stroke Center Helicopter Transport Program to Extend Thrombolytic Therapy to Rural Residents. Scott L. Silliman, MD; Barbara Quinn, RN, MSN; Vicki Huggett, RN, BSN, RPM; José G. Merino, MD, MPhil. (Stroke. 2003; 34: 729-733).
16. Thrombolysis, What More Does It Take? Markku Kaste, MD, PhD, FAHA, (Stroke. 2005; 36: 200-202).
17. Remote Evaluation of Acute Ischemic Stroke. Reliability of National Institutes of Health Stroke Scale via Telestroke. Sam Wang, MS; Sung Bae Lee, MD; Carol Pardue, MSN; Davinder Ramsingh, BS; Jennifer Waller, PhD; Hartmut Gross, MD; Fenwick T. Nichols III, MD; David C. Hess, MD; Robert J. Adams, MS, MD. (Stroke. 2003; 34: e188-e192).
18. Telemedicine for Safe and Extended Use of Thrombolysis in Stroke. The Telemedic Pilot Project for Integrative Stroke Care (TEMPiS) in Bavaria. Heinrich J. Audebert, MD; Christian Kukla, MD; Stephan Clarmann von Claranau, MD; Johannes Ku¨hn, MD; Bijan Vatankhah, MD; Johannes Schenkel, MD; Guntram W. Ickenstein, MD; Roman L. Haberl, MD; Markus Horn, MD; on behalf of the TEMPiS Group. (Stroke. 2005; 36: 287-291).

19. Feasibility of Acute Clinical Trials During Aerial Interhospital Transfer. Enrique C. Leira, MD; Diane L. Lamb, RN, BSN; Andrew S. Nugent, MD; Azeemuddin Ahmed, MD; Karla J. Grimsman, RN; William R. Clarke, PhD; Harold P. Adams, Jr, MD. (Stroke. 2006; 37).
20. Helicopter Transfer Offers a Potential Benefit to Patients With Acute Stroke. Molly B. Conroy, MD; Susan U. Rodriguez, RN; Stephen E. Kimmel, MD, MS; Scott E. Kasner, MD. (Stroke. 1999; 30: 2580-2584).

# 43. TRAUMATISMO CRANEOENCEFÁLICO Y EL MEDIO HEMS

**Juan Carlos Rodríguez Meléndez y José Ignacio Garrote Moreno**

El medio HEMS desempeña un papel relevante e indiscutible con criterios de riesgos-beneficios a favor en el manejo del paciente politraumatizado y en especial en el traumatismo craneoencefálico grave, que representa una de las causas más frecuentes de mortalidad e invalidez en la población joven de nuestra sociedad. Requiere de un tratamiento médico, y a veces quirúrgico, inmediato. El tratamiento debe iniciarse mediante una reanimación adecuada del paciente, según el protocolo del soporte vital avanzado al trauma, preferentemente, en el lugar del accidente. Debe ir seguido de la aplicación de las medidas necesarias para evitar las lesiones cerebrales secundarias y de la realización de un diagnóstico anatómico preciso asistencial.

La mayor parte de los trabajos coinciden al afirmar que la utilización del equipo HEMS reduce la mortalidad en el paciente politraumatizado y en especial del TCE, esta reducción de la mortalidad se sitúa según diversos estudios entre el 9% y el 52% (Baxt WG). También influyen otros aspectos como: Traslado más estable, con menos vibraciones y decelaraciones que el traslado por tierra y la aplicación de medidas terapéuticas por parte de los sanitarios HEMS. Es muy importante recordar que solo realizaremos aquellas realmente imprescindibles, ya que el beneficio obtenido por las mismas es en poco tiempo contrarrestado por el perjuicio derivado del retraso en el traslado. El beneficio del transporte aéreo en estos pacientes es más evidente cuanto mayor es la gravedad de las lesiones tanto del politrauma como de TCE.

*Fisiología aeronáutica aplicada:* Afecta fundamentalmente a la lesión cerebral secundaria.

Es importante tener en cuenta que la hipoxia y la disminución de la presión atmosférica exacerban la respuesta neuroinflamatoria incrementando la enolasa específica neuronal, esto incrementa el grado de lesión cerebral secundaria. Los estudios son recientes y realizados en modelos animales, pero son suficientes como para tener en cuenta este factor. En modelos animales se ha demostrado su efecto perjudicial a 8.800 pies. Recordamos que la variación de la presión atmosférica es mayor a nivel del mar y menor cuanto más altura ganamos (a nivel del mar la presión baja 1milibar por cada 8 metros, pero a 5000 metros hay que subir 20 metros).

Una recomendación prudente podría ser no superar los 4000 pies de desnivel sobre el punto de partida o incluso de 3000 pies si el despegue es desde el nivel del mar en cabinas no presurizadas. Cuando se trata de un transporte primario este perjuicio se puede asumir frente al claro beneficio del traslado precoz a centro útil. En el caso de traslados secundarios en helicóptero o en ala fija e intercontinentales parece que existe un periodo de tiempo en el que el cerebro debe prepararse antes del vuelo. Faltan estudios para determinar cuando el cerebro podría estar en condiciones de volar.

## MANEJO INICIAL

En la valoración del paciente con traumatismo craneoencefálico (TCE) determinaremos con precisión el tamaño, gravedad y alcance de las lesiones (ABC), el medio HEMS (helicóptero de los servicios médicos de emergencias) ofrece ventajas indiscutibles para los pacientes politraumatizados en zonas de difícil acceso, en aquellas que la distancia, el clima u otros factores naturales impidan la llegada de medios sanitarios en el menor tiempo posible, de ahí la importancia de la rápida activación por parte de los centros coordinadores de emergencias de este recurso, teniendo en cuenta que la mortalidad por TCE es muy precoz, se hace necesario la rapidez y organización en la atención a estos pacientes, necesitándose un sistema prehospitalario de acceso inmediato, respuesta adecuada, centros hospitalarios de trauma y la habilidad para tratar con criterios de temporalidad la lesión cerebral secundaria.

**Tabla 1.** *Mecanismos de producción de lesiones en el TCE.*

- *Directo.* Por golpe, lesión penetrante y/o herida por arma de fuego en la cual se asocia a la propia lesión penetrante la lesión por blast.
- *Aceleración/desaceleración.* El mecanismo más frecuentemente involucrado en los traumatismos por accidente de tráfico.

## CONDUCTA PREHOSPITALARIA

- Seguridad de la escena.
- La evaluación es la piedra angular de la excelencia en el cuidado del paciente con TCE. Su primer objetivo es establecer la condición del paciente (A, B, C).
- En el paciente con trauma severo o politraumatizado debe instituirse el tratamiento en el plazo de una hora a partir del momento en que sufrió la lesión (hora dorada).
- El tiempo en el escenario no debe ser superior a los 10 minutos. A esto se le denomina los 10 minutos de oro.
- Reevaluación de manera ordenada, deben atenderse primero aquellas lesiones que ponen en peligro la vida.

*Se basa además en:*

Mantener una correcta oxigenación, ventilación y estabilidad hemodinámica del paciente para asegurar una buena perfusión cerebral y evitar la elevación de la PIC por encima de unas cifras que aumenten el daño del tejido cerebral. Las medidas a tomar son diferentes según el estado y la clínica del paciente; para clasificarlos utilizaremos la escala de Glasgow.

| Escala de Glasgow | Conducta |
|---|---|
| TCE severo ≤ 9 | *A. Control cervical*<br>• Preoxigenación con bolsa mascarilla $FiO_2$ 100% a volumen corriente o capacidad vital mínimo 3-5 min (Desnitrogenación).<br>• Maniobra de Sellick.<br>• IOT de secuencia rápida, utilizar los dispositivos necesarios para una maniobra gentil, evitando aumentos bruscos de la PIC ≤ 15 mmHg.<br>• Hipnóticos: Etomidato 0,3 mg/kg, Midazolan 0,07-0,3 mg/kg, Propofol 1-3 mg/kg.<br>• Relajantes: Rocuronio 1.2 mg/kg o Succinil colina 1.5 mg/kg.<br>• Analgésicos: Fentanes 1-2 mcg/kg.<br>• BIS rango entre 40-60.<br>*B. Mantener una oxigenación $SPO_2 \geq 95\%$ y $ETCO_2$ 32-35 mmHg* |

| Escala de Glasgow | Conducta |
| --- | --- |
| TCE severo ≤ 9 | *C. Mantener Hemodinámica: PAM entre 80-90 mmHg para una PPC de:*<br>» *Lactantes:* 40-50 mmHg<br>» *Adolescente:* 45-60 mmHg<br>» *Adultos:* 50-60 mmHg.<br>• Volumen. SSF. 0.9%, Suero salino hipertónico 3%, Manitol.<br>Si existe una puntuación GCS baja, con signos de HTIC:<br>• Deterioro del nivel de conciencia hasta el coma.<br>• Midriasis no reactiva con anisocoria.<br>• Ptosis palpebral.<br>• Respiración de Cheyne-Stokes y signos de decorticación o descerebración se debe administrar Manitol, a una dosis de 0.5 -1 g/kg de peso en 20 minutos. Cuidado con una posible sobrecarga cardíaca y con el efecto rebote de aumento del edema cerebral. |
| TCE leve-moderado | *A. Control cervical $O_2$ $FiO_2$ 100% o mantener $SPO_2 \geq 95\%$*<br>*B. Ventilación mecánica no invasiva VMNI que con menos requerimiento de $O_2$ se consigue la $SPO_2 \geq 95\%$*<br>*C. Monitorización (TA, Fc, Fr, Tª, BIS, $SpO_2$, $ETCO_2$). Vía venosa de calibre adecuado y asegurada con suero fisiológico 0'9% (evitar glucosado) Mantener adecuada PPC (TAM ≥ 80-85 mmHg), Euvolemia.*<br>Reevaluación sistemática de la ventilación (IOT si GCS ≤ 10 o paciente agitado o índice motor < 5 ptos), gracias a los nuevos dispositivos y técnicas de ventilación somos más conservadores a la hora de abordar la IOT, además la VMI nos ayuda a disminuir el retorno venoso y a aumentar la PIC. |
| Medidas generales | • Glucemia<br>• Mantener adecuada PPC (TAM ≥80-85 mmHg), Euvolemia<br>• Analgesia eficaz e individualizada (Escala analgésica del dolor agudo)<br>• Uso de antieméticos.<br>• Uso de sedantes vestibulares<br>• Tratar fiebre y febrícula (Paracetamol 1gr) |

| Escala de Glasgow | Conducta |
|---|---|
| Medidas generales | • Si crisis comiciales (Fenitoína 18 -20 mg/Kg, no Acido Valproico)<br>• Posicionamiento cefálico en sentido del morro del helicóptero<br>• Cabecero a 30º (+ 10º de compensación en vuelo si procede)<br>• Colchón de vacío siempre para el traslado |

IOT: Intubación Orotraqueal. $FiO_2$: Fracción inspiratoria de oxígeno. $SpO_2$: Saturación periférica de oxígeno, $EtcO_2$ al final de la espiración, PIC: Presión de perfusión cerebral, PAM: Presión Arterial Media, HTIC: Hipertensión intracraneana.

## MANEJO DEL PACIENTE ANTES DEL EMBARQUE

Aunque los modelos de aeronaves en la actualidad permiten desarrollar muchas de las técnicas de abordaje del paciente neurocrítico, es preferible estabilizar y asegurar al paciente antes de proceder al embarque, sin que esto ocasione demoras en el inicio del traslado.

Debemos estrechar la vigilancia en los momentos críticos antes del embarque, transferencia, despegue, durante el vuelo, toma, etc., y en traslados que a pesar del perfil y debido a turbulencias desarrollen vuelos con movimiento bruscos no deseados, transferencias hacia la ambulancia desde el helicóptero y traslado si existiera por helisuperficie fuera del área hospitalaria y en el hospital de destino en el box de paradas.

## PERFIL DE VUELO

En todo momento se mantendrá comunicación con la tripulación de vuelo planificando en conjunto.

*Las características del vuelo* a desarrollar hasta Hospital útil.

- La velocidad de ascenso no debe superar los 500 pies por minutos en pacientes no intubados.
- Ciertos tipos de fracturas ocasionan la entrada de aire en la cavidad craneal provocando aumento de la presión intracraneal, (fracturas faciales, por lo que se debe desarrollar un vuelo lo más bajo y estable posible.

*Manejo:* Mantener durante todo el vuelo y hasta la transferencia.

- Normo oxigenación (94% ± 3%).
- Normocapnia ($EtcO_2$ 30-35 mmHg).

- Sedoanalgesia en HEMS uso de BIS imprescindible, mantener entre 40 y 60.
- Tratar fiebre y febrícula (paracetamol 1gr).
- Si crisis comiciales (fenitoína10-20 mg/Kg, no ácido valproico).
- Optimización de todos los cuidados y prevención de las complicaciones.

*Ojo:* Realizar preaviso hospitalario a hospital útil antes del despegue a través del CCU.

## PREPARACIÓN PARA EL TRASLADO

Los efectos de las aceleraciones lineales durante el transporte sanitario aéreo van a ser menores que los descritos para el terrestre, no así las aceleraciones verticales y angulares que van a tener una mayor intensidad, si bien van a ser menos frecuentes. Las aceleraciones-deceleraciones son bajas en aviones y helicópteros, lo que hace de este medio un transporte confortable comparado con la ambulancia terrestre que vibra nueve veces más. Este factor es importante en traumatismos craneoencefálicos, politraumatizados y accidentes embólicos.

Los helicópteros producen vibraciones de 12 a 28 Hz, de acuerdo con el número de palas que tengan, por lo que son vehículos sanitarios, en este sentido, poco nocivos, comparados con las ambulancias terrestres.

Menos nocivas son aún las producidas en aviones.

En los helicópteros actuales, de turbina con rotor elevado y tres o cuatro palas, el nivel de vibración no es nocivo.

Sin embargo, el nivel de ruido en un helicóptero es alto, de 80 a 110 db, lo que dificulta la realización de determinadas técnicas exploratorias como la auscultación y toma de tensión arterial. La exposición a ruidos desagradables provoca también sensación de disconfort, fatiga auditiva e interferencia en la comunicación, por lo que le colocaremos a todos nuestros pacientes protección auditiva adecuada.

Otros fenómenos específicos del transporte aéreo son las turbulencias, que pueden causar sacudidas bruscas, con serias consecuencias para el personal y aparataje, que, de no ir perfectamente fijados al fuselaje, podría hacerles que se comportaran como verdaderos proyectiles.

Los efectos de la altura también son importantes, pudiendo originar cambios en la temperatura, fenómenos de expansión de los gases y variaciones en la concentración de oxígeno. Debido también al estrés y ansiedad que se producen por el miedo a volar, este tipo de transporte está contraindicado en enfermos con

TCE y trastornos de la conducta si antes no están correctamente sedados y tratados.

## PUNTOS CRÍTICOS

El TEC es una causa frecuente de mortalidad y morbilidad en nuestro país debido a la elevada tasa de accidentes de tránsito. Muchas de las complicaciones y secuelas posteriores pueden ser prevenidos con un adecuado *manejo inicial:*

- Valoración adecuada del TEC, se valora con la Escala de Coma de Glasgow (GCS) pudiendo ser leve (GCS 14 a15), moderado (GCS 9 a 13) y grave (GCS 3 a 8).
- Mantener la permeabilidad de la vía aérea, aspirar las secreciones que pueden obstruirla y colocar una cánula de guedel para mantenerla permeable, asegurando un adecuado aporte de oxígeno y previniendo la hipercapnia.
- Prevenir la hipotensión arterial y mantener presiones sistólicas por encima de 90 mm Hg con infusión de fluidos a fin de prevenir el riesgo de isquemia cerebral secundaria.
- Prevenir la hipertensión endocraneana, debe ser tratada tempranamente donde los diuréticos osmóticos como el manitol y la solución salina hipertónica (SSH) han demostrado su eficacia.
- La agitación y el dolor deben ser tratados adecuadamente con los sedantes y analgésicos disponibles teniendo en cuenta sus efectos sobre la PIC, la PAM y la PPC.
- Es recomendable el uso de fenitoína como profilaxis de las crisis convulsivas tempranas. No es recomendable el uso de corticoides en pacientes con TEC.
- Luego de la estabilización inicial, el paciente debe ser transferido a un hospital que cuente con una Unidad de Cuidados Intensivos para soporte avanzado y prolongado.

## CONTRAINDICACIÓN

En los casos primarios in situ no debería existir contraindicaciones para el traslado de estos pacientes, tenerlo presente en pacientes con trauma craneofacial o que presenten signos como licuorrea, etc. para mantener el perfil de vuelo más idóneo.

Tenerlo presente en los *traslados secundarios* principalmente en:

- Pacientes con aumento de la presión intracraneal (PIC).
- Pacientes con diagnóstico de neumoencéfalo (TAC).
- Pacientes a los que se les ha practicado una neumoencefalografía.

## BIBLIOGRAFÍA

1. García, J. (1997). Neuropathology. The diagnostic approach. Estados Unidos: Mosby.
2. An update on traumatic brain injuries, Timmons s.d, J. Neurosurg Sci, 2012, 56: 191-202.
3. Goodman MD, et al. Traumatic Brain Injury and Aeromedical Evacuation: When is the Brain Fit to Fly?. Journal of Surgical Research 164, 286-293 (2010).
4. Abbott D et al. Aggressive out-of-hospital treatment regimen for severe closed head injury in patients undergoing air medical transport. Golden Hour Data Systems, Air Med J. 1998 Jul-Sep; 17(3): 94-100.
5. Guzmán, F. (2008). Fisiopatología del Trauma Cráneo Encefálico. Colombia Médica, 39: 78-84.
6. Poste JC et al. Air medical transport of severely head-injured patients undergoing paramedic rapid sequence intubation. Air Med J. 2004 Jul-Aug; 23(4): 36-40.
7. Donovan DJ et al. Aeromedical evacuation of patients with pneumocephalus: outcomes in 21 cases. Aviat Space Environ Med. 2008 Jan; 79(1): 30-5.
8. Campion EM et al. Hypobaric Hypoxia Exacerbates the Inflammatory Response after Blunt Traumatic Brain Injury in Mice. Pritts; University of Cincinnati Department of Surgery 2010, Cincinnati.
9. Andersson N et al. Air transport of patients with intracranial air: computer model of pressure effects. Aviat Space Environ Med. 2003 Feb; 74(2): 138-44.
10. Goodman MD et al. Hypobaric Hypoxia Exacerbates the Neuroinflammatory Response to Traumatic Brain Injury. Journal of Surgical Research 2010 feb (1), 1-8.
11. Stephen H et all. Fentanyl Trauma Analgesia Use In Air Medical Scene Transports. The Journal of Emergency Medicine, 2005, Vol. 29, No. 2, pp. 179-187.
12. Davis DP et al. Impact of aeromedical response to patients with moderate to severe traumatic brain injury. The UC San Diego Emergency Medicine, San Diego, CA 92103-8676, USA.
13. Hamdan, G. (2005). Trauma Craneoencefálico Severo: Parte I. MEDICRIT Revista de Medicina Interna y Medicina Crítica, 2 (7): 107-148.

14. Fernández Laverde M, Torres Ospina JN. Manejo actual del trauma encefalocraneano severo en niños. CES Med. 2010; 24(1): 83-96. Citado en Lilacs; Id: 565236.
15. Cam Paucar JL. Manejo inicial del paciente con trauma craneoencefálico e hipertensión endocraneana aguda. Acta Méd Peruana [Internet]. 2011 [citado 5 Nov 2018]; 28(1).
16. Alvis-Miranda, H. R., et al. (2016). Craniocerebral Gunshot Injuries; A Review of the Current Literature. Bull Emergency and Trauma, 4(2): 65-74.
17. Contreras Martinón F, Somoza Digón J, Mourente Díaz S, González-Manso F, Gómez Vázquez R. Serie 061. Manejo extrahospitalario del paciente politraumatizado en Galicia (II). Traumatismo Craneo-Encefálico. Cad Aten Primaria [Internet]. 2011 [citado 5 Nov 2018];18: 123-7.
18. González-Villavelázquez ML, García-González A. Traumatismo craneoencefálico. Rev Mex Anestesiología [Internet]. 2013 [citado 5 Nov 2018]; 36(1): S186-S193.
19. Domínguez Peña R, Hodelín Tablada R, Fernández Aparicio MA. Factores pronósticos de la mortalidad por traumatismo craneoencefálico grave. Medisan [Internet]. 2011 Nov [citado 6 Nov 2018];15(11).
20. Solís Reyes C, López Fajardo P, Rodríguez Carrasco E, León JS. Guía clínica del traumatismo craneoencefálico leve y moderado en Pediatría. Can Pediatr [Internet]. 2010 [citado 6 Nov 2018]; 34(1): 31-7.
21. Lumba-Brown A, Harley J, Lucio S, Vaida F, Hilfiker M. Hypertonic saline as a therapy for pediatric concussive pain: a randomized controlled trial of symptom treatment in the emergency department. Pediatr Emerg Care. 2014 Mar; 30(3): 139-45. Citado en PubMed; PMID: 24583571.
22. Lazaridis C, Neyens R, Bodle J, DeSantis SM. High-osmolarity saline in neurocritical care: systematic review and meta-analysis. Crit Care Med. 2013 May; 41(5): 1353-60. Citado en PubMed; PMID: 23591212.
23. Fink ME. Osmotherapy for intracranial hypertension: mannitol versus hypertonic saline. Continuum (Minneap Minn). 2012 Jun; 18(3): 640-54. Citado en PubMed; PMID: 22810253.
24. Oliveira RA, Araújo S, Falcão AL, Soares SM, Kosour C, Dragosavac D, et al. Glasgow outcome scale at hospital discharge as a prognostic index in patients with severe traumatic brain injury. Arq Neuropsiquiatr. 2012; 70(8): 604-8. Citado en PubMed; PMID: 22899032.

25. Torbic H, Forni AA, Anger KE, Degrado JR, Greenwood BC. Use of anti-epileptics for seizure prophylaxis after traumatic brain injury. Am J Health Syst Pharm. 2013 May 1; 70(9): 759-66. Citado en PubMed; PMID: 24249751.
26. Caballero GC, Hughes DW, Maxwell PR, Green K, Gamboa CD, Barthol CA. Retrospective analysis of levetiracetam compared to phenytoin for seizure prophylaxis in adults with traumatic brain injury. Hosp Pharm. 2013 Oct; 48(9): 757-61. Citado en PubMed; PMID: 24421550.
27. Zafar SN, Khan AA, Ghauri AA, Shamim MS. Phenytoin versus Leviteracetam for seizure prophylaxis after brain injury - a meta-analysis. BMC Neurol. 2012 May 29; 12: 30. Citado en PubMed; PMID: 22642837.
28. Kang, J. et al. (2015). Clinical Analysis of Delayed Surgical Epidural Hematoma. Korean J Neurotrauma, 2, 112-117.
29. Kirkcaldie, M. T. (2016, 22 de Mayo). The axon as a physical structure in health and acute trauma. Journal of chemical neuroanatomy, 1407, 11.
30. Laskowski, R. A. et al. (2015). Brain Neurotrauma: Molecular, Neuropsychological, and Rehabilitation Aspects. Francia: Kobeissy FH.
31. Meeryo, C., et al. (2016, 16 May). The Pathophysiology of Concussion. Meeryo C. Choe1, 20, 10.
32. Nikolic, S., et al. (2015, 16 January). Regarding instantaneous cerebral swelling following severe cranio-cerebral trauma with brain evisceration. Forensic Sci Med Pathol, 11, 321-322. 16. Rando, P. (2008). Patología forense y neurología asociada de los traumatismos craneoencefálicos. Estudio práctico. Cuadernos de Medicina Forense, 12, 52.
33. Reiset, C., et. al. (2015). What's New in Traumatic Brain Injury: Update on Tracking, Monitoring and Treatment. International Journal of Molecular Sciences, 16, 11903-11965.

# 44. MANEJO EXTRAHOSPITALARIO DEL ENFERMO CON SÍNDROME CORONARIO AGUDO, EN HELICÓPTERO MEDICALIZADO

**Andrés Pacheco Rodríguez**

*El manejo extrahospitalario en helicóptero medicalizado* del enfermo con síndrome coronario agudo (SCA), aporta una serie de valores añadidos a la asistencia en ambulancia medicalizada por tierra, como son los siguientes:

Posibilidad de una asistencia precoz en áreas escasamente pobladas y amplias distancias. Esto puede suponer salvar vidas.

- Realización del triaje precoz para tomar decisiones para la estrategia de reperfusión. Disminución de las demoras tanto para la aplicación de fibrinolítico, si indicado, o de la llegada a la sala de hemodinámica, si indicada la coronariografía e intervención coronaria percutánea. (Balerdi M, et al. Aeromedical transfer to reduce delay in primary angioplasty . Resuscitation. 2011).
- Realización de Traslados Interhospitalarios más rápidos. Mayor ganancia de tiempo cuanto más alejados estén los hospitales. (Blankenship JC, et al. Am J Cardiol. 2007) *(Noritake Hata et al. Intern Med. 2006).*

A pesar de que la intervención en helicóptero medicalizado puede tener repercusiones psico-fisiológicas en enfermos con SCA, como pueden ser el incremento de la frecuencia cardiaca y la tensión arterial, con un manejo farmacológico adecuado, estas se pueden controlar Witzel K, et al. Anaesthesist. 2002) (Pacheco et al. Emergencias. 1993).

Y ya hace tiempo que el helicóptero medicalizado fue considerado seguro para para el manejo y traslado de enfermos con SCA. (Topol EJ, et al. Safety of helicopter transport and out-of-hospital intravenous fibrinolytic therapy in patients with evolving myocardial infarction. Cathet Cardiovasc Diagn. 1986; 12(3): 151-5.)

Entre las terapias actuales de reperfusión, se ha demostrado una efectividad superior de la ICP versus la fibrinólisis, siempre y cuando las demoras para ICP sean asumibles. (Keeley EC.Lancet.2003, Boersma. Eur Heart J. 2006).

Por lo tanto es cuestión de logística el aplicar una u otra. Los elementos clave para disminuir la morbimortalidad de estos enfermos son los Centro Coordinadores de Urgencias y Emergencias (CECUEs), los Servicios de Emergencia Médica Extrahospitalaria (SEMEx), los Servicios de Urgencia Hospitalaria (SUH) y los Servicios de Hemodinámica).

Fibrinólisis extrahospitalaria Vs ICP hospital tiene ventajas cuando las demoras para la transferencia del enfermo con SCA a la sala de hemodinámica hacen que esta técnica pierda la efectividad sobre la fibrinólisis. (Bonnefoy E. CAPTIM. Lancet. 2002).

La demora en la que la ICP pierde la superioridad vs la fibrinólisis variaba según las características de los grupos de enfermos y las demoras previas desde el inicio de los síntomas. Así en menores de 65 años, con SCACEST anterior, en las dos primeras horas del inicio de los síntomas, se pierde a partir de los 40 minutos. Mientras que en enfermos de igual o mayor de 65 años, con SCACEST no anterior, esta se perdía a los 179 minutos (Pinto DS et al. Circulation. 2006).

La reducción del riesgo absoluto de mortalidad a las 4-6 semanas, entre la ICP y la fibrinólisis, se pierde a partir de la diferencia de 60 minutos de mayor demora entre la ICP y la fibrinólisis. (Nallamothu BK. Am J Cardiol. 2003).

El infarto abortado se define como la disminución del ascenso del segmento ST superior al 50%, pico de CPK menor de 2 veces la concentración normal y la desaparición de los signos y síntomas clínicos. Cuanto más precoz se aplique la terapia de reperfusión, mayor probabilidades hay de que el SCA se aborte. El infarto abortado (86 minutos) tiene una mortalidad a los 12 meses del 2.2% versus la del infarto establecido (123 minutos), que es del 11.6%. La fibrinólisis extrahospitalaria estuvo asociada al infarto abortado. (Lamfers EJ. Heart. 2003).

En el estudio CAPTIM. En enfermos con menos 6 horas de evolución Y demora transferencia a hospital inferior a 1 hora, analizando la mortalidad a los 5 años se observó lo siguiente: Que la mortalidad global: inferior en grupo fibrinolisis pre hospitalaria FPH (NS). Pero analizando a los grupos de enfermos < 2 horas evolución: Mortalidad grupo FPH = 5.8% vs ICP = 11.1% ($p = 0.04$). (Bonnefoy E. Eur Heart J. 2009).

En el estudio STREAM, reclutanto enfermos con menos 3 horas evolución y demora transferencia a hospital inferior a 1 hora. El objetivo compuesto de mortalidad + shock + insuficiencia cardiaca congestiva + reIam , en los 30 primeros días fue: inferior en grupo FPH = 12.4% vs ICP = 14.3%, $p = 0.21$). (Armstrong PW. N Engl J Med. 2013).

## TERAPIA DE REPERFUSION EN SCACEST

Indicada en las primeras 12 horas desde el inicio de los síntomas.

Asimismo la ICP está indicada aunque hayan transcurrido más de 12 horas, en enfermos con síntomas de isquemia aguda, arritmias periparada, o cuando el dolor u otros síntomas hayan sido intermitentes.

También está indicada la ICP en enfermos con insuficiencia cardiaca aguda o en shock cardiogénico, independientemente del tiempo de evolución.

Las recomendaciones de las nuevas guías de la Sociedad Europea para la decisión en la estrategia de la reperfusión coronaria en SCACEST indican que desde el mismo momento del diagnóstico extrahospitalario (síntomas más ECG) hay que estimar los *tiempos a la ICP* (entrada de la guía en la arteria relacionada con el SCACEST):

- Si hay menos de 120 minutos: estrategia ICP.
- Si hay más de 120 minutos: estrategia fibrinolisis prehospitalaria (FPH).

Sin embargo para una asistencia de calidad se recomienda que desde el diagnóstico hasta la ICP esta estrategia no debería tener una demora superior a 90 minutos. (Ibañez B, et al. Guía ESC 2017 sobre el tratamiento del infarto agudo de miocardio en pacientes con elevación del segmento ST. Rev Esp Cardiol. 2017;70(12):1082.e1-e61).

Debido a que la recomendación no mide el tiempo del traslado (vuelo más transferencias) al hospital o mejor a la puerta del laboratorio de hemodinámica, sino a la entrada de la guía en la arteria relacionada (no a otra arteria coronaria), hay que hacer estimaciones del tiempo desde el aterrizaje a la entrada de la guía en la coronaria. Y como el objetivo de calidad es de intervalo de 90 minutos (preferible antes que aceptable, en las anteriores guías), en el mundo real, puede interpretase la demora para la toma de decisión ICP vs FPH, en 60 minutos de traslado, sólo el viaje.

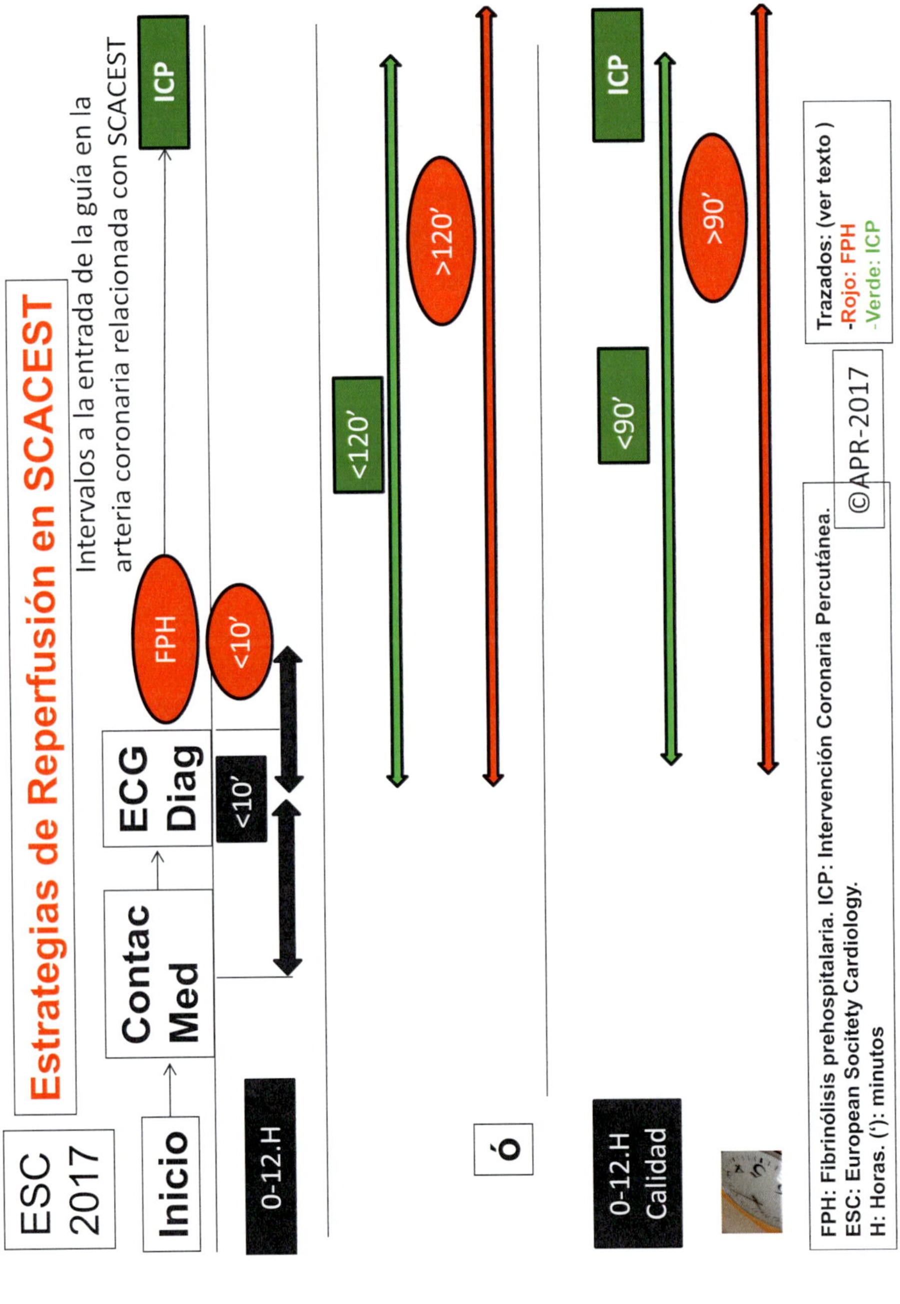


**Figura 1.** *Esquema de decisiones para la elección de estrategia de reperfusión en SCACEST.*

## TRATAMIENTO CON ESTRATEGIA ICP

### Tratamientos con ICP primaria

*Tratamientos antiplaquetarios con terapia ICP*

- AAS.(I-B) 150-300 mg/oral ó 80-150 mg/iv (si via oral no es posible).
- Inhibidores del receptor ADP:
  - » Prasugrel: (I-B) 60 mg/oral (contraindicación absoluta si antecedentes de AIT/ACVA o sangrado activo; y relativa: edad $\geq$ 75 años –si se estima preciso, administrar dosis de 5 mg o peso < 60 kg –dosis de 5 mg de mantenimiento–)
  - » Ticagrelor: (I-B) 180 mg/oral (en este caso la dosis de AAS será de 100 mg/oral).
  - » Clopidogrel (I-C): 600 mg/oral, si prasugrel o ticagrelor no disponibles o contraindicados.

La decisión para elegir uno u otro antiagregante plaquetario inhibidores del receptor ADP, según las recomendaciones de la Sociedad Española de Cardiología están basadas en lo siguiente:

- *Clopidogrel:* Si el enfermo estaba tratado con anticoagulantes orales o no están disponibles ticagrelor ni prasugrel.

Y si el enfermo no está siendo tratado con anticoagulantes orales y sí tenemos disponibles ticagrelor y prasugrel, se debe valorar el riesgo de sangrado con la escala CRUSADE. Pero en el área extrahospitalaria, salvo que se conozca en el momento los datos de aclaramiento de creatinina y el hematocrito del enfermo, no podemos tomar esa decisión, ya que por encima de 50 puntos de la escala CRUSADE están contraindicados ticagrelor y prasugrel (indicado clopidogrel) (Marzal Martin D, et al. Proceso asistencial simplificado del síndrome coronario agudo. Actualizacion 2017. SEC).

*Tratamiento antitrombínico con terapia ICP*

a. Bivalirudina: (I-B) bolo: 0.75 mg/Kg/iv + perfusión 1.75 mg/Kg/H hasta 4 horas después del procedimiento.
b. Enoxaparina: (IIb-B) bolo iv: 0.5 mg/Kg/iv
c. Heparina no fraccionada, iv: (I-C) si no reciben vibalirudina o enoxaparina.

Consideraciones sobre otros fármacos a utilizar en el tratamiento concomitante en la *estrategia de reperfusión coronaria con ICP* (contraindicaciones):

- Antiinflamatorios no esteroideos (AINEs) e inhibidores selectivos de la COX-2 (III-B) (excepto ácido acetil salicílico).
- Fondaparinux (III-B).

*Nota.* La publicación del Grupo de Trabajo Cuidados Cardiacos Agudos, de la Sociedad Europea de Cardiología (ACC-2011) hacía referencia al tipo y dosis de heparina a administrar en el área prehospitalaria. Pero en las guías de práctica clínica de la Sociedad Europea de Cardiología (ESC-2012 y ESC-2017) no se encuentra referencia alguna, en el caso de que el enfermo esté siendo atendido en el área prehospitalaria y se haya decidido la estrategia de reperfusión basada en la ICP, sobre el tipo y dosis de heparina, vía de administración y momento de inicio.

Por ello en este capítulo se recomienda consensuar éste aspecto con el Servicio de Cardiología Intervencionista de referencia. Así como consensuar también el inicio o no de la administración de inhibidores GP IIb/IIIa en el área prehospitalaria.

## TRATAMIENTO CON ESTRATEGIA FIBRINOLISIS PRE HOSPITALARIA

**Tabla 1.** *Contraindicaciones a la terapia fibrinolítica en SCACEST.*

*Absolutas:*

- ACVA hemorrágico o ACVA de origen desconocido previos/ACVA isquémico en los 6 meses previos.
- Lesión o neoplasia, ambos del sistema nervioso central.
- Traumatismo/cirugía/lesión craneal reciente, importantes (en las últimas 3 semanas).
- Disección aórtica.
- Alteraciones hemorrágicas conocidas (excepto menstruación)/Hemorragia gastrointestinal (en el último mes).
- Punciones no compresibles en las últimas 24 horas (p.ej: biopsia hepática, punción lumbar).

*Relativas:*

- Hipertensión arterial refractaria: (TAS > 180 mmHg y/o TAD > 110 mmHg).
- Reanimación prolongada o traumática.
- Úlcera péptica activa.
- Embarazo o primera semana postparto.
- Tratamiento con anticoagulantes orales.
- Enfermedad hepática avanzada.
- Endocarditis infecciosa.

ACVA: Accidente cerebrovascular agudo. AIT: Accidente isquémico transitorio. TAS: Tensión arterial sistólica. TAD: Tensión arterial diastólica.

## Dosis de fibrinolíticos

*Fibrinolíticos*

- Tenecteplasa (tabla 4) (TNK-tPA) (I-B): bolo iv

Incompatible con dextrosa:

Administración: bolo en 10 segundos.

Dosis ajustada a intervalos de clase de peso:

» 30 mg: 6.000 uu si peso < 60 kg

» 35 mg: 7.000 uu si peso 60 ≤ 70 kg

» 40mg: 8.000 uu si peso 70 ≤ 80 kg

» 45 mg: 9.000 uu si peso 80 ≤ 90 kg

» 50 mg: 10.000 mg si peso ≥ 90 kg

- Alteplasa (t-PA) (I-B):

  Bolo iv de 15 mg + perfusión de 0,75 mg/Kg/iv durane 30 minutos (hasta 50 mg), seguido de perfusión de 0,5 mg/Kg/iv durante 60 minutos (hasta 35 mg).

- Reteplasa (r-PA) (I-B):

Bolo iv de 10 UU + 10 UU administrados con 30 minutos de diferencia.

- Estreptokinasa: (SK): dosis 1,5 MU/iv durante 30-60 minutos.

(Contraindicación específica: Estreptokinasa o anistreplasa previas).

- Coterapia antiplaquetaria con tratamiento fibrinolítico: (tabla 4)

  a. *AAS (I-B) oral (soluble o masticable/ sin recubrimiento entérico) dosis de carga:* 150-500 mg/oral o vía iv, si no es posible la vía oral: 250 mg/iv.

*b. Clopidogrel: (I-A)* ≤ 75 años: dosis de carga (I-B): 300 mg/oral.
Si > 75 años dosis de mantenimiento (IIa-B): 75 mg/oral.

- Coterapia antitrombínica con tratamiento fibrinolítico:

*a. Con alteplasa, reteplasa y tenecteplasa (I-B)* (tabla 4)

*Enoxaparina:* (I-A): ≤ 75 años (I-A): bolo. 30 mg/iv + dosis sc (15′ después): 1 mg/Kg/sc/cada 12 H (Máx. 100 mg). Las primeras dos dosis sc no deben exceder los 100 mg.

> 75 años (I-A): ¡NO bolo iv! - 0.75 mg/Kg/sc. Las primeras dos dosis sc no deben exceder los 75 mg.

*Nota.* En pacientes con un aclaramiento de creatinina < 30 ml/min, independientemente de la edad, la dosis sc se repite cada 24 H.

*Heparina no fraccionada,* iv: ajustada a peso (si no se dispone de Enoxaparina) (I-A) bolo 60 uu/Kg/iv (Máx. 4000) + seguida de perfusión 12 uu/Kg/iv/ (Max. 1000 UU), durante 24-48 horas. Objetivo para el Attp: 50-70 s ó 1.5-2 veces el valor control, monitorizado a las 3, 6, 12 y 24 H.

*b. Con estreptokinasa:* Fondaparinux (IIa-B) bolo iv de 2,5 mg/sc + seguido de unadosis sc de 2,5 mg/a las 24 horas después y cada 24 horas hasta 8 días o hasta el alta si la creatinina ≤ 3 mg/ml o 265 mcmol/L , ó

» *Enoxaparina:* (IIa-B): ≤ 75 años (IIa-B) (y creatinina ≤ 2.5 mg/ml o 221 mcmol/L (varones) ≤ 2 mg/ml o 177 mcmol/L (mujeres): bolo. 30 mg/iv + dosis sc (15′ después): 1 mg/Kg/sc/cada 12 H (Máx. 100 mg), hasta el alta durante un máximo de 8 días. Las primeras dosis sc no deben exceder los 100 mg. > 75 años (IIa-B): ¡NO bolo iv! -0.75 mg/Kg/sc.

*Nota.* En pacientes con un aclaramiento de la creatinina < 30 ml/min, independientemente de la edad, la dosis sc se repite cada 24 H.

» *Heparina no fraccionada* iv (IIa-C) (dosis ajustada a peso): bolo 60 uu/Kg/iv (Máx. 4000) + perfusión de: 12 uu/Kg/iv/24-48 H (Máx. 1000 uu), durante 24-48 horas. Objetivo para el aTTP: 50-70 s monitorizado a las 3, 6, 12 y 24 H.

*ICP rescate*

ICP inmediata tras fibrinólisis no efectiva (resolución del segmento ST > 50% en el ECG a los 60-90 minutos de su administración).

*Tratamiento antitrombótico SIN terapia de reperfusión*

- *Coterapia antiplaquetaria:* sin terapia de reperfusión.
  a. AAS (I-A) : 150-500 mg/oral, o
  b. Clopidogrel: (I-B) : 75 mg/oral.
- *Coterapia antitrombínica:* sin terapia de reperfusión.
  *a. Fondaparinux:* (I-B): bolo iv de 2,5 mg/iv + seguido de una dosis sc de 2,5 mg/ sc a las 24 horas después y cada 24 horas hasta 8 días o hasta el alta si la creatinina ≤ 3 mg/ml o 265 mcmol/L , ó
  *b. Enoxaparina:* si no disponible Fondaparinux (I-B): ≤ 75 años (I-B) (y creatinina ≤ 2.5 mg/ml o 221 mcmol/L (varones) ≤ 2 mg/ml o 177 mcmol/L (mujeres): bolo 30 mg/iv + dosis sc (15′ después): 1 mg/Kg/sc/cada 12 H (Máx. 100 mg), hasta el alta durante un máximo de 8 días. Las primeras dosis sc no deben exceder los 100 mg. > 75 años (I-B): ¡NO bolo iv! - 0.75 mg/Kg/sc.
  *Nota.* En pacientes con un aclaramiento de la creatinina < 30 ml/min, independientemente de la edad, la dosis sc se repite cada 24 H, o
  *c. Heparina iv:* (I-B) (dosis ajustada a peso): bolo 60 uu/Kg/iv (Máx. 4000) + perfusión de: 12 uu/Kg/iv/24-48 H (Máx. 1000 uu), durante 24-48 horas. Objetivo para el aTTP: 50-70 s ó 1.5-2 veces el valor control, monitorizado a las 3, 6, 12 y 24 H.

# 45. CÓDIGO TRAUMA Y EL RECURSO HEMS

**Víctor Fernandez-Gallego**

## ¿POR QUÉ UN CÓDIGO TRAUMA?

El trauma, pese a la disminución en España de la mortalidad por accidentes de tráfico en los últimos años, con un ligero repunte en los dos últimos, sigue constituyendo la principal causa de mortalidad entre la población joven así como de morbilidad. Una evolución similar siguen los accidentes laborales con el consiguiente coste económico asociado. No así ocurre con otro tipo de accidentes (domésticos, de ocio, deportivos, agresiones, etc) con una tendencia ascendente. Con todo ello podemos asegurar que la enfermedad traumática constituye la principal causa de mortalidad y morbilidad entre la población menor de 45 años y la segunda causa de mortalidad infantil. Es evidente la repercusión socioeconómica, en cuanto a años potenciales de vida perdidos y sufrimientos familiares.

No hemos de olvidar que la principal forma de atajar este problema es la prevención primaria, fomentando hábitos saludables, uso de dispositivos de seguridad en los vehículos, moderar la velocidad, uso del casco, arneses, etc

Y por otro lado, la prevención secundaria, o sea, la primera asistencia desde que tiene lugar el accidente, es compleja debido a la gran cantidad de actores (primeros intervinientes, cuerpos de seguridad, de rescate,…) y personal médico: equipos de emergencia, intensivistas, anestesistas, radiólogos, traumatólogos, cirujanos, neurocirujanos, cirujano vascular, etc. Por esta razón surgen los diferentes códigos, y concretamente el código trauma, que pretende dar una respuesta ágil y coordinada, en una patología donde el factor tiempo es fundamental, a fin de optimizar recursos y lograr mejores resultados (supervivencia del paciente, menor morbilidad).

Parte de este empuje se debe en gran medida debido al desarrollo de los Sistemas de Emergencia Extrahospitalarios, pero también gracias a una sistematización de la propia asistencia gracias a cursos como el ATLS (Advanced Trauma Life Support) y una organización de los eslabones de la asistencia. Estados Unidos fue pionero en ello, con el desarrollo de los Sistemas de Trauma en los años 70 que buscaban integrar, organización, asistencia extra e intrahospitalaria, registro, investigación, docencia, rehabilitación. Este modelo se ha tratado de importar con mejores o peores resultados. En España, ha tenido dificultad de penetración por la existencia inicial de una pobre red de hospitales, y la existencia de unas necesidades globales y actualmente con la existencia de hospitales de carácter general.

## OBJETIVOS DEL CÓDIGO TRAUMA

El *objetivo fundamental* del *código Trauma*, y como en general se debe de cuantificar el logro de un código es la reducción de la mortalidad y secuelas derivadas de las víctimas de un accidente.

Para lograr este objetivo, se plantean unos *objetivos secundarios:*

- Formación de equipos multidisciplinarios capaces de elaborar procedimientos de actuación
- La optimización de los tiempos de asistencia y traslado de los pacientes con trauma grave
- La disminución de los tiempos de asistencia hospitalarios, a través de una prealerta de traslado.
- La obtención de datos que permitan conocer áreas de mejora al trauma grave.

A su vez, estos objetivos secundarios requieren de unos *objetivos operativos:*

- La regulación sanitaria eficaz en los centros coordinadores de Urgencias así como la imprescindible comunicación y coordinación con el nivel asistencial hospitalario.
- La asistencia sanitaria precoz al paciente politraumatizado, con criterios de calidad asistencial y seguridad del paciente utilizando pautas estandarizadas de asistencia basadas en la evidencia científica, consensuadas con el inmediato nivel asistencial hospitalario.
- El traslado sanitario seguro y precoz, hasta el centro hospitalario útil para las lesiones detectadas en el paciente.

- Monitorizar la morbimortalidad de este tipo de pacientes mediante el registro de sus datos.

## ACTIVACIÓN DEL CÓDIGO TRAUMA

Existen diferencias respecto a quien activa el código Trauma, algunos códigos consideran que es el médico en el lugar (Castilla-La Mancha, imagen 1, Alicante) otros que el Centro Coordinador (Aragón), si bien debemos decir que esa diferencia es más virtual que real, ya que la activación práctica en todos los casos debe ser a través del Centro Coordinador con la información disponible, quien deberá activar otros recursos extrahospitalarios a fin de optimizar la asistencia a las víctimas, y determinar el hospital útil en función de los recursos sanitarios disponibles (cartera de servicios, camas libres) y las necesidades terapéuticas de la/s víctima/s.

Se adopta un sistema de triage extrahospitlario basado en las recomendaciones incluidas en la guías de la American Collegue of Surgeons y las del Esatern Association for the Surgery of Trauma (EAST). Así pues se hace una combinación de parámetro fisiológicos y anatómicos, así como el mecanismo de producción, comorbilidades y demografía. Si bien se realiza una activación secuencial, pese a que unos criterios son mejores que otros, todos tienen la misma influencia a la hora de activar el código a fin de evitar el infratriage.

Los *criterios de activación en orden secuencial* son:

1. Criterios fisiológicos
2. Criterios anatómicos
3. Criterios causales y/o biomecánicos
4. Factores asociados y/o morbilidad asociada

Los detalles de cada uno de los criterios se pueden ver en la imagen 1. La presencia de alguno de ellos, condicionará la activación definitiva del código, que se comunicará al Centro Coordinador. Este sistema es el utilizado en la Comunidad Autónoma de Castilla-La Mancha y de Aragón.

Otros servicios organizan sus criterios de activación o de inclusión en dicho código en base a un listado de patologías y situaciones (código 15, SAMUR) que condicionan la activación del mismo, otros consideran dos niveles de respuesta en función de si requiere una asistencia inmediata al llegar al hospital o por el contrario admite una respuesta diferida, pues el paciente no plantea riesgo vital inmediato, previa valoración del médico en el lugar (SAMU Alicante)

Los *datos mínimos* a proporcionar al Centro Coordinador de Urgencias, a los efectos de su transmisión posterior al hospital son:

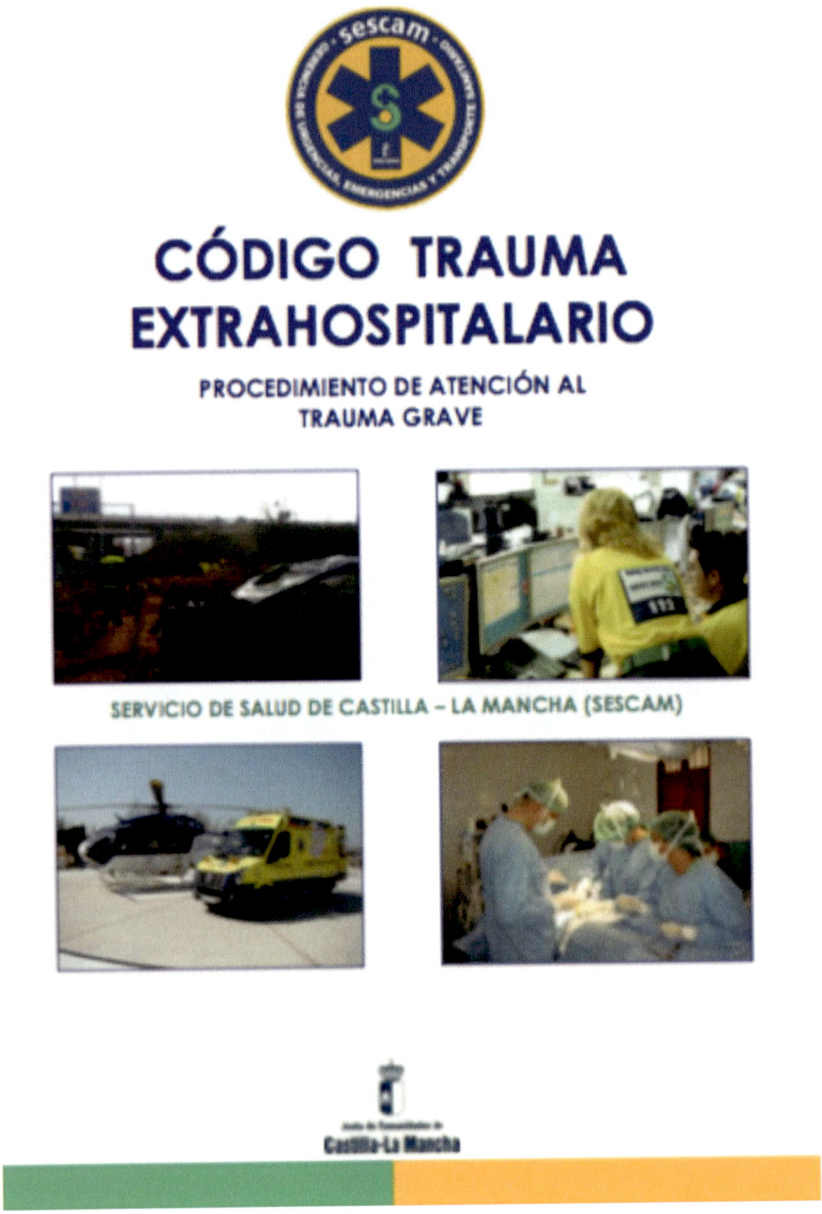
sescam
CÓDIGO TRAUMA
EXTRAHOSPITALARIO
PROCEDIMIENTO DE ATENCIÓN AL
TRAUMA GRAVE
SERVICIO DE SALUD DE CASTILLA – LA MANCHA (SESCAM)
Castilla-La Mancha

**Imagen 1**

**CRITERIOS DE ACTIVACION CÓDIGO TRAUMA**

**1.- Constantes Vitales y GCS (marcar) Activar código si aparece una**

| | | | |
|---|---|---|---|
| □ **GCS** < 13 | □ **TAS** < 90 mmHg (adulto) | □ **FR** < 10 ó > 29 (> 6 años) | □ **FC** > 160 (< 1 año) ó > 150 (1 a 2años) |
| □ **PCR** recup. | ó < 70 + edad x 2 (niños) | > 35 (3-5 a); > 40 (1-2 a) > 60 (< 1 a) | ó > 140 (3 - 5 años) ó > 120 (6 - 12 años) |

**2.- Lesiones Anatómicas (marcar) Activar código si aparece una**

**Afectación sistémica**
- □ Quemaduras > 15 % con / sin inhalación.
- □ Traumatismo cerrado masivo / atrapamiento / aplastamiento.
- □ Sospecha hemorragia masiva

**Extremidades**
- □ Amputación proximal
- □ Lesiones penetrantes proximales
- □ Fx 2 ó más huesos largos
- □ Fx con afectación vascular
- □ Extremidad catastrófica
- □ Aplastamiento / atrapamiento

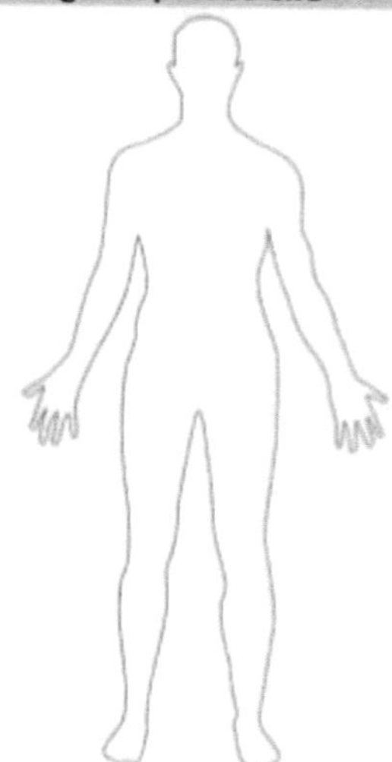

**Cabeza y Cuello**
- □ TCE con focalidad neurológica
- □ Lesiones penetrantes
- □ Fx abierta ó deprimida de cráneo
- □ Signos de Fx de la base del cráneo

**Tórax**
- □ Sospecha tórax inestable, volet costal
- □ Lesiones penetrantes
- □ Sospecha hemotórax masivo
- □ Herida soplante de tórax

**Abdomen**
- □ Sospecha de lesión abdominal con distensión y/o peritonismo
- □ Lesiones penetrantes
- □ Ecofast +

**Columna y Pelvis**
- □ Sospecha Fx pélvica.
- □ Sospecha lesión raquimedular

**3.- Biomecánica (marcar) Activar Código si aparece uno**
- □ Atropello peatón
- □ Atropello ciclista
- □ Proyectado
- □ Extricación > 20 minutos
- □ Deformidad importante del vehículo
- □ Accidente de Tráfico a más de 60 – 70 Km/h
- □ Muerte de ocupante en el mismo vehículo
- □ Precipitado de más de 3 metros de altura

**4.- Factores asociados (marcar) Activar Código si aparece uno**
- □ Embarazo
- □ Antecedentes conocidos de coagulopatía / anticoagulación

**Imagen 2**

- *Sexo y edad.*
- *Criterios de activación* y lesiones de interés.
- *Constantes vitales significativas* de importancia para la asistencia a la víctima.
- Situación de *estabilidad ó inestabilidad* del paciente.
- *Tiempo estimado de llegada* al hospital. Este tiempo debe ser calculado en base a criterios *reales* y no *ideales*. Cualquier motivo que lleve a variación del tiempo estimado de llegada comunicado al hospital, ya condicione adelanto ó retraso, deberá ser actualizado al hospital.
- *Número total de víctimas* afectadas en el accidente.
- El Centro Coordinador de Urgencias dispondrá de los medios de *contacto directo con las áreas y profesionales* de cada uno de los hospitales que vayan a recibir la comunicación de la activación del código.
- El Centro Coordinador de Urgencias comunicará la activación del código al Hospital efectuando *una única llamada telefónica*, siendo el hospital el responsable de la activación del código intrahospitalario que estuviera establecido en cada uno de ellos, pudiendo participar diferentes profesionales de diferentes especialidades, pero frente a los cuales debe haber un líder y roles definidos.

La activación del código trauma, implica la realización de un preaviso hospitalario a través del Centro Coordinador.

## TRANSFERENCIA

Cuando la unidad HEMS llegue al Servicio de Urgencias del Hospital se realizará la *transferencia del paciente*. Dicha transferencia, por norma, se realizará en el espacio destinado por cada hospital para pacientes críticos, se realizará entre profesionales de la misma categoría profesional (médico-médico, enfermero-enfermero), y la información se transmitirá de forma sistematizada: *IDEAS*

- **I:** Identificación del paciente y los profesionales medico/enfermero que realiza el traslado y el médico/enfermero receptor.
- **D:** Diagnóstico. Paciente politraumatizado con
- **E, A:** Estado, aquí podemos seguir la sistemática de atención al paciente politraumatizado, indicando las prioridades y las tareas realizadas

  A. Vía aérea. Situación y actuación.

  B. Ventilación. Tratamiento aplicado.

  C. Hemorragias. Accesos venosos. Fluidoterapia administrada.

D. Estado neurológico: pupilas, escala de Glasgow. Medidas terapéuticas realizadas.
E. Otras lesiones generales.
F. Evaluación secundaria: sondas, ECO FAST, fracturas, inmovilización de extremidades.

- **S**: Signos y síntomas de alarma que requieran especial atención.

Se entregarán pertenencias al equipo de seguridad, muestras sanguíneas a la enfermera, así como otra documentación pertinente.

Se deberá dejar constancia de dicha información en el informe clínico, a fin de que pueda ser consultada durante el proceso asistencial, e incluso para la recogida de datos epidemiológicos.

Tras la transferencia del paciente, la activación del Código Intrahospitalario será responsabilidad del médico hospitalario que haya adquirido la responsabilidad inicial de éste.

## REGISTRO DE TRAUMA

Debe existir un registro sobre la asistencia al paciente traumatizado, dados los recursos tecnológicos actuales es deseable que su formato sea en una plataforma informática que permita su acceso desde diferentes ubicaciones y permita ser completado y consultado desde diferentes lugares, con las debidas medidas de seguridad y confidencialidad.

El objetivo de un registro de trauma, es poder medir, cuantificar nuestra actuación sanitaria, poder tener un mejor conocimiento de la epidemiología, procesos y resultados de la atención al paciente con una enfermedad traumática grave, lo que nos permita establecer comparativas y sacar conclusiones de mejora.

## EL PAPEL DEL HEMS EN EL CÓDIGO TRAUMA

El helicóptero sanitario de emergencias (HEMS), su versatilidad y su rapidez, hacen de él un recurso asistencial, especialmente útil tanto en la asistencia al paciente traumatizado en el lugar como en los traslados asistenciales al centro óptimo (hospital con servicio de neurocirugía, unidad de quemados, etc), el cual no será siempre el más cercano si bien esta circunstancia debe ser valorada in situ por el médico asistencial, también es útil cuando la orografía no permita un traslado por tierra. Por el contrario las limitaciones relativas son la meteorología adversa, las particularidades del vuelo nocturno, y la necesidad de un segundo recurso terrestre de apoyo.

Los criterios de activación pueden variar de un servicio a otro, pero generalmente uno determinante suele ser la crona respecto a la ubicación de la unidad HEMS. El *médico HEMS*, realizará:

- La valoración de la escena "in situ" e informar al Centro Coordinador la situación clínica de lo/s herido/s, necesidad de recursos sanitarios adicionales, procediendo cuando proceda a realizar un triaje (clasificación en función del pronóstico).
- Asistir a las víctimas mediante los estándares de atención a los pacientes traumatizados.
- Mantener una comunicación adecuada con el Centro Coordinador
- Traslado del paciente a centro útil. Este *traslado* puede ser:
  - » Primario, desde el lugar del incidente al centro útil.
  - » Primario diferido; la asistencia inicial ha sido realizada por un recurso sanitario avanzado, pero por diversas razones (distancia, accidentes geográficos, etc) es trasladada al centro útil por el helicóptero. Podemos resumir que lo que se pretende es optimizar el tiempo, si bien algunas situaciones lo que se pretende es realizar un traslado más confortable, evitando las incidencias propias de un traslado terrestre.
  - » Secundario, desde un centro hospitalario a otro centro hospitalario de referencia, para su tratamiento definitivo.
- Registro de la asistencia realizada, tanto en el informe clínico, como la documentación complementaria a fin de fomentar las actividades de formación e investigación.

La actuación de los equipos HEMS, como recursos integrantes del código trauma , debe realizarse en comunicación con la Central de Coordinación, que se encargará de la comunicación a otros recursos asistenciales (hospitales para recepción, unidades de soporte vital para traslado desde helisuperficie a centro sanitario) así como con otros recursos (cuerpos y fuerzas de seguridad, equipos de salvamento, forense, mantenimiento de carreteras, etc).

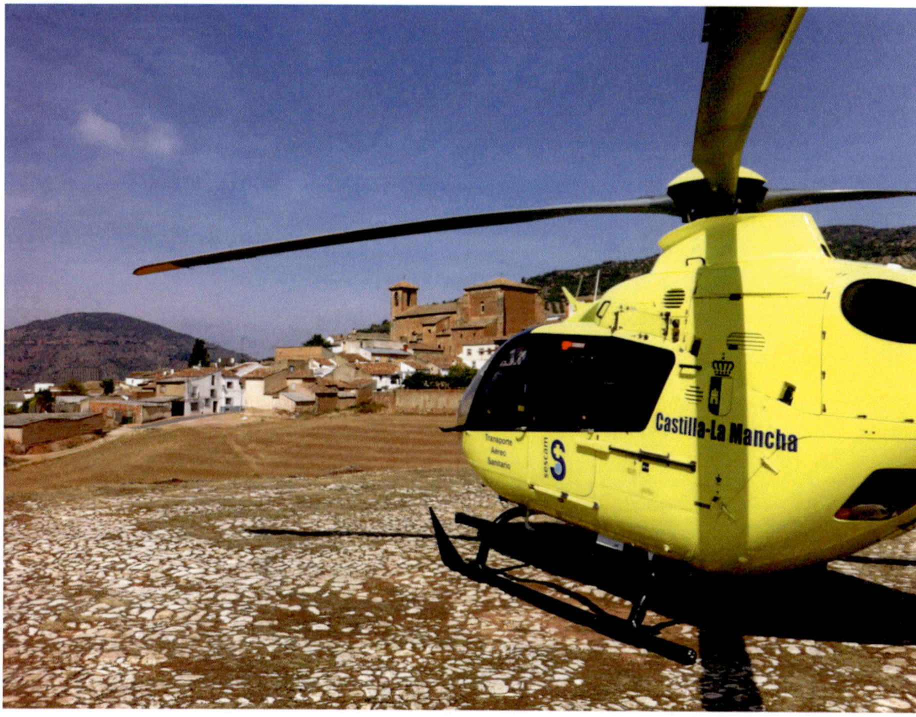


**Imagen 3**

## BIBLIOGRAFÍA


- Servicio de Salud de Castilla La Mancha. Código Trauma extrahospitalario. Procedimiento de atención al trauma grave. (Protocolo de Servicio) 2017.
- F. Alberdi,I. García,L. Atutxa,M. Zabarte,Trauma and Neurointensive Care Work Group of the SEMICYUC. Epidemiology of severe trauma. Med Intensiva, 38 (2014): 580-588.
- Canabal Berlanga R, Marcos García A, Marina Martínez L, Jiménez Vizuete JM. Código Trauma de Castilla La mancha. En: Guía Asistencial Urgencias y Emergencias Extrahospitalarias. Gerencia de Urgencias, Emergencias y Transporte Sanitario, 2ª ed, 2014.
- The Commitee on Trauma. American College of Surgeons. Advanced Trauma Life Support. Student Course Manual. 10 Ed. Chicago, 2018.
- Comité de politraumatizados, Departamento de salud Alicante. Agencia Valenciana de salud. Conselleria de Sanitat. Protocolo de atención inicial al paciente politraumatizado. (Protocolo de Servicio) 2014.
- Salud. Gobierno de Aragón. Atención prehospitalaria al paciente politraumatizado (Procedimiento de Servicio), 2010.
- SAMUR. Manual de Procedimientos 2018.
- Consejería de Salud. Proceso Asistencial Integrado al Trauma grave. 2004.

# 46. CÓDIGO SEPSIS & HEMS

**Juan Antonio Sinisterra Aquilino**

## INTRODUCCIÓN: DEFINICIONES

Según el Consenso Internacional para la definición de sepsis y shock séptico en su tercera edición (SEPSIS-3), la sepsis se define como una disfunción orgánica que amenaza la vida causado por una respuesta del huésped desregulada a la infección. Los criterios clínicos para la sepsis incluyen ante una situación sospechada o documentada de Infección junto a la presencia de dos o más fallos de órganos de forma secuencial. La evaluación del SOFA (Sequential Organ Failure Assessment) queda determinada como una herramienta útil en la sospecha diagnóstica de sepsis.

El *shock séptico* se define como una evolución de la sepsis en la que las anomalías subyacentes circulatorias y celulares/metabólicas son lo suficientemente importantes como para aumentar sustancialmente la mortalidad.

Clínicamente el shock séptico se define por los criterios clínicos de sepsis y necesidad de terapia vasopresora para elevar la presión arterial media > 65 mm Hg junto con la determinación del lactato > 2 mmol/L (18 mg/dL) a pesar de la adecuada reanimación con líquidos.

El shock acontece cuando el sistema circulatorio falla para poder mantener una adecuada perfusión celular siendo un síndrome que puede deberse a muchas y diversas causas.

El shock séptico acontece pues cuando agentes infecciosos o mediadores inducidos por un cuadro infeccioso en la circulación sanguínea produce descompensación hemodinámica. El shock séptico es primariamente una forma de shock distributivo y es caracterizado por un suministro y extracción tisular de oxígeno insuficiente con una inapropiada vasodilatación periférica a pesar de una fracción cardiaca preservada o aumentada. En el shock séptico, ocurre una alteración de la distribución del flujo sanguíneo junto a una respuesta inflamatoria motivada por la infección. Incluso después de la reposición del volumen intravascular, las anormalidades de la microcirculación pueden persistir y conlleva una mal-distribución del gasto cardiaco.

*Código:* Situación que requiere activar un sistema más o menos complejo de la asistencia multidisciplinar al paciente grave con el fin de evitar demoras, creando una asistencia protocolizada y ordenada en arreglo a la patología tiempo -dependiente asistida.

De siempre ha habido gran confusión y disparidad de criterios respecto a la sepsis. *Diagnosticar y tratar* la sepsis significa un verdadero reto dado que los síntomas se confunden fácilmente con otros procesos y se encuentran dificultades para instaurar un tratamiento bien orientado.

### Epidemiología en España

- *Incidencia*: > 100 casos/100,000 residentes adultos/año.
- *Mortalidad*: 20,7% (sepsis grave); 45% (shock séptico).

### Carga económica

- Costo anual EUA → > 12,800 millones de euros.
- Costo anual Europa → > 5,800 millones de euros.

## LA SEPSIS COMO CÓDIGO

La sepsis y las consecuencias de la misma como el shock séptico conllevan a tratarla como una *patología tiempo-dependiente* y acorde a estas características el shock séptico debería ser detectado tempranamente por los primeros observadores clínicos que contacten con el paciente, disminuyendo así el tiempo para el inicio del tratamiento hemodinámico y la pronta administración de terapia antibiótica. A diferencia de otros códigos, la sepsis no presenta el evento a partir del cuál empieza a contar el tiempo, es decir el paciente no presenta una clínica tan evidente como en el caso del infarto agudo de miocardio, ictus o evento traumático a partir del que debemos establecer el tiempo máximo para disminuir la morbimortalidad. La sepsis es silente, cuando empieza el cuadro no presenta signos claros de sepsis, si no hay que buscar signos indirectos de la sepsis previa sospecha de ésta (Fig. 1). Cuando el paciente presenta signos claros y evidentes de sepsis la morbimortalidad es altísima.

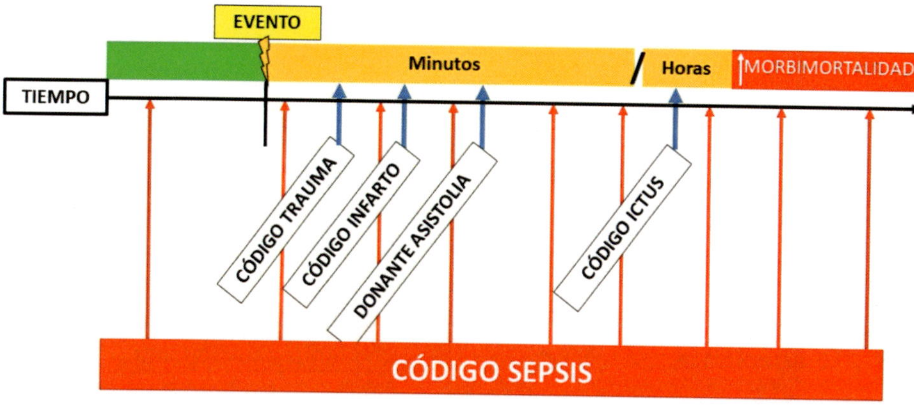


**Figura 1.** *A diferencia del resto de Códigos más habituales que tienen un claro inicio a raíz de un evento a partir del cuál se puede establecer un período ventana específico y concreto, la sepsis carece de este evento tan conciso, siendo la sospecha diagnóstica lo que puede determinar el grado de morbimortalidad de la sepsis.*

**La sepsis como Código**

- ***Objetivo:*** Detectar el shock séptico en el menor tiempo posible.
- ***Cómo:*** Parámetros clínicos y parámetros de constantes NO invasivos.

La sepsis no es una patología independiente, sino que va asociada a otras patologías siendo concomitante con éstas, agravándolas y complicando su evolución. Requiere de foco infeccioso, no detectable siempre. Los parámetros clínicos son esenciales para determinar su sospecha.

Una limitación para la detección e implantación del Código Sepsis es la ventana de tiempo para evaluar al paciente e iniciar el tratamiento dado que es por regla general estrecha.

Diferentes estudios llegan a la conclusión que en el entorno pre-hospitalario y como dinámica habitual de la práctica de la emergencia, la premura en la identificación del paciente con shock séptico ha demostrado un *acortamiento del inicio de la terapia* del mismo. Se ha demostrado que:

- La identificación temprana de sepsis y la implementación de tratamientos precoces han documentado mejorar resultados y disminuir la mortalidad (grado 1C).
- La reanimación inicial estuvo asociada a una reducción absoluta en la tasa de mortalidad de 18% a los 28 días.

- Los pacientes tratados con fluidoterapia extrahospitalaria alcanzaron más rápidamente los objetivos y además la atención subsiguiente en urgencias también fue más rápida.
- En los Servicios de Urgencias aquellos pacientes con sepsis severa que recibieron cuidados prehospitalarios por equipos de emergencias tuvieron un reconocimiento y un tratamiento más temprano frente a los que no fueron tratados por los equipos de emergencias.
- Además si en el entorno prehospitalario se cuenta con los recursos necesarios para iniciar el tratamiento de forma inmediata tras su detección, se ha demostrado una reducción de la mortalidad intrahospitalaria.

## IDENTIFICACIÓN DE PACIENTES CON RIESGO DE SEPSIS

En el ámbito prehospitalario y con mayor hincapié en el medio HEMS, la identificación de estos pacientes debe ser mediante sistemas de puntuación de aplicación rápida y fácil para el clínico, de forma que le facilite la toma de decisiones de cara a futuros diagnósticos y tratamientos inmediatos.

En las revisiones anteriores se realizaba según criterios de SIRS (Síndrome de Respuesta Inflamatoria Sistémica) y puntuación basada en los signos clínicos, válida tanto en el ámbito prehospitalario como en el hospitalario. Tanto en la revisión anterior (Sepsis-2) como en la actual (Sepsis-3) se ha huido de aquellos sistemas de puntuación complejos que dificultan su realización a la cabecera del paciente y por lo tanto no dan opción a la toma de decisiones de forma inmediata. En las guías de 2018 basadas en los criterios de Sepsis-3 se propone como sistema de puntuación el qSOFA o quick SOFA (Fig. 2) que se resume en tres aspectos clínicos de fácil recogida y que posee mayor especificidad que sus homólogos el SOFA y el SIRS (Fig 3 y Fig 4) .

| Criterios qSOFA | Valores | Puntuación |
|---|---|---|
| (A, B) Frecuencia respiratoria | $\geq$ 22 rpm | 1 |
| (C) Presión arterial sistólica | $\leq$ 100 mmHg | 1 |
| (D) Estado mental | CGS $\leq$ 13 | 1 |

**Figura 2.** *Criterios del qSOFA y sus valores con la puntuación equivalente.*

En pacientes con sospecha de sepsis si existen 2 o más criterios qSOFA alterados (qSOFA $\geq$ 2) la mortalidad es alta.

| Test | AUROC curve | Sensitivity for mortality | Specificity for mortality |
|---|---|---|---|
| SIRS ≥ 2 | 0.76 | 64% | 65% |
| SOFA ≥ 2 | 0.79 | 68% | 67% |
| qSOFA ≥ 2 | 0.81 | 55% | 84% |

AUROC = area under the receiver operating curve; SIRS = systemic inflammatory response syndrome; SOFA = Sequential Organ Failure Assessment score; qSOFA = quick Sequential Organ Failure Assessment score.

**Figura 3.** *Comparativa entre la especificidad y la sensibilidad de los 3 índices de valoración de la sepsis.*

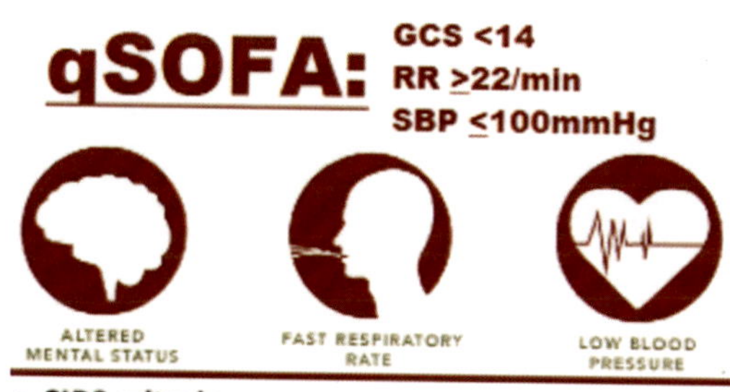


- **SIRS criteria**
  - 1. Body temperature >38°C or <36°C
  - 2. Heart rate >90/minute
  - 3. Respiratory rate >20/minute or PaCO2 lower than 32mmHg (4.3kPa)
  - 4. White blood cell count >12000/µL (>12x109/L) or <4000/µL (<4x109/L)
- When 2 or more criteria are present

**SOFA Score**

| SOFA score | 0 | 1 | 2 | 3 | 4 |
|---|---|---|---|---|---|
| Respiration $PaO_2/FIO_2$ or $SaO_2/FIO_2$ mmHg | >400 | <400 221-301 | <300 142-220 | <200 67-141 | <100 <67 |
| Coagulation | >150 | <150 | <100 | <50 | <20 |
| Liver Bilirubin(mg/dl) | <1.2 | 1.2-1.9 | 2.0-5.9 | 6.0-11.9 | >12.0 |
| Cardiovascular Hypotension | No hypotension | MAP <70 | Dopamine ≤5 or any | Dopamine >5 or notepinephrine ≤0.1 | Dopamine >15 or norepinephrine >0.1 |
| CNS (GCS) | 15 | 13-14 | 10-12 | 6-9 | <6 |
| Renal Creatinine (mg/dl) or urine output (ml/d) | <1.2 | 1.2-1.9 | 2.0-3.4 | 3.5-4.9 or <5.00 | >5.0 or <200 |

**Figura 4.** *Presentación de los 3 sistemas de puntuación del pronóstico de la sepsis.*

Para el tratamiento idóneo del paciente con sepsis desde su detección en el ámbito prehospitalario se deben reunir unos *requisitos mínimos*. Entre estos hay que nombrar:

- Concienciación de los equipos asistenciales para la sospecha del cuadro de sepsis.
- Arsenal terapéutico apropiado: Fluidoterapia, drogas vasoactivas, antibioterapia.
- Cadena asistencial protocolizada para la activación del Código Sepsis. Para el tratamiento inicial del paciente con sepsis debemos abordarlo en líneas generales evitando la hipoxia pero también evitando administrar exceso de oxígeno. AL igual que la PaFi o índice de Kirby ($Pa/FiO_2$)

**Cuadro 1.** *Tratamiento inicial de la sepsis y parámetros básicos iniciales. Modificado de Lena M. Napol itano. Sepsis 2018: Definitions and Guideline Changes. Surgical Infections. Volume 19, Number 2, 2018.*

| Tratamiento inicial del shock séptico |
|---|
| · Iniciar con 30 ml/kg de resucitación con cristaloides en las primeras 3 h como fluido de elección. Evitar el uso de hidroxietil-almidón para el reemplazo de volumen intravascular. |
| · Presión arterial media inicial objetivo de 65 mmHg cuando el shock séptico requiera vasopresores: |
| · Utilizar noradrenalina como vasopresor de primera línea. |
| · Administrar antibióticos dentro de la 1ª h tras el diagnóstico con terapia antimicrobiana de amplio espectro para cubrir todos los patógenos probables. |
| · Transfusión de células sanguíneas rojas solo cuando la hemoglobina < 7 a menos que exista una circunstancia atenuante (infarto de miocardio, grave hipoxemia, hemorragia aguda). |
| · Volumen tidal objetivo de 6 ml/kg para el SDRA, con un límite superior de presión meseta de 30 cm de $H_2O$. |
| · Estrategia conservadora en la reposición de líquidos en el SDRA en aquellos pacientes sin signos de hipoperfusión. |
| · Posición de pronación para el SDRA inducido por sepsis con una relación PaO2 / $FiO_2$ < 150. |
| · Elevar la cabecera de la cama 30–45 grados en pacientes con ventilación mecánica, pruebas de respiración espontánea y durante el protocolo de destete. |
| · Mantener un nivel de glucosa en sangre < 180 g/dL. |

**Cuadro 2.** *Tratamiento inicial de la sepsis y parámetros básicos iniciales. Modificado de Lena M. Napol itano. Sepsis 2018: Definitions and Guideline Changes. Surgical Infections. Volume 19, Number 2, 2018.*

| Tratamiento posterior |
| --- |
| • Evitar la utilización de catéter en la arteria pulmonar en pacientes con SDRA inducido por sepsis. |
| • Evitar el uso de agonistas beta-2 en pacientes con SDRA inducido por sepsis sin broncoespasmo. |
| • Evitar el uso de VOAF en pacientes adultos con SDRA inducido por sepsis. |
| • Profilaxis farmacológica de TEV con heparina no fraccionada o de bajo peso molecular. |
| • Profilaxis de úlceras por estrés en pacientes con factores de riesgo de hemorragia GI. |
| • Nutrición enteral temprana, contra nutrición parenteral en los primeros 7 días. |
| • Contra el uso de ácidos grasos omega-3 como suplemento inmunológico. |
| • Incorporar los objetivos de atención en la planificación del tratamiento utilizando principios de cuidados paliativos cuando sea apropiado. |

se puede utilizar el índice SAFi (Sat $O_2/FiO_2$) cuyos valores se pueden extrapolar al de PaFi con valores por debajo de 235. La reposición de fluidos, se realizará con cristaloides y evitando los coloides. En segunda línea se tendrán en cuenta los fármacos vasoactivos y concretamente la noradrenalina. El tratamiento inicial se expone según las guías de Sepsis-3 en el Cuadro 1.

Una vez instaurado el tratamiento inicial se plantean unas recomendaciones del tratamiento de continuidad en el hospital (Cuadro 2).

En el medio HEMS algunas terapias recomendadas son de difícil aplicación, como el tratamiento con ventilación mecánica en paciente en decúbito prono, o no siempre se dispone de la determinación analítica del ácido láctico o con menos frecuencia del índice de Kirby o PaFi.

## El papel del HEMS en el Código Sepsis

La bibliografía evidencia que en el código sepsis el HEMS mejora los tiempos de asistencia, así como los tratamientos previos que se aconsejan inicialmente. En este aspecto se priorizan inicialmente la fluidoterapia y de forma empírica la antibioterapia orientada al foco infeccioso cuando está presente.

En referencia al tiempo de asistencia el HEMS mejora tanto los tiempos de llegada al paciente, como los de transporte al hospital de referencia, consiguiendo el objetivo prioritario de administrar el tratamiento específico dentro de la primera hora tras el diagnóstico de sospecha y a su vez administrar la fluidoterapia apropiada. En diferentes estudios se ha comprobado que los pacientes con sepsis se han mejorado la morbimortalidad tras la asistencia del HEMS.

Disponer de medios analíticos a bordo para la detección del ácido láctico, así como de la ecografía para descartar posibles focos como el pulmonar, además de poder administrar la antibioterapia a bordo, podría mejorar el pronóstico de los pacientes con sepsis.

Además como en el resto de códigos, el aviso al hospital de referencia con la estimada de llegada al mismo para agilizar la transferencia y el ingreso del paciente, favorece la atención del paciente con mayor agilidad acortando tiempos.

**BIBLIOGRAFÍA**


- Lena M. Napol itano. Sepsis 2018: Definitions and Guideline Changes. Surgical Infections. Volume 19, Number 2, 2018.
- Esteban A. et al. Sepsis incidence and outcome: contrasting the intensive care unit with the hospital ward. Crit Care Med 2007 May; 35(5): 1284-9.
- Angus DC. et al. Epidemiology of severe sepsis in the United States: analysis of incidence, outcome, and associated costs of care. Crit Care Med 2001 Jul; 29(7): 1303-10.
- Dellinger et al. Surviving sepsis campaign: International guidelines for management of severe sepsis and sepsis shock: 2012. Critical Care Medicine.
- César Carballo Cardona. Fluidoterapia extrahospitalaria en la sepsis grave: Efecto de la reanimación temprana en el servicio de urgencias. Prehospital Emergency Care. Edición Española. Volumen 3/Número 3. Julio/Septiembre 2010.
- Studnek JR, et al. The impact of emergency medical services on the ED care of severe sepsis. Am J Emerg Med. 2012 Jan; 30(1): 51-6. Epub 2010 Oct 27.
- Seymour et al. Prehospital intravenous access and fluid resuscitation in severe sepsis: An observational cohort study. Critical Care 2014, 18: 533.
- Hollenberg SM, at al. Practice parameters for hemodynamic support of sepsis in adult patients: 2004 update. Crit Care Med 2004 Vol. 32, No. 9.
- Tudor Ovidiu Popa , Diana Cimpoesu , Mihaela Corlade and Paul Nedelea. HEMS Benefits in transfering sepsis patients-north-east romanian experience. International Journal of Advanced Research 5(5): 1229-1232· May 201.
- Rahul Kashyap, Peter W. Anderson, Abhay Vakil, Christopher S. Russi, Rodrigo Cartin-Ceba. A retrospective comparison of helicopter transport versus ground transport in patients with severe sepsis and septic shock. Int J Emerg Med. 2016; 9: 15.

# PATOLOGÍAS CON ESPECIAL REPERCUSIÓN EN EL MEDIO HEMS

# 47. MANEJO URGENTE DE LAS ARRITMIAS EN HEMS

María Isabel Sánchez Sáenz, Elena Garrido Abia y Elena Pastor Benito

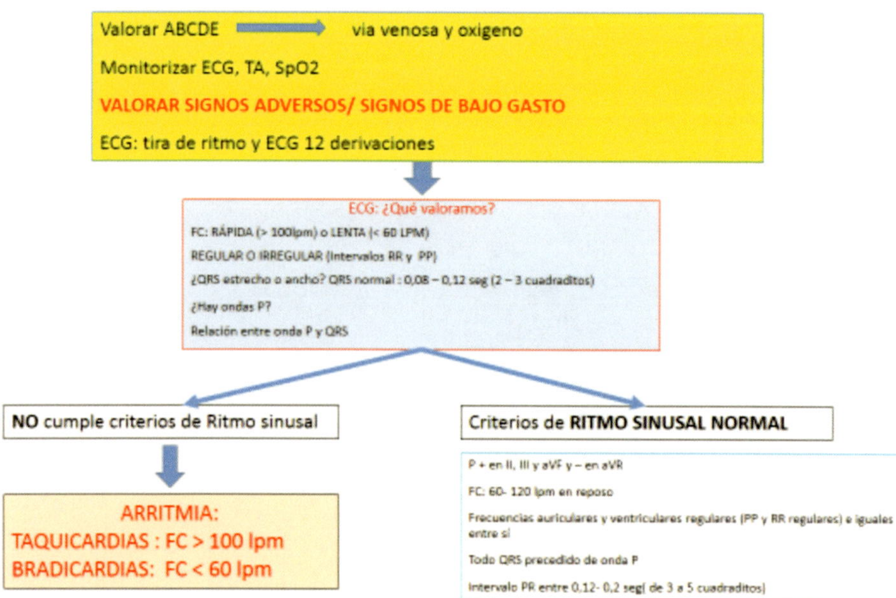


**Figura 1.** *Manejo inicial de las arritmias en urgencias.*

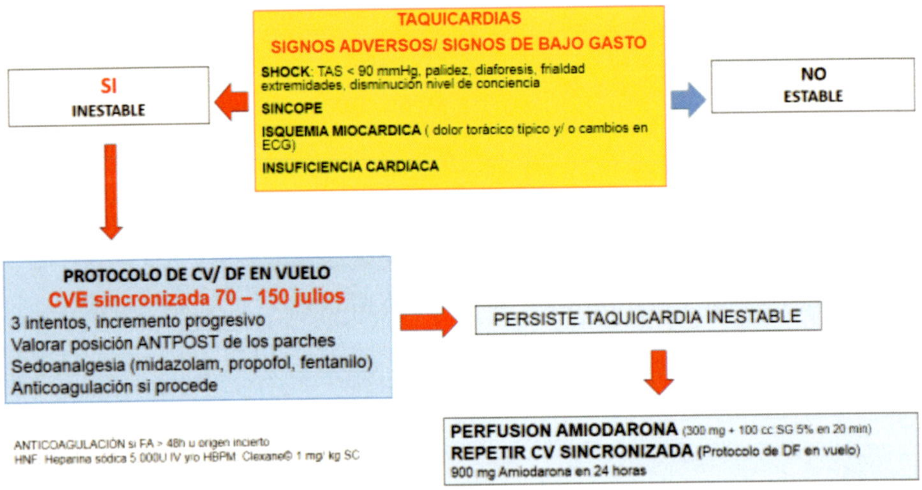


**Figura 2.** *Manejo de las taquicardias inestables en medio HEMS.*

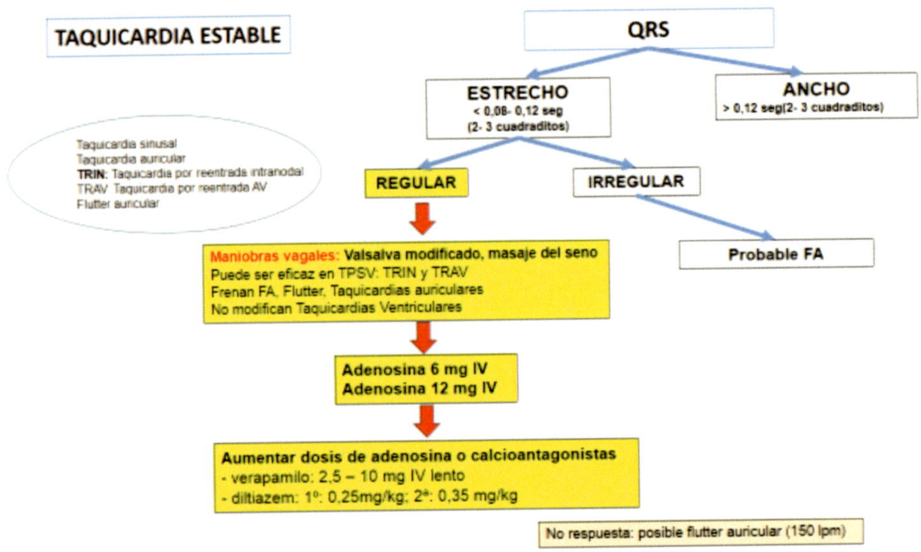


**Figura 3.** *Manejo urgente de las taquicardias estables de QRS estrecho y regular.*

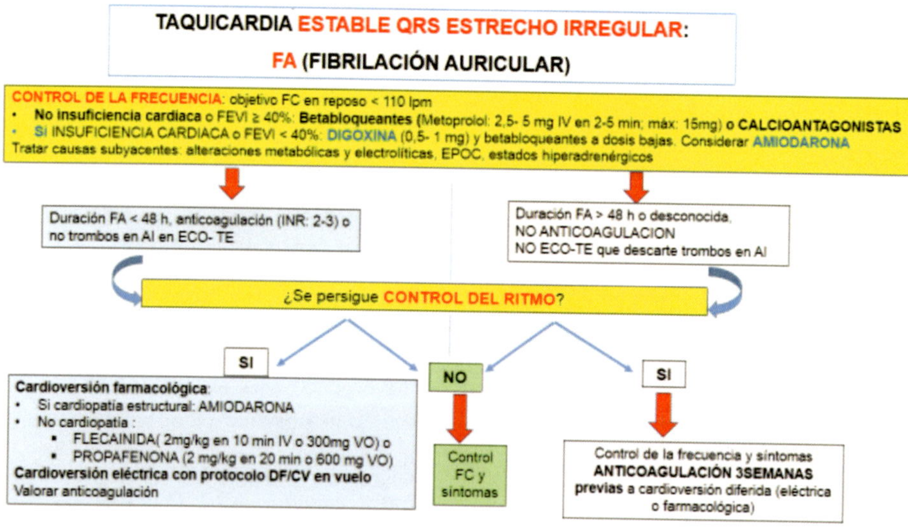


**Figura 4.** *Manejo urgente de las taquicardias estable de QRS estrecho irregular (fibrilacion auricular).*

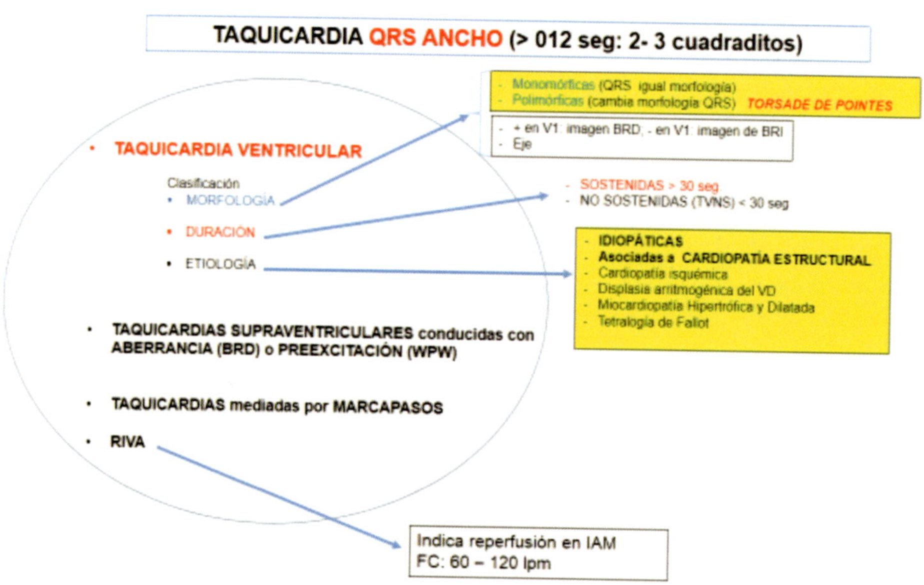


**Figura 5.** *Clasificación de las taquicardias QRS ancho.*

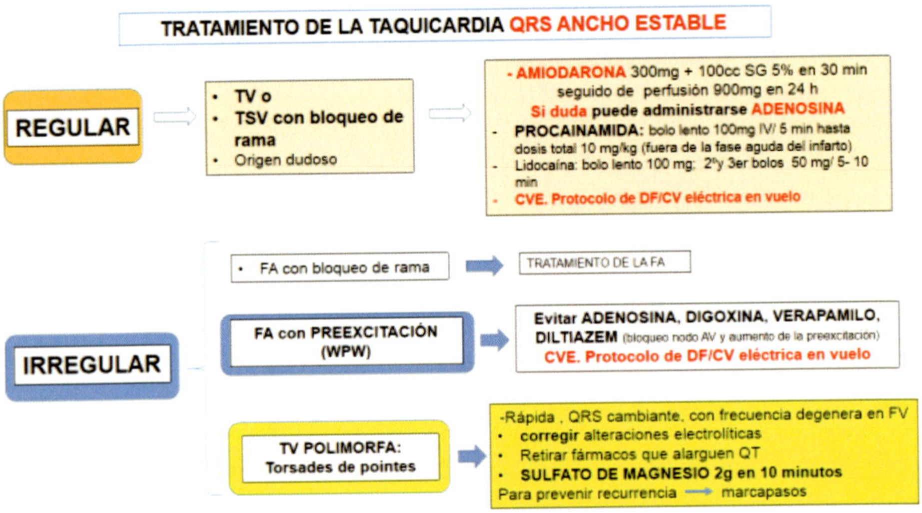


**Figura 6.** *Tratamiento de las taquicardias QRS ancho en medio HEMS.*

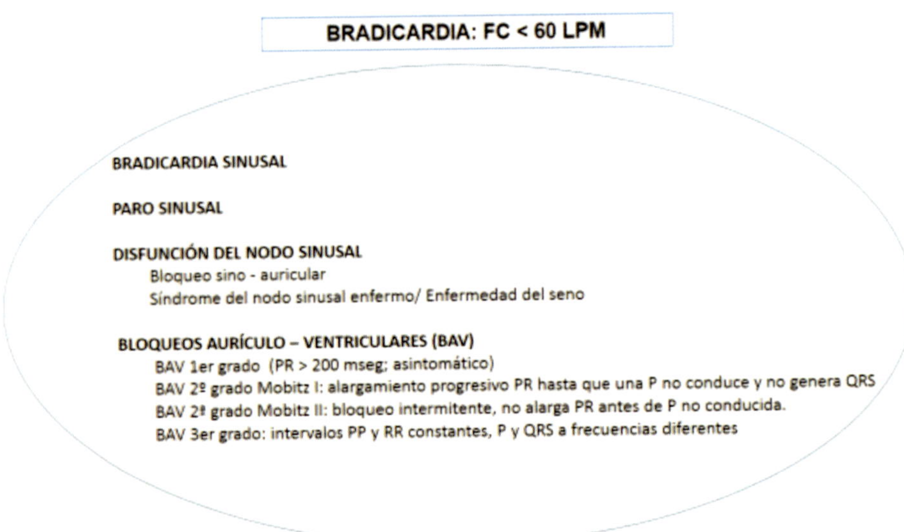


**Figura 7.** *Patrones de bradicardia.*

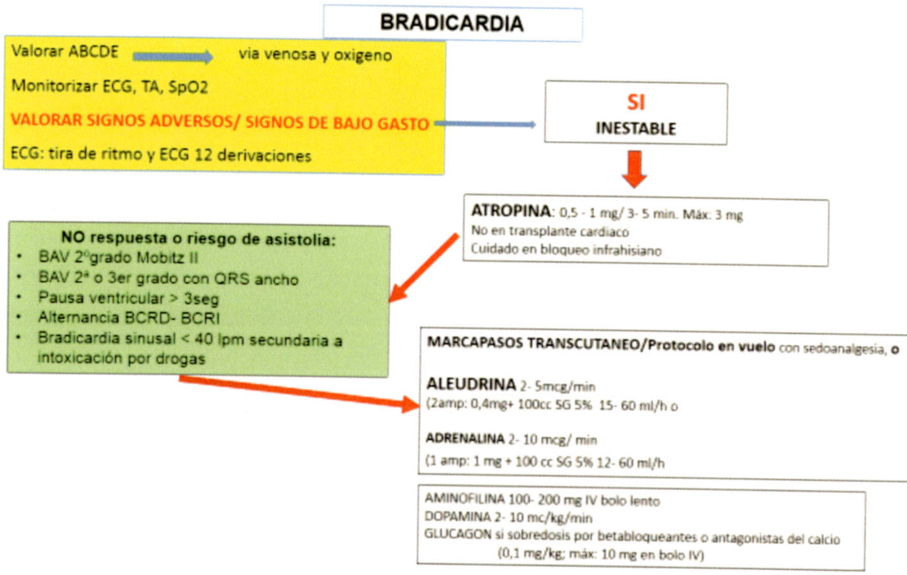


**Figura 8.** *Manejo inicial de la bradicardia en urgencias en medio HEMS.*

## BIBLIOGRAFÍA


- Consejo Español de Resucitación. Manual de Soporte Vital Avanzado. Edición según las Recomendaciones 2015 del ERC. 7ª Edición.
- Boriani G, Fauchier L, Aguinaga L, et al. European Heart Rhythm Association (EHRA) consensus documento n management of arrhytmias and cardiac electronic devices in the critically ill and post – surgery patient, endorsed by Heart Rhythm Society (HRS), Asia Pacific Heart Rhythm Society (APHRS), Cardiac Arrhythmia Society of Southern Africa (CASSA), and Latin American Heart Rhythm Society (LAHRS). European Society of Cardiology. Europace 2018; 00: 1-36.
- Kirchhof P, Benussi S, Kotecha D, et al. Grupo de Trabajo de la Sociedad Europea de Cardiología (ESC) para el diagnóstico y tratamiento de la fibrilación auricular. Guía ESC 2016 sobre el diagnóstico y tratamiento de la fibrilación auricular, desarrollada en colaboración con la EACTS. Rev Esp Cardiol. 2016; 70(1): 43.e1-e84.
- Al- Khatib SM, Stevenson WG, Ackerman MJ, et al. Guía de la AHA / ACC / HRS 2017 para el tratamiento de pacientes con arritmias ventriculares y la prevención de muerte súbita cardíaca: Resumen ejecutivo: Informe del Grupo de Trabajo de la Asociación Estadounidense de Cardiología / Asociación Americana del Corazón sobre guías de práctica clínica y la Sociedad del Ritmo Cardíaco. Pub Med. Octubre de 2018; 15(10): e190-e252.
- Ormaetxe Merodio JM, Arkotxa Torres M, Varona Peinador M. Manejo de las Taquiarritmias en urgencias. Unidad de Arritmas. Servicio de Cardiología. Hospital de Basurto. Bilbao.
- Page RL, Joglar JA, Caldwell MA et al. 2015 ACC/AHA/HRS guideline for the management of adult patients with supraventricular tachycardia. J Am Coll Cardiol. En prensa 2015. PubMed.
- Martín A, Merino JL, Del Arco C, et al. Consenso de la Sección de Electrofisiología y Arritmias – SEC y del Grupo de Arritmias Cardiacas – SEMES. Manejo de la Fibrilación Auricular en los Servicios de Urgencias. Emergencias 2002; 14: 243-261.
- Almendral Garrote J, Marín Huerta E, Medina Moreno O, et al. Guías de práctica clínica de la Sociedad Española de Cardiología en arritmias cardíacas. Rev Esp Cardiol 2001; 54: 307-367.

# 48. EL PACIENTE QUEMADO Y EL RECURSO HEMS

**Víctor Fernández-Gallego**

## INTRODUCCIÓN

Podemos y debemos considerar el paciente gran quemado como un paciente politraumatizado, no sólo por el riesgo vital que conlleva, sino porque en su producción a menudo intervienen diversos mecanismos (explosiones, caídas, derrumbes, inhalación de humos), además del propio de la quemadura lo que nos obliga a abordarlo siguiendo la sistemática del ABCDE, tanto para tratar las posibles lesiones asociadas, como para descartarlas. En el paciente quemado se produce una intensa respuesta inflamatoria en relación con la superficie quemada, que le confiere una serie de particularidades en su valoración y abordaje que son las que vamos a tratar en este tema, así como su evacuación, traslado y recepción en un Centro de Quemados.

## SISTEMÁTICA DE ACTUACIÓN

Las medidas de autoprotección en la atención del paciente quemado son fundamentales, en el caso de incendios, el paciente será evacuados a la zona de asistencia sanitaria por los equipos de rescate, cuando se deba entrar en zona de incendios, esta decisión debe estar suficientemente justificada en la atención de uno o varios pacientes que no pueden ser evacuados, se hará bajo supervisión de equipos de salvamento que aseguren la zona. En el caso ddEn el caso de quemaduras eléctricas se debe tener la seguridad que se ha interrumpido el paso de la corriente eléctrica, y en el caso de quemaduras químicas se establecerán las medidas de autoprotección necesarias (guantes, gafas, etc). Siguiendo la *sistemática de valoración y actuación del paciente traumatizado*, abordaremos:

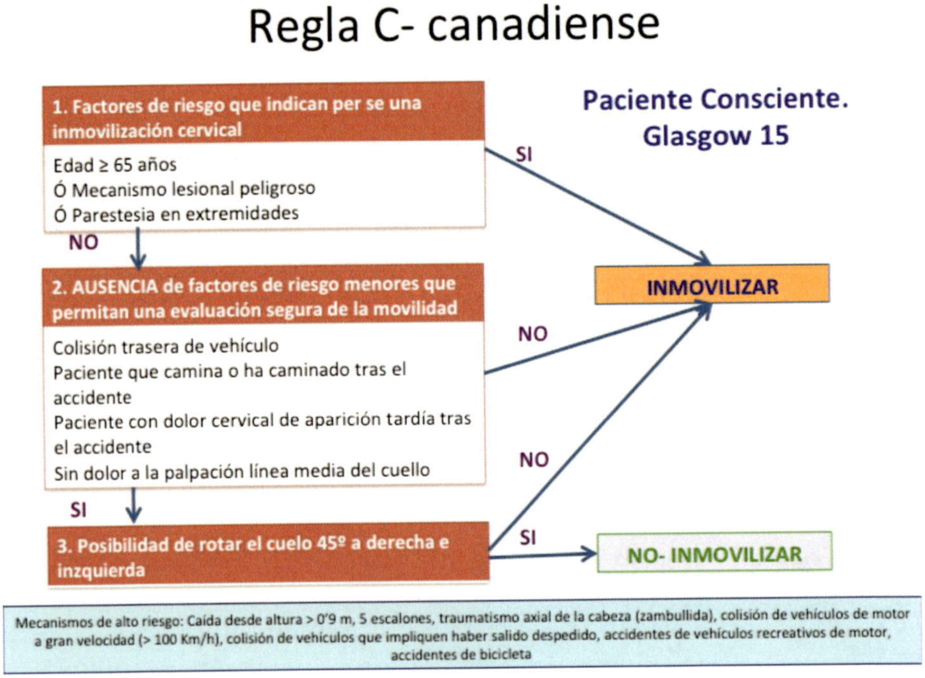


**Figura 1**

A. *Asegurar una vía aérea,* con control cervical cuando el mecanismo de producción nos lleve a sospechar la posible existencia de una lesión espinal. Resultan de utilidad, a este respecto las reglas C-canadiense (figura 1). Uno de los aspectos críticos del manejo del paciente quemado, es considerar el riesgo de una vía aérea comprometida, bien por el efecto directo de la temperatura sobre la vía aérea o el riesgo del edema sobre las estructuras vecinas, el cual no está presente inicialmente, pero es de desarrollo rápido una vez iniciada la respuesta inflamatoria. Los criterios de intubación son los planteados en la figura 2, que en el caso de la evacuación en helicóptero serán tenidos presente en su forma más leve, esto es, ante el indicio o sospecha de compromiso de la vía aérea el paciente deberá ser intubado; pues en vuelo la falta de espacio en el habitáculo asistencial y en ocasiones la imposibilidad de tomar tierra de forma inmediata, dificultan la intubación, si bien esta es posible en vuelo con dispositivos que permiten visualizar la glotis con una mínima movilización (Airtraq®, glideoscope®, Mcgrath®, etc), es preferible ser

| **Indicaciones para una intubación precoz (Adaptados de la ABLS, American Burn Life Support)** |
|---|
| • Signos de sospecha de obstrucción de la vía aérea : ronquera, estridor, uso de musculatura accesoria, retracción esternal.<br>• Extensas y profundas quemaduras faciales.<br>• SCQ > 40-50%.<br>• Quemaduras en la boca.<br>• Edema significativo ó riesgo de edema.<br>• Dificultad para tragar.<br>• Signos de compromiso respiratorio: incapacidad para eliminar secreciones, fatiga respiratoria, mala oxigenación o ventilación.<br>• Disminución del nivel de conciencia, con disminución de los reflejos de protección de la vía aérea. |
| SCQ: superficie Corporal Quemada. |

**Figura 2**

más laxo con las indicaciones de intubación previa al inicio de traslado. Se utilizará el tubo de mayor tamaño posible para el paciente, tanto en prevención de una vía aérea dificultosa como para facilitar la aspiración de secreciones. Durante el vuelo se controlará la presión del neumotaponamiento (20-30 mmHg). Los dispositivos supraglóticos no constituyen en estos casos una alternativa, pues generalmente la obstrucción de la vía aérea será caudal al dispositivo; si constituye una alternativa, cuando el paciente no es intubable ni ventilable, la cricotirotomía, y ésta tampoco será fácil en situaciones de edema intenso por la desestructuración de las estructuras anatómicas.

B. *Asegurar una ventilación eficaz.* Administraremos $O_2$ a alta concentración a todo paciente víctima de un incendio, independientemente de los valores de la pulsioximetría, especialmente aquellos que han sido víctimas de quemaduras por incendios en espacios cerrados, pues al tener parecidas longitudes de onda, la carboxihemoglobina (HbCO) y la hemoglobina son confundidas, dando valores de Sat $O_2$ aparentemente normales, cuando el paciente está intoxicado por monóxido de carbono. Actualmente algunos pulsioxímetros, incorporan un cooxíme-

| Síntomas | Niveles de HbCO | Cooxímetro portátil |
|---|---|---|
| Náuseas y cefalea | 20-30% | 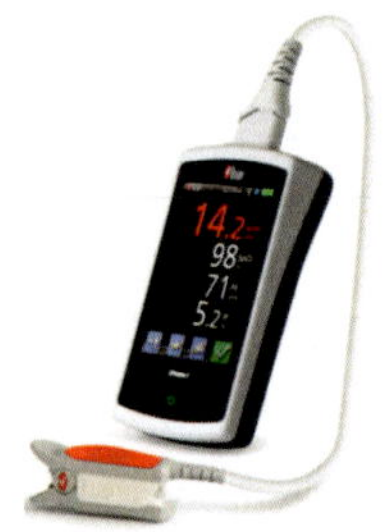 |
| Confusión | 30-40% | |
| Coma | 40-60% | |
| Muerte | > 60% | |

HbCO: Carboxihemoglobina

**Figura 3.** *Relación entre síntomas y niveles de CO.*

tro no invasivo que permite medir los valores de HbCO (pulsicooximetros), lo cual es muy útil en estas intoxicaciones. Valores de HbCO superiores al 10% en pacientes implicados en un incendio, debemos sospechar lesiones por inhalación. Los síntomas que nos orientan una posible intoxicación, además de la historia de exposición vienen reflejados en la figura 3. En este caso el tratamiento es la administración de $O_2$ al 100%, si bien no hay una evidencia científica para recomendar la ventilación mecánica no invasiva de forma taxativa –tampoco la hay en sentido contrario– en base a la fisiopatología y publicaciones recientes, desde aquí si la recomendamos con $FiO_2$ próximas al 100%, pues ayuda a mejorar la $PaO_2$ y evitar el colapso alveolar producido por la inhalación de agentes irritantes.

La intoxicación por cianuro, suele ser común a la intoxicación por monóxido de carbono en pacientes que han sufrido quemaduras en espacios confinados debido a la producción de derivados cianhídricos fruto de la combustión. El tratamiento con hidroxicobalamina (5 gr intravenosos en 15 min, y posibilidad de repetir dosis según respuesta clínica) por lo que debe considerarse en víctimas con inhalación de humos (restos de hollín, en boca, esputo, nariz) y que presenten alguno de los siguientes signos o síntomas, shock ó hipotensión, una acidosis láctica (láctico $\geq$ 8 mmol/l), parada respiratoria o cardiorespiratoria o síntomas neurológicos , si bien algunos centros de quemados y muchos servicios de emergencias extrahospitalarios han sistematizado su uso para todo paciente con síndrome de inhalación de humos con síntomas clínicos dada su eficacia y mínimos riesgos, y que este autor comparte.

Otras causas de dificultad respiratoria pueden venir dadas por la presencia de escaras circunferenciales que dificulten la expansión torácica que requieren escarotomías, y el desarrollo de un síndrome de distrés respiratorio agudo debido a la inhalación y el efecto de agentes irritantes. En caso de broncoespasmo, asociaremos agentes broncodilatadores.

C. *Se canalizará un acceso venoso,* preferiblemente dos, del mayor calibre posible, y a ser posible en zona no quemada, y por orden de preferencias, miembros superiores a inferiores por el riesgo de desarrollo de flebitis de la vena safena; esto se debe ver como una preferencia, y no como una indicación absoluta. El acceso intraóseo debe considerarse como una alternativa disponible, bien a nivel de meseta tibial o bien a nivel de la cabeza humeral, pues este último acceso permite la administración mayores cargas de volumen. El acceso venoso central constituye una segunda alternativa a considerar, por el riesgo de salida de accesos periféricos por el intenso edema. El fluido de elección es el Ringer lactato; podemos iniciar una perfusión a razón de 500 ml en la primera hora, y ajustar la velocidad y cantidad de infusión una vez realizada la evaluación inicial y de acuerdo con la fórmula de Parkland actualizada, que se comenta en la evaluación secundaria.

D. *Evaluación neurológica,* que incluye la escala de Glasgow, respuesta pupilar y movilidad de extremidades, el objetivo es mantener una adecuada perfusión tisular y normovolemia que evite el desarrollo de la lesión cerebral secundaria.

E. *Exposición y control de la hipotermia.* Se procederá a desvestir al paciente retirando toda la ropa, excepto aquella que esté adherida, para evitar la progresión dela quemadura. Se retirarán pulseras, anillos, relojes y otros objetos que puedan dificultar el riego sanguíneo distal. En el caso de quemaduras con químicos, se lavará el paciente con suero salino preferiblemente. Se debate mucho sobre la aplicación de compresas húmedas, pues éstas contribuyen a evitar la progresión de la quemadura al tiempo que producen un efecto de relajación y analgesia en el paciente, pero por otro lado hemos de evitar la hipotermia cubriendo al paciente con sábanas o paños limpios y secos, y recordar que la temperatura disminuye con la altura. Así pues, de usarse, estas compresas húmedas se limitarán a los primeros minutos, y entre tanto se logra una analgesia del paciente, y no se mantendrán durante el traslado. No existen estudios que demuestren que las mantas térmicas comercializa-

| | | |
|---|---|---|
| **Adultos (≥ 14 años)** | 2 ml RL × kg × % SCQ[1] | 0'5 ml/kg/h<br>30-50 ml/h |
| **Niños (< 14 años)** | 3 ml RL × kg × % SCQ[1]<br>En niños pequeños ≤ 30 kg, añadir solución glucosalina | 1 ml/Kg/h |

Sobre las necesidades calculadas, el 50% se administra en las primeras 8 h, y el 50% restante en las 16 horas siguientes.
RL: solución de Ringer Lactato.
SCQ: Superficie Corporal Quemada.
(1) Sólo se consideran las quemaduras de segundo y tercer grado.

**Figura 4.** *Fluidos a administrar en el paciente quemado y objetivos de diuresis.*

das tipo Water Gel®, produzcan efectos beneficiosos sobre la evolución de las quemaduras o la supervivencia de los pacientes, más allá de los beneficios subjetivos de confort en el paciente, así pues para su uso recomendamos que venga acordado con los centros de quemados de referencia.

## EVALUACIÓN SECUNDARIA

Recogeremos datos del paciente a través de él mismo si su situación lo permite, o a través de familiares y amigos (alergias, tratamientos, patologías previas, etc). Recogeremos datos del mecanismo de producción, para descartar lesiones asociadas, o incluso casos de maltrato.

### Gravedad de las quemaduras

La gravedad de las quemaduras viene determinada por la profundidad y extensión de las mismas, esta debe ser valorada en tanto que nos orientará a las medidas terapéuticas a adoptar y plantearnos los criterios de derivación del paciente.

En la valoración de la profundidad hemos de tener presente que no consideraremos las quemaduras superficiales, que se caracterizan por dolor, enrojecimiento y ausencia de ampollas. Es la característica quemadura solar. No plantean riesgo vital, ni tampoco reemplazo de líquidos pues la epidermis permanece intacta.

Para esta valoración estimada, podemos usar la regla de Wallace o regla de los 9, que divide la superficie corporal en áreas de 9% , múltiplos o fracciones de 9 (figura 5). Esta regla no es aplicable a niños por su diferente distribución

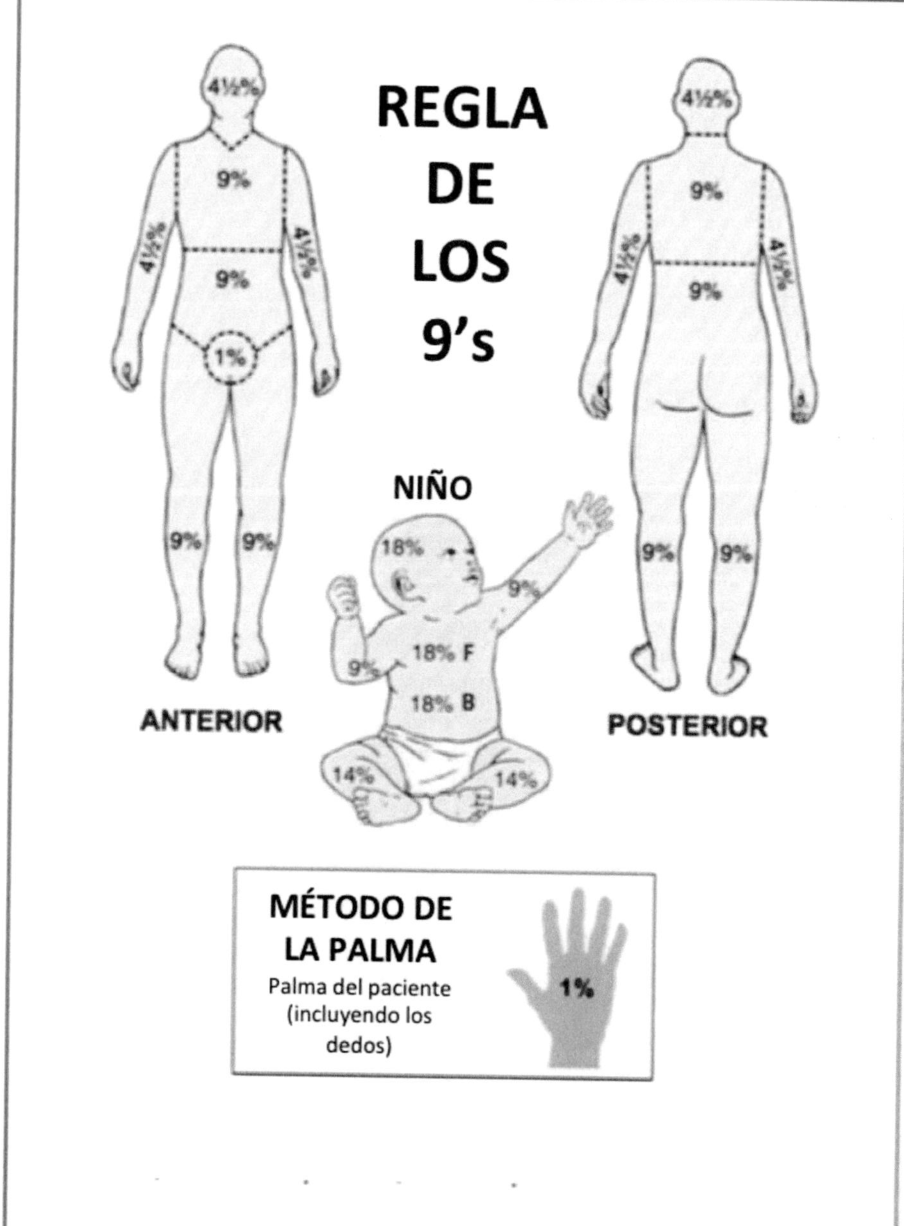
REGLA DE LOS 9's
4½%
9%
4½%
4½%
9%
1%
9%
9%
ANTERIOR
NIÑO
18%
9%
18% F
9%
18% B
14%
14%
POSTERIOR
MÉTODO DE LA PALMA
Palma del paciente (incluyendo los dedos)
1%

Figura 5

corporal, en cuyo caso intentaremos disponer de la tabla de Lund y Browder que nos permite obtener unos resultados sobre la superficie corporal en función de la edad. En ambos casos, adultos y niños, la superficie de la palma de la mano del paciente (dedos incluidos), representa el 1% de la superficie corporal.

## Monitorización

*Monitorización de la ventilación mecánica y sus diversos parámetros*

Se fijarán las alarmas de volumen (si ventilamos por presión) o de presión (si ventilamos por volumen), y de apnea, y estaremos especialmente atentos a las señales visuales, pues las acústicas en el entorno del ruido del helicóptero no son audibles. Esto es válido para el resto de la monitorización.

*Monitorización de constantes vitales*

- *Frecuencia cardiaca/electrocardiograma:* especialmente relevante en caso de quemaduras eléctricas por el riesgo de desarrollo de arritmias secundarias a la hiperpotasemia,
- *Saturación de $O_2$:* en ocasiones difícil cuando hay afectación de extremidades, y teniendo presente el factor de confusión que supone en los casos de intoxicación por monóxido de carbono, en estos casos se usará un cooxímetro portátil.

*Tensión arterial*

- *Capnografía,* útil tanto en pacientes intubados como no intubados a fin de valorar el estado ventilatorio, broncospiración, y en el caso de pacientes intubados permite valorar el efecto de los relajantes musculares, monitorizar la situación del tubo endotraqueal, ante el riesgo de extubación o la presencia de secreciones. Será útil para informarnos de una situación de parada cardiorespiratoria y guiar las maniobras de resucitación.
- *Temperatura,* con sonda esofágica preferiblemente. De no ser posible, vía axilar. Debe registrase la temperatura inicial y durante el traslado. Cubriremos al paciente, y se conectará el aire acondicionado el habitáculo asistencial a fin de evitar la situación de hipotermia.
- *Glucemia:* en niños pequeños ($\leq$ 30 Kg). Se añade un suero glucosado 5% al ringer lactato, por el riesgo de hipoglucemia.

*Fluidoterapia*

La velocidad de administración de ringer lactato ha sido actualizada por la American Burn Association, para minimizar el riesgo de sobrehidratación que se producía usando la clásica fórmula de Parkland. Los actuales datos de consenso, los podemos ver en la figura 4.

*Sondaje vesical*

El sondaje vesical además de permitir valorarnos el color de la orina y posibles lesiones asociadas (p.ej mioglobinuria en quemaduras eléctricas) nos permite valorar la diuresis urinaria como indicador de respuesta a la fluidoterapia (ver figura 4), que deberán mantenerse en un adulto entre 30-50 ml para minimizar el riesgo de sobrehidratación.

*Sondaje gástrico*

Si el paciente experimenta náuseas, vómitos o distensión abdominal el paciente debe ser sondado, para evitar la broncoaspiración, especialmente si presenta quemaduras con una extensión superior al 20%, debido al íleo reflejo que desarrollan.

La sonda vesical y la sonda gástrica, su realización, debe valorarse de forma individualizada (características del paciente, tiempo de traslado, situación clínica, etc) en el lugar, durante el traslado o incluso en destino, pues per se no son medidas vitales, pero de su valoración si se puede determinar decisiones médicas durante el traslado.

*Ecografía*

La ecografía en su procedimiento FAST, es útil si sospechamos la presencia de lesiones asociadas, líquido libre en abdomen, taponamiento cardiaco, presencia de neumotórax. Se puede utilizar para la reposición de la volemia, valorando el diámetro de la vena cava en inspiración/expiración.

*Índice biespectral (BIS)*

Resulta de gran utilidad para medir el grado de profundidad de sedación, si bien su uso puede venir limitado en las quemaduras faciales, dada la necesidad de colocación en puntos frontales.

*Analgesia*

La primera medida como se ha planteado en la sistemática de actuación debe ser asegurar una adecuada oxigenación y una adecuada reposición de fluidos, pues la administración de fármacos analgésicos puede enmascarar los signos de hipovolemia e hipoxemia. La aplicación temporal de compresas húmedas y la cobertura de las quemaduras suele aliviar el dolor. No obstante, y habiendo tenido presente lo anterior, son pacientes donde coexisten diferentes tipos de quemadura en profundidad, por lo que suelen requerir fármacos opiáceos, donde el fentanilo (1 μgr/kg) por su perfil hemodinámico tiene un papel relevante, sin embargo no es el único. Se usarán por vía intravenosa, o intraósea. Como alternativa está la ketamina por vía im (2 mg/kg) que mantiene los reflejos dela vía aérea, si bien, se debe administrar con una benzodiacepina para minimizar sus efectos secundarios a nivel de sensorial (pesadillas, alucinaciones, etc).

En pacientes con quemaduras >20%, es conveniente usar ranitidina 50 mg/100 ml de suero salino, para evitar la aparición de las ulceras de estrés.

## DERIVACIÓN DEL PACIENTE

El paciente quemado es subsidiario por lo general de beneficiarse del traslado en un medio HEMS al centro de quemados de referencia, debido en general a su dispersión geográfica. Es conveniente que cada Centro Coordinador tenga establecido los criterios de derivación acordados a su vez con los centros de referencia, que pueden variar de uno a otro (ej. posibilidad de atención a población pediátrica, medidas terapéuticas iniciales, pacientes con politraumatismos que deben ser atendidos antes de la derivación de la unidad de quemados, etc) así como la posibilidad de tener una actualización constante de las camas disponibles.

De forma clásica consideraremos como criterio de derivación a un centro de quemados, las situaciones referidas en la figura 6.

## DURANTE EL TRASLADO

Monitorizaremos al paciente, de acuerdo con lo expuesto en apartado anterior, intentaremos controlar la temperatura corporal y ambiental, y avisaremos de forma calmada y genérica de la situación al piloto/copiloto (paciente con quemaduras que requieren el traslado a una unidad de quemados con necesidad de soporte ventilatorio/fluidoterapia), así como la necesidad de utilizar el oxígeno durante el vuelo. Se facilitará protección acústica al paciente (imagen 1).

| Criterios de derivación a centro de Quemados (American Burn Association) |
|---|
| 1. Quemaduras parciales (2° grado) > 10% de SCQ. |
| 2. Quemadura de zonas especiales: cara, pies, genitales, manos, periné y articulaciones mayores SCQ > 40-50%. |
| 3. Quemaduras de tercer grado en cualquier grupo de edad. |
| 4. Quemaduras eléctricas, incluidas quemaduras/heridas por rayo. |
| 5. Lesiones por inhalación. |
| 6. Quemaduras en pacientes con patología previa que puede afectar a la gestión aguda, a la recuperación o a la mortalidad (ej, diabetes, fallo renal, etc). |
| 7. Pacientes con quemaduras y traumatismos asociados (se debe considerar de acuerdo con los protocolos del centro de referencia). |
| 8. Niños con quemaduras en hospitales sin personal cualificado para la atención de niños. |
| 9. Pacientes quemados que requieren de una intervención social, emocional o de rehabilitación especial. |
| SCQ: Superficie Corporal Quemada. |

**Figura 6**

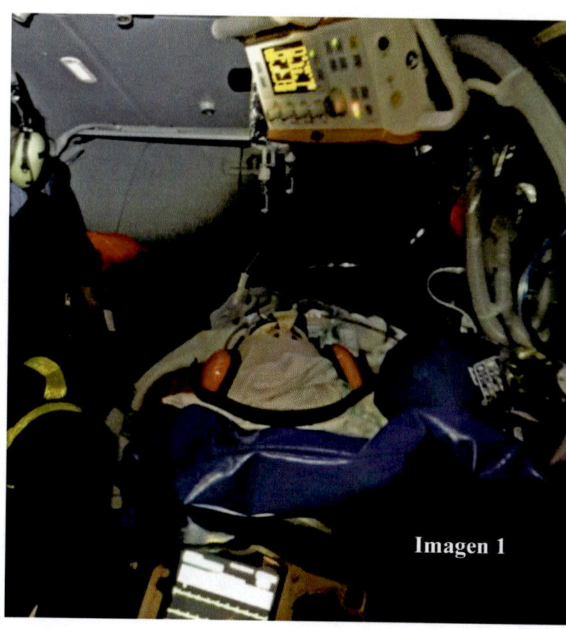

Se reevaluará la vía aérea.

Se minimizará previo y durante el traslado la manipulación de las quemaduras, y de ser necesario, se hará con guantes estériles. No está indicado aplicar ningún tipo de producto salvo excepciones (excepción, aceite de oliva sobre quemaduras por alquitrán para despegarlo).

## TRANSFERENCIA

En la medida que las circunstancias del vuelo lo permitan y mediante el entro coordinador se intentará establecer contacto con el centro de quemados, al que se informará de la patología, tipo de quemadura, extensión aproximada, tratamientos realizados, antecedentes, lesiones asociadas, etc a fin de asegurar una correcta recepción y transferencia del paciente.

A la llegada procederemos a realizar una transferencia sistematizada, esto es, la información se dará de forma estructurada entre profesionales homólogos (médico-medico, enfermera-enfermera, etc) a fin de evitar pérdidas de información, además de reflejarlas por escrito en el informe médico. Esta transferencia de información se puede realizar de acuerdo a diversos esquemas, aquí recomendamos el *sistema IDEAS* (ver figura 7) que quedaría básicamente así:

- I: Identificación de los profesionales encargados del traslado y receptor. Identificación del paciente y posibles alergias.
- D: Diagnóstico clínico del paciente: quemaduras, extensión aproximada, fluidoterapia administrada.
- E: Estado. Estado respiratorio, si estuviera intubado y el motivo. Estado hemodinámico, constantes y fluidos administrados. Estado locomotor, si hay fracturas asociadas, estado neurológico, dolor (intensidad, escala EVA).
- A: Actuaciones
  - » Soporte respiratorio: $O_2$, intubación, modo ventilatorio, etc
  - » Fármacos: analgesia, sedantes, relajantes musculares, etc
  - » Accesos venosos: periféricos, intraóseos, centrales,…
  - » Sondas: vesical, nasogástrica,
  - » Técnicas e instrumental: analítica, ecógrafo, BIS, etc
  - » Cuidados: curas, taponamientos, drenajes, medidas posturales, etc
- S: Síntomas y signos de alarma.

Resumen y recordatorio de aspectos más importantes que requieren especial valoración.

## BIBLIOGRAFÍA


- The Commitee on Trauma. American College of Surgeons. Advanced Trauma Life Support. Student Course Manual. 10 Ed. Chicago, 2018.
- Sheridan RL. Burns, a practical approach to inmediate treatment and long-term care. Manson Publishing. London, 2015.
- American Burn Association Advanced Burn Life Support Course. Provider Manual. Chicago, 2011.
- Vaillancourt C, Charette M, Kasaboski A et al. Evaluation of the safety of C-spine clearance by paramedics: design and metodology. BMC Emerg Med 2011 Feb 1; 11:1.
- Rodríguez Fernández A, Márquez Capote E, Rodríguez Menéndez D. Intoxicaciones agudas y VMNI. En: Esquinas Rodríguez A. Tratado de Ventilación Mecánica No Invasiva. Práctica clínica y metodología. Madrid: Grupo Aula Médica; 2006: 405-6.
- Chapa Iglesias A. CPAP e intoxicación por monóxido de carbono. En: Esquinas Rodríguez A. Tratado de Ventilación Mecánica No Invasiva. Práctica clínica y metodología. Madrid: Grupo Aula Médica; 2006: 553-4.
- Hammer N, Möbius R, Gries A, et al. Comparison of the Fluid Resuscitation Rate with and without External Pressure Using Two Intraosseous Infusion Systems for Adult Emergencies, the CITRIN (Comparison of InTRaosseousinfusion systems in emergency medicINe)-Study. PLoS One, 2015 Dec 2; 10(12): e0143726.
- Blouin D, Gegel BT, Johnson D et al. Effects of intravenous, sternal, and humerus intraosseous administration of Hextend on time. Disaster Med. 2016 Summber; 11(3): 183-192.
- Delgado Morales R. IDEAS para mejorar la transmisión de la información clínica. Revista Electrónica de Medicina Intensiva. REMI A166. Abril 2013.
- Álvarez Portas MA, Romero Dominguez RM. Helitransporte del paciente quemado grave. En: Manual de Helitransporte sanitario. Serrano Moraza A, Fernández Ayuso D. Elsevier Masson, 2008, Barcelona.

# 49. EL PACIENTE TRAUMATIZADO GRAVE EN EL MEDIO HEMS

**Víctor Fernández-Gallego y Luis J. Rodríguez Martín**

## INTRODUCCIÓN

Frente a un paciente traumatizado grave, nuestra sistemática de actuación se guiará por las prioridades establecidas de acuerdo con el estándar del ATLS (Advanced Trauma Life Support), y que siguen el acrónimo ABCDE.

Básicamente no existe diferencia en cuanto que la asistencia la realice un recurso asistencial terrestre o uno aéreo, salvo las diferencias que de dotación pudieran haber. Las diferencias se darán en la preparación para el traslado y vendrán determinadas por las limitaciones de espacio del medio, el cual a su vez es variable según los modelos, y las necesidades de adaptación a la fisiopatología del transporte aéreo. Repasaremos la sistemática de actuación y las principales patologías, centrándonos en aquellos aspectos diferenciadores del medio HEMS.

## SISTEMÁTICA DE ACTUACIÓN

### A. Asegurar la vía aérea y control cervical

El reducido espacio y las limitaciones operativas en caso de toma de emergencia –p.ej. vuelo nocturno, terreno escarpado, etc.– nos obligan a considerar las indicaciones de aislar la vía aérea. Si bien las indicaciones son las mismas que en el medio terrestre, seremos más laxos en su aplicación, es decir, consideraremos el riesgo de complicaciones en vuelo, y procederemos a intubar pacientes que posiblemente en medio terrestre nos permitiríamos ser más conservadores. Un ejemplo característico es el paciente quemado; si ya hay que anticiparse a las complicaciones, pues la aparición de estridor es un signo tardío de obstrucción

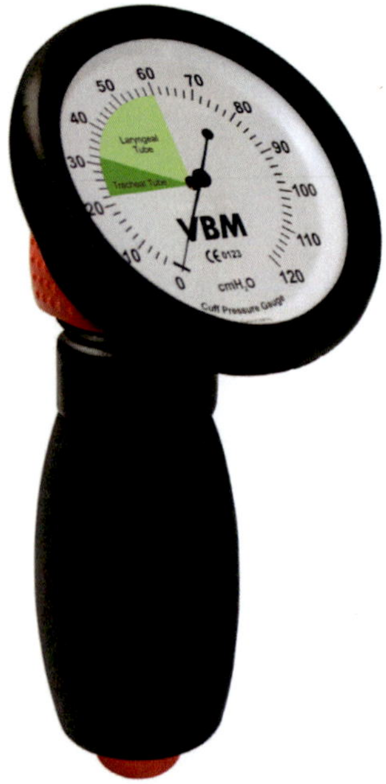


**Imagen 1.** *Manómetro para control de presión de tubos endotraqueales y dispositivos supraglóticos.*

de la vía aérea, en caso de traslado aéreo la decisión debe ser precoz, pues a las dificultades propias del recurso deberíamos añadir la de gestión de una vía aérea difícil en vuelo.

En vuelo procederemos a hinchar el manómetro y controlar la presión del tubo endotraqueal, el cual de acuerdo con la ley de Boyle Mariotte, veremos como aumenta con la altura y disminuye con la misma. Nuestro objetivo será mantenernos en el arco verde de 20-30 mmHg (imagen 1). Los dispositivos supraglóticos pueden constituir una alternativa si no hay afectación de la vía aérea, pero hemos de tener presente que no logran un aislamiento de la misma; hemos de tener las mismas consideraciones respecto a la presión del tubo endotraqueal durante el vuelo.

La inmovilización espinal cervical, ha sido ampliamente usada en todo paciente traumatizado, sin embargo además de un disconfort para el paciente también se ha constatado un aumento del gasto sanitario, pues todo paciente con una inmovilización cervical, debe mantenerse hasta que una prueba de imagen descarta lesión. Se han validado escalas y estudios que buscan optimizar el gasto y reducir el disconfort a los pacientes, limitando el uso de la inmovilización. Una de las escalas es la denominada Escala de Inmovilización Espinal Canadiense.

**B. Asegurar una ventilación eficaz**

Se debe descartar la existencia de lesiones con compromiso vital (neumotórax a tensión, neumotórax abierto o aspirativo, hemotórax masivo, volet costal, taponamiento cardiaco, contusión pulmonar bilateral). Se ha de ser especialmente minuciosos en descartar la existencia de neumotórax, tanto en respiración espontánea como tras una intubación, para lo que recurriremos a la auscultación y la ayuda de la ecografía (la presencia de *sliding lung* o el *signo de la orilla de la playa*, ayudan a descartarlo). Actualmente los nuevos respiradores compensan el volumen de gases en función de la presión atmosférica, por lo que no es necesario hacer ajustes del volumen corriente. Si puede ser necesario ajustar la $FiO_2$, si vemos que el paciente se desatura ligeramente y hemos descartado otra lesión asociada. Algunos pacientes, como el volet costal o la contusión pulmonar se benefician con la ventilación mecánica no invasiva, pues aplica una presión positiva en la vía aérea y minimiza el uso de $O_2$, el cual no hemos de olvidar es un comburente, y su uso debe ser comunicado al comandante, a fin de que lo tengan presente en caso de emergencia aeronáutica. El ecógrafo es una útil herramienta para el diagnóstico del neumotórax.

La intubación en vuelo se puede realizar gracias a dispositivos ópticos que permiten la visualización de la glotis, sin la necesaria alineación del reanimador en el eje de la laringe, como son el Airtraq®, el McGrath®, el glideoscope®, etc.

En caso de neumotórax éste debe ser drenado previo al embarque del paciente mediante una toracostomía a nivel del 4º-5º espacio intercostal en la línea medioaxilar. No es aceptable un drenaje con aguja (toracocentesis) por la inestabilidad del mismo y el riesgo de colapso. En el medio HEMS, no caben actitudes expectantes.

Monitorizaremos los parámetros respiratorios, prestando atención a las curvas de presión y volumen y los datos de capnografía y pulsioximetría, y sus alarmas visuales, por lo que el monitor debe estar en el campo visual del médico. Se debe realizar un sondaje oro o nasogástrico para evitar la distensión gástrica que aumentará con la altura.

**C. Asegurar uno o mejor dos accesos venosos**

En su defecto recurriremos a un acceso intraóseo (meseta tibial o acceso cabeza humeral). Los puntos sangrantes, una vez hemostasiados, deben permanecer a la vista e intentar que sean accesibles, para poder hacer hemostasia en caso de resangrado. Del mismo modo, la vía venosa, con llave de tres pasos, debe estar fácilmente accesible para vigilar la fluidoterapia y poder administrar nuevas dosis de fluidos o fármacos si es preciso. El ácido tranexámico es una opción a considerar en todo paciente con un traumatismo sangrante. Vigilaremos la tensión arterial, frecuencia cardiaca y relleno capilar para anticiparnos a un posible sangrado interno. En algunas situaciones puede ser necesario el uso de sistemas de presión de sueros.

**D. Evaluación neurológica**

Asegurar una adecuada ventilación y normovolemia a fin de evitar la lesión cerebral secundaria. Aislar la vía aérea si el Glasgow $\leq 8$, y en situaciones con Glasgow $\geq 9$, se debe valorar la situación que puede justificar una intubación para el traslado por razones de seguridad, individualizándose siempre la situación.

El sondaje nasogástrico está contraindicado cuando existe sospecha de fractura de base de cráneo.

Ante una fractura maxilar debe considerarse el riesgo de neumoencéfalo, y por tanto un agravamiento de la sintomatología con la altura, que en estos casos será la más baja dentro de la operatividad de la misión.

**E. Una vez expuesto el paciente,** y valoradas las posibles lesiones de forma genérica, se procederá a cubrirlo a fin de evitar la hipotermia, recordemos que la temperatura disminuye 0’6 °C por cada 100 m de altura.

Los pacientes que hayan requerido férulas para la inmovilización de extremidades, se debe vigilar el estado de las mismas durante el vuelo. Actualmente la mayoría de las férulas utilizadas son de vacío, estando prácticamente en desuso las neumáticas, por lo que es posible que se produzca una pérdida de consistencia de las mismas; si ello implica molestias para el paciente se reajustarán, sabiendo que al descender hemos de volverlas a ajustar, ya que existe el riesgo de que aumente el grado de compresión, molestias y en algún caso, compromiso vascular. Esta misma circunstancia es aplicable al colchón de vacío.

La férula de tracción, es muy útil en fracturas de miembros inferiores, ya que permite mantener una alineación de huesos como el fémur con grandes grupos musculares, disminuyendo el riesgo de lesiones asociadas y produciendo un efecto antiálgico, sin embargo su utilización está limitada por el espacio de la célula asistencial (según modelos)

En el caso de amputaciones, la extremidad amputada, debe viajar con el paciente. Si se había realizado un torniquete, se ha de comprobar periódicamente que ha cesado el sangrado, en el caso de los torniquetes neumáticos, estos aumentarán su presión por el efecto expansor de los gases.

En estos casos, el helicóptero es especialmente útil, pues permite trasladar al paciente a un centro de reimplante, en ocasiones bastante lejos del lugar del accidente, donde considerarán la posibilidad de reimplantación. No olvidar mantener la refrigeración de la extremidad amputada, y anotar el tiempo de isquemia.

**Evaluación secundaria y otras consideraciones**

Todos los pacientes evacuados en helicóptero como norma lo hacen sobre un colchón de vacío para minimizar el efecto de las vibraciones; esto es especialmente relevante en el caso de los pacientes traumatizados.

El paciente traumatizado debe recibir una analgesia eficaz, ya que el dolor contribuye a la inestabilidad, además de suponer un sufrimiento innnecesario y un estrés para el personal reanimador. Los opiáceos y la ketamina cuando no está contraindicada su uso, son las mejores opciones.

Se procederá a la protección acústica del paciente. En pacientes intubados monitorizaremos el grado de sedación con el índice biespectral.

La colocación de un sondaje gástrico o vesical debe ser valorado (su realización) en el lugar del accidente, pues no son técnicas terapéuticas, pero se usarán si con su aplicación podemos evitar complicaciones previsibles o nos ayudan a tomar cesiones.

No hay que olvidar que algunos pacientes, pueden presentar hemorragias en puntos inaccesibles para realizar una hemostasia (hemorragia abdominal, pélvica, etc.) en cuyos casos el abordaje es quirúrgico, siendo su traslado tiempo-dependiente, por lo que hemos de evitar demoras en el mismo, y dar el correspondiente preaviso a través del centro coordinador.

## TRASLADO

En el caso del paciente traumatizado, el helicóptero se torna en un medio especialmente eficaz, tanto para una traslado rápido de grandes distancias, como de traslado a centros de referencia de determinados pacientes (quemados, amputaciones, neuro-quirúrgicos, etc.) (imagen 2).

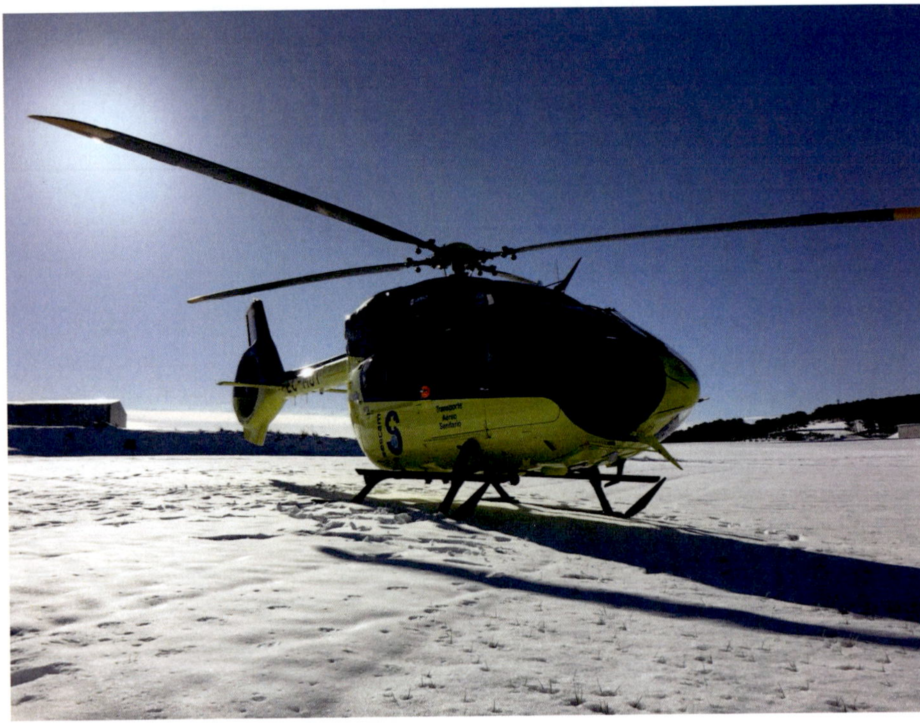

**Imagen 2.** *Unidad de helicóptero Gigante 3, con base en Cuenca.*

Durante el traslado de un paciente traumatizado, el equipo sanitario debe estar presto a intervenir ante cualquier inconveniente, no hemos de olvidar que el traumatismo es un proceso dinámico que requiere reevaluaciones continuas. Cualquier intervención debe producirse con calma, informando al piloto de que vamos a trabajar con el paciente. Se le informará de la apertura de $O_2$.

Se debe activar el código trauma, y dar preaviso hospitalario.

## BIBLIOGRAFÍA


- Fernández-Gallego V, Crespo Velasco P, Rodríguez Martín LJ. Consideraciones del paciente traumatizado en helitransporte. En: Guía asistencial de Urgencias y Emergencias Hospitalarias. Sescam, Gerencia de Urgencias, Emergencias y Transporte Sanitario. 2ª Ed. 2014.
- The Commitee on Trauma. American College of Surgeons. Advanced Trauma Life Support. Student Course Manual. 10ª Ed. Chicago, 2018.
- Serrano Oliva R. Valoración inicial del paciente con trauma grave. En: Manual de Helitransporte sanitario. Serrano Moraza A, Fernández Ayuso D. Elsevier Masson, 2008, Barcelona.
- Fernandez Ayuso D, Pérez Olmo JL, Gómez Villar JM, etc al. Valoración secundaria del paciente con trauma grave. En: Manual de Helitransporte sanitario. Serrano Moraza A, Fernández Ayuso D. Elsevier Masson, 2008, Barcelona.
- Manual de Procedimientos SAMUR. 2017.

# 50. TRAUMA TORÁCICO Y MEDIO HEMS

**Antonio Requena López, Alexander Sammel y Laura Jiménez Ausejo**

## 1. INTRODUCCIÓN

El *traumatismo torácico* es una causa importante de morbi-mortalidad; aproximadamente, 1 de cada 2 pacientes con enfermedad traumática grave presentará una lesión en tórax, y 1 de cada 4 pacientes fallecidos por un traumatismo lo será por causa de una lesión torácica. El traumatismo torácico se manifiesta con problemas críticos o potencialmente críticos desde los primeros pasos de la Evaluación Primaria: A, B, C; pasarlos por alto puede llegar a provocar un desenlace fatal en el paciente. Además, es uno de los traumatismos en los que se pueden realizar intervenciones críticas desde la escena (drenaje torácico, sellado neumotórax abierto,…). Por otra parte, la incorporación de la Ecografía en el ámbito prehospitalario y, específicamente en el medio HEMS, permite una mejora en el diagnóstico, así como para determinadas intervenciones (ej, pericardiocentesis). Existen Protocolos Estándar de Operaciones (*Standard Operating Procedures-SOP*) en diferentes Servicios aeromédicos para el manejo del Trauma torácico.

## 2. EVALUACIÓN Y DIAGNÓSTICO DIFERENCIAL

La evaluación y manejo iniciales del paciente con un traumatismo torácico en el ámbito prehospitalario, y en el medio HEMS en particular, suponen un reto ya que es frecuente que vaya asociado a otros problemas graves o potencialmente graves (TCE, trauma abdominal, traumatismo de pelvis o huesos largos), por lo que precisa una evaluación sistemática. Por otra parte, dado que estas lesiones pueden evolucionar en el tiempo, no hay que olvidar las reevaluaciones frecuentes hasta que el paciente sea transferido en el hospital.

Las manifestaciones clínicas de disnea, dolor torácico y shock abren un abanico de posibles causas que es preciso descartar de forma rápida y efectiva. En la tabla 1 se muestran las características más importantes de los diagnósticos diferenciales que se deben plantear en la evaluación primaria de un paciente con traumatismo torácico.

**Tabla 1.** *Diagnóstico diferencial del traumatismo torácico en la evaluación primaria. Cc: centrímetros cúbicos; VMNI: Ventilación mecánica no invasiva; IOT: Intubación orotraqueal; ∅: diámetro.*

| | **Tórax inestable** | **Neumotórax a tensión** | **Hemotórax masivo** | **Taponamiento cardiaco** | **Neumotórax abierto** |
|---|---|---|---|---|---|
| Frecuencia* | 1/50 (2,2%) | 1/250 (0,4%) | 1/1000 (0,1%) | 1/1250 (0,08%) | 1/10.000 (0,01%) |
| Mecanismo de lesión predominante | Cerrado | Cerrado | Cerrado/ Penetrante | Penetrante | Penetrante |
| Venas del cuello | Normales | Distendidas | Normales | Distendidas | Normales |
| Ruidos respiratorios lado afectado | Disminuido | Disminuidos o ausentes | Disminuidos | Normales | Disminuido |
| Percusión | Normal / matidez | Timpanismo | Matidez | Normal | Timpanismo |
| Tonos cardiacos | Normales | Normales | Normales | Apagados | Normales |
| Lesión más característica | Fracturas costales (≥ 2) en dos o más partes. Contusión pulmonar asociada | Atrapamiento progresivo de aire en pleura, compresión estructuras vasculares | Shock, >1.500cc sangre en pleura del lado afectado | Acúmulo de líquido en pericardio que comprime el llenado ventrícular | Herida "soplante" > 3 cm ∅ ó 2/3 ∅ tráquea |
| Tratamiento específico | Fijación, VMNI, IOT | Drenaje aguja/ digital/ tubo torácico | Fluidos, tubo torácico | Fluidos, Pericardiocentesis | Sello Torácico |

Como se ha mencionado al principio, la disponibilidad de la Ecografía en el medio HEMS permite incorporarla en el algoritmo diagnóstico del paciente de trauma y, en concreto, en el trauma torácico, y para lo que debemos estar entrenados.

## 3. ATENCIÓN INICIAL

Ante un paciente con un traumatismo torácico, la atención inicial sigue los *principios del ABC:*

- A. Manejo de la vía aérea, si precisa.
- B. Administrar oxígeno a alto flujo (mascarilla reservorio) o ventilación asistida (bolsa-mascarilla).
- C. Control de hemorragias externas (C-ABC si se trata de hemorragias exanguinantes). Canalización de vía venosa periférica (si no fuera posible, plantear acceso intraóseo, de preferencia en humeral proximal, para evitar accesos a vena cava inferior desde localizaciones infradiafragmáticas si hubiera un trauma asociado). Fluidoterapia de mantenimiento; si shock, mantener TAS 80-90 mmHg –presencia de pulso radial– (hipotensión permisiva, en ausencia de TCE asociado).
- En la tabla 2 se resumen los aspectos específicos de tratamiento según las patologías más relevantes:

**Tabla 2.** *Aspectos específicos del tratamiento según patologías más relevantes. TAS: Tensión arterial sistólica; CPAP: Presión positiva continua en la vía aérea.*

| |
|---|
| **Taponamiento cardiaco** |
| Fluidoterapia (mantener TAS 80-90 mmHg – hipotensión permisiva). Transporte rápido y prealerta. Pericardiocentesis (según competencias y equipo). |
| **Neumotórax a tensión** |
| Drenaje con aguja, tubo torácico, Toracostomía digital. |
| **Neumotórax abierto** |
| Sello torácico comercial (tipo Asherman o similar); hoy en día se desaconseja la oclusión por apósitos "de fortuna" (apósito impermeable fijado en 3 lados) dado la alta tasa de complicaciones. |
| **Tórax inestable** |
| La inmovilización manual no se aconseja. Oxigenación. Valorar CPAP, intubación orotraqueal y ventilación a presión positiva si insuficiencia respiratoria. Analgesia. |
| **Hemotórax masivo** |
| Fluidoterapia (mantener TAS 80-90 mmHg). Ácido tranexámico. Drenaje tubo torácico si compromiso respiratorio. Transporte rápido y prealerta. |

## 4. CRITERIOS TRASLADO A CENTRO DE REFERENCIA

### 4.1. Patología tiempo dependiente. Utilidad del Recurso HEMS. Contraindicaciones

La utilidad del recurso HEMS en el paciente con una enfermedad tiempo-dependiente como es la enfermedad traumática grave está ampliamente demostrada, principalmente en regiones con amplia dispersión geográfica y con distancias significativas al centro hospitalario de referencia.

En relación con los criterios de traslado al centro de referencia, además de los criterios fisiológicos, el mecanismo de lesión y las situaciones especiales, ya comentadas en otras partes del manual, la Tabla 3 recoge los *criterios anatómicos específicos* para el traumatismo torácico:

**Tabla 3.** *Criterios anatómicos en trauma torácico para traslado a centro de referencia. (Tomado de Guidelines for Field Triage of Injured Patients 2012).*

- Traumatismo penetrante en tórax.
- Traumatismo torácico por onda expansiva.
- Inestabilidad o deformidad de la pared torácica (tórax inestable).
- Neumotórax. Hemotórax.
- Sospecha de lesión cardiaca.

### Contraindicaciones

Con respecto a las contraindicaciones para el traslado en medio HEMS de un paciente con traumatismo torácico severo, habría que citar algunas que son comunes a otros procesos como la presencia de agitación, no-colaboración (por hipoxia, dolor…), cualquier grado de obstrucción de la vía aérea o insuficiencia respiratoria no solucionados. En estos casos se considerarían contraindicaciones relativas pues es necesaria la estabilización y manejo previos al inicio del traslado (sedación, intubación, ventilación mecánica, analgesia,…).

Por otro lado, también se considera contraindicación para el transporte en medio HEMS la sospecha de neumotórax a tensión sin posibilidad de realizar drenaje, así como aquellos casos de sospecha o diagnóstico de neumotórax (no a tensión) pero en paciente que precisa intubación y ventilación mecánica, ya que se ha visto que el desarrollo de neumotórax a tensión se producirá en minutos; en estos casos sería necesario el drenaje torácico previo al traslado.

## 5. CONSIDERACIONES EN MEDIO HEMS PARA EL TRAUMATISMO TORÁCICO

### 5.1. Influencia de la fisiopatología en la situación del paciente

Según el perfil y altura de vuelo se tiene en cuenta el ajuste de oxigenoterapia: a una altura de unos 3.000 pies puede bajar la $pO_2$ más de 10 mmHg; por ello, un paciente inicialmente con una hipoxia límite puede descompensarse por ello.

Por otra parte, la expansión de gases en espacios cerrados contraindica vuelos con ciertas patologías. Una diferencia de 2.000 pies de altura puede aumentar un gas en un espacio cerrado un 8%. En el caso de pacientes con clínica de tensión intratorácica aumentada el pronóstico depende de la gravedad y el volumen. Si se sospecha un neumotórax simple, sin repercusión clínica, se puede valorar iniciar el vuelo sin drenaje, siempre y cuando se mantenga una vigilancia estrecha, estando preparados para intervenir de inmediato en el caso que el paciente lo precise.

### 5.2. Preparación del paciente para el vuelo. Perfil de vuelo

- *Posición del paciente.* En ocasiones, en pacientes no intubados, se puede mejorar la situación respiratoria trasladando al paciente con la cabecera ligeramente elevada si no hay otras lesiones asociadas. Habrá que valorar si es posible cargar al paciente de este modo según las características de la aeronave (carga posterior, H-135, H-145; carga lateral, AW109).
- *Manejo del neumotórax.* Si el paciente presenta, o se sospecha, un neumotórax a tensión, se debe valorar antes de iniciar el vuelo si el paciente precisa drenaje torácico; esta decisión dependerá de la situación clínica, la existencia de otras patologías asociadas, el perfil de vuelo, el tiempo de traslado, entre otras. No todos los pacientes con neumotórax precisan drenaje previo al traslado; en pacientes con respiración espontánea puede ser difícil de identificar la presencia de un neumotórax, y la evolución a neumotórax a tensión puede ser progresiva, en horas. Sin embargo, si precisan intubación orotraqueal y ventilación mecánica puede evolucionar a neumotórax a tensión en minutos; la disponibilidad de un ecógrafo ayudaría en la toma de decisiones. Los criterios para drenaje de neumotórax se describen en el capítulo del procedimiento de drenaje torácico.
- *Fijación de drenajes.* Una de las complicaciones más frecuentes tras colocación de un drenaje torácico es el desplazamiento o salida del mismo en las movilizaciones de entrada y salida de la aeronave, así como en las

transferencias de camilla. Se debe vigilar el drenaje (al igual que el tubo orotraqueal, los accesos vasculares o los sondajes).

### 5.3. Monitorización y recomendaciones para el vuelo (tratamiento y alternativas al tratamiento habitual)

- Pulsioximetría (% $SO_2$)
- Monitorización cardiaca
- Revisiones continuas del paciente
- Capnografía, tanto en pacientes intubados como aquellos que reciben VMNI, así como en pacientes no intubados (existen dispositivos comerciales que permiten una monitorización de la $EtCO_2$ a través de la mascarilla.

### 5.4. Posibles complicaciones durante el vuelo

Una de las más frecuentes puede ser el empeoramiento clínico del paciente, precisando aislamiento de vía aérea en vuelo y ventilación con presión positiva; en estos casos, una vez controlada la vía aérea, se debe estar alerta ante el desarrollo de un neumotórax a tensión.

El desarrollo de un nemotórax a tensión en vuelo se puede sospechar por los siguientes *signos y síntomas* (Tabla 4).

**Tabla 4.** *Signos y síntomas de sospecha de Neumotórax a tensión en vuelo.*

- Agitación, bajo nivel de consciencia, ingurgitación yugular, desviación traqueal (auscultación y percusión, no valorables en vuelo).
- Disminución %$SO_2$.
- Taquicardia. Taquipnea. Hipotensión arterial.
- Alarma respirador (aumento de presión en vía aérea).
- Capnografía: Disminución tamaño de la onda, patrón obstructivo,...

El empeoramiento hemodinámico de un neumotórax simple que evoluciona a un neumotórax a tensión se puede manifestar de forma precoz en la curva de la onda de capnografía. La capnografía es imprescindible en pacientes intubados, sin embargo, también se recomienda también su uso en pacientes no intubados (por gafas nasales u otros dispositivos comerciales).

En estos casos, se debe disponer del material necesario para realizar un drenaje inmediato (la toracostomía con aguja es el método más rápido). Si se consigue el drenaje, la mejoría clínica se manifiesta a través de mejora en signos y síntomas; hay propuestas recientes de utilizar dispositivos de capnografía colorimétrica conectados a la aguja como test objetivo de descompresión efectiva y que podrían tener su utilidad en el medio HEMS.

## 6. CONCLUSIONES

### 6.1. Puntos a recordar

- Es necesario disponer de Procedimientos Estándar de Operaciones (SOP) en cada servicio aeromédico, en especial para el Traumatismo Torácico, consensuado con los protocolos locales, sobretodo en aquellos casos que se opere en diferentes comunidades autónomas.
- Hay que estar adiestrado en las técnicas de drenaje torácico, por lo que es necesario que esté incluido en el programa formativo anual del personal HEMS.
- Se debe estar alerta ante el desarrollo *inmediato* de neumotórax a tensión en pacientes con trauma torácico que precisan ventilación mecánica.

### 6.2. Puntos a evitar

- Subestimar la rapidez del posible empeoramiento *a tensión* de un neumotórax simple u oculto.
- No se debe perder tiempo en el escenario; hay que reconocer la situación crítica del paciente (evaluación sistematizada) y realizar sólo aquellas intervenciones necesarias, y que mejoren el pronóstico del paciente.

## BIBLIOGRAFÍA


1. Brown JB, Rosengart MR, Forsythe RM, et al. Not all prehospital time is equal: Influence of scene time on mortality. J Trauma Acute Care Surg. 2016; 81(1): 93-100.
2. Fitz-Clarke J, Quinlan D, Valani R. Flying with a pneumothorax: a model of altitude limitations due to gas expansion. Aviat Space Environ Med. 2013; 84(8): 834-9.
3. High K, Brywczynski J, Guillamondegui O. Safety and Efficacy of Thoracostomy in the Air Medical Environment. Air Med J. 2016; 35(4): 227-30.
4. Kaserer A, Stein P, Simmen HP, et al. Failure rate of prehospital chest decompression after severe thoracic trauma. Am J Emerg Med. 2017; 35(3): 469-74.
5. Ketelaars R, Hoogerwerf N, Scheffer GJ. Prehospital chest ultrasound by a dutch helicopter emergency medical service. J Emerg Med. 2013; 44(4): 811-7.
6. Laan DV, Vu TD, Thiels CA, et al. Chest wall thickness and decompression failure: A systematic review and meta-analysis comparing anatomic locations in needle thoracostomy. Injury. 2016; 47(4): 797-804.
7. Littlejohn LF. Treatment of Thoracic Trauma: Lessons From the Battlefield Adapted to All Austere Environments. Wilderness Environ Med. 2017; 28(2S): S69-S73.
8. Lockey DJ, Lyon RM, Davies GE. Development of a simple algorithm to guide the effective management of traumatic cardiac arrest. Resuscitation. 2013; 84(6): 738-42.
9. Massarutti D, Trillò G, Berlot G, et al. Simple thoracostomy in prehospital trauma management is safe and effective: a 2-year experience by helicopter emergency medical crews. Eur J Emerg Med. 2006; 13(5): 276-80.
10. Sherren PB, Reid C, Habig K, et al. Algorithm for the resuscitation of traumatic cardiac arrest patients in a physician-staffed helicopter emergency medical service. Crit Care. 2013; 17(2): 308.
11. American College of Surgeons. Advanced Trauma Life Support (ATLS), Student Manual, 10th edition. Chicago, 2018.
12. Campbell J, Alson R. International Trauma Life Support (ITLS) for Emergency Care Providers, 8th edition. Pearson Education Inc, Chicago, 2016.
13. Naik N, Hernández M, Anderson J, et al. Needle Decompression of Tension Pneumothorax with Colorimetric Capnography. Chest 2017; 152(5): 1015-1020.

14. NSW Aeromedical & Medical Retrieval Service. Helicopter Operating Procedure: Prehospital Blunt Thoracic Trauma. May 2010.

# 51. AHOGAMIENTO Y SEMIAHOGAMIENTO

**Pedro J. Crespo Velasco**

## A. INTRODUCCIÓN

Es poco frecuente que el personal HEMS sea el primer respondiente de un ahogado a semiahogado en piscinas o playas. Con frecuencia hay testigos que extraen del agua al accidentado e intentan la reanimación.

No ocurre así en el mar, ríos o en los pantanos, sobre todo cuando esto significa una búsqueda desde el aire, es entonces cuando vamos a ser los primeros en atender al paciente. En este caso el medio HEMS es fundamental

Es muy importante que informemos a nuestro Centro Coordinador de la situación que nos encontramos al llegar, *valoración de la escena*, incluso antes de aterrizar, presencia o no de Fuerzas de Seguridad del Estado, Bomberos, otras ambulancias, número de pacientes si vemos más de uno, etc. Esta información, procesada por el CC, elaborará una respuesta de recursos necesarios que no ayuden en el rescate y en la estabilización del paciente. Esta comunicación la debe hacer el comandante o, quien delegue, en este caso lo puede hacer copiloto, tripulante HEMS o cualquiera de los pasajeros sanitarios.

Una vez en tierra, haremos una segunda valoración de la escena, por la información recibida de los testigos y la visualización por el equipo sanitario. En este caso la comunicación la debe realizar el comandante, por información del equipo sanitario.

## B. CONCEPTOS

- *Ahogamiento:* Muerte de la persona que se debe a falta de aire o asfixia por sumersión en agua u otro líquido.

- *Semi-ahogamiento:* Persona que tras inmersión en agua u otro liquido puede ser reanimada y sobrevivir al menos 24 h.
- *Síndrome de inmersión:* Algunas veces es usado para describir las dos entidades fisiopatologías, aunque estrictamente hablando se refiere a la muerte repentina inmediatamente después de la inmersión en agua fría.
- *Síndrome post-inmersión o ahogamiento secundario:* En el cual, el deterioro agudo de la respiración es la presentación inicial de un paciente afectado por un incidente de inmersión. Aparición de un Síndrome de Distres Respiratorio entre 15 min y 72 horas después de la inmersión.

## C. EPIDEMIOLOGÍA

El ahogamiento es la segunda causa de lesiones no intencionadas, incluidos muertes en niños menores de 14 años y una de las más importantes causas de lesiones accidentales de 1 a 4 años.

Hay una serie de *riesgos* que aumentan la posibilidad de ahogamiento: no saber nadar, drogas alcohol, falta de supervisión por adultos, trauma concomitante y arritmia cardiaca previa no diagnosticada.

Un riesgo específico para el ahogamiento es la hiperventilación antes del buceo. Esta maniobra disminuye la $pCO_2$, pero no significa que aumente la oxigenación de la sangre. Como resultado, se consume rápidamente el oxígeno, antes que los niveles de $CO_2$ tengan un nivel suficiente para provocar la respiración.

## D. CLASIFICACIÓN

1. *Muerte súbita:* PCR súbita tras inmersión en agua fría.
2. *Ahogamiento sin aspiración de líquido (seco 10%):* Se produce por laringo-espasmo, con cierre de la glotis al intentar respirar bajo el agua.
3. *Ahogamiento con aspiración de líquido (húmedo 90%):* Entrada en la vía aérea de líquido.

## E. FISIOPATOLOGÍA

### 1. Según tipo de líquido aspirado

*Agua dulce*

*Hipotónica.* La llegada de líquido hipotónico al alveolo origina su paso a través de la membrana alveolar, pudiéndose producir hipervolemia, y hemodilución. Se produce inactivación del surfactante, produciendo atelectasias y shunt ventilación/perfusión. Se ha descrito que este líquido hipotónico puede ejercer un efecto toxico directo sobre las células alveolares y vasculares endoteliales, permitiendo un edema celular y probablemente una ruptura de la membrana celular, promoviendo la formación de edema intersticial y alveolar.

*Agua salada*

*Hipertónica.* Pasa líquido rico en proteínas desde torrente circulatorio hacia los alveolos. Se puede producir: hipovolemia, hemoconcentración, edema pulmonar y bronco espasmo.

Para que ocurran cambios en el volumen sanguíneo, la victima debe aspirar más de 11 cc/Kg. Para que se desarrollen cambios electrolíticos, el volumen aspirado debe ser mayor de 22 cc/kg. Normalmente las victimas de cualquier edad, aspiran alrededor de 3-4 cc/Kg. Por lo tanto, actualmente la distinción entre agua salada y dulce no es considerada significativa.

En un estudio en autopsias se ha demostrado un 10% que no han aspirado líquido. En el hospital hay un 20% con Rx de pulmón normales.

**2. Reacción al shock frío**[17]

Se refiere a los primeros 3 o 4 minutos de inmersión en agua fría, tanto con la cabeza fuera como si ha habido sumersión.

Consiste en una vasoconstricción periférica. Con dificultad respiratoria refleja, hiperventilación y taquicardia. Puede producirse una PCR por estimulación vagal (síndrome de inmersión), o, la víctima se puede sumergir comenzando el ahogamiento. En este momento la hipoxia cerebral y el fallo respiratorio son la mayor amenaza para la vida.

**3. Hipoxemia**

Es el resultado de la parada de la respiración normal y la reducción de la concentración de oxigeno alveolar. Al principio se puede producir un laringoespasmo y broncoespasmo reflejo, para prevenir el ingreso de agua dentro de la vía aérea, pero cuando sobreviene la hipoxia, las cuerdas vocales de relajan y se produce entrada de agua, exagerando a la hipoxia. La aspiración de líquido produce cambios en el surfactante pulmonar.

Alteraciones graves de la ventilación perfusión por aspiración de líquidos.

**4. Hipotermia**

El viento, que tiene un efecto spray sobres las superficies corporales expuestas, la baja temperatura del agua, la falta de aislamiento, la humedad, la

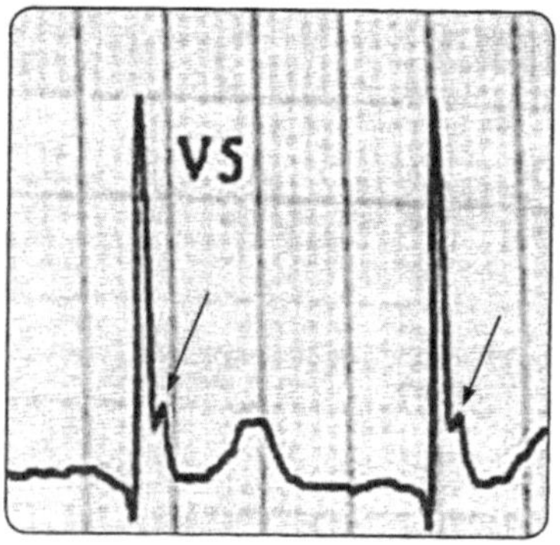


▲ Figura 141.1. Onda J de Osborn característica de la hipotermia.

ingesta de alcohol, son factores que aceleran el descenso de la temperatura cardiaca.

Puede mejorar el pronóstico del daño cerebral, ya que el metabolismo neuronal llega al 30% del normal cuando la temperatura corporal es de 25 °C[60]. Otros autores opinan en el mismo sentido: Efecto protector cerebral siempre que preceda a la hipoxia. Este efecto protector es visto más frecuentemente en niños pequeños.

Surge cuando el organismo es incapaz de reemplazar el calor perdido. Se define por una temperatura central (oral, esofágica, rectal, pre-timpánica y de la orina directamente emitida) inferior a 35 °C.

*a. Clasificación:*

- *Leve:* La temperatura central varía entre 35-32 °C.
- *Moderada:* La temperatura central está entre 32 y 28 °C.
- *Grave:* Temperatura central es inferior a 28 °C.
- *Profunda:* Temperatura central es inferior a 20 °C.

*b. Clínica:*

- *Leve:* Alteración del estado de conciencia, incoordinación, disartria, taquicardia, HTA al inicio, taquipnea, broncorrea, disminución del reflejo tusígeno. Temblor.

*c. Exploración complementaria*

- *ECG:* Taquicardia, bradicardia, prolongación del PR y QT, ensanchamiento de la onda T y del complejo QRS. Onda J de Osborn. Se ha asociado a hipotermia por debajo de 34 °C, de tal forma que el tamaño de la onda es inversamente proporcional a la temperatura corporal.
- *Analítica:* Alcalosis respiratoria y en fases evolucionadas acidosis mixta. Los gases arteriales se modifican con la temperatura corporal. De tal forma que por cada grado C que disminuya esta la $PaO_2$ disminuye un 7,2%, la $PaCO_2$ un 4,4% y el pH aumenta 0,015. Se calcula mediante la fórmula:

  pH teórico = pH (38 °C) + (0,015 × (38 − temperatura paciente)

  *Coagulación:* alargamiento de T de protrombina, incluso CID en la hipotermia grave.

### 5. Colapso durante el rescate

En el agua, hay un aumento de la presión hidrostática alrededor de la piernas y tronco de las víctimas y por consiguiente un aumento del retorno venoso y del gasto cardiaco. Este aumento del volumen central es sensado por el organismo como hipervolemia, pudiendo ocurrir una diuresis con pérdida de sal. Con la inmersión en agua fría se produce vasoconstricción, aumentando el retorno venoso y por lo tanto exacerbado la respuesta anterior. De esta manera el volumen intravascular de las victimas disminuye. Cuando se extrae a la víctima del agua, causa una relajación aguda de la presión hidrostática alrededor de las piernas y del abdomen. Como consecuencia la sangre se acumula en la parte distal de los miembros, reduciendo el retorno venoso al corazón, con disminución de la perfusión coronaria, provocando FV e isquemia cardiaca causando una PCR. Otro mecanismo se ha sugerido para este colapso: el miocardio esta estresado debido al aumento de la presión venosa y arterial como resultado de un aumento de catecolaminas. Junto con la hipoxia, un aumento de catecolaminas circulantes, pueden producir arritmias cardiacas.

En ambos casos presenta una insuficiencia respiratoria, con derivaciones intra-pulmonares derecha-izquierda, disminución de la distensibilidad pulmonar e incremento de las vías aéreas pequeñas.

## F. CLÍNICA

### Alteraciones pulmonares

- *Leve:* Tos, disnea discreta.
- *Grave:* La aspiración de líquido lava el surfactante, lo que permite el colapso alveolar (atelectasias), edema pulmonar y síndrome de distrés respiratorio del adulto. Las victimas también aspiran lodo, algas; lo que puede originar una neumonitis por aspiración. Posteriormente, como complicación, pueden aparecer neumonías bacterianas etc.

### Alteraciones neurológicas

La hipoxia del tejido cerebral es la causa destacada de morbilidad. El 20% de ellos sufren discapacidad neurológica con limitación funcional, después de una RCP-A. Puede producir edema cerebral no diferente a causas traumáticas.

La elevación de la cabeza, el mantenimiento de una $pCO_2$ dentro de un rango normal, la prevención de crisis convulsivas, el tratamiento temprano de la hipo e hiperglucemia, son cruciales para prevenir el daño cerebral. También debe evitarse la hipertermia, ya que aumenta la demanda metabólica del cerebro y disminuye el umbral de las crisis epilépticas.

En algunos casos se ha visto status epiléptico.

**Alteraciones cardiovasculares**

- PCR.
- Arritmias ventriculares secundarias a la hipoxia, acidosis y trastornos hidro-electrolíticos.
- La bradicardia sinusal en la arritmia más común en este tipo de paciente, a menudo provocada por la hipoxemia.
- Hipotensión es más común en niños y puede ser debido a dos causas: Hipotermia, que puede causar vasoconstricción periférica con desvío de la sangre al corazón e hipoxia que puede producir parada cardiaca.

**Alteraciones hidroelectrolíticas**

La acidosis metabólica y respiratoria son comunes después de lesiones por inmersión y son, a menudo, tratas de forma efectiva mediante soporte ventilatorio y hemodinámico.

**Alteraciones de la coagulación**

Secundarias a hemolisis o a sepsis secundaria.

La hipotermia, la acidosis y la hemodilución pueden producir CID.

**Insuficiencia renal**

Se puede producir Rabdomiólisis, si la hipoxia es prolongada, por lo tanto, se produce hipoxia muscular extensa y subsecuentemente la mioglobina se puede precipitar, produciendo una necrosis tubular aguda e insuficiencia renal. También contribuye a ello la hipotensión.

Insuficiencia renal desarrollada después de inmersión prolongada.

El tratamiento de los factores puede revertir la lesiones renales y rara vez se necesita diálisis.

## G. PRUEBAS COMPLEMENTARIAS

- Analítica sanguínea: Realizado y situ mediante analizadores portátiles tipo: i-Stat, EPOC, etc. Hay que destacar, que analítica tarda unos dos minutos en realizarse y se puede hacer mientras se realiza otra técnica.
- Bioquímica sanguínea, glucosa.

- Iones. Puede detectarse alteraciones del sodio tanto hiponatremia como hipernatremia. Hiperpotasemia.
- Gasometría arterial: Hipoxemia, hipercapnia, acidosis metabólica y respiratoria.

## H. TRATAMIENTO

### 1. Rescate

Siempre protegiendo al rescatador.

Si hay antecedente de traumatismo, se debe emplear la tabla espinal o la camilla de cuchara para la inmovilización de la columna vertebral, además de collarín.

Las variaciones de posición del cuerpo de la víctima pueden provocar arritmias, sobre todo en aquellos afectados de hipotermia grave. Esto es debido a que el sistema cardiovascular no puede compensar el nivel de líquidos, si cambiamos de posición de forma rápida, de supino a vertical, a la víctima. Por esta razón las victimas afectas de hipotermia se deberían manejar en supino. Algunos helicópteros de rescate, poseen cinchas, que, pasadas por debajo de las axilas y por las piernas y pies, pueden extraer, mediante cabrestante, a la víctima del agua en forma fetal. Este hecho reduce la incidencia del *colapso durante el rescate*.

El semi-ahogamiento sin antecedentes traumáticos no es indicación de inmovilización de la columna vertebral, sin embargo, el buceo y el surfing, en los que hay sospecha de impacto con el agua, hay un aumento del riesgo de lesión vertebral.

### 2. Soporte vital avanzado

RCP-A. Si está en PCR (prolongada si es en agua fría).

*a. Control de vía aérea.*

*a.*1. Al rescatar a una víctima de ahogamiento de cualquier edad, es razonable que el único proveedor de atención médica dé 5 ciclos (aproximadamente 2 minutos) de RCP antes de dejar a la víctima para activar el sistema EMS. La ventilación boca a boca en el agua puede ser útil cuando la administra un reanimador entrenado (clase IIb, LOE C).

*a.*2. Las compresiones torácicas son difíciles de realizar en agua; pueden no ser efectivos y potencialmente podrían causar daño tanto al rescatador como a la víctima.

*a*.3. Vía aérea: Esta debe ser limpiada y aspirada, manteniendo una ventilación adecuada. AHA 2017: No hay evidencia de que el agua actúe como un cuerpo extraño obstructivo. Las maniobras para aliviar la obstrucción de las vías respiratorias del cuerpo extraño (FBAO) no se recomiendan para las víctimas de ahogamiento porque estas maniobras no son necesarias y pueden causar lesiones, vómitos, aspiración y retraso de la RCP. Los rescatadores deben eliminar a las víctimas que se ahogan del agua por los medios más rápidos disponibles y deben comenzar la resucitación lo más rápido posible.

*a*.4. Control cervical si sospecha de traumatismo (AHA 2017): La lesión de la médula espinal es rara entre las víctimas mortales de ahogamiento. Las víctimas con signos clínicos evidentes de lesión, intoxicación por alcohol o antecedentes de buceo en aguas poco profundas tienen un mayor riesgo de lesión de la médula espinal y los proveedores de atención médica pueden considerar estabilización y posible inmovilización de la columna cervical y torácica para estas víctimas.

*b.* *Oxigenoterapia.* Con alto flujo. Cuando $SatO_2 < 94\%$.

*c.* *Aislamiento de vía aérea.* Ventilación con balón de reanimación con reservorio, manteniendo el objetivo de una $SatO_2 > 94\%$ y $ETCO_2$ entre 35-45 mmHg. Conexión al respirador en modo IPPV con PEEP.

*d.* *Control de la respiración.* Auscultación. Tener en cuenta, si se sospecha traumatismo o semi-ahogamiento por buceo, la presencia de neumotórax.

*e.* *Canalización de vías venosas, de mayor calibre posible.* Extracción de muestra de sangre para analítica. Utilización de cristaloides.

*f.* *Monitorización de constantes vitales:* TA, FC, FR, $SatO_2$, $ETCO_2$, temperatura.

*g.* *Tratamiento de las arritmias:* puede presentar asistolia, AESP, TV sin pulso, Fv.

*h.* *Valoración neurológica.*

## 3. Tratamiento de las alteraciones hidroelectrolíticas

- *Acidosis respiratoria:* Se puede corregir esta mediante la hiperventilación, con objeto de eliminar el exceso de $CO_2$. Tiene rápido efecto sobre el pH.

- *Acidosis metabólica:* Como resultado de dos procesos: el primero por el esfuerzo muscular durante la lucha contra las olas y el segundo por la hipoxia causada por el fallo respiratorio y circulatorio.
  Los niveles de lactato en sangre > 10 mmol/L se asocian con el 95% de mortalidad. pH < 7,20 bicarbonato 1M. Mediante la fórmula: Total, bicarbonato = 0,3 × Kg peso × EB.
  Se administrará la mitad. La otra mitad se administrará después de realizar control gasométrico.

**4. Control de la hipotermia**

Hay que considerar recalentar a los pacientes con hipotermia grave (< 32 ºC), así como a los que presentan hipotermia moderada (32-34 ºC), pero con inestabilidad cardiovascular o coagulopatía.

Dos *formas de calentamiento externo:* activo o pasivo.

- *Pasivo:* Retirar las ropas mojadas, secar al paciente y taparlo con mantas preferiblemente de aluminio o térmicas.
- *Activo:* Utiliza dispositivos de calentamiento como fuente donante de calor. Aire caliente forzado, calor radiante, baños de agua caliente. Sueros calientes.

**5. Otros**

*Terapia con hipotermia:* Los efectos de la hipotermia son una disminución del metabolismo cerebral, limitando los daños celulares de la hipoxia.

Basados en los resultados del estudio: Williamson J.P. et al. (2004), y en otros como PCR fuera del hospital, en 2002 el Congreso Mundial sobre Ahogados, en Ámsterdam, recomiendan esta terapia en semiahogados que recuperan la circulación espontanea, pero que están en coma. El ILCOR también sugiere que la hipotermia también la recomiendan en estos enfermos.

**6. Ventilación mecánica**

- *Volumen tidal:* 6-8 cc/Kg.
- *Frecuencia respiratoria:* en caso de acidosis respiratoria, se puede corregir esta mediante hiperventilación ligera para eliminar el exceso de $CO_2$ de forma proresiva. Esto tiene rápido efecto sobre el pH. Si hay TCE valorar la hiperventilación moderada con cautela. La hipocarbia se asocia con empeoramiento del pronóstico y se sugiere que debe ser evitada

siempre que sea posible (recomendación moderada, evidencia de muy baja calidad). AHA 2015.

- *$FiO_2$:* mantener la $PaO_2$ entre 60-80 mmHg con la menor concentración de oxigeno posible. Las altas concentraciones de oxigeno pueden producir, paradójicamente, atelectasias.
- *Presión Máxima/Plateau:* debe ser limitada a 35 cm $H_2O$ para minimizar lesiones pulmonares.
- *PEEP:* ponerla a 10 cm $H_2O$ inicialmente. El mayor reclutamiento alveolar en pacientes es supino ocurre entre 10-15 cm $H_2O$. Si hay lesiones pulmonares extensas se debe aumentar la PEEP y disminuir el vol tidal, Si aparece hipotensión se debe administrar líquidos si es respondedor o realizar soporte inotrópico en lugar de bajar la PEEP 8-12 cm $H_2O$.

## I. PRONÓSTICO

*Recomendaciones tratamiento:*

- Duración de la inmersión inferior a 10 minutos como un factor para predecir una muy alta probabilidad de resultado favorable y supervivencia, en adultos y niños sumergidos en agua (recomendación fuerte, evidencia de alta calidad).
- Duración de la inmersión superior a 25 minutos como factor para predecir una muy baja probabilidad de resultado favorable (recomendación débil, evidencia de baja calidad).
- Tiempo de respuesta del SEM superior a 10 minutos se puede utilizar como factor para predecir una probabilidad muy baja de supervivencia en adultos y niños sumergidos en agua (recomendación débil, evidencia de muy baja calidad).
- Es necesario el traslado a un hospital del tercer nivel, o como mucho a aquello hospitales que puedan manejar estos pacientes en UVI.

| Factores asociados a mortalidad del 100% | Factores asociados a mal pronóstico | Factores clínicos asociado a inmersión |
|---|---|---|
| Inmersión mayor de 25 min | TV/FV en el ECG inicial: mortalidad del 93% | Auscultación normal con tos: 0% de mortalidad |
| Reanimación mayor de 25 min | Pupilas fijas observadas en el SU: 89% | Auscultación con estertores en algunos campos: 0,6% |
| Paro cardiaco sin pulso al llegar al SU | Acidosis severa: 89% | Auscultación = edema de pulmón sin hipotensión: 5,2% |
| | Paro respiratorio: 87% | EAP con hipotensión arterial 19,4% |
| | | Paro respiratorio aislado 44% |
| | | PCR. 93% |

## BIBLIOGRAFÍA


1. Mizobuchi M, Nakamura S, Muranishi H, Utsunomiya M, Funatsu A, Kobayashi T, Enjoji Y. Hypothermia with extracorporeal membrane oxygenation for sudden cardiac death and submersion. Am J Emerg Med. 2010 Jan; 28(1): 115.e1-4. PubMed PMID: 20006225.
2. Horré R, Lackner M, Buzina W, Tintelnot K. Near-drowning and cerebral infections caused by fungi belonging to the Pseudallescheria/Scedosporium-complex. Anasthesiol Intensivmed Notfallmed Schmerzther. 2010 Mar; 45(3): 152-158. Epub 2010 Mar 15. PubMed PMID: 20232269.
3. Ponnusamy V, Beach R, Blake J, Clarke P. A case of near-drowning: a case for routine cerebral monitoring. Acta Paediatr. 2009 Oct 22. [Epub ahead of print] PubMed PMID: 19849670.
4. Lawes R. Near-drowning. Nursing. 2009 Aug; 39(8): 64. PubMed PMID: 19633510.
5. Castan J, Wirtz S, Moecke H, Schmidbauer W, Bubser F, Kerner T. [First therapy of drowning accident]. Anasthesiol Intensivmed Notfallmed Schmerzther. 2009 Jul; 44(7-8): 486-93. Epub 2009 Jul 23. Review. German. PubMed PMID: 19629908.
6. Youn CS, Choi SP, Yim HW, Park KN. Out-of-hospital cardiac arrest due to drowning: An Utstein Style report of 10 years of experience from St. Mary's Hospital. Resuscitation. 2009 Jul; 80(7): 778-83. Epub 2009 May 13. PubMed PMID: 19443097.
7. Wagner C. Pediatric submersion injuries. Air Med J. 2009 May-Jun; 28(3): 116-9. PubMed PMID: 19414103.
8. Gregorakos L, Markou N, Psalida V, Kanakaki M, Alexopoulou A, Sotiriou E, Damianos A, Myrianthefs P. Near-drowning: clinical course of lung injury in adults. Lung. 2009 Mar-Apr; 187(2): 93-7. Epub 2009 Jan 9. PubMed PMID: 19132444.
9. Barbieri S, Feltracco P, Delantone M, Spagna A, Michieletto E, Bortolato A, Ori C. Helicopter rescue and prehospital care for drowning children: two summer season case studies. Minerva Anestesiol. 2008 Dec; 74(12): 703-7. Epub 2008 Oct 23. PubMed PMID: 18946432.
10. Yoshida T, Rinka H, Kaji A. [Vegetable oil-induced acute respiratory distress syndrome (ARDS) in near drowning: evaluation based on extravascular lung water index]. Nihon Kokyuki Gakkai Zasshi. 2008 Jun; 46(6): 470-6. Japanese. PubMed PMID: 18592993.

11. Franczuk P, Krawczyk P. [Arctic Sun System for hypothermia treatment after near-drowning]. Anestezjol Intens Ter. 2008 Jan-Mar; 40(1): 32-4. Polish. PubMed PMID: 19469096.
12. Dominguez OJ Jr. Resuscitation of a child following a near-drowning. EMS Mag. 2007 May; 36(5): 34-5. PubMed PMID: 17536583.
13. Mantoni T, Belhage B, Pedersen LM, Pott FC. Reduced cerebral perfusion on sudden immersion in ice water: a possible cause of drowning. Aviat Space Environ Med. 2007 Apr; 78(4): 374-6. PubMed PMID: 17484338.
14. Hasibeder WR. Drowning. Curr Opin Anaesthesiol. 2003 Apr; 16(2): 139-45. PubMed PMID: 17021452.
15. Susiva C, Boonrong T. Near-drowning in Pediatric Respiratory Intensive Care Unit, Siriraj Hospital. J Med Assoc Thai. 2005 Nov; 88 Suppl 8: S44-7. PubMed PMID: 16856425.
16. Maurin C, Labourel H, Ladwig M, Menthonnex E. [Unintentional drowning infresh water]. Presse Med. 2006 Jun; 35(6 Pt 1): 936-40. French. PubMed PMID: 16783250.
17. Lord SR, Davis PR. Drowning, near drowning and immersion syndrome. J R Army Med Corps. 2005 Dec; 151(4): 250-5. Review. PubMed PMID: 16548341.
18. Giesbrecht GG, Hayward JS. Problems and complications with cold-water rescue. Wilderness Environ Med. 2006 Spring; 17(1): 26-30. PubMed PMID: 16538942.
19. Naunton M. Near drowning--the importance of basic first aid. Croat Med J. 2006 Feb; 47(1): 187-8. PubMed PMID: 16489716; PubMed Central PMCID: PMC2080371.
20. Panichpisal K, Nugent K, Sarria JC. Central nervous system pseudallescheriasis after near-drowning. Clin Neurol Neurosurg. 2006 Jun; 108(4): 348-52. Epub 2005 Dec 2. Review. PubMed PMID: 16325994.
21. Handley AJ, Koster R, Monsieurs K, Perkins GD, Davies S, Bossaert L; European Resuscitation Council. European Resuscitation Council guidelines for resuscitation 2005. Section 2. Adult basic life support and use of automated external defibrillators. Resuscitation. 2005 Dec; 67 Suppl 1: S7-23. Review. Erratum in: Resuscitation. 2006 May; 69(2): 351. PubMed PMID: 16321717.
22. Pierro MM, Bollea L, Di Rosa G, Gisondi A, Cassarino P, Giannarelli P, Gentile M, Morocutti A, Ossella MT, Talone L, Stortini M. Anoxic brain injury following near-drowning in children. Rehabilitation outcome:

three case reports. Brain Inj. 2005 Dec; 19(13): 1147-55. PubMed PMID: 16286328.
23. Burford AE, Ryan LM, Stone BJ, Hirshon JM, Klein BL. Drowning and near-drowning in children and adolescents: a succinct review for emergency physicians and nurses. Pediatr Emerg Care. 2005 Sep; 21(9): 610-6; quiz 617-9. Review. PubMed PMID: 16160669.
24. Falk JL, Escowitz HE. Submersion injuries in children and adults. Semin Respir Crit Care Med. 2002 Feb; 23(1): 47-55. PubMed PMID: 16088597.
25. Ross JL. Summer injuries: near drowning. RN. 2005 Jul;68(7): 36-8, 40-1; quiz 42. Review. PubMed PMID: 16052878.
26. Gulliver P, Begg D. Usual water-related behaviour and "near-drowning" incidents in young adults. Aust N Z J Public Health. 2005 Jun; 29(3): 238-43. PubMed PMID: 15991771.
27. Papa L, Hoelle R, Idris A. Systematic review of definitions for drowning incidents. Resuscitation. 2005 Jun; 65(3): 255-64. Review. PubMed PMID: 15919561.

# 52. CONSIDERACIONES EN EL MEDIO HEMS EN EL PACIENTE: OBESO, PSIQUIÁTRICO E INFECCIOSO

**José Ignacio Garrote Moreno, Juan Carlos Rodríguez Meléndez y Elena Garrido Abia**

En las últimas décadas, el modelo de medicina paternalista ha ido sustituyéndose progresivamente por el modelo centrado en el sujeto y su entorno. De manera paralela y siguiendo la misma filosofía hemos abandonado el concepto de tratar enfermedades por el de tratar y cuidar enfermos, individualizando y adaptando la asistencia sanitaria, haciéndola personal y específica.

De igual forma en el medio HEMS, tratamos de adaptar nuestro medio con sus limitaciones a la gran mayoría de los enfermos y no al revés. Estamos convencidos que sino todos, la inmensa mayoría de los pacientes, merecen, pueden y tienen el derecho de ser trasladados por este medio, para poder ofrecerles una mejor y más segura asistencia.

Para ello lo primero es conocer las limitaciones que nuestro medio puede tener con características comunes de algunos pacientes, como pueden ser estos tres grupos. Una vez identificadas las dificultades que nos plantean en el HEMS expondremos las soluciones que desde el departamento sanitario hemos desarrollado para poder ofrecer una asistencia segura y de calidad a estos pacientes.

## A. COMENZAREMOS CON EL PACIENTE OBESO O CON OBESIDAD MÓRBIDA

Las *limitaciones* que presenta este paciente en la asistencia sanitaria en general y en el medio HEMS son:

1. Insuficiencia respiratoria restrictiva en decúbito supino, por desplazamiento del abdomen en sentido cefálico.

2. Ventilación con bolsa y mascarilla ineficaz por disminución de la elasticidad pulmonar y por la compresión que el abdomen realiza sobre el diafragma, se requieren altas presiones de aire para poder movilizar el tórax de un gran obeso en decúbito supino. Ocurre también que si intentamos ocluir la válvula de sobrepresión para intentar ventilarlo, podemos producir barotrauma pulmonar e insuflar el estómago. La solución lógica de 1 y 2, es colocar al paciente en posición de Fowler, lamentablemente en algunos modelos de helicóptero no es posible elevar mucho el cabecero de estos pacientes por falta de espacio (EC 135).
3. Descompensación respiratoria al ganar altura, estos pacientes tienen frecuentemente hipertensión pulmonar y problemas respiratorios basales que en su conjunto hacen que no pueda tolerar la disminución de la presión barométrica que se produce al ascender. La solución además de la posición en Fowler es la administración de oxígeno suplementario o administrar presión positiva en la vía aérea mediante CPAP o BiPAP.
4. Intubación endotraqueal dificultosa, se puede solucionar usando laringoscopios de ángulo ajustable o usando alternativas (combitube, ML-fastrach, air-track, IOT retrógada...)
5. Cricotirotomía con aguja, en el paciente obeso es más complicada por la anatomía del mismo.
6. Lecturas elevadas de esfingomanometría falsas, se ajustan más a la realidad con el manguito de obesos.
7. Pulsioximetría con señal deficiente, podemos intentar la captación en otras zonas, como el lóbulo auricular.
8. La mayoría de los accesos vasculares periféricos no son palpables, A veces pueden ser necesarios catéteres más largos (7,5 a 10 cm). La realización de esta técnica en vuelo esta limitada en este tipo de pacientes, la alternativa es la intraósea.
9. También presentan mayores (sería mejor mayor dificultad xq el adjetivo “mayor” se refiere al sujeto dificultad que está en singular) dificultad para localizar vías centrales, podemos intentarlo con un catéter largo, modificando la técnica de Seldinger, la posición del paciente y por último si disponemos nos será de gran ayuda la ultrasonografía.
10. Dificultades en la ECO-Fast en el trauma, valorar otras sondas u otros planos.

11. Dificultad para la manipulación del paciente. Por tanto debemos pedir ayuda para cargar el paciente en la camilla, manipularlo y transportarlo. La necesidad de *reclutar* personal lego en el transporte y manipulación del paciente se traduce en un mayor índice de incidentes: pérdida de accesos venosos y otras técnicas, accidentes con la electromedicina y con el propio paciente y nosotros mismos. Recomendamos que el personal sanitario HEMS se ocupe solo de dirigir y controlar el material y las técnicas.
12. El paciente obeso también presenta mayores dificultades a la hora de acomodar al paciente en la camilla y asegurarlo. Cuando sea necesario, recomendamos el uso de las cintas de sujeción como alternativa (recordamos que no están homologadas como elementos de seguridad y anclaje por aviación civil).
13. El peso de estos pacientes puede limitar la operación, sobre todo durante el verano, que es cuando más restricciones de peso tienen los helicópteros. Se ha dado el caso de despegar desde la base con el depósito lleno de combustible y aterrizar a pocos minutos de vuelo para atender el paciente, si el paciente pesa por ejemplo 120 kilos o más, es posible que el helicóptero no pueda o no deba despegar con ese peso. La solución que hemos dado es, solicitar información sobre el peso del paciente obeso al centro coordinador, comentarlo con el comandante, y si supera el peso recomendado para el despegue con paciente a bordo, realizar vuelos durante la asistencia sanitaria para consumir el exceso de combustible antes de introducir al paciente en el helicóptero.

## B. CONSIDERACIONES SOBRE EL PACIENTE PSIQUIÁTRICO

Los pacientes psiquiátricos fueron excluidos del transporte aéreo por motivos de seguridad durante la segunda guerra mundial, aún hoy son contraindicación de transporte aéreo en las aerolíneas comerciales y militares, incluso en la mayoría de los servicios de salud. Sin embargo, se considera que podría estar indicado el transporte aéreo de estos pacientes en las siguientes *situaciones:*

- Cuando precisen de una rápida evacuación por urgencia vital.
- Si presentan otra patología urgente y están correctamente controlados de su enfermedad psiquiátrica.
- Si el paciente se encuentra en una región geográfica aislada e inaccesible al transporte terrestre.

Hasta hoy el helitransporte de estos pacientes por su propia patología psiquiátrica es muy discutible, no justificado y poco recomendable. Sin embargo basándonos en la experiencia de los traslados del helicóptero de Ibiza, hemos desarrollado un procedimiento para poder trasladar estos pacientes de forma segura.

El *procedimiento* se basa en:

- Cuidadosa selección de los pacientes por criterios clínicos y geográficos.
- El correcto abordaje de estos pacientes desde el comienzo de la asistencia, según el capítulo correspondiente de esta guía.
- La presencia de las Fuerzas de Orden Público durante la asistencia, no deben de estar durante el traslado, aunque pudiera ser solicitada su presencia de nuevo en el punto e aterrizaje.
- Una adecuada sedación consciente que no deprima la función respiratoria.
- El paciente dentro del helicóptero deberá ir con dos accesos venosos permeables, asegurado con todas las cintas, el colchón con el vacío efectuado y si fuera preciso un sistema adicional de sujeción mecánica.
- El consentimiento informado para la sujeción mecánica en caso de ser necesario.
- Un protocolo de seguridad a bordo.

Este procedimiento ofrece nuevas expectativas para el paciente psiquiátrico dentro de una comunidad como la de Castilla-La Mancha. Los pacientes que se beneficiarían de este procedimiento serían los de poblaciones dispersas con más de una hora de traslado por tierra a su hospital de referencia.

## C. PACIENTE INFECCIOSO

Es aquél que es portador de un agente biológico patógeno con capacidad de contagio por transmisión directa o indirecta. Tradicionalmente el paciente infeccioso o de riesgo es excluido del trasporte aéreo en aviación civil. Nosotros, en Castilla-La Mancha, podemos transportar a casi todos los pacientes infecciosos gracias a unas medidas de protección y un procedimiento adecuado.

Además, el personal de emergencias debe de estar siempre preparado para poder atender a un paciente infeccioso. En nuestro medio frecuentemente nos enteramos que un paciente es infeccioso tras llevar cierto tiempo de asistencia, a veces incluso no llegamos a enterarnos nunca. Es por ello que debemos atender a todos los pacientes como presumiblemente infecciosos, utilizando las medidas de protección habituales y el equipo de protección individual cuando sea necesario.

En este sentido el personal sanitario de transporte aéreo cumple y dispone de las siguientes *medidas de protección y prevención:*

1. Revisiones médicas de personal sanitario incluyendo serologías y vacunaciones, se realiza en función del mapa de riesgos del puesto de trabajo que desempeña cada uno y lo elabora Prevención de Riesgos Laborales.
2. Utilización de elementos barrera:
   - Uniformidad adecuada (los monos ignífugos que utilizamos al ser de una pieza ofrecen una buena seguridad biológica, esta uniformidad se completa con botas de seguridad de caña media y casco de vuelo con visera transparente de protección ocular).
   - Medidas de protección universal: Uso de guantes, mascarilla quirúrgica y lavado de manos para todos aquellos que pueden entrar en contacto con el paciente.
   - Evitar elementos que *cuelguen* y que puedan entrar en contacto con el paciente.
   - Ante riesgo de salpicaduras de fluidos orgánicos, utilizar: Mascarillas de alta protección (tipo respirador N95 de 3M), gafas de protección ocular y batas desechables (equipamiento disponible en los helicópteros, 4 por helicóptero).
   - Protección con mascarilla y guantes desechables cuando finalice la tarea aeronáutica por si han de entrar en contacto con el paciente para el piloto y copiloto.

*Identificación del riesgo, pacientes con uno o más de los siguientes hallazgos*

- Hemorragia incontrolada.
- Alteraciones importantes de la conducta.
- Diarrea profusa.
- Paciente febril o shock sospechoso de origen séptico.
- Procesos infecciosos que exijan aislamiento (sospecha de meningitis).

*Limitación en transporte*

1. Solo se podrán transportar en helicóptero con este procedimiento los pacientes portadores de agentes biológicos que solo requieran precauciones estándar de barrera.
2. Se incluyen los pacientes portadores de tuberculosis pulmonar, varicela, sarampión, influenza aviar y herpes zóster diseminado si se utilizan

tanto para el paciente como para todos los miembros de la tripulación mascarillas de alta eficiencia tipo n95.

3. No está recomendado el transporte en Helicóptero sino es con medidas de aislamiento estricto y trajes NBQ a los pacientes con tuberculosis pulmonar refractaria a tratamiento, otras enfermedades contagiosas multirresistentes o sospechosas de agente patógeno adquirido por supuesto de bioterrorismo.

*Medidas de aislamiento inverso*

Se tendrán en cuenta estas *medidas* ante paciente inmunodeprimido. Consisten en:

- Utilización de las medidas estándar por parte del personal sanitario.
- Reemplazar al personal sanitario que pudiera ser contagioso, procediendo a la limpieza y desinfección de la aeronave antes de trasladar al paciente.

*Medidas de desinfección tras el transporte del paciente infeccioso*

- Eliminación adecuada de residuos.
- Posterior desinfección y esterilización según el procedimiento de limpieza y desinfección periódica.

*Limpieza y desinfección periódica*

1. Cada 7 días siempre que no se haya transportado un paciente infeccioso dentro de esta limitación semanal.
2. Se realizará con hipoclorito sódico (lejía) al 1%.
3. Cada 15 días se realizará una desinfección de la cabina asistencial y de la cabina de vuelo conjuntamente con el producto CERTISANE en aerosol, útil para15 $m^3$.
   No es necesario dejar el helicóptero inoperativo, aunque se recomienda dejarlo actuar 1 hora, en 5 minutos se consigue un 90% de la desinfección y puede ser utilizado.
   El personal deberá seguir la profilaxis específica post-exposición de la meningitis.

## BIBLIOGRAFÍA

1. Garrote Moreno J. I, Ureta Velasco N, Orduña Domingo A, Bioterrorismo: Aspectos Prácticos, Emergencias 2010; 22: 130-139.
2. Complicaciones del paciente Obeso en Helitransporte, "Curso Universitario de cualificación en misiones HEMS para médicos y enfermeros" Apéndice 1 del JAR-OPS 3.005 (c) subpárrafo (e) (3): Pasajeros médicos, UNIZAR 2012.
3. Principles and Direction of Air Medical Transport, Air Medical Physician Associattion, editors: Ira J. Blumen and Daniel L. Lemkin. AMPA 2006.
4. Comparison of the Intubating Laryngeal Mask Airway versus Laryngoscopy in the Bell 206-L3 EMS Helicopter. Eric R. Swanson, David E. Fosnocht, Ken Matthews, RN, Erik D. Barton, 2004 by Air Medical Journal Associates 2003. January-February 2004.
5. Infectious Disease Control Practices, Carl Corriere, Christopher Zarro, Patricia E. Connelly, Bartholomew J. Tortella, Robert F. Lavery, January-March 2000 19:1 8-12 Air Medical Journal.
6. Emergency airway management in a morbidly obese, noncooperative, rapidly deteriorating patient, Richard M. Levitan, Carl Chudnofsky, Nandita Sapre, j.ajem.2006.03.031
7. Airway Managemenin the Obese Patientt, Ali A.El Solh, Clin Chest Med 30 (2009) 555–568.
8. Ramos RT, de Mattos DA, Rebouças JTS, Ranvaud RD. Space and motion perception and discomfort in air travel. Aviat Space Environ Med. 2012Dec.; 83(12): 1162-6.
9. Le Cong M, Gynther B, Hunter E, Schuller P. Ketamine sedation for patients with acute agitation and psychiatric illness requiring aeromedical retrieval. Emerg Med J. 2012 Apr.; 29(4): 335-7.
10. Pierson K, Power Y, Marcus A, Dahlberg A. Airline passenger misconduct: management implications for physicians. Aviat Space Environ Med. 2007Apr.; 78(4): 361-7.
11. Toff NJ. Hazards of air travel for the obese: Miss Pickwick and the Boeing 747. J R Coll Physicians Lond. 1993Oct.; 27(4): 375-6.

# 53. BAJO NIVEL DE CONCIENCIA Y CONVULSIONES EN HEMS

**Leticia Cabo Lozano**

## 1. INTRODUCCIÓN Y DEFINICIONES

### Conciencia

Se define como el estado en el cual el sujeto tiene conocimiento de sí mismo, de su entorno y presenta una adecuada respuesta a estímulos. Para que este estado se mantenga requiere la integridad de sus dos *componentes fisiológicos:*

*1. Nivel conciencia*

Depende del sistema reticular activador ascendente (SRAA), que se localiza en la protuberancia y porción superior del mesencéfalo y mantiene al sujeto despierto y en alerta. Se considera que hay cuatro *niveles de conciencia:*

- *Somnolencia:* Tendencia al sueño pero con respuesta apropiada a órdenes verbales simples, complejas y a estímulos dolorosos.
- *Obnubilación:* Un grado más marcado que el anterior. Sin respuesta a órdenes verbales complejas.
- *Estupor:* Existe una falta de respuesta a órdenes verbales, pero presenta una reacción retardada a estímulos dolorosos. Desde que cesa el estímulo no hay respuesta alguna.
- *Coma:* Ausencia de respuesta a órdenes verbales ni a estímulos dolorosos, al menos de una forma correcta.

*2. Contenido de la conciencia*

Conjunto de funciones cognitivas y afectivas que tienen su sustrato anatómico en la corteza cerebral. Funciones específicas como: la atención, la orientación en persona y témporo/espacial, memoria inmediata y remota, lenguaje, percepción sensorial y razonamiento.

**Convulsión**

Movimientos involuntarios y estereotipados, consecuencia de la contracción de la musculatura estriada del cuerpo.

**Crisis epiléptica**

Manifestación clínica de una actividad neuronal excesiva, anómala, incontrolada e hipersincrónica.

**Epilepsia**

Trastorno neurológico cerebral de diversas etiologías caracterizado por crisis epilépticas recurrentes.

**Estatus convulsivo**

Puede ser convulsivo o no convulsivo. Se define como adultos o niños mayores de 5 años con cualquier actividad epiléptica de más de 5 minutos de duración, caracterizada por una crisis duradera, o dos o más crisis durante las cuales el paciente no retorna a su situación previa de conciencia.

*Convulsión no es sinónimo de epilepsia e incluso presentar una crisis comicial no implica dicho diagnostico; sin embargo bastaría una crisis asociada a alteración estructural en neuroimagen o electroencefalografía para hacer el diagnóstico de epilepsia.*

**Tabla 1.** *Clasificación crisis epilépticas.*

| Clasificación crisis epilépticas según tipos | |
|---|---|
| **1. Crisis epilépticas focales (CF):** Se originan en un área limitada de la corteza | 1.1. CF simples (CFS): preservación del nivel de conciencia<br>• CF síntomas motores<br>• CF síntomas sensoriales<br>• CF síntomas autonómicos<br>• CF síntomas psíquicos<br>1.2. CF complejas (CFC): afectación del nivel de conciencia<br>1.3. CF que evolucionan a generalizadas |
| **2. Crisis epilépticas generalizadas (CG):** Inicio simultaneo en ambos hemisferios | 2.1. Ausencias (típicas o atípicas)<br>2.2. Mioclónicas<br>2.3. Tónicas<br>2.4. Clónicas<br>2.5. Tónico-clónicas<br>2.6. Atónicas (estáticas) |
| **3. Crisis inclasificables** | |

CF: crisis epilépticas focales; CFS: crisis simples; CFC: crisis complejas; CG: crisis generalizadas.

## 2. ETILOGÍA

Cualquier proceso que pueda dañar la integridad del SRAA puede disminuir el nivel conciencia.

Estas mismas causas pueden producir una hiperactividad neuronal anómala, y por tanto asociar convulsiones.

## 3. DIAGNÓSTICO/EXPLORACIÓN Y MANEJO

Se trata de una situación de emergencia, la asistencia debe ir dirigida a determinar el diagnóstico sindrómico, sobretodo en situaciones reversibles y que precisen tratamiento inmediato. Se debe realizar una actuación rápida asegurando la estabilidad vital y neurológica del paciente.

**Tabla 2.** *Causas de disminución nivel conciencia.*

| Causas de disminución del nivel de conciencia | |
|---|---|
| *Lesiones estructurales:*<br>• Traumatismos/TCE<br>• Roturas de aneurismas/Hemorragias SNC<br>• Tumores SNC<br>• Abscesos SNC<br>• Ictus cerebral<br>*Infecciones:*<br>• Meningoencefalitis<br>• Sepsis<br>*Alt.endocrinometabólicas:*<br>• Complicaciones diabetes<br>• Insuficiencia Hepato-Renal<br>• Encefalopatía hipóxica<br>• Encefalopatía hipercápnica<br>• Déficit de vitamina B12, ácido fólico<br>• Patología suprarenal | *Alt.hidroelectrolíticas, acidobase:*<br>• Acidosis severa<br>• Hiper/Hipocalcemia<br>• Hiper/Hipomagnesemia<br>• Hipokalemia<br>• Hipofostatemia<br>*Intoxicaciones/fármacos:*<br>• Agentes tóxicos/fármacos<br>• Intoxicación monóxido de carbono<br>• Hipercapnia<br>• Drogas de abuso/Alcohol<br>• Síndrome neuroléptico maligno<br>*Agentes medioambientales:*<br>• Hipo/Hipertermia<br>• Inmersión-semiahogamiento<br>• Electrocuciones |
| TCE: traumatismo craneoencefálico. SNC: sistema nervioso central. | |

**Tabla 3.** *Causas de convulsiones en adultos más frecuentes.*

| Causas de convulsiones en adultos más frecuentes | |
|---|---|
| *Adultos* | • Sincope convulsivo<br>• Epilepsia<br>• Tumores<br>• Traumatismos<br>• Intoxicación/Drogas<br>• Privación alcohólica<br>• Accidentes cerebrovasculares |

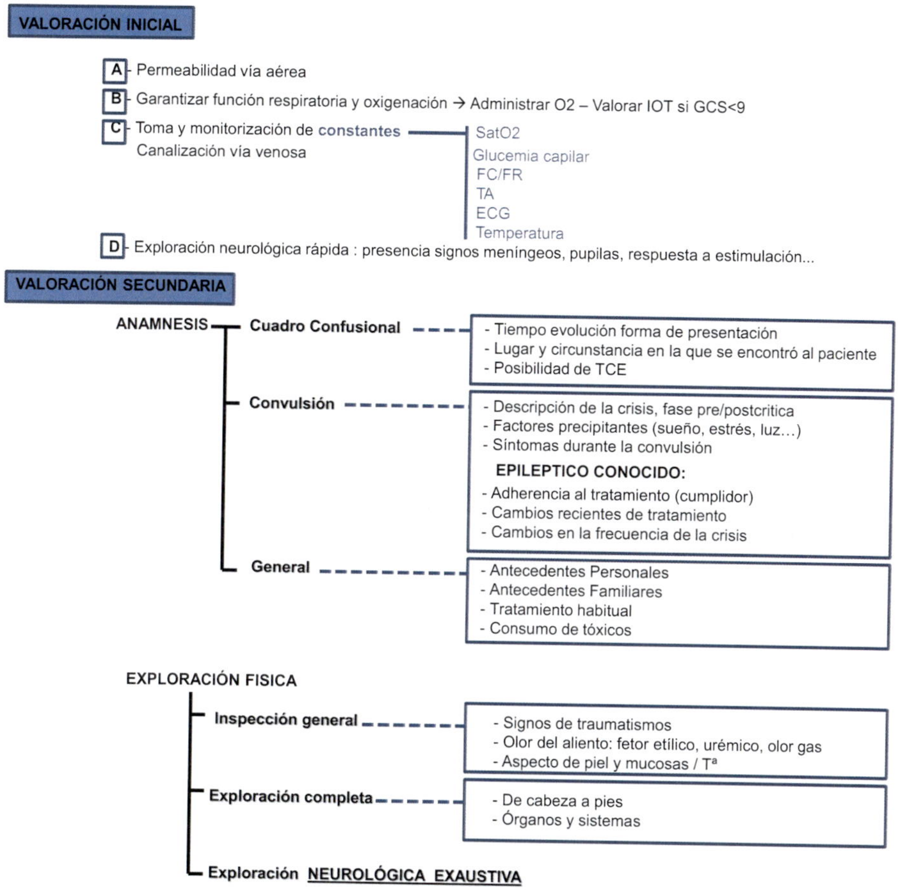


**Figura 1.** *Valoración inicial/secundaria. GCS:Glasgow Coma Scale; TCE:traumatismo craneo-encefalico; IOT: intubación orotraqueal; FC: frecuencia cardíaca; FR: frecuencia respiratoria, TA:-tensión arterial, ECG: electrocardiograma.*

## Exploración neurológica exaustiva

*Elementos semiológicos básicos exploratorios:*

*1. Nivel de conciencia:*

Aunque pueden usarse los grados (somnolencia, obnubilación, estupor y coma), el parámetro que lo define es la *escala de Glasgow*. Va de 3-15 puntos; tiene valor pronóstico en traumatismos craneales, en los que se considera coma Glasgow < 9.

**Tabla 4.** *Escala de Glasgow.*

| Respuesta | Motor | Verbal | Ocular |
|---|---|---|---|
| 6 | Obecede órdenes | | |
| 5 | Localiza el dolor | Orientada | |
| 4 | Retirada ante el dolor | Confusa | Espontánea |
| 3 | Respuesta Flexora. Decorticación | Inapropiada | Al dolor |
| 2 | Respuesta Extensora. Descerebración | Incoherente | A la voz |
| 1 | Sin respuesta | Nula | No abre los ojos |

*2. Patrón respiratorio:*

**Tabla 5.** *Tipos de patrones respiratorios patológicos. Ordenados según la gravedad que implican.*

| TERMINOLOGIA | PATRON RESPIRATORIO | CARACTERÍSTICAS | LOCALIZACIÓN /LESIÓN |
|---|---|---|---|
| BRADIPNEA | 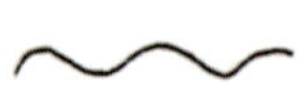 | Superficial y lenta | Insuficiencia musculatura respiratoria, hipotiroidismo |
| KUSSMAULL | 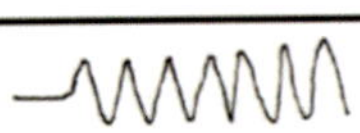 | Rápida y profunda | Acidosis metabólica, lesión protuberancia o mesencefalo |
| CHEYNE-STOKES | 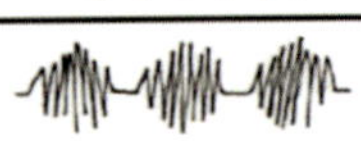 | Aumento progresivo de la amplitud y frecuencia, luego decae y hacer pausa apnea | Lesión difusa de los hemisferios cerebrales, depresión del trono encéfalo. Intoxicaciones. |
| APNEUSTICA | 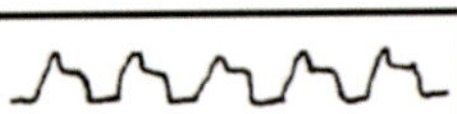 | Inspiración prolongada que finaliza de forma espasmódica | Hemorragia o infarto protuberancial. |
| HIPERVENTILACIÓN CENTRAL | 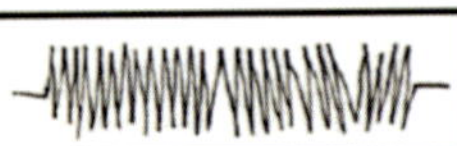 | De gran amplitud y frecuencia | Lesión mesencéfalo o protuberancial alta. |
| ATAXICA DE BIOT | 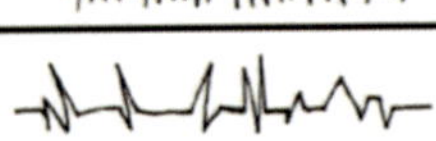 | Completamente irregular | Lesión del centro respiratorio medular, parada inminente |

## 3. *Estado pupilas:*

**Tabla 6.** *Estado pupilar patológico.*

| OSCURIDAD | LUZ | CARACTERISTICAS | LOCALIZACIÓN/LESION |
|---|---|---|---|
| 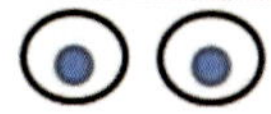 | 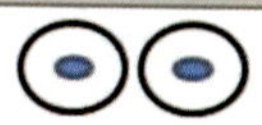 | NORMALES SIMETRICAS HIPOREACTIVAS | Supratentorial, Coma metabólica |
| 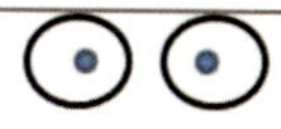 | 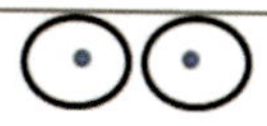 | MIOTICA SIMETRICA HIPOREACTIVA | Diencéfalo |
| 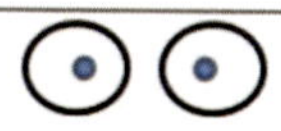 | 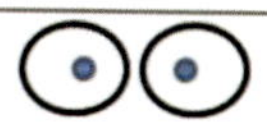 | MIOTICAS SIMETRICAS FIJAS | Protuberancia, intoxicación opiáceos, barbitúricos |
| 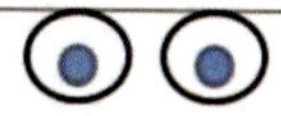 | 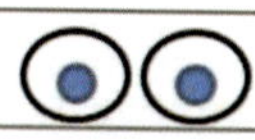 | INTERMEDIAS FIJAS | Mesencéfalo |
| 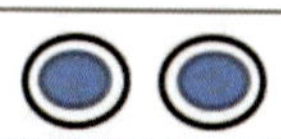 | 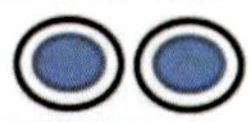 | MIDRIATICAS SIMETRICAS FIJAS | Mesencéfalo, intoxicación atropina |
| 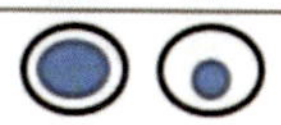 | 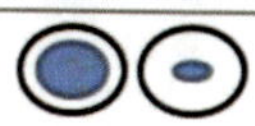 | MIDRIASIS UNILATERAL FIJA | Afectación del III par craneal, afectación del uncus |

## 4. *Motilidad ocular:*

**Tabla 7.** *Motilidad ocular patológica.*

| Posición reposo | |
|---|---|
| Mirada conjugada ipsilateral (miran lado no parético) | Lesión supratentorial |
| Mirada conjugada contralateral (miran lado parético) | Lesión infratentorial |
| Mirada desconjugada tanto vertical/horizontal | Lesión del tronco encefálico, con lesión de los nervios oculomotores y oftalmoplejía nuclear. |
| **Movimientos oculares espontáneos** | |
| Roving ocular | Movimientos lentos conjugados → lesión protuberancia |
| Bobbing ocular | Descensos rápidos conjugados con retorno lento a posición intermedia → lesión pontina |
| Nistagmus verical | Lesión del mesencéfalo |
| **Reflejos oculocefálicos** | |
| "Ojos de muñeca" | Girar la cabeza de un lado a otro (siempre que no haya sospecha de lesión cervical). En pacientes con integridad del troncoencefálico los ojos se mueven en dirección opuesta al lado donde se gira. Si hay lesión del tronco ojos quedarán inmóviles o movimientos no conjugados. |

| Reflejos oculocefálicos | |
|---|---|
| Oculovestibular | Irrigar conducto auditivo con agua fría. Si el tronco está intacto habrá desviación de mirada conjugada hacia lado irrigado. |
| Estimulación corneal | Ausencia de respuesta indica lesión en protuberancia. |

*5. Respuestas motoras:*

**Tabla 8.** *Respuestas motoras patológicas.*

*1. Movilidad espontánea:* Buscando mioclonías, asterixis, asimetrías.

*2. Respuesta estímulos verbales.*

*3. Respuesta estímulos dolorosos:*

| | |
|---|---|
| Flacidez generalizada | Afectación del tronco o coma metabólico profundo |
| Hipertonía generalizada | Causa metabólica o trastorno termorregulación |
| Retirada | Integridad de vías aferentes y eferentes |
| Decorticación | Flexión → Lesión corteza cerebral |
| Descerebración | Extensión → Lesión grave de tronco cerebral |

## Diagnóstico diferencial

Es frecuente confundir convulsiones o crisis epilépticas con otros procesos clínicos. El diagnostico diferencial se basa en una correcta anamnesis y exploración.

| | |
|---|---|
| 1. Síncope | Vasovagal o neuromediano |
| 2. Trastornos del sueño | Parasomnia, narcolepsia, sonambulismo, pesadillas |
| 3. Causas psiquiátricas | Crisis ansiedad, ataque pánico, trastornos psicóticos, conversivos |
| 4. Causas neurológicas | Migraña, AIT, hiperreflexia |
| 5. Trastornos movimiento | Distonía, discinesia |
| 6. Causas gastrointestinales | Emesis, reflujo gastroesofágico con espasmos |

## 4. TRATAMIENTO MANEJO INICIAL MEDIO HEMS

### 1. Medidas generales

*Seguir el patrón ABCD:*

- A: *Permeabilizar vía aérea,* retirar prótesis y cuerpos extraños, si precisa colocación de cánula de Guedel, aspirar secreciones (en caso de ser necesario mantener el control cervical en todo momento).
- B: Garantizar la *adecuada ventilación*, administrando $O_2$ suplementario, para mantener $SatO_2$ por encima de 95%. Valorar la posibilidad de IOT (en causas no reversibles a priori, GCS < 9).
- C: *Estabilización hemodinámica y monitorización* (continua).

*Toma de constantes vitales: TA, FC, FR, $SatO_2$, Tª, Glu, $EtCO_2$*

- Evitar *hipoxia*: Administrar $O_2$ normooxigenando al paciente, para mantener una pulsioximetría entorno 95-98%).
- Procurar *normocapnia* ($EtCO_2$ = 35 mmHg). La hipercapnia produce vasodilatación arteriolar aumentado la PIC y la hipocapnia ($EtCO_2$ < 30 mmHg) produce vasoconstricción global agravando la isquemia.
- Para mantener la normocapnia es importante *prevenir la ansiedad* que en algunos pacientes conscientes produce el vuelo en helicóptero, generando una hiperventilación involuntaria que agravaría la isquemia.
- *Tensión arterial* media > 90 mmHg.
- *Glucemia* < 200 mg/dl.
- *Eutermia:* intentar mantener una *temperatura* entre 36 ºC y 37 ºC. En el helitrasporte los cambios de temperatura son mas bruscos y la influencia térmica exterior puede hacer variar estos parámetros. Habrá que estar especialmente pendientes en casos relacionados con patologías del centro termorregulador, o patologías en relación a agentes medioambientales (hipo/hipertermias, golpe de calor... donde mantener una eutermia y evitar cambios bruscos de temperatura es especialmente importante).

*Obtención de acceso venoso periférico*

- Iniciar perfusión de acuerdo con sospecha etiológica. Ante sospecha de ACV iniciaremos perfusión para mantenimiento de la vía con suero salino fisiológico 0,9%, evitar soluciones hipotónicas como la glucosadas ya que pueden aumentar el edema cerebral. Se internará hacer un balance hidroelectrolítico adecuado ya que una sobrecarga de volumen puede conllevar un aumento de la presión intracraneal y una hipovolemia a una disminución de la presión de perfusión cerebral.

- Se administrará de manera profiláctica metroclopramida 10 mg iv (1 ampolla intentando que sea al menos 10 minutos antes de iniciar el vuelo), previniendo de esa manera los vómitos, así como el hipo que puede aparecer en los ACV del tronoencéfalo.

*Realización de ECG y monitorización continua.*

*Colocación BIS (Biespectral Index Signal),* si se dispone del mismo. Tanto para monitorizar actividad cerebral, como para alertar de una posible actividad convulsiva futura.

**2. Tratamiento específico**

- *Glucosa:* Primero realizar glucemia digital, ya que 1 de cada 12 pacientes con disminución del nivel de conciencia presenta hipoglucemia. Si la glucemia esta < 100 mg/dl, se administrará glucosa hipertónica, 10-20 g iv (3 ampollas al 33%, 1-2 ampollas al 50%) + tiamina (vitamina B1) 100 mg iv/im (lento en caso de evidencia de etilismo, desnutrición o enfermedad crónica debilitante). Se debe administrar glucosa hasta la normalización de los valores de glucemia, hecho al que debería seguir la normalización del nivel de conciencia si no hay otros factores implicados.
- *Naloxona:* (1 ampolla = 0,4 mg). Dosis inicial de 0,4 mg bolo iv, dosis máxima 4 mg. Antagonista de opiáceos. Usar ante la posibilidad de intoxicación por opiáceos. Tener el cuenta posibles efectos adversos: vómitos, hipertensión arterial, crisis comiciales, arritmias. Además puede precipitar síndrome de abstinencia. Además en pacientes que han consumido cocaína o heroína, la administración de naloxona podría potenciar la toxicidad en forma de crisis comiciales, arritmias, agitación.
- *Flumazenilo:* (1ampolla = 0,5 y 1 mg). Dosis inicial 0,25 mg iv bolo cada 30 segundos, dosis máxima 2 mg. Antagonista de benzodiazepinas. Efectos secundarios: agitación, síndrome de abstinencia en adictos a benzodiazepinas, crisis comiciales. No usar si existe una administración concomitante de antidepresivos tricíclicos. Si depresión respiratoria profunda o coma profundo puede administrarse perfusión: 0,2 mg/h. (1 mg = 2 amp de 5 ml ó 1 amp de 10 ml) + 100 ml SG5% ó SF0,9% a 22 ml/h)

- *Analgesia:* Fentanilo ha sido estudiado ampliamente para analgesia en trasporte aéreo con buenos resultados y mínimas consecuencias cardiorespiratorias. Los analgésicos y los sedantes deben administrarse a dosis bajas, de manera repetitiva y en bolo lento, atendiendo así a la posible inestabilidad hemodinámica. Siempre que sea posible, para interferir lo menos posible en la vigilancia del nivel de conciencia, administrar sedantes de acción corta.

## Fármacos

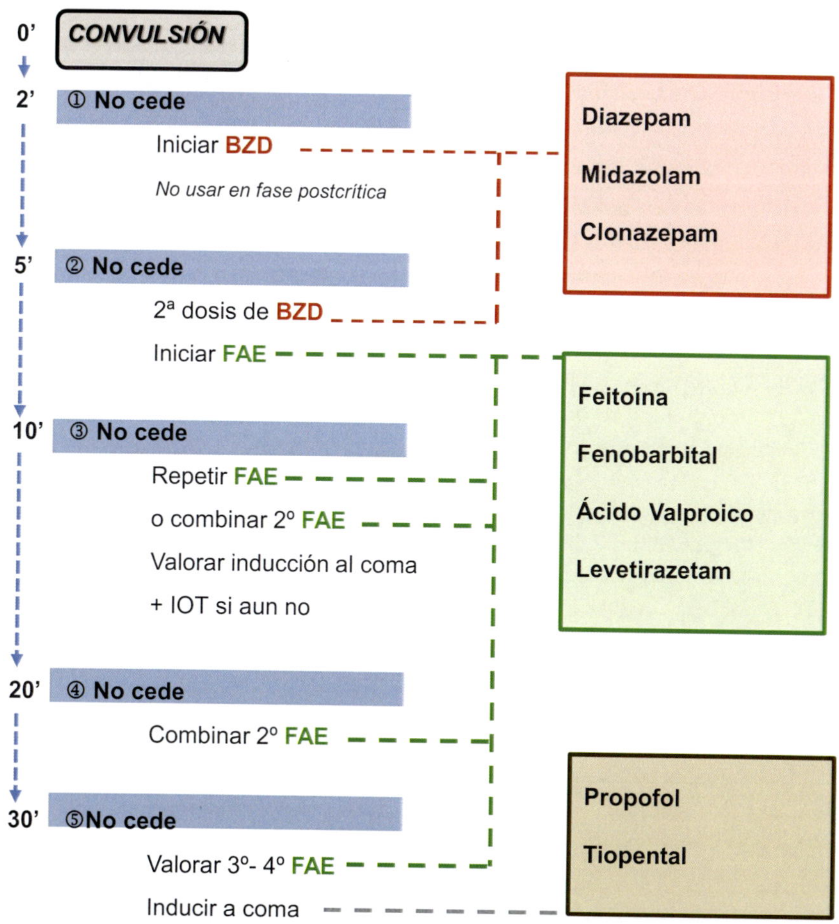


**Figura 2.** *Tratamiento farmacológico convulsión. BZD: benzodiazepina; FAE: fármaco antiepiléptico; IOT: intubación orotraqueal.*

**Tabla 9.** *Benzodiazepinas.*

| Benzodiazepinas | Dosis | Dosis máxima | Ampollas |
|---|---|---|---|
| Diazepam (DZP) | iv 2 mg/min<br>bucal 5 mg<br>rectal 0,5-1 mg/kg | 20 mg | 10 mg/2 ml |
| Midazolam (MDZ) | iv 0,1-0,2 mg/kg<br>in 10 mg<br>im 15 mg<br>gin 0,3 mg/kg | 30 mg | 5 mg/5 ml<br>15 ml/3 ml |
| Clonazepam (CZP) | 1 mg en 30 seg | 4 mg | 1 mg/ml |

iv: intravenoso; in: intranasal; im: intramuscular; gin: gingibal.

- La mayoría de las guías recomiendan uso inicial de DZP iv o DZP y MZD por mucosas para control inicial.
- MDZ no iv ( bucal, nasal, im y rectal) es igual de efectivo que DZP iv.
- MDZ bucal es superior a DZP rectal.
- CZP ha demostrado mayor eficacia en estatus epilépticos.
- Según las guías las rutas de administración de BZD no iv, con pautas más rápidas, casi alcanzan al mismo tiempo la concentración máxima del fármaco en sangre que por vía iv.

**Tabla 10.** *Anticonvulsionantes.*

| Anticonvulsionantes | Dosis | Efectos 2° | Ampollas |
|---|---|---|---|
| Fenitoína (PHT) | • Dosis carga 15-20 mg/kg con velocidad de perfusión < 50 mg/min (1 mg/kg/min).<br>• 2ª Dosis 10 mg/kg a los 30 min.<br>• Posteriormente puede mantener perfusión 6 mg/kg/día. | Hipotensión<br>Alargamiento QT<br>Arritmias | 250 mg/5 ml |
| Fenobarbital (PB) | • Bolo 20 mg/kg con velocidad no superior a 100 mg/min hasta max 400-600 mg. En caso de administrarlo hay que mantener la fenitoina y el fenobarbital durante la fase aguda. | Hipotensión<br>Depresión resp | 200 mg/1 ml |

| Anticonvulsionantes | Dosis | Efectos 2º | Ampollas |
|---|---|---|---|
| Ácido valproico (VPA) | • Dosis inicial de 15-20 mg/kg en 3 minutos. Si cede continuar con perfusión venosa continua de 1 mg/kg/h, que se aumenta a 1,5 mg/kg/h en caso de haber recibido fenitoína. Si ya toma valproato iniciar con perfusión a las 4-6 h del tratamiento oral. | Nauseas<br>Vómitos<br>Hipotensión | 400 mg/4 ml |
| Levetirazetam (LEV) | • 1000-1500 mg en 100 ml de SF0'9% en 5 min. Seguido de 1500 mg cada 12 h. | Somnolencia<br>Debilidad | 500 mg/5 ml |

min: minutos; max: máxima

- Si con la pauta inicial de BZD no se consigue estabilidad, se debe asociar un FAC; Siendo de primera elección PHT. Así como también es recomendable PB. Si a los 5minutos de la primera dosis de BZD y asociar un FAC no se controla convulsión, se recomienda segunda dosis de BZD.
- PHT = VPA y VPA = LEV en el control convulsiones a los 30minutos.
- VPA, LEV se recomienda su uso en casos de estar contraindicada la PHT o en tratamientos refractarios.

**Tabla 11.** *Fármacos inducción al coma. En estados convulsivos refractarios.*

| Inducción coma | Dosis | Ampollas |
|---|---|---|
| Propofol | • Dosis 1-2 mg/kg bolo<br>• Perfusión 5-10 mg/kg/h | • 1% 20, 50, 100 ml<br>• 2% 10, 50 ml |
| Tiopental | • Dosis 100-200 mg en bolo<br>• Después 50 mg cada 2-3 minutos hasta control | • 1 gr/10 ml |

## 5. CRITERIOS DE DERIVACIÓN HOSPITALARIA

- Disminución del nivel de conciencia.
- Primera crisis convulsiva.
- Paciente epiléptico conocido, con factor desencadenante desconocido, crisis repetidas o de presentación atípica, presente traumatismo o estatus convulsivo.

- Paciente alcohólico (estos pacientes tienen alto riesgo de hemorragias, TCE inadvertido, síndromes metabólicos, síndrome de Wernike, pueden aparecer convulsiones a partir de 48 horas y hasta una semana después de supresión o reducción de alcohol.
- Paciente VIH+.
- Embarazadas.

## 6. MEDIO HEMS

Pacientes con un bajo nivel de conciencia o que han sufrido una convulsión, son pacientes que precisan de un manejo adecuado y supervisión marcada continua; Son entidades dinámicas que pueden variar su estado y evolución, al menos las siguientes 48 horas.

### Preparación al paciente para el vuelo HEMS

Cuando se va a proceder al helitransporte de una paciente de esta características, es necesario adoptar una actitud más agresiva que en el trasporte terrestre a la hora de decidir su manejo, *adelantándose y previniendo posibles complicaciones en vuelo* con mas difícil manejo por las características más confinadas de la aeronave. Es importante haber descartado por tanto las causas potencialmente reversibles.

*Vía aérea*

Debido a las dificultades que se pueden presentar durante el vuelo será necesario asegurar la permeabilidad de la vía aérea. Ante la duda de riesgo/beneficio de IOT debemos inclinarnos por su realización. Si IOT Debemos asegurar la correcta posición del tubo y/u otros dispositivos avanzados de vía aérea. Fijar los dispositivos al paciente y no a la camilla, en caso de convulsión lo segundo podría suponer con el movimiento una extracción del tubo.

*Colocación del paciente*

- Alojarse con los pies en la parte posterior de la aeronave.
- Posición de la cabeza dependerá de la sospecha etiológica del episodio, así como de la situación en la que se encuentre el paciente. Ante sospecha de un TCE la posición de la cabeza será de 30º con cuello en posición neutra sobre el plano horizontal terrestre. 40º en vuelo dependiendo de la inclinación del modelo de aeronave.

Debemos de estar preparados ante pacientes con posibilidad de réplica convulsiva. Tanto a nivel posicional que no hayan dispositivos cercanos (como electromedicina) con la que pueda golpearse; Mantener una adecuada sujeción del mismo, sin ser peligrosa ni dañina para la integridad del paciente en caso de nueva convulsión. Así como mantener visible el acceso de vía periférico por si precisa administración de medicación, siendo recomendado llevar dos vías por si se dan complicaciones durante el vuelo de una de ellas.

*Sondaje nasogástrico u orogastrico*

- Pacientes con *vómitos o náuseas*, TCE, o que precise de IOT, sería recomendado el sondaje oro/nasogástrico (el nasogástrico estaría contraindicado ante la presencia de signos de fractura de base de cráneo) para evitar el vómito motivado por la distensión de gases que se produce al ganar altura en este trasporte. Además de ser aparatoso en un espacio tan confinado, en un paciente con el nivel de conciencia disminuido y limitado en sus movimientos, es susceptible de broncoaspiración en un alto porcentaje de casos.
- *Explicar al paciente* consciente lo que va a ocurrir a partir del momento que le introducimos en el helicóptero, darle la posibilidad de comunicarse mediante una lenguaje de signos simple (me mareo, voy a vomitar, me duele, descendemos...) o a través de casco con auriculares o fonendoscopio. Esto disminuye notablemente el grado de ansiedad del paciente y con ello factor estresante que pueda desencadenar un nuevo episodio convulsivo, y disminuir a su vez el consumo de oxígeno cerebral.

**Afectación segun fisiopatología en medio HEMS**

- *Altitud (presiones).* Como explica arriba la distensión de gases que se produce en altura puede motivar al vómito; muchos de estos pacientes son susceptibles de vómitos, por lo que para evitar complicaciones del mismo se debe en caso de paciente consiente premedicar con *Metroclopramida 10 mg iv.* Y en pacientes IOT colocar sonda naso/orogástrica.
- *Alteración $O_2$.* Se ha reseñado las posibles alteraciones a consecuencia de la altitud, se producen efectos adversos derivados de la variación de la presión barométrica y de la expansión de los gases. La disminución de la presión atmosférica condiciona el descenso de la presión parcial de oxígeno en el aire ambiente, en el alveolo y se produce disminución de la presión de conducción de oxígeno trasportado en la sangre.

La disminución parcial de oxígeno (sobre todo a partir de los 1000 m) puede producir aumento del gasto cardíaco e hiperventilación refleja, alcalosis respiratoria, espasmos e inconsciencia. Esto puede desestabilizar a este tipo de pacientes así como desencadenar un nuevo episodio convulsivo.

Tanto la hipoxia como la hipercapnia inducen a la vasodilatación cerebral y pueden agravar el aumento de la PIC, que puede estar elevada en pacientes con disminución del nivel de la conciencia consecuencia de un TCE por ejemplo, lo que hace de la oxigenación una medida fundamental en estos pacientes.

Por tanto se debe garantizar siempre una correcta oxigenación, evitar la hipoxemia administrando $O_2$ suplementario siempre que sea necesario, y corrigiendo la $FiO_2$ sí se precisa.

- *Vibraciones/luz.* Se ha apuntado la mayor tendencia a convulsionar en pacientes predispuestos evacuados en helicóptero debido al efecto estroboscópico de las palas del rotor principal, por ello se hace conveniente la protección ocular de la luz solar en este tipo de pacientes.
- *Ruido.* Es conveniente la colocación cascos auriculares aislantes ruido; Se trata de un ambiente estresante para el paciente, debemos mantener cautela para que esto no desencadene nuevo episodio.

**Posibles complicaciones en vuelo**

Es importante el confort del paciente en medida de lo posible. La angustia, ansiedad de gran intensidad a veces pueden aparecer debido a las características del medio aéreo, pueden influir negativamente en el paciente y detonar una convulsión. Por lo que puede precisar la sedación del mismo, leve o moderada para evitar complicaciones.

*Complicaciones más frecuentes, ya descritas pueden ser:*

- Vómitos
- Recidiva de episodio convulsivo
- Disminución del nivel de conciencia mayor, pudiendo comprometer vida del paciente.

Por todo ello debemos adelantarnos y ante la posibilidad de estas complicaciones, administrar antieméticos, intubar al paciente, inducir a una sedación más profunda y colocar sonda naso/orogástrica.

En caso de nuevo *episodio convulsivo* se iniciará de nuevo el algoritmo de tratamiento, empezando con una nueva dosis de BZD inicialmente.

**Peticiones de recursos en destino, tiempo y comunicaciones al centro hospitalario**

- Este tipo de pacientes deber ser trasladados siempre en un recurso Vital Avanzado y al centro útil mas cercano. En caso de precisar un medio terrestre para realizar la trasferencia, siempre se tratará de un SVA.
- Desde que se contacta con el paciente hasta que se inicia el traslado no existe un tiempo recomendado de asistencia, se trata de un grupo de pacientes que precisan una estabilización y minuciosidad en el tratamiento; (Excepto aquellos de origen traumático o de etiología que precise cirugía urgente). Se intentará evitar el traslado del paciente si se encuentra en un episodio agudo convulsivo, solo en caso de estatus epiléptico se valorará esta opción.

**Perfil de vuelo**

No existe en el momento actual recomendación para un perfil de vuelo específico, será el más adecuado para la seguridad y rapidez del traslado.

| A recordar | A evitar |
|---|---|
| · La anamnesis es fundamental para el diagnostico, sobretodo la información de los testigos.<br>· Hay que detectar causas potencialmente reversibles lo antes posible.<br>· Ante una disminución del nivel de conciencia hay que realizar un adecuado manejo siguiendo el ABCD para evitar complicaciones.<br>· Una convulsión con una duración > 20minutos puede producir lesión cerebral, es importante implantación del tratamiento adecuado lo antes posible. | · No ser agresivos a la hora de decidir el manejo del paciente, por ejemplo no realizar IOT, y que en vuelo ocurra una disminución del nivel de conciencia que precise de aislamiento de vía aérea.<br>· No dedicar tiempo al confort del paciente consciente y a explicarle las características del traslado en helicóptero; Que esto suponga un factor estresante que desencadene un nuevo episodio convulsivo. |

## BIBLIOGRAFÍA


- J. Mª Mercadé Cerdá, J. Sancho Rieger, J.A. Maruri Llerda, F.J. Lopez Gonzalez, F.J. Lopez Gonzalez, X. Salas Puig. Guía oficial de la práctica clínica en epilepsia. SEN. Sociedad Española de Neurología 2012.
- J. Díaz Méndez, J.M. Carratalá Perales, J. Verdú Belmar, R. Pastor Ceste-ros. Convulsiones. Diagnostico y Terapéutica en Urgencias. Tomo 2. SE-MES CV. 2005: 809-820.
- A. J. Aragon Granados. Coma y alteraciones de la conciencia. Guia Asistencial de Urgencia y Emergencias Extrahospitalarias. Ed.2014. GUETS. SESCAM. 30: 265-271.
- F. Valiente Albarca, M. L.Negron Blesa. Crisis convulsiva en el adulto. Guía Asistencial de Urgencias y Emergencias Extrahospitalaria. Ed. 2014. GUETS. SESCAM. 21: 273-278.
- L. Jiménez Murillo. Medicina de Urgencias y Emergencias. Guía diagnostica y protocolos de acutación. Elsevier. Ed. 2014.
- S. Laureys, A. M. Owen, N. D. Schiff. Brain function in coma, vegetative state and related disorders. The Lancet Neurology 2004. 3: 537-549.
- A. H. Ropper. Acute confusional states and coma. Harrison's Neurology in Clinical Medicine. Mc Graw Hill. 2006.
- Programa de actualización profesional SEMES en Urgencias y Emergencias. Coma. Editorial Panamericana. 2017.
- J. A. French, T. A. Pedley. Clinical practice. Initial management of epilepsy. N Engl J Med. 2008 Jul 10. 359(2): 166-76.
- A. Serrano Moraza, D. Fernandez Ayuso. Manual de Helitrasporte Sanitario. Elsevier. 2009.
- A. L. Jarez Belaúnde, C. L. Cabeza Álvarez, J. A. Garrido Robres. Crisis Comiciales y Estatus Epiléptico. Manual de protocolos y actuación en Urgencias. Hospital Virgen de la Salud. Toledo. Ed. 2014. 64: 579-592.
- Berg A. T., Milichap J. J. The 2010 Revised Classification of Seizures and Epilepsy. Continuum (Minneap Minn). 2013; 19(3): 571-597.
- Engel J. Seizures and Epilepsy. Second edition. Reino Unido: Oxford University Press; 2013. Epilepsia y otros trastornos convulsivos. En: Ropper, A. Principios de Neurología de Adams y Victor. Mc Graw Hill; 2011. 304-336.
- Forcadas I., Zarranz J. J., Garamendi I., Prats-Viñas J. M., Valle E. Epilepsias. En: Zarranz J. J., editor. Neurología. Elsevier; 2010. 411-469.

- I. Perez Idalgo. Preparación del paciente par evacuaciones aéreas. Emergencias. Revista SEMES. 2008. 9: 35-43.
- J.S. Huff, R. D. Stevens, S. D. Weingart, W. S. Smith. Emergency Neurological life support: aproach to the patient whit coma. Neurocrit Care 2014. 2012. Sup 2017.
- M. Tyson Pillow, M. D., MEd; Chief Editor: Robert E O'Connor. Seizure Assessment in the Emergency Department. Medscape. Uptodate2017.
- L. Corral Almansa, J. I. Herrero Meseguer, M. Felip Centellas, M. Aiguabella Macau. Estatus Epiléptico. Puesta al día en Medicina Intensiva. Intensivismo. Elsevier. 2008; 32(4): 174-82.
- P. Grille. Mental Awareness Impairment in the Emergency Room. Arch Med Interna 2013; 35(3): 85-92.
- E. H. Felipe Muñoz, C. Cocera, I. Andreu, C. Nieto, C. Rosillo, N. Guillamon. Crisis convulsiva. Definicion, clasificación y actuación en enfermería. Curso cuidados de enfermería en el paciente crítico. Neurotrauma 2012.

# MATERNO-INFANTIL

# 54. SOPORTE VITAL AVANZADO PEDIÁTRICO EN HEMS

**María Isabel Sánchez Sáenz, Noelia Ureta Velasco y José Ignacio Garrote Moreno**

## 1. SOPORTE VITAL BÁSICO Y AVANZADO EN PEDIATRÍA: MANEJO Y ALGORITMOS

Los algoritmos reflejados en este capítulo están basados en las guías de Soporte Vital del Paciente Pediátrico del ILCOR 2015, las guías del ERC 2015 así como en las recomendaciones del Grupo Español de RCP Pediátrica y Neonatal 2015.

La PCR secundaria a enfermedades respiratorias, neurológicas e infecciosas en el niño es mucho más frecuente que las primarias de origen cardiaco. En el niño es fundamental el reconocimiento precoz de los signos del fracaso respiratorio y/ o circulatorio para prevenir la PCR.

Los *pasos secuenciales* para la valoración urgente del niño críticamente enfermo incluyen:

- TEP: Triángulo de Evaluación Pediátrica: Primera impresión general visual y auditiva que evalúa el *trabajo respiratorio*, la *apariencia* y la *circulación cutánea.* Estima la gravedad en los primeros 30- 60 segundos sin tocar al paciente.
- Evaluación primaria usando la regla *ABCDE.*
- Evaluación secundaria: Historia clínica y exploración detalladas (regla SAMPLE)
- Evaluación terciaria: Incluyen pruebas complementarias y tratamiento específico.

## SVB PEDIÁTRICO PARA SANITARIOS

ASEGURAR la escena

Valorar **TEP**

Triángulo Evaluación Pediatría

- **APARIENCIA:** No responde, no movimientos, no tono muscular
- **TRABAJO RESPIRATORIO:** No respira, respiración ineficaz
- **CIRCULACIÓN:** Palidez, cianosis

***Estímulos TÁCTILES y VERBALES*** para comprobar la respuesta

***NO RESPONDE***

***INCONSCIENTE/ GRITAR*** PIDIENDO AYUDA

SI SÓLO HAY 1 REANIMADOR: **1 minuto de RCP antes de ABANDONAR AL NIÑO**

Excepción: colapso súbito (posible causa de PCR cardíaca con ritmo DF), actuar igual que en la PCR del adulto: DESA o monitor cuanto antes

**A**

**APERTURA VÍA AÉREA**

Maniobra **FRENTE-MENTÓN** o **TRACCIÓN MANDIBULAR** si sospecha de lesión cervical

**ASPIRACIÓN** secreciones, Cánula orofaríngea

**B**

**VENTILACIÓN**

***VER, OIR y SENTIR,*** *máximo 10 segundos*

Si NO RESPIRA O GASPING → **5 INSUFLACIONES DE RESCATE**

Si tras 2 insuflaciones no eleva tórax: reposicionar cabeza y mejorar sellado

Si tras 5 insuflaciones no eleva tórax: pensar en **OVACE**

**C**

**CIRCULACIÓN**

BUSCAR **SIGNOS DE VIDA** (tos, movimientos, respiración eficaz) o **PULSO CENTRAL**, máximo 10 segundos:

- lactantes: BRAQUIAL o femoral
- niños: CAROTIDEO o femoral

**NO SIGNOS DE VIDA, AUSENCIA PULSO PALPABLE, PULSO < 60 lpm + signos shock descompensado**

**COMPRESIONES TORÁCICAS**

**Relación compresiones/ ventilación: 15/2**

- Lactantes: abrazo con los pulgares (2 reanimaciones), 2 dedos (1 reanimador)
- Niño: 1 o 2 manos

**Figura 1.** *Algoritmo de Soporte Vital Básico Pediátrico para sanitarios.*

**DEA /DESA**

- **< 8 AÑOS O < 25 KG DE PESO se** deberían utilizar **PARCHES PEDIÁTRICOS** ( con atenuador de energía)
- Parches de adulto son aceptables en su defecto
- El uso del DESA **NO DEBE RETRASAR LAS MANIOBRAS DE RCP** y no interrumpirlas durante la colocación, y la carga; sólo durante la descarga

**Figura 2.** *Manejo del desfibrilador externo semiautomático (DESA)/ automático (DEA) en niños.*

El *soporte vital* es un concepto que incluye la prevención de las situaciones que pueden provocar una PCR, el tratamiento de la RCP y los cuidados postRCP (pos resucitación) tras REC (Recuperación de la circulación espontánea).

### 1.1. Soporte Vital Básico (SVB) Pediátrico

Se deben continuar las maniobras de RCP básica hasta que lleguen otros reanimadores, agotamiento del reanimador o que el niño muestre signos vitales espontáneos.

El algoritmo de OVACE para niños es equiparable al de los adultos y la principal diferencia es que las compresiones abdominales no deben realizarse en los lactantes.

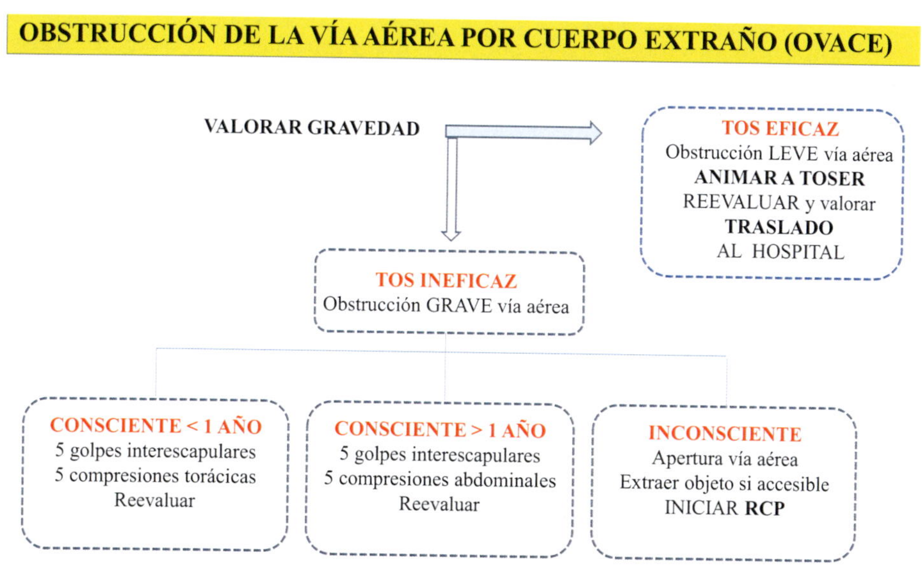


**Figura 3.** *Obstrucción de la vía aérea por un cuerpo extraño (OVACE) en niños.*

## 1.2. Soporte Vital Avanzado (SVA) Pediátrico

Se continuará con la secuencia ABC del SVB.

Cada 2 minutos se valora ritmo y pulso central o signos de vida.

Tras 30 minutos de RCP desestimar continuar con las maniobras de resucitación excepto si hipotermia, ahogamiento o intoxicación por drogas depresoras del SNC.

Valorar presencia la presencia de la familia durante las maniobras de RCP.

*Diferencias manejo SVA pediátrico con el SVA del adulto:*

- En la maniobra frente-mentón, evitar hiperextensión en lactantes (posición de olfateo).
- Tamaño correcto cánula orofaríngea: distancia desde los incisivos centrales superiores hasta el ángulo de la mandíbula.
- Inserción cánula orofaríngea en lactantes directamente sobre la lengua (con la concavidad hacia abajo) con la ayuda de un depresor.
- Los tubos para intubación traqueal con balón son tan seguros como los sin balón para lactantes y niños (no así para los neonatos), disminuyen las fugas y permiten una monitorización fiable de la función pulmonar y la capnografía. Se debe mantener la presión de inflado del manguito por debajo de 25 cm $H_2O$ para evitar isquemia laríngea.
- Durante la RCP frecuencia ventilación 10- 12 por minuto hasta REC; tras la recuperación adaptar la FR a su edad evitar hiperventilación.
- Fórmula para calcular la longitud del tubo a introducir: 12 + (edad/2) cm.
- Bradicardia < 60 lpm + signos de shock en el niño es una PCR.
- Energía para la desfibrilación: 4 julios/kg para todas las descargas.
- Energía para cardiovertir: 1 julio/kg.

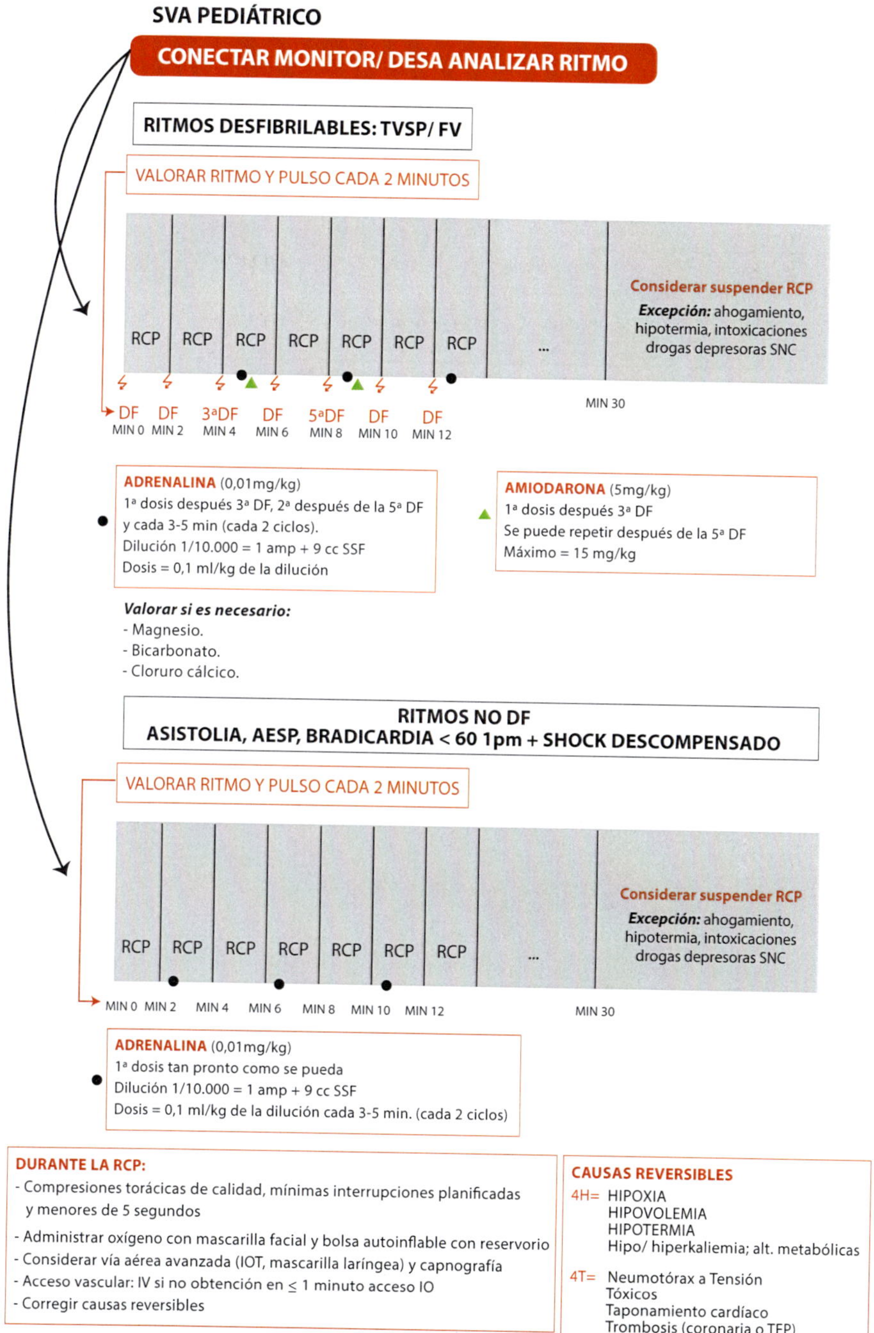


**Figura 4.** *Algoritmo del Soporte Vital Avanzado Pediátrico.*

**Tabla 1.** *Dispositivos aislamiento vía aérea y ventilación según peso.*

| Fármaco | Dosis | Preparación | Indicación |
|---|---|---|---|
| Adrenalina | **1.01 mg/kg**<br>máx.: 1 mg | 1 + 9 SF: 0,1 ml/kg | Todos los ritmos de PCR |
| Amiodarona | **5 mg/kg**<br>Máx. 15 mg/kg | | RCP: FV, TVSP |
| Adenosina | 1ª 0,2 mg/kg; máx: 6<br>2ª 0,4 mg/kg; máx: 12 | Bolo rápido | TSV |
| Atropina | 0,02 mg/kg;<br>máx.: 3 mg | | Bradicardia vagal |
| Bicarbonato de sodio | 1 mEq/kg<br>máx.: 50 mEq | Diluido al medio con SF | PCR prolongada |
| Calcio 0,2 mEq/kg | Gluconato cálcico10%:<br>0,4 ml/kg; máx.: 20 ml<br>Cloruro cálcico 10%:<br>0,2 ml/kg; máx.: 10 ml | | Hipocalcemia<br>Hiperpotasemia<br>Hipermagnesemia<br>Intoxicación Bloqueantes del calcio |
| Glucosa | 0,2- 0,4 g/kg | Glucosa al 10%:<br>2- 4 ml/kg | Hipoglucemia |
| Lidocaína | 1 mg/kg<br>máx.: 100 mg | | FV o TVSP refractarias |
| Líquidos | 20 ml/kg | Cristaloides isotónicos | Todos los ritmos de PCR |
| Sulfato de magnesio | 50 mg/ kg | Sin diluir | Torsades de pointes |

**Tabla 2.** *Fármacos en RCP y periparada pediátrica.*

| Fármaco | Dosis | Preparación | Indicación |
|---|---|---|---|
| Adrenalina | **1.01 mg/kg**<br>máx.: 1 mg | 1 + 9 SF: 0,1 ml/kg | Todos los ritmos de PCR |
| Amiodarona | **5 mg/kg**<br>Máx. 15 mg/kg | | RCP: FV, TVSP |
| Adenosina | 1ª 0,2 mg/kg; máx: 6<br>2ª 0,4 mg/kg; máx: 12 | Bolo rápido | TSV |
| Atropina | 0,02 mg/kg;<br>máx.: 3 mg | | Bradicardia vagal |
| Bicarbonato de sodio | 1 mEq/kg<br>máx.: 50 mEq | Diluido al medio con SF | PCR prolongada |
| Calcio 0,2 mEq/kg | Gluconato cálcico10%:<br>0,4 ml/kg; máx.: 20 ml<br>Cloruro cálcico 10%:<br>0,2 ml/kg; máx.: 10 ml | | Hipocalcemia<br>Hiperpotasemia<br>Hipermagnesemia<br>Intoxicación Bloqueantes del calcio |
| Glucosa | 0,2- 0,4 g/kg | Glucosa al 10%:<br>2- 4 ml/kg | Hipoglucemia |
| Lidocaína | 1 mg/kg<br>máx.: 100mg | | FV o TVSP refractarias |
| Líquidos | 20 ml/kg | Cristaloides isotónicos | Todos los ritmos de PCR |
| Sulfato de Magnesio | 50 mg/ kg | Sin diluir | Torsades de pointes |

## 1.3. Diagnóstico y tratamiento de arritmias

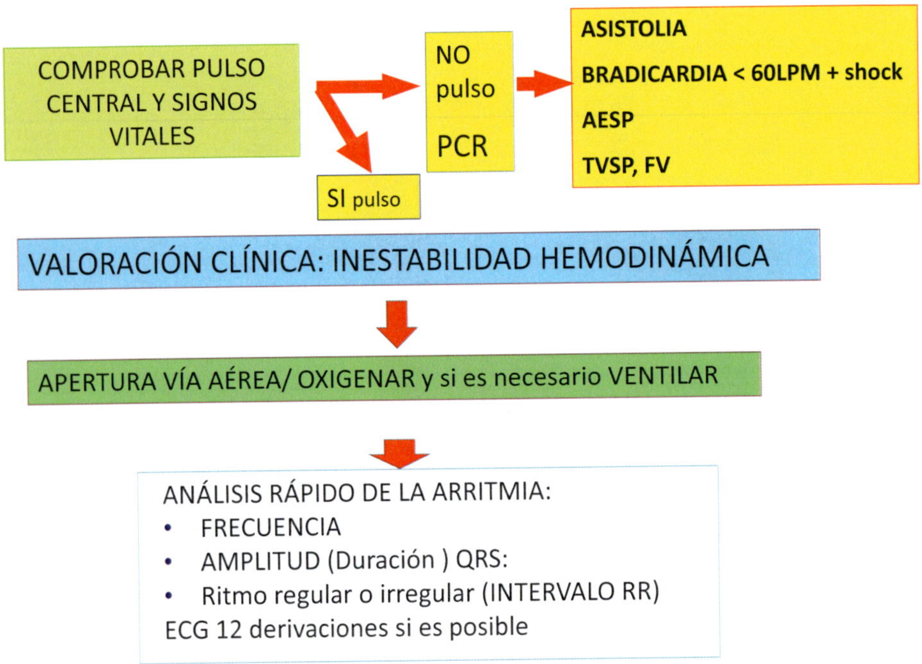


**Figura 5.** *Diagnóstico y tratamiento de arritmias en RCP pediátrica.*

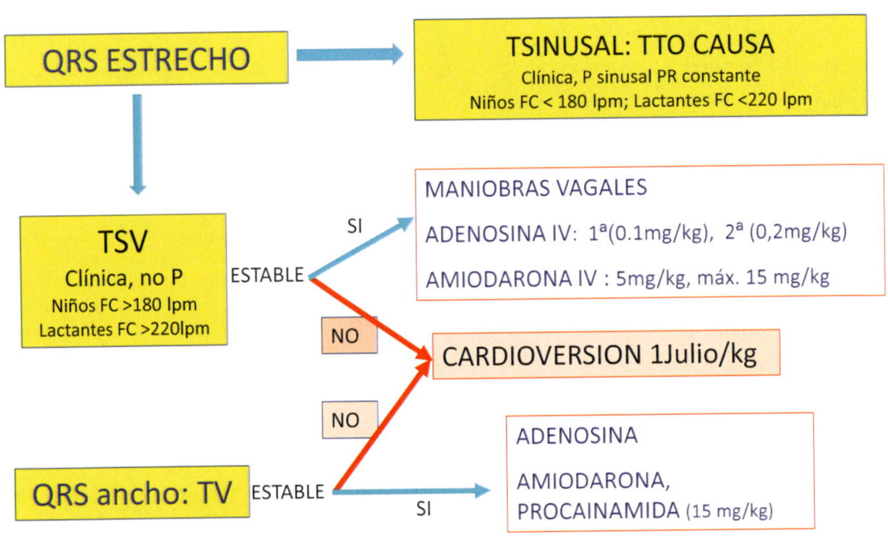


**Figura 6.** *Tratamiento de las taquiarritmias en la periparada pediátrica.*

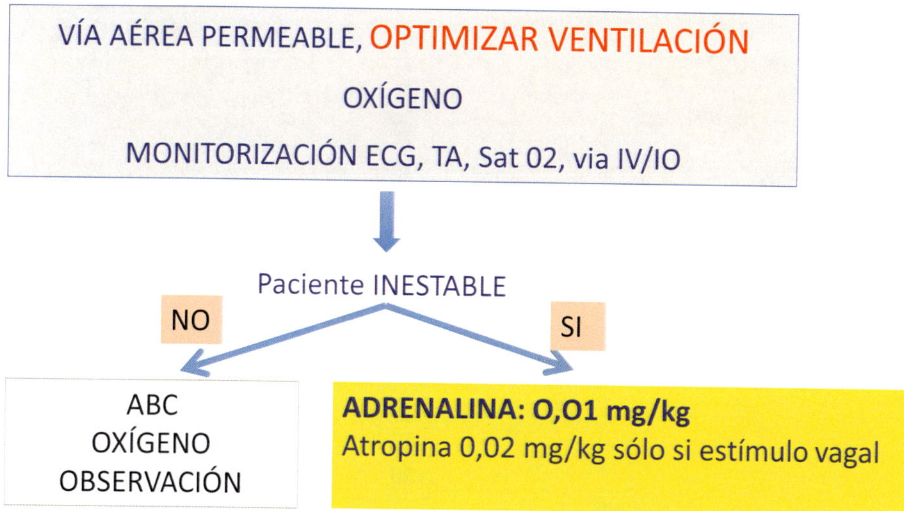


**Figura 7.** *Tratamiento de la bradicardia en pediatría.*

## 2. PCR DURANTE EL VUELO

Si la PCR ocurre durante el vuelo pediremos permiso al comandante para desabrocharnos los cinturones e iniciaremos maniobras de SVA. Dependiendo de la amplitud del helicóptero puede ser necesario aterrizar, cuando el comandante encuentre un lugar adecuado. Si el niño presenta un ritmo desfibrilable aplicaremos el protocolo de desfibrilación en vuelo. Si las dimensiones de la aeronave lo permiten (EC-145, Bell 412) puede ser posible realizar todas las maniobras del SVA en vuelo.

Los dispositivos mecánicos (Autopulse©, Lucas©) para dar masaje cardiaco en adultos no pueden ser utilizados en niños.

## 3. PREPARACIÓN DEL PACIENTE PARA EL VUELO HEMS

*Estabilización* postresucitación (postRCE) inmediata previa al traslado a una Unidad de Cuidados Intensivos Pediátricos (UCIP) para lograr una recuperación neurológica completa.

- Fijación del paciente a la camilla según su tamaño con colchón de vacío o arnés pediátrico si procede.
- Elevación tronco a 30º si no existe contraindicación.
- Sonda nasogástrica (imprescindible en los niños) y valorar sondaje vesical.

USE EL ABORDAJE **ABCDE** → REEVALUACIÓN CONSTANTE

***ESTABILIZACIÓN REPIRATORIA**: **SpO2, EtCO2, PaO2***

- Si niño estable y bien perfundido → **DISMINUIR OXÍGENO inspirado** de 100% a 60% para **SpO2: 94-98%** (Excepto intoxicación CO, cianuro y anemia severa)
- Ventilación ajustada a la edad y su patología. Monitorizar EtCO2 y mantener **normocapnia**
- Sedoanalgesia para mantener ventilación mecánica

***ESTABILIZACIÓN HEMODINÁMICA:*** **ECG, FC, FR, TA, diuresis>1ml/kg/h, perfusión periférica**

- Ajustar el tratamiento (LÍQUIDOS y fármacos VASOACTIVOS para mantener una PA sistólica > al percentil 5 (P5) para su edad
- Cristaloides isotónicos (SS 0,9%, lactato de Ringer)
- Fármacos vasoactivos: Noradrenalina, adrenalina, dobutamina, dopamina. Milrinona, levosimendan).

**Figura 8.** *Cuidados postRCE: estabilización respiratoria y hemodinámica.*

***ESTABILIZACIÓN NEUROLÓGICA**: evitar la **LESIÓN CEREBRAL SECUNDARIA***

- **Presión arterial media en el rango superior** de la normalidad para asegurar la perfusión cerebral
- Mantener **NORMOCAPNIA** o hipercapnia permisiva leve
- Evitar hiperoxemia
- Tratar las convulsiones. No indicada profilaxis
- Tratar **hipo/ hiperglucemia**

- **CONTROL DE LA TEMPERATURA**: No existen datos para apoyar la hipotermia terapéutica en niños
  - **Evitar HIPERTERMIA(>37,5ºC)** Tto antipiréticos y enfriamiento activo
  - **Evitar HIPOTERMIA GRAVE (> 32ºC)**

**Figura 9.** *Cuidados postRCE: estabilización neurológica.*

**ADRENALINA Y NORADRENALINA**
**REGLA del 0,3**
**1ml/hora : 0,1mcg/kg/min**

**ADRENALINA (1 mg / 1 ml)**

| DOSIS | PREPARACIÓN |
|---|---|
| 0,1-0,3µg/kg/min (efecto ino-cronotrópico)<br>>0,3 µg/kg/min (inotrópico y vasopresor) | 0,3 x peso (kg) = mg de adrenalina a diluir hasta 50ml de SS 0,9% |

**NORADRENALINA (10 mg/ 10 ml ó 8 mg / 4 ml)**

| DOSIS | PREPARACIÓN |
|---|---|
| 0,1-2 µg/kg/min | 0,3 x peso (kg) = mg de noradrenalina a diluir hasta 50ml de SS 0,9% |

**Figura 10.** *Regla de cálculo para preparar perfusiones de adrenalina y noradrenalina en niños.*

**DOPAMINA Y DOBUTAMINA**
**REGLA del 3**
**1ml/hora : 1 mcg/kg/min**

**DOPAMINA (200 mg / 10 ml)**

| INDICACION | DOSIS |
|---|---|
| •Inotrópico y vasodilatador | 1 - 5 µg/kg/min |
| •Inotrópico | 5 - 10 µg/kg/min |
| •Inotrópico y vasoconstricción | > 10 µg/kg/min |

| PREPARACIÓN | DOSIS DE LA DILUCIÓN |
|---|---|
| 3 x peso (kg) = mg de dopamina a diluir hasta 50ml de SS 0,9% | 1 ml/h = 1 µg/kg/min<br>1-5 ml/h |

**DOBUTAMINA (250 mg / 20 ml)**

| DOSIS |
|---|
| 5 - 20 µg/kg/min |

| PREPARACIÓN | DOSIS DE LA DILUCIÓN |
|---|---|
| 3 x peso (kg) = mg de dobutamina a diluir hasta 50ml de SS 0,9% | 1 ml/h = 1 µg/kg/min<br>5-20 ml/h |

**Figura 11.** *Regla de cálculo para preparar perfusiones de dopamina y dobutamina en niños.*

- Aspiración de secreciones.
- Protección acústica.
- Fijación correcta de sueros, bombas de perfusión, monitor ECG, respirador y BIS.
- Gestión del preaviso hospitalario: Asegurar el traslado a un Centro Hospitalario con cama de UCIP y petición al CCU de los recursos que vamos a necesitar para el traslado desde el helicóptero al hospital (escolta policial, ambulancia, balas de oxígeno adicionales,…).
- Recoger datos de filiación y antecedentes personales del niño (patologías y tratamientos previos, vacunación, alergias).

- Valorar acompañamiento familiar, consentimiento informado e informar a los familiares sobre el estado del niño y el hospital al que se va a trasladar.
- Minimizar el tiempo de transferencias entre la ambulancia y el helicóptero, siendo aconsejable no demorar las transferencias más de 10 minutos.
- Considerar traslado precoz al hospital con *RCP en curso* si: PCR presenciada por el equipo de SVA y/o REC el algún momento de la reanimación y/o ritmo desfibrilable y/o sospecha de causa de PCR reversible.

## 4. MONITORIZACIÓN Y CUIDADOS DURANTE EL TRASLADO

- *Mantener permeabilidad y aislamiento de la vía aérea:* aspiración de secreciones, fijación correcta del tubo endotraqueal (anotar cm a nivel de comisura bucal), identificar complicaciones como extubación accidental u oclusión del tubo, comprobar que la presión del neumotapón del tubo endotraquel sea < 25 cm $H_2O$.
- *Monitorización oxigenación y ventilación:*
  - » $FiO_2$ adecuada para mantener $SpO_2$: 94- 98%. $EtCO_2$ (35- 45 mmHg) y curvas de capnografía.
  - » Valores de ventilación mecánica adaptados a la edad y la patología, vigilar curvas y alarmas luminosas.
- Mantener sedoanalgesia. Monitorización BIS en > 1 año.
- Monitorización cardiaca, toma de constantes y pulso central.
- Control valores Tª, glucemia, líquidos a infundir y perfusiones.
- Recalentamiento activo si Tª central < 32 ºC y antitérmicos si Tª central > 37,5 ºC.

## 5. MEDIO DE TRASLADO AL HOSPITAL

Siempre en SVA, preferiblemente en helicóptero.

## 6. PERFIL DE VUELO

El paciente pediátrico tras una PCR recuperada precisa ser atendido, cuanto antes, en una UCIP para evitar daño cerebral secundario y continuar con los cuidados postresucitación. El perfil de vuelo será el más adecuado para la seguridad y rapidez del traslado. Recordar que a partir de 1000 m de altura disminuye la presión parcial de oxígeno y aumenta el gasto cardiaco pudiendo desestabilizar al niño en situación crítica.

## 7. TIEMPO RECOMENDADO DE ASISTENCIA

- Tiempo de asistencia: 40 minutos.
- Tiempo de traslado hacia helicóptero: 10-15 minutos.
- Tiempo de vuelo: 15- 45 minutos.
- Tiempo de traslado de helicóptero al hospital receptor: 10-15 minutos.

## BIBLIOGRAFÍA


- López-Herce J, Rodríguez Núñez A, Maconochie I, et al. Actualización de las recomendaciones internacionales de reanimación cardiopulmonar pediátrica (RCP): recomendaciones europeas de RCP pediátrica. Emergencias. 2017; 29: 266-281.
- Soar J, Nolan JP, Bittiger BW, et al. European Resucitation Council Guidelines for Resucitation 2015: Section 6: Paediatric life support. 2015 Oct; 95: 100- 47.
- López- Herce J, Rodriguez Nuñez A, Carrillo A, et al. Novedades en las recomendaciones de reanimación cardiopulmonar pediátrica. Anales de Pediatría. Asociación Española de Pediatría. 2017; 86(4): 173-236.
- Grupo Español de RCP Pediátrica y Neonatal. Consejo Español de Resucitación. Manual del Curso de Reanimación Cardiopulmonar Básica y Avanzada Pediátrica (Curso Europeo de Soporte Vital Pediátrico). Guías del ERC, Edición 2015; 5ª Edición.
- Del Castillo J, López- Herce J, Matamoros M, et al. Hyperoxia, hypocapnia and hipercapnia as outcome factors after cardiac arrest in children. 2012; 83: 1456-1461.
- Bakes K, Moler FW, et al. Therapeutic hypothermia after out of hospital cardiac arrest in children. N Engl J Med. 2015; 372: 1898-1908.
- Serrano Moraza A, Fernández Ayuso D, et al. Manual de Helitransporte Sanitario. 2008. Ed.: Elsevier España S.L.

# 55. TRANSPORTE PEDIÁTRICO Y NEONATAL EN HEMS

**Noelia Ureta Velasco, María Isabel Sánchez Sáenz y José Ignacio Garrote Moreno**

En los últimas décadas se han desarrollado en España las unidades de cuidados intensivos dedicados específicamente a niños, reduciendo considerablemente la mortalidad y la morbilidad. Sin embargo la enfermedad crítica pediátrica a menudo se produce lejos de estas unidades, *Con lo que posteriormente fueron surgiendo los programas de transporte pediátrico*. El modelo de transporte pediátrico que se ha seguido en España es el Europeo, que a diferencia del Americano compuesto por técnicos y paramédicos, el personal asistencial se compone de al menos un diplomado en enfermería y un facultativo. Las diferencias fisiopatológicas del niño y la especialización de los cuidados, hacen que el transporte pediátrico y neonatal precise para su atención adecuada de unos medios materiales y humanos específicos, claramente diferenciados de los que necesita un adulto para su traslado. El personal sanitario que lleva a cabo el transporte es diferente en cada comunidad, mientras que en unas lo llevan a cabo el mismo personal de emergencias y transporte que los adultos, en otras dando cumplimiento a la necesidad de especialización lo realizan intensivistas pediátricos y/o neonatólogos. De esta forma surge el transporte pediátrico especializado.

Es difícil determinar cuando se trasladó el primer niño crítico a una unidad de críticos pediátrica o neonatal, pero si tenemos constancia que la primera comunidad que organizó el transporte pediátrico especializado, fue Cataluña en 1995, posteriormente se sumaron con modelos similares otras comunidades como las Islas Baleares, Madrid y Valencia.

Como hemos señalado, la organización del transporte pediátrico es diferente en cada comunidad, pero la activación suele realizarse a través del centro coordinador que es el que recibe la alerta, posteriormente gestiona el hospital de destino y el medio de transporte.

El transporte aéreo pediátrico surge para dar servicio a zonas con gran dispersión geográfica y de orografía complicadas, disminuyendo considerablemente los tiempos de asistencia y traslado. Los primeros en organizar un transporte aéreo pediátrico especializado en España fue también Cataluña con la creación de una base orto-ocaso en el Hospital de Sant Pau de Barcelona (SEM 20) también en 1995.

## 1. FISIOPATOLOGÍA HEMS

El helitransporte va a influir en el paciente y su enfermedad a través de los cambios fisiopatológicos que va a producir en su organismo. Será nuestra misión que esta influencia en la edad pediátrica sea mínima y que no afecte a su salud.

El objetivo de este capítulo será, por tanto, conocer los cambios que el helitransporte va a producir en el organismo del paciente crítico pediátrico, para así poder anticiparse a ellos. Además repasar las limitaciones y adaptaciones necesarias para el transporte pediátrico en el medio HEMS.

El helitransporte se ve influido por las mismas leyes físicas que el transporte terrestre, sin embargo, las características específicas tanto del medio en el que se desarrolla, como de las aeronaves en las que se produce, le van a conferir una serie de peculiaridades que lo van a diferenciar del terrestre.

El ser humano tiene una adaptabilidad variable a los cambios físicos del medio, la adaptabilidad es individual y puede ser entrenada. Los sujetos entrenados en un determinado aspecto tienen mayor adaptabilidad que los sanos, y estos a su vez mayor que los enfermos que tienen alterado el sistema fisiológico que regula esa adaptación.

Por ejemplo, los pulmones inmaduros del paciente neonatal prematuro tienden al colapso alveolar, el equilibrio que mantiene a estos alvéolos abiertos es muy estrecho y pequeños descensos en la Presión Barométrica producen un colapso alveolar.

En HEMS se suele utilizar los términos de presión atmosférica ($P_{atm}$) refiriéndose a la climatología y presión barométrica en vuelo, siendo sinónimos para la definición de: *Presión ejercida por la atmósfera de la tierra en un punto dado, equivale a la presión ejercida por una columna de mercurio.*

Recordar por tanto, que estos cambios que el medio aéreo va a producir en el organismo de nuestros pacientes, si bien pueden ser mínimos en una persona sana, en un paciente crítico, pueden inestabilizarlo.

Nuestros pacientes en el medio HEMS (Helicopter Emergency Medical Service) se van a ver influenciados por los siguientes *fenómenos físicos:*

- Ruido.
- Vibraciones.
- Temperatura y humedad.
- Cinetosis.
- Fuerzas de aceleración/deceleración.
- Impacto psicológico.
- Altitud y presión barométrica.

Cada uno de estos puntos están desarrollados en el capítulo de correspondiente.

Tan solo hacemos unos apuntes que tienen especial *repercusión en la edad pediátrica* como:

- *El impacto psicológico del vuelo* casi todos los pacientes pediátricos por debajo de los 3-4 años sienten aprensión al ruido que producen las aeronaves (independientemente del stress sobreañadido que para ellos conlleva la actuación sanitaria).
  Esto producirá desde una negativa rotunda a subirse a la aeronave, hasta un estímulo adrenérgico que conllevará hipertensión, taquicardia, vasoconstricción etc. y que tendrá que ser tomado en cuenta a la hora de subir a uno de estos pacientes a nuestra aeronave, siendo necesario en ocasiones recurrir al transporte terrestre o bien a la sedación. Este impacto se ve claramente reducido cuando permitimos el acompañamiento familiar en las aeronaves.
- *Expansión de los gases,* si bien es cierto que la expansión de gases afecta a todos los pacientes, en la edad pediátrica tiene mayor importancia, debemos tener en cuenta que la cámara gástrica de aire es proporcionalmente mayor cuanto más pequeño es el niño, esto añadido a una inmadurez del cardias en los lactantes hace que la posibilidad de regurgitación y broncoaspirado sea mayor. Este punto también afecta a los senos paranasales y oído medio, ya que muchas veces el drenaje de los mismos no está suficientemente desarrollado. Si el tubo endotraqueal dispone de neumotapón, este aumentará con la altura lo que puede llevar a producir lesiones en la mucosa traqueal del niño, por lo que hay que vigilar su presión ya no se recomienda rellenarlos con agua, en estos pacientes se recomienda el uso de sipositivos que controlen la presión del neumotapón de manera automática, como el intellicuff® de Hamilton.

Como ya hemos comentado, los respiradores de transporte se pueden ver afectados por la altura aumentando el volumen tidal suministrado, esto puede dañar el pulmón de niños con ciertas patologías como la membrana hialina, por ello es imprescindible usar ventiladores que compensen los cambios de presión con la altitud, los modernos respiradores de turbina lo corrigen perfectamente y están certificados para transporte aéreo (Monnal T60, Hammilton T1).

## 2. OXIGENACIÓN Y VENTILACIÓN

Un niño o neonato que en tierra a pesar de la oxigenoterapia presenta taquipnea y saturaciones próximas al 90% es muy probable que se descompense al ganar altura. La actitud terapéutica puede pasar por una ventilación mecánica invasiva (VMI) antes de iniciar el vuelo. Hay que sopesar por tanto el posible beneficio del transporte aéreo en lo que a ganancia de tiempo se refiere, frente a una técnica invasiva que no necesitaría si se traslada por tierra. En estos casos la solución podría ser una ventilación no invasiva (VNI), antes de iniciar el vuelo comprobar que el paciente tolera bien la VNI.

Lógicamente lo que descompensa a un paciente no es tanto la altitud sobre el nivel del mar, sino el gradiente entre la presión barométrica que tiene el paciente en situación basal y la presión barométrica alcanzada durante el vuelo. La descompensación será mayor en un paciente trasladado desde el nivel del mar a una zona montañosa que al revés, siempre que no existan relieves geográficos importantes en ruta que produzcan perfiles de vuelo positivos intermedios. Por tanto el perfil de vuelo es importante en el momento de decidir si el paciente es trasladado por tierra o por aire.

Los *prematuros*, como sabéis, tienen inmadurez pulmonar, muchos de los alveolos de estos pacientes se encuentran en un equilibrio inestable, la presión barométrica se transmite por el árbol traqueobronquial hasta los alvéolos por el principio de vasos comunicantes, algunos de estos prematuros mantienen los alvéolos abiertos gracias a múltiples factores. Según lo descrito la con la altura la presión barométrica desciende y estas pequeñas variaciones de la presión barométrica pueden hacer que el alvéolo se colapse. Es por este motivo que estos pacientes se encuentran mejor a nivel del mar. Los perfiles de vuelo positivos les afectarán especialmente a los prematuros no intubados.

En estos pacientes cobra especial importancia la comunicación con el piloto, en lo que se refiere el perfil de vuelo informado. También es posible solicitar al piloto que busque la ruta que tenga un perfil de vuelo más bajo entre las posibles, siempre que no incremente el tiempo de vuelo frente al transporte terrestre.

## 3. INDICACIONES DE TRASLADO

### 3.1. Indicaciones generales de traslado en helicóptero

La decisión de movilizar el helicóptero se debería hacer de forma protocolizada en función de:

- *Situación clinica:* Paciente inestable que requiere cuidados intensivos pediátricos (primarios) o tratamiento urgente no disponible en hospital de referencia (secundarios).
- *Tiempo de respuesta* (superior a 60-90 minutos por tierra). Desde la activación, vuelo y traslado del equipo médico hasta el lugar de la emergencia en ambulancia.
- *Tiempo de traslado estimado:* En primarios diferidos (transferencia desde UVI móvil) o secundarios (interhospitalarios). Es necesario tener en cuenta las helisuperficies disponibles (diurnas y nocturnas) y las transferencias por tierra hasta el destino.
- *Lugar inaccesible* al tráfico terrestre.
- Condiciones *metereológicas*, seguridad.

### 3.2. Indicaciones de transporte en soporte vital avanzado SVA (HEMS o UVI móvil) a un hospital con unidad de cuidados intensivos pediátricos (UCIP)

- *Compromiso hemodinámico y respiratorio grave*
  - » Frecuencia respiratoria < 10 o > 60 rpm, aleteo nasal, tiraje.
  - » Insuficiencia respiratoria sin respuesta al tratamiento inicial, necesidad de soporte respiratorio avanzado o continuo.
  - » Tensión arterial (TA) sistólica < 80 (< 70 si menor de 6 años o < 65 si menor de 2 años). Valorar signos de hipoperfusión cutánea y taquicardia como diagnostico precoz del shock, ya que los niños mantienen niveles normales de TA hasta que la hipovolemia es moderada o grave.
- Parada cardiaca o respiratoria recuperadas, insuficiencia cardiaca o riesgo de arritmias graves.
- Glasgow Coma Score menor o igual a 12.
- Estatus convulsivo; crisis comiciales recurrentes o persistentes.
- Ahogamiento o casi ahogamiento.

- Quemados con afectación mayor o igual 20% de la superficie corporal (mayor o igual 15% si menor de 10 años.
- Sospecha de meningitis aguda bacteriana, shock séptico, shock anafiláctico.
- Intoxicación en paciente inestable.
- Fallo renal agudo.
- Hipotermia que no responde a medidas de recalentamiento pasivo inmediatas.
- Posoperatorio de procedimientos quirúrgicos de emergencia en un hospital sin UCIP (p. ej.: craniotomía o toracotomía).

### 3.3. Indicaciones de traslado a hospital que tenga además, cirugía pediátrica y traumatología infantil

- Politraumatizado. Índice de Trauma Pediátrico (ITP) menor o igual a 8
- Lesiones penetrantes de cabeza, cuello, o tórax o lesiones penetrantes próximas a codo o rodilla con compromiso vascular.
- Fractura pélvica.
- Parálisis traumática.
- Amputación o casi amputación de una extremidad (excepto dedos).

## 4. FASES DEL HELITRANSPORTE PEDIÁTRICO: "EL MEJOR TRASLADO ES AQUEL EN EL QUE LAS ACTUACIONES NECESARIAS EN VUELO NO EXISTEN O SON MÍNIMAS"

### 4.1. Presencia familiar

En el primer contacto con el paciente en edad pediátrica es frecuente que con el este un familiar cercano, con lo que la presencia familiar y el acompañamiento son la primera fase de la asistencia sanitaria y posterior traslado en HEMS. En este manual hay un capítulo específico sobre el tema y el acompañamiento familiar.

### 4.2. Preparación y estabilización del paciente

#### *4.2.1. Estabilización de la vía aérea y de la ventilación*

- Administrar oxígeno según necesidades.
- Aspiración de secreciones.

- Intubación traqueal (IT) (en pacientes con distres respiratorio o hipoventilación, requerimientos $F_{iO_2}$ > 0,5, inestabilidad hemodinámica, escala Glasgow corregida < 9). Recordar que la intubación de niños pequeños puede ser difícil debido a las características anatómicas de la vía aérea, mayor riesgo de hipoxemia durante maniobras de intubacíon. Identificar malformaciones congénitas que dificultan la IT: síndrome Down, microsomía; síndrome Pierre Robin,... y patologías adquiridas como epiglotitis (en niños no vacunados frente a haemophilus influenzae).
  En lo que se refiere a la vía aérea, aunque hemos dicho en adultos que trataremos de ser lo mínimamente invasivos posible, en la edad pediátrica *ante la duda* realizaremos *intubación previa al traslado HEMS* (existen serias dificultades para intubar un niño pequeño en vuelo en EC-135, pudiéndose demorar la técnica hasta el aterrizaje, en niños de más de 15 kg de peso se entrenan técnicas de intubación en vuelo). Además en niños existe mayor riesgo de intubación selectiva en bronquio derecho, mayor riesgo de obstrucción por secreciones y extubación accidental que en adultos.
- Debemos drenar neumotórax y sustituir sistemas de drenaje torácico cerrados por sistemas abiertos (como la válvula unidireccional tipo Heimlich).
- Estudiar el perfil de vuelo, teniendo en cuenta que los niños pequeños y los pacientes con patologías pulmonares o cardiacas, sufren más las variaciones de altitud que las personas sanas, pudiendo descompensarse con perfiles de vuelo de 500 pies positivos.

#### *4.2.2. Estabilización hemodinámica*

Asegurar 1 o 2 vías venosas con llave de 3 pasos y alargadera (a ser posible en MSI por mejor acceso en HEMS). Utilizar bombas de infusión de jeringa (perfusiones en 50 ml) y sueros en plástico para evitar alteraciones con los cambios de presión. Las infusiones de volumen en niños pequeños mejor en bombas también.

#### *4.2.3. Estabilización neurológica*

Normoglucemia, normocapnia, tratamiento de la fiebre y tratamiento de las convulsiones, vigilar signos de hipoperfusión cerebral (cuidado con hipocapnia) y aumento de hipertensión intracraneal.

*4.2.4. Consideraciones propias del paciente pediatrico en HEMS*

- Mayor riesgo de hipotermia que adulto (mayor superficie corporal en relación con el contenido corporal). Con la altura disminuye temperatura y humedad atmosférica. Se debe usar ropa de abrigo y oxígeno humidificado.
- Mayor riesgo de extubación accidental, colocación incorrecta TET y mayor riesgo de obstrucción por secreciones que adulto por características anatómicas de la vía aérea. Se debe asegurar fijación y permeabilidad antes del traslado.
- Mayor riesgo de hipoglucemia por menores reservas de glucosa y glucógeno. Realizar glucometría previa al traslado para corregir y evitar hacerlo en vuelo.
- Ansiedad y agitación ante traslado y separación de los padres. Valorar cuando se debe trasladar acompañado por progenitor, explicar al niño las características del traslado HEMS si la edad lo permite, llevar chupete, biberón con sacarosa y/o juguete del niño. Valorar si es necesaria sedación.
- Umbral de convulsiones más bajo.
- Respuesta inmune disminuida; extremar medidas de higiene en los procedimientos invasivos y asilar bien los accesos de estas técnicas.
- Valorar colocación sonda oro o nasogástrica para evitar vómitos y deglución aire que dificulte exploración y ventilación. No se debe administrar metoclopramida como antiemético de forma generalizada en niños por riesgo de reacciones extrapiramidales. (Contraindicado en < 1 año), en su lugar usar el ondasetrón cuando sea necesario, no?

  *Los padres acompañarán al menor hasta el helicóptero*, el personal HEMS será el que decida si se puede trasaldar con acompañamiento o sin el (ver capítulo correspondiente).

## 4.3. Antes de iniciar el vuelo

El niño tiene que estar correctamente situado en la cabina asistencial y asegurado a la camilla con el colchón de vacío para absorber las vibraciones, en caso de no adaptarse al arnés de adultos usar un dispositivo que lo ajuste tipo Kidy safe® (arnés de sujeción a la camilla).

Todo el material de electromedicina y de soporte vital (monitor, tubuladuras, vias, cables, etc.) deben de estar correctamente colocados, asegurados y ordenados para permitir el acceso al niño y su manipulación durante el vuelo.

Si el niño está intubado y el tubo dispone de neumotapón, controlar la presión del mismo antes, durante y después del vuelo con un manómetro o utilizar dispositivos que lo controlen automáticamente como el Intellicuff mencionado. Los valores de presión de paciente tamaño adulto son entre 17 y 25 cm de $H_2O$, en pacientes de menos de 40 Kg se recomienda entre 15 y 20 cm de $H_2O$ para prevenir lesiones y traqueomalacia.

Calcular las necesidades de fluidos, medicación y oxígeno necesarios para el traslado, disponer del doble de las mismas.

Los sistemas de drenaje torácico o abdominal conectados al niño deben ser abiertos, sustituyéndolos en caso necesario. La sonda nasogástrica y vesical conectada a bolsa de plástico no presentan problemas.

Procurar un adecuado aislamiento térmico antes de iniciar el despegue, una vez en vuelo y con la calefacción puesta, descubrir las partes del niño que interesen para su valoración y tratamiento, volviendo a cubrirlo cuando se inicien las maniobras de aproximación (corte de calefacción).

Proceder con todas las maniobras que se dispongan para facilitar el confort del niño (aislamiento acústico, luz adecuada, trato y manipulación exquisitas, etc.).

Adaptar nuestros conocimientos y procedimientos al niño, individualizando cada traslado.

Pensar en todas las posibles eventualidades que pudieran surgir, tener preparadas las soluciones y después y durante el traslado seguir intentando prever cualquier situación adversa.

La ansiedad, el dolor y el estrés desestabilizan especialmente al paciente crítico pediátrico, los cuidados de enfermería y el apoyo familiar son fundamentales. En caso necesario proceder con sedoanalgesia adecuada, especial atención a los pacientes relajados o sedados pero no analgesiados (sienten y se desestabilizan).

Antes de iniciar el vuelo realizar una nueva exploración física y ausculatación del niño, durante el vuelo será complicado.

### *4.3.1. En caso de atender un transporte secundario*

Además de lo anterior *si es posible:*

- Realizar una preparación psicológica para el vuelo haciéndolo atractivo, si procede llevar un objeto familiar para tranquilizar al niño (juguete o peluche).

- Higiene completa del niño, dieta absoluta al menos 2 horas antes del vuelo.
- Estudiar la historia clínica del niño, observando las tendencias de constantes y de gases arteriales. Ordenar el historial para el traslado y lo custodiarlo celosamente.
- Solicitar pruebas de imagen recientes para valorar la correcta ubicación de catéteres, drenajes y TET. Comprobar la adecuación a la edad, tamaño, peso y la permeabilidad de las mismas.
- Igualmente todo el material sanitario deberá ser adecuado al tamaño y edad del niño (manguito de TA, receptor del pulsioxímetro, electrodos, etc)
- Revisar y asegurar los accesos venosos colocando férulas de inmovilización de miembros y otros dispositivos.
- Reducir la asistencia terapéutica del niño al soporte vital esencial, retitar los medicaciones, los fluidos y la electromedicina prescindibles para el traslado.
- Por último, transferir al niño a la camilla del helicóptero con el adecuado meterial de sujección y todo el aparataje en la unidad de origen del paciente. De forma que al llegar al helicóptero solo sea necesario introducir la camilla, fijar la electromedicina a los soportes específicos de la cabina asistencial, concectarlos a la red eléctrica del aparato y colocar el aislamiento acústico adecuado.
- Recordar que toda la manipulación del niño deberá hacerse con un cuidado e higiene exquisito, evitando voces, ruidos y movimientos bruscos.
- Antes del despegue se debe comprobar todo el material de soporte y la electromedicina.
- Monitorizar la vigilancia durante el traslado.
- Al llegar al hospital de destino realizar las mismas operaciones a la inversa, avisando para la restauración del tratamiento completo.

*4.3.2. Traslado en incubadora*

Las incubadoras se montan sobre un soporte especial y homologado (denominado bancada) que asegura que ante un impacto o maniobra evasiva, la incubadora permanecerá inmóvil en su soporte evitando accidentes en el interior del helicóptero. Es por este motivo que el soporte y por tanto la incubadora HEMS es específica para este uso, no pudiendo ser usada para el transporte terrestre y la incubadora de transporte terrestre que tienen en los hospitales no puede ser usada de manera inmediata para un transporte HEMS.

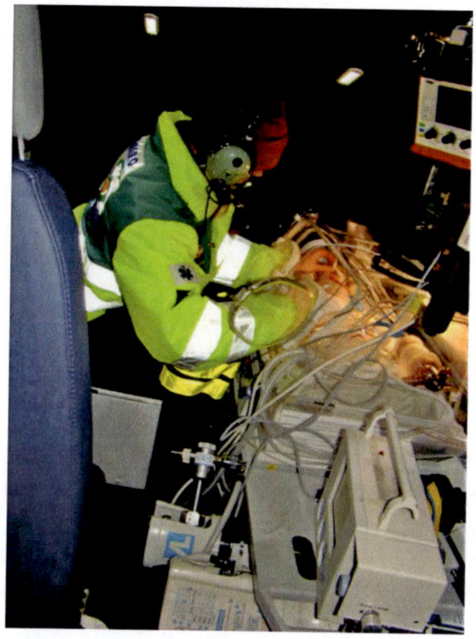

**Imagen 1.** *Interior de 145 con incubadora en transporte nocturno vuelo.*

La carga de las incubadoras en los dos modelos de helicópteros más utilizados para el HEMS (EC-135 y EC-145) requiere de especial entrenamiento por parte de los sanitarios, ya que con estos dispositivos hay que tener en cuenta una serie de *consideraciones:*

- En EC-145, la carga de ambas incubadoras se hace posterior. Si el carrozado y la configuración HEMS del helicóptero es la adecuada, no es necesario cambiar la configuración interna de la aeronave. Se recomienda tener especial cuidado con el tema de los gases medicinales, en particular con el aire comprimido, gas que no se lleva habitualmente a bordo. El interior del EC-145 con incubadora a bordo es justo pero suficiente para realizar algunas técnicas (Imagen 1).
- En EC-135, la carga de la incubadora varía según el modelo, haciendo carga posterior la incubadora de resistencia y carga lateral (por la puerta del médico) la incubadora de turbina (Imagen 2). En esta situación, es necesario cambiar la configuración interna del EC-135, por lo que es necesario contar con la ayuda del mecánico de vuelo. Como en el caso anterior, prestar especial atención al aire comprimido si lo precisa el ventilador. Se recomienda el uso de ventiladores de turbina para evitar esta carga adicional. El interior del 135 con incubadora es muy angosto y es

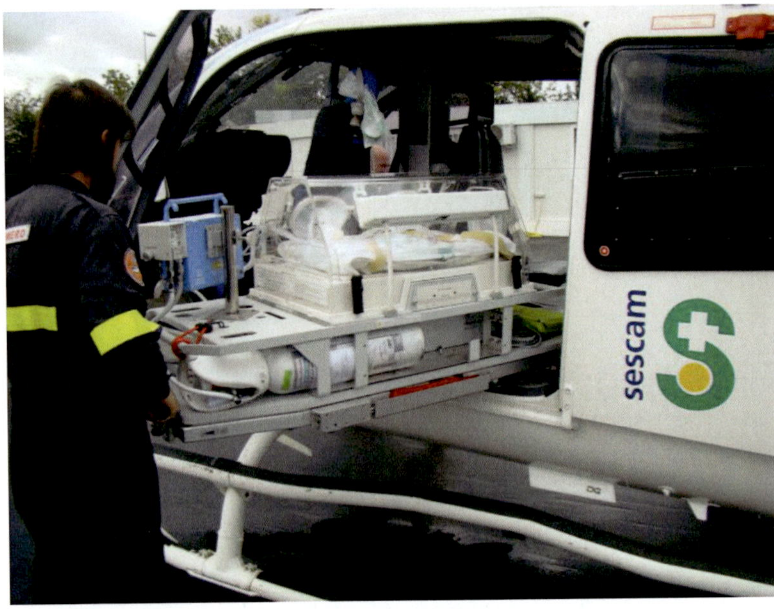


**Imagen 2.** *Carga lateral de la incubadora en EC135.*

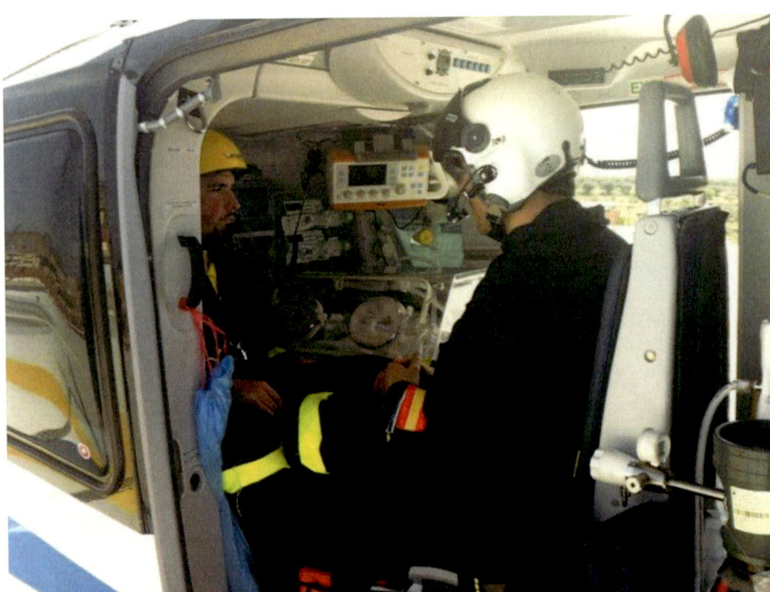

**Imagen 3.** *Interior de EC135 con tripulación e incubadora a bordo.*

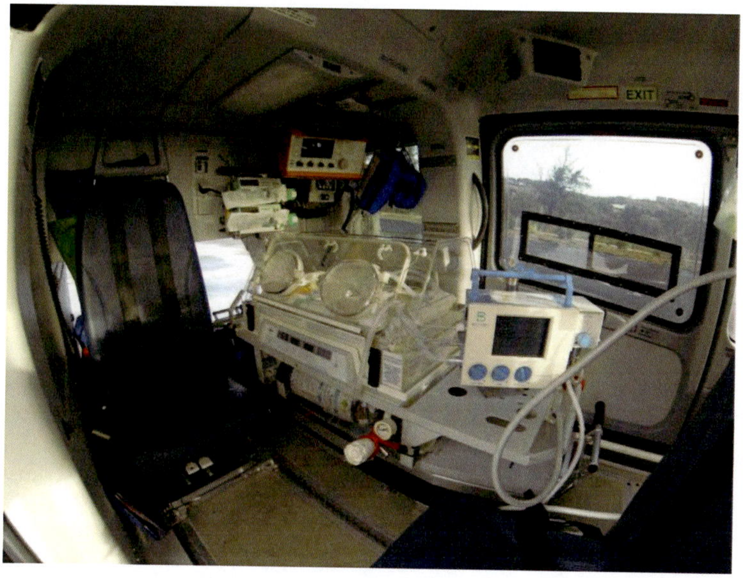


**Imagen 4.** *Interior de EC135 con incubadora (imagen tomada con ojo de pez).*

difícil realizar asistencia en su interior. ver imagen interior 135 con imagen en ojo de pez y con tripulación sanitaria (Imagen 3 y 4).

- Las temperaturas externas extremas, es otra variante a tener en cuenta en el helitransporte de neonatos.
  - » En el caso de temperaturas bajas, ambos modelos de helicópteros están dotados de una calefacción muy potente, tras el arranque de ambas turbinas, despegue y estabilización del vuelo; se puede solicitar al copiloto o piloto la calefacción necesaria para mantener de una forma cómoda la temperatura de la cabina asistencial.
  - » No tan fácil es la situación contraria, temperaturas altas. Hay helicópteros HEMS que no disponen de aire acondicionado. En estos casos y basados en la experiencia personal se recomienda: Cuando la temperatura de la cabina asistencial oscila entre 30 ºC y 37 ºC, bajar el termostato de la incubadora al mínimo y abrir las puertas de la incubadora para evitar un compartimento estanco, si a pesar de eso la temperatura del niño aumenta pasar al siguiente punto. Cuando la temperatura de la cabina asistencial es superior a 40 ºC, además de bajar el termostato, cerrar las puertas de la incubadora para aislar al niño del calor exterior e introducir acumuladores de frio de hielo en los extremos de la incu-

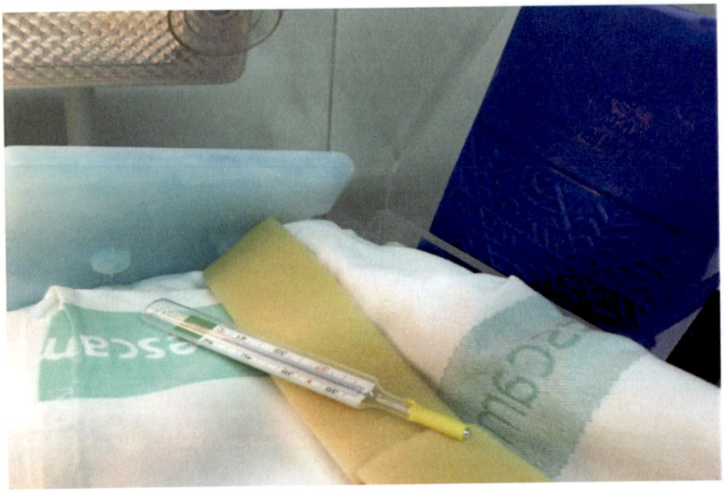

**Imagen 5.** *Solución de fortuna para bajar la temperatura de la incubadora cuando la temperatura exterior es alta.*

badora, realizando una estrecha monitorización de la temperatura del interior de la incubadora y del niño (imagen 5).

### 4.4. Cuidados durante el transporte. Monitorización y complicaciones más frecuentes

- Asegurar al niño con cinturones y el colchón de vacío, como hemos mencionado antes, los niños pequeños deben asegurarse con un sistema como el Kide Safe (sistema de retención pediátrico para camilla con 5 puntos de atadura). Este sistema permite asegurar al niño a la camilla del helicóptero directamente o a través de los cinturones de seguridad de la madre si el niño no es muy grande (acompañamiento de menor tipo canguro, solo como solución de fortuna para casos execpcionales).
- Asegurar fijación y permeabilidad de vías venosas, tubos de drenaje (abiertos siempre) y sondas.
- Adaptación de la electromedicina del helicóptero al paciente pediátrico, monitor, respirador.
- Monitorización del índice biespectral en mayores de 1 año.
- Protección acústica con auriculares en todos los pacientes, conscientes o no.
- Mantener permeabilidad de la vía aérea, aspirando si es necesario.

- Monitorizacíon oxigenación y ventilación: Saturación de oxígeno, capnografía, vigilar color de piel y mucosas. Si se encuentra en ventilación mecánica asistida valorar las curvas y vol tidal de manera continua, Valorar aumentar $F_{iO_2}$ o la presión en la vía aérea mediante VMNI por disminución presión inspirada de oxigeno con la altura.
- Vigilar el tubo, las curvas del ventilador y la onda de capnografía, es relativamente frecuente la extubación en vuelo o intubación selectiva.
- Con la altura disminuye la humedad del aire y aumenta el riesgo de obstrucción del tubo endotraqueal (TET) por disminución de la fluidez de las secreciones. Los respiradores de transporte no suelen llevar incorporado un sistema de humidificación, por lo que aumenta aún más el riesgo de obstrucción del TET por secreciones, hay que usar los medios disponibles para humidificar el oxígeno o el aire que se utilice.
- Monitorización cardiaca y toma frecuente de constantes.
- Utilización de bombas de jeringa para perfusión continua o control de líquidos a infundir (envases de plástico).
- Mantas y medidas para evitar labilidad térmica de niño.
- Emplear el menor perfil de vuelo posible.

### 4.5. Transferencia

Entregar en hospital de destino la historia clínica e informar de las incidencias durante el traslado, especialmente de los problemas o errores acontecidos de manera asertiva. La transferencia debe de hacerse en coordinación entre el equipo de traslado y el hospital receptor.

## 5. CONSIDERACIONES AERONÁUTICAS SOBRE ALGUNAS PATOLOGÍAS PEDIÁTRICAS

### 5.1. Cardiopatías

Tener en cuenta que una insuficiencia cardiaca inestable o con tendencia a la inestabilidad es una contraindicación relativa de transporte aéreo. Una evacuación desesperada es casi seguro un exitus en vuelo, aunque puede ser preferible a una muerte segura en el hospital de origen, si alguna vez se plantea esta situación se debe tener la aceptación consensuada de todas las partes implicadas (familiares, hospital de origen, equipo de traslado y hospital de destino).

Especial atención con las ductus dependiente ya que es preciso mantener un equilibrio entre el flujo sistémico y pulmonar, mantener la $F_{iO_2}$ recomendada por el hospital emisor o por el cardiólogo, una vez en vuelo si el paciente se desatura seguir las recomendaciones del cardiólogo y en su defecto aplicar las correciones de la tabla 2 o aumentar la presión en la vía aérea.

### 5.2. Anemias

- Los pacientes con anemia severa de cualquier origen tienen muchas posiblidades de desestabilizarse durante el vuelo, aplicar los factores correctores de $F_{iO_2}$ de la tabla 2, o valorar el uso de presión positiva en via aérea mediante VNI.
- Los pacientes con anemia falciforme en su forma homocigótica pueden presentar crisis durante el vuelo.

### 5.3. Otorrino y maxilofaccial

- Cirugías reciente en oido medio: si está cerrado está contraindicado el vuelo salvo urgencia vital.
- Traumatismo maxilofaccial: especial atención a senos obstruidos (especialmente etmoidal por proximidad a SNC).

### 5.4. Neurológico

- TCE: mismo protocolo que adultos.
- Defectos de tubo neural: Decúbito prono inmovilizado y cabeza ladeada en trendelemburg suave (10-20º). Cubrir defecto con apósito aislante y humedo con solución fisiológica.
- La neumoencefalográfía sin drenaje puede contraindicar el traslado si el perfil de vuelo en algún momento es positivo > 1000 pies con respecto al origen.

### 5.5. Alteraciones torácicas

- Todo neumotoráx debe ir con un drenaje abierto antes de iniciar el vuelo, el neumomediastino debe estar también drenado, si no es así contraindica el vuelo salvo urgencia vital.
- Enfisema mediastínico: Obliga a estudiar perfil de vuelo igual que anteriores.

### 5.6. Alteraciones abdominales

- *Obstrucción intestinal y atresia esofágica:* Traslado en antitren mínimo 30º con sonda naso-gástrica o esofágica y aspiración suave continua.

- *Onfalocele y gastrosquisis:* Traslado en antitren mínimo 30º con sonda naso-gástrica con aspiración suave continua y mantener la superficie defecto húmeda con compresas y suero fisiológico.
- *Cirugía abdominal:* Tanto la del aparato gastrointestinal como en el genitourinario no debe tener aire atrapado, si el paciente presenta dolor durante el vuelo solicitar al comandante descender intentando un vuelo bajo y si persiste solicitar aterrizage al piloto, ya que sobre todo en cirugía gastrointestinal existe riesgo de dehiscencia de suturas y perforación.

**Recordar**

1. Las medidas terapéuticas durante el transporte son de mantenimiento, no son curativas.
2. Ninguna forma de transporte es ideal para todos los pacientes.
3. Cualquier hospital es mejor que una ambulancia.
4. Nada dura eternamente (oxígeno, baterías...).
5. Los grandes problemas suelen ser pequeños problemas no previstos.

## BIBLIOGRAFÍA


1. Ralph J. Air Medical Transport of the Neonate. Ira J. and Daniel L (eds). En: Principles and Direction of Air Medical Transport. Air Medical Physician Associattion; 2006. 431-438.
2. Blumen IJ, Callejas S. Transport Physiology: a reference for air medical personnel. En: Ira J. and Daniel L (eds). Principles and Direction of Air Medical Transport. Air Medical Physician Associattion; 2006. 357-377.
3. Rodríguez LJ, Sinisterra JA, Díaz J. Capítulo 87. Fisiopatología del transporte sanitario aéreo. Canabal R. Et al (eds). En: Guía Asistencial Urgencias y Emergencias Extrahospitalarias. GUETS – SESCAM; 2014: 673-676.
4. Garrido E, Ureta N, Mosqueda R. Traslado Neonatal en HEMS: La incubadora y el respirador de transporte. Canabal R. Et al (eds). En: Guía Asistencial Urgencias y Emergencias Extrahospitalarias. GUETS – SESCAM; 2014: 701-710.
5. Sánchez Sáenz MI, Ureta Velasco N, Megías Sánchez V. Capítulo 92, Consideraciones pediátricas en Helitransporte. Canabal R. Et al (eds). En: Guía Asistencial Urgencias y Emergencias Extrahospitalarias. GUETS – SESCAM; 2014: 697-700.
6. Garrote JI, Gutiérrez JM, Sinisterra JA. Consideraciones de la insuficiencia Respiratoria en Helitransporte. Canabal R. Et al (eds). En: Guía Asistencial Urgencias y Emergencias Extrahospitalarias. GUETS – SESCAM; 2014: 683-688.
7. Pacheco A, Sánchez I, Jiménez JF. Asistencia y transporte medicalizado en helicóptero. Emergencias. 1993; 5: 197-8.
8. Ernsting J, Nicholson AM, Rainford DJ. En: Aviation Medicine , Third Edition. pp. 125-157; 284-292; 319-337.
9. Amézcua L. Efectos fisiológicos del vuelo, Lareo J (eds) en Medicina Aeronautica: Conceptos Generales, SEMA 2003. Consultado 5 mayo 2019 en: http://www.semae.es/?page_id=4705
10. Esqué MT, Figueras J, García A, et al. Recomendaciones para el transporte perinatal. Comité de Estándares de la Sociedad Española de Neonatología. An Pediatria. 2001; 55: 146-53.
11. Samuels MP. The effects of flight and altitude. Arch Dis Child 2004; 89(5): 448-455.
12. Cupa M. Air transport, aeronautic medicine, health. Bull Acad Natl Med. 2009; 193(7): 1619-30.

13. Brandstrup KB, Dominguez P, Calvo C. Estabilización y transporte interhospitalario del neonato y niño crítico. Revista Española de Pediatría 2010; 66(1): 18-29.
14. Richard A et al. Pediatric specialized transport teams are associated with improved outcome. Pediatrics 2009; 124: 40-48.
15. Kotch J, Burgess B. Helicopter transport of pediatric versus adult trauma patients. Prehospital emergency care 2002; 6: 306-308.
16. Schiller WR et al. Effect of helicopter transport of trauma victims on survival in an urban trauma center. The journal of trauma 1988; 28: 1127- 1134.
17. Fischer RP et al. Urban helicopter response to the scene of injury. The journal of trauma 1984; 24: 946-951.
18. Mann C, Parkinson N and Bleetman A. Endotracheal tube and laryngeal mask airway cuff volume changes with altitude: a rule of thumb for aeromedical transport. Emerg. Med. J. 2007; 24: 165-167
19. Rodriquez D Jr, Branson RD, Dorlac W, et al, Effects of simulated altitude on ventilator performance. J Trauma. 2009 Apr; 66(4 Suppl): S172-7.
20. Tourtier JP, Libert N, Leclerc T et al, Effects of simulated altitude on ventilator performance: interest of acute respiratory distress syndrome and asthma lung models. J Trauma. 2010 Mar; 68(3): 749-50.
21. Flynn JG, Singh B. The performance of Dräger Oxylog ventilators at simulated altitude. Anaesth Intensive Care. 2008 Jul; 36(4): 549-52.
22. Kjaergaard B, Christensen T, Neumann PB, et al, Aero-medical evacuation with interventional lung assist in lung failure patients.. Resuscitation (2007) 72: 280-285.
23. Lancker V, Gueugniaud PY. Physical Stressors during Neonatal Transport: Helicopter Compared with Ground Ambulance. Air Medical Journal. Air Medical Journal Associates; 2011Apr. 30; 30(3): 134-9.
24. Richard J, Osmond MH, Nesbitt L, et al. Management and outcomes of pediatric patients transported by emergency medical services in a Canadian prehospital system, Can J Emerg Med 2006; 8(1): 6-12.
25. Garrote JI, Ureta N, Sinisterra JA, Capítulo 9. Transporte Pediátrico en HEMS. Medina A. et al (eds). En: Manual de Estabilización Inicial y Transporte Pediátrico y Neonatal. Tesela Ediciones; 2018.175-211.

# 56. ACOMPAÑAMIENTO FAMILIAR DE MENORES EN HEMS, "FAMILY CENTERED TRANSPORT"

**Noelia Ureta Velasco, José Ignacio Garrote Moreno y Rocío Mosqueda Peña**

Para comenzar señalar que según la legislación española la mayoría de edad desde el punto de vista sanitario se alcanza con los 16 años cumplidos.

Esto tiene sus repercusiones en el transporte pediátrico ya que el marco de las decisiones terapéuticas que atañen al menor son asumidas por sus tutores legales. Esto siempre que el facultativo no les inhabilite por el bien del menor para lo cual será necesario una posterior corroboración judicial de dicha inhabilitación.

En transporte aéreo tiene sus implicaciones, ya que siempre que exista la posibilidad de transportar un tutor dentro del helicóptero se debe brindar dicha oportunidad a los mismos. Ante un transporte secundario de un paciente pediátrico, si el helicóptero tiene la posibilidad de incorporar un asiento supletorio para acompañante, hay que solicitar al mecánico que lo incorpore valorando el tiempo necesario para esta modificación. Solamente por criterios de seguridad y operatividad aeronáutica el comandante de la aeronave podrá desestimar el acompañamiento familiar.

Durante la reanimación y asistencia crítica los tutores tienen el derecho de estar presentes, siempre que no interfieran en las mismas. En este manual hay un capítulo específico sobre el tema.

## 1. INTRODUCCIÓN

Con respecto al acompañamiento familiar de menores en el entorno sanitario podemos decir que no es un concepto nuevo y siempre ha estado valorado muy positivamente por los padres. Ya en 1955 un trabajo publicado en la revista

Lancet señalaba la puntualidad y fidelidad de los padres en visitar a sus hijos tanto como se les era permitido. En el mismo año y revista otro trabajo concluyó que la experiencia de visitas libres de los padres es positiva sobre todo para reducir daños psicológicos. Tradicionalmente ha existido una diferencia entre el punto de vista de los padres y de los facultativos acerca de la conveniencia de la presencia de los padres en el entorno sanitario como acompañantes de sus hijos y quien debe decidir la misma. Los padres siempre han querido acompañar a sus hijos durante la asistencia sanitaria y el transporte, la ansiedad y estrés que se genera al separar a los padres de sus hijos queda reflejado en el trabajo publicado por Colville G., los padres describen el viaje que hicieron ellos al hospital sin su hijo como *el peor viaje de nuestras vidas*, muchos conduciendo ellos mismos su propio vehículo. Los autores remarcan otros comentarios de los padres que nos ayudan a entender como se sienten ante la separación de su hijo enfermo: *lo peor fue ver como la ambulancia desaparecía en la distancia* o *todo lo que se, es que ella se estaba muriendo y a mi no me permitían estar con ella.*

## 2. EXPERIENCIA EN OTROS PAÍSES

Los trabajos publicados sobre el acompañamiento de menores han ido incrementando en número y frecuencia, sobre todo en los últimos años. La mayoría de estas publicaciones son de origen anglosajón y se centran en los servicios de urgencias y cuidados intensivos del entorno hospitalario. Esto ha llevado a una aplicación práctica de este concepto, sobre todo en las unidades de urgencias y críticos. Existe una diferencia geográfica entre los países del norte de europa y los del sur de Europa como señalan en su trabajo Gorm Greisen y col referido al acompañamiento en los servicios intensivos de neonatología, donde a su vez recomiendan fehacientemente el acompañamiento

En esta evolución ha influido la sustitución del modelo de medicina paternalista por el modelo actual de medicina centrada en el sujeto y familiares, citado en la literatura como *family centered care*, cuya primera referencia encontrada es de 1987. Dentro de este concepto, la presencia familiar hace que el paciente y el familiar sean los protagonistas y participen junto a los profesionales sanitarios en la toma de decisiones, administración de tratamientos o incluso la realización de técnicas invasivas, tanto en el domicilio como en el hospital. Resumiendo, se aboga por una mayor autonomía del paciente y familiares.

Mientras toda esta revolución se producía en el ámbito hospitalario, en el medio extrahospitalario la primera guía de cuidados centrados en la familia

(Family-Centered Prehospital Care Guideline) encontrada en esta revisión fue publicada por NAEMT en Emergency Medical Services en el 2001. En esta guía de consenso se recomendaba dar la opción a los familiares de estar presentes y participar durante la atención prehospitalaria en escena, durante el traslado y la transferencia. Posteriores publicaciones con recomendaciones similares para los departamentos de Emergencia se publicaron en la revista Annales of Emergency Medicine y Pediatrics en el 2006, la misma Patricia J. O'Malley completa estos trabajos también en Pediatrics en el 2008.

Es muy interesante el trabajo anterior realizado en 1995 por Woodward y Fleegler (from the Transport Services of the Children's Hospital of Philadelphia) comparando dos grupos, uno en el que se permitía el acompañamiento del niño durante el transporte y otro en el que no se permitió: la ansiedad vivida por los padres fue claramente menor en el grupo en el que se permitió el acompañamiento (5%) frente al que no se permitió (56%); además, el 94% de los padres manifestaron que si querrían acompañar a sus hijos en el futuro en circunstancias similares.

En Europa otros trabajos, como el realizado por Davies J. en el Reino Unido, muestran que el 79% de los médicos y el 88% de las enfermeras ven beneficioso este acompañamiento y que además el acompañamiento del familiar no supuso estrés añadido para el personal (96-98%) y no dificultó las técnicas de enfermería y/o médicas (98-100%)

Por el contrario, sólo hemos encontrado un trabajo en el que mencionan el acompañamiento de un familiar como un posible aumento de la responsabilidad para el equipo de transporte. No lo argumentan con estudios ni dan referencia bibliográfica alguna al respecto.

En transporte aéreo, ya en 1997, un trabajo publicado en el Air Medical Journal señalaba la idoneidad de trasladar a un acompañante con el menor, afirmando que existía la posibilidad física de hacerlo en la mayoría de las ocasiones, ya que el 96% de las ambulancias, el 86% de los aviones y el 54% de los helicópteros disponen de asiento extra para pasajeros (siendo estos porcentajes extrapolables a las unidades españolas). Sin embargo, remarcaban que tan solo un 20% de los programas de transporte en helicóptero en Estados Unidos contemplaban la posibilidad de trasladar un familiar con el paciente pediátrico, a pesar de las claras ventajas que supone esta práctica, el trabajo tuvo el respaldo y apoyo del editor. Un año más tarde, otro estudio publicado en la misma revista con una serie de 31 casos, concluía que el acompañamiento de menores por un familiar era beneficioso tanto para los padres como para el menor. Julia H. Fultz describe un escenario dramático pero real y por desgracia cotidiano en el que se plantean los beneficios del acompañamiento familiar, la posibilidad real de hacerlo y los perjuicios de no hacerlo.

En las escasas publicaciones posteriores sobre transporte aéreo de paciente pediátrico no mencionan el acompañamiento del menor. Sin embargo es curioso ver cómo algunos trabajos valoran el tiempo invertido en informar a los familiares como un retraso en el tiempo de estabilización del paciente antes de iniciar el transporte aéreo, y sin embargo no valoran la posibilidad de incluir a los familiares en el transporte, con la consiguiente ganancia de tiempo.

Por último, queremos señalar la recomendación final del trabajo del Dr R C Tasker, de la Universidad de Cambridge School of Clinical Medicine, en el que apoyándose en la bibliografía internacional recomienda el acompañamiento de los padres en el transporte de sus hijos al hospital y, en caso de no ser posible, dar alternativas para apoyar a los padres durante el traslado al hospital.

## 3. EXPERIENCIA EN ESPAÑA

A nuestro país este concepto llegó más tarde. Encontramos que la mayoría de los escasos trabajos publicados en España en el ámbito *hospitalario* son de los últimos años, coincidiendo con lo descrito anteriormente y que es beneficioso. Al medio *extrahospitalario* está llegando de forma tímida y aislada en determinados servicios. Es interesante el trabajo publicado en Emergencias en el 2006, en el que se valoraba la presencia de los familiares durante las maniobras de reanimación extrahospitalarias en la comunidad autónoma vasca. Aunque el estudio se hizo con población adulta, las conclusiones fueron positivas en numerosos aspectos y extrapolables: mayor satisfacción, disminución del grado de ansiedad, mejor duelo y menor número de reclamaciones en el grupo en el que permitieron la presencia de familiares durante estas maniobras.

Con respecto al acompañamiento de menores, son excepcionales los autores como García Peláez M.E. y Prieto Espuñes M.S. que, al escribir sobre traslados extrahospitalarios del niño en estado crítico, recomiendan en UVI móvil terrestre el acompañamiento en menores de 14 años y señalan el derecho al mismo. Es curioso, además, observar cómo en la mayoría de los trabajos publicados sobre transporte pediátrico y neonatal en España tampoco se menciona el acompañamiento familiar o la posibilidad del mismo.

A pesar de la escasa bibliografía encontrada sobre el transporte pediátrico y acompañamiento de menores, nos consta que el proceso ha sido cada vez menos restrictivo. Inicialmente, la mayoría de las unidades terrestres de emergencias rechazaban el traslado de un familiar con el menor, argumentando poco espacio e interferencia ante situaciones estresantes.

Actualmente tenemos conocimiento de que la mayoría de los servicios regionales de transporte y emergencias permiten y recomiendan el acompañamiento del menor. Otros recomiendan el transporte del familiar con el menor, pero no el acompañamiento, ya que no lo permiten en el habitáculo asistencial y el acompañante va en la cabina del conductor. Sin embargo, aún otros no lo contemplan o lo dejan a criterio del facultativo sin un procedimiento claro. Reseñar que no hemos encontrado bibliografía por autores nacionales indexada al respecto.

Entendemos que toda esta situación se debe al retraso que lleva la medicina extrahospitalaria en España con respecto a otros países. Mientras estas ideas se comenzaban a aplicar ya en el medio anglosajón en la década de los 90, en España se desarrollaban los servicios de urgencias y emergencias extrahospitalarios, así como de transporte secundario. Surgieron entonces las primeras unidades de soporte vital avanzado terrestres y aéreas en los principales núcleos urbanos. La reciente creación de estos servicios hizo que la llegada de estos conceptos a la medicina extrahospitalaria en España se retrasara hasta hace unos años.

En el caso del transporte aéreo en helicóptero, son excepcionales los servicios como el IB-Salut, que permiten el acompañamiento del paciente, y su cumplimiento carece de un procedimiento específico. En la mayoría de los servicios de transporte aéreo del territorio nacional no está contemplado el acompañamiento del menor, los casos en los que se lleva acabo son simplemente excepcionales y vividos por algunos compañeros como una temeridad.

Sin embargo, nuestro equipo lleva dos años estudiando la posibilidad y desarrollándola con un programa piloto dentro del grupo Babcock.

## 4. MARCO LEGAL

Como hemos indicado anteriormente, uno de los resultados de toda esta evolución es una mayor autonomía del paciente. El interés que suscita y la importancia que la sociedad da a este concepto se materializa en España con la Ley de Autonomía del Paciente, publicada en el 2002. Posteriormente se produce un desarrollo de esta legislación por regiones, publicándose leyes similares en los Boletines Oficiales de las distintas comunidades autónomas. Tomaremos algunos *ejemplos* nacionales y autonómicos:

Según el artículo 9 de la *Ley 41/ 2002* de Autonomía del Paciente, Titulado: *Límites del consentimiento informado y consentimiento por representación:*

El tutor legal es el que tiene que tomar las decisiones y otorgar el consentimiento de un menor o paciente incapacitado legalmente. Para ello se entiende que preferiblemente debería estar presente.

Además, en muchas comunidades existen leyes autonómicas que especifican el derecho de los menores a estar acompañados por sus padres o tutor legal, siempre que esto no perjudique la asistencia sanitaria.

En *Extremadura,* en la Ley 3/2005, de 8 de julio, de información sanitaria y autonomía del paciente. En el Título III, *Artículo 13.* Sobre el Derecho al acompañamiento, dice textualmente en su párrafo 3º: "Los menores tendrán derecho a estar acompañados de sus padres, tutores o guardadores, salvo que ello perjudique u obstaculice de manera seria y probada su asistencia sanitaria. En las mismas condiciones, los incapacitados tendrán derecho a estar acompañados de los responsables de su guarda y protección". Otro ejemplo es la reciente ley aprobada en *Castilla La Mancha* y que entró en vigor en enero del 2011 (*Ley 5/2010, de 24 de junio, sobre derechos y deberes en materia de salud de Castilla-La Mancha).* En su artículo Artículo 36 sobre el derecho al acompañamiento, dice textualmente: "Los menores tienen derecho a estar acompañados por sus padres o tutores, salvo que ello perjudique u obstaculice su asistencia sanitaria. En las mismas condiciones, los incapacitados tienen derecho a estar acompañados por sus representantes legales". De manera muy similar se expresa la Comunidad de *Castilla y León* (B.O.C. y L. - N.º 205), y en Navarra en su Ley Foral 17/2010 de 8 de noviembre, de derechos y deberes en materia de salud en la comunidad foral de *Navarra*, en el artículo 16 dice textualmente lo mismo.

Hay muchos otros ejemplos, pero destacamos por ir un paso más adelante el DECRETO 246/2005, de 8 de noviembre, de la *Junta de Andalucía* por el que se regula el ejercicio del derecho de las personas menores de edad a recibir atención sanitaria en condiciones adaptadas a las necesidades propias de su edad y desarrollo y se crea el Consejo de Salud de las Personas Menores de Edad. En su Articulo 8. Sobre el derecho al acompañamiento, dice textualmente: "Las personas menores de edad tienen el derecho a estar acompañadas permanentemente por la madre y el padre, tutoras o tutores, o persona en quien estos deleguen, en tanto se mantenga la necesidad de su atención sanitaria en un centro o espacio asistencial. En caso de que el acompañamiento perjudique la tarea asistencial o la salud de la persona menor de edad, desde el servicio asistencial se tomarán las medidas necesarias para evitar el perjuicio. Cuando se produzca una circunstancia que impida el acompañamiento, se informará a la madre y al padre o representantes legales y *quedará constancia en la historia clínica".*

La ley dice que, salvo perjuicio u obstaculización, los menores deberían estar acompañados. La literatura científica dice que no hay perjuicio y no se obstaculiza la asistencia en la mayoría de los casos. Entonces, ¿porqué no se ha puesto ya en práctica en la totalidad de los servicios sanitarios que atienden a menores o discapacitados? Quizá porque los familiares puedan interferir en la asistencia o más bien, porque los profesionales sanitarios se sienten inseguros.

## 5. ARGUMENTOS EN CONTRA DEL ACOMPAÑAMIENTO DE MENORES EN TRANSPORTE TERRESTRE Y AÉREO

Los argumentos que utilizan para desestimar esta posibilidad son: falta de espacio, que se afecte la seguridad de la misión, mayor nerviosismo de los padres y profesionales, ser un elemento de distracción sobre la atención del paciente, añadir un estrés adicional al personal de transporte, entorpecer en las técnicas y mayor ansiedad del niño. En helitransporte son más reticentes que en transporte terrestre, argumentando fundamentalmente que los familiares podrían poner en riesgo la seguridad de la misión.

Algunos de estos argumentos pueden ser solventados fácilmente o carecen de fundamento. Con respecto a la falta de espacio podemos observar que la mayoría de las ambulancias medicalizadas disponen de un tercer asiento con cinturón de seguridad en la cabina asistencial, también la mayoría de los helicópteros sanitarios disponen o se puede instalar fácilmente un tercer asiento para el acompañante; la seguridad en la misión se puede garantizar con un procedimiento adecuado como el que presentamos más adelante; la bibliografía nos dice que la presencia familiar durante la asistencia sanitaria en el medio hospitalario no entorpece en las técnicas sino que colaboran, reducen la ansiedad tanto del paciente como del familiar, no aumenta el estrés de los profesionales o es mínimo y tampoco es un motivo de distracción.

No encontrando por tanto motivos para que no se haga el acompañamiento familiar en la cabina asistencial en transporte terrestre, además, esto es extrapolable al medio HEMS (acrónimo del inglés Helicopter Emergency Medical Service), máxime cuando las técnicas a realizar deben ser hechas antes de iniciar el traslado.

## 6. VENTAJAS AÑADIDAS DEL ACOMPAÑAMIENTO DE MENORES AL TRASLADO EN HELICÓPTERO

Con respecto al consentimiento de un menor o paciente incapacitado legalmente, el tutor legal es el que tiene que tomar las decisiones y para ello se entiende que deberá estar presente. De poco nos sirve tener un medio de transporte aéreo rápido si para determinadas actuaciones es necesario el consentimiento del padre o tutor una vez llegamos al hospital.

No debemos de olvidar algunos de nuestros pacientes son trasladados en helicóptero por una patología con riesgo vital. En el trabajo realizado por Boie y col encontraron que la mayoría de los padres querrían estar presentes o al menos darles la opción en caso de que sus hijos fallecieran o pudieran hacerlo. La literatura nos indica además que el duelo de los familiares que han presenciado las maniobras de resucitación es mejor que el de aquellos que no han estado presentes. El primer grupo además guarda la impresión de que se ha hecho todo lo posible y son más proclives a la donación de órganos.

Otro aspecto a tener en cuenta es la importancia que tiene el acompañamiento del familiar por parte del facultativo que atendió a su hijo. Permite informar sobre el estado del paciente en tiempo real y en caso de defunción poder comunicarlo directamente y responder las dudas del familiar como una parte más de la asistencia y de la relación médico-paciente. Está descrita la importancia que tiene el contacto con el médico después de la defunción del niño, con resultados beneficiosos tanto para el familiar como para el facultativo. El acompañamiento del niño facilita esta relación de una forma natural y, aunque sea por un breve período de tiempo, permite un contacto posterior del médico con el familiar si el paciente fallece.

## 7. EL ACOMPAÑAMIENTO DE MENORES PERMITE POR TANTO...

- Obtener el consentimiento informado directamente del tutor presente.
- Completar información clínica con el familiar de forma continua.
- Dar cumplimiento a la legislación vigente.
- Disminuye la ansiedad de los familiares.
- Disminuye el número de denuncias.
- Tranquilizan al niño colaborando en las técnicas.
- Disminuye el nerviosismo del niño.
- Disminuye el estrés postraumático tanto de familiares como del menor.
- Mejora la tención sanitaria prestada.
- Permite la información en tiempo real y el soporte familiar en caso de fallecimiento.
- Aumenta el número de donaciones.
- El duelo es menos traumático en caso de fallecimiento.
- Se obtiene una mejor valoración del servicio por parte del usuario.

## 8. PROPUESTA DE TRABAJO PARA ACOMPAÑAMIENTO FAMILIAR EN HELITRANSPORTE Y PRIMEROS RESULTADOS

Como hemos indicado anteriormente, argumentando un riesgo en la seguridad de la misión, existe una mayor reticencia para permitir el acompañamiento familiar en helitransporte que en transporte terrestre. Por este motivo nuestro grupo ha desarrollado un procedimiento seguro para el acompañamiento del menor por un familiar en helitransporte, tanto en traslados primarios como secundarios. Este procedimiento se describe en el capítulo siguiente del manual. Inicialmente se han propuesto unas indicaciones que permiten excluir los acompañamientos en los que se prevé la realización de técnicas invasivas durante el traslado; en las perspectivas de futuro se pretende incluirlos sin dar opción. Este procedimiento ha sido probado en una fase experimental en el traslado de 10 pacientes menores de 16 años con patología urgente con una acogida excelente por parte de los familiares y sin incidencias durante el transporte (imagen 1).

## 9. PERSPECTIVAS DE FUTURO

Deberíamos realizar un procedimiento con indicaciones consensuadas con los servicios de helitransporte de los distintos servicios de salud del territorio nacional.

Dentro de las inspecciones y encuestas de calidad de los servicios de transporte aéreo como la que presentan Mona L. McPherson y col, se debería incluir el acompañamiento familiar y la satisfacción sobre el mismo.

El tipo de transporte influye sobre esta perspectiva de futuro como señalan en su trabajo Crystal N. Joyce y col, también ponen una vez más en evidencia la necesidad de protocolos tanto para transporte terrestre como aéreo.

Después de obtener un número de casos suficientes y analizar los resultados, esperamos poder incluir dentro de las indicaciones aquellos traslados de pacientes inestables al que suponemos realizaremos técnicas invasivas durante el vuelo y los pacientes críticos y/o terminales, siempre que se disponga de espacio suficiente.

En realidad lo que debemos de entender es que no sólo se debería permitir el acompañamiento en el caso de un menor o discapacitado, sino que en realidad debería ser un derecho universal siempre que se pueda (y como hemos visto, en la mayoría de los casos se puede), ¿acaso a usted no le gustaría acompañar o ser acompañado por su ser más querido en un traslado por una enfermedad grave? ¿No le gustaría poder despedirse de él en caso de que falleciera durante el traslado o al llegar al hospital?

Es por todo esto que nos gustaría acuñar un nuevo término para el acompañamiento familiar en transporte: *Family Centered Transport.*

## BIBLIOGRAFÍA


1. Boie ET, Moore GP, Brummett C, et al. Do parents want to be present during invasive procedures performed on their children in the emergency department? A survey of 400 parents. Ann Emerg Med 1999; 34: 70-4.
2. Dingeman R, Mitchell E, Meyer E et al. Parent Presence During Complex Invasive Procedures and Cardiopulmonary Resuscitation: A Systematic Review of the Literature. Pediatrics 2007; 120: 842-54.
3. Parra C, Luaces C, Pou J, ¿Deberían estar presentes los padres durante los procedimientos invasivos en urgencias?; Anales de Pediatría. 2009; 70: 293-6.
4. Illingworth RS, Holt KS. Children in hospital; some observations on their reactions with special reference to daily visiting. Lancet 1955; 269: 1257-62.
5. Santos G, Jiménez R, Sánchez J, Presencia de los familiares en los procedimientos realizados en urgencias de pediatría: Opinión de la familia y de los profesionales. Emergencias 2011; 22: 175-180.
6. Ievers M, Campbell K, Blanch M. Unrestricted visiting in a children's ward; eight years' experience. Lancet 1955; 269: 971-3.
7. Colville G, Orr F, Gracey D. "The worst journey of our lives": parents' experiences of a specialised paediatric retrieval service. Intensive Crit Care Nurs 2003; 19: 103-8.
8. Greisen G, Mirante N, Haumont D et al. Parents, siblings and grandparents in the Neonatal Intensive Care Unit. A survey of policies in eight European countries, Acta Pædiatrica 2009; 98: 1744-1750.
9. U.S. Department of Health and Human Services. Campaign 87–Commitment to a Family-Centered, Coordinated Care for Children With Special Health Care Needs. Rockville, Md: U.S. Department of Health and Human Services; 1987. DHHS Publication No. HRS/D/MC 87-2.
10. Kuhlthau KA, Bloom S, Cleave JV et al. Evidence for Family-Centered Care for Children With Special Health Care Needs: A Systematic Review Academic Pediatrics 2011; 11: 136-143.
11. Polly Arango, Family-Centered Care, Academic Pediatrics 2011; 11: 97-99.
12. Guidelines For Providing Family-Centered Prehospital Care, National Association of Emergency Medical Technicians, NAEMT, 2001.
13. O'Malley P, Mace SE, Brown K. Patient- and family-centered care and the role of the emergency physician providing care to a child in the emergency department. Ann Emerg Med. 2006 Nov; 48(5): 643-5.

14. American Academy of Pediatrics, Committee on Pediatric Emergency Medicine, and American College of Emergency Physicians Pediatric Emergency Medicine Committee. Patient and Family-Centered Care and the Role of the Emergency Physician Providing Care to a Child in the Emergency Department, Pediatrics Volume 118, Number 5, November 2006.
15. O'Malley P, Brown K, Krug S, and the Committee on Pediatric Emergency Medicine, Patient and Family-Centered Care of Children in the Emergency Department, Pediatrics Volume 122, Number 2, August 2008.
16. Woodward GA, Fleegler EW. Should parents accompany pediatric interfacility ground ambulance transports? Results of a national survey of pediatric transport team managers. Pediatr Emerg Care 2001; 17: 22-7.
17. Beckman AW, Sloan BK, Moore GP, et al. Should parents be present during emergency department procedures on children, and who should make the decision? A survey of emergency physician and nurse attitudes. Acad Emerg Med 2002; 9: 154-8.
18. Horowitz R, Rozenfeld RA, Pediatric Critical Care Interfacility Transport, Clin Ped Emerg Med 2007; 8: 190-202.
19. Mary Mokate Lewis, Diane Holditch-Davis, Susan Brunssen, Parents As Passengers During Pediatric Transport, Air Medical Journal 1997; 16(2): 38-42.
20. Reneé S. Holleran, David Dries, The Care of the Family During Transport, Air Medical Journal 1997; 16(2): 36-37.
21. Jacqueline Brown, Kathleen Tompkins, Eric Chaney et al. Family Member Ride-Alongs During Interfacility Transport, Air Medical Journal 1998; 17(4): 169-73.
22. Fultz JH, Tips for helping the families of patients transported by helicopter, Journal of Emergency Nursing, 1999, 25(2): 132-4.
23. Andrew J Macnab, Faith Gagnon, Shawn George et al. The Cost of Family-Oriented Communication Before Air Medical Interfacility Transport, Air Medical Journal 20(4): 20-2.
24. Tasker R.C, Inter-hospital transport for children and their parent(s), Archives of Disease in Childhood, 2005; 90: 1217-1218.
25. Santos G, Jiménez R, Sánchez J, Presencia de familiares en los procedimientos realizados en urgencias de pediatría: opinión de la familia y de los profesionales. Emergencias 2010; 22: 175-180.
26. B. De la Flor Magdaleno, I. Castelo Tarrio, I. Andetxaga Vivanco et al. Presencia familiar durante maniobras de reanimación: Estudio en el ámbito

extrahospitalario en la Comunidad Autónoma Vasca, Emergencias 2006; 18: 135-140.

27. Garcia ME, Prieto MS. Traslados extrahospitalarios del niño en estado crítico, en Tratado de Enfermería en Cuidados Críticos y Neonatales cap 168, En http://www.eccpn.aibarra.org/temario/seccion10/capitulo168/capitulo168.htm, acceso 20 abril 2012).
28. Evolución histórica de los servicios de emergencia y urgencias médicas extrahospitalarios, Cap 4, en: Los servicios de emergencia y urgencias médicas extrahospitalarias en España, Coordinadores: Joseba Barroeta Urquiza y Nuria Boada Bravo 2011 Ed MENSOR ISBN: 978-84-615-0990-4
29. Ley 41/2002, de 14 de noviembre, Ley De Autonomía Del Paciente, (BOE núm. 274, de 15-11-2002: 40126-40132.
30. Davies J, Tibby SM, Murdoch IA. Should parents accompany critically ill children during interhospital transport? Arch Dis Child 2005; 90: 1270-3.
31. Dudley NC, Hansen KW, Furnival RA et al. The effect of family presence on the efficiency of pediatric trauma resuscitations; Ann Emerg Med. 2009; 53(6): 777-84.
32. Boie ET, Moore GP, Brummett C, et al. Do parents want to be present during invasive procedures performed on their children in the emergency department? A survey of 400 parents. Ann Emerg Med 1999; 34: 70-4.
33. Borasino S, Morrison W, Silberman J et al. Physicians' Contact With Families After the Death of Pediatric Patients: A Survey of Pediatric Critical Care Practitioners' Beliefs and Self-Reported Practices, Pediatrics 2008;122: 1174-8
34. Joyce CN, Rachel Libertin R, Bigham MT, Family-Centered Care in Pediatric Critical Care Transport; Air Medical Journal 2015; 34(1): 32-36.
35. McPherson ML, Jefferson LS, Graf JM, A Validated Pediatric Transport Survey: How is Your Team Performing?, Air Medical Journal 2007; 27(1): 40-5.
36. Ureta N, Garrote JI, Mosqueda R. Capítulo 18, Acompañamiento familiar de menores en Transporte sanitario. Medina A. et al (eds). En: Manual de Estabilización Inicial y Transporte Pediátrico y Neonatal. Tesela Ediciones; 2018.175-211.

# 57. PROCEDIMIENTO PARA EL ACOMPAÑAMIENTO DE MENORES EN HELITRANSPORTE

**Noelia Ureta Velasco, José Ignacio Garrote Moreno y Maria de Carmen Pérez Grande**

*El procedimiento utilizado y propuesto es el siguiente:*

1. En helicópteros que no dispongan de un asiento extra para el acompañante, se podría adaptar de la siguiente forma: Instalar un asiento escamoteable e intercomunicador para acompañante de forma permanente en los modelos de helicópteros que lo permitan (tipo EC135, EC145 y Bell412). En los casos en los que la operatividad del helicóptero no lo recomiende, incorporar este asiento supletorio cuando la activación del servicio se haga para atender un menor o se sospeche que un menor pudiera ser trasladado. Esto se hará en aquellas misiones que la asistencia se pueda demorar unos minutos, hasta su instalación. Se realizarán entrenamientos periódicos de esta maniobra.
2. Durante la asistencia del niño, el facultativo valorará la posible indicación de traslado de un familiar (Tabla 1). En caso de no considerar oportuno el traslado del familiar se informará a la familia y se anotará en la historia clínica el motivo.
3. Si el facultativo considera oportuno el traslado de un familiar lo comunicará al comandante de la aeronave para que valore la seguridad del mismo y autorice su traslado si no hay contraindicaciones aeronáuticas.
4. Posteriormente se ofrecerá esta posibilidad a los familiares.
5. Para elegir al familiar se valorará en orden de importancia al familiar más sereno, colaborador y con el que el niño tenga más afecto y le genere confianza y tranquilidad.

6. El médico informará al familiar de las posibles complicaciones y técnicas que pudieran ser necesarias durante el vuelo.
7. Una vez informado, el familiar firmará en la historia clínica si acepta o no acompañar al niño, indicando su nombre y aportando un documento identificativo.
8. Antes de entrar en el helicóptero, el copiloto o tripulante HEMS procederá a explicar al familiar las normas de seguridad y lo ayudará a entrar, asegurarse y salir de la aeronave al finalizar el vuelo.
9. Si el paciente se encuentra estable y no se prevén actuaciones sanitarias durante el vuelo se podrá permitir que el familiar viaje en el asiento más cercano al niño.
10. Una vez sentados y asegurados, el enfermero explicará al niño y al familiar las características del vuelo, la asistencia que realizaremos y las posibilidades de comunicación.
11. Durante el traslado las comunicaciones estarán controladas por el personal de transporte aéreo.
12. En caso de no transportar a los padres, es recomendable permitir que estos acompañen a sus hijos hasta la aeronave e informar telefónicamente del estado del menor al aterrizaje o lo antes posible a la llegada al hospital.
13. Realizar una encuesta de satisfacción telefónica tras el alta hospitalaria.

**Tabla 1.** *Indicaciones de traslado del familiar.*

| Recomendación de traslado de familiar en | Valoración individualizada | Contraindicado |
|---|---|---|
| Menor de 16 años | Mayor de 16 años | No existe límite de edad que contraindique el acompañamiento |
| Disminuido psíquico dependiente, sin límite de edad | Discapacitado menor con más de 16 años | Sin contraindicaciones al respecto |
| Helicóptero tipo EC145, Bell412 y A109power | Modelo de helicóptero pequeño | Modelo de helicóptero pequeño y paciente inestable |

| Recomendación de traslado de familiar en | Valoración individualizada | Contraindicado |
|---|---|---|
| Traslado de paciente estable en el que no se prevé asistencia sanitaria durante el vuelo | Paciente inestable al que suponemos realizaremos técnicas invasivas durante el vuelo | Si el espacio que ocuparía el familiar es necesario para la realización de posibles técnicas |
| Familiar de primer grado colaborador | Único familiar presente de segundo grado | Familiares agitados, poco colaboradores o con imposibilidad de comunicación |
| Paciente crítico terminal que los familiares aceptan como posible donante | Paciente crítico terminal si los familiares aceptan posible fallecimiento en vuelo | Paciente crítico en el que los familiares no aceptan posible fallecimiento en vuelo |
| Parto extrahospitalario, madre y niño estables | Traslado en incubadora de neonato inestable, con espacio para técnicas | Traslado en incubadora de neonato inestable, sin espacio para técnicas |
| Ante la duda y sin afectación de la seguridad de la misión, prevalece el derecho al acompañamiento | A criterio del facultativo en situación no contemplada, justificando su decisión en la historia clínica. | Rechazo del acompañamiento por parte de los familiares o no autorización del comandante |

Los márgenes de edad han sido establecidos según la legislación vigente sobre autonomía del paciente y sobre el otorgamiento del consentimiento por representación.

# 58. LA INCUBADORA EN EL MEDIO HEMS

**Elena Garrido Abia, Noelia Ureta Velasco y María Isabel Sánchez Sáenz**

## 1. INTRODUCCIÓN

Hace más de 30 años un equipo de extrahospilaria realizó el primer traslado de un gran prematuro. Desde entonces a nuestros días, tanto la formación de los profesionales implicados, como el aparataje y los helicópteros utilizados, han sufrido una evolución considerable, convirtiendo el medio HEMS, en el idóneo para este tipo de traslados en medias distancias.

## 2. INDICACIONES DE TRANSPORTE NEONATAL EN MEDIO HEMS

La incubadora debe ser utilizada en el transporte postnatal, ya sea primario o secundarios (prematuros y lactantes con peso inferior o igual a 5 kgs).

*Indicaciones* más frecuentes de transporte neonatal:

- Dificultad respiratoria grave.
- Apnea/bradicardias persistentes.
- Malformaciones congénitas graves.
- Asfixia perinatal grave.
- Edad gestacional menor de 34 semanas o peso menor de 2000 g.
- Trastornos hematológicos graves.
- Condiciones que precisen de cuidados intensivos o tratamientos complejos.

## 3. CLASIFICACIÓN DE LAS INCUBADORAS DE TRANSPORTE

Según la fuente de calor utilizada por la incubadora, se obtienen 3 grandes *grupos:*

- Incubadoras con fuente de calor químico.
- Incubadoras con fuente de calor radiante (resistencia).
- Incubadoras con fuente de calor por convección o turbina de aire caliente.

## 4. MANEJO SEGÚN TIPO DE INCUBADORA. CONSIDERACIONES

*Incubadoras con fuente de calor químico (tipo Babypod®)*

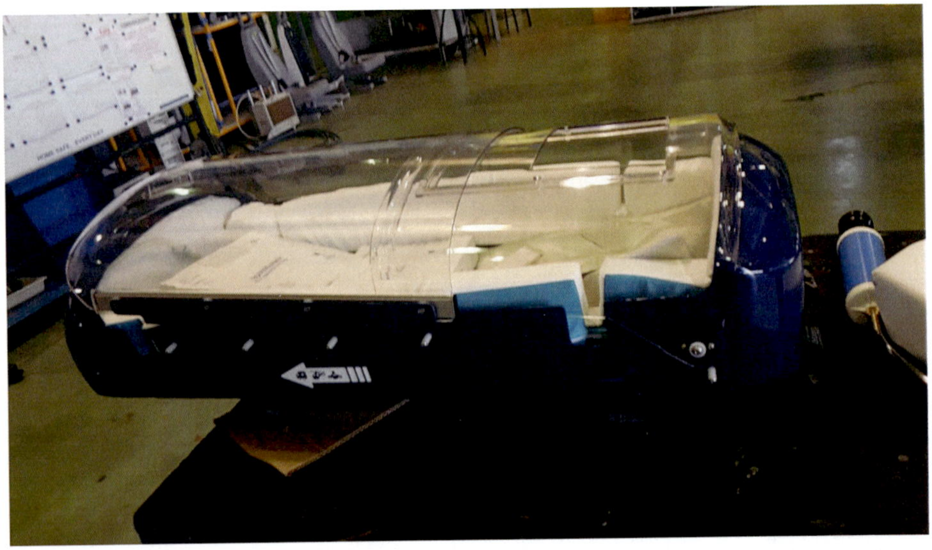

- Son incubadoras ligeras (9 kg. aproximadamente).
- Necesitan poco mantenimiento ya que no llevan sistemas eléctricos. Antes de su utilización, se debe de hacer una inspección visual con el fin de detectar grietas o cualquier tipo de anomalía, prestando especial interés en el colchón de vacío.
- Obtienen el calor por medio de un colchón de vacío que incorpora un gel estático productor de calor homogéneo. Esta fuente proporciona 2 horas de calor dependiendo de la temperatura ambiente y se desecha después de cada utilización. No se aconseja activar el colchón cuando la tempe-

ratura ambiente es superior a 28 grados centígrados, ya que puede causar lesiones en la piel del bebé.

- No incorporan ningún mecanismo productor de humedad.

*Incubadoras con fuente de calor radiante (resistencia) (tipo 5400 ITI de Dräger-Medical®)*

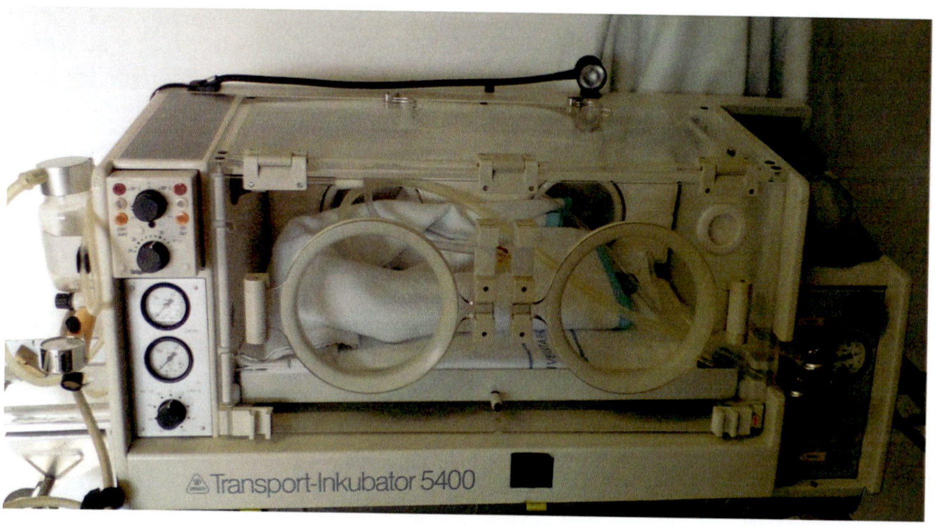


- Son incubadoras pesadas (60 kg. aproximadamente).
- Necesitan revisión por parte de su servicio técnico como mínimo 2 veces al año.
- Llevan encastrado un respirador neonatal no portátil.
- Poseen alarmas acústicas y luminosas, estas últimas imprescindibles en nuestro medio.
- Incluyen en su parte inferior una botella de oxigeno y otra de aire comprimido auxiliar de 3 litros cada una. Son botellas que suministran gas, tanto al respirador como a la propia incubadora, la cual incorpora un dispositivo de suministro de gases capaz de conseguir concentraciones del 90% de oxígeno dentro del habitáculo. Además, incorporan una espita de oxígeno para poder conectar unas gafas nasales o mascarilla si es necesario.
- Generan calor por medio de una resistencia que es controlada por un selector externo de temperatura, controlando un rango de 28 a 37 grados

centígrados. En caso de sobrecalentamiento accidental por encima de 39 grados, disponen de una alarma acústica que solo dejará de sonar en el caso de proceder a su reseteo mediante un botón alojado en la parte posterior de la misma.

- Poseen conexiones de 12 v, 24 v y 220 v, además de baterías autónomas con 3 horas de duración, siendo el tiempo estimado de carga de siete horas.
- Tienen 4 amortiguadores colocados entre la propia incubadora y su bancada de transporte. Estos amortiguadores sirven para minimizar las vibraciones generadas por el helicóptero, por lo que son altamente recomendables en el medio HEMS, al igual que el colchón de vacío incluido en el interior del habitáculo de la incubadora. Este dispositivo es la segunda barrera que utilizamos para absorber las vibraciones.
- Poseen dispositivos opcionales, como el aspirador de secreciones pediátrico, el mezclador de gases o el colchón de vacío.
- Son aparatos de fácil limpieza, se aconseja utilizar productos no abrasivos con el fin evitar la opacidad del metacrilato que forman las paredes de habitáculo.
- Tienen accesos frontales y posterior, con una bancada extraíble por la parte frontal.

*Incubadoras con fuente de calor por convección o turbina de aire caliente (tipo TI-500 de DrägerMedical® o ATOM V-808)*

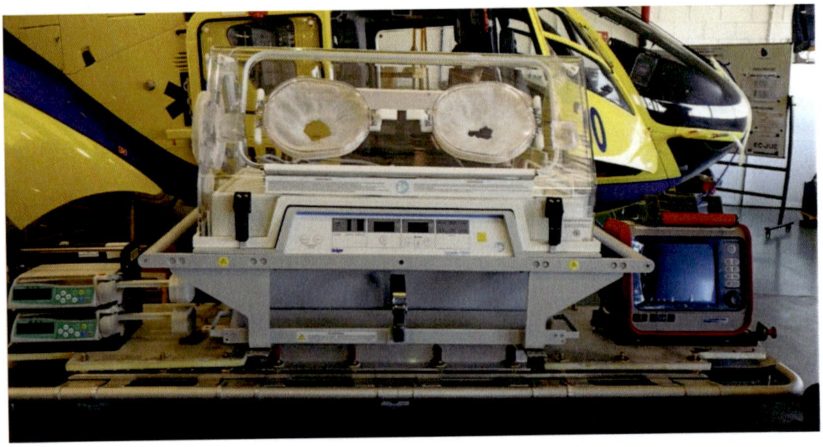

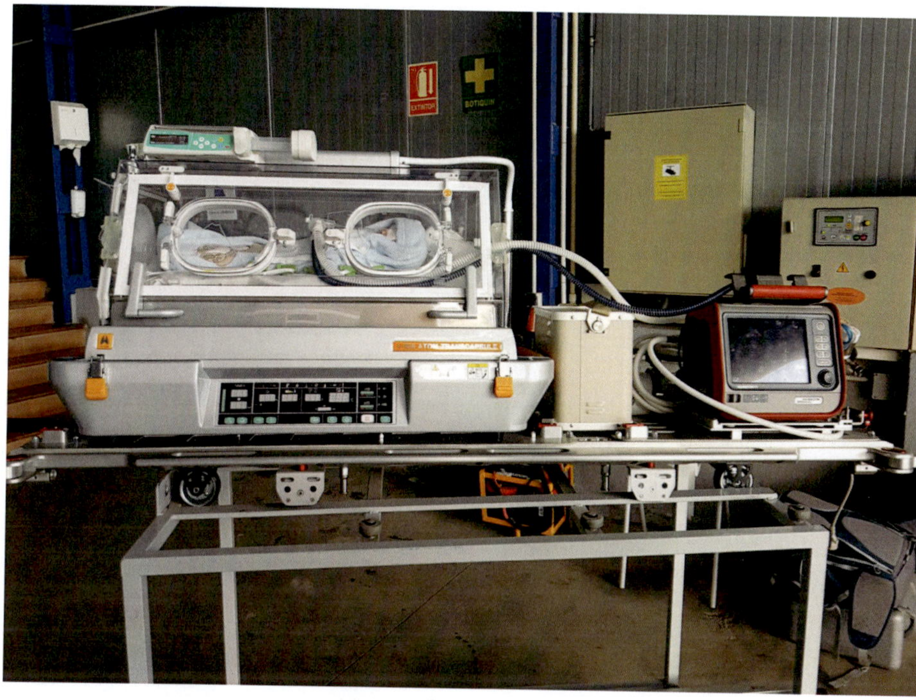

- Son incubadoras pesadas (85 kg. aproximadamente).
- Necesitan revisión por parte de su servicio técnico como mínimo 2 veces al año.
- Llevan un respirador neonatal portátil desmontable.
- Posee alarmas acústicas y luminosas, estas últimas imprescindibles en el medio HEMS.
- La incubadora incluye un espacio para transportar botellas de oxígeno o de aire comprimido dependiendo del respirador que monte en ese momento. Son botellas que suministran gas, tanto al respirador como a la propia incubadora, la cual incorpora un dispositivo de suministro de gases capaz de conseguir concentraciones del 90% de oxígeno dentro del habitáculo. También incorpora una espita de oxigeno para poder conectar unas gafas nasales o mascarilla si es necesario.
- Generan calor por medio de una turbina alojada en la parte inferior de la incubadora controlando un rango de temperaturas de 24 a 38 grados centígrados por medio de un panel digital alojado en la parte frontal del dispositivo.

- Constan de un termómetro de contacto que indica la temperatura directamente en el panel frontal de la incubadora.
- Es posible controlar la humedad relativa por medio de un receptáculo que alberga una esponja destinada a empapar agua destilada, que con el calor generado por la incubadora, se evaporará para después conseguir la humedad relativa deseada.
- Poseen conexiones de 12v, 24v y 220v, además de baterías autónomas con 6 horas de duración, siendo el tiempo estimado de carga de 10 horas.
- Están provistas de colchón de vacío, mecanismo de barrera para las vibraciones generadas por el helicóptero.
- También es de fácil limpieza, se aconseja utilizar productos no abrasivos con el fin evitar la opacidad del metacrilato que forman las paredes de habitáculo.
- Tiene accesos frontal, lateral y bancada extraíble por el lateral derecho.

Las incubadoras más utilizadas son las de resistencia y turbina de aire caliente. Ambas incubadoras y los respiradores que éstas montan, Babylog 2000 para la incubadora de resistencia y Crossvent 2+ o Hamilton T1 para la incubadora de turbina de aire, están homologadas para ser utilizadas en helicópteros EC-135 y EC-145, indistintamente. Es decir, han pasado las pruebas de compatibilidad electromagnética necesarias (según fabricante), que certifican que dichos dispositivos a pleno rendimiento, no interfieren con los instrumentos que gobiernan el helicóptero.

Ambas incubadoras se montan sobre un soporte especial y homologado (denominado bancada) que asegura que ante un impacto o maniobra evasiva, la incubadora permanecerá inmóvil en su soporte evitando accidentes en el interior del helicóptero.

La carga de las incubadoras en los dos modelos de helicópteros (EC-135 y EC-145) requiere de especial entrenamiento por parte de los sanitarios, ya que con estos dispositivos hay que tener en cuenta una serie de *consideraciones:*

- En EC-145, la carga de ambas incubadoras se hace posterior. No es necesario cambiar la configuración interna de la aeronave. Se recomienda tener especial cuidado con el tema de los gases medicinales, en particular con el aire comprimido, gas que no llevamos habitualmente a bordo.
- En EC-135, la carga de la incubadora varía según el modelo, haciendo carga posterior la incubadora de resistencia y carga lateral (por la puerta del médico) la incubadora de turbina.

En esta situación, es necesario cambiar la configuración interna del EC-135, por lo que contaremos con la ayuda del mecánico de vuelo. Como en el caso anterior, prestaremos especial atención al aire comprimido.

- Las temperaturas externas extremas, es otra variante a tener en cuenta en el helitransporte de neonatos.

En el caso de temperaturas bajas, ambos modelos de helicópteros están dotados de una calefacción muy potente, tras el arranque de ambas turbinas, despegue y estabilización del vuelo; podemos disponer de la calefacción necesaria para mantener de una forma cómoda la temperatura en el interior de la incubadora.

No tan fácil es la situación contraria, temperaturas altas. Por el momento, estos helicópteros no disponen de aire acondicionado. Basados en la experiencia personal hacemos las siguientes *sugerencias:*

Cuando la temperatura de la cabina asistencial oscila entre 30 ºC y 37 ºC, se recomienda bajar el termostato de la incubadora al mínimo y abrir las puertas de la incubadora para evitar un compartimento estanco, si a pesar de eso la temperatura del niño aumenta pasaríamos al siguiente punto. Cuando la temperatura de la cabina asistencial es superior a 40 ºC, además de bajar el termostato, cerraremos las puertas de la incubadora para aislar al niño del calor exterior e introduciremos placas de hielo en los extremos de la incubadora, realizando una estrecha monitorización de la temperatura del interior de la incubadora y del niño.

## BIBLIOGRAFÍA


1. Marsinyach MI. Capítulo 42. Ventilación mecánica durante el transporte neonatal: 375-384. En: "Ventilación mecánica en recién nacidos, lactantes y niños". Editores: J. Casado Flores, A. Martínez de Azagra, A. Serrano. 2ª edición. Madrid 2011. Editorial Ergón.
2. Marsinyach MI. Capítulo 51. Respiradores de transporte neonatal: 469-477. En: "Ventilación mecánica en recién nacidos, lactantes y niños". Editores: J. Casado Flores, A. Martínez de Azagra, A. Serrano. 2ª edición. Madrid 2011. Editorial Ergón.
3. Samuels MP. The effects of flight and altitude. Arch Dis Child 2004; 89(5): 448-455.
4. BABY POD II, Operating and Maintenance Manual, 2003. Advanced Healthcare Technology Ltd.
5. Transport Incubator 5400 ITI de DrägerMedica, Evaluation, Nº 261, dec 1995.
6. Patrick Chen,1 Andrew J. Macnab, Charles Sun, Effect of Transport Team Interventions on Stabilization Time in Neonatal and Pediatric Interfacility Transports, Air Medical Journal, 2005.08.003. 2005. Nov. 18: 1-4.
7. Van Lancker, Pierre-Yves Gueugniaud. Physical Stressors during Neonatal Transport: Helicopter Compared with Ground Ambulance. Air Medical Journal. Air Medical Journal Associates; 2011Apr.30; 30(3): 134-9.
8. Julie Richard, Martin H. Osmond, Lisa Nesbitt, Ian G. Stiell, Management and outcomes of pediatric patients transported by emergency medical services in a Canadian prehospital system, Can J Emerg Med 2006; 8(1): 6-12.
9. Sistema de transporte neonatal, Dräger TI500 Globe-Trotter, Germany 2012 Drägerwerk.

# TÉCNICAS SANITARIAS
# Y SU ADAPTACIÓN AL HEMS

# 59. LA VÍA AÉREA EN HEMS

**Luis J. Rodríguez Martín y Luis Mifsut Rodriguez**

## 1. INTRODUCCIÓN

La vía aérea (VA) hospitalaria no tiene nada que ver con la extrahospitalaria. En primer lugar, la VA hospitalaria es en su mayor parte, una VA controlada. Una semana antes, el anestesista ha valorado el Mallampatti y/o el McCormack del paciente, ha efectuado un ekg y un análisis adecuado (incluida colinesterasa) y además, el paciente se presenta debidamente en ayunas. Pero incluso cuando esa VA se da en el marco de urgencias, el paciente no controlado clínicamente, se presenta en un espacio cerrado, aclimatado, iluminado, en una camilla de altura regulable y con equipo y personal suficientes.

En cambio, en prácticamente el 100% de los pacientes extrahospitalarios, ni el paciente está controlado, ni tampoco el área de trabajo, pues a menudo nos encontraremos en espacios confinados, a temperatura ambiente, con paciente en el suelo (en el mejor de los casos), en múltiples ocasiones al aire libre (frío, nieve, lluvia, calor extremo) o atrapado dentro de un coche, con elevado ruido ambiente y por supuesto con un único médico para resolver todos sus problemas. Eso sin tener en cuenta que por desgracia, en ocasiones nos encontraremos inmersos en situaciones de peligro potencial (accidentes de tráfico, agresiones reales o potenciales, incendios, etc.) incluso con varios pacientes a la vez.

Por ello, la VA difícil que según distintos autores (hospitalarios) se da en un 3-6% de los casos a nivel hospitalario, cuando se tiene que solucionar en el ámbito extrahospitalario, (EH) las circunstancias externas que la adornan puede elevar este porcentaje hasta en mas de un 50%. Téngase en cuenta, aparte de las circunstancias que ya hemos comentado, la VA EH, se considera VA no prevista (estómago lleno) y atendida por un único profesional, lo que la convierten en VA Difícil (VAD) en un elevado porcentaje.

La VA en el medio HEMS, goza de todas las propiedades que adornan la extrahospitalaria, pero además, se va a ver influenciada por las características propias del medio HEMS como serán las vibraciones, ruido, altura, espacio confinado, etc.

## 2. VALORACIÓN DE LA V.A. ANTES DEL VUELO

Aunque dentro de un helicóptero se puede hacer casi de todo, las circunstancias propias del medio (espacio reducido, ruido elevado, etc.) hacen que aislar la vía aérea de un paciente, pueda convertirse en algo complicado, (por ejemplo, la simple auscultación del tórax del paciente para comprobar que el tubo endotraqueal está en carina y no está intubado selectivamente el bronquio principal derecho, puede ser a causa del ruido, sencillamente imposible), por lo que, de entrada, antes de iniciar el vuelo de un paciente crítico debe evaluarse su necesidad de aislamiento de VA para solucionarla en tierra.

**Tabla 1.** *Indicaciones de aislamiento de VA.*

1. Parada cardiorrespiratoria.
2. Obstrucción de la VA.
3. Insuficiencia respiratoria y/o apnea.
4. Incapacidad de mantener oxigenación adecuada por medio de mascarilla y/o ventilación manual.
5. Traumatismo craneo encefálico (TCE) con Glasgow < de 8 puntos.
6. Disminución del nivel de consciencia con riesgo de bronco-aspiración.
7. Necesidad de aplicar ventilación mecánica.
8. Inestabilidad Hemodinámica.

En el medio HEMS se dan las mismas indicaciones de aislamiento de VA que pueden aplicarse a cualquier paciente, pero se añadirá una más: *La posibilidad de empeoramiento de un paciente en vuelo que vaya a necesitar aislar la VA durante el mismo.*

En un medio extrahospitalario terrestre, podemos decidir no aislar la VA de un paciente y mantener actitud conservadora a la vez que vigilante durante el traslado, ya que si las condiciones del paciente cambian, puede decidirse aislar la vía aérea en cualquier momento. Solo hay que parar la ambulancia debidamente señalizada a un lado de la carretera y proceder.

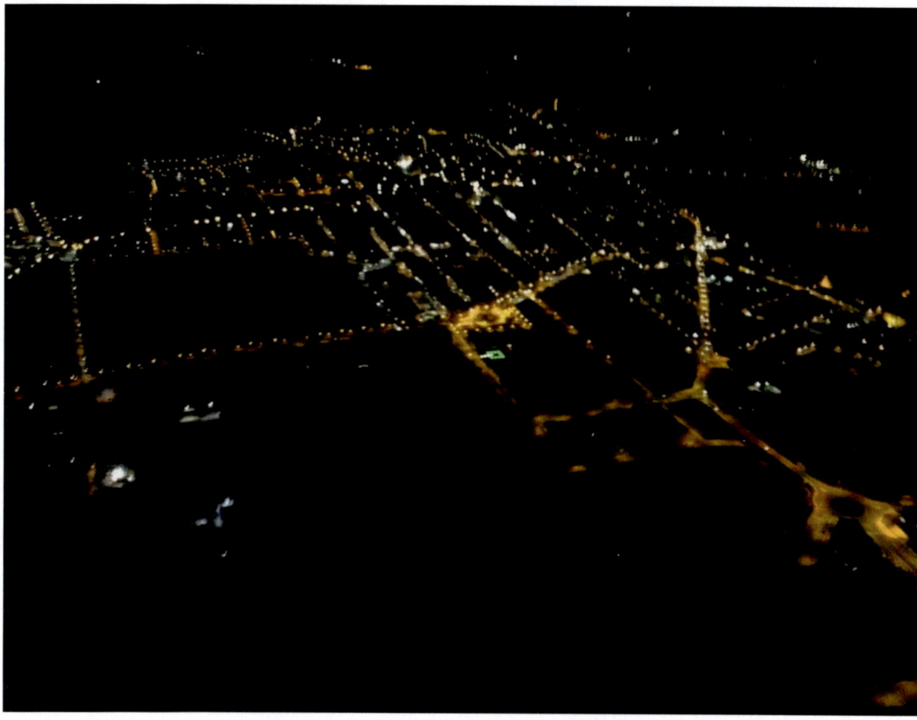

**Figura 1.** *Puede ser complicado aterrizar.*

Sin embargo, en una aeronave, parar a un lado se hace bastante complicado (y mas aún si es de noche). De día, con un helicóptero, aún podría tomarse tierra en alrededor de uno o dos minutos, dependiendo del terreno que se sobrevuele (sobre el mar, imposible), pero de noche, la única opción es tomar tierra en una helisuperficie nocturna (iluminada) o en un aeropuerto, y llegar hasta alguna de esas opciones como puede entenderse fácilmente, puede tardar bastantes minutos (Figura 1).

Por lo tanto, la única opción que a menudo se tendrá será la de intubar en vuelo, y pasamos a describir los distintos escenarios.

En España, actualmente, en la práctica se está tendiendo a utilizar dos modelos de helicóptero para la misión HEMS, ya que modelos antiguos como el Ecureil AS-355-N (de tres palas) o el Augusta Westland 109 Power (con limitaciones de 2800 Kg al despegue), tienden a no utilizarse en favor de los dos nuevos modelos de Eurocopter: el EC-135-T3 y el EC-145-T2, ambos con muy buenas prestaciones al despegue y en vuelo (algunos incorporan incluso la última

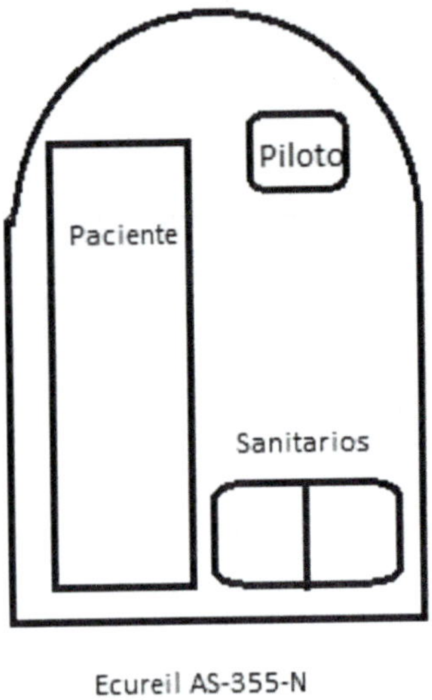


**Figura 2.** *Esquema de un Ecureil AS-355-N.*

frontera en lo que al HEMS se refiere: aire acondicionado). En el Ecureil, el paciente va ocupando longitudinalmente toda la parte izquierda del helicóptero (las piernas al lado del piloto y la cabeza contra el mamparo posterior, perdiéndose de paso la posibilidad de copiloto), con lo que el acceso a la VA es lateral y además muy reducido (Figura 2).

En el 109-Power, si bien la cabina asistencial es más grande, el paciente va detrás del copiloto ocupando también todo el lado izquierdo del habitáculo asistencial, teniendo en este caso también el médico, un acceso lateral a la VA (Figura 3).

El Bell 412-EP tiene buenas prestaciones tanto al despegue como en vuelo, y se sigue manteniendo como HEMS, pero en lo que a VA se refiere, el paciente va situado transversalmente al eje longitudinal del helicóptero, tras los pilotos, y el acceso a su VA se tiene que hacer desde un lateral, si bien hay suficiente espacio para trabajar (Figuras 4, 5 y 6).

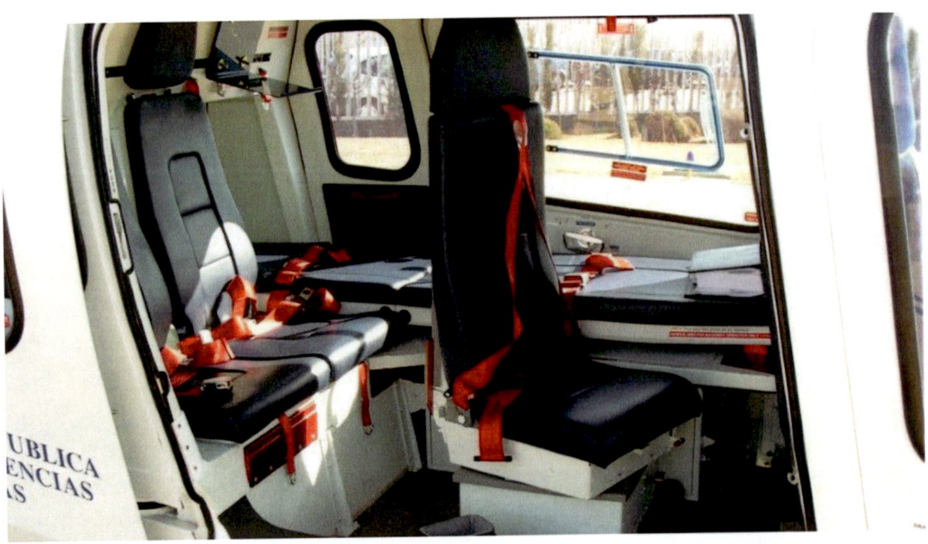

**Figura 3.** *Interior de un 109-Power.*

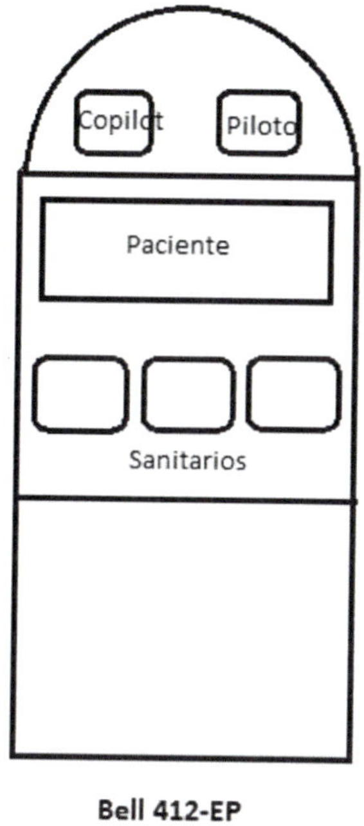


**Figura 4.** *Esquema del Bell 412-EP.*

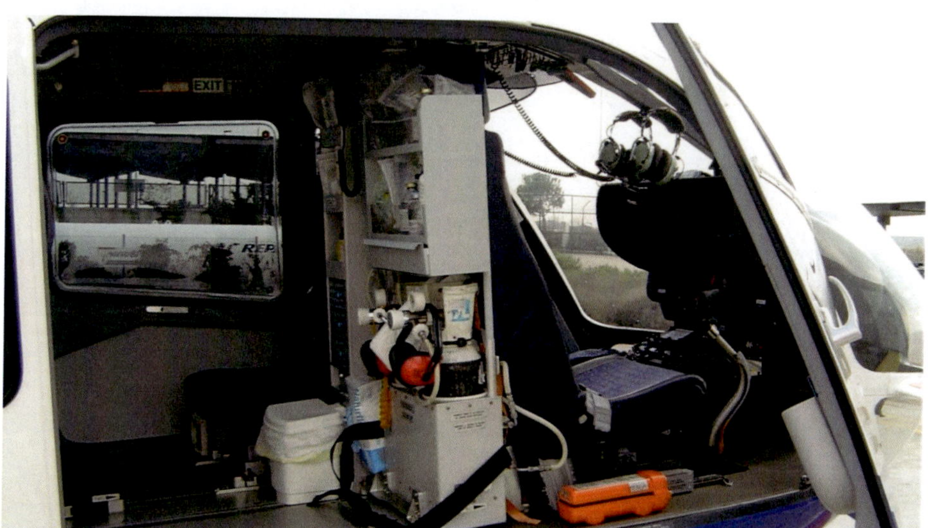


**Figura 5.** *Interior de un 135.*

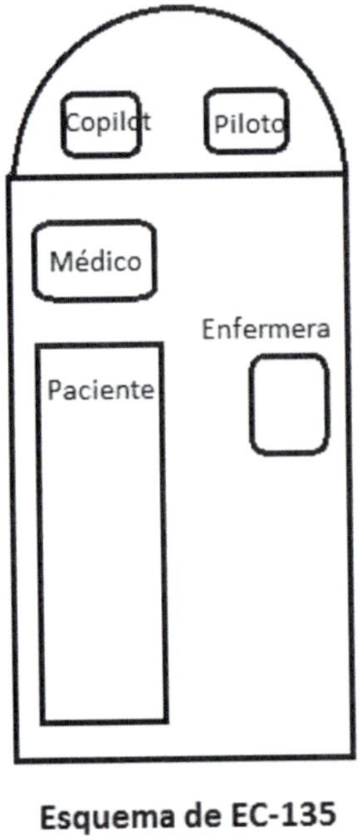


**Figura 6.** *Esquema de un EC-135.*

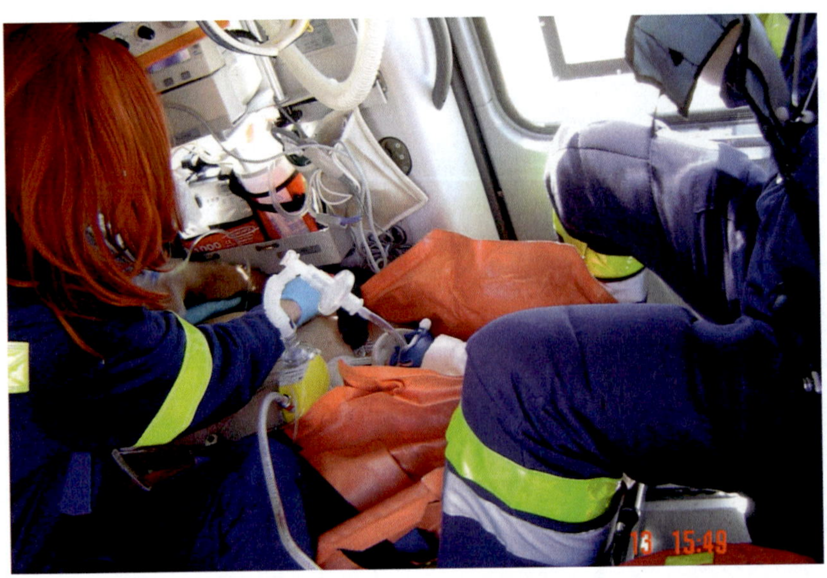

**Figura 7.** *Espacio real dentro de un 135.*

En lo que al 135 y al 145 se refiere, en ambos el paciente va situado longitudinalmente en el eje del helicóptero, en el lado izquierdo, con la cabeza hacia delante y el médico va situado entre la cabeza del paciente y el asiento del copiloto, mirando hacia atrás, por lo que está situado perfectamente para acceder a la VA, si bien en el 135 hay muy poco espacio, teniéndose que hacer únicamente desde arriba, con lo que una laringoscopia directa es complicada de efectuar. (Figura 7).

En el 145, al haber un poco más de espacio, éste permite al médico arrodillarse a la cabecera del paciente, por lo que el acceso es mas cómodo desde el punto de vista de una laringoscopia (Figura 8).

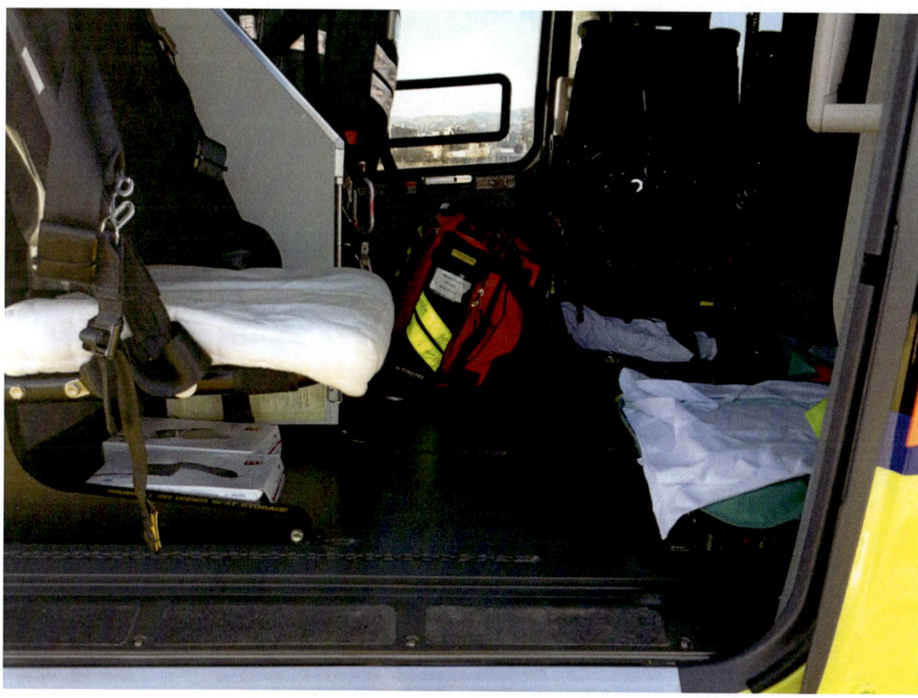

**Figura 8.** *Interior de un 145.*

Por tanto, y tal como comentamos al principio, el sentido común dicta que en el medio HEMS, toda VA que tenga que aislarse, debería de hacerse preferentemente en tierra antes de partir, y si hay posibilidades de un empeoramiento posterior que implique necesidad urgente de intubación en vuelo, lo aconsejable es anticiparse en tierra y aislar la VA preventivamente antes de despegar.

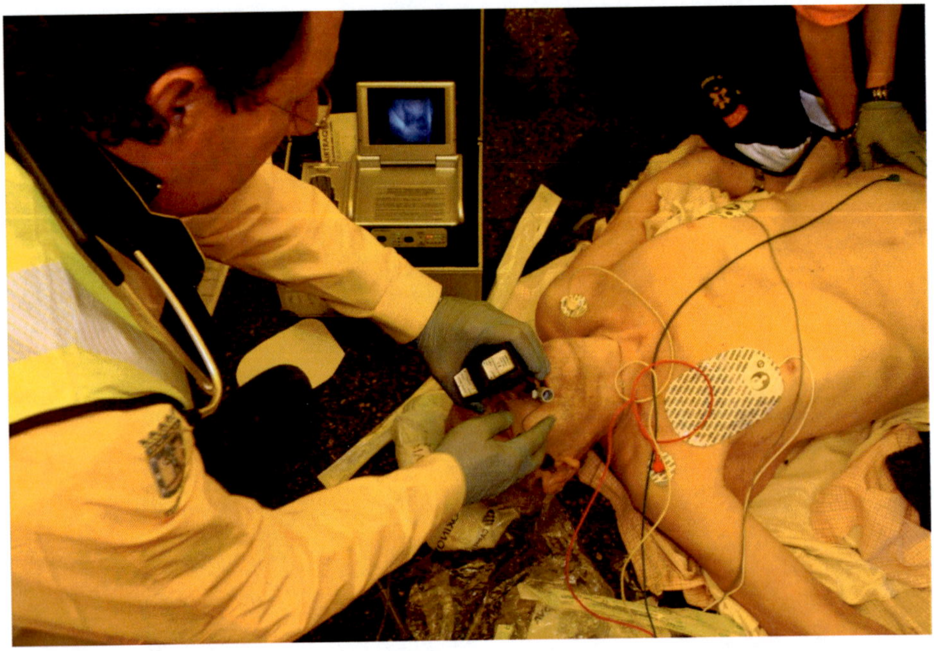

**Figura 9.** *Intubación con Airtraq.*

## 3. MANEJO DE LA V.A. DURANTE EL VUELO

Si a pesar de todo, necesitáramos aislar de manera urgente la VA de un paciente en vuelo, lo aconsejable, si se puede como ya comentamos, es tomar tierra y hacerlo con tranquilidad. Si no se pudiera aterrizar (vuelo marítimo, orografía complicada, vuelo nocturno, etc.) nuestra experiencia nos aconseja usar medios alternativos a la laringoscopia directa (excepto como comentamos antes en el caso del EC-145). En el EC-145, hay espacio suficiente para que el médico de rodillas, acceda desde atrás y arriba a la VA del paciente y pueda hacer una laringoscopia directa.

En el resto de los helicópteros que hay actualmente en el mercado, lo más rápido y eficiente a nuestro parecer, es usar o bien un airtraq o bien una mascarilla fastrach con intubación posterior a través de ella (Figura 9).

Teniendo en cuenta que en el 135 el acceso solo puede darse desde arriba y en el resto de los helicópteros descritos, el médico solo puede estar a la izquierda del paciente, la única posibilidad es acceder a la VA desde arriba (desde arriba y atrás, mas cómodamente en el 135, y desde arriba y la derecha en el resto de los HEMS descritos), por lo tanto, lo mejor que podemos emplear para ello son

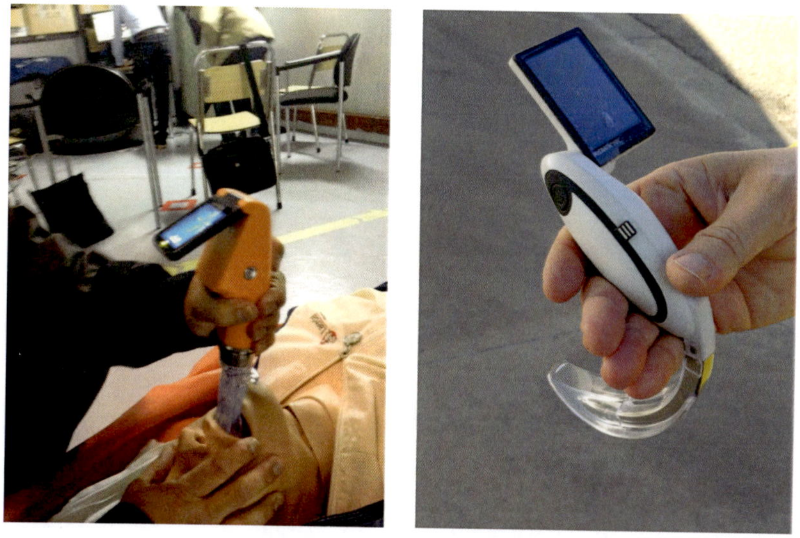

**Figura 10.** *Videolaringoscopios.*

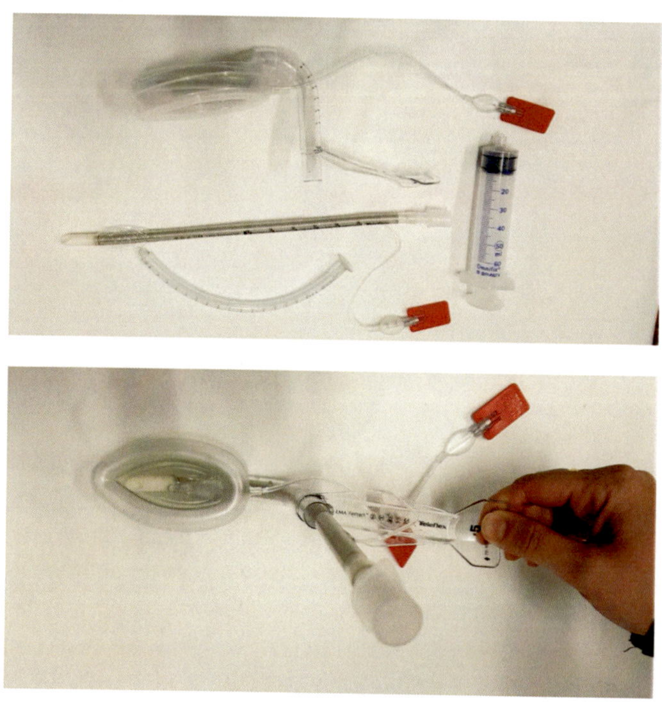

**Figura 11.** *Fastrach.*

sistemas que usen visión directa a la glotis como pueden ser el airtraq o cualquier sistema de video-laringo con pantalla digital que nos permita manipular el tubo endotraqueal (TET) desde arriba pero sin necesidad de inclinarse desde atrás del paciente para poder mirar (Figura 10).

Otra opción puede ser la introducción de una Fastrach, que puede insertarse tanto desde arriba como desde un lateral, y nos permite, además de ventilar mediante su mascarilla laríngea, aislar la vía aérea pasando un tubo endotraqueal corrugado por su interior hasta la glotis con relativa facilidad (Figura 11).

Este último es aún más aconsejable en el caso de VAD con paciente difícilmente ventilable y difícilmente intubable.

En el caso de encontrarnos con un McCormack tipo III-IV, (paciente difícilmente intubable Figura 12) y más en vuelo, nosotros aconsejamos utilizar la Frova montada sobre airtraq (o cualquier sistema de video-laringoscopio) para posteriormente intubar avanzando el TET sobre la Frova (Figuras 13 y 14).

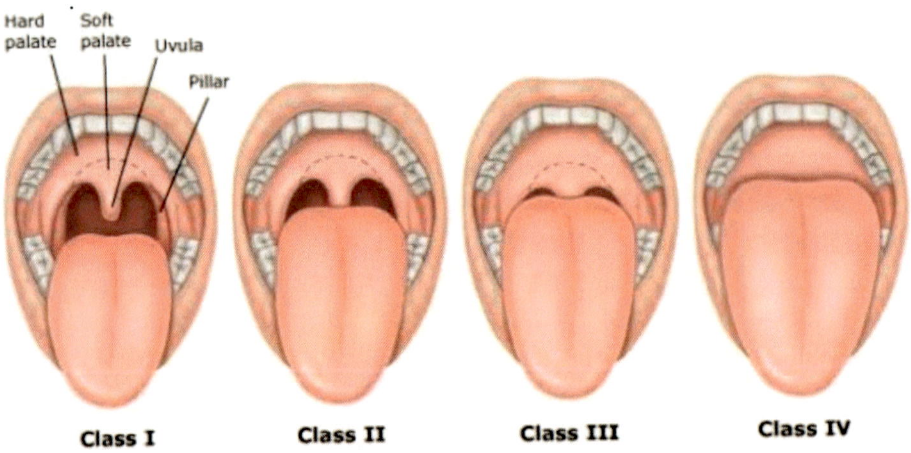


**Figura 12.** *Clasificación de Mallampatti.*

Por lo tanto, disponiendo de un laringoscopio de pala curva, un sistema de acceso vertical (airtraq o videolaringoscopio), una Frova y una Fastrach con su TET correspondiente, deberíamos estar en disposición de solucionar todos los problemas que se nos planteen en vuelo con respecto a la vía aérea, sin olvidar que la última opción siempre debe ser la VA quirúrgica.

Por último, recordar que siempre que llevemos a un paciente intubado en un helicóptero, en el caso de empeoramiento súbito (desaturación brusca o caída

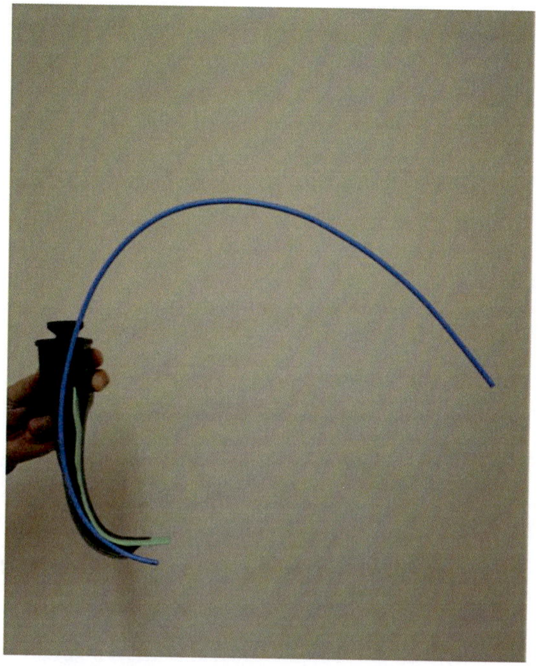

**Figura 13.** *Frova montada sobre Airtraq.*

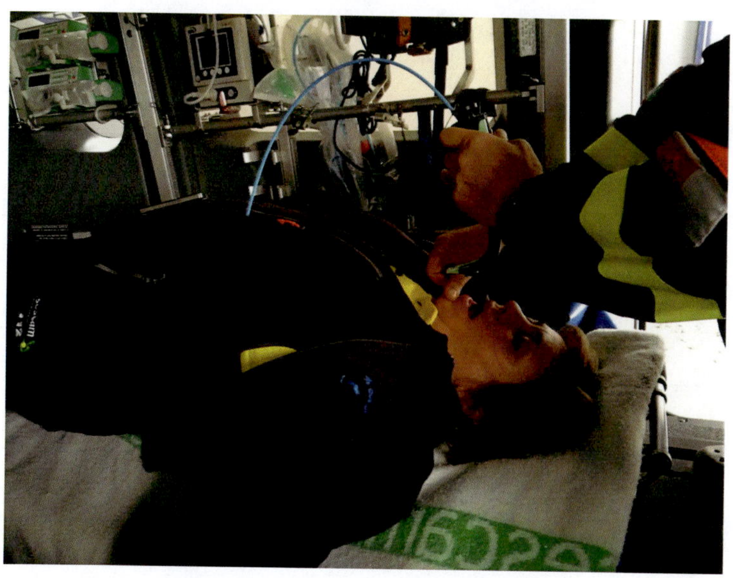

**Figura 14.** *Frova montada sobre Airtraq.*

de la capnografía con o sin elevación de la frecuencia cardiaca e hipotensión y aumento brusco de las presiones en el respirador) en lo primero que debemos pensar es en descartar un neumotórax a tensión, y mas si se trata de un paciente traumático en el que se nos ha podido pasar desapercibido un pequeño neumotórax que con la altitud y la presión positiva se nos ha complicado.

Por último, para que el manejo de una VA no nos sorprenda nunca (estemos donde estemos), es aconsejable prever (como veremos mas adelante) posibles complicaciones y tener preparado de antemano tanto material como mentalmente un "plan B" por si falla la laringoscopia directa o lo que hallamos decidido que sea el "plan A".

## 4. IDENTIFICACIÓN DE UNA VÍA AÉREA DIFÍCIL (VAD)

Una de las principales causas del fracaso en aislar la vía aérea en quirófano, (y por extensión al medio HEMS) se debe a no haber identificado previamente las características del paciente asociadas a una VAD.

La evaluación de una VAD requiere evaluar la potencial dificultad para la aplicación correcta del dispositivo bolsa-máscara (ventilación fácil/difícil), de laringoscopia e intubación, cricotiroidomía e inserción de dispositivo de vía aérea supra glótica.

Muchos estudios han intentado evaluar esta previsión de dificultad, publicando numerosas reglas, pero la regla *LEMON* ha sido validada y adoptada por el *Advanced Trauma Life Support Course* del *American College of Surgeons.*

### 4.1. Evaluación de la vía aérea difícil VAD

*METODO L-E-M-O-N:*

- *L. Look externally. mirar externamente:*
  - » micrognatia, retrognatia, incisivos prominentes, cuello corto.
- *E. Evaluate: evaluación de la regla 3-3-2*
  - Introducción de tres dedos entre los dientes inferiores y superiores.
  - Tres dedos entre el mentón y el inicio del cuello.
  - Dos dedos entre el cartílago tiroideo y el suelo de la mandíbula.

  *Disminución del espacio mandibular:*
  - » Apertura oral < 4 cm.
  - » Apertura oral < 2cm cm la laringoscopia directa es imposible.
  - » Distancia tiromentoniana < 6.5 cms.
  - » Distancia esternomentoniana < 13.5 cms.

- *M. Mallampati: valoración de la hipofaringe.*
  - » Los grados III y IV probable intubación difícil (Figura 14)
- *O. Obstruction/Obesity: obstrucción de la via aérea*
  - » Presencia en vía aérea superior de procesos que dificulten la visualización de la vía aérea inferior: infecciones (absceso periamigdalino, epiglotitis, etc.), masas o tumores laríngeos, compresiones extrínsecas, traumatismos directos en el cuello
- *N. neckmobility: movilidad del cuello*
  - » Limitación de la flexo-extensión del cuello que complica la alineación cuello-cabeza y dificulta la intubación.
  - » Flexo extensión cervical limitada < 90º.
  - » Limitación de la extensión atlanto occipital < 23º.

### 4.2. Dificultad para ventilar con dispositivo de bolsa-máscara (Bag-MaskVentilation-BMV-). Regla OBESE

Se evalúa tras la regla LEMON. Los atributos de la regla OBESE, de manera global informan de la dificultad para ventilar con el dispositivo de Bolsa-Máscara: (es la adaptación en español de la regla MOANS) (Tabla 2).

**Tabla 2.** *Regla OBESE.*

- O-Obesidad/embarazo/obstrucción.
- B-Barba/heridas faciales/malformaciones.
- E-Edentación. Supone un mal apoyo para efectuar un sellado correcto de la mascarilla.
- S-SAOS. Roncador.
- E-Edad < 55 años.

### 4.3. Dificultad para cricotoroidotomía

La causa principal es la dificultad para el acceso al área anterior del cuello, incapacidad para identificar puntos de referencia, distorsión de la anatomía, o anormalidades de los tejidos.

### 4.4. Dificultad para la aplicación de un dispositivo de vía aérea supra glótico

La colocación de un dispositivo de rescate (mascarilla laríngea, p. ej.) puede resultar dificultoso si la apertura de la boca es limitada, si la vía aérea está interrumpida o distorsionada (p.ej por hinchazón) o si se encuentran restos de dientes o fragmentos de hueso. El incremento de la resistencia en la vía aérea puede impedir una ventilación efectiva en el uso de una vía aérea.

## 5. CONSIDERACIÓN DE VAD

La predicción de una VAD es importante, permite adelantarnos a las situaciones de dificultad así como realizar la mejor elección de dispositivos que consigan la máxima seguridad para el paciente.

El grado de *dificultad en la intubación prehospitalaria* atiende fundamentalmente a dos aspectos:

1. *Factores externos:* El entorno que condiciona la ubicación del paciente; la premura propia de la emergencia; el control cervical en el politrauma y el riesgo permanente de la aspiración.
2. *Condicionantes anatómicos:* Distancia interincisiva y tiromentoniana de Patil, macroglosia, rango de flexión cervical, cuello corto y ancho, mandíbula corta y patológica propia del paciente.

Estas circunstancias condicionan la dificultad en la realización de la laringoscopia.

Atendiendo a las anteriores circunstancias podríamos adaptar la *definición de Crossby* a nuestro entorno.

Crosby et al. Publican un artículo en la Canadian Journal of Anaesthesia del año 1998 en la que amplían la definición de *intubación traqueal difícil* propuesta por la ASA como aquella situación en la que un profesional con experiencia, usando laringoscopia directa requiere:

1. Más de 2 intentos con una misma pala, o
2. Un cambio de pala o una ayuda a la laringoscopia directa (p.e: guía de Eschmann, fiador, etc.) o
3. Uso de un sistema o técnica alternativa tras un fallo en la intubación con laringoscopia directa.

## 6. MANEJO DE LA VÍA AÉREA DIFÍCIL

Todos los profesionales que trabajen en el medio HEMS deberían de controlar todas las técnicas de manejo de vía aérea, pero obviamente esto depende del grado de experiencia de sus profesionales (así como del material disponible). El criterio fundamental para la elección de una u otra técnica será el de máxima seguridad para el paciente, sopesando en la balanza el riesgo potencial de la técnica frente el beneficio que ésta proporcionará al paciente crítico. Como ya hemos descrito, el medio HEMS requiere destreza en el manejo de la laringoscopia y los dispositivos alternativos.

En el caso de necesitar una laringoscopia directa ante una VAD, podemos encontrarnos los siguientes problemas potenciales:

### 6.1. Boca estrecha

En aquellos pacientes que presenten una boca muy estrecha, que ya con la intrusión de la pala del laringo perdemos la mitad de la visión, y que al introducir el TET por el estrecho margen que nos queda, perdemos la total visibilidad de la glotis, porque el mismo tubo que estamos metiendo nos la tapa, hay una maniobra clásica, denominada por nosotros *del gancho* que consiste en que un ayudante introduzca un dedo ampliamente por la comisura bucal derecha del paciente a modo de gancho y ejerza una tracción grande hacia afuera (Figura 15). El espacio que ganamos puede ser usado para introducir el TET por ahí, conservando la visión de glotis y así poder introducirlo por su sitio adecuado.

### 6.2. Tracción insuficiente

Intubar, es cuestión de maña, pero también de fuerza. Para alinear los distintos ejes que conforman la vía aérea (Figura 16) es necesario abrir bien la vía aérea y extender el cuello, pero en aquellos casos en los que la extensión está prohibida, como en el paciente politraumatizado, que además lleva puesto un collarín, lo único que nos queda para corregir los ejes es una buena tracción de la boca con el laringo, y es en ese momento, cuando nos damos cuenta de que el masetero es uno de los músculos más potentes de la economía humana, y de que los músculos de nuestro antebrazo están diseñados para flexionar o extender, pero no para traccionar. Es entonces cuando recurrimos a hacer palanca con el laringoscopio sobre los incisivos de nuestros pacientes porque no tenemos la fuerza suficiente para efectuar una tracción mantenida. En este caso nosotros usamos una técnica consistente en apoyarnos en un ayudante que cogiendo desde delante del paciente con su mano derecha nuestra mano izquierda y el mango del laringo (mientras que con su mano izquierda sujeta por fuera de nuestro angulo de visión la frente del paciente para no molestarnos en la intubación y no levantar la cara del paciente cuando traccione). Una vez que nos tenga agarrados, tirará con fuerza en 45°, produciendo una tracción suficiente para rebajar uno o hasta dos grados de Cormack la visión que previamente estábamos obteniendo (Figuras 17-18). Esta técnica es eficaz, incluso en paciente con collarín puesto.

### 6.3. Redirección del TET hacia el esófago

En aquellos pacientes con cuello corto y glotis muy anterior y alta, o base de lengua muy gruesa, que cuando intentamos introducir el TET hacia la glotis, este se desliza hacia abajo metiéndose en esófago ante nuestra atónita mirada sin que podamos evitarlo, incluso con una buena visualización de la glotis, existe una técnica descrita, consistente en, colocado el extremo distal del TET con fiador en J y ligeramente doblado a la derecha en el eje longitudinal (de manera que la punta del TET quede mirando hacia arriba y un poco a la derecha), cuando estamos embocados en glotis, retroceder unos cm hacia atrás a la vez que giramos la punta del TET 90º en sentido antihorario, para enseguida avanzar pero girando otros 90º en sentido horario. Esa acción con la punta del TET en J y ligeramente curvado hacia arriba y a la derecha, imprime al mismo una redirección que hace que se consiga introducir con éxito en glotis.

### 6.4. Paciente obeso

En aquellos pacientes obesos en los que incluso ni podemos introducir la pala del laringo por su boca, porque el mango del laringoscopio nos choca contra su tórax, hay una técnica descrita, consistente en elevar el torax del paciente con mantas, cojines etc, en un ángulo suficiente hasta conseguir que el meato auditivo externo se alinee en una línea horizontal con su yugulum external (Figura 19). Con esta técnica se consigue una visualización adecuada de la VA.

### 6.5. Plan "B"

Si a pesar de todo no conseguimos una laringoscopia directa y necesitamos un plan B (previamente pensado y preparado), nosotros tenemos dos *tendencias:*

- Si no conseguimos visualizar ninguna referencia anatómica que nos haga pensar por donde andamos (malformaciones tumorales, sangre, heridas importantes, o simplemente introducción excesiva de la pala en esófago, por lo que solo vemos pared esofágica, y en ese caso basta con retroceder poco a poco la pala hasta que veamos que la epiglotis *cae del techo* y nos deja una buena visualización), en estos casos preferimos dispositivos ópticos (Airtraq, videolaringo, etc).
- Si solamente conseguimos una visualización de epiglotis (Cormack III), usamos frova, introduciéndola pegada a cara inferior de epiglotis, lo que suele llevarla a glotis.

## 7. CONCLUSIONES

- El medio HEMS se manifiesta en un entorno pre hospitalario con particularidades propias y específicas para el manejo de la vía aérea.
- Muchas de nuestras situaciones se producen en el entorno de la vía aérea no prevista (estómago lleno) y toma de decisión por profesional único considerándose con frecuencia VAD.
- La clínica del paciente, los diferentes entornos y la técnica del profesional es la que decidirá la elección del mejor dispositivo en aras de conseguir la mayor seguridad clínica de nuestro paciente.
- Es importante siempre que se vaya a actuar sobre una vía aérea, tener preparado un "Plan B".
- La intubación en Vuelo es una de la técnicas a dominar y esto requiere formación, anticipación y entrenamiento.
- El dominio de la laringoscopia y de los diferentes dispositivos alternativos forma parte del éxito en el manejo de la vía aérea HEMS.
- "Resistencia en la vía aérea es lo primero que se nota, justo antes de que algo se rompa".
- Cuando todo falla, lo único que mantiene vivo al paciente es la cricotomía.

## BIBLIOGRAFÍA


1. Manual de Procedimientos SAMUR. 2017.
2. Mallampati SR, gatt SP, Gugino LD, Desai SP, Waroka B, Freiberg D et al. A clinical sign to predict difficult tracheal intubation: a prospective study. Can Anaesth Soc J 1985; 32: 429-434.
3. Apfelbaum JL, Hagberg CA, Caplan RA, Blitt CD, Connis RT, Nickinovich DG, et al. Practice guidelines for management of the difficult airway: an updated report by the American Society of Anesthesiologists Task Force on Management of the Difficult Airway. Anesthesiology 2013; 118(2): 251-70.
4. Cook TM, Woodall N, Frerk C, eds. Fourth National Audit Project of the Royal College of Anaesthetists and Difficult Airway Society. Major complications of airway management in the United Kingdom. Report and Findings. London: Royal College of Anaesthetists, 2011.
5. Practice guidelines for management of the difficult airway. Anesthesiology. 98 (2003): 1269-77.
6. SFAR: Societé Francaise d'Anesthésie et Reaniamation: conférence déxperts 2006.
7. Woollard M,Lighton D. Airtraq vs standard laryngoscopy by student paramedics and experienced prehospital laryngoscopists managing a model of difficult intubation. Anaesthesia, 63(2008): 26-31.
8. Woollard M,Mannion W. Use of the Airtraq laryngoscope in a model of difficult intubation by prehospital providers not previously trained in laryngoscopy. Anaesthesia, 62 (2007): 1061-5.
9. Bernumof JL. Definition and incidence of the difficult airway. Benumof JL. Airway Management. Principles and practice. San Luis: Mosby. 1996: 126-142.
10. Jon Smally A, Anthony Nowicki T. Manejo de la vía área difícil. Emergencias 2011; 23: 479-485.
11. Wang HE, Kupas DE, Paris PM, Bates RR, Constatino JP, Yealy DM. Multivariate predictors of failed prehospital endotracheal intubatio. Acad Emerg Med 2003; 10: 724.
12. Slagt C, Zondervan A, Patka P, de Lange JJ. A retrospective análisis of the intubations performed during 5 years of helicopter emergency medical service in Amsterdam. Air Med J 2004; 23: 36-37.

13. Kamiutsuri K, Okutani R, Kozawa S. Analysis of prehospital endotracheal intubation performed by emergency physicians: retrospective survey of a single emergency medical center in Japan. J Anesth 2013; 27: 374-379.
14. Major incident patient evacuation: full-scale field exercise feasibility study. Rehn M, Vigerust T, Andersen JE, Krüger AJ, Lossius HM. Am J Disaster Med. 2010 Jan-Feb; 5(1): 5-13.
15. Deployment and operation of a transportable burn intensive care unit in response to a burn multiple. casualty incident. Barillo DJ, Cancio LC, Stack RS, Carr SR, Broger KP, Crews DM, Renz EM, Blackbourne LH. Prehosp Disaster Med. 2009 Nov-Dec; 24(6): 549-55.
16. Large-scale air-medical transport from a peripheral hospital to level-1 trauma centers after remote masscasualty, incidents in Israel. Lavon O, Hershko D, Barenboim E. Prehosp Disaster Med. 2009 May-Jun; 24(3): 277-8.
17. Editorial comments-role of air-medical evacuation in mass-casualty incidents-a train collision experience. Johnson MS. Prehosp Disaster Med. 2009 May-Jun; 24(3): 271-6.
18. Role of air-medical evacuation in mass-casualty incidents –a train collision experience. Assa A, Landau DA, Barenboim E, Goldstein L. Air Med J. 2011 May-Jun; 30(3): 153-7.
19. Morillo J. Manual de enfermeria de Asistencia prehospitalaria urgente. Elsevier 2007.
20. Serrano Moraza A, Fernández Ayuso D. Manual de helitransporte sanitario. Elsevier Masson, 2008.
21. Fernández Ayuso D, Aparicio Santos J, Pérez Olmo JL, Serrano Moraza A. Manual de enfermeria emergencia prehospitalaria y rescate. 2. Ed, Aran 2008.
22. Fernández Ayuso D, Molano Álvarez, E. Cuidado integral del paciente critico de la extrahospitalaria a la UCI. Elsevier 2008.
23. www.semes.org/revista/vol09_1/35-43.pdf - Consultado 06/05/2019.
24. helitransportesanitario.blogspot.com/2008/08/manejo-de-va-aerea.html
25. Medical Air Transport Guidelines. Criteria for emergency Air Medical Transport Utilization. 2019.

# 60. VNI EN HEMS

**José Ignacio Garrote Moreno, Juan María Romeu Prieto y Rubén Viejo Moreno**

La *ventilación no invasiva* (VNI) es hoy una técnica de ventilación utilizada cada vez más por los servicios de urgencias y emergencias extrahospitalarias, permite que los pacientes con fallo respiratorio, adecuadamente seleccionados y atendidos en el ámbito extrahospitalario, puedan verse favorecidos y mejoren de forma considerable mientras son trasladados a un centro útil por un medio aéreo.

## 1. INTRODUCCIÓN

La VNI se refiere a cualquier modalidad de soporte ventilatorio que no emplee la intubación endotraqueal ni dispositivos de aislamiento supraglóticos para ventilar al paciente. Tradicionalmente se han usado dos formas de aplicar la VNI, mediante la administración de distintas mezclas de gases con presión positiva en la vía aérea superior o mediante dispositivos que generan una mayor presión negativa intratorácica (pulmón de acero).

La aplicación de presión positiva en la vía aérea de forma no invasiva data de 1930, cuando Alvan Barach demostró que la presión positiva continua en la vía aérea (CPAP) era útil en el tratamiento del edema agudo de pulmón. Sin embargo fué Gregory en 1971 quien le da el nombre de CPAP y la describe inicialmente aplicándola en distrés respiratorio del recién nacido. Poco después Civetta y Falke describen sus ventajas en el adulto con insuficiencia respiratoria aguda en 1972.

Desde entonces el desarrollo y uso de la VNI ha ido aumentando progresivamente, según algunos autores la VNI ha pasado del ámbito domiciliario al hospitalario en el tratamiento de algunas causas de IRA, desde el tratamiento de pacientes con apnea del sueño y enfermedades neuromusculares, al EPOC reagudizado y el Distrés respiratorio agudo leve y moderado. En los últimos años este método no invasor se ha filtrado al tratamiento de los pacientes agudos, siendo práctica habitual en muchas unidades de pacientes críticos, urgencias y emergencias, estando avalada por la evidencia científica en patologías específicas (IRC reagudizada, edema agudo de pulmón, inmunodeprimidos y atelectasias).

Dentro del contexto internacional de una medicina de urgencias cada vez menos agresiva, la VNI se ha abierto paso hasta la medicina extrahospitalaria con numerosos trabajos que demuestran que su aplicación precoz tiene numerosas ventajas para el paciente con respecto al tratamiento convencional, disminuyendo las complicaciones y la estancia hospitalaria al tiempo que disminuye el número de pacientes con IOT y las complicaciones asociadas.

Actualmente la VMNI en el medio HEMS es poco utilizada aunque aporte numerosas ventajas. Nos ha permitido dar un salto cualitativo en la calidad asistencial de nuestros pacientes, permitiendo el traslado con VNI de pacientes que antes recibían VI por hacerlo en HEMS. Con poca evidencia se argumenta que para trasladar de manera estable ciertos pacientes es necesario aislar la vía aérea antes del vuelo, la justificación que se da es la dificultad para su manejo en vuelo. Finalmente se realiza una medicina más agresiva de lo necesario según la patología del paciente, la cual, no está exenta de complicaciones y riesgos para el mismo. Algunos ejemplos son los pacientes neonatos estables con VNI, el paciente neurocrítico con GCS próximo a 9 sin criterio claro de IOT y muchos casos de insuficiencia respiratoria.

Para finalizar la introducción, enumeramos una serie de *razones* de porqué es importante la VNI en general y en particular el medio HEMS:

1. Tiene menos complicaciones que los tratamientos convencionales y menor yatrogenia.
2. Disminuye el número de IOT, las complicaciones asociadas a esta técnica y a la VMI.
3. Disminuye el tiempo de estancia hospitalaria.
4. Disminuye la morbimortalidad.
5. Disminuye el tiempo de asistencia necesario para la estabilización del paciente aumentando la operatividad de la aeronave.
6. Disminuye el consumo de oxígeno si ajustamos la $FiO_2$ y disminuimos fugas.
7. Aumenta la seguridad de la misión al disminuir la concentración de oxígeno en la cabina asistencial.

8. Disminuye los daños producidos por el uso de oxígeno seco.
9. Aumenta la calidad asistencial.
10. Además reduce el tiempo de estabilización previo al traslado, por lo que al disminuir el tiempo en escena, aumenta la operatividad de la aeronave.

Recordar por último, que nuestro trabajo no es solo llevar vivo al paciente al hospital, sino llevarlo en las mejores condiciones posibles aplicando el concepto de continuidad de cuidados con el fin que el paciente se recupere lo antes y mejor posible. A veces, las técnicas invasivas que se realizan en la extrahospitalaria conllevan complicaciones graves durante su estancia hospitalaria, el hecho de que no las veamos no quiere decir que no existan o que no se desarrollen posteriormente por un manejo inadecuado previo del paciente.

### Principios de VNI

La VNI es un soporte respiratorio externo que, sin invadir la vía aérea inferior del paciente, disminuye el trabajo respiratorio, mejorando la insuficiencia respiratoria. Consiste en generar presión positiva en la vía aérea a través de una interfase, mediante un respirador u otro dispositivo. *La VNI permite:*

1. Reclutar los alveolos y por tanto aumentar la superficie de intercambio gaseoso, mediante la presión positiva que se mantiene constante al final de la espiración (concepto de EPAP), mejorando la relación ventilación-perfusión (V/Q) y por tanto aumentando la oxigenación.
2. Cuando utilizamos presión de soporte (PS) conseguimos disminuir el trabajo respiratorio durante la inspiración (concepto de IPAP), es decir, generar una presión que ayuda al paciente a mover un mayor volumen corriente con menor esfuerzo respiratorio. Por tanto disminuye la fatiga en los casos de fallo de bomba respiratoria.
3. Mantener la vía aérea superior abierta, tratando de evitar una obstrucción, y por tanto disminuye las apneas.

## PRINCIPALES PATOLOGÍAS A TRATAR CON VNI EN EMERGENCIAS

- EAP (nivel A evidencia)
- EPOC agudizado hipercápnico (nivel A de evidencia)
- Insuficiencia respiratoria en Inmunodeprimidos (nivel de evidencia A)
- Síndrome de distrés respiratorio agudo leve-moderado, recordemos que es una entidad que muchas veces no se diagnostica en nuestro medio, desarrollan distrés inmediato los casi ahogados húmedos y en tiempo

muchas de las broncoaspiraciones, estas dos entidades son frecuentes en el medio prehospitalario. Para determinar cuales son los pacientes con distrés leve-moderado, recomendamos aplicar el índice SaFi (saturación de oxígeno/$FiO_2$).

- Insuficiencia respiratoria tipo I y tipo II sin contraindicación.

*Contraindicaciones absolutas*

- Parada respiratoria
- Inadecuadas interfases
- Obstrucción vía aérea superior
- Necesidad de proteger la vía aérea
- Inestabilidad hemodinámica, shock o arritmia no controladas

*Contraindicaciones relativas*

- Cirugía reciente de vía aérea superior o de esófago
- Neumotórax no tratado
- Secreciones excesivas
- Falta de colaboración o agitación

## MODOS VENTILATORIOS RECOMENDADOS

Los nuevos respiradores sacan continuamente nuevos modos ventilatorios para la no invasiva, pero fundamentalmente todos se basan en los conceptos de un nivel y de dos niveles de presión, es importante conocer nuestro respirador y saber como llaman a cada cosa y cuales son las diferencias, lo más importante en el entrenamiento de la VNI es probarla uno mismo.

Dicho esto, para el tratamiento del paciente agudo en el medio prehospitalario recomendamos 2 *modos ventilatorios:*

- *CPAP:* Presión positiva continua en la vía aérea. El paciente está respirando espontáneamente en niveles supraatmosféricos de presión de forma continua, tanto en la inspiración como en la espiración.
- *Presión soporte:* Aplicación de dos niveles de presión sobre la vía aérea a demanda del paciente: presión inspiratoria (IPAP) y espiratoria (EPAP). El paciente controla el tiempo inspiratorio, la profundidad y la frecuencia.

*Evitaremos* el uso de modos ventilatorios como: BiPAP, DUO Level, etc. Estos modos ventilatorios están pensados para el medio hospitalario y otro tipo de pacientes, añaden programación que muchas veces produce asincronías en el paciente agudo o disminuye la eficacia de la VNI.

**Dispositivos para VNI**

Para la aplicación de la VNI solemos usar o sistemas de flujo libre o ventiladores.

Los sistemas de flujo libre, presurizados con oxígeno y acelerados mediante válvulas virtuales como la de Boussignac. Son sistemas simples, útiles y sencillos, muy recomendables en el medio prehospitalario, pero que en el medio HEMS no usamos por el alto consumo de oxígeno que tienen, la limitación de almacenamiento de este gas en nuestro medio y por el riesgo que puede tener el enriquecimiento de oxígeno dentro de la cabina asistencial.

Dentro de los ventiladores, recomendamos los ventiladores de turbina, no precisando de fuente de oxígeno para funcionar. Estos ventiladores nos permiten ajustar la $FiO_2$ desde 21% al 100% en una escala continua, de esta manera aportan una importante mejora para el tratamiento de la IR hipercápnica que debemos tratar con la mínima $FiO_2$ necesaria. Dentro de los actuales respiradores de altas prestaciones mencionaremos: el Monnal T60, que proporciona una mayor portabilidad y versatilidad en diferentes tipos de misiones. Y el T1 de Hammilton, más pesado, pero que aporta la opción de ventilación de grandes prematuros.

**Interfases**

La elección de una adecuada interfase es fundamental para el éxito de la VNI. En nuestro medio y dado que asumimos que todos nuestros pacientes tienen contenido en el estómago, es fundamental que la interfase tenga un zafado rápido.

Recomendamos 2 tipos de *interfaces:*

*Faciales totales*

Cubren toda la cara. Son adecuadas para el transporte porque son fáciles de colocar, se adaptan muy bien a cualquier paciente, tienen pocas fugas y resultan bastante cómodas. Como inconvenientes mencionaremos que ocupan bastante espacio dentro de la mochila asistencial y son bastante caras.

*Buconasales*

Cubren boca y nariz, que es lo necesario en caso de IRA. Hay muchísimos modelos, debemos elegir uno ligero, fácil de colocar, que disponga de un sistema de zafado rápido y que se ajusten bien a un amplio espectro facial.

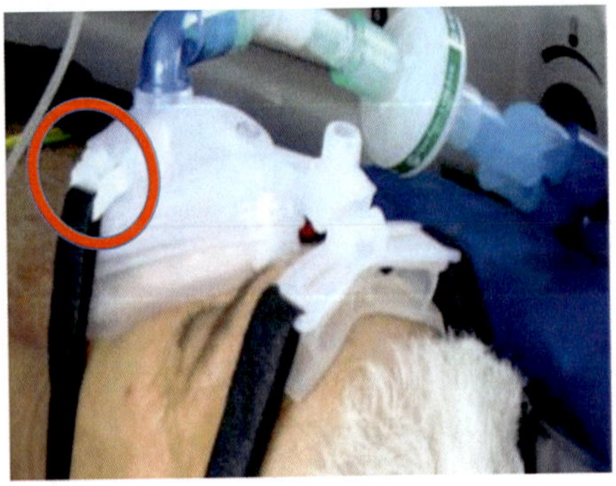

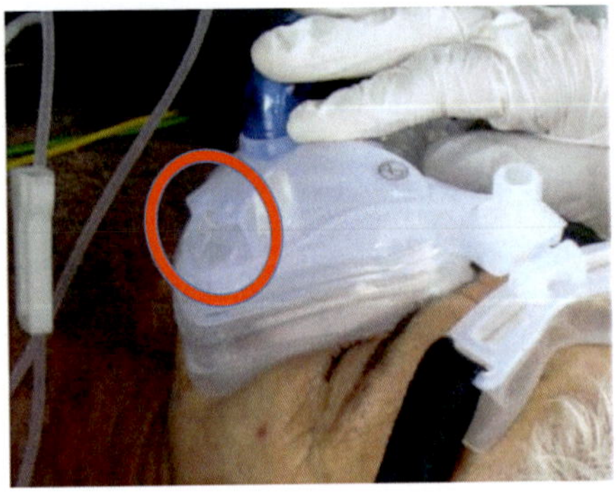

**Imagen 1 y 2.** *Liberación rápida de la mascarilla Respireo® en caso de vómito.*

En la imagen vemos la mascarilla Respireo®, observar como al presionar un botón en los laterales la mascarilla se libera y se levanta, evitando la broncoaspiración.

Arneses, cinchas o gorros: son el sistema de fijación de la interfase al paciente y evitar las fugas. Cada interfase lleva la suya, recordar que costuras y etiquetas van por fuera y se deben de poder leer una vez colocadas, el sistema debe de estar preparado y sujeto a la interfase para poderlo colocar al paciente fácilmente y ajustarlo después.

Los respiradores de transporte son de doble tubuladura, o una única tubuladura con una válvula espiratoria a boca de paciente. Por lo que siempre se usarán con interfases no vented.

También podemos usar una *interfase de fortuna*. Usando una mascarilla con anillo de 4 enganches (en la imagen desechable Vigon® y mascarilla domiciliaria) o la mascarilla del resucitador manual (en esta imagen marca Ambu®), para lo cual le tenemos que acoplar un anillo de 4 enganches para fijarlo a la venda elástica (en la imagen Tubifix® números 5 o 6) y un filtro para que conecte a la tubuladura.

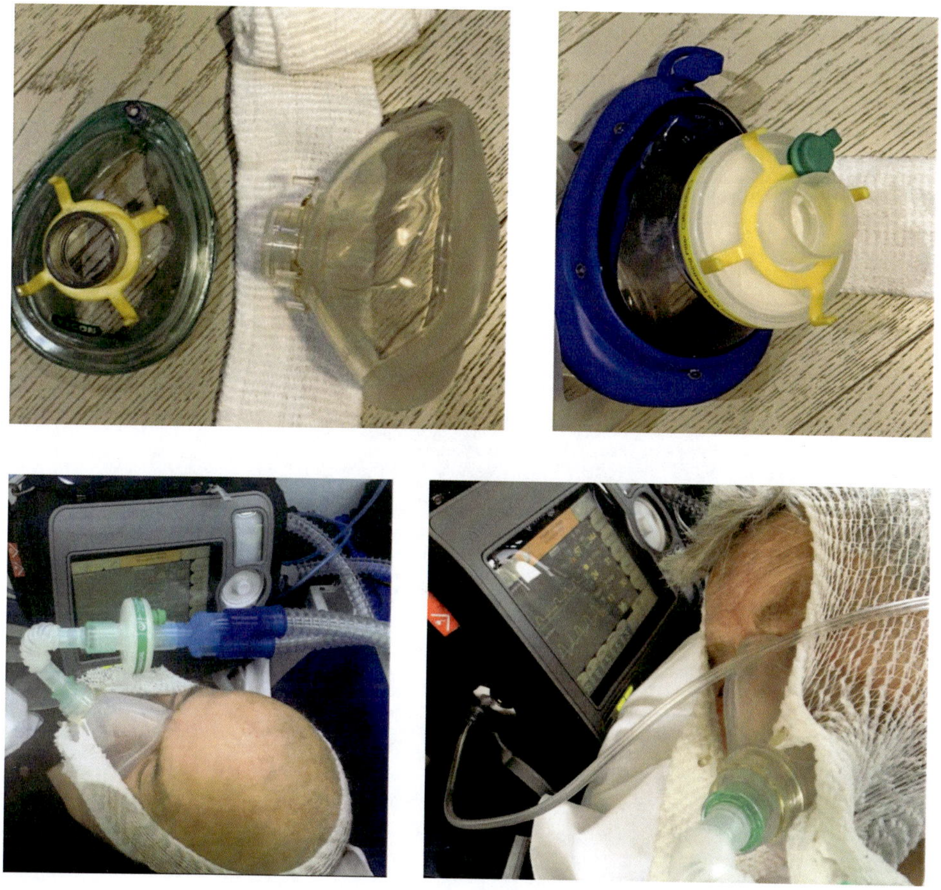

**Imagen 3 a 6.** *Improvisación de interfaces con diferentes tipos de mascarillas y venda elástica tipo Tubifix®.*

## *Humidificación y nebulización*

Sabemos que la humidificación es importante en la VNI por disminuir la formación de atelectasias y la incidencia de traqueítis. A pesar de ello en trasporte aéreo no suele estar solucionado (tan solo se usa a veces en Ala fija) ya que con el fin de ahorrar espacio y peso se prescinde de la cascada humidificadora. En HEMS este problema se soluciona en parte con la utilización de filtros humidificadores, hay que valorar su uso ya que supone un aumento importante del espacio muerto y de las resistencias, dificultando la sincronización con el paciente. La utilización de filtros convencionales a boca de paciente también consiguen cierta humidificación y no plantean problemas si se cambian antes de su saturación.

La nebulización de medicación es necesaria en muchos pacientes con VNI, habitualmente las nebulizaciones se hacen mediante una cazoleta en T que permite nebulizar con la VNI (Imagen 7), recordar que puede ser un sistema de humidificación activa y que el filtro debemos ponerlo siempre en conexión con la tubuladura y no con el paciente. También existen métodos alternativos de nebulización (neumático, de ultrasonidos, de membrana) que suelen ser compatibles con ciertos ventiladores.

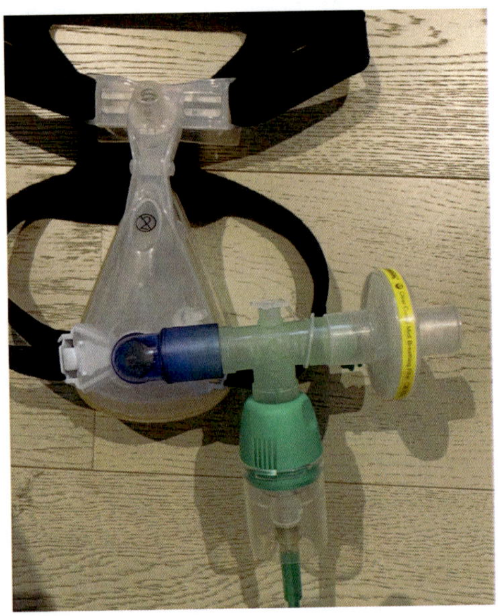

**Imagen 7.** *Nebulización con tubo en T.*

## TÉCNICA, PREPARACIÓN Y PROGRAMACIÓN DEL PACIENTE

*El conocimiento profundo de la técnica es fundamental para el éxito de la misma, por lo que se debe contar con personal médico y de enfermería entrenado.*

Es imprescindible que antes de iniciar el vuelo tengamos al paciente adaptado a la VNI, esto no quiere decir que el paciente esté completamente estabilizado pero si trataremos que las actuaciones en el vuelo sean mínimas.

Valorar la indicación de VNI y una vez decididos seguir el procedimiento del capítulo siguiente.

Recomendamos usar siempre el modo de 2 niveles de presión o modo BLPAP, en este modo ventilatorio, sobre una presión baja continua (también llamada PEEP, EPAP o CPAP) se superpone una P soporte sincronizada con el paciente, esta P soporte se suma a la P baja alcanzando una P Pico o IPAP.

Posteriormente programaremos un trigger inspiratorio, que será el mínimo que no produzca autocilado, esto es que no produzca disparo da la P soporte cuando el paciente no está iniciando una inspiración. Tener en cuenta que cuando hay fugas durante la fase decelerada de la inspiración se puede producir la activación de la P Soporte produciendo una asincronía.

También debemos programar la rampa o velocidad con la que el aire alcanza la presión programada, tener en cuenta que la mayoría de los pacientes con Insuficiencia respiratoria aguda tienen sed de aire y están muy taquipnéicos, con lo que si no programamos una rampa muy rápida el paciente tendrá sensación de ahogo, debido a que coge aire más rápido sin VNI que con la mascarilla y el ventilador.

*Tiempo inspiratorio:* Haciendo un sencillo cálculo con la frecuencia respiratoria del paciente, procuraremos dar un T insp ligeramente superior al del paciente, esto evita ajustes complejos del trigger espiratorio. Es posible acortar este tiempo en pacientes obstructivos pero es mejor hacerlo con el siguiente parámetro.

Otro parámetro importante es el trigger espiratorio, es un concepto que precisa de una explicación más extensa, pero como norma general usaremos un trigger del 40% 50% en transporte. Si queremos ajustar más este parámetro, podemos disminuirlo hasta el 20% cuando hay poca fuga y aumentándolo hasta el 80% si la fuga es importante (siempre que esto último no produzca un indebido

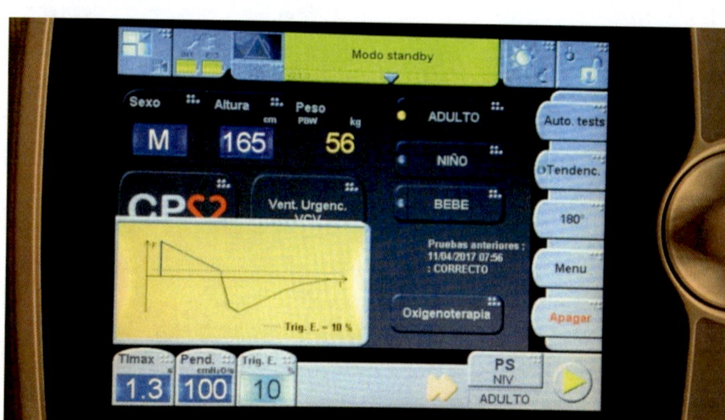

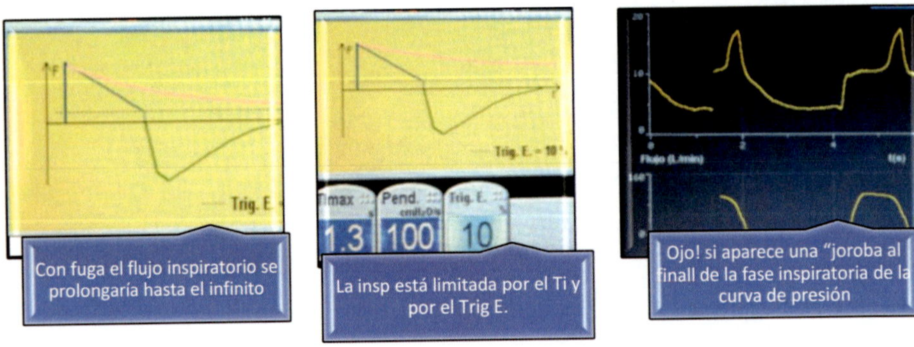


disparo del trigger inspiratorio). Atención si aparece una joroba ancha al final de la curva de presión de la fase inspiratoria, esto es indicativo de asincronía y necesidad de ajustar este parámetro aumentándolo. También lo ajustaremos en función del patrón respiratorio, aumentándolo en caso de obstructivo y disminuyéndolo si fuera restrictivo.

## CUIDADOS DURANTE EL VUELO

Es imprescindible una monitorización continua de todos los parámetros para detectar dificultades y realizar los ajustes necesarios que consigan el máximo grado de confort y tolerancia, lo que maximizará la probabilidad de éxito. En vuelo tenemos una relación personal sanitario 1:1, que es óptima para la aplicación de esta técnica.

### Control de signos vitales

- FR: Buscar signos de deterioro respiratorio (aumento de FR, aumento del trabajo respiratorio o aumento de la disnea). Una reducción significativa es un indicador de que la VMNI está siendo efectiva.
- T.A: La aparición durante la técnica de hipotensión mantenida es un criterio para su retirada pues indica intolerancia a la terapia. Los cambios puntuales en la TA pueden deberse a la aceleración o desaceleración de la aeronave.
- FC: La bradicardia extrema puede ser un signo de inminente de parada cardiorrespiratoria (PCR). La taquicardia mantenida suele ser secundaria a la hipoxemia aunque habría que descartar otras posibles causas (ansiedad, dolor, fiebre, aceleración de la aeronave). La aparición de arritmias ventriculares o supraventriculares que generen inestabilidad hemodinámica también son un criterio de retirada

» *Pulsioxímetría:* es un indicador fiable del grado de hipoxemia.
» *Asegurar la permeabilidad de la vía aérea:* aspirar las secreciones siempre que sea necesario.
» *Administrar la medicación prescrita según patología.* Se puede aplicar aerosolterapia durante la VNI.
» *Comprobar grandes fugas de la mascarilla* (una de las principales causas del fracaso de la VMNI). Debe tener la misma tensión a ambos lados. No reducir las fugas apretando más la mascarilla contra la cara del enfermo; pues la deformaremos aumentando además el disconfort y la posible intolerancia.
» *Vigilar el nivel de conciencia:* para predecir el grado de hipercapnia del paciente.
» *Vigilar el grado de fatiga muscular:* el esfuerzo de la musculatura respiratoria accesoria suele disminuir si la respuesta al tratamiento es la adecuada y la respiración paradójica desaparece. Una forma de valorar si la presión de soporte es adecuada o hay que tratar de aumentarla es palpando el músculo esternocleidomastoideo. Cuando disminuye el trabajo respiratorio este músculo disminuye su tensión o incluso puede llegar a relajarse.
» *Vigilar la distensión gástrica.* pues puede provocar una aspiración grave. Fajarnos en el perímetro abdominal y en el timpanismo, y colocar SNG si es necesario.
» *Vigilar la sincronización paciente ventilador:* cada esfuerzo inspiratorio del paciente deberá ir seguido de una insuflación por la máquina.
» *Vigilar el color de la piel:* buscando fundamentalmente la aparición de cianosis.
» *Registro en el informe de traslado:* constantes vitales, parámetros de ventilación, fármacos infundidos, balance de líquidos y cualquier problema que surja durante el helitransporte.
» *Una vez finalizado el vuelo, y durante la transferencia del paciente al centro útil, es imprescindible una precisa coordinación entre el personal del equipo emisor y receptor:* para evitar riesgos y complicaciones. No se interrumpirá la VMNI y continuaremos manteniendo el mismo nivel de monitorización y cuidados hasta la entrega del paciente.

## COMPLICACIONES Y EFECTOS SECUNDARIOS MÁS FRECUENTES DE LA VMNI

La aparición de una complicación o de intolerancia no implica obligatoriamente la retirada de la VMNI pero sí debemos iniciar un rápido control de la misma. En cualquier momento el enfermo podría requerir IOT por lo que es necesario tener siempre preparado el equipo.

- *Disconfort, agitación o intolerancia a la VMNI.* Esta puede deberse a :
  - » Elección inadecuada de la interfase: en cuanto al tamaño, morfología del paciente.
  - » Elección inadecuada del modelo ventilatorio, incorrecta programación de los parámetros o defectos en el funcionamiento del ventilador.
- *Inadaptación del paciente,* poco frecuente si la técnica se aplica correctamente. Se produce por agobio, ansiedad, posición inadecuada, miedo o desconfianza sumada a la ansiedad que produce el hecho de ser trasportado en un medio desconocido y hostil como es el helicóptero.
- *Irritación cutánea,* por presión de la interfase.
- *Fuga de aire:* intentar ajustar la interfase.
- *Distensión gástrica,* por:
  - » La presión de insuflación del aire.
  - » Existencia de abundantes secreciones que obligan al paciente a tragar frecuentemente.
  - » Mal funcionamiento de la SNG (en caso de que ésta exista), debida a una mala posición o al acodamiento u obstrucción de la misma.
- *Dolor.* El origen puede estar:
  - » En la propia enfermedad del paciente.
  - » En el esfuerzo de los músculos accesorios de la respiración.
  - » Derivado de la aplicación de la VM al introducir aire a presión en la vía aérea (otitis, cefaleas por sinusitis, dolor por distensión abdominal)
- *Acumulación de secreciones en la vía aérea.*
- *Alteración del nivel de conciencia.* Por hipoxia o deterioro de la capacidad respiratoria debido al desarrollo de atelectasias, agravamiento...
- *Neumotórax:* Poner tubo de drenaje.

## BIBLIOGRAFÍA


1. Garrote JI, Aylagas D, Gutiérrez JM, Sinisterra JA, Gowran BM, Medina A, Díaz-Tendero J, Gómez-Calcerrada P, Crespo R: Noninvasive Mechanical Ventilation in Helicopter Emergency Medical Services Saves Time and Oxygen and Improves Patient and Mission Safety: A Pilot Study. Air Med J; 2015 Jul-Aug; 34(4): 218-22.
2. Garrote JI, Gutiérrez JM, Sinisterra JA, Consideraciones de la insuficiencia respiratoria en helitransporte. En Guia Asistencial Urgencias y Emergencias Extrahospitalarias, vol1, 683-688, 2014.
3. Department of Respiratory Care, Massachusetts General Hospital, Boston, USA. "The evidence for noninvasive positive-pressure ventilation in the care of patients in acute respiratory failure: a systematic review of the literature".
4. Gómez Grande, M.L, Abdel-Hadi Álvarez, H, Martínez-Migallón, M. y Del Campo Tejedor, R. "Metodología en ventilación no invasiva". Enfermería Intensiva. 2008; 19(4): 204-12.
5. Zazpe Oyarzun, C. "Revisión de conocimientos para cuidar a pacientes con problemas respiratorios". Enfermería Intensiva .2010; 21(1): 38-42. Elservier Doyma.
6. Department of Respiratory Care, Massachusetts General Hospital, Boston, USA. "The evidence for noninvasive positive-pressure ventilation in the care of patients in acute respiratory failure: a systematic review of the literature".
7. Esquinas Rodríguez, A y otros. "Tratado de Ventilación Mecánica No Invasiva". Murcia: Aula Médica.
8. Barrot Cortés, E y Sánchez Gómez, E. "Manual de procedimientos SEPAR. Ventilación mecánica no invasiva".
9. Ayuso Baptista, F, Jiménez Moral y Fonseca del Pozo, F.J. "Manejo de la Insuficiencia respiratoria aguda con ventilación mecánica no invasiva en urgencias y emergencias". Emergencias 2009.
10. De Robertis, E, Iannuzzi, M, Tufano, R, Piazza,O. "Pre-and in-hospital non- invasive ventilation". Dipartimento di Scienze Chirurgiche, Anestiologiche, Rianimatiorie e dell Emergenza. Univertitá degli Studi di Nápoli "Federico II" Facoltá di Medicina e Chirurgia, Universitá degli Estudi di Salerno.

11. Burns K.E, Adhikari N.K, Keenan S.P, Meade M. "Use of non –invasive ventilation to wean critically ill adults off invasive ventilation: meta-analyisis and sistematic review BMJ". 2009.
12. Schmid, M, Schüttler, J, Reichenbach K. Ey. M., Trimmel, H, Mang, H. "Equipment for pre-hospital airway management on Helicopter Emergency Medical System helicopters in central Europe" Article Fritz published online: 21 Mar 2011.
13. Agarwal,R,Aggarwal, A.N,Gupta,D y Jindal, S, K.Postgrad Med J 2005; 81: 637-643 doi:10.1136/pgmj.2004.031229"ReviewNon-invasive ventilation in acute cardiogenic pulmonary edema".

# 61. PROCEDIMIENTO DE VENTILACIÓN NO INVASIVA (VNI) ADULTO EN ALA FIJA Y HEMS

**José Ignacio Garrote Moreno, Diego Aylagas Martínez y Noelia García Aracil**

## PROCEDIMIENTO

### En tierra

1. *Valorar la indicación de VMNI*
   a. Con orientación diagnóstica que cumple los criterios clásicos de VNI, proceder normalmente.
   b. Con paciente en Insuficiencia respiratoria sin contraindicación de VNI y sin criterio claro de VNI, calcular SaFi.
      - SaFi < 150, proceder con VI.
      - SaFi 150-235, valorar VNI con vigilancia y reevaluación en 1h. En este caso tener preparado el material de intubación en vuelo. También es aceptable el asilamiento de la vía aérea antes del vuelo.
      - SaFi > 235, proceder con VNI.
2. *Asegurar la permeabilidad de la vía aérea:*
3. *Posicionar al paciente en fowler*
4. *Explicar al paciente, si está consciente, lo que vamos a hacer,* muchas veces basta con decirle: *le vamos a poner una mascarilla que le va a soplar, usted intente respirar normalmente, al principio le molestará un poco, pero luego respirará mucho mejor, esté tranquilo.*
5. *Programar parámetros de "confort" en CPAP con P. Sop*
   a. Rampa rápida si FR > 35 (adultos).
   b. Peep 5.
   c. P sop 5 cm o P Pico 10 cm.

d. Trigger insp mínimo que no produzca autociclado (2-3 cm).
e. Trigger esp del 40%-50% y ajustar según fugas, a menor fuga mayor trigger esp (90%).
f. T. Insp con taquipnea 1´1'5 seg.
g. FiO2 ajustada según patología:
    - En retenedor de $CO_2$ e inconsciente, $FiO_2$ entre 0,21 y 0,35.
    - En hipoxémico $FiO_2$ inicial de 0,5 o mayor, ir disminuyendo cuando lo permita la pulsioximetría.

6. Aproximar la mascarilla al paciente sin fijarla y tras 2-3 ventilaciones, preguntar al paciente como se encuentra (salvo inconsciente por CO2)
7. Tras adaptación fijar la mascarilla o interface.
8. Valorar antieméticos, drogas IV según patología y sedantes (mórficos)
9. Ajustar parámetros según patología:
    *a. Hipoxémico:* incrementar la peep o nivel bajo de presión progresivamente, hasta mejoría clínica o disconfort del paciente. Valorar ajustes de $FiO_2$.
    *b. Hipercápnico:* incrementar la P sop o P pico progresivamente, hasta mejoría clínica o disconfort del paciente. Valorar ajustes de $FiO_2$ teniendo en cuenta mantener una pulsioximetría baja inicialmente y entre el 80 y 85% con enriquecimiento de oxígeno.
10. Valorar aerosolterapia con tubo en T proximal a la interface.
11. Valorar el uso de capnografía, recomendable sin fuga excesiva.
12. Valorar sondaje nasogástrico antes del vuelo
13. Tener identificado el método de zafado rápido de la mascarilla en caso de vómitos.
14. Vigilar al paciente respuesta, tolerancia y aparición de náuseas.
15. Si se dispone, valorar gasometrías al menos al inicio y en la entrega del paciente en el hospital.
16. Reevaluación continua con ajuste de parámetros
17. Tras adaptación del paciente a la VNI e inicio de la mejoría, es posible iniciar el traslado aéreo, no es necesario esperar a estabilización completa.
18. En vuelo prestar especial atención a la aparición de náuseas, es normal que el paciente se quede dormido por las vibraciones y descansando del episodio, es especialmente importante entonces el control de constantes, $CO_2$ exalado y despertarlo cada poco tiempo.
19. Colocar los cascos de vuelo al paciente.

*Paciente que en vuelo precisa de VNI*

Es posible que un paciente que iniciamos traslado con oxigenoterapia convencional empeore o tras una reevaluación optemos por la VNI. En este caso *proceder* de la siguiente forma:

- *En ala fija:* igual procedimiento.
- *En ala móvil (HEMS):* intentar explicarle la técnica, elevar el cabecero de la camilla del paciente todo lo que se pueda y proceder como se ha descrito.

## CUIDADOS DURANTE EL VUELO

Es imprescindible una monitorización continua de todos los parámetros para detectar dificultades y realizar los ajustes necesarios que consigan el máximo grado de confort y tolerancia, lo que maximizará la probabilidad de éxito. En vuelo tenemos una relación personal sanitario 2:1, que es óptima para la aplicación de esta técnica.

- *Control de signos vitales:*
  - » *FR:* Buscar signos de deterioro respiratorio para valorar otra técnica (aumento de FR, aumento del trabajo respiratorio o aumento de la disnea). Una reducción significativa es un indicador de que la VMNI está siendo efectiva.
  - » *T.A:* La aparición durante la técnica de hipotensión mantenida es un criterio para su retirada pues indica intolerancia a la terapia. Los cambios puntuales en la TA pueden deberse a la aceleración o desaceleración de la aeronave.
  - » *FC:* La bradicardia extrema puede ser un signo de inminente de parada cardiorrespiratoria (PCR). La taquicardia mantenida suele ser secundaria a la hipoxemia aunque habría que descartar otras posibles causas (ansiedad, dolor, fiebre, aceleración de la aeronave). La aparición de arritmias ventriculares o supraventriculares que generen inestabilidad hemodinámica también son un criterio de retirada.
- *Pulsioximetría:* es un indicador fiable del grado de hipoxemia.
- *Asegurar la permeabilidad de la vía aérea:* aspirar las secreciones siempre que sea necesario.
- *Administrar la medicación preescrita según patología.* Se puede aplicar aerosolterapia durante la VNI.
- *Comprobar posibles fugas de la mascarilla.* Debe tener la misma tensión a ambos lados. No reducir las fugas apretando más la mascarilla contra la

cara del enfermo; pues la deformaremos aumentando además el disconfort y la posible intolerancia.

- *Vigilar el nivel de conciencia.*
- *Vigilar el grado de fatiga muscular:* El esfuerzo de la musculatura respiratoria accesoria suele disminuir si la respuesta al tratamiento es la adecuada y la respiración paradójica desaparece.
- *Vigilar la distensión gástrica,* pues puede provocar una aspiración grave. Fajarnos en el perímetro abdominal y en el timpanismo, y colocar SNG si es necesario.
- *Vigilar la sincronización paciente ventilador:* Cada esfuerzo inspiratorio del paciente deberá ir seguido de una insuflación por la máquina con unas curvas de presión y flujo correctas, la fuga se ve mejor en la curva de volumen.
- *Curva de presión:* vigilar que no aparezca o sea estrecha una "joroba" al final de la inspiración, esto indica que el paciente está luchando para espirar, en ese caso o tratar de disminuir las fugas o aumentar el triger espiratorio.
- *Curva de flujo:* Vigilar que la fase espiratoria llega a 0 para evitar atrapamiento, especialmente importante en paciente obstructivo.

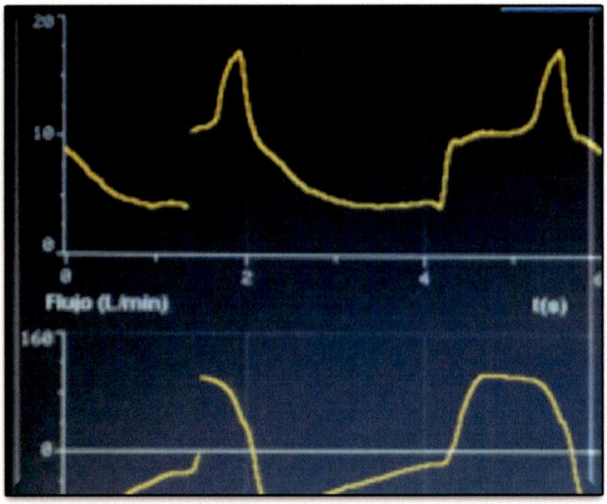


**Imagen 1.** *Curva superior: Joroba al final de la inspiración, se añade presión del paciente para expulsar el aire a la presión pico de la ventilación soportada. Curva inferior: el flujo durante la fase espiratorio no llega a 0, pudiendo producir atrapamiento aéreo.*

- *Curva de volumen:* Valora las fugas y el volumen en tiempo real.

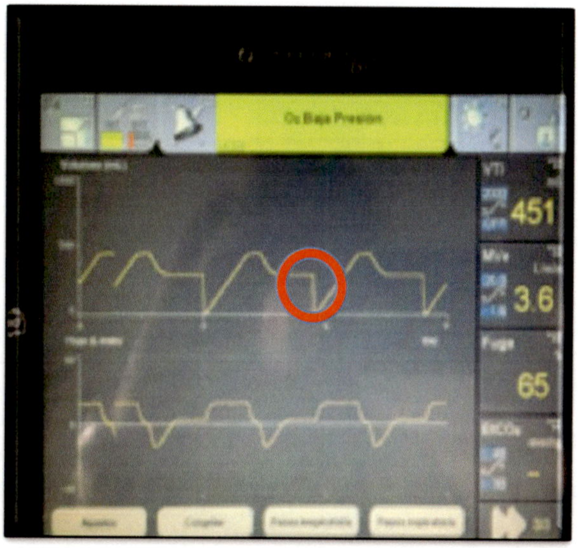


**Imagen 2.** *Curva de volumen superior: se observa una caída brusca del vol. espiratorio a 0 justo en el momento del inicio de la inspiración Curva de flujo inferior: El área bajo la curva de la fase inspiratoria es sensiblemente inferior al área bajo la curva de la fase espiratoria. El ventilador te dice en el 3 cuadro de la derecha que tiene un 65% de fuga (los datos numéricos ofrecidos por el ventilador siempre van con retraso con respecto a las curvas).*

» *Vigilar el color de la piel:* Buscando fundamentalmente la aparición de cianosis.

» *Registro en el informe de traslado:* Constantes vitales, parámetros de ventilación, fármacos infundidos, balance de líquidos y cualquier problema que surja durante el helitransporte también hay que notificarlo, incluido los errores.

» *Una vez finalizado el vuelo, y durante la transferencia del paciente al centro útil, es imprescindible una precisa coordinación entre el personal del equipo emisor y receptor:* Para evitar riesgos y complicaciones. No se interrumpirá la VMNI y continuaremos manteniendo el mismo nivel de monitorización y cuidados hasta la entrega del paciente.

## COMPLICACIONES Y EFECTOS SECUNDARIOS MÁS FRECUENTES DE LA VMNI

La aparición de una complicación o de intolerancia no implica obligatoriamente la retirada de la VMNI pero sí debemos iniciar un rápido control de la misma.

Muchas veces las complicaciones se detectan rápidamente y se solucionan antes de generar un problema observando las curvas ventilatorias. En transporte aéreo es extremadamente importante saber interpretar las curvas ya que las alarmas y la información numérica ofrecida por todos los respiradores siempre va con cierto retraso con respecto a lo que está ocurriendo.

En cualquier momento el enfermo podría requerir IOT por lo que es necesario tener siempre preparado el *equipo:*

- *Disconfort, agitación o intolerancia a la VMNI.* Esta puede deberse a:
  - » Elección inadecuada de la interfase: en cuanto al tamaño, morfología del paciente.
  - » Incorrecta programación de los parámetros, asincronías, exceso de fugas o más raramente, defectos en el funcionamiento del ventilador.
- *Inadaptación del paciente* por agobio, ansiedad, posición inadecuada, miedo o desconfianza sumada a la ansiedad que produce el hecho de ser trasportado en un medio desconocido y hostil como es el helicóptero. Estos pacientes suelen precisar un poco de sedoanalgesia (mórficos).
- *Irritación cutánea,* por presión de la interfase.
- *Fugas no aceptables:* No es en principio aceptable una fuga que hace que la curva de flujo no detecte flujo espiratorio (fuga mayor del 100%), tratar de ajustar la interfase no suele ser apretarla más de todas las partes, a veces con liberar tensión de un lado se soluciona al bascular la mascarilla al lado contrario.
- *Distensión gástrica, por:*
  - » La presión de insuflación del aire.
  - » Existencia de abundantes secreciones que obligan al paciente a tragar frecuentemente.
  - » Mal funcionamiento de la SNG (en caso de que ésta exista), debida a una mala posición o al acodamiento u obstrucción de la misma.
- *Dolor.* El origen puede estar:
  - » En la propia enfermedad del paciente.
  - » En el esfuerzo de los músculos accesorios de la respiración.

  - » Derivado de la aplicación de la VM al introducir aire a presión en la vía aérea (otitis, cefaleas por sinusitis, dolor por distensión abdominal).
- *Acumulación de secreciones en la vía aérea.*
- *Alteración del nivel de conciencia.* Por hipoxia o deterioro de la capacidad respiratoria debido al desarrollo de atelectasias, agravamiento...
- *Neumotórax:* Poner tubo de drenaje.

## BIBLIOGRAFÍA


- Garrote JI, Aylagas D, Gutiérrez JM, Sinisterra JA, Gowran BM, Medina A, Díaz-Tendero J, Gómez-Calcerrada P, Crespo R: Noninvasive Mechanical Ventilation in Helicopter Emergency Medical Services Saves Time and Oxygen and Improves Patient and Mission Safety: A Pilot Study. Air Med J; 2015 Jul-Aug; 34(4): 218-22.
- Garrote JI, Gutiérrez JM, Sinisterra JA, Consideraciones de la insuficiencia respiratoria en helitransporte. En: Guía asistencial urgencias y emergencias extrahospitalarias, vol. 1, 683-688, 2014.
- Department of Respiratory Care, Massachusetts General Hospital, Boston, USA. "The evidence for noninvasive positive-pressure ventilation in the care of patients in acute respiratory failure: a systematic review of the literature". 2019.
- Esquinas Rodríguez. A y otros. "Tratado de Ventilación Mecánica No Invasiva". Murcia: Aula Médica. 2019.
- Barrot Cortés, E y Sánchez Gómez, E. "Manual de procedimientos SEPAR. Ventilación mecánica no invasiva". 2019.
- Ayuso Baptista, F, Jiménez Moral y Fonseca del Pozo, F.J. "Manejo de la Insuficiencia respiratoria aguda con ventilación mecánica no invasiva en urgencias y emergencias". Emergencias 2009.

# 62. VENTILACIÓN MECÁNICA INVASIVA EN HEMS

**Juan María Romeu Prieto y José Ignacio Garrote Moreno**

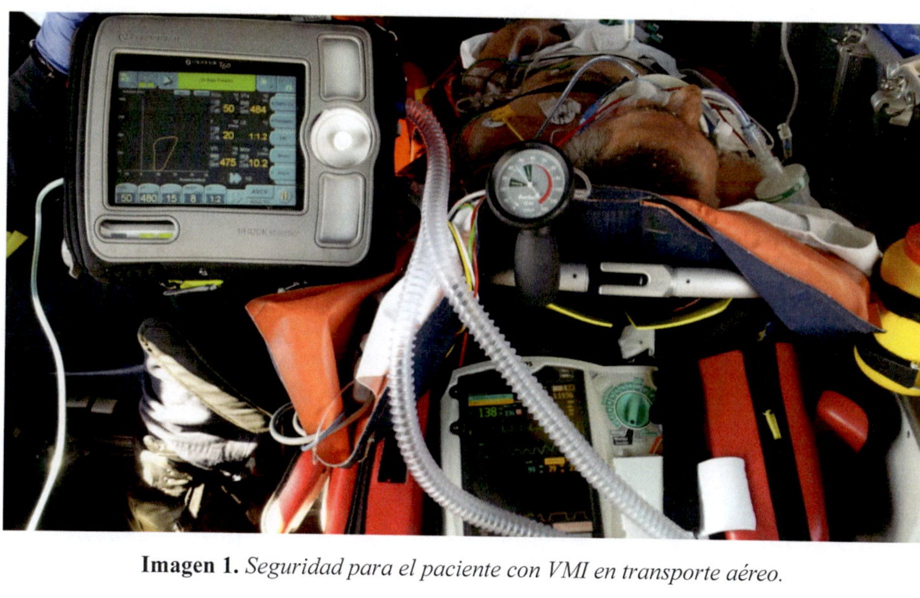

**Imagen 1.** *Seguridad para el paciente con VMI en transporte aéreo.*

La ventilación mecánica invasiva es uno de los de los soportes vitales más empleados habitualmente en el medio prehospitalario, debiendo utilizarse en pacientes no solo con patología respiratoria, sino también en muchas ocasiones en pacientes bajo inestabilidad hemodinámica o con bajo nivel de consciencia.

Es por ello que resulta esencial tener conocimientos en ventilación mecánica invasiva, sumando las particularidades del transporte aéreo y cómo afecta éste a la ventilación que llevamos a cabo en el paciente, pudiendo, en algunos casos, incluso llegar a poner en peligro la seguridad del paciente.

En el presente capítulo se desarrollarán las bases de la ventilación mecánica como son la *ventilación* y la *oxigenación* pero aplicados al entorno del transporte aéreo.

## VENTILACIÓN

La ventilación de un paciente viene establecida por el volumen de aire que entra en los alveolos del paciente en cada minuto. Por definición, el volumen minuto ($V_m$) es el resultado de multiplicar el volumen inspiratorio o volumen tidal ($V_t$) por la frecuencia respiratoria ($F_r$) del paciente, de manera que ajustando cualquiera de dichas variables fijaremos el volumen minuto con el que queremos ventilar a nuestro paciente:

$$V_m = V_t \times F_r$$

De manera tradicional el volumen tidal se ha establecido en cifras de entorno a 8-10 ml/kg de peso. No obstante, desde 1999 múltiples estudios publicados han puesto de manifiesto que dichas cifras de volumen inspiratorio no sólo no son las idóneas para el paciente, sino que pueden llegar a ser perjudiciales provocando lesiones pulmonares asociadas a la ventilación mecánica secundarias al volumen, lo que se conoce como *volutrauma.*

Inicialmente dichos estudios fueron desarrollados en patología pulmonar específica como es el síndrome de distrés respiratorio del adulto, y autores como Ranieri y colaboradores demostraron que la ventilación mecánica convencional provocaba un aumento de los mediadores inflamatorios en el organismo y un aumento de la mortalidad y del tiempo de ventilación mecánica frente a pacientes bajo ventilación mecánica protectora.

La ventilación mecánica protectora consiste en una disminución de las cifras de $V_t$ llegando hasta valores de 6 ml/kg. Ello conlleva un descenso en las presiones que ejerce el respirador sobre la vía aérea así como en los alveolos pulmonares disminuyendo el trauma sobre la vía respiratoria.

Con el paso de los años los estudios se fueron extendiendo hacia pacientes con ventilación mecánica pero sin distrés respiratorio y se evaluó la evolución respiratoria de dichos pacientes basándose en si habían recibido ventilación protectora (6 ml/kg) o ventilación convencional (hasta 12 ml/kg). Los estudios fueron concluyentes en cuanto a resultados favorables en pacientes ventilados con volúmenes bajos refiriéndose a mortalidad, tiempo de ventilación mecánica e infecciones asociadas a ventilación mecánica.

Otro de los efectos que tiene la ventilación protectora además de evitar el volutrauma, por administrar un volumen más ajustado en el paciente, es el control de las presiones que dichos volúmenes ejercen sobre la vía respiratoria baja, teniendo un mayor control de las presiones meseta o presión plateau que debe encontrarse por debajo de los 30 cm $H_2O$[5].

El principal problema de las presiones elevadas en la vía aérea en los pacientes es llevar a cabo iatrogenia conocida como *barotrauma,* definido éste como el daño físico causado en los tejidos del cuerpo debido al efecto de la presión. El barotrauma en nuestro medio, y en el caso concreto de la ventilación mecánica, puede traducirse en una lesión pulmonar grave que tenga como consecuencia, por ejemplo, un neumotórax.

Pero las complicaciones que pueden surgir de la ventilación mecánica no dependen solamente de la ventilación como tal, sino también de las características de los pulmones que estemos ventilando.

Los pulmones son estructuras formadas por pequeñas estructuras microscópicas de forma globular que al fin y al cabo están continuamente hinchándose y deshinchándose, los alveolos. Este efecto de distensión durante la inspiración y de retracción durante la espiración puede dar lugar a lesiones en el propio alveolo, por un lado por exceso de distensión y otro por exceso de retracción dando lugar a atelectasias provocando el denominado *atelectrauma*. El mecanismo por los que se produce la lesión se debe al desgarro alveolar por creación de fuerzas de estrés en la interfase existente entre los alvéolos distendidos y colapsados, alteración del surfactante y lesión del endotelio microvascular con salida de hematíes hacia los espacios intersticial y alveolar.

Para el atelectrauma, o colapso de los alveolos, es importante ventilar siempre al paciente con un valor mínimo de presión al final de la espiración (PEEP), iniciándose de manera habitual valores en torno a los 5 cm $H_2O$.

Enfermedades como el síndrome de distrés respiratorio del adulto (SDRA) son más susceptibles a este tipo de lesiones por dotar a los pulmones de una rigidez excesiva a la hora de distenderse y retraerse durante las fases respiratorias. En la distensibilidad del sistema respiratorio influyen tres factores distintos: la distensibilidad de los pulmones, la capacidad de la caja torácica de expanderse y la resistencia de la vía aérea. La asociación de estos tres factores dan como resultado el término de *compliance:*

## Compliance o distensibilidad

Se define como la relación que existe entre el cambio de volumen intrapulmonar ($\Delta V$) y el aumento de la presión ($\Delta P$) necesario para producir dicho cambio de volumen, expresándose éstas en ml/cm $H_2O$. Es decir:

$$D = \Delta V / \Delta P$$

La compliance podría dividirse a su vez en dos tipos distintos, la *compliance estática* (*Crs*) y la *compliance dinámica* (*Cd*).

En el primero de los casos se define como *distensibilidad* a partir del cociente entre el volumen tidal ($V_t$) y la diferencia de presión entre el final de la pausa inspiratoria o *presión plateau* y la PEEP en ausencia de flujo aéreo. Para calcular la compliance estática es fundamental realizar una pausa inspiratoria de 1,5 a 2 segundos para estabilizar y detener el flujo aéreo dentro de todo el pulmón.

$$Crs = V_t / (P_{plateau} - PEEP)$$

Las cifras normales de compliance estática estarían en torno a 100 ml/cm $H_20$, reduciéndose a 75 ml/cm $H_20$ en pacientes en decúbito y a 50 ml/cm$H_2O$ o menos en pacientes con patología pulmonar como el SDRA.

En el caso de la compliance dinámica se establece una relación entre los tres factores antes mencionados: caja torácica, distensibilidad pulmonar y resistencia de la vía aérea a través de la presión pico ($P_{pico}$).

$$Cd = V_t / (P_{pico} - PEEP)$$

Como ya hemos dicho previamente la distensibilidad hace referencia a la capacidad de la caja torácica y los pulmones de distenderse durante los ciclos respiratorios, por lo que, basándonos en dicha definición, algunos de los motivos que afecten a la compliance podrían ser: alteraciones estructurales en la caja torácica, dolor, distensión abdominal, sedación, relajación, patología intraparenquimatosa como el SDRA, etc.

## Resistencia

Se define como *resistencia* a la oposición de las estructuras no elásticas del pulmón al flujo de aire. Es una relación entre la diferencia de presión ($\Delta P$) y un flujo ($F$) determinado, expresándose esta en cm $H_2O$/L/s. Dicha variación en la presión se calcula mediante la diferencia entre la presión inspiratoria (*PI*) y la presión plateau ($P_{plat}$).Por lo tanto:

$$R = (PI - P_{plat})/F$$

Las cifras normales se encuentran entre 5-7 cm $H_2O$/L/s, y las causas más frecuentes de su alteración son las obstrucciones de la vía aérea que provocan un aumento de la resistencia a la salida del flujo de aire del respirador, como por ejemplo el broncoespasmo, las secreciones, los cuerpos extraños o tamaños muy pequeños de tubos orotraqueales para los parámetros pautados.

## VENTILACIÓN MECÁNICA EN HEMS

Una vez explicados algunos conceptos importantes de la ventilación mecánica, debemos saber cómo se puede ver alterada la ventilación en nuestro medio de trabajo.

Uno de los factores físicos más importantes a tener en cuenta por cómo influye en la ventilación mecánica en HEMS es la *presión* y sus variaciones en función de la altura que alcancemos durante el traslado, teniendo esta sus propios efectos tanto a nivel de los ventiladores como de los pacientes.

Para entender el efecto de la presión barométrica hay que tener en cuenta la ley de Boyle, la cual establece que, a temperatura constante, el cambio en volumen de un gas es inversamente proporcional al cambio de presión del gas.

$$P_1 \times V_1 = P_2 \times V_2$$

*a) Efecto sobre los ventiladores*

Como hemos explicado previamente para la ventilación básica de un paciente tendremos que tener en cuenta dos *parámetros*: el volumen tidal y la frecuencia respiratoria para poder establecer un volumen minuto de ventilación en el paciente.

No obstante y como hemos comentado en el capítulo *Fisiopatología 3,* debemos tener en cuenta que el volumen tidal pautado en el respirador no siempre será constante dependiendo de la altura a la que nos encontremos basándonos en la ley de Boyle ya que la expansión de gases influye también en los volúmenes que transmitimos durante la ventilación mecánica. Se ha demostrado que el volumen minuto suministrado por un respirador durante el transporte aéreo aumenta con la altura, aunque el programado no varíe, aumentado el volumen corriente (VC) pudiendo producir barotrauma y/o una hiperventilación excesiva como se demuestra en los trabajos: *Effects of Simulated Altitude on Ventilator Performance* y *The performance of Oxilog ventilators at simulated altitude.*

La explicación física de este proceso reside en el efecto que la presión barométrica ejerce sobre el aire que se le está entregando al paciente. A nivel del mar nos encontramos con una presión barométrica de 760 mmHg que va disminuyendo a medida que ascendemos en altura. Esta presión da lugar a que las moléculas del aire estén más unidas las unas a las otras a 0 metros de altura pero aumentando en volumen si la presión barométrica disminuyese al provocarse una dispersión de las moléculas del aire. Como ejemplo, si pautásemos un $V_t$ de 560 ml, el ventilador entregaría dicho volumen a una presión establecida de manera automática por éste. No obstante, si dicho $V_t$ de 560 ml en lugar de aplicarlo a nivel del mar lo aplicásemos a 3000 metros de altura donde la presión barométrica es de 540 mmHg, es decir, el aire expulsado por el respirador estaría menos comprimido, está demostrado que el $V_t$ real que entregaría el respirador sería de entorno a un 5-12% más, con el consiguiente riesgo de excedernos en los volúmenes ventilatorios pudiendo provocar el ya mencionado barotrauma en la vía aérea del paciente.

Actualmente los respiradores modernos (Monnal T60, Hammilton T1, Oxilog 3000…) están equipados con sensores que detectan los cambios en la presión barométrica ajustando de manera más fiable el volumen tidal con el que se ventila al paciente.

*b) Efectos sobre los pacientes*

Al igual que en los ventiladores, la presión tiene su efecto en los gases dentro del organismo, sufriendo estos una expansión progresiva a mayor altura o menor presión barométrica.

Éste es un factor muy importante a tener en cuenta en patologías como por ejemplo el neumotórax, donde un pequeño volumen de aire pleural puede dar lugar a un neumotórax a tensión a medida que se ascienda en altura y descienda la presión barométrica por la expansión progresiva del gas.

Es importante monitorizar la ventilación con diferentes curvas, incluso con bucles como el de P/V que se muestra en la imagen 1, esto y otras medidas como controlar la presión del neumotapón se incluyen dentro del concepto de seguridad para el paciente en VMI en el medio HEMS.

*c) Efecto sobre la oxigenación*

De la misma manera que el descenso de la presión barométrica a medida que se asciende en altura hace que las moléculas se expandan y el volumen varíe, se produce una alteración a nivel de la presión del oxígeno presente en el aire estando éste más disperso e inhalándose menos cantidad de oxígeno a medida que se asciende en altura.

Este efecto se define físicamente por la ley de Dalton, en la que la presión inspiratoria de oxígeno ($PiO_2$) es el resultado de la presión barométrica (*PB*) por la concentración de oxígeno ambiente, es decir, 0,21 o 21%.

$$PiO_2 = PB \times 0{,}21$$

Pero es importante que diferenciemos entre la presión inspiratoria de oxígeno y la Presión Alveolar de oxígeno ($PAO_2$), ya que el oxígeno real que el paciente respira viene determinado por esta última.

Otros factores que influyen en la $PAO_2$ son la presión del vapor de agua (*PVa*) presente en la vía aérea superior que en condiciones normales es de 47 mmHg; la presión alveolar de $CO_2$ medible por capnografía y que se asume debe ser igual a la presión arterial de $CO_2$; y por último el índice de intercambio respiratorio (*R*), ratio entre el volumen de dióxido de carbono ($CO_2$) que un organismo produce y el volumen de oxígeno ($O_2$) que consume, siendo éste en condiciones normales de 0,8.

Una vez definidos los *factores* que influyen en la $PAO_2$, ésta se calcula de la siguiente manera:

$$PAO_2 = FiO_2 \times (PB - Pva) - PACO_2/R$$

Aplicado dicho *principio a la práctica clínica* supondría lo siguiente: Un paciente que respira aire ambiente a nivel del mar donde la presión barométrica es de 760 mmHg, concentración de $O_2$ de 21% y eupnéico ($PCO_2 \simeq 40$ mHg) presentaría la siguiente $PAO_2$:

$$PAO_2 = 0{,}21 \times (760 - 47) - 40/0,$$

$$PAO_2 \simeq 100 \text{ mmHg}$$

Los *cambios en la presión barométrica* en condiciones de normalidad del paciente influirían de la siguiente manera:

| Altura (mts) | Presión barométrica (mmHg) | Presión alveolar de $O_2$ (mm Hg) | Sat $O_2$ |
|---|---|---|---|
| 0 | 760 | 100 | 97 |
| 1500 | 640 | 80 | 96 |
| 3000 | 540 | 60 | 92 |
| 4500 | 450 | 45 | 80 |
| 6000 | 370 | 38 | 67 |

Conocer cómo varía la presión alveolar de $O_2$ en los pacientes es necesario por dos motivos. En primer lugar, y más importante, porque el paciente a medida que ascendemos en el medio puede sufrir una desaturación progresiva por el descenso de la presión barométrica.

En segundo lugar, y aunque no vaya a suponer un peligro inmediato para el paciente sí puede tener repercusiones negativas en un futuro, debemos controlar la *hiperoxia* en nuestros pacientes. Si a medida que ascendemos en altitud aumentamos progresivamente la $FiO_2$ a nuestro paciente para compensar el descenso de la presión barométrica será necesario ir reduciéndola progresivamente a medida que descendemos y la presión barométrica aumenta para evitar dicho efecto.

Cada vez son más frecuentes los estudios publicados acerca de la toxicidad de la terapia más ampliamente utilizada en el entorno sanitario, la oxigenoterapia. No hace falta demostrar que la oxigenoterapia salva vidas, pero se ha demostrado que un exceso de oxígeno arterial puede dar lugar a toxicidad pulmonar, aumento de la vasoconstricción con caída del gasto cardíaco, alteraciones en el flujo sanguíneo cerebral liberación de radicales libres, proliferación de neumocitos tipo II frente a la destrucción de neumocitos tipo I, y una significativa reducción en el flujo de sangre coronario y consumo de oxígeno en el miocardio.

Varias publicaciones, incluidos metaanálisis, comienzan a defender que la hiperoxia puede estar asociada con aumento de mortalidad en pacientes con accidentes cerebrovasculares, traumatismos craneoencefálicos y pacientes recuperados de una parada cardiorrespiratoria.

## CONCEPTO: VENTILACIÓN DESDE EL INCIDENTE AL HOSPITAL, CONTINUIDAD DE CUIDADOS

Este es un concepto que hemos desarrollado para evitar el daño producido por una inadecuada ventilación, tanto en la forma como en el tiempo.

*a) No al resucitador manual*

Una tendencia habitual en los SEM (Servicios de Emergencia Médica) es tras aislar la vía aérea iniciar la ventilación con resucitador manual hasta llegar a la aeronave, también desconectar el paciente del ventilador al tomar tierra y realiza la transferencia hospitalaria con el resucitador manual, de esta manera estamos disminuyendo el tiempo de ventilación controlada al tiempo de vuelo, que en muchos casos es menos de la mitad del tiempo en el que el paciente está intubado durante nuestra asistencia.

Al ventilar con resucitador manual no estamos controlando parámetros tan importantes como la presión, la $FiO_2$, el volumen tidal, la $F_r$, el volumen minuto, etc. siendo muy frecuente la hiperventilación de los pacientes, tampoco solemos poner válvula de peep con el riesgo de colapso que produce.

Así pues debemos pensar en bajar el ventilador de transporte a nuestras intervenciones e iniciar la ventilación protectora *in situ* y mantenerla hasta la transferencia en el hospital destino.

*b) Monitorización de parámetros*

Debemos durante toda la asistencia y desde el momento de iniciar la VM monitorizar los parámetros más importantes ventilatorios (presión pico, presión meseta, vol tidal, vol espiratorio, vol min, $EtCO_2$, $FiO_2$, etc), para ello recomendamos no solo fijarnos en los datos ofrecidos por el ventilador, sino mantener una vigilancia de las curvas ventilatorias de presión, flujo y volumen, estas curvas nos ofrecen una gran cantidad de información en tiempo real de lo que le está ocurriendo al paciente, ya que las alarmas y los datos ofrecidos por el ventilador suelen tener un retardo con respecto a la información que nos dan las curvas.

*c) Interpretación*

La interpretación de estas curvas nos permite detectar una gran cantidad de *complicaciones* que pueden ocurrir durante el transporte, como: el acúmulo de secreciones, la intubación selectiva, la obstrucción proximal o distal, el neuotórax, etc. Seguramente en una próxima edición de este manual incluiremos un capítulo de interpretación de curvas y otro sobre ventilación de distintos patrones.

*d) Continuidad de cuidados*

Durante el transporte es fundamental la continuidad de cuidados del paciente en ventilación mecánica, en estos cuidados recalcamos el papel de la enfermería, este es muy importante y por ello le dedicamos un capítulo a parte.

Uno de los cuidados más específicos del transporte aéreo es mantener la presión del neumotapón dentro de parámetros adecuados, tanto de tubos endotraqueales como de dispositivos supraglóticos. Para ello podemos usar manómetros manuales o dispositivos automáticos que regulan la presión del neumotapón de forma automática con los cambios de altitud, evitando la broncoaspiración por un defecto de presión al descender, el daño e isquemia en tráquea producida por una presión alta mantenida del neumotapón del tubo endotraqueal o las fugas y otras complicaciones por una inadecuada presión de los dispositivos supraglóticos.

*e) Manejo adecuado de los modos ventilatorios y las drogas*

Si bien es cierto que cualquier paciente se puede ventilar tanto por volumen como por presión, ciertos pacientes se manejan mejor con una u otra modalidad.

Es necesario conocer los distintos modos ventilatorios que nos ofrece nuestro ventilador para beneficio de nuestro paciente, programar la ventilación asistida para evitar que el paciente *luche* si se despierta, ajustar la analgesia y sedación de manera adecuada, relajar al paciente solo si es necesario.

También tenemos que conocer el patrón respiratorio de nuestro paciente para ajustar la ventilación al mismo: patrón normal, patrón obstructivo o patrón restrictivo.

Todos estos conceptos aplicados al medio aeronáutico esperamos desarrollarlos en una futura edición.

**Resumen**

- La ventilación protectora (6 ml/kg) ha demostrado mejorar la supervivencia y el tiempo de ventilación mecánica por ser menos lesiva a nivel pulmonar que la ventilación convencional (10-12 ml/kg), manteniendo presiones plateau por debajo de 30 cm $H_2O$.
- Las principales complicaciones de la ventilación mecánica son el barotrauma, volutrauma y atelectrauma.
- Es importante conocer el concepto de compliance y resistencia y saber qué factores pueden alterarnos dichos valores.
- La presión es el factor físico que más nos va a influir a la hora de ventilar a un paciente, ya que tiene efecto sobre el volumen minuto y sobre la oxigenación.
- La importancia de mantener un buen control de la presión alveolar de oxígeno $PAO_2$ para evitar la hipoxia y la hiperoxia.
- Se ha demostrado el efecto nocivo por toxicidad que la hiperoxia tiene sobre el organismo, por ello la oxigenación es un factor a vigilar estrechamente.
- Debemos iniciar la ventilacion protectora con el ventilador de transporte inmediatamente tras aislar la vía aérea y evitar la ventilación con el resucitador manual.
- Es importante monitorizar los parámetros ventilatorios y estar atentos a las curvas ofrecidas.
- Hay que mantener los cuidados durante toda la asistencia hasta la transferencia.
- Debemos ofrecer el mejor modo ventilatorio y ajustar los parámetros a cada paciente.

## BIBLIOGRAFÍA


1. Ranieri VM, Giunta F, Suter PM, et al. Mechanical ventilation as a mediator of multisystem organ failure in acute respiratory distress syndrome. JAMA, 2000; 284: 43-4.
2. Ranieri VM, Suter PM, Tortorella C, et al. Effect of mechanical ventilation on inflammatory mediators in patients with acute respiratory distress syndrome: A randomized controlled trial. JAMA, 1999; 282: 54-61.
3. The Acute Repiratory Distress Syndrome Network - Ventilation with lower tidal volumes as compared with traditional tidal volumes for acute lung injury and the acute respiratory distress syndrome. N Engl J Med. 2000; 342: 1301-8.
4. Serpa A, Oliveira S, Manetta JA, et al. Association between use of lung-protective ventilation with lower tidal volumes and clinical outcomes among patients without acute respiratory distress syndrome. JAMA, 2012 Oct; 308(16).
5. Tomicic V, Fuentealba A, Martínez E, et al. Fundamentos de la ventilación mecánica en el síndrome de distrés respiratorio agudo. Med Intensiva. 2010; 34(6): 418-427.
6. Pérez M, Mancebo J. Monitorización de la mecánica ventilatoria. Med Intensiva. 2006; 30(9): 440-8.
7. Net A, Benito S, editores. Función pulmonar en el paciente ventilado. Barcelona: Doyma. 1998.
8. Benito, S. Complianza pulmonar. En: Net A, Benito S, editores. Función pulmonar en el paciente ventilado. Barcelona: Doyma. 1990; 8: 68-78.
9. Ramos LA, Vales SB. Fundamentos de la ventilación mecánica. 1st ed. Barcelona: Marge Médica Books; 2012.
10. Iolster T, Siaba A. Ventilación durante el traslado aéreo. In SATI. Ventilación mecánica en pediatría: Editorial Médica Panamericana; 2014: 261-274.
11. Rodriguez D, Dorlac W, Barnes SA. Effects of simulated altitude on ventilator performance. J Trauma. 2009; 66: S172-S177.
12. Flynn JG, Singh B. The performance of Dräger Oxylog ventilators at simulated altitude. Anaesth Intensive Care. 2008; 36: 549-552.
13. Le Cong M, Robertson A. A 3-Year retrospective audit of the use of noninvasive positive pressure ventilation via the Oxylog 3000 transport ventilator during air medical retrievals. Air Medical Journal. 2012; 32: 3.

14. Wilcox SR, Saia MS, Waden H, et al. Mechanical Ventilation in Critical Care Transport. Air Medical Journal. 2016; 35: 161-165.
15. Patiño JF, Rodriguez EC, Díaz JC. Gases sanguíneos, fisiología de la respiración e insuficiencia respiratoria aguda. 7th ed. Bogotá: Editorial Panamericana; 2005.
16. Seiberlich E, Santana JA, Andrade R, et al. Ventilación mecánica protectora, ¿por qué utilizarla? Rev Bras Anestesiología. 2011; 61(5): 361-365.
17. Rincon F, Kang J, Vibbert M, et al. Significance of arterial hyperoxia and relationship with case fatality in traumatic brain injury: a multicentre cohort study. J Neurol Neurosurg Psychiatry. 2014; 85: 799-805.
18. Damiani E, Adario E, Girardis M, et al. Arterial hyperoxia and mortality in critically ill patiens: a systematic review and meta-analysis. Critical Care. 2014; 18: 711.
19. Janz DR, Hollenbeck RD, Pollock JS, et al. Hyperoxia is associated with increased mortality in patients treated with mild therapeutic hypothermia after suden cardiac arrest. Crit Care Med. 2012; 40: 3135-3139.
20. Nelskyla A, Parr MJ, Skrifvars MB. Prevalence and factors correlating with hyperoxia exposure following cardiac arrest - an observational single centre study. Scan J Trauma Resusc Emerg Med. 2013; 21: 35.
21. Wang CH, Chang WT, Huang CH, et al. The effect of hyperoxia on survival following adult cardiac arrest: a systematic review and meta-analysis of observational studies. Resucitation. 2014; 85(1142-1148).
22. Mann C, Parkinson N. and Bleetman AEndotracheal tube and laryngeal mask airway cuff volume changes with altitude: a rule of thumb for aeromedical transport, Emerg. Med. J. 2007; 24: 165-167.

# 63. CUIDADOS DE ENFERMERÍA EN PACIENTE CON VENTILACION MECANICA NO INVASIVA EN EL MEDIO HEMS

**Noelia García-Aracil, Carmen Casal Angulo y Juan José Fernández Carbajo**

## INTRODUCCIÓN

En este tema se tratarán los aspectos más importantes para el manejo del paciente con fallo respiratorio y que requiera de una ventilación mecánica no invasiva (VMNI) desde la visión enfermera en el medio HEMS.

La VMNI es un medio para proporcionar apoyo ventilatorio tanto a adultos como a niños, con una insuficiencia respiratoria (IR). La VMNI suministra a través de un controlador, presión positiva utilizando una interfaz externa, tal como una máscara nasal, una máscara completa o máscara facial total, entre otras. Pero el inicio de este tipo de tratamiento implica una actuación importante dentro del equipo y especialmente por parte de la enfermera/o.

Como se ha comentado en el capítulo anterior de cuidados en el paciente con ventilación mecánica, es muy importante la anticipación y preparación en este medio; así como conocer el tipo de paciente, la patología del mismo, el control de materiales, fungibles y electro-medicina y una buena monitorización del paciente en todos los sistemas: cardiovascular, respiratorio, neurológico, renal y digestivo (ver capítulo anterior).

Ante un paciente con IR es importante que se lleve a cabo una valoración del patrón respiratorio y a su vez una atención centrada en la disminución de la ansiedad por las características de la misma. La valoración del patrón respiratorio debe ser continua, individualizándola dependiendo de las características de cada paciente (por ejemplo, cada turno o cada hora). De este modo se pueden ajustar los parámetros de la VMNI según el estado respiratorio en el que se encuentre el paciente. Para ello es necesaria una *monitorización inicial y constante*, comentada anteriormente, más otros: tada anteriormente, más otros:

- Frecuencia respiratoria (FR).
- Capnografía ($ETCO_2$).
- Frecuencia cardíaca (FC).
- Presión no invasiva (PNI).
- Ritmo cardíaco (RC).
- Cumplimiento de la terapia (especialmente en los niños y personas mayores).
- Sincronización respiratoria del paciente con ventilación de dos niveles (en el caso de BIPAP, con Ipap y Epap).
- Escala de Börg.
- Destacando como aspecto importante el nivel de conciencia.

A su vez, llevar a cabo las siguientes *acciones sobre el paciente:*

- Colocar al paciente en 45-90º para mejorar la respiración
- Informarle de todos los procedimientos a llevar a cabo.
- Obtener una vía periférica de calibre medio, siendo muy recomendable 2 vías.
- Realizar una gasometría arterial basal (GAB) si es posible (dependiendo de si la actuación es hospitalaria o prehospitalaria).
- Preparación y anticipación a los posibles tratamientos farmacológicos dependiendo del cuadro respiratorio y de los dispositivos necesarios para su administración:
  - » Aerosolterapia: salbutamol, bromuro de inatropio, suero fisiológico.
  - » Intravenosos: salbutamol, teofilina.
  - » Antininflamatorios esteroideos: hidrocortisona, metilprednisolona.
- Preparación del material necesario para iniciar la VMNI.

## ¿QUÉ MATERIALES VAMOS A UTILIZAR PARA LLEVAR A CABO LA VMNI?

### Mascarillas o interfases

Dentro de los materiales a utilizar, uno de los más importantes y donde vamos a centrar los cuidados es en la elección de la mascarilla o interfaces. Éstas permiten la adecuada adaptación entre el ventilador mecánico y el paciente y a su vez debe facilitar un buen sellado de la vía aérea del paciente. Esta interfaz se comunica con la tubuladura al ventilador. La adecuada adaptación de la interfase a la anatomía del paciente es uno de los factores que determinan el éxito o el fracaso de la VMNI.

Dado de hay un tema específico de todos los dispositivos, se van a tratar cada uno de ellos en aquellos cuidados a tener en cuenta para prevenir efectos no deseados/complicaciones o un fracaso de la VMNI. Las *complicaciones* suelen aparecer tras un tiempo del uso de la VMNI, en líneas generales son: necrosis cutánea por decúbito, especialmente en el puente de la nariz, neumonía aspirativa, hipotensión, distensión gástrica, sequedad de ojos y boca, conjuntivitis, arritmias supraventriculares (complicación muy rara).

Los materiales de las interfases son variables, mayoritariamente son de silicona, aunque la adaptación a la cara del paciente puede ser insuficiente, recomendándose los de gel de silicona y los que tiene doble labio.

Es fundamental en el medio prehospitalario y en el medio HEMS que la interfase disponga de un sistema de zafado rápido para liberar al paciente de la misma en caso de vómito y evitar una broncoaspiración. Esto es debido a que presuponemos que todos nuestros pacientes tienen el estómago con contenido alimenticio y que la cámara gástrica de aire al ascender aumenta de volumen, aumentando las posibilidades de regurgitación gástrica.

Otras *características idóneas de una interfase:*

- Confortable.
- Ligera.
- Adaptable.
- Transparente.
- Silenciosa.
- Biocompatible.
- Inodora.
- La que mejor se adapte a la morfología del paciente sin requerir excesiva tensión, permita una mayor movilidad y autonomía.
- Aquella que permita un buen sellado con la menor tensión posible para evitar fugas incluso con alta presiones.
- La que ofrezca un menor espacio muerto en su interior.
- Poco traumática sobre la piel.
- Poco distensible, con una estructura no deformable.
- Poca resistencia al flujo del gas.
- Sin látex.
- Reutilizable (fácil de limpiar) y duradera.
- Diversos tamaños.

- Que permita la interacción con el medio.
- Económica.
- Que tenga adaptador para sonda naso-gástrica.

Y todas estas características priorizando la patología respiratoria del paciente y su estado, ya que no es lo mismo una VMNI en la fase aguda que en la subaguda.

Actualmente existen diferentes tamaños según la marca comercial. A su vez pueden disponer de un sistema que permita o no la ventilación (*vented o no vented*), es decir que dispongan o no de unos orificios denominados *orificios de fuga controlada*. Pueden disponer o no de una válvula anti-asfixia y disponer de diferentes conectores para diferentes dispositivos.

*Tipos de interfases*

1. *Buconasales/mascarilla facial/oro-nasal.* Son las más usadas en adultos en el medio prehospitalario.
   *Cuidados de enfermería:*
   - Aumentar la vigilancia en caso de vómitos, necesidad de expectoración (importante que sea transparente).
   - Si el paciente dispone de prótesis dental especialmente si es completa, que la lleve puesta para evitar las fugas perimascarilla (las cuales son mayores en pacientes edentúleos).
   - Todas las mascarillas, (nasales, buconasales o faciales totales) al estar en contacto con la piel acabarán produciendo lesiones por presión, por lo que es importante levantar durante el tiempo que nos permita la estabilidad del paciente la interfase cada 2 horas, realizando un poco de masaje sobre la piel y valorando algún tipo de protección.
   - A menos que el trasporte sea muy largo no se producirán lesiones, a menos que éste sea muy largo. Sin embargo, es preferible, si se pude, proteger la piel con aceites de ácidos grasos hiperoxigenados ("mepentol") o con apósitos hidrocoloides.
   - Durante el proceso agudo esta interfase dificulta la aportación de líquidos y sólidos al paciente, debiendo valorar de manera continua con el fin de considerar un cambio de interfase, aumentando así la tolerancia si precisa VMNI a largo plazo.
   - Ante la existencia de un espacio muerto, es posible que exista un mayor disconfort y finalmente produzca un problema de fugas por la incongruencia entre la máscara y la cara del paciente.

2. *Mascarilla nasal*, más usadas en domicilio y paciente pediátrico.
   *Cuidados de enfermería:*
   - Existe un riesgo de fugas por la boca para los pacientes que no pueden mantener la boca cerrada el mayor tiempo posible, por lo que una buena información al respecto, mejoraría la colaboración del paciente.
   - A pesar del almohadillado o espaciador que dispone en la parte superior, hay que vigilar las zonas de presión para evirar UPP o erosiones cutáneas.
   - Los modelos clásicos el sellado, lo realiza una estructura de silicona, pero los modelos más actuales, están realizados con materiales que minimizan las lesiones cutáneas y que son de materiales de gel termomoldeables, ya que se adaptan a la cara del paciente por el proceso de calentamiento-enfriamiento. Aunque estos últimos modelos son de mayor coste.
3. *Nasal pilow system (olivas nasales),* más usadas en neonatos.
   *Cuidados de enfermería:*
   - Se debe observar la posibilidad de que haya fugas orales o en caso de un paciente con edentulismo, o por problemas anatómicos).
   - La sujeción es menos estable, por lo que hay que observar si la VMNI es correcta o si hay que plantearse un cambio de interfase.
4. *Facial completa.* Más usadas en medio hospitalario.
   *Cuidados de enfermería:*
   - Es de un material rígido con un mayor número de apoyos. Aunque la presión está repartida, la vigilancia ha de ser igual en cuanto a la prevención de las úlceras por presión (UPP), aunque no está centrada en un punto de apoyo directo sobre una estructura rígida.
   - Esta interfase tiene los mismos inconvenientes que las nasobucales, actuando como barrera entre la vía aérea y el exterior dificultando la comunicación, alimentación, expulsión de secreciones, y especialmente la ansiedad por la sensación de agobio (ya que al haber un mayor espacio muerto, puede producir sofoco y calor radiante).
5. *Interfase tipo Adams,* en desuso.
   *Cuidados de enfermería:*
   - Control de las posibles cefaleas intensas del paciente, debido a que la tubuladura invade el campo visual.
6. *HELMET*, son especialmente útiles en pediatría por su comodidad, poco recomendada en medio HEMS.

*Cuidados de enfermería:*

- Es importante comprobar que el flujo de aire es el adecuado para lavar el espacio muerto dentro de la interfase. Alto consumo de oxígeno si precisa enriquecimiento.
- Control de lesiones y UPP en el plexo braquial y miembros superiores, e incluso nerviosas y vasculares por los arneses de fijación.

7. *Pipeta bucal* (no muy recomendada para el medio HEMS)

*Cuidados de enfermería:*

- Observar la hipersalivación.
- A su vez hay que controlar la presencia de deformidades bucales, dado que su uso es de manera crónica.

*Sistemas de sujeción/fijación*

Accesorio para mantener la interfase en su posición correcta, pudiendo ser simples o más complejas, con un número de fijaciones variables, con sistemas de clips dependiendo de la mascarilla y marca comercial.

Los sistemas de sujeción pueden provocar *roces y pequeñas UPP* si es necesario tensar mucho el arnés para evitar fugas. Por lo que es muy importante valorar el cambiar la mascarilla por una de menos tamaño si es necesario tensar mucho el arnés para prevenir posibles complicaciones.

La sujeción de la interfase debe ser adecuada: ni muy laxa, ni muy apretada. Además, debe estar colocada simétrica y sin producir incomodidad. Debe de cumplir unos *requisitos* mínimos:

- Estable.
- Fácil de colocar y quitar.
- Transpirable.
- Diferentes tamaños.
- Ligero.
- Poco traumático, agradable al contacto.
- Reutilizable.

*Tubuladuras*

En este apartado sólo comentar que dependiendo del ventilador, la tubuladura simple o doble condicionará el tipo de interfase. Es decir, si la tubuladura es simple, la interfase será *vented,* y en una tubuladura doble, la interfase será *no vented.*

*Humidificador*

Dispositivo necesario para evitar que la mucosa se reseque, y en especial en aquellos dispositivos como la CPAP de Boissignac, que no dispone de humidificador, hay que ir valorando la mucosa. Por lo que dispositivos que no dispongan de humidificador, deben de utilizarse en la fase aguda y que durante la valoración continua, se considere tras mejoría, el cambio del dispositivo de VMNI, ya que si la mucosa se reseca puede aumentar la resistencia en la vía aérea, causando la liberación de mediadores de la inflamación con un aumento de la disnea, del trabajo respiratorio, un flujo turbulento y una posible intolerancia a la máscara.

Si el ventilador sí que dispone de humidificador, debe estar lleno con agua bidestilada. Según el fabricante.

*Filtros antibacterianos*

Importante su uso como preventivo de infecciones nosocomiales. Es importante colocarlo precediendo al humidificador, ya que hay que evitar que el filtro se humedezca, pudiendo aumentar la presión y dificultando la ventilación.

*Respiradores*

Tratado en otro tema sobre VMNI.

## PROCEDIMIENTOS DE VMNI

Dentro del procedimiento de VMNI, en cuanto a los *cuidados de enfermería,* destaca:

### 1.º Preparación previa

En esta fase, además de la preparación del material necesario, es muy importante la preparación del paciente. Que será más fácil si la instauración de la VMNI es en un paciente que no precisa una rápida aplicación a diferencia de una IR aguda en donde la preparación del paciente debe ser más directa y con el fin de disminuir la ansiedad. En cualquier caso, antes de iniciar la VMNI se debería de informar al paciente del procedimiento que se le va a realizar e incidir en las sensaciones que va a tener, especialmente en la presión del aire que va a sentir dependiendo de la interfase y de las necesidades requeridas. Por lo que se recomienda iniciarla antes de realizar el vuelo y anticiparnos en ello, ya que la comunicación durante el vuele se ve muy dificultada por el exceso de ruido.

Para conseguir la tolerancia y el confort del paciente es imprescindible contar con personal adecuadamente formado y entrenado en la aplicación de la técnica. Se ha conseguido disminuir la tasa de intolerancia a la VMNI mediante programas de formación y entrenamiento del personal implicado, mientras que la severidad o el tipo de insuficiencia respiratoria no parecen influir sobre esta tasa. Una adecuada metodología de inicio (explicación, posición, ajuste) y una correcta selección de la interfase son mecanismos que mejoran la tolerancia a la técnica.

Se debe realizar un masaje facial (si la situación lo permite), en círculos con ácidos grasos hiperoxigenados para la prevención de úlceras por presión (UPP). También hidratar las mucosas y colocar pomadas hidratantes hidrosolubles (ej.: pomada óculos epitelizante) en los labios, la nariz y la mucosa nasal, especialmente si se utiliza la mascarilla facial para mitigar la sequedad. Evitando aquellos derivados del petróleo como la vaselina.

Si la interfase tiene su punto de apoyo en el arco de la nariz, se debe de proteger con un apósito hidrocoloide o hidrocelular, para evitar que las presiones de la interfase provoquen UPP.

Si es posible, para evitar las molestias del arnés por el velcro® sobre el cuero cabelludo (salvo si el paciente es alopécico o tiene el pelo muy corto), colocaremos un gorrito tipo quirúrgico.

Es recomendable que el paciente si utiliza prótesis dental, la lleve puesta para disminuir las fugas.

**2.º Aplicación y mantenimiento de la VMNI**

Una vez seleccionados los parámetros iniciales por el facultativo, le informaremos al paciente que vamos a acercarle la máscara (o interfase) suavemente para que vaya adaptándose a la presión del aire, y se vaya sintiendo más cómodo y le iremos informando de cómo sincronizarse con el ventilador. Si el paciente sintiera mucha ansiedad, le podemos decir que sea él el que se acerque la mascarilla a la cara. Finalmente, tras unos 3-4 minutos de adaptación, colocar entre dos personas la interfase con su fijación colocándose a cada lado del enfermo. Es importante seguir manteniendo el contacto visual y verbal con el paciente animándole y reforzándole.

Destacar que la *posición del paciente* también debe ser la adecuada:

- 45° para facilitarle el trabajo respiratorio, disminuir el riesgo de aspiración.
- Apoyos en la zona axilar, cervical, lumbar y poplítea.
- Mantener la cabeza centrada en la medida de lo posible.

En las primeras 1-3 horas del inicio de la VMNI es importante que haya una enfermera a pie de cama. A su vez lo comentado anteriormente, una monitorización continua.

**3.º Asegurar el éxito de la técnica**

Para asegurar el éxito de la técnica, lo más importante es una buena educación al paciente. A su vez hay que potenciar la confianza en los materiales y en los resultados especialmente en los momentos agudos y tras un tiempo posterior de su aplicación.

Una vez iniciada la VMNI, hay que estar alerta con el fin de detectar aquellos *signos* indicativos de una mala evolución, como:

- Taquipnea.
- Taquicardia.
- Disnea/desaturación.
- Agobio/agitación.
- Distensión abdominal.
- Aumento secreciones.

**4.º Evitar las complicaciones**

En este apartado hablaremos con más detenimiento de las *complicaciones de la VMNI:*

- Causas más frecuentes de la *alteración de la mucosa de la vía aérea:*
  - » Un aire excesivamente seco, por la no existencia de un humidificador/calentador dependiendo del dispositivo que lleve a cabo la VMNI (como por ejemplo la Cpap de Bousignac®), o por no rellenar el humidificador cuando corresponda.
  - » O alteraciones derivadas de la propia patología del paciente (infección vírica o bacteriana, por inhalación de gases tóxicos,…
- *Agitación o intolerancia a la ventilación* debido a:
  - » Suele ser debida fundamentalmente por falta de formación y training del personal sanitario.
  - » Defecto de programación de los parámetros de ventilación: ya que han de ajustarse según las sucesivas valoraciones de la evolución del paciente.
  - » Por la exposición a altas temperaturas, por una condensación excesiva de humedad en el interior de la tubuladura, pinzamiento o acodamiento de la tubuladura o del segmento de presión proximal que distorsionan

las medidas reales de ciertos parámetros, fallos o incapacidad de la red eléctrica a la que se conecta, fallos en el aporte de $O_2$, etc.
   » El que se haya seleccionado una interfase inadecuada, provocando si es muy grande una reinhalación del aire espirado, o si es muy pequeña, de fugas por un sellado inadecuado.
- *Incompatibilidad del paciente con VMNI:* Hoy en día con los nuevos ventiladores de turbina y una adecuada formación es raro encontrarnos con incompatibilidad, esta en todo caso suele ser debida a:
   » Por una inadaptación del paciente al sistema, provocando agobio y ansiedad por la asincronía entre ventilador y paciente.
   » En caso de una mala posición del paciente que no facilite la respiración abdominal.
   » También puede ser debida al miedo o desconfianza del dispositivo. E incluso una falta de colaboración por parte del paciente. O la falta de autonomía.
   » Otra de las causas que provocan asíncrona paciente-ventilador es las fugas, que si bien son normales en VNI debemos de saber controlar.
- *Distensión gástrica,* generalmente provocada por el exceso de secreciones que obligan al paciente a deglutir frecuentemente, y que en cada bolo se introduce una cantidad importante de aire en el estómago debido a la presión positiva administrada.
- *UPP y erosiones:* ¿A qué son debidas?
   » A la presión mantenida de las zonas de contacto de la interfase sobre la piel del paciente. La zona afectada con mayor frecuencia es el puente nasal, donde la piel es muy fina, se apoya directamente sobre el hueso y toda la fuerza de tracción del arnés se ejerce sobre una superficie muy pequeña. Estas lesiones pueden obligar a suspender la VMNI. Son más frecuentes en pacientes que usan la VMNI de forma crónica, o por lo menos prolongada más de 48-72 h, pero también pueden aparecer precozmente, incluso en las primeras 12 h. En pacientes agudizados es habitual que la duración de la VNI no sea tan larga como para llegar a ocasionar estas úlceras, pero se recomienda prevenir la aparición de estas lesiones.
   » Las tracciones y presiones sobre la tubuladura que se transmiten a la interfase y añaden roces y presiones en diferentes puntos de la cara del paciente.

» La protección deficiente de los puntos de presión de la mascarilla sobre la piel de la cara del paciente. En ocasiones no se previene adecuadamente y se espera a que aparezcan úlceras en estado incipiente para entonces proteger las zonas ya lesionadas.

» Por la predisposición de la piel del paciente:

* Higiene inadecuada de la piel y de la mascarilla del paciente, tanto en la minuciosidad con que esta higiene se realice, como en su frecuencia.
* La piel del rostro tapado por la interfase, debido al calor, la acción mecánica de la ventilación y la humedad del aire ofrecido que aceleran e intensifican su proceso descamativo y su descomposición, está más predispuesta a macerarse y ulcerarse.
* La existencia de lesiones previas, especialmente aquellas que restringen o comprometen la adecuada oxigenación de los tejidos tales como heridas, hematomas, úlceras, quemaduras, irritaciones, infecciones.
* Hidratación deficiente de la piel.
* Pacientes con piel fina.
* Desnutrición tisular y sistémica. La dificultad de alimentar al paciente por vía oral durante la VMNI, especialmente si se utiliza mascarilla facial; la deglución frecuente de secreciones que induce a un cierto grado de dispepsia, el aumento de las necesidades energéticas, especialmente en los estadios previos a la estabilización del proceso respiratorio agudo, pueden propiciar un aporte de nutrientes escaso que conlleve una labilidad más alta de los tejidos.

**Prevención**

- Cubrir la zona de contacto con sistemas de protección cutánea local: Comfeel®, DuoDerm®, Hydrocoll® o similares.
- Alternar diversas interfases, con distintos puntos de apoyo cada modelo, sobre todo en los casos en los que la VMNI se prolongue.
- Importante la elección de una mascarilla adecuada, con un buen efecto de acolchado sobre la piel, así como el sistema de fijación, para que en las zonas en las que se apoyen los dispositivos sea con la menor presión posible.

*Dolor*

Puede ser debido a varias causas y es importante detectarlo y medirlo con el fin de poder informar al facultativo para iniciar algún tratamiento analgésico inicial y posterior, con las *valoraciones* siguientes.

1. Por la propia enfermedad de base como una neumonía, cirugía, traumatismo,…
2. Por el esfuerzo de los músculos accesorios de la respiración previos a la aplicación de la VMNI.
3. Por efectos de la aplicación de la VMNI, como una cefalea, sinusitis, traqueítis,…

Siendo importante especialmente en los niños el uso de escalas adaptadas que faciliten la valoración.

- *Conjuntivitis,* por la presencia de fugas en la zona perimascarilla en las interfaces naso-bucales.
- *Otitis,* por el aire continuo en la zona y la conexión existente anatómicamente de la boca-oído.
- *Otros cuidados de enfermería:*
  - » Control de signos y síntomas de dificultad respiratoria como la cianosis distal, alteración del nivel de conciencia, contantes vitales.
  - » Control y registro de constantes vitales y de su estado emocional.
  - » Ajustes frecuentes de la interfase.
  - » Administrar los fármacos y cuidados prescritos.

La SEPAR, en su última publicación habla de efectos secundarios en vez de complicaciones. En la tabla 1 podemos encontrar aquellos efectos secundarios derivados de la presión positiva:

**Tabla 1.** *Efectos secundarios del tratamiento con PAP y potenciales intervenciones.*

| Efectos secundarios de la PAP | Intervenciones |
|---|---|
| **Producidos por la interfaz** | |
| Fugas aéreas<br>Conjuntivitis<br>Disconfort<br>Ruido | Ajuste de la máscara.<br>Aprendizaje sobre el manejo de interfaz.<br>Cambios de modelo de interfaz. |
| Lesiones cutáneas | Ajuste suave de la interfaz.<br>Evitar fugas.<br>Alternar interfaces.<br>Uso de olivas nasales.<br>Empleo de apósitos protectores con efecto barrera. |
| Fugas bucales<br>Sequedad bucal | Tratar congestión nasal si existe.<br>Barboquejo.<br>Humidificador térmico.<br>Interfaz oronasal.<br>Considerar BiPAP, APAP o disminuir presión. |
| Claustrofobia | Olivas nasales.<br>Desensibilización. |
| Desconexión del sistema accidental | Alarma de baja presión. |
| **Síntomas nasales** | |
| Congestión / obstrucción | Esteroides nasales.<br>Antihistamínicos (si componente alérgico).<br>Suero salino.<br>Humidificador térmico.<br>Interfaz oronasal.<br>Descongestionantes tópicos (uso limitado). |
| Epistaxis<br>Dolor | Suero salino.<br>Humidificación. |
| Rinorrea | Bromuro de ipratropio nasal. |
| **Otros problemas** | |
| Intolerancia a la presión | Rampa.<br>Considerar BiPAP, CPAP o disminuir presión.<br>Prescripción temporal de una presión |
| Aerofagia | Considerar BiPAP, APAP o disminuir presión. |

## BIBLIOGRAFÍA

1. The Royal Children's Hospital Melbourne. Clinical Guidelines (Nursing). Continuous Positive Airway Pressure (CPAP) and Non-invasive Ventilation (NIV). 2015.
2. Jimenez M, Montero FJ. Medicina de Urgenicias y Emergencias. Guía Diagnóstica y protocolos de actuación. 4ª ed. Barcelona: Elsevier; 2010.
3. Hospital Universitario Central de Asturias. GUÍA Manejo de la ventilación mecánica no invasiva Importancia de los Cuidados de Enfermería. 2010.
4. Fernández D, Aparicio J, Pérez JL, Serrano. Manual de enfermería en emergencia prehospitalaria y rescate. 2ª edición. Autores: A. Editorial Aran. 2008. 2ª ed. Madrid: Aran; 2008.
5. Artacho R, Ayuso F, Fonseca G, Jiménez FJ, Minaya JA, García EI. Ventilación no invasiva aplicada por facultativos de urgencias de Atención Primaria. SEMERGEN 2005; 31(11): 521-7.
6. Montes M, López C, del Río FJ, López M. Cuidados de enfermería en la ventilación mecánica no invasiva. Revista científica de la SEEUE 2010(19).
7. Grupo de Ventilación no Invasiva de la Sociedad Española de Medicina de Urgencias y Emergencias. Fundamentos básicos de ventilación mecánica no invasiva en urgencias y emergencias. Accessed 01/23, 2019.
8. Gallardo JM, Gomez T, Sancho JN, GOnzález M. Non-invasive ventilation. Archivos de Bronconeumología 2010; 46(6): 14-21.
9. Rodríguez C, Lorenzo SP, Navarro R, Fernández E. Guía para pacientes con oxigenoterapia. 2015.
10. Monserrat J, Leuza E. Cpap y otros sistemas de tratamiento en el sahs. 1ª ed. Respira; 2014.

# 64. CUIDADOS DE ENFERMERÍA EN PACIENTE INTUBADO EN EL MEDIO HEMS

**Carmen Casal Angulo, Noelia García-Aracil y José Ignacio Garrote Moreno**

## INTRODUCCIÓN

En la emergencia el objetivo principal de todo el equipo sanitario es el paciente. Si éste precisa de asistencia en la ventilación tanto con ventilación mecánica invasiva (VMI) requiere de unos cuidados continuados determinados que se detallan en este capítulo desde la visión enfermera.

Uno de los objetivos como profesionales de enfermería es conseguir la máxima comodidad física y psíquica del paciente durante su permanencia en la unidad y prevenir o tratar precozmente, la aparición de cualquier complicación. Por un lado si el paciente está sometido a VMI, puede estar total o parcialmente sedado e incluso relajado; donde el papel de la enfermería dentro del equipo, tendrá en cuenta que el nivel de independencia del paciente para las actividades de la vida diaria se verá afectado, valorará los posibles cambios fisiológicos que produce la ventilación mecánica y la intubación (como la disminución de las resistencias vasculares o del gasto cardíaco,...) (ver tabla 1), y especialmente cambios que produce la fisiopatología propia del transporte sanitario en una aeronave (como puede ser el incremento del consumo de oxígeno) (ver tabla 2), con el fin de poder anticiparse y preparar todo lo necesario, y realizar un transporte con seguridad clínica.

**Tabla 1.** *Cambios fisio-patológicos producidos por la ventilación mecánica.*

| | |
|---|---|
| **Respiratorio** | • Riesgo barotrauma.<br>• Aumento de presión intratorácica condicionado por: Volumen insuflado, Compliance parénquima pulmonar, compliance caja torácica, P. abdominal sobre tórax, aumento presión arterial pulmonar. |
| **Hemodinámica** | • Disminución resistencias vasculares y gasto cardíaco con disminución de Presión Arterial. |
| **Gastrointestinal** | • Compromiso de circulación y aumento de presión hidrostática. |
| **Neurológico** | • Incremento Presión intracraneal y disminución perfusión cerebral. |

**Tabla 2.** *Fisiopatología transporte sanitario aéreo que afecta al sistema respiratorio.*

| | **Cambios que se producen** | **Medidas a realizar** |
|---|---|---|
| Exposición de altura: disminución de $PO_2$ inspirada, presión ambiental y densidad del gas | Cambios en paciente.<br>Aumento gasto cardíaco e hiperventilación | Incremento $FiO_2$ y aplicación presión positiva en vía aérea |
| Cambios presión (provoca aumento volumen gases) | *Cambios en paciente:*<br>Aumento neumotórax, rotura de bullas, insuficiencia respiratoria reagudizada<br>*Cambios en material:*<br>Aumento presión balón intratraqueal e hinchado mascarilla laríngea<br>Desplazamiento de mascarillas laríngeas y tubos endotraqueales | Drenado inmediato de neumotórax a tensión con tubo de tórax<br>Control del manguito del Tubo endotraqueal (TET) con manómetro<br>Anotación número (centímetros) del tubo endotraqueal y/o mascarilla laríngea a la altura de la comisura de la boca y reevaluación del mismo |
| Hipotermia (cada 300 metros sobre el nivel del mar, la Tª disminuye 2 ºC) | Incremento de consumo de oxígeno | Medición temperatura.<br>Proporcionar sistemas de calentamiento |

## PREPARACIÓN

Como se ha comentado anteriormente, en el medio aéreo es muy importante la anticipación a los diferentes eventos adversos posibles que se pueden encontrar a lo largo del transporte. Por todo ello, se deben plantear qué eventos pueden aparecer y cómo anticiparte. Aspectos a tener en cuenta en *líneas generales:*

- *Tipo de paciente:* Esto nos determinará no sólo los materiales sino la preparación de los fármacos, ya que no tendrán las mismas características fisiológicas iu paciente pediátrico o adulto, teniendo en cuenta la talla, peso y altura.
- *Tipo de patología del paciente:* Las características de cada patología influirán en los cuidados, como puede ser un paciente con un politraumatizado con un neumotórax y cuyas estrategias ya se disponen en los diferentes capítulos del manual.
- *Control de materiales, fungibles y electro-medicina:* La revisión de los materiales y dispositivos de electro-medicina, se debe realizar al inicio de la guardia, así como la familiarización de los mismos, en caso de no conocerlos. Se han de revisar todas las baterías del equipo electromédico. Durante el transporte aereotransportado, el equipo debe estar conectado a la corriente eléctrica de pared.

## CUIDADOS ESPECÍFICOS DEL PACIENTE CON VMI

### Monitorización del paciente

- *Monitorización del estado neurológico:* valoración del nivel de consciencia, estado mental, nivel de ansiedad, presencia de dolor y la interpretación de cuál es el estado del paciente en relación con el ventilador (si está ventilando cómodamente o por el contrario está luchando con él).
- *Monitorización a nivel respiratorio:*
  » Registrar qué patrón respiratorio tiene, si son simétricos los movimientos torácicos, realizar una auscultación bilateral previa al inicio del vuelo. Asegurar la permeabilidad de la vía aérea, así como la humidificación del mismo y prevención de las infecciones con el uso de filtros adecuados. *Parámetros a monitorizar:*
  * Frecuencia respiratoria (FR).
  * Capnografía ($ETCO_2$).
  * Selección de las curvas del respirador.

» Monitorización del estado cardiovascular:
  * Frecuencia cardíaca (FC).
  * Presión no invasiva (PNI).
  * Ritmo cardíaco (RC).
  * EKG si la patología del paciente lo requiere.
» Monitorización del estado renal, mediante el sondaje vesical. Se recomienda el hinchado del neumo con agua bidestilada.
» Monitorización del estado gastrointestinal, mediante sondaje nasogástrico, evitando así la distensión gástrica.

**Neumotaponamiento**

Se debe de monitorizar frecuentemente la presión del neumotaponamiento del tubo endotraqueal, ya que por las características del transporte HEMS, a medida que ascienda la aeronave, aumenta el volumen de gases provocando un aumento en el manguito del neumotaponamiento y ello provoca un aumento de la presión en la tráquea, evento bastante común y demostrado en varios estudios donde superando incluso los 30 mmHg antes y durante el vuelo. Por lo que se recomienda que su valor no exceda de los 25 mmHg de la presión de perfusión capilar de la tráquea, y mantenerse entre 18 y 20 mmHg al final de la espiración. Existen tubos que cuando la presión es superior a 25 cm $H_2O$ se desinfla el neumotaponamiento y otros que se adaptan al diámetro de la tráquea con la finalidad de evitar lesiones, aunque estos tubos con las válvulas de alivio de presión sería útil para vuelos ascendentes, conllevan el riesgo de sellado insuficiente en perfil de vuelo negativo. Aun así, esta opción actualmente no se realiza por seguridad del paciente ya que obliga al cambio del tubo endotraqueal en el hospital de destino puesto que con el tiempo se produce una distensión del globo endotraqueal disminuyendo la presión y pudiendo provocar broncoaspiraciones. Otra opción es llenar el manguito con líquido, ya sea solución salina al 0,9% o agua bidestilada para evitar estos cambios de volumen de aire (ídem ocurre con la sonda vesical), siendo mejor usar agua ya que la sal del suero fisiológico puede bloquear la válvula de manguito, esta medida carece de datos de respaldo. Usar líquidos también obliga al recambio del tubo a la llegada al hospital. Finalmente la mejor opción es monitorizar la presión del neumotapón durante el vuelo con un manómetro que te permita realizar los oportunos ajustes de presión de forma manual o mejor aún de manera automática, existe en el mercado diferentes dispositivos que regulan esta presión de forma automática descargando al personal sanitario HEMS de esta tarea.

### Aspiración de secreciones

Ha de realizarse bajo la máxima asepsia y con el menor traumatismo posible. No se debe emplear más de 15 segundos en cada aspiración. Hacer vacío sólo durante la retirada de la sonda siendo a veces necesario lubricarla para facilitar la penetración a través del tubo. En pacientes más inestables es conveniente administrar $O_2$ al 100% antes de aspirar. Como anticipación se recomienda aspirar al paciente antes del inicio del vuelo.

### Humidificación, calentamiento y filtración del aire inspirado

Uso de filtros intercalados en el circuito para inhibir el crecimiento de hongos y bacterias, mantener la humedad y calentamiento del aire.

### Mantenimiento de la colocación óptima del tubo endotraqueal

Existe una regla mnemotécnica que puede ayudar a guiarnos en la correcta posición del tubo: la regla de las tres "T": El TOT suele estar apoyado sobre los dientes en su número 22 → Tube (tubo), Theeth (diente) y Twenty two (veintidós). Como medio de fortuna siempre podemos utilizar la venda de gasa pero no se considera lo más adecuado ya que puede provocar heridas en la cara y mucosas del paciente. Actualmente existen fijadores externos como el Thomas® (en el mercado podemos encontrar dos tamaños: adulto y pediátrico) (ver imagen 1). La ventaja de este dispositivo es que además de que es fácil de color permite colocar una sonda orogástrica y realizar aspiraciones a través de la misma.

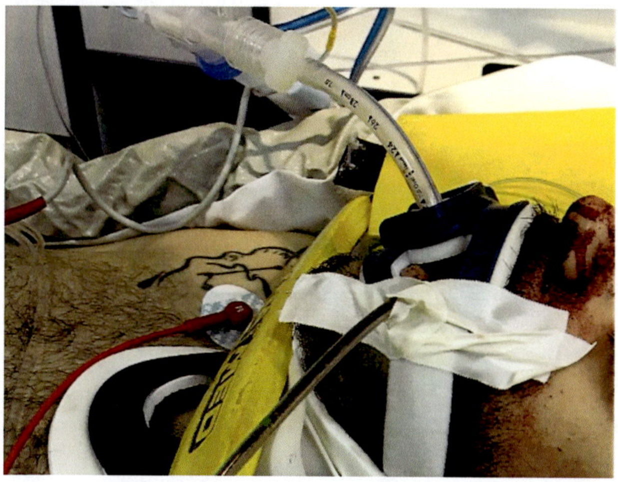

**Imagen 1.** *Fijación tubo endotraqueal mediante fijador externo Thomas®.*

### Evitar erosiones externas y acodamientos

Cambiar el punto de apoyo del TET para evitar ulceraciones o zonas con mayor presión, así como evitar los posibles acodamientos.

### Sedación y analgesia del paciente intubado

Además de la secuencia rápida de intubación necesaria, en la mayoría de las ocasiones para realizar la técnica de intubación, el paciente debe estar correctamente sedado-analgesiado para tolerar el tubo endotraqueal además de conseguir una adaptación a la ventilación mecánica por inhibición del centro respiratorio. Para valorar el nivel de sedación del paciente se recomienda utilizar la escala de Ramsay y el índice bispectral (BIS).

Una de las complicaciones que nos podemos encontrar es la posible desadaptación al respirador, para el manejo de la desadaptación la preparación y anticipación juegan un papel crucial especialmente si el paciente es pediátrico, debiendo de tener preparados fármacos cargados intentando evitar el uso de la administración en bolo durante el vuelo y utilizar la administración de los mismos mediante bomba de perfusión de jeringa. Destacar en el paciente pediátrico (y más el neonato), la importancia de valorar un aumento de la sedación cuando se inicia el vuelo ya que son muy sensibles a los ruidos y movimientos.

### Decálogo de seguridad (check-list verificación)

Con el fin de evitar posibles eventos adversos en los cuidados de enfermería de un paciente intubado en el medio HEMS se describe un check- list de verificación (tabla 3):

**Tabla 3.** *Decálogo de seguridad paciente intubado en medio HEMS.*

1. Comprobación de disponibilidad de oxígeno suficiente durante todo el transporte (pensar en posibles fugas y/o prolongación de tiempo de traslado).
2. Comprobación de correcto funcionamiento de dispositivos eléctricos (respirador automático y monitor multiparamétrico), autonomía y recarga.
3. Comprobar el correcto ajuste de los límites de alarma y el buen acoplamiento respirador-tubuladura-paciente.
4. Comprobación de la posición del tubo, inflado del globo y presión del mismo así como verificación de su fijación a la cabeza del paciente.
5. Comprobación sedo-analgesia correcta del paciente. Mantener a disposición la farmacología necesaria para mantener un nivel de sedación correcto durante el traslado.

6. Comprobación situación respiratoria del paciente: auscultación, mecánica respiratoria, pulsioximetría, capnografía y capnometría.
7. Evitar acodamientos y dobleces de tubo endotraqueal.
8. Reajustar colchón de vacío/inmovilizador lateral de cabeza; con el fin de evitar movimientos laterales de la cabeza del paciente durante el traslado.
9. Reevaluar durante el transporte: Saturación de oxígeno, capnografía y capnometría, parámetros de ventilación y estado general del paciente.
10. Prever los problemas clínicos que pueden surgir durante el traslado y si es posible anticiparse a ellos. Anotar todas las incidencias o complicaciones que ocurran durante el traslado en una hoja de registro específica.

## BIBLIOGRAFÍA

1. Gómez FH. Ventilación mecánica en la unidad de cuidados intensivos: Lulu. com. 2019.
2. The Royal Children's Hospital Melbourne. Clinical Guidelines (Nursing). Continuous Positive Airway Pressure (CPAP) and Non-invasive Ventilation (NIV). 2015.
3. Jimenez M, Montero FJ. Medicina de Urgenicas y Emergencias. Guía Diagnóstica y protocolos de actuación. 4ª ed. Barcelona: Elsevier; 2010.
4. Villarroel SA. Evacuación aeromédica de pacientes críticos adultos. Consideraciones de enfermería. Revista Chilena de Medicina Intensiva 2013; 28(1): 19-26.
5. Bazán P, Paz E, Subirana M. Monitorización del paciente en ventilación mecánica. Enfermería INtensiva 2000;Vol. 11. Num. 2: 51-96.
6. Bassi M, Zuercher M, Erne J, Ummenhofer W. Endotracheal tube intracuff pressure during helicopter transport. Ann Emerg Med 2010; 56(2): 89-93. e1.
7. Mann C, Parkinson N, Bleetman A. Endotracheal tube and laryngeal mask airway cuff volume changes with altitude: a rule of thumb for aeromedical transport. Emerg Med J 2007 Mar; 24(3):165-167.
8. Rajdl NE. Aerotransporte: Aspectos básicos y clínicos. Revista Médica Clínica Las Condes 2011; 22(3): 389-396.
9. Gill M, Green SM, Krauss B. A study of the bispectral index monitor during procedural sedation and analgesia in the emergency department. Ann Emerg Med 2003; 41(2): 234-241.

## OTRA BIBLIOGRAFÍA CONSULTADA

- Abarca Villarroel, S. Evacuación Aeromédica de pacientes críticos adultos. Consideraciones de enfermería. Revista chilena de medicina intensiva. 2013; vol. 28(1): 19-26.
- Cabañas, JR. Manejo de la vía aérea en el paciente crítico en el transporte aéreo medicalizado. [5 de marzo de 2019].
- Catherine M, Parkinson N, Bleetman A. Endotracheal tube and laryngeal mask airway cuff volume changes with altitude: a rule of thumb for aeromedical transport. Emerg Med J2007 24: 165-167.
- Diaz E, Lorente L, Valles J, Rello J. Neumonía asociada a la ventilación mecánica. Medicina intensiva / Sociedad Espanola de Medicina Intensiva y Unidades Coronarias. 2010; 34: 318-324.

- Ferguson ND, Frutos-Vivar F, Esteban A, Anzueto A, Alia I, Bower G, et al. Airway pressure, tidal volume, and mortality in patients with acute respiratory distress syndrome. Crit Care Med. 2005; 33(1): 21-30.
- Guérin C, Reignier J, Richard J, Beuret P, Gacouin A, Boulain T, et al. Prone positioning in severe acute respiratory distress syndrome. N Engl J Med. 2013; 368: 2159-2168.
- Suarez-Sipmann. Ventilación asistida proporcional. Med Intensiva. 2014; 38(4): 249-260.
- Gordo F, González del Castillo J. Ventilación Mecánica si pero no de cualquier forma. Med Intensiva 2018; 42: 139-40. Vol. 42 Núm. 3.

# 65. APLICACIÓN DE LA CAPNOGRAFÍA EN EL HEMS

**Alberto Cabrejas Aparicio y Salvador Parra Soriano**

La capnografía es la medición no invasiva y continua de la presión parcial de $CO_2$ a lo largo del ciclo respiratorio, se puede realizar tanto en pacientes con ventilación mecánica como con ventilación espontanea, permitiéndonos valorar la ventilación, perfusión y metabolismo de los pacientes en tiempo real.

La capnografía se estandarizó a partir de los años 80 en los servicios de anestesia como otro parámetro más a monitorizar, en la actualidad aparece en las guías de anestesia como gold standard para confirmar la ventilación de los pacientes y se ha hecho imprescindible su uso en los quirófanos.

Con el tiempo se ha ido implementando la monitorización de la capnografía en otros departamentos, como en los servicios de medicina intensiva y urgencias hospitalarias. También gracias al desarrollo tecnológico de capnógrafos portátiles y precisos, se ha hecho común su uso en los servicios de emergencias extrahospitalarias, siendo en estos de una gran utilidad debido al entorno mucho más hostil en el que se desarrolla su trabajo y especialmente en los servicios HEMS (Helicopter Emergency Medical Service) en los que las dificultades aumentan de forma importante debido a los efectos propios del medio, como son el ruido, las vibraciones y espacio reducido.

## MEDICIÓN

El dispositivo mide la concentración de $CO_2$ con un valor numérico (capnógrafo) y los datos aparecerán en una gráfica en forma de onda (capnograma), en algunos se añade otro gráfico que representa la tendencia evolutiva en el tiempo.

El método más empleado es la medición cuantitativa del $CO_2$ realizada mediante espectroscopia infrarroja, que se basa en la cantidad de luz infrarroja (4,26 μm) absorbida por el $CO_2$ espirado.

Los dispositivos están adaptados tanto para pacientes con respiración espontanea como para pacientes que reciben ventilación con presión positiva.

Estos analizadores se clasifican en relación al *método de obtención de la muestra del gas:*

**De flujo principal o central**

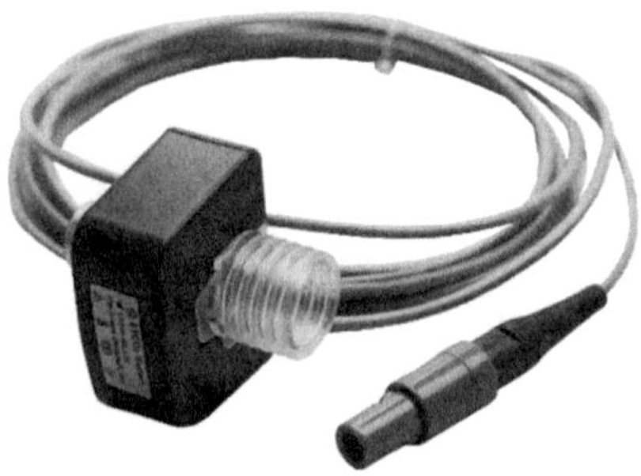

Figura 1

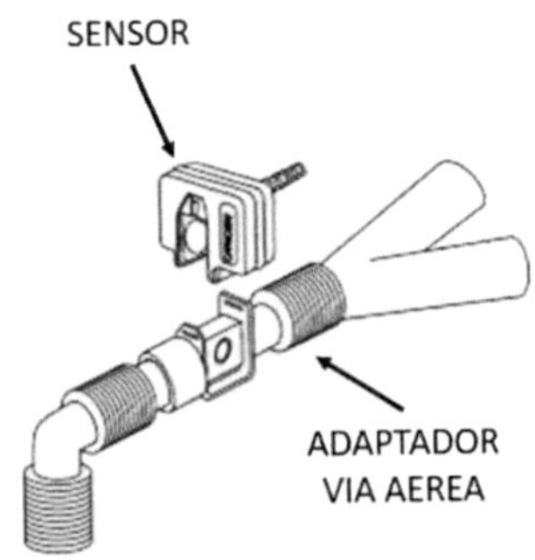


Figura 2

*Mainstream:* el sensor se sitúa en línea unido al tubo endotraqueal o al circuito ventilatorio del paciente, de forma que el análisis de la totalidad del gas se realiza en la vía aérea (Figura 1 y 2). Son más voluminosos y al estar el sensor en la vía aérea la lectura se puede alterar frecuentemente por secreciones o hacer interferencias por condensación del aire exhalado, lo que requiere calibración por el personal sanitario. Añade espacio muerto a la tubuladura. Entraña dificultad para su uso en neonatos. El tiempo de respuesta es rápido.

**De flujo lateral**

Son los idóneos para su uso en el medio extrahospitalario.

*Sidestream:* el sensor está ubicado en una consola o en un monitor separado. La muestra de aire espirado se obtiene aspirando pequeños volúmenes de forma continua mediante un fino tubo desde la vía aérea hasta el sensor, esto produce un pequeño retraso en el análisis como consecuencia del tiempo necesario para el transporte de la muestra. Existen adaptadores al tubo endotraqueal

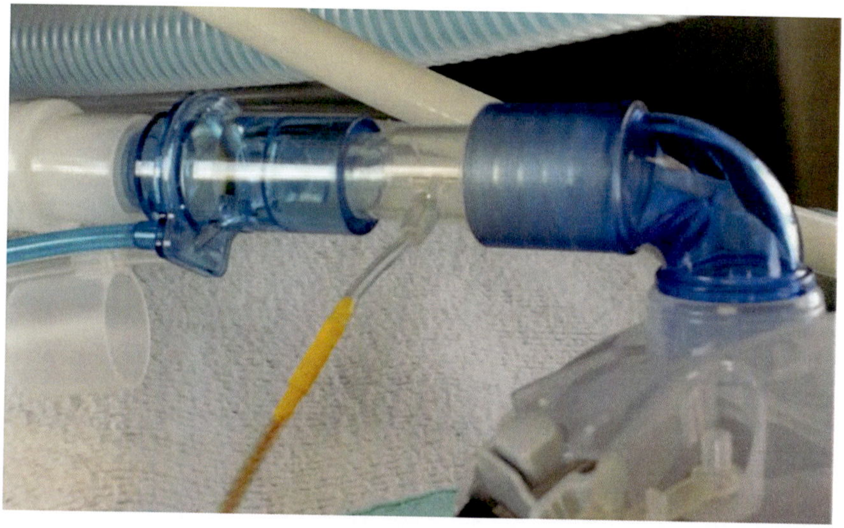

**Figura 3**

para pacientes intubados (Figura 4) y dispositivos tipo cánula oral-nasal para pacientes con respiración espontanea (Figura 5), incluso hay cánulas que permiten la administración simultanea de $O_2$ (Figuras 6 y 7). Proporcionan lecturas fiables, y son de fácil uso en neonatos. No requieren calibración por el personal sanitario.

*Microstream:* es una variante más reciente respecto a los de flujo lateral. Se puede utilizar en pacientes de todas las edades ya sean intubados y con respiración espontanea, puesto que tan solo necesita una muestra de unos 50 ml por minuto, se reduce la acumulación de líquidos y secreciones impidiendo la obs-

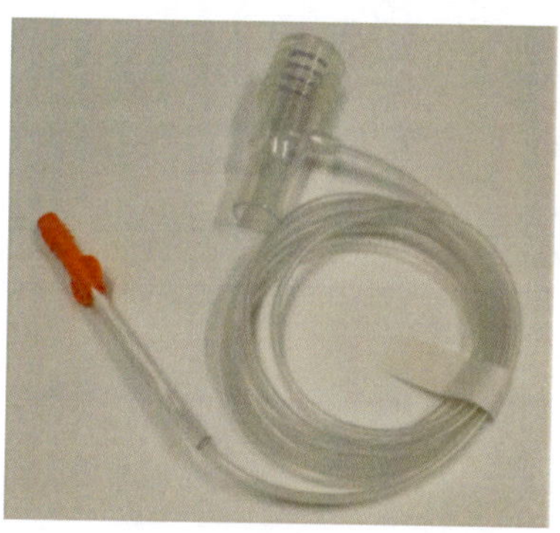

**Figura 4**

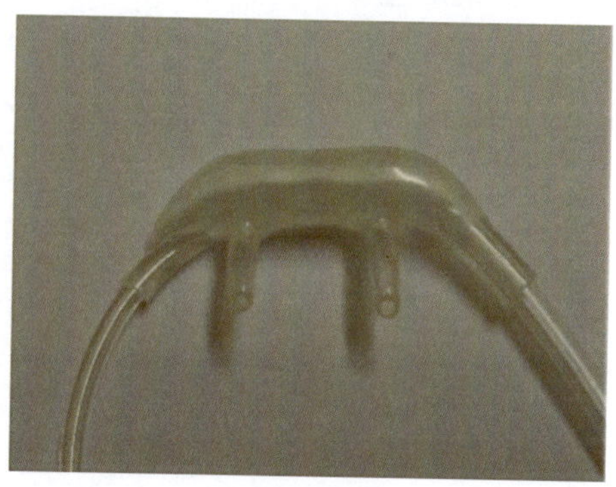

**Figura 5**

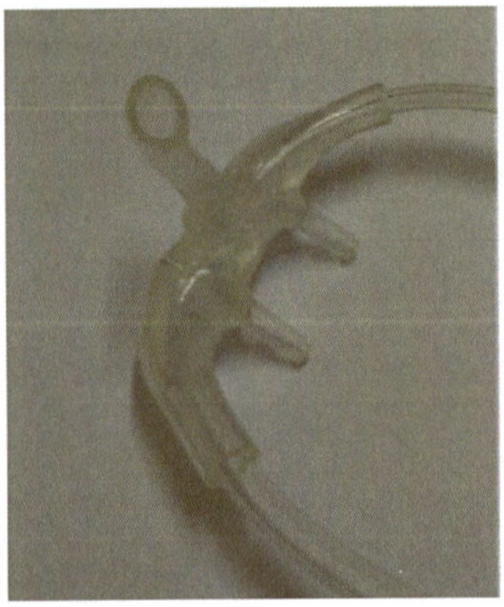

Figura 6

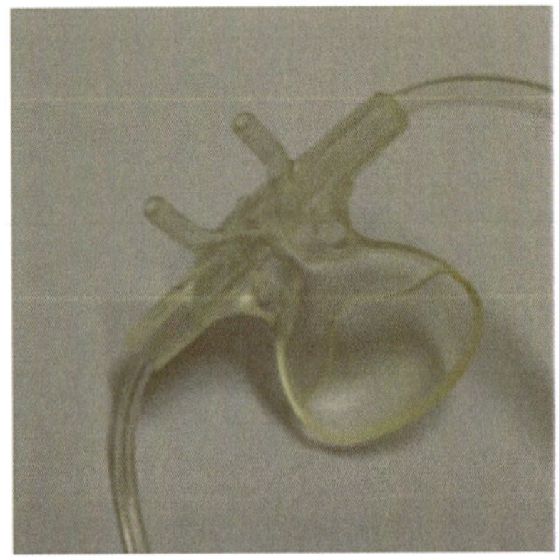

Figura 7

trucción. Pese al uso a la posibilidad de uso simultáneo de $O_2$ suplementario no diluye la muestra de $CO_2$. Pueden ir incorporados en monitores-desfibriladores multifunción o a monitores multiparamétricos (Figura 8), lo que los hacen los más adecuados para el medio extrahospitalario y especialmente para el HEMS dado que no ocupan espacio.

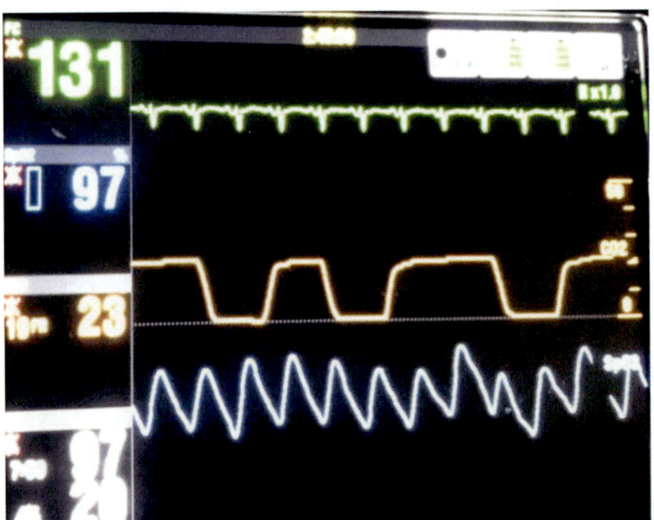


Figura 8

## CONCEPTOS BÁSICOS

Entender el significado de la capnografía implica el conocimiento de cómo se produce el $CO_2$ en el organismo. El *$CO_2$ espirado* se define por el balance entre su producción y la eliminación, dependiendo la eliminación de la ventilación alveolar que a su vez está influenciada por la relación ventilación/perfusión (V/Q).

Es conveniente un recuerdo de la fisiología respiratoria (Figura 9) para entender los procesos fisiológicos y fisiopatológicos que van a influir en la capnografía.

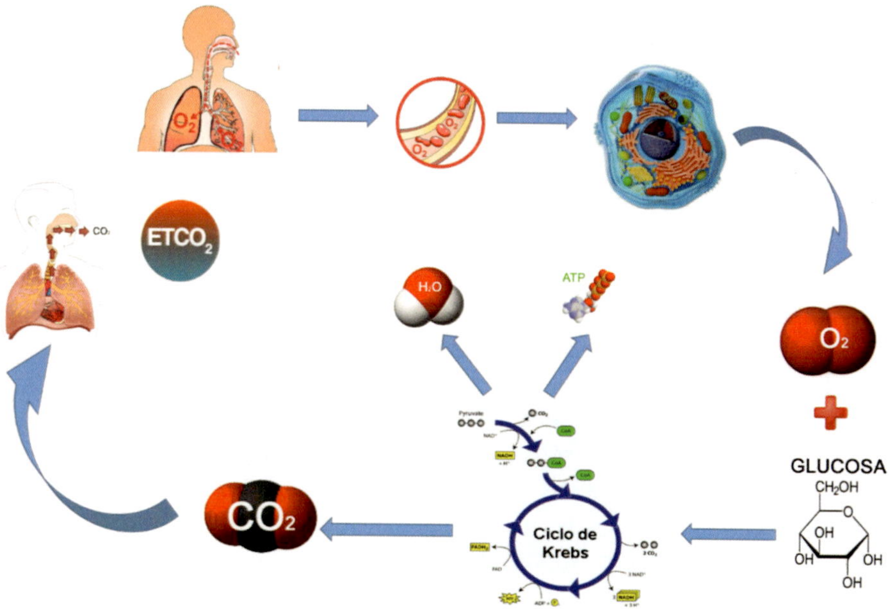


**Figura 9**

*Oxigenación*

Comienza con la inhalación de aire ambiente que va a aportar $O_2$ a los pulmones, llegando a los alveolos (ventilación alveolar) y por una diferencia de gradiente de presión permite su difusión a través de las paredes alveolares hasta los capilares, desde donde se incorpora a la circulación uniéndose a la hemoglobina de forma reversible (oxihemoglobina), distribuyéndose por los distintos órganos. Esta fase se monitoriza mediante la pulsioximetría.

*Metabolismo*

La respiración celular se lleva a cabo mediante el ciclo de Krebs en las mitocondrias, el $O_2$ interviene en la degradación de glucosa, proteínas y lípidos, liberando energía (ATP), y $CO_2$ y $H_2O$ como productos de deshecho.

*Perfusión*

Una parte del $CO_2$ liberado se ioniza en forma de $HCO_3^-$ (aproximadamente un 70%) el resto circula unido a la hemoglobina en forma de carbohemoglobina ($HbCO_2$) siendo transportado hasta los pulmones.

*Ventilación*

El $CO_2$ transportado difunde por los alveolos, siendo eliminado por los pulmones en la espiración. Esta fase se monitoriza mediante la capnografía.

*Shunt*

Es la situación que nos encontramos cuando los alveolos no son ventilados debido a que se encuentran llenos de líquido, están colapsados, hay una obstrucción distal a ellos o existe una comunicación vascular directa entre el sistema venoso y arterial. En cualquiera de estas situaciones no se produce la eliminación de $CO_2$ ni el aporte de $O_2$ de la sangre que circula por dichos alveolos, por lo que la sangre venosa se mezcla con la sangre arterial a nivel extrapulmonar.

Es importante destacar que la capnografía no sustituye a la pulsioximetría, sino que es complementaria a esta. Mientras que la pulsioximetría nos informa de la oxigenación, la capnografía nos aporta información de la ventilación, perfusión y el metabolismo del paciente, permitiéndonos una mejor orientación diagnóstica del paciente crítico. Una monitorización conjunta de ambas nos permite detectar de forma precoz problemas graves de la ventilación, que tan solo con la pulsioximetría tardaríamos más tiempo en detectar (entre 2 y 4 minutos más), como apnea, hipoventilación, obstrucciones de la vía aérea, extubación, etc.

Si la perfusión disminuye por un estado de shock o una disminución del gasto cardiaco la cantidad de $CO_2$ disminuirá, objetivándose en la capnografía, un ejemplo claro lo tenemos en la reanimación cardiopulmonar, en la que valores de $EtCO_2$ (End Tidal $CO_2$) inferiores a 10 mmHg indica que no estamos consiguiendo un mínimo de perfusión, por lo que tendremos que reevaluar la calidad de las compresiones.

## ONDA DE CAPNOGRAFÍA

Los aparatos de capnografía más comunes nos aportan un valor cuantitativo de la presión parcial de $CO_2$ (capnógrafo) en el aire espirado, la frecuencia respiratoria, una gráfica tipo onda a tiempo real de la evolución del $CO_2$, capnograma. (Figura 10) y en ocasiones una gráfica de las tendencias que sigue el $CO_2$ a lo largo del tiempo.

La primera parte del aire espirado es igual a la última parte del aire inspirado en la inspiración previa y corresponde al espacio muerto fisiológico de la vía respiratoria superior, no existiendo apenas concentración de $CO_2$. Con el capnógrafo obtenemos el valor de la concentración de $CO_2$ al final de la espiración ($EtCO_2$), que se asemeja considerablemente a la concentración alveolar de $CO_2$, puesto que al final de la espiración es prácticamente gas alveolar puro, este valor en circunstancias normales (a una presión barométrica de 760 mmHg) es de 38-40 mmHg, considerándose normal dentro de un rango entre 35 y 45 mmHg.

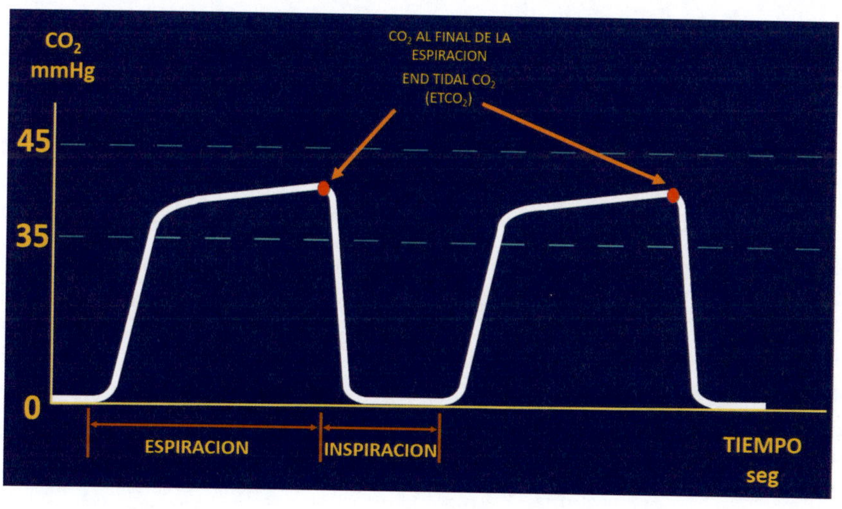


**Figura 10**

El análisis del capnograma lo haremos en base a las fases *componentes* que vemos en la onda (Figura 11):

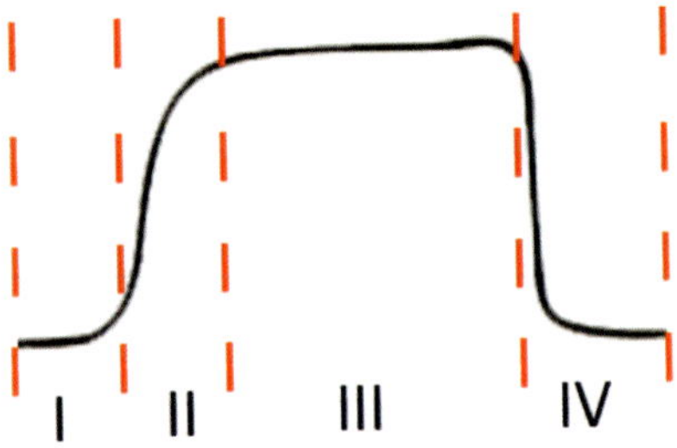


**Figura 11**

*Fase I: Línea de base (Figura 12)*

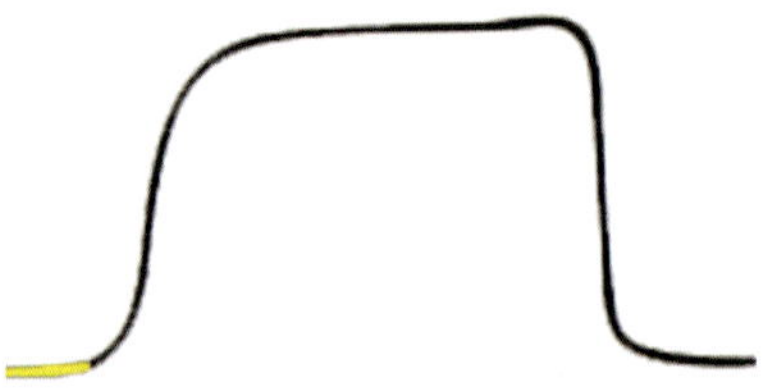


**Figura 12**

Es el periodo comprendido entre el final de la inspiración y el inicio de la siguiente espiración, no hay ascenso de $CO_2$ porque corresponde a la ventilación del espacio muerto formado por las vías aéreas superiores, incluyendo el árbol bronquial que no tiene capacidad de intercambio gaseoso. El volumen de gas de esta parte tiene una concentración similar de $CO_2$ al aire ambiente, por esto se equipara al valor "cero" de $CO_2$. Está representada en la gráfica por una línea horizontal.

*Fase II: Línea ascendente espiratoria (Figura 13)*

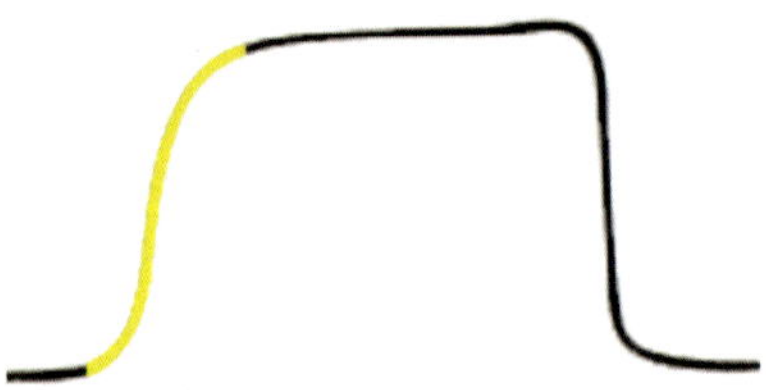


**Figura 13**

Es un ascenso rápido y gradual de la concentración de $CO_2$, formado por gas alveolar mezclado con gas del resto del espacio muerto. Está representada en la gráfica por una línea de pronunciada pendiente ascendente.

*Fase III: Meseta o plateau alveolar (Figura 14)*

Es un ascenso lento y progresivo de la concentración de $CO_2$, corresponde al gas procedente exclusivamente de los alveolos, el punto más alto es el valor que equivale a la presión máxima de $CO_2$ que es el que nos muestra el capnógrafo como $EtCO_2$. En obstrucciones de la vía aérea la pendiente de ascenso de

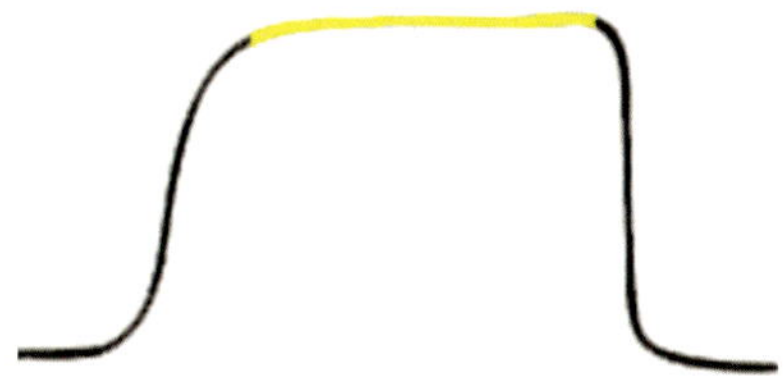


**Figura 14**

esta fase se hace más pronunciada de lo normal. Una caída brusca en esta fase se puede interpretar como un brusco aumento del espacio muerto, como podría ocurrir en un TEP. Está representada en la gráfica por una meseta con ligera pendiente ascendente.

*Fase IV: Línea descendente inspiratoria (Figura 15)*

Es un descenso brusco de la concentración de $CO_2$ hasta quedarse en cero. Corresponde al inicio de la inspiración entrando aire ambiente al circuito respiratorio. Está representada en la gráfica por una línea de pronunciada pendiente descendente.

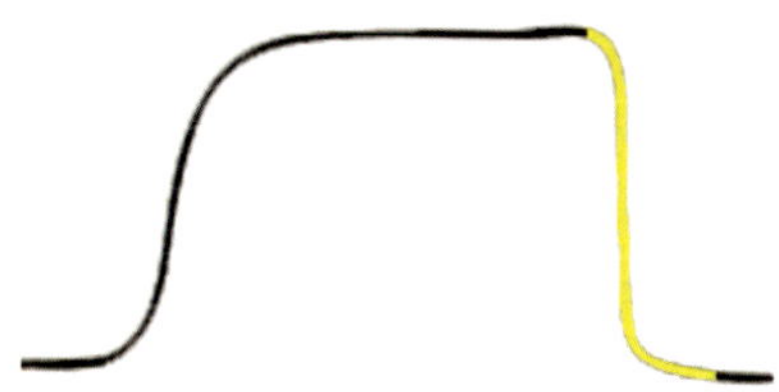


**Figura 15**

*Ángulo α (Figura 16)*

Corresponde al ángulo formado entre la fase II y III, es aproximadamente de unos 100º, aumenta con el incremento de la fase III que es dependiente del estado ventilación/perfusión del pulmón. Cuando la ventilación es constante, la altura de la meseta alveolar varía, aumentando o disminuyendo con las variaciones del gasto cardiaco. A mayor altura, mayor gasto cardiaco y viceversa. Cuando el gasto cardiaco es constante, la altura de la meseta varía inversamente en relación con la ventilación alveolar. A mayor altura menor ventilación alveolar y viceversa. Aumenta en patología obstructiva.

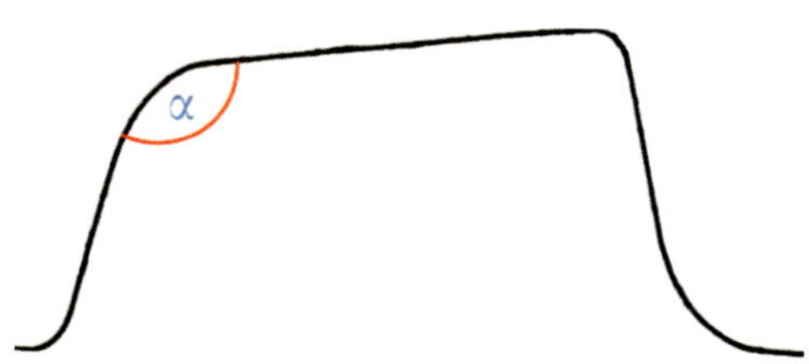


**Figura 16**

*Ángulo β (Figura 17)*

Corresponde al formado entre la fase III y IV, inicio de la inspiración. Es aproximadamente de unos 90º. El aumento de este ángulo valora la rehinalación.

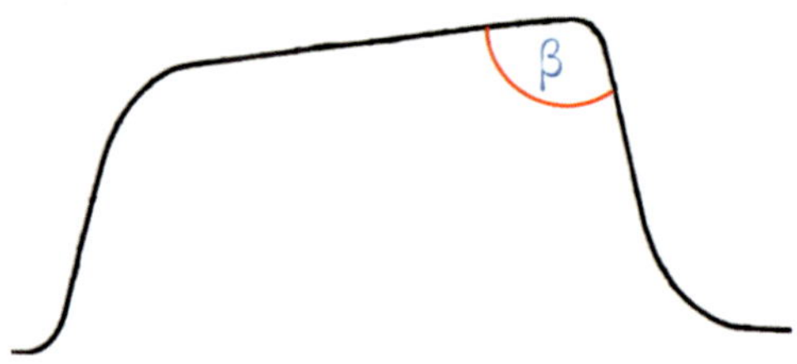


**Figura 17**

## INTERPRETACIÓN DE LA CAPNOGRAFÍA

La capnografía es una técnica de monitorización no invasiva segura. Como todas las técnicas presenta limitaciones que tenemos que tener presentes en su uso.

Es importante tener en cuenta que el $EtCO_2$ obtenida por capnografía no sustituye a la $PaCO_2$. Hay diferencias entre la $PaCO_2$ y la $PACO_2$ debido a las diferencias fisiológicas en la relación ventilación/perfusión, siendo el $EtCO_2$ menor que la que la $PaCO_2$, existiendo un gradiente entre ambas de 2 a 5 mmHg, este gradiente puede ser mayor en EPOC, asma, disminución del gasto cardiaco, embolismo pulmonar o hipovolemia, por lo que en estas situaciones es imprescindible realizar una gasometría. Sería un error, si el capnograma es anormal emplearlo, como reflejo de la $PaCO_2$.

Una de las limitaciones relativas las encontramos en los pacientes pediátricos, especialmente en los niños más pequeños por los volúmenes más reducidos que necesitan y la alta frecuencia respiratoria que tienen fisiológicamente, especialmente los neonatos y lactantes.

Hay que tener presentes circunstancias que pueden alterar los valores, como frecuencias respiratorias muy rápidas o muy lentas, acumulación de secreciones o producción de condensaciones en el sistema.

En el ciclo de producción del $CO_2$ van a intervenir los procesos de ventilación, metabolismo y perfusión, por lo que su eliminación está influenciada por ellos. Con la capnografía obtenemos una monitorización continua del $EtCO_2$, por lo que además de estimar la eliminación pulmonar de $CO_2$, se puede valorar el metabolismo y la perfusión de algunos pacientes. La alteración de alguno de estos procesos incide en el aumento o descenso del $EtCO_2$.

## VALORES ANÓMALOS DE $EtCO_2$ (Tabla 1)

**Tabla 1.** *Causas de la variación de $EtCO_2$ (PEEP: presión positiva al final de la espiración, IV: intravenoso, EPOC: enfermedad pulmonar obstructiva crónica, TEP: tromboembolismo pulmonar, PCR: parada cardiorrespiratoria).*

| | Aumento $EtCO_2$ | Descenso $EtCO_2$ |
|---|---|---|
| *Metabolismo* | Sepsis<br>Fiebre<br>Hipertermia maligna<br>↑ Actividad muscular<br>Convulsiones<br>Dolor<br>Administración bicarbonato IV<br>Liberación de torniquete | Hipotermia<br>Acidosis metabólica<br>Acidosis láctica<br>Cetoacidosis diabética<br>Relajantes musculares |
| *Perfusión* | ↑ Gasto cardiaco<br>Hipertensión intracraneal | ↓ Gasto cardiaco<br>Shock cardiogénico<br>Shock hipovolémico<br>Hipotensión arterial<br>↓Perfusión pulmonar<br>TEP<br>PCR |
| *Ventilación* | Hipoventilación<br>Depresión respiratoria<br>Obstrucción leve de la vía respiratoria<br>EPOC hipercápnico<br>Sedación o anestesia | Hiperventilación<br>↑ Espacio muerto<br>Obstrucción del flujo aéreo<br>Ventilación con presión positiva<br>PEEP<br>Apnea |

### Aumento de la $EtCO_2$

Pueden producirlo *alteraciones* en:

- *Metabolismo:* cuadros con aumento del metabolismo y del consumo de $O_2$ como patologías infecciosas, sepsis, fiebre, hipertermia maligna, convulsiones, temblores, aumento de la actividad muscular, administración IV de bicarbonato sódico, dolor, liberación de un torniquete.

- *Perfusión:* alteración de mecanismos de la autorregulación como en cuadros de hipertensión intracraneal, situaciones con aumento del gasto cardiaco.
- *Ventilación:* cuadros que lleven a una disminución de la frecuencia respiratoria o del volumen corriente como insuficiencia respiratoria, hipoventilación, EPOC hipercápnico, obstrucción leve de la vía respiratoria, procedimientos de sedación o analgesia.

**Descenso de la $EtCO_2$**

Pueden producirlo *alteraciones* en:

- *Metabolismo:* cuadros con disminución del metabolismo y del consumo de $O_2$ como hipotermia, cetoacidosis diabética, acidosis láctica, acidosis metabólica, administración de relajantes musculares.
- *Perfusión:* cuadros de disminución del gasto cardiaco, hipotensión arterial, shock cardiogénico o hipovolémico, disminución de la perfusión pulmonar como en el TEP, parada cardiorrespiratoria (PCR).
- *Ventilación:* cuadros que lleven a un aumento de la frecuencia respiratoria o del volumen corriente como hiperventilación, acumulación de mucosidad bronquial, aumento del espacio muerto, presencia de PEEP, obstrucción del flujo aéreo, ventilación con presión positiva, apnea.

Es reseñable destacar que tanto en las recomendaciones del ERC de 2015 como en las de la AHA 2015 se hace más énfasis en el uso de la utilización de la capnografía en forma de onda en las *situaciones de PCR* para:

- Confirmar y monitorizar de forma continua la posición del tubo endotraqueal.
- Monitorizar la ventilación durante la RCP.
- Monitorizar la calidad de las compresiones torácicas.
- Identificación de la Recuperación de la Circulación Espontánea (RCE), sin necesidad de detener las compresiones torácicas.
- Pronóstico de la RCP, valores muy bajos de $EtCO_2$ indican pobre pronóstico y menor probabilidad de RCE, pero se recomienda que no se use ningún valor específico de $EtCO_2$, ni que se use como único criterio para suspender la RCP.

En los casos que en una RCP se administre bicarbonato IV, hay que tener en cuenta que este se disocia en agua y $CO_2$, por lo que se producirá un aumento transitorio del $EtCO_2$, que en ningún caso debemos confundir con el retorno a la circulación espontanea.

Para la interpretación del capnograma es útil seguir un protocolo sistemático analizando cada una de las *fases* de las ondas, evaluando su altura, forma, pendiente, frecuencia, etc.:

- ¿Hay $CO_2$ espirado: hay onda?
- ¿Hay rehinalación: la línea basal está por encima del valor cero?
- ¿Cómo es la línea ascendente espiratoria?
- ¿Cómo es la meseta o plateau alveolar?
- ¿Cómo es la línea descendente inspiratoria?

## PATRONES CAPNOGRÁFICOS MÁS FRECUENTES

### Onda normal (Figura 18)

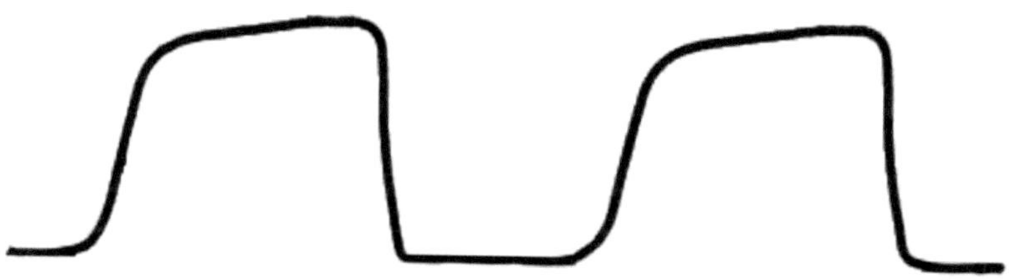

**Figura 18**

### Broncoespasmo, obstrucción parcial TET (Figura 19)

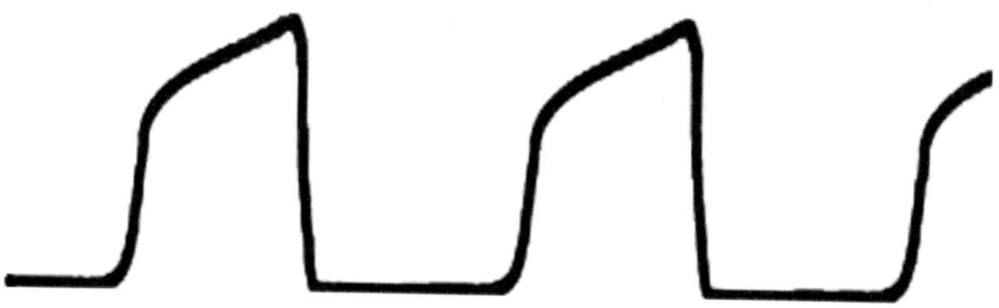

**Figura 19**

Resistencia aumentada a la espiración, indica vaciamiento incompleto de los pulmones: obstrucción vías aéreas. Patrón en *aleta de tiburón.*

**Extubacion, desconexión del sistema respiratorio, obstrucción completa del TET o de las vías respiratorias (Figura 20)**

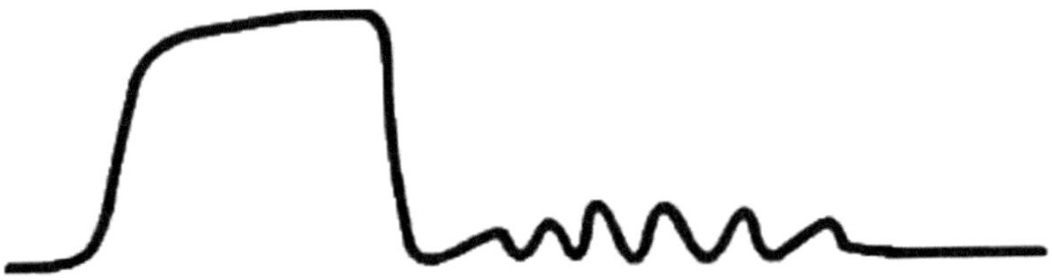

**Figura 20**

Desaparición brusca de la curva.

**Hiperventilacion, hipotensión, hemorragia masiva, TEP (Figura 21)**

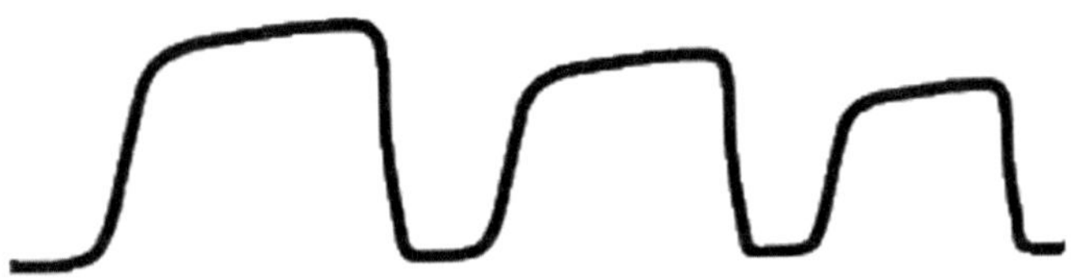

**Figura 21**

Disminución gradual del $EtCO_2$.

**Hipoventilacion, sepsis, hipertermia maligna, recuperación del bloqueo neuromuscular (Figura22)**

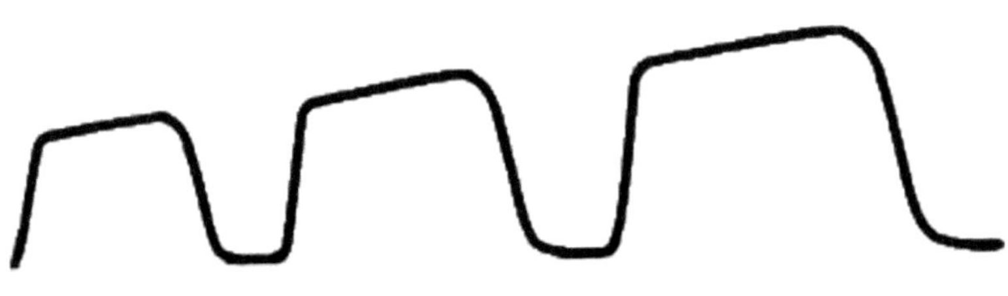

**Figura 22**

Aumento gradual del $EtCO_2$.

**Intubación esofágica (Figura 23)**

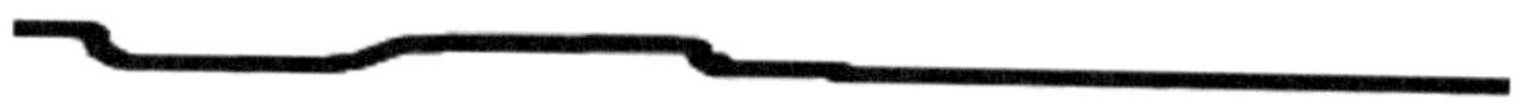

**Figura 23**

Ausencia de $EtCO_2$.

**Obstrucción TET (Figura 24)**

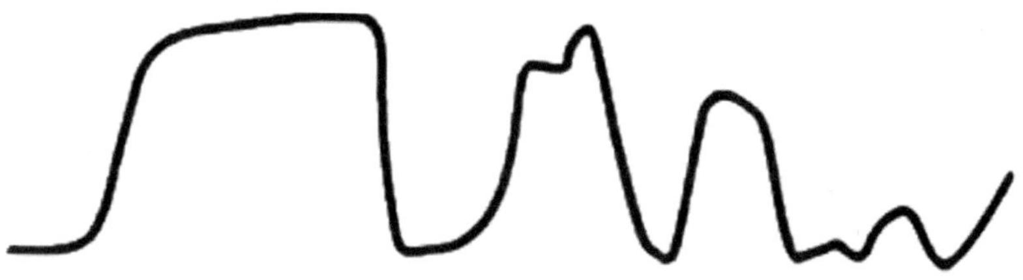

**Figura 24**

**Oscilaciones cardiogénicas (Figura 25)**

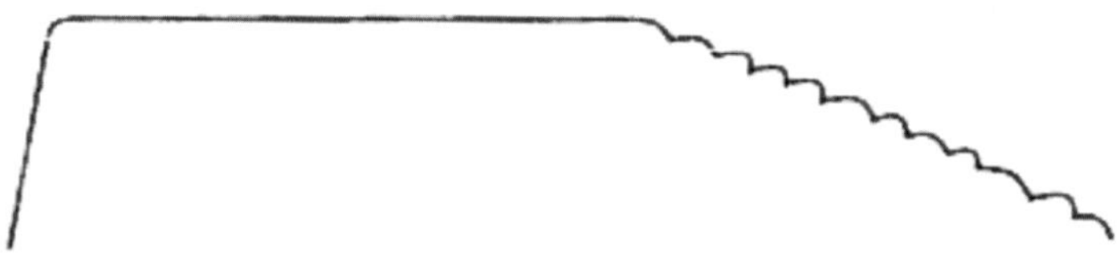

**Figura 25**

Producidas por el latido cardiaco, se ven si se solicita apnea al paciente tras la espiración.

**Paro cardiaco o paro respiratorio (Figura 26)**

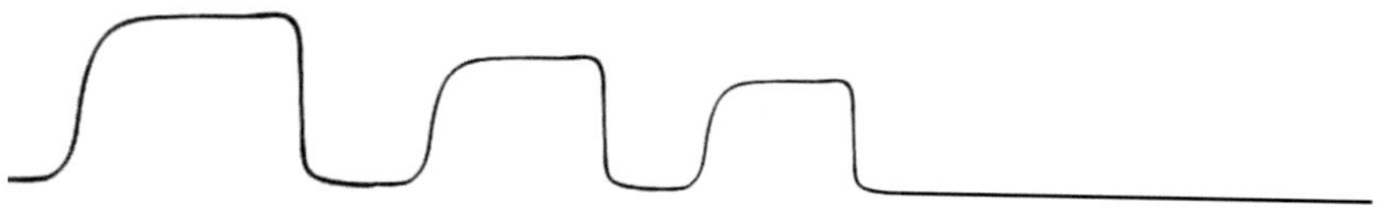

**Figura 26**

Disminución gradual del $EtCO_2$, hasta la desaparición de la onda.

**Rehinalacion (Figura 27)**

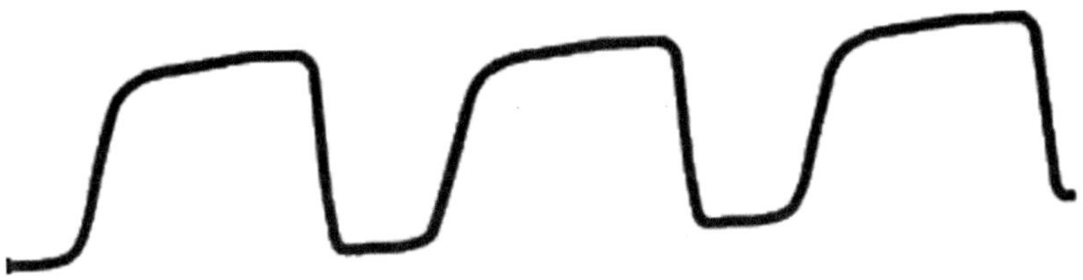

**Figura 27**

La curva va alejándose de la línea de base.

**Cese efecto relajantes musculares (Figura 28)**

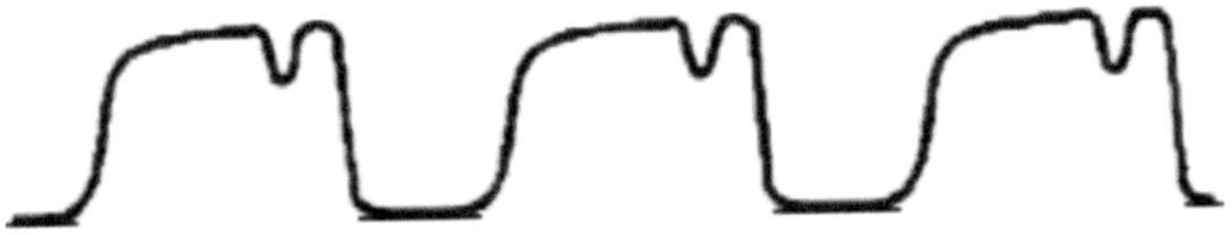

**Figura 28**

El esfuerzo ventilatorio del paciente produce una melladura en la meseta.

**Administración bicarbonato IV (Figura 29)**

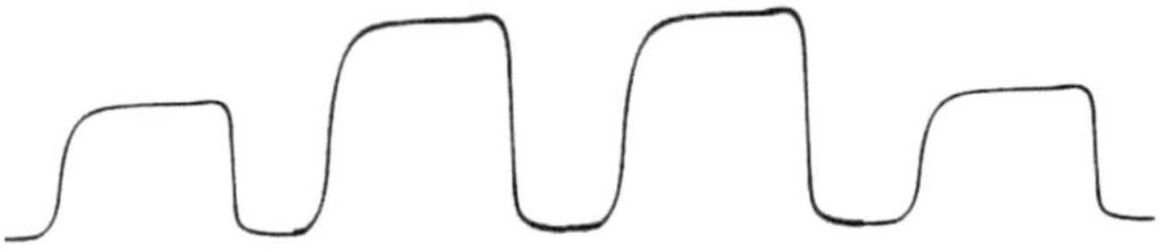

**Figura 29**

Se produce un aumento transitorio de la concentración de $CO_2$.

## CONCLUSIÓN

La capnografía es una técnica de monitorización inocua, no invasiva y que nos aporta mucha información, por lo que la hace muy útil en el manejo de pacientes graves. Una de sus ventajas radica en la representación gráfica a tiempo real del $CO_2$ espirado, por lo que sus variaciones nos indican la presencia de eventos graves con una rapidez que no consiguen otras técnicas de monitorización.

La utilización conjunta de la capnografía con otras monitorizaciones no invasivas como la pulsioximetría, tensión arterial, electrocardiografía nos aportan importante información del estado hemodinámico, metabólico y ventilatorio del paciente, lo que nos va a permitir identificar de forma precoz muchas complicaciones clínicas que puedan aparecer en el paciente grave.

Es importante conocer la fisiología respiratoria y su correspondencia en el capnograma para poder identificar lo antes posible las complicaciones que puedan aparecer en el paciente.

La capnografía está recomendada en multitud de guías para el manejo del paciente grave, anestesia, quirófano, ventilación mecánica, politraumatizados, atención prehospitalaria, etc.

En el medio HEMS se ha ido implementando en los últimos años el uso de la capnografía, cobrando relevancia por la gran información que nos aporta en un medio en el que el ruido, las vibraciones el movimiento y las características especiales del vuelo repercuten en el paciente y en su manejo. Además su implementación es sencilla debido a que está disponible en monitores multifunción, respiradores de transporte o pequeños dispositivos específicos que lo hacen ideal para este medio.

La gran mayoría de los estudios capnografía se han hecho a nivel hospitalario, pero su utilización cada vez mayor en medicina extrahospitalaria y en HEMS hace recomendable realizar estudios en este medio, que pueden ayudar a difundir la aplicación de la capnografía en este medio.

## BIBLIOGRAFÍA


- Monsieurs KG, et al. European Resuscitation Council Guidelines for Resuscitation 2015. Section 1. Executive Summary. Resuscitation (2015).
- American Society of Anesthesiologist. Standards for basic anesthetic monitoring. 2019.
- American Heart Association. Guidelines Update for Cardiopulmonary Resucitation and Emergency Cardiovascular Care. Circulation, Volume 132, Number 18 Supplement 2 November 3, 2015.
- Cambra Lasaosa FJ, Pons Ódena M. Pulsioximetría y capnografía. An Pediatr (Barc) 2003; 59(3): 252-85.
- Defilippis V, D'Antini D, Cinnella G, et al. End-tidal arterial CO2 partial pressure gradient in patients with severe hypercapnia undergoing noninvasive ventilation. Open Access Emergency Medicine. 2013; 5: 1-7.
- Solmeinpur H, et al. Predictive Value of Capnography for Diagnosis in Patients with Suspected Diabetic Ketoacidosis in the Emergency Department. West J Emerg Med 2013.
- Mora Capín, C. Míguez Navarro, R. López López, et al. Utilidad de la capnografía en la monitorización durante procedimientos de sedoanalgesia. Influencia de la administración de oxígeno en los parámetros monitorizados. Anales de Pediatría (Barcelona). 2014; 80(1): 41-46.
- Carrillo-Esper R et al. La curva de capnografía y la boa que se comió al elefante. Revista Mexicana de Anestesiología Imágenes en anestesiología. Vol. 34. No. 1 Enero-Marzo 2011: 42-45.
- Frerk C, Mitchell VS, McNarry AF, et al; Grupo de trabajo de guías de intubación de la Sociedad de vías aéreas difíciles; Difficult Airway Society intubation guidelines working group. Difficult Airway Society 2015 guidelines for management of unanticipated difficult intubation in adults. Br J Anaesth. 2015 Nov 10. pii: aev371.
- Cereceda-Sánchez FJ, Molina-Mula J. Capnography as a tool to detect metabolic changes in patients cared for in the emergency setting. Rev. Latino-Am. Enfermagem. 2017; 25: e2885.
- American Society of Anesthesiologists. Standards for Basic Anesthetic Monitoring. 2019.
- L.D. Díez-Picazoa, L. Barrado-Muñoza, P. Blanco-Hermoa, et al. La capnografía en los servicios de emergencia médica. SEMERGEN. 2009; 35(3): 138-43.

- Brit Long, Alex Koyfman, MD, Michael A. et al. Capnografía en el Departamento de Emergencia: una revisión de usos, formas de onda y limitaciones. The Journal of Emergency Medicine, 53(6): 829-842, 2017.
- Morales Carbonell MA. Uso de la capnografía en urgencias, monitorización del paciente crítico. Universidad Internacional de Andalucía, 2015.
- Barrado Muñoz L, Barroso Matilla S, Patón Morales G, et al. Capnografía, la evolución en la monitorización del paciente crítico. Zona TES Número 1-2013.

# 66. ANALGESIA Y SEDACIÓN EN HELICÓPTEROS DE LOS SERVICIOS DE EMERGENCIAS MÉDICAS (HEMS)

**Antonio Jesús Santos y Clara Martí Macià**

La sedación y la analgesia son parte primordial del tratamiento del traslado del paciente crítico, no obstante, la mayoría de la literatura recoge recomendaciones para pacientes en UCIs, servicios de anestesia y pacientes con VM. En este capítulo trataremos de exponer las particularidades de su abordaje en pacientes que se trasladan en HEMS.

Como sabemos, en el paciente crítico el estrés generado por el dolor y la ansiedad desencadena una respuesta fisiológica con activación del sistema nervioso simpático y liberación de factores humorales que producen, entre otros, incremento del gasto cardíaco y del consumo de $O_2$, taquicardia, hipertensión, hiperglucemia y aumento del catabolismo proteico, efectos que pueden ser perjudiciales para el paciente.

La ansiedad tiene un origen multifactorial, pero su principal causa es la presencia o persistencia de dolor. Una terapia analgésica adecuada minimizará esta situación.

La analgesia y la sedación permiten el control del dolor y de la ansiedad, con el objetivo de disminuir la respuesta fisiológica al estrés y facilitar la aplicación de técnicas de soporte vital necesarias para el traslado en condiciones óptimas, como el mantenimiento vía aérea y la adaptación a la VM, la inmovilización de lesiones, el control de la actividad motora, la amnesia, e incluso provocar efectos terapéuticos como disminución de la presión intracraneal y el consumo cerebral de $O_2$, evitar convulsiones y controlar la agitación.

El traslado del paciente puede ser primario o secundario. Se considera traslado primario el que se realiza desde el lugar donde se origina la emergencia extrahospitalaria hasta el centro hospitalario. Traslado secundario es aquel que se realiza entre dos centros hospitalarios, generalmente con fines diagnósticos y/o terapéuticos. En los traslados primarios debemos ajustar las dosis tanto de inicio como de mantenimiento de los fármacos con objeto de mantener al paciente lo más confortable posible, en función de su estado y la duración del traslado.

Además, en el caso que nos ocupa, al estrés de la propia patología del paciente (traumatismos, SCA, ACVA) y del escenario en la que esta se produce (accidente de tráfico, deportivo, laboral, atropello, rural, urbano), hay que añadir el asociado al traslado por el tipo de transporte. No hay que olvidar que el transporte HEMS además de someter al paciente a ruidos, vibraciones, cambios de temperatura, etc., puede generar estrés adicional por miedo a volar. En estas circunstancias, el apoyo psicológico es un elemento muy importante que ayuda a minimizar el estrés y conseguir un mejor control del dolor y la ansiedad.

En los traslados secundarios hay que dar una continuidad de cuidados que ya se han iniciado en el centro hospitalario de origen. Solo debemos proceder al traslado cuando tengamos controlado correctamente al paciente, debiendo actuar de forma preventiva ante las peculiaridades propias del manejo del paciente en HEMS.

Así un paciente perfectamente analgesiado, sedado o adaptado a la VM en una cama hospitalaria, con mucha probabilidad, va a necesitar dosis extra de analgésicos y/o sedantes al comenzar con las movilizaciones para iniciar el traslado. En este punto, la preparación previa del paciente en cuanto a inmovilización adecuada, con especial hincapié en las lesiones traumáticas, sujeción de tubos (IOT), drenajes y vías, y resto de aparataje necesario, es un punto crítico del manejo del paciente que le evitará sufrimiento y dosis innecesarias de fármacos.

En nuestro país casi todos los traslados HEMS se acompañan además de un traslado terrestre. Pocos hospitales poseen una helisuperficie que permita la llegada directa del paciente. Por tanto, hay que realizar transferencias entre vehículos que pueden incrementar el estrés del paciente ya que, con las movilizaciones, son prácticamente inevitables las tracciones y tensiones.

También debemos considerar que la presencia de ansiedad y agitación en estos pacientes puede ser debida a problemas graves como hipoxia, hipoglucemia, retención urinaria, modo ventilatorio inadecuado, obstrucción TOT, obstrucción de drenajes, etc., que deben descartarse y tratarse antes de decidir que se trata de una insuficiente sedoanalgesia.

Es fundamental eliminar cualquier causa reversible de ansiedad, proporcionar una correcta analgesia y dar al paciente el apoyo psicológico y la información adecuada de las maniobras y técnicas a las que va a ser sometido. Debemos mantener el control de la escena, aportando calma y evitando generar más estrés. Otras medidas incluyen el control de los factores ambientales con aislamiento acústico, si es necesario (puede ser interesante protectores auriculares con música), evitar la luz intensa directa y mantener una temperatura adecuada. Si a pesar de todas estas medidas persisten la ansiedad y/o agitación será necesaria la administración de fármacos sedantes para garantizar el confort y la seguridad del paciente.

En los últimos años la analgesia ha tomado un papel protagonista en el manejo del paciente crítico. En los años 80 y 90 el desarrollo de fármacos como el midazolam y el propofol hizo que la sedación basada en hipnóticos fuera la práctica habitual, añadiendo la analgesia únicamente si se consideraba necesario. En la actualidad hay un cambio en la filosofía de la sedación, pasando de una sedoanalgesia basada en la sedación a una analgosedación basada en la analgesia, de tal forma que el sedante se administra tras conseguir una buena analgesia y valorando y corrigiendo en su caso los factores reversibles de ansiedad ya mencionados.

El desarrollo de las técnicas de la sedoanalgesia en los pacientes críticos, junto con la posibilidad de disponer de fármacos con propiedades tanto analgésicas como sedantes, como el remifentanilo y dexmedetomidina, o asociaciones como el Ketfol (ketamina y propofol), han contribuido a este cambio. A pesar de que no se trata de fármacos de reciente comercialización, algunos llevan más de 5 años de uso en nuestro medio, su introducción en los distintos centros ha sido variable y en algunos casos tardía.

A pesar de la existencia de guías de consenso basadas en la evidencia científica, a nivel práctico existe gran variabilidad en las recomendaciones para la selección del analgésico y/o sedante mas adecuado para un paciente. No existe un nivel de sedación, ni un fármaco ideal para todos, quedando condicionada la elección en función de diferentes factores como son: el paciente, su patología, estabilidad hemodinámica, las comorbilidades, las necesidades en cuanto a tratamientos de soporte requeridos y el tiempo que se prevea necesaria su administración y , en función de todo esto, valorar las características farmacocinéticas y farmacodinámicas de los posibles fármacos candidatos y elegir aquel con el que el profesional esté más familiarizado.

El fármaco ideal sería aquel que se caracterizara por un inicio de acción rápido, vida media corta, fácil ajuste de dosis, amplio margen terapéutico, rápida eliminación, perfil hemodinámico predecible, eliminación rápida incluso en insuficiencia renal o hepática, ausencia de metabolitos activos, nula depresión respiratoria, sin interacciones farmacológicas ni efectos secundarios relevantes y a un coste aceptable.

En cuanto a las vías de administración, en emergencias la más adecuada es la vía intravenosa que permite conseguir un inicio de acción más rápido, consigue máxima biodisponibilidad y facilita la dosificación y titulación. La vía intramuscular es fácil de usar y evita coger una vía venosa, pero el comienzo de acción es lento y menos predecible. Ocasionalmente, para algún fármaco o situación determinada, puede ser de utilidad. La vía oral no se usa en emergencias para este tipo de fármacos. Si se puede administrar algún ansiolítico por vía sublingual, más para controlar el estrés en la escena que para tratar al paciente. Por último, la vía intranasal que, aunque de absorción variable, puede ser útil para iniciar tratamiento hasta conseguir la canalización de una vía intravenosa. Tanto fentanilo como midazolam y ketamina se pueden administrar por esta vía. De fentanilo existe una presentación intranasal, pero todos ellos pueden utilizar las presentaciones parenterales para administración intranasal. Se comercializan difusores nasales específicos para este uso, recomendándose la administración de no más de 1 ml por aplicación en cada fosa nasal, que proporciona el volumen óptimo de capacidad de absorción.

Independientemente del fármaco elegido y de su vía de administración debemos evitar tanto la infradosificación como la sobredosificación.

En el traslado HEMS es muy importante no infradosificar al paciente ya que le sometemos a un sufrimiento innecesario y a un posible empeoramiento de su situación. No hay que confundir la sobredosificación con una analgosedación profunda, que puede ser necesaria para la realización del traslado con un nivel adecuado de confort, siempre que al paciente se le de el soporte cardiorrespiratorio adecuado, ya que los efectos perjudiciales de la sedación profunda se suelen producir cuando ésta se prolonga durante días.

## EL DOLOR Y LA ANALGESIA

La *Asociación Internacional para el Estudio del Dolor* (IASP) define al *dolor* como *una experiencia desagradable sensorial y emocional que se asocia a una lesión tisular real o potencial o que se describe en función de dicha lesión.*

Cada persona aprende a aplicar la palabra a través de experiencias en los primeros años de vida, por tanto, se trata de una experiencia subjetiva, con gran variabilidad interpersonal que dificulta una valoración objetiva. La percepción dolorosa puede variar según la edad, personalidad, situación emocional, experiencias dolorosas previas, y factores socioculturales de los pacientes.

La analgesia se define como la eliminación de la sensación de dolor mediante el bloqueo artificial de las vías de transmisión del mismo y/o de los mediadores dolorosos, o por desconexión de los centros del dolor.

**Clasificación del dolor**

El dolor se puede clasificar en función de la duración, la patogénesis, el lugar de origen y la causa que lo origina, clasificaciones que tienen un gran valor clínico, tanto de cara al enfoque diagnóstico como terapéutico.

*En función de su duración*

- El *dolor agudo* forma parte del sistema de protección del organismo. Actúa como una señal de advertencia de un daño inminente o real. Está causado por una agresión o daño externo o interno y, en general, su intensidad se correlaciona con la intensidad del estímulo desencadenante. El dolor agudo produce una serie de efectos indeseables como consecuencia de la llegada del estímulo doloroso al SNC. Se acompaña de ansiedad y de síntomas por activación del sistema nervioso autónomo como taquicardia, hipertensión, taquipnea, náuseas, sudoración, palidez…
- El *dolor crónico* sufre una disociación de la causa que lo originó o incluso puede experimentarse en ausencia de un daño físico. Es un trastorno multifactorial que abarca componentes tanto físicos como psicológicos, llegando a convertirse en una enfermedad en sí misma.

*En función de la patogénesis*

- *Dolor nociceptivo.* El dolor está causado por la presencia de un estímulo sobre los nociceptores. Estos receptores nociceptivos están ampliamente distribuidos tanto en la piel como en estructuras profundas (ligamentos, tendones, cortical de hueso, vasos, vísceras) y responden a estímulos nocivos, térmicos, mecánicos, inflamatorios, isquémicos… El dolor nociceptivo se subdivide en somático y visceral.

  El *dolor somático* puede ser superficial (dolor cutáneo) en las membranas de la piel o mucosas (por ejemplo, heridas menores, quemaduras de

primer grado), o profundo, en músculos, huesos, articulaciones, ligamentos, tendones, vasos sanguíneos, fascias (por ejemplo, esguinces, roturas de huesos, dolor miofascial). El dolor somático profundo tiende a ser un dolor sordo, mientras que el dolor superficial es inicialmente agudo y posteriormente se convierte en sordo.
El *dolor visceral* se origina en las vísceras u órganos. Se caracteriza por ser un dolor sordo difícil de localizar y que frecuentemente está acompañado por reacciones del sistema nervioso autónomo. El dolor visceral es percibido de manera segmentaria, es decir, el cerebro lo ubica en áreas de inervación de músculos y piel que corresponden al nivel espinal de la víscera que origina los estímulos. Este dolor referido constituye un elemento de ayuda al diagnóstico.

- *Dolor neuropático.* El dolor neuropático se produce como resultado de un daño en las fibras nerviosas, por lo que el impulso doloroso procede de las propias estructuras neuronales en lugar de la estimulación de las terminaciones nerviosas. Sin embargo, el dolor se proyecta en la región inervada por el nervio correspondiente.
- *Dolor psicógeno.* Es un dolor cuyo determinante es una alteración psíquica y no una estimulación nociceptiva ni alteración neuronal. Aunque en su inicio puede existir un desencadenante orgánico, el dolor se desvincula de la lesión inicial produciéndose una distorsión y amplificación de los síntomas de origen psicológico.

*En función de su lugar de origen*

Hace referencia a la parte del cuerpo afectada, cefalea, lumbalgia, dolor abdominal…

*En función de la causa que lo origina*

Existen multitud de situaciones que pueden causar dolor, lesiones físicas (traumatismos, quemaduras, cirugía), degenerativas (artrosis), isquémicas, tumorales, por sobreesfuerzos músculo-tendinosos…

En nuestro medio HEMS trataremos con mayor frecuencia pacientes con dolor AGUDO, tanto somático como visceral, que puede ser generalizado por lesiones osteomusculares (PLT), lesiones posquirúrgicas y quemaduras, y localizados, por ejemplo, en tórax y cabeza por problemas cardiovasculares (SCA, ACVA).

## Valoración del dolor. Escalas

Para poder tratar el dolor adecuadamente tenemos qué conocer la respuesta a esta pregunta: ¿cuánto duele?

El dolor es una sensación subjetiva de cada persona, en función de una serie de condicionantes. Para dar un tratamiento adecuado tenemos que transformar este dato subjetivo en un valor o referencia objetivos y actuar en consecuencia. Con este fin se han creado una serie de escalas, algunas de las cuales han sido validadas en pacientes graves (críticos) y tienen un fuerte grado de recomendación, como son la Escala Visual Analógica (EVA) y la Escala Verbal Numérica (EVN). Antes de aplicar cualquier escala es importante explicar al paciente qué información queremos obtener, como la vamos a obtener y utilizar el instrumento que mejor se adapte a sus capacidades.

La EVA consiste en una línea de 10 centímetros que representa la intensidad del dolor, en la cual el extremo izquierdo figura *sin dolor* y el extremo derecho *máximo dolor* o *el peor dolor imaginable*; en esta escala el paciente debe hacer una marca que indique cuánto le duele. Tras la anotación del paciente se medirá con una regla la distancia desde el extremo izquierdo hasta el punto señalado por el paciente, indicando el resultado en milímetros: de 0 a 5 mm no hay dolor; de 6 a 44 mm dolor leve; de 45 a 64 mm dolor moderado y 70 mm o más dolor severo.

En otras publicaciones se redondea el valor en centímetros, que incluso aparecen indicados sobre la línea, con interpretaciones de los valores similares: Un valor inferior a 4 significa dolor leve, un valor entre 4 y 6 implica la presencia de dolor moderado y un valor superior a 6 implica la presencia de un dolor severo. Otros autores: <5, 5-7 y >7.

La EVN consiste en solicitar al paciente que cuantifique su dolor indicando un número del 0 al 10, siendo el valor 0, sin dolor, hasta el 10, el mayor dolor imaginable. La EVN tiene una buena correlación con la EVA, con una menor incidencia de no respondedores. Probablemente, en nuestro medio, es la escala de mayor utilidad en el paciente consciente y comunicativo. Estas escalas pueden y deben utilizarse también para valorar la respuesta al tratamiento analgésico pautado, en función del estado del paciente y del tiempo de traslado.

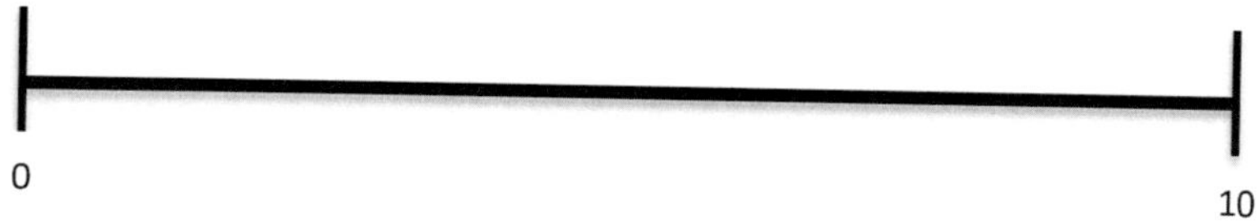


*Escala Visual Analógica.*

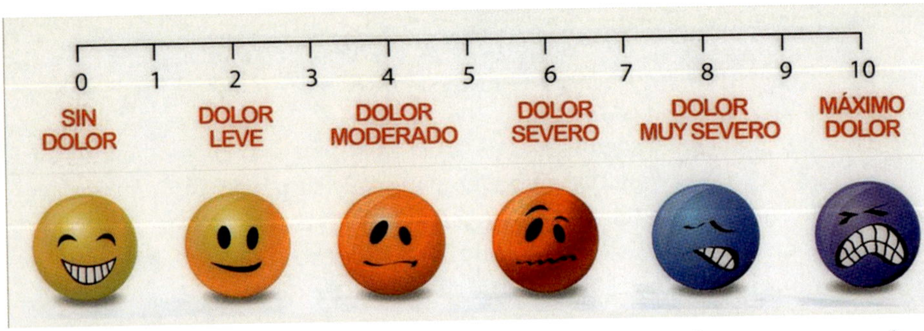


*Escala Visual Análoga modificada. A los números se agrega la imagen de una cara que ayuda al paciente a manifestar la intensidad del dolor. Tomada de: http://revistachilenadeanestesia.cl/img/Rev%20Chil%20Anest%202015%2044%2078%2095.xml_image4.jpeg*

En pacientes que no pueden comunicarse, por afectación del nivel de conciencia se recomienda utilizar una escala validada en indicadores conductuales asociados al dolor. Cuando el paciente no puede comunicarse la identificación y cuantificación del dolor se complica y se requieren herramientas específicas, generalmente basadas en cambios fisiopatológicos o en comportamientos asociados al dolor.

La ausencia de un patrón oro reconocido conlleva la existencia de varias escalas sin disponer de una evidencia suficiente para la recomendación de una en particular. Entre las *más usadas* se encuentran:

- *Behavioral Pain Score (BPS),* que puntúa del 1 al 4 la expresión facial del paciente, la actitud de sus extremidades superiores y la sincronía con la VM, relacionándose mayores puntuaciones con mayor intensidad del dolor. Si la puntuación es mayor de 6 se considera dolor severo que es necesario tratar.
- *Critical-Care Pain Observation Tool (CPOT),* que puntúa de 0 a 2 la expresión facial, el movimiento corporal, la Tensión muscular evaluada mediante la flexión y extensión pasiva de extremidades, adaptación a la VM en pacientes intubados y la vocalización en pacientes extubados.

*Critical-Care Pain Observation Tool (CPOT).*

| Ítem | Puntuación | | Descripción |
|---|---|---|---|
| *Expresión facial* | Relajada | 0 | No se observa tensión muscular. |
| | Tensa | 1 | Presencia de ceño fruncido, cejas bajadas, órbitas de los ojos contraídas. |
| | Muecas | 2 | Todos los movimientos faciales anteriores, más y los párpados fuertemente cerrados. |
| *Movimiento corporal* | Ausencia de movimientos | 0 | Sin ningún movimiento (no necesariamente significa que la ausencia de dolor). |
| | Protección | 1 | Movimientos lentos, cautelosos, se tocar o frotar la zona dolorosa, busca atención a través de los movimientos. |
| | Inquietud | 2 | Tira del tubo, trata de sentarse, mueve o golpea las extremidades, no sigue órdenes, llamando al personal, trata de salir de la cama. |
| *Tensión muscular (evaluado por flexión y extensión pasiva de extremidades)* | Relajado | 0 | Sin resistencia a los movimientos pasivos. |
| | Tenso, rígido | 1 | Resistencia a los movimientos pasivos. |
| | Muy tenso o rígido | 2 | Fuerte resistencia a los movimientos pasivos, incapacidad para realizarlos de forma completa. |
| *Adaptación al ventilador (pacientes intubados)* | Bien adaptado al ventilador | 0 | Las alarmas no se activan, fácil ventilación. |
| | Tose, pero tolera ventilador | 1 | Alarmas por paradas espontáneas. |
| | Lucha contra el ventilador | 2 | Asincronía: el ventilador se para, las alarmas se activan con frecuencia. |
| *Vocalización (pacientes extubados)* | | 0 | Hablar en tono normal, o no articula sonido. |
| | | 1 | Suspira, gime. |
| | | 2 | Gritos, sollozos. |
| *Total* | | 0 - 8 | |

*Behavioral Pain Scale (BPS).*

| Ítem | Descripción | Puntos |
|---|---|---|
| *Expresión facial* | Relajada | 1 |
| | Parcialmente tensa | 2 |
| | Totalmente tensa | 3 |
| | Muecas | 4 |
| *Extremidades superiores* | No movimientos | 1 |
| | Parcialmente dobladas | 2 |
| | Totalmente dobladas. Con flexión de dedos | 3 |
| | Permanentemente retraídas | 4 |
| *Adaptación al ventilador* | Tolera el movimiento | 1 |
| | Tose, pero tolera la ventilación la mayor parte del tiempo | 2 |
| | «Lucha» contra el ventilador | 3 |
| | Imposible controlar la ventilación | 4 |
| *Total* | | 3 - 12 |

En estos pacientes se debe estar atento a otras manifestaciones de dolor como aumento de la frecuencia cardíaca, incremento de presión arterial, dilatación pupilar, sin embargo, se recomienda no utilizar aisladamente parámetros fisiológicos para identificar el dolor, ya que estas alteraciones se presentan de manera irregular y dadas las características del paciente crítico pueden ser inespecíficas. Sin embargo, el control de estos síntomas con analgésicos puede ser clave como indicador de presencia de dolor. También hay que tener en cuenta que un paciente con dolor puede evocar una respuesta vagal con disminución de la frecuencia cardíaca y respiratoria.

La Task Force de sedación y analgesia del año 2002 recomienda evaluar el dolor en pacientes con dificultades de comunicación, mediante la utilización de escalas relacionadas con el comportamiento e indicadores fisiológicos y tras la administración de analgesia considerar los cambios en estos indicadores. De todas maneras, es importante recordar que la ausencia de cambios en los signos vitales no indica ausencia de dolor.

En la actualidad no existe ningún monitor diseñado para la evaluación y cuantificación del dolor en el paciente crítico. Sin embargo, podemos extraer información de monitores diseñados para otros fines. En este sentido el uso del Índice Biespectral (BIS©), diseñado para valorar la profundidad de la sedación, nos puede servir de ayuda. La presencia de electromiograma en la señal del BIS© puede alertarnos sobre la presencia del dolor. La contracción del músculo frontal es un reflejo («fruncir el ceño») que se activa con la presencia del dolor[52]. Esta contracción puede ser detectada por los electrodos del BIS© en forma de electromiograma y, por tanto, su presencia y sobre todo su disminución o desaparición tras la administración de un analgésico, puede orientar sobre la existencia de dolor. Otros autores sugieren que frecuentes cambios de la numeración en el BIS©, no relacionados con cambios en la profundidad de sedación, pueden sugerir la presencia de dolor.

**Escalera analgésica de la OMS**

En 1986 la Organización Mundial de la Salud (OMS) estableció unas recomendaciones para sistematizar el tratamiento analgésico oncológico, extendiéndose su aplicación al tratamiento del dolor crónico. Estas recomendaciones denominadas *escalera analgésica de la OMS* propone tres *escalones* aumentado la potencia analgésica en cada uno de ellos:

- *Escalón I.* Con el uso de analgésicos no opioides: paracetamol y fármacos antiinflamatorios no esteroideos (AINEs).
- *Escalón II.* Si el dolor no se controla adecuadamente se debe añadir un opiode débil: codeína o tramadol
- *Escalón III.* Si no se consigue el control pasar a administrar opiodes mayores, solos o asociados a analgésicos no opioides.

La escalera también incluye la posibilidad de añadir tratamientos coadyuvantes para mejorar la situación clínica en función de la patología causante del mismo y paliar efectos secundarios. (ansiolíticos, antidepresivos, neurolépticos, corticoides, antieméticos…).

Por último, el clásico esquema de tres escalones se amplió a cuatro, incluyendo en este los procedimientos invasivos como la analgesia continua espinal o epidural, bloqueo de nervios periféricos, bloqueo simpático, etc.

Esta escalera se presentaba insuficiente para los pacientes que desde el principio padecían un dolor de moderado a severo y no era éticamente aceptable comenzar el tratamiento desde el primer escalón, por lo cual, en 2002 Torres Morera, L.M. propone la teoría del ascensor analgésico.

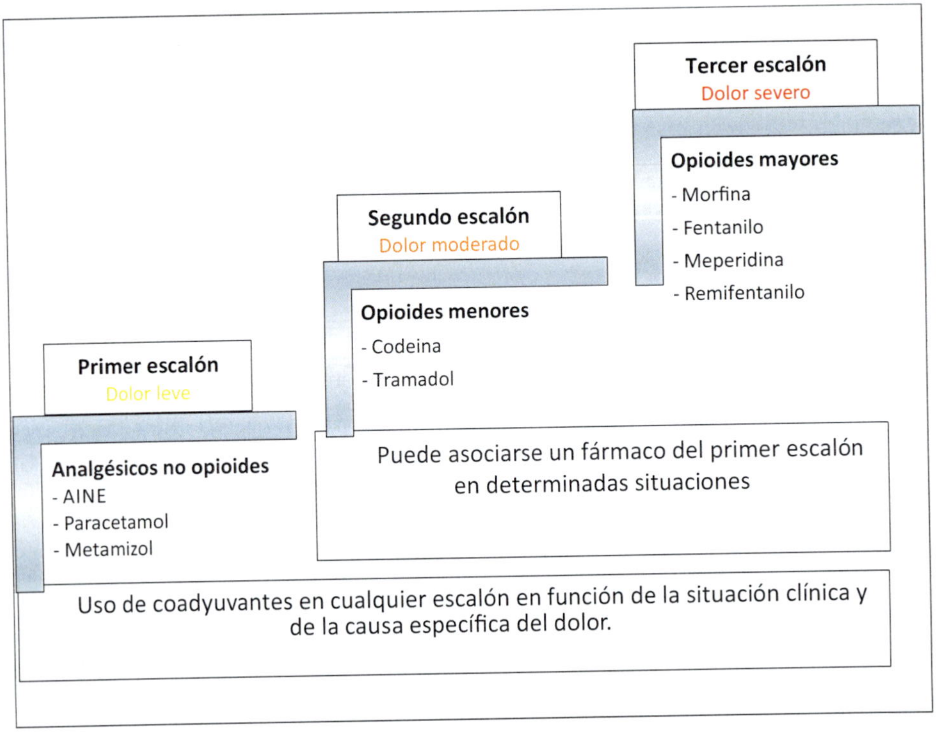


*Escalera analgésica de la OMS.*

El ascensor del dolor o ascensor analgésico surge para evitar tener que iniciar un tratamiento escalón a escalón hasta llegar al fármaco adecuado. Se consideran botones en lugar de peldaños que, mediante escalas validadas de dolor como la EVA se corresponden con el grado de intensidad del mismo: Botón 1 –dolor leve, botón 2–dolor moderado, botón 3–dolor intenso, botón 4–dolor insoportable.

Posteriormente, la propia escalera de la OMS correlaciona escalones con severidad del dolor, según escalas como la EVA. Así el primer escalón correspondería al dolor leve, el segundo al dolor moderado y el tercero al dolor severo. El cuarto correspondería con el dolor insoportable, necesitando unidades especializadas.

El dolor agudo severo requiere una actuación enérgica desde el primer momento. En ocasiones, no se presta la suficiente atención a su control por la gravedad del paciente traumatizado y la complejidad del entorno en el que solemos actuar, que suele complicar la situación. No obstante, es importante el tratamiento correcto del dolor ya que facilita la evaluación del paciente y evita la agitación.

El tratamiento correcto del dolor agudo moderado a severo en un paciente traumatizado contempla el uso precoz de opioides como fentanilo o morfina, utilizando dosis escalonadas, controlando el estado hemodinámico y de conciencia del paciente. Puede ser de gran utilidad asociar paracetamol intravenoso.

## ANALGÉSICOS

### No opioides. Dolor leve

- Antiinflamatorios no esteroideos (AINEs) y derivados: ácido acetil salicílico, ketorolaco, dexketoprofeno, ketoprofeno.
- Otros: paracetamol, metamizol.

*AINEs*

- Proporcionan analgesia a través de la inhibición no selectiva y competitiva de la ciclooxigenasa, bloqueando la síntesis de prostaglandinas en el proceso inflamatorio.
- Tienen techo analgésico, es decir, aunque aumentemos la dosis no se consigue mayor efecto. Además, no mejora su eficacia administrando varios a la vez y, sin embargo, sí aumentan sus efectos secundarios.
- Los AINEs se emplean, en dosis únicas y en pautas cortas en el tratamiento del dolor leve-moderado de origen somático (musculo esquelético), dolor en postoperatorio, dolor dental, dolor visceral (dismenorrea, cólico biliar) y dolor óseo metastásico.
- A dosis antiinflamatorias mantenidas se usan para el tratamiento sintomático del dolor e inflamación en enfermedades reumáticas inflamatorias.
- *Efectos secundarios:*
  - » Digestivos: gastroenteropatía por AINE, gastritis erosiva y ulcus.
  - » Renales: precipitación de insuficiencia renal funcional sobre todo en ICC, HTA, sepsis, DM, insuf renal crónica, tratamiento con diuréticos y ancianos.
  - » Edemas y disminución de la eficacia de los antihipertensivos.

*Paracetamol*

- Analgésico y antipirético de potencia parecida a AAS, sin acción antiinflamatoria. No causa irritación gástrica ni hipersensibilidad cruzada, pero puede producir hepatotoxicidad a dosis elevadas. La administración iv indicado en dolor leve a moderado postquirúrgico y en asociación con opioides en dolor grave.

*Metamizol*

- Pirazolona con acción analgésica y antipirética. Aunque el riesgo de agranulocitosis parece menor de lo que se creía, es un analgésico de segunda elección. La presentación iv se diseñó para dosis única en dolor postoperatorio inmediato, pero no para uso continuado.

## Opioides menores. Dolor moderado

*Tramadol*

- Agonista opioide de potencia similar a codeína, pero menos astringente y antitusígeno que ésta. Útil en el dolor postoperatorio. Indicado en dolor de intensidad moderada o, asociado a AINE en dolor severo. La administración iv debe ser lenta en (2-3 min).
- *Efectos secundarios:*
  - » Depresión del SNC (somnolencia, depresión respiratoria, supresión del reflejo de la tos). Estimulación del músculo liso: espasmo de la vía biliar, retención de orina, visión borrosa. Especialmente mareo, vértigo, sudoración, hipotensión postural, náuseas, vómitos.

## Opioides mayores. Dolor grave

  - » Morfina
  - » Meperidina
  - » Fentanilo
  - » Remifentanilo
- Indicados en el tratamiento del dolor moderado a severo. Actúan uniéndose a los receptores específicos para endorfinas endógenas del sistema nervioso central.
- *Efectos secundarios:* depresión del SNC (depresión respiratoria, supresión del reflejo de la tos, somnolencia), vómitos, miosis. Estimulación del músculo liso.
- *Sodredosificación:* depresión SNC hasta coma, bradipnea, miosis, hipotermia, hiporreflexia, hipotensión, bradicardia.

- *Poseen antídoto:* Naloxona. Administrar 0,4 mg cada 2-3min observando los efectos hasta reversión de los síntomas. Pueden requerirse nuevas dosis o administrar en perfusión.

*Morfina*

- Principal alcaloide del opio con amplia experiencia de uso.
- Indicado en el dolor severo, edema agudo de pulmón e infarto de miocardio.
- *Efectos secundarios:* causa con frecuencia náuseas y vómitos.
- Liberación de histamina con la administración en bolo produciendo hipotensión y broncoespasmo.
- Inicio de acción a los 5 min. de la administración con pico a los 15-30 min. Y duración de 3 a 4 horas.
- *Dolor agudo:* inicio 4 mg iv (o incluso menos en ancianos) diluyendo a 1 mg/ml y administrando a < 2 mg/min, repetir si es necesario cada 20 min hasta alivio o toxicidad.
- IAM 5-10 mg iv a < 2 mg/min (dilución 1 mg/ml) repetible cada 5-30 min hasta máximo 20-25 mg. Dar el 50% en ancianos y pacientes de bajo peso.
- EAP 5-10 mg a < 2 mg/min (diluida 1 mg/ml).

*Meperidina*

- Indicada en el tratamiento del dolor severo, incluido el dolor asociado a procedimientos quirúrgicos o fracturas, dolores derivados de la afectación del sistema nervioso periférico (neuralgias) o de espasmos de la musculatura lisa (vías biliares, aparato genitourinario, etc.) y angina de pecho.
- Empleado en analgesia obstétrica debido a su escaso paso placentario.
- Libera histamina y presenta efecto vagolítico.
- *Dosificación:*
  - » Dolor severo 25-50 mg iv lento en 1-2 min. Diluir dosis hasta 10 ml., repetible a las 4 horas.
  - » Analgesia en obstetricia: 50-100 mg mediante inyección intramuscular o subcutánea, tan pronto como aparezcan contracciones a intervalos regulares.
- Se recomienda no utilizar de forma mantenida en el paciente crítico por su metabolito activo, la normeperidina, que puede acumularse y producir

excitación del SNC y convulsiones, especialmente en los pacientes con daño neurológico agudo.

*Fentanilo*

- Es un potente opioide sintético, hasta 100 veces más potente que la morfina. Posee un amplio margen terapéutico.
- No produce liberación de histamina, hecho que puede explicar su menor efecto sobre la presión arterial y el músculo liso bronquial.
- Indicado como analgésico de elección en los pacientes con inestabilidad hemodinámica, asma y EPOC.
- *Dosis inicial:* 1-2 mcg/kg iv
- *Mantenimiento:* 1-2 mcg/kg/h
- Efecto clínico rápido en 1-2 minutos lo que confiere un muy buen perfil para aliviar el dolor agudo en urgencia. Duración del efecto de aproximadamente 30 min. tras una dosis iv.

*Remifentanilo*

- Es un agonista selectivo de los receptores opioides cuya acción comienza rápidamente y su duración es muy corta con una vida media de 3 a 10 minutos.
- No produce liberación de histamina.
- Indicado para la inducción y mantenimiento de anestesia general. Para analgesia en pacientes de cuidados intensivos.
- No debe administrarse en bolos en pacientes bajo anestesia con respiración espontánea.
- Se puede administrar en pacientes con disfunción renal y/o hepática severa.
- *Dosis:*
  - » Ventilación espontánea: perfusión continua 0.025-0.1 mcg/Kg/min. Vigilar depresión respiratoria.
  - » Ventilación mecánica: perfusión 0,25-1 mcg/kg/min.
- *Inducción:* 1mcg/kg en bolo administrados en más de 30 seg.
- Dado que la duración de su efecto es muy corta tras la suspensión de la perfusión, se deberá prever la administración de otro analgésico y esperar a que alcance su máximo efecto antes de interrumpirla. Es importante conocer este dato ya que, aunque su uso en HEMS no está extendido, se nos puede plantear esta situación en traslados secundarios.

## SEDACIÓN Y ANSIEDAD

Según el diccionario de la lengua española de la Real Academia Española (RAE) sedar significa apaciguar, sosegar o calmar algo o a alguien.

Podemos definir la sedación como como la disminución de forma controlada de la percepción del medio y/o dolor por parte del paciente, pero manteniendo la vía aérea permeable y la respiración espontánea.

La RAE da dos *acepciones* al concepto de ansiedad:

1. Estado de agitación, inquietud o zozobra del ánimo.
2. Angustia que acompaña a algunas enfermedades, en especial a ciertas neurosis, y que no permite sosiego a los enfermos.

Es una señal de alerta que advierte de un peligro inminente y permite al individuo tomar medidas para afrontarlo. Esta situación produce malestar, hiperactividad simpática, aumento del consumo de $O_2$, desadaptación a la VM y puede dificultar la correcta evolución del paciente.

La sedación disminuye la respuesta metabólica al trauma, disminuye el consumo de $O_2$ y mejora la capacidad ventilatoria de los enfermos. El principal objetivo de la sedación es proporcionar comodidad, en nuestro caso para el traslado, y disminuir la ansiedad, especialmente en las situaciones con severo compromiso hemodinámico e insuficiencia respiratoria que precisa VM, en las cuales es importante conseguir una buena adaptación al respirador, así como un descenso del consumo de $O_2$.

La sedación puede oscilar desde un estado de calma a una sedación profunda, con pérdida de reflejos protectores que precise de un adecuado manejo de la vía aérea y ventilación. Se debe conseguir el nivel de sedación óptimo para cada paciente, según su situación clínica y necesidades.

### Control de la sedación. Escalas

Para evaluar el nivel adecuado de sedación debemos utilizar escalas. La escala más utilizada en la clínica es la de Ramsay, que está validada específicamente para valorar el nivel de sedación. Como inconveniente, solo incluye una categoría de valoración de la agitación, lo que la hace muy poco útil para valorar su nivel.

Incluye valores que van de 1 a 6, que se atribuyen en función de la respuesta observada tras estimular al paciente.

Otra escala utilizada es la escala RASS ("Richmond Agitation-Sedation Scale"). Esta escala parte del 0 que sería el paciente alerta y calmado y, a partir de aquí, cuantifica tanto la agitación, en cuatro grados positivos, como la seda-

*Escala de Ramsay.*

| | |
|---|---|
| **Nivel 1** | Paciente ansioso, agitado o inquieto |
| **Nivel 2** | Paciente colaborador, orientado y tranquilo |
| **Nivel 3** | Paciente somnoliento, que obedece a órdenes verbales |
| **Nivel 4** | Paciente dormido, respuesta rápida a estímulos auditivos intensos |
| **Nivel 5** | Paciente dormido, respuesta mínima a estímulos táctiles |
| **Nivel 6** | Paciente dormido, ausencia de respuesta |

*Escala RASS.*

| Puntuación | Clasificación | Descripción |
|---|---|---|
| +4 | Combativo | Combativo, violento, peligro inmediato para el grupo |
| +3 | Muy agitado | Agresivo, se intenta retirar tubos o catéteres |
| +2 | Agitado | Movimientos frecuentes y sin propósito, lucha con el respirador |
| +1 | Inquieto | Ansioso, pero sin movimientos agresivos o violentos |
| 0 | Despierto y tranquilo | |
| −1 | Somnoliento | No está plenamente alerta, pero se mantiene despierto más de 10 segundos |
| −2 | Sedación leve | Despierta brevemente a la voz, mantiene contacto visual de hasta 10 segundos |
| −3 | Sedación moderada | Movimiento o apertura ocular a la voz, sin contacto visual |
| −4 | Sedación profunda | Sin respuesta a la voz, con movimiento o apertura ocular al estímulo físico |
| −5 | Sin respuesta | Sin respuesta a la voz o al estímulo físico |

ción, en 5 grados negativos. Esta escala está validada y aceptada y muestra buena correlación con la escala de Ramsay.

La sedación debe ser la adecuada al paciente y su patología. En el momento actual la tendencia es mantener niveles de sedación más bajos, reservando la sedación profunda para pacientes que precisan bloqueo neuromuscular. Para la mayoría de los pacientes críticos el mantenimiento de un nivel de sedación entre 2-3 de la escala de Ramsay asegurará que el paciente este cómodo, minimizando las complicaciones, que en su mayoría están relacionadas con la duración prolongada de la misma.

Para los pacientes ventilados mecánicamente, los niveles de sedación adecuados estarían entre 2 y 4 de la escala de Ramsay o 1 y -3 de la RASS.

En los pacientes con VM por patologías respiratorias complejas (EPOC reagudizado, Asma grave) se recomiendan niveles Ramsay 3 o 4 o RASS de −4.

La sedación profunda de nivel 5 o 6 de la escala de Ramsay o RASS −5 puede ser útil solo en la sedación que forma parte del tratamiento de la hipertensión intracraneal o en situaciones como la hipertermia maligna.

En general la literatura hace referencia a la sedación de larga duración y sus complicaciones en el paciente ingresado. En nuestro medio HEMS y teniendo en cuenta que los tiempos de traslados son comparativamente cortos, podemos aumentar los niveles de analgosedación para conseguir un estado adecuado de confort del paciente y evitar sufrimiento innecesario; en estos casos debemos prestar especial atención al control de las constantes vitales junto con la monitorización con BIS.

Se recomienda la monitorización de la sedación con BIS para los pacientes en VM con patología neurocrítica aguda, o bajo el efecto de relajantes musculares para evitar infra o sobre sedación. La sobresedación puede provocar depresión respiratoria, depresión hemodinámica, con disminución de aporte de O2. Otros, como el íleo y la TVP, aparecen si la sobredosificación se prolonga en el tiempo. Una infrasedación puede ocasionar hipertensión, taquicardia, hipercapnia, ansiedad, aumento de consumo de $O_2$.

La sedación estaría indicada en nuestro medio en pacientes intubados con ventilación mecánica, para reducción e inmovilización de fracturas, cardioversión eléctrica, marcapasos externo, pacientes agitados o, simplemente para realizar el traslado en mejores condiciones, en pacientes con ansiedad.

## Fármacos

### *Midazolam*

- Es el sedante de elección en la mayoría de las situaciones de emergencia.
- *Efectos:* ansiolítico, hipnótico, anticonvulsivante y cierto efecto relajante muscular y capacidad de amnesia retrógrada.

- No tienen efecto analgésico.
- Depresión respiratoria dosis dependiente y, sobre todo, si se administra IV rápida.
- Tienen antagonista específico con el cual se puede revertir su efecto, el Flumacenilo que se administra a dosis de 0,3 mg. cada 60 segundos hasta recuperación de la conciencia o dosis total de 2mg. posteriormente se puede poner en perfusión continua.
- *Indicaciones:* Sedación consciente, inducción y mantenimiento de sedación, anticonvulsivante.
- Sedación consciente IV: 2-2,5 mg. Dosis ajuste 1 mg. Dosis total 3,5-7,5 mg.
- Inducción anestesia IV: 0,15-0,2 mg/kg.
- La dosis habitual de midazolam para lograr una sedación efectiva durante las maniobras de IOT es de 0,2 mg/kg, que puede repetirse en bolos de 0,07 mg/kg hasta lograr el nivel de sedación adecuado.

*Propofol*

- El propofol es un agente anéstésico general que cuando se usa a dosis subanestésicas tiene propiedades sedantes e hipnóticas.
- El comienzo de la acción del propofol es rápido tras la administración de un bolo iv (30 – 40 seg.) dada su rápida entrada en el SNC y su efecto es breve (4 a 6 min.)
- Para lograr una sedación rápida, como en el caso de IOT, se utiliza la administración en bolo de 2 a 2,5 mg/kg. Si se quiere mantener al paciente sedado, en el caso de proseguir con VM, se deberá continuar con una infusión continua a un ritmo inicial de 0,5 mg/kg/h.
- La administración en bolo de propofol causa habitualmente un descenso de la TA, que puede ser de hasta el 30% de la basal. Este efecto es menor si se disminuye la dosis o se alarga el tiempo de administración. Generalmente la TA se normaliza durante el mantenimiento de la anestesia.
- *Indicaciones:*
  - » Inducción para IOT.
  - » Sedación puntual si se requiere valoración neurológica, que puede realizarse a los 15 minutos de suspender perfusión.
  - » Indicado para mantener la sedación en traslados.
- Contraindicado para la sedación mantenida en unidades de críticos de niños y adolescentes menores de 16 años. Para inducción y mantenimiento

de anestesia en una intervención se puede utilizar en mayores de un mes (contraindicado en neonatos).

- No se recomienda su uso en pacientes con inestabilidad hemodinámica, enfermedad cardíaca o disfunción del VI.
- El midazolam y el propofol son los agentes de elección para la sedación de corta duración, como la que es necesaria para realizar maniobras de IT en el comienzo de la VM. El midazolam y el propofol han demostrado poseer el mismo efecto sedante en estudios comparativos.

*Ketamina*

- Es un anestésico disociativo de acción rápida que produce un estado anestésico caracterizado por analgesia profunda, conservación de los reflejos protectores de la vía aérea y tono musculoesquelético normal o ligeramente aumentado. También produce estimulación cardiorrespiratoria suave, aunque en ocasiones puede producir depresión respiratoria. Tiene actividad simpaticomimética, presentando como efecto clínico incremento de la presión arterial e incremento del consumo de $O_2$. Además, la ketamina es un potente broncodilatador. Inicio del efecto 30 a 60 segundos y duración 5-15 minutos.
- *Indicaciones:* Perfil seguro para el manejo del trauma, con amplio margen terapéutico. De gran utilidad en el shock hipovolémico agudo y broncoespasmo refractario grave.
- Aunque algunos autores contraindican el uso de Ketamina en casos de presión intracraneal (PIC) elevada, según ficha técnica y otros trabajos se permite su uso con precaución para la preanestesia de pacientes con aumento de PIC.
- Como efectos secundarios puede producir alucinaciones, que aparecen en el despertar, que se minimizan dejando al paciente en un ambiente oscuro y tranquilo o premedicando con benzodiacepinas, generalmente con dosis de 1-2 mg. de midazolam. Estas alucinaciones son raras en niños. También puede producir hipersalivación que se evita premedicando con atropina.
- *Dosificación:*
  - » Con propósitos exclusivamente analgésicos, se busca un efecto subdisociativo alcanzable con dosis de: 0.1 a 0.6 mg/Kg. Tiene muy buena sinergia con los opioides (fentanilo o morfina), permitiendo disminución considerable de la dosis de los mismos, obteniendo el mismo efec-

to analgésico, añadiendo estabilidad hemodinámica y protección de la vía aérea.

» IV: (desde 1 a 4,5 mg/kg) con dosis de 2 mg/kg se consigue una anestesia de 5 a 10 min. El inicio del efecto a los 30 seg. Administrar lentamente en más de 1 min.
» IM: (6,5 a 13 mg/kg) La dosis de 10 mg/kg produce 12 a 25 min. de anestesia, con inicio del efecto a los 3-4 min.
» Perfusión iv: 1-2 mg/kg/h.

*Etomidato*

- Hipnótico sedante de acción ultracorta.
- Indicado únicamente como inductor para IOT, sobre todo en pacientes inestables hemodinámicamente o con PIC elevada.
- *Dosis inducción:* 0,3 mg/kg en dosis única tanto para adultos como niños.
- No se recomienda en la sedoanalgesia del paciente con VM, es más según algunos autores, debería contraindicarse en el paciente crítico por su capacidad de provocar insuficiencia suprarrenal, incluso con dosis única.

*Tiopental*

- Es un derivado del ácido barbitúrico y el más utilizado en el paciente crítico. Se emplean en el tratamiento del estatus epiléptico refractario, al aumentar el umbral convulsivo, y en hipertensión intracraneal refractaria.
- Dosificación IV: de 2,5 a 5 mg/kg.
- Status epiléptico: 4 mg/kg bolo iv seguido de infusión iv, titulando dosis a partir de 2 mg/kg/h.
- Hipertensión intracraneal: bolos iv de 1,5 a 3 mg/kg de forma intermitente según las necesidades.

*Dexmedetomidina*

- Posee propiedades simpaticolíticas, sedantes y analgésicas. Tiene capacidad para mantener la sedación a niveles poco profundos, permitiendo a los pacientes intubados y sedados despertarse en respuesta a la estimulación verbal. Puede considerarse una alternativa al propofol y midazolam cuando se precise de una sedación consciente. No produce depresión respiratoria.

- Indicado para pacientes en UCI que precisen una sedación correspondiente a un grado 0 a -3 de RASS
- Los pacientes que ya se encuentran intubados o sedados pueden cambiar a dexmedetomidina con una velocidad de perfusión inicial de 0,7 microgramos/kg/h pudiendo ajustarse entre 0,2 y 1,4 microgramos/kg/h en función de la respuesta del paciente.
- Los pacientes que no alcancen el nivel adecuado de sedación con la dosis máxima deben cambiar a un agente sedante alternativo. No se recomienda dosis de carga. Se puede administrar propofol o midazolam si es necesario hasta conseguir el efecto clínico de la dexmedetomidina.
- *Precauciones:*
  - » No usar en dosis de carga ni bolos.
  - » No usar como inducción en IOT, ni como sedante durante el uso de relajantes musculares.
  - » Efectos secundarios muy frecuentes, hipotensión y bradicardia. Con las dosis más altas hipertensión.
  - » Contraindicado en bloq cardíaco de 2° y 3° sin marcapasos.

**Puntos claves**

- La sedoanalgesia es un aspecto muy importante en el manejo global del paciente que precisa transporte HEMS, tanto por su patología como por las características del medio de transporte.
- Los sedantes y analgésicos disminuyen las respuestas metabólicas que causan inestabilidad del paciente.
- La sedoanalgesia facilita las técnicas necesarias (reducciones de fracturas, inmovilizaciones y movilizaciones, drenajes, cardioversión) que puede precisar el paciente en situaciones de emergencia.
- Se debe decidir el/los fármaco/s más idóneo/s para cada paciente y su patología.
- Es primordial realizar una buena analgesia, previa valoración del dolor del paciente con escalas validadas como EVA o EVN en pacientes comunicativos u otras como BPS o CPOT si no pueden comunicarse.
- Los analgésicos de primera elección en pacientes que precisen transporte HEMS son los opiáceos por vía iv.

**Puntos claves**

- Todos los parámetros fisiológicos deben estar adecuadamente monitorizados durante el traslado; además de informarnos del estado general del paciente, son un factor importante para el control de la analgesia en nuestro medio.
- Para minimizar la ansiedad considerar técnicas no farmacológicas, como apoyo físico y psicológico, mejorar del ambiente, minimizando en la medida de lo posible la afectación de agentes externos, frío, calor, ruido, vibraciones.
- Los sedantes de primera elección en nuestros pacientes son el midazolam y el propofol.
- Se debe mantener controlado el nivel de sedación con escalas validadas como la de Ramsay o RASS o, en nuestro medio, es más práctico el uso del BIS, que tiene una buena correlación con los valores de dichas escalas.

# 67. MONITORIZACIÓN DE LA SEDACIÓN EN EL AEROTRANSPORTE DEL PACIENTE CRÍTICO

**Clara Martí Macià y Antonio Jesús Santos**

## 1. INTRODUCCIÓN

En el aerotransporte del paciente crítico es esencial el uso de fármacos para el control del dolor, ansiedad y agitación. Los objetivos de la sedoanalgesia son proporcionar a los pacientes un nivel óptimo de comodidad pero con seguridad, reducir el dolor y la ansiedad de manera idónea y a su vez permitir un adecuado cuidado tanto médico como enfermero.

En el contexto específico del transporte HEMS nos encontramos en un medio poco favorecedor pues estamos en un espacio físico muy reducido, a los que algunos pacientes sienten miedo por el sólo hecho de volar, con mucho ruido que obliga al uso de auriculares y dónde la comunicación verbal con el paciente es prácticamente imposible. Además una situación de agitación, delirio o combatividad nos puede causar más problemas que en otros medios.

Así, en el aerotransporte debemos anticipar las situaciones y problemas con tal de evitar riesgos, la sedoanalgesia va a ser esencial no sólo en el control del dolor sino también para evitar la agitación y el delirio. Es igual de necesario conocer perfectamente los fármacos que vamos a utilizar como el poder monitorizar sus efectos dado que existe un frágil equilibrio entre la sedación óptima y la infra o sobresedación que incrementan la morbimortalidad de los pacientes. Ver tabla 1 sobre los efectos que producen la sobre y infrasedación.

La monitorización es importante también porque no todos nuestros pacientes tienen las mismas necesidades. Algunos necesitaran más sedación, otros más analgesia y algunos el uso de relajantes musculares.

**Tabla 1.** *Efectos de la sobre e infrasedación.*

| Sobresedación | Infrasedación |
|---|---|
| Neumonía por ventilación mecánica | Falta de confort |
| Inestabilidad hemodinámica | Aumento del coste metabólico, hipertensión |
| Riesgo elevado de úlceras de decúbito | Aumento requerimiento de oxígeno |
| Polineuropatía | Manejo difícil |
| Pérdida de contacto con el medio | Recuerdo desagradable |
| Mayor exposición a riesgos | Desadaptación a ventilación mecánica |
| Mayores costes | Dolor, ansiedad, delirio |
| Mayor morbimortalidad | Mala tolerancia a las técnicas a realizar |
| | Aumento de la presión intracraneal |

La *guía de práctica clínica basada en la evidencia* para el manejo de la sedoanalgesia en el paciente adulto críticamente enfermo realizada en 2013 y publicada en la revista Medicina Intensiva[1] distingue entre:

1. Pacientes que precisan sedación consciente o cooperativa
2. Pacientes con delirium y síndrome de abstinencia
3. Pacientes sin intubación traqueal ni asistencia ventilatoria
4. Pacientes con ventilación mecánica
5. Pacientes en proceso de retirada de ventilación mecánica
6. Poblaciones especiales: pacientes traumatológicos, ancianos, embarazadas y quemados
7. Paciente neurológico y neurocrítico
8. Pacientes con insuficiencia renal o hepática
9. Pacientes que requieren procedimientos especiales (traqueostomía, tubo torácico, curas y desbridamientos de heridas o quemaduras)

No es objeto de este capítulo el entrar en detalle en la sedoanalgesia de todos estos pacientes pero sí nos sirve para ver la magnitud y complejidad del tema.

## 2. MÉTODOS DE MONITORIZACIÓN DE SEDOANALGESIA BASADOS EN LA EVIDENCIA

La monitorización mejora el manejo efectivo del dolor, permitiendo un mejor ajuste de la medicación sedante y analgésica[2]. Numerosos estudios muestran que una adecuada monitorización de la sedación permite reducir el tiempo de ventilación mecánica, la estancia en uci o el número de complicaciones infecciosas nosocomiales, especialmente neumonías asociadas a VM[3]. Existe un nivel de evidencia 1B en recomendar un protocolo de evaluación sistemática del dolor y la analgesia.

## 3. MANEJO DE LA SEDOANALGESIA EN EL MEDIO HEMS

### A. Paciente consciente

Se recomienda utilizar una escala validada basada en la cuantificación del dolor por el propio paciente siempre que sea posible, con un grado de evidencia 1C. El dolor es una experiencia subjetiva, y la mejor valoración del dolor es la que refiere el propio paciente[4], en el medio HEMS es difícil la comunicación verbal con el paciente y nos será útil utilizar una escala visual numérica o analógica presentado de forma horizontal o vertical, en la que el paciente puede señalar la intensidad del dolor que padece. Es importante hacerle comprender, antes de iniciar el vuelo, qué información queremos obtener y explicarle la escala antes del arranque de motores dónde el ruido nos imposibilitará las explicaciones.

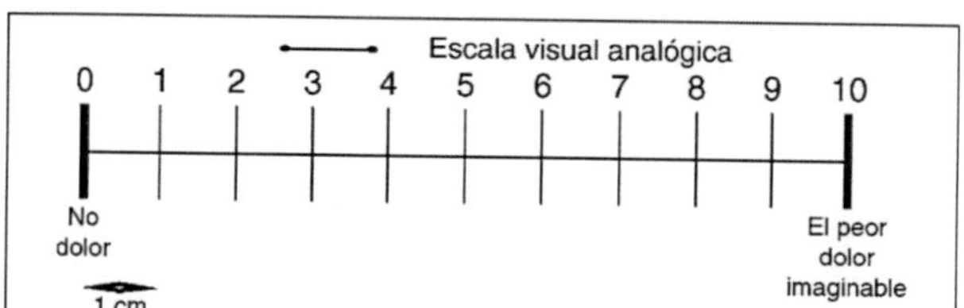


**Figura 1.** *Escala visual analógica.*

### B. Paciente que no puede comunicarse

En los casos en los que el paciente no sea capaz de utilizar una escala visual, o estemos utilizando sedaciones superficiales para la realización de técnicas en aerotransporte, o simplemente por las características singulares del medio HEMS que dificultan la comunicación. Existe un nivel de evidencia 1C en el uso

**Tabla 2.** *Behavioral Pain Scale.*

| Ítem | Descripción | Puntuación |
|---|---|---|
| *Expresión facial* | Relajada | 1 |
| | Parcialmente tensa | 2 |
| | Totalmente tensa | 3 |
| | Muecas | 4 |
| *Extremidades superiores* | No movimientos | 1 |
| | Parcialmente dobladas | 2 |
| | Totalmente dobladas. Con flexión de dedos | 3 |
| | Permanentemente retraídas | 4 |
| *Adaptación al ventilador* | Tolera el movimiento | 1 |
| | Tose, pero tolera la ventilación la mayor parte del tiempo | 2 |
| | "Lucha" contra el ventilador | 3 |
| | Imposible controlar la ventilación | 4 |

de escalas basados en cambios fisiológicos o en comportamientos asociados al dolor. La dificultad radica en la ausencia de un patrón reconocido y para su evaluación es fundamental contrastar la validez de las escalas, es decir, que midan realmente lo que pretenden medir, y que sean reproducibles (mismos resultados a lo largo del tiempo y con diferentes observadores)[1,5].

Disponemos de la escala *Behavioral Pain Score* (BPS) que se basa en puntuar de 1 a 4 la expresión facial del paciente, la actitud de sus extremidades superiores y la sincronía con la ventilación mecánica, relacionándose mayores puntuaciones con mayor intensidad de dolor. Esta escala ha sido validada por varios estudios y ha mostrado correlación adecuada con las escalas subjetivas[6,7].

Otros grupos han desarrollado diferentes instrumentos de identificación del dolor basados en indicadores conductuales, destacando la *Critical-Care Pain observation tool (CPOT), la escala Face, Legs, Activity, Cry, Consolability* y la escala *Campbell*, pero hay escasa experiencia publicada con su uso lo que hace que no se disponga de evidencia suficiente para la recomendación de una escala en particular.

De lo que hay evidencia suficiente (grado 1C) es de la no recomendación de utilizar aisladamente parámetros fisiológicos para identificar dolor, ya que son inespecíficos y pueden conducir a error.

El dolor conlleva cambios en diversos parámetros fisiológicos pudiéndose observar taquicardia, hipertensión arterial o dilatación pupilar, pero frecuentemente estas alteraciones se presentan de manera irregular y dadas las características del paciente crítico resultan inespecíficas[8].

## C. Paciente crítico aerotransporte

El paciente crítico suele requerir de un nivel de sedoanalgesia más profundo, en el medio HEMS, por las características ya descritas anteriormente se recomienda anticipar situaciones de riesgo y se administran sedaciones más profundas en el traslado. En estos casos se recomienda utilizar unas escala validada que mida la profundidad de sedación basándose en la capicidad del paciente de reaccionar a estímulos y que cuantifique también la agitación. Con un grado de evidencia 1B[1].

Existen multitud de escalas clínicas para documentar la profundidad de la sedación según el tipo e intensidad de estímulo físico necesario para suscitar una respuesta en el paciente, siendo todavía las más utilizadas la de Ramsay[9], SAS (*Sedation-Agitation Scale*)[10] y la RASS (*Richmond Agitation-Sedation Scale*)[11].

La escala Ramsay, fue publicada hace más de 35 años, es muy sencilla de utilizar y bien aceptada por el personal sanitario. Valora en 6 niveles la situación del paciente, correspondiendo solamente uno a agitación[9].

Se puede consultar la escala en el capítulo dedicado a la sedación y analgesia en el medio HEMS.

La escala SAS (*Sedation-Agitation Scale*) consta de 7 categorías, comprendiendo desde la ausencia de reactividad hasta la agitación de difícil control. Menos utilizada que las otras dos y menos práctica para el aerotransporte.

La escala RASS (*Richmond Agitation-Sedation Scale*) consta de 4 categorías positivas que van desde cero en un paciente alerta y calmado hasta 4 positivos para un paciente agresivo, y consta de 5 categorías negativas para valorar la profundidad de la sedación.

Recomendamos la escala RASS para los pacientes críticos aerotransportados, sin necesidad de relajante muscular, para valorar la profundidad de sedación y agitación, por estar adecuadamente validada y aceptada y por su buena correlación con la escala de Ramsay también ampliamente utilizada. Pueden consultar la escala en el capítulo dedicado a la sedación y analgesia en medio HEMS.

**Tabla 3.** *Escala SAS*[1].

| Puntos | Categoría | Descripción |
|---|---|---|
| 7 | Agitación peligrosa | Se arranca el tubo endotraqueal. Tira de los catéteres. Arremete contra el personal. Se arroja de la cama |
| 6 | Muy agitado | No está tranquilo, a pesar de explicárselo verbalmente, requiere sujeción física. Muerde el tubo endotraqueal. |
| 5 | Agitado | Ansioso o moderadamente agitado, intentando sentarse. Se tranquiliza con las instrucciones verbales. |
| 4 | Tranquilo y cooperador | Tranquilo, se despierta con facilidad y obedece órdenes sencillas. |
| 3 | Sedado | Tendencia al sueño, despierta con estímulos verbales pero se vuelve a dormir. Responde a órdenes sencillas. |
| 2 | Muy sedado | Responde a estímulos físicos. Incapaz de comunicarse u obedecer órdenes. Tiene movimientos espontáneos. |
| 1 | Arreactivo | Mínima o nula respuesta al dolor, no se comunica ni obedece órdenes. |

### D. Paciente crítico con necesidad de relajante muscular

El principal inconveniente de las escalas descritas anteriormente es que dejan de ser útiles en pacientes relajados muscularmente, pues no pueden responder a los estímulos físicos y los parámetros fisiológicos que podrían indicar dolor o disconfort, son demasiado inespecíficos para poder utilizarlos de manera válida y reproducible.

Así, para la monitorización del paciente crítico sedoanalgesiado y relajado muscularmente, se recomienda la utilización del índice biespectral (BIS)® con un grado de evidencia 1B[1]. El mayor grado de evidencia existe en unidades de críticos en el ámbito hospitalario pero el índice biespectral se ha utilizado para la monitorización de la sedación en el transporte con helicóptero desde hace años con buenos resultados.

En un estudio realizado por Heegaard et al. en 2009 con una muestra de 47 pacientes, con una media de edad de 60 años, y una duración media de monitorización con BIS de 15 minutos, se obtuvieron resultados adecuados de sedación en 45 de los pacientes, sin detectar artefactos por la vibración del helicóptero[5].

Así mismo, la experiencia militar con el monitor BIS®[12] se ha ido incrementando con los años. El artículo publicado por Heegaard en 2009 tuvo su importancia en el medio militar debido al empleo reiterado del helicóptero para evacuar bajas en zona de operaciones.

La experiencia militar británica con el monitor BIS® comenzó en 2004 cuando se empezó a emplear este dispositivo en centros especializados ubicados en territorio nacional. En 2014 fue probado satisfactoriamente por el ejército español en Herat (Afganistán).

Se concluye que puede servir tanto a anestesiólogos como al resto de oficiales del cuerpo militar de sanidad[12].

## 4. MONITOR DE ANÁLISIS DE ÍNDICE BIESPECTRAL (BIS)®

El Biespectral Index (BIS)® es un método no invasivo que estima el grado de actividad eléctrica cerebral mediante el análisis de las frecuencias de las ondas del EEG (% de frecuencias rápidas y el % de frecuencias lentas) y lo convierte en un valor numérico a través de un algoritmo. El valor numérico va desde 0 (silencio eléctrico cerebral) a 100 (paciente despierto). Ver figura 2.

Entre 70 y 100 el paciente está despierto o con sedación ligera-moderada. En 70 es un estado hipnótico ligero, por debajo de este número existe baja probabilidad de recuerdo explícito de la situación. Entre 60 y 70 es una sedación profunda o anestesia ligera. En 60 se considera hipnosis moderada. El valor numérico ideal para el transporte HEMS es entre 40 y 60 que se considera una anestesia general. Y se desaconseja valores inferiores a 40 por considerarse sedación profunda. Un valor de 0 indica supresión de EEG y puede significar muerte encefálica.

Dispone de un sensor (Quatro®) que tiene cuatro electrodos numerados que se colocan en la frente del paciente. La colocación del sensor es muy importante para la correcta interpretación de los datos por el monitor. Se empieza colocando el electrodo con número 4 en la curvatura paralela a la ceja, luego los electrodos 2 y 1, quedando el número 1 a 5 cm sobre el puente de la nariz, a la altura del entrecejo, y por último, el electrodo número 3 se coloca a la altura de la línea imaginaria entre la órbita y el pabellón auricular, tal y como muestra las figuras 3 y 4.

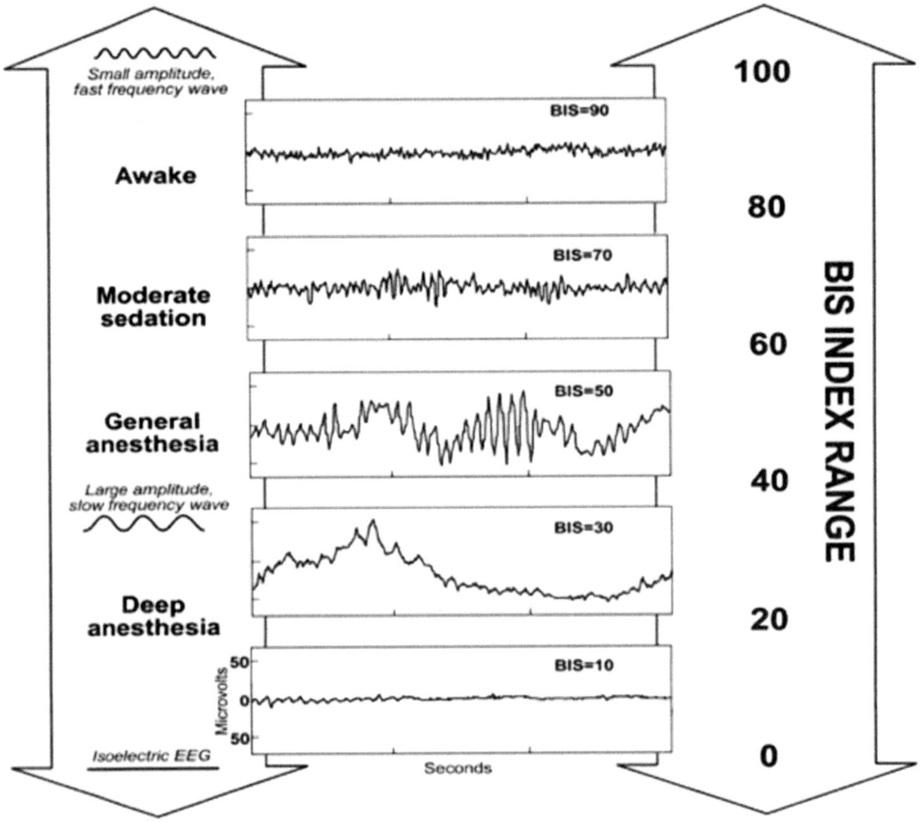


**Figura 2.** *Rango del índice BIS. Reimpreso/emitido con la autorización de Medtronic, Plc. © año 2018.*

Existe otro sensor que consta de 6 electrodos (Sensor Bilateral®) que puede monitorizar los dos hemisferios cerebrales, pero que se usa menos.

En el monitor disponemos de varios parámetros a valorar. Hay que recalcar que el índice biespectral monitoriza actividad cortical, y no estado de consciencia. Así mismo, monitoriza sedación, pero no analgesia o respuesta autónoma o movimientos ante un estímulo. Tampoco es útil para detectar isquemia cerebral, aunque sí puede servir en la valoración pronóstica de pacientes con daño cerebral.

El BIS® no se trata sólo de un valor numérico, para su interpretación se debe analizar el estado clínico del paciente y el resto de factores y parámetros de los que dispone el monitor y que pueden influir en el valor numérico del BIS®.

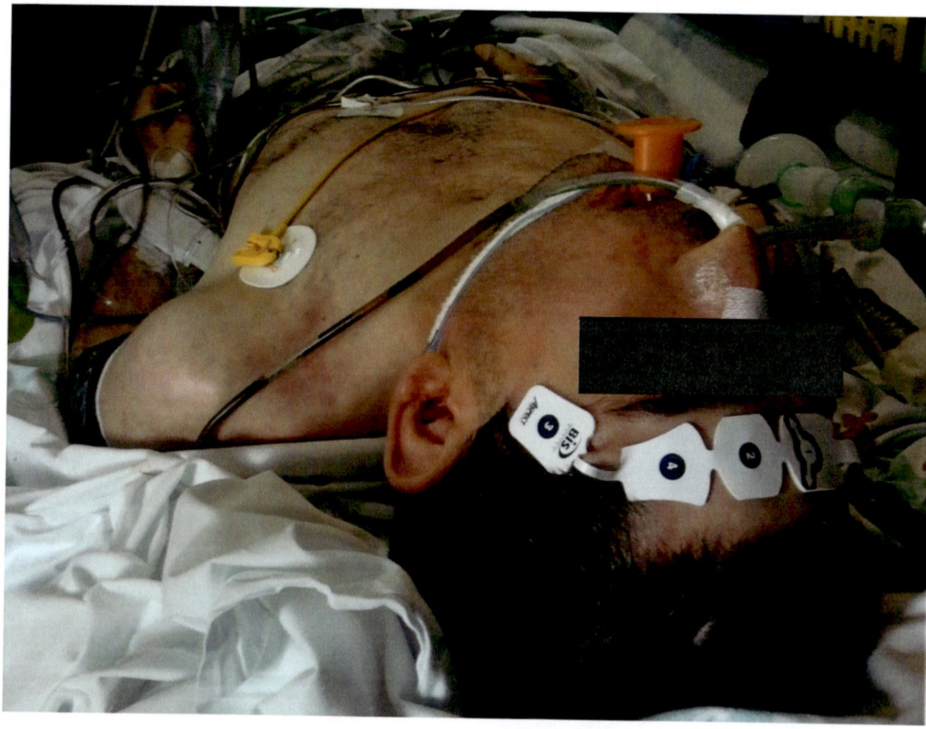

**Figura 3.** *Colocación del sensor BIS.*

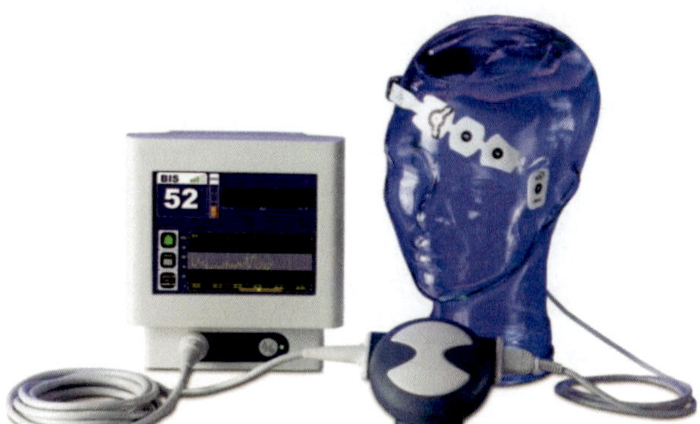


**Figura 4.** *Monitor BIS y sensor con los electrodos en posición. Reimpreso/Emitido con la autorización de Medtronic, Plc. © año 2018.*

*Parámetros del SISTEMA BIS® (ver figura 5)*

- *Índice biespectral (BIS):* Es un valor numérico de 0 a 100 y para poder darle validez, es necesario que el resto de parámetros sean válidos.
- *Tasa de supresión (TS):* Esta tasa calcula la relación entre los períodos con presencia de señal en el EEG y los períodos en que aparece trazado isoeléctrico en los últimos 63 segundos. Así, si en los últimos 63 segundos ha habido un 30% de línea plana en el EEG la TS será de 30. Lo habitual es que aparezca una TS de 30-35. Es de especial utilidad en la detección de sobresedación, monitorización del coma barbitúrico o ante la sospecha de muerte encefálica (en la que el BIS será 0 y la TS 100).
- *Índice de calidad de la señal (ICS):* Indica mediante un gráfico de barras el porcentaje de segmentos de EEG medidos en el último minuto. La barra desciende si aumenta el número de artefactos. Si el ICS es inferior a 15, no aparecerá valor numérico BIS. Debemos revisar la correcta colocación del sensor en la frente y presionar con los dedos los electrodos para mejorar la captura de señal.
- *Electromiograma (EMG):* Indica posibles interferencias del EEG por actividad muscular, y nos daría un valor numérico de BIS falsamente elevado. Así, un descenso de la señal gráfica del EMG indica más fiabilidad del BIS.

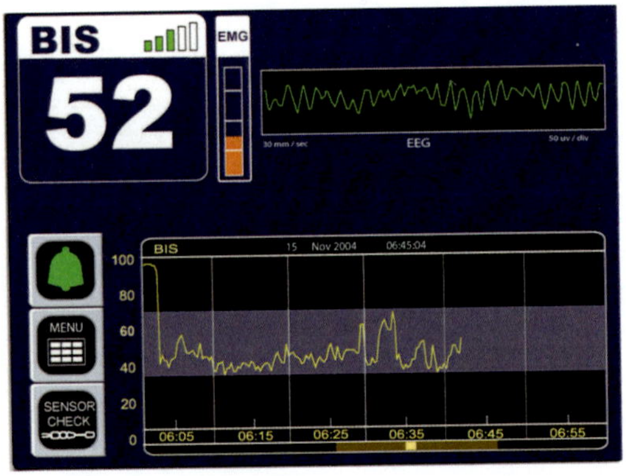


**Figura 5.** *Parámetros que aparecen en la pantalla del monitor BIS. Reimpreso/emitido con la autorización de Medtronic, Plc. © año 2018.*

*Problemas o limitaciones del monitor BIS® a considerar:*

Para la correcta utilización del índice biespectral en el aerotransporte del paciente crítico hay que considerar algunas circunstancias que pueden hacer que los valores numéricos del BIS no se correspondan a la actividad cerebral detectada.

Siempre debemos comprobar la impedancia transcutánea del sensor y su correcta colocación, tanto antes de iniciar el vuelo como durante el trayecto.

Descartar la presencia de artefactos externos que puedan generar frecuencias altas que alteren la señal del BIS de manera que aparezca un valor más alto que el real. Al contrario de lo que pueda parecer, las vibraciones del helicóptero no afectan el normal funcionamiento del monitor, pero siempre habrá que comprobarlo y ver que el índice de calidad es bueno y el electromiograma no interfiere (pues podría interpretar las vibraciones como electromiograma), una dosis de relajante muscular nos permitirá diferenciar entre alteraciones por EMG o por otros artefactos externos.

El EMG también puede verse alterado por crisis comiciales no convulsivas, o por artefactos electromecánicos tipo marcapasos con generador externo, calentadores de aire en la cabeza, sistemas de circulación extracorpórea...

Una actividad electroencefalográfica anómala como un EEG de bajo voltaje que se da en un 5-10% de la población puede dar valores numéricos de BIS disminuidos en pacientes despiertos.

También hay que interpretar con cautela los valores del BIS en pacientes con patología neurológica, pueden darse valores bajos de BIS en pacientes con demencia, encefalopatía anóxica o hipoglucémica, hipotermia o parada cardíaca. En pacientes con patología neurológica focal tipo accidente vásculocerebral hemorrágico o isquémico en los que el valor del BIS puede variar según la zona de colocación del sensor ipsilateral o contralateral a la lesión.

Algunos fármacos pueden hacer variar el comportamiento del BIS. Así la adrenalina o la efedrina pueden aumentar los valores del BIS. El etomidato puede provocar mioclonías y aumentar la actividad del EMG. La ketamina provoca un aumento de la actividad cerebral elevando los valores del BIS. Y finalmente, el óxido nitroso a dosis altas produce inconsciencia sin ascenso de los valores BIS.

El índice biespectral ha sido estudiado específicamente en el medio HEMS por Heegaard et al[5] y por Donat et al[13], validando su uso en la atención del paciente crítico aerotransportado y es utilizado en la práctica clínica diaria del transporte HEMS en España.

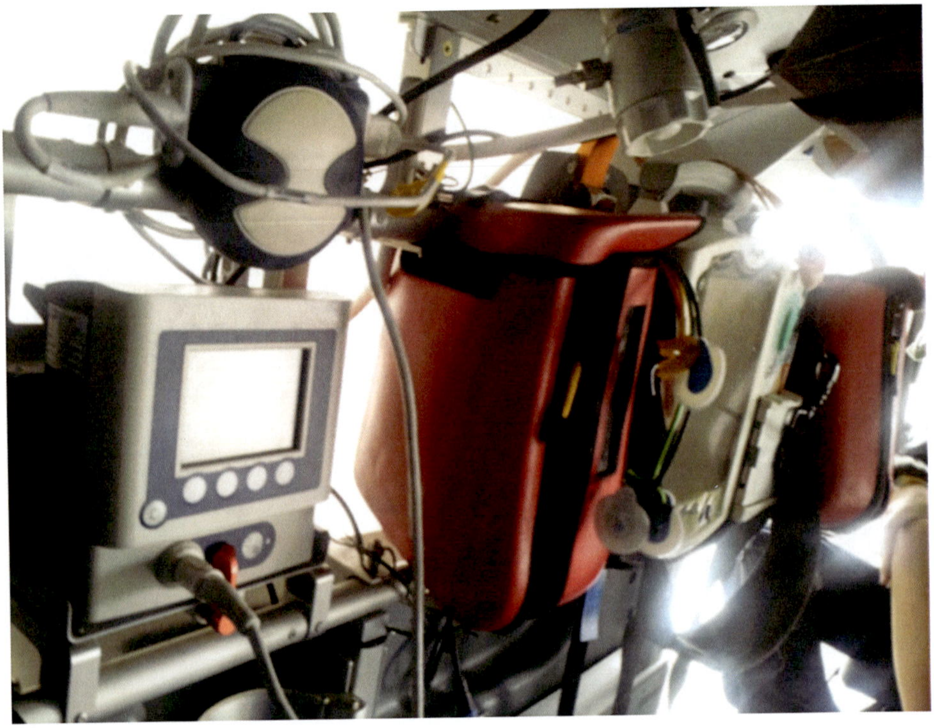

**Figura 6.** *Monitor BIS instalado dentro del helicóptero.*

Por un lado el monitor del índice biespectral ha pasado el test de compatibilidad electromagnética, para confirmar que el monitor no interfiere con los instrumentos de navegación del helicóptero.

Y por otro lado, ambos estudios[5,13] confirman su utilidad en vuelo. Utilizando voluntarios sanos y comprobando que los valores de BIS indicaban intervalos correspondientes a pacientes despiertos, y con pacientes críticos en los que el médico no podía ver los valores BIS comprobaron una buena relación con los niveles de sedación deseados y los valores obtenidos en el BIS.

Además, se estudió que el índice de calidad de la señal no se veía afectado ni por las vibraciones del helicóptero, ni por el despegue o aterrizaje del helicóptero[13]. Considerándolo ambos autores como un método útil para monitorizar la sedación del paciente relajado muscularmente en el medio HEMS.

## BIBLIOGRAFÍA

1. Celis-Rodríguez E, e. a. (2013). Guía de práctica clínica basada en la evidencia para el manejo de la sedoanalgesia en el paciente críticamente enfermo. Medicina Intensiva.
2. Fletcher D, F. C. (2008). A patient- based national survey on postoperative pain management in France reveals significant achievements and persistent cha- llenges (Vol. 137). Pain.
3. Brattebø G, H. D. (2002). Effect of a scoring system and protocol for sedation on duration of patients' need for ventilator support in a surgical intensive care unit (Vol. 324). BMJ.
4. Pardo C, M˜. (2006). Monitoring pain: recommenda- tions of the Analgesia and Sedation Work Group of SEMICYUC (Vol. 30). Medicina Intensiva.
5. William Heegaard, R. C. (2009). Bispectral Index Monitoring in Helicopter Emergency Medical Services Patients (Vol. 13: 2). Prehospital Emergency Care.
6. Ahlers SJGM, v. d. (2010). The use of the Behavioral Pain Scale to assess pain in conscious sedated patients (Vol. 110). Anesth Analg.
7. Payen JF, B. O. (2001). Assessing pain in critically ill sedated patients by using a behavioral pain scale (Vol. 29). critical care medicine.
8. Li D, M. C. (2009). Evaluations of physiologic reactivity and reflexive behaviors during noxious procedures in sedated critically ill patients. (Vol. 12). journal critical care.
9. Ramsay MA, S. T. (1974). Controlled sedation with alphaxalone-alphadolone. (Vol. 2). British Medical Journal.
10. Riker RR, F. G. (2001). Validating the Sedation-Agitation Scale with the Bispectral Index and Visual Analog Scale in adult ICU patients after cardiac surgery. (Vol. 27). Intensive Care Medicine.
11. Sessler CN, G. M. (2002). The Richmond Agitation-Sedation Scale: validity and reliability in adult intensive care unit patients. (Vol. 166). American Journal Respiratory Critical Care Medicine.
12. Puente Barbas JA, N. S. (2016). Empleo del índice biespectral para monitorización de la hipnosis en sedación durante anestesia regional, experiencia en tres pacientes militares (Vol. 72(3)). Sanidad militar.
13. Donat N, Cirodde A, Hoffmann C, et al. (2018). Bispectral Index Measurements Are Not Degraded During Aeromedical Evacuations (Vol. 126). Anesthesia and Analgesia Journal.

# 68. LA ECOGRAFÍA EN EL MEDIO HEMS

**Luis J. Rodríguez Martín y Víctor Fernández Gallego**

## INTRODUCCIÓN

La ecografía ha sido desde su inicio un escalón importante en el diagnóstico y un gran apoyo para diversas técnicas diagnóstico-terapéuticas. Es una técnica incruenta, rápida, repetible, barata y sobre todo portátil, pudiéndose llevar hasta la cama del paciente.

Pero no fue hasta principios del siglo XXI cuando aparecieron los primeros aparatos que podían ser alimentados por baterías. Eso propició que el ecógrafo totalmente portátil, no dependiente de una toma eléctrica en la pared, pasara a formar parte del arsenal diagnóstico-terapéutico del médico de urgencias extrahospitalarias.

En España, en el año 2006, el Servicio de Asistencia Municipal de Urgencias y Rescate de la Ciudad de Madrid (SAMUR), lo incorporó tras solicitar un curso para formación de sus médicos a la Sociedad Española de Ecografía que levantó ampollas en el mundo hospitalario, ya que se impartía para médicos de emergencias (no radiólogos), cuando en realidad el ATLS ya preconizaba que los cirujanos que atendían a pacientes politraumatizados, efectuaran ellos mismos el estudio ECOFAST para diagnosticar liquido libre abdominal.

Por esa razón, el Samur comenzó a utilizar Ecógrafos a nivel extrahospitalario (EH) para efectuar ECOFAST abdominal exclusivamente a partir del año 2006 (Figura 1).

Pero pronto los médicos de extrahospitalaria se dieron cuenta que el ecógrafo podía servir para muchas mas cosas, así pronto se empezó a utilizar para

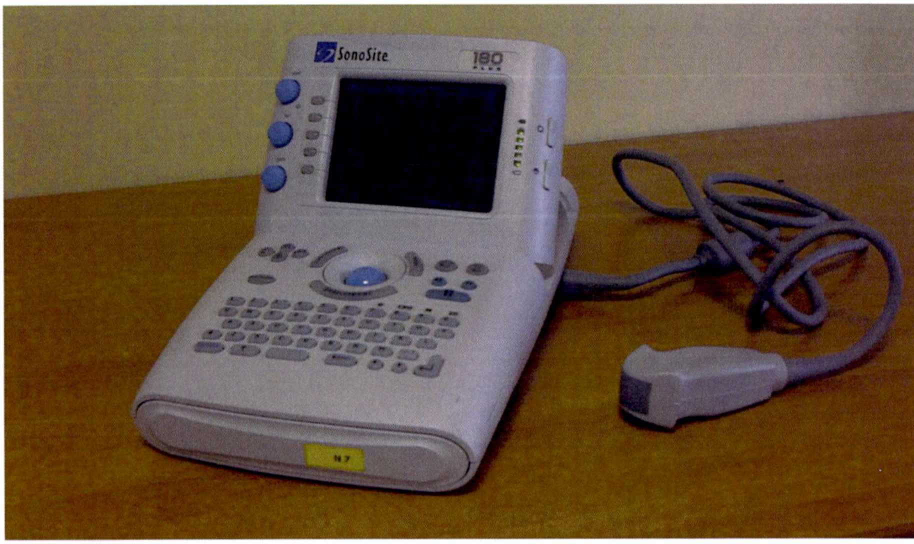


**Figura 1.** *Sonosite 180.*

el diagnóstico de lesiones torácicas (neumo y hemotórax), para el diagnóstico diferencial entre la Actividad Eléctrica Sin Pulso (AESP) y la Seudo AESP.

Posteriormente, en la segunda década del siglo XXI, se comenzó a practicar el ecocardiograma EH para el diagnóstico de hipocinesia ventricular en el marco del SCACEST, o patologías como el taponamiento cardiaco (que ya se veía en el Ecofast) o el tromboembolismo pulmonar o el aneurisma de aorta.

También se comenzó a usar como apoyo a técnicas del tipo de punciones de venas centrales, e incluso en los últimos tiempos, el personal de enfermería

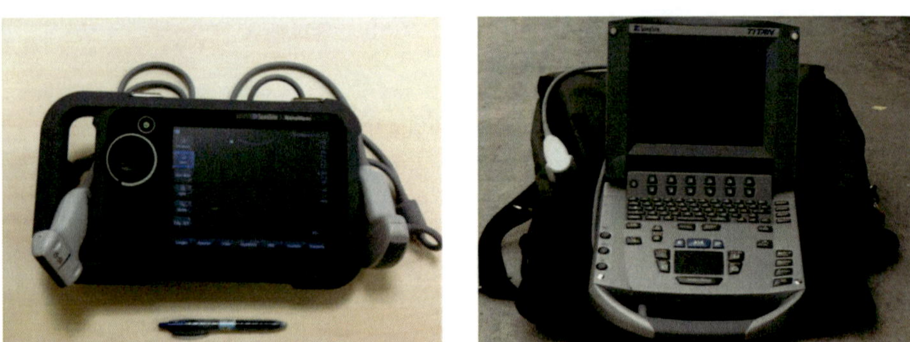

**Figura 2.** *Sonosites Titán y Nano.*

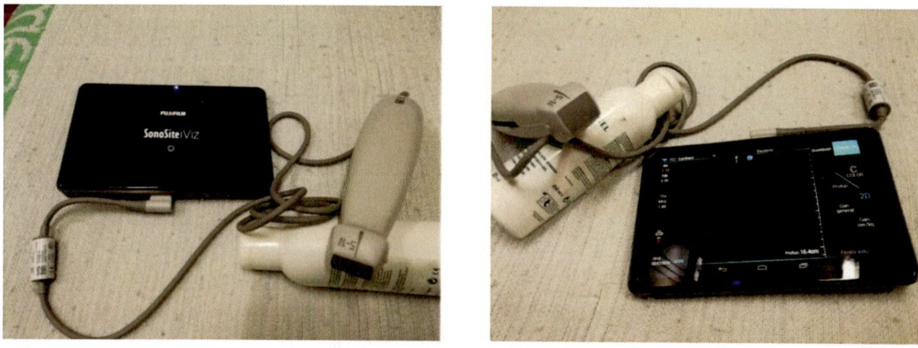

**Figura 3.** *Sonosite iViz Fujifilm.*

está usando sondas lineales de alta frecuencia para la canalización de vías venosas periféricas… y su futuro es imparable.

Y por supuesto desde su primera aparición los ecógrafos también han evolucionado a modelos mas modernos y manejables, tanto en tamaño como en tecnología (Figuras 2 y 3).

## LA ECOGRAFÍA Y EL HEMS

Como se podrá entender, desde su salida a la calle, el que los ecógrafos se subieran a un helicóptero, era cuestión de tiempo. El ecógrafo no afecta a la navegabilidad de los helicópteros y no se altera ni por las vibraciones del helicóptero ni por efectos como presión y/o altitud. Tan solo tenemos que tener en cuenta que no se pueden utilizar salvo en vuelo los ecógrafos que transmiten de manera inalámbrica los datos a otro dispositivo usado como pantalla, estos dispositivos tienen que superar las pruebas de compatibilidad para cada aeronave de manera más estricta, el que mostramos emite una wifi que se conecta con cualquier dispositivo tipo smartphone (imagen 1).

Los ecógrafos actuales de pequeño tamaño han hecho posible que desde hace varios años es una herramienta habitual en la mayoría de los HEMS Europeos.

El ecógrafo en el medio HEMS permite rentabilizar aún más el ahorro de tiempo del medio HEMS, ofreciendo una herramienta diagnóstica de primera línea para solventar problemas como el diagnóstico y tratamiento de un neumotórax en vuelo. También permite la realización en vuelo de técnicas invasivas ECO-guiadas como la canalización de vías centrales o la punción pericárdica.

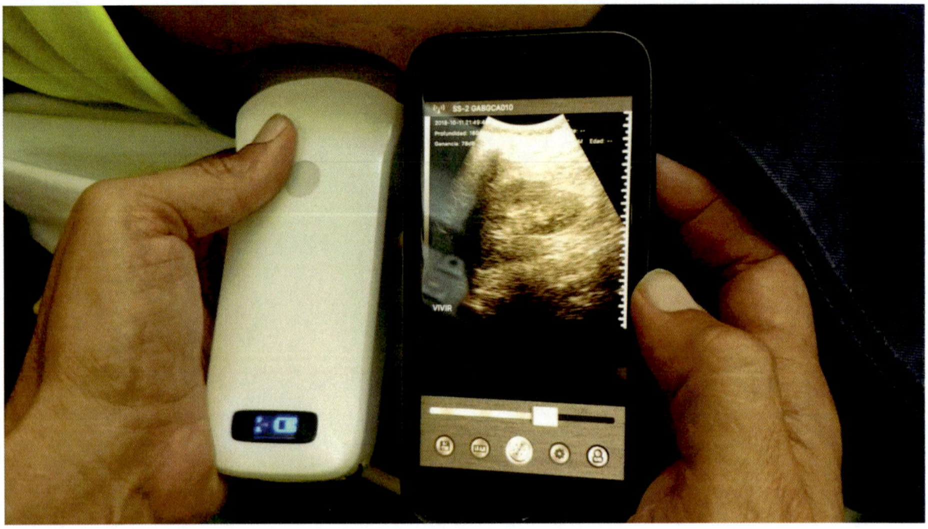

**Imagen 1**

## Fundamentos básicos de la ecografía

La ecografía está basada en el efecto piezoeléctrico, que consiste en la propiedad que tienen algunos cristales, como el cuarzo, de vibrar cuando son atravesados por una corriente eléctrica. Cuando el cristal vibra, genera ultrasonidos, que son sonidos de alta frecuencia inaudibles por el ser humano. El espectro de sonidos audibles por los humanos llega hasta los 20.000 Herzios, y los ultrasonidos oscilan a partir de 2 MegaHerzios (de 2 a 10) (Figura 4).

Los ultrasonidos viajan a distinta velocidad dependiendo del tejido que estén atravesando, y en las interfases (cuando cambia el tejido), se reflejan; por lo que si mediante un transductor mandamos un haz de ultrasonidos a través de un cuerpo, dependiendo del tejido que atraviese, el haz irá mas o menos rápido y como se refleja en las interfases, toda esa información que es recogida por el transductor es procesada en un ordenador que traduce las distintas velocidades y rebotes en una imagen de las estructuras que ha atravesado el haz de ultrasonidos (Tabla 1).

Los distintos ecos que se recojan, el ordenador los convertirá en un punto (un pixel) que estará en una escala de grises dependiendo de la velocidad a la que haya viajado y rebotado, por lo que cuanto menos denso sea el tejido (sangre, bilis, agua, etc) más negro se verá (anecóico o hipoecóico) puesto que no hay ondas reflejadas, y cuanto más denso sea (hueso, calcificaciones, etc.), más blanco

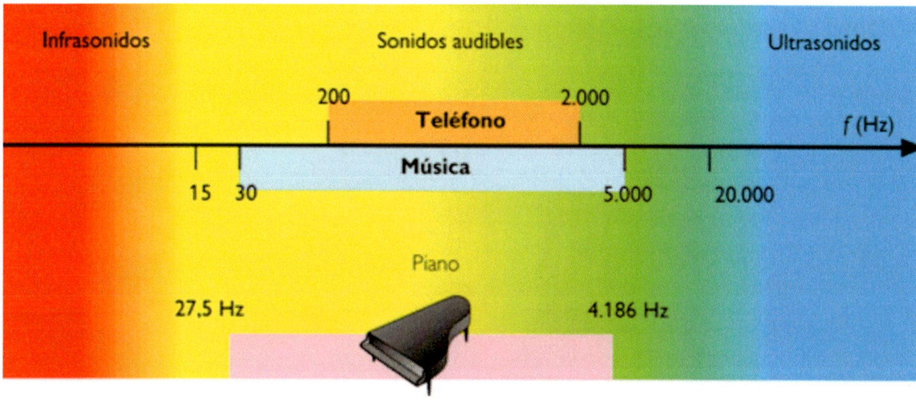


**Figura 4.** *Espectro de sonidos. Foto sacada de internet.*

será (hiperecóico), puesto que las ondas de ultrasonidos son reflejadas en mayor o aún mayor medida. Los tejidos intermedios como el hígado, bazo, etc.) estarán recogidos en una escala de diferentes grises (ecóico).

**Tabla 1.** *Densidad y velocidad de propagación del sonido en tejidos humanos.*

| Tejido | Velocidad (m/seg) | Densidad (g/cm$^2$) |
|---|---|---|
| Grasa | 1470 | 0,97 |
| Músculo | 1568 | 1,04 |
| Hígado | 1540 | 1,05 |
| Cerebro | 1530 | 1,02 |
| Hueso | 3600 | 1,7 |
| Ahua | 1492 | 0,99 |
| Aire | 332 | 0,001 |

## FUNDAMENTOS DEL ECÓGRAFO

El *ecógrafo* es un aparato que en un primer acercamiento suele llamar la atención por la cantidad de botones o controles, pero que en esencia para un conocimiento y manejo básico suele ser suficiente con familiarizarse con los siguientes *componentes o mandos:*

- *Pantalla:* estructura normalmente de cristal líquido donde vamos a poder observar nuestro estudio. Puede ser táctil o no, en cuyo caso, los controles suelen aparecer integrados en la misma.
- *Ganancia:* modifica la intensidad de los ecos recibidos y se traduce en un mayor o menor brillo en la pantalla, que lo que consigue es que la imagen sea mas o menos oscura. El ideal es que tenga un color intermedio, para que lo claro y lo oscuro sean mas reales. Hay un comando de ganancia general, y suele haber uno por capas, pudiendo cambiar la ganancia proximal o distal, según nos convenga en el examen.
- *Profundidad:* modifica la penetración del haz de ultrasonidos y por tanto, hasta donde puede llegar la imagen que captemos. En el lado derecho de la pantalla del ecógrafo, suele aparecer perpendicularmente una escala de puntos con "0" arriba y la profundidad escogida abajo (en cm) y una serie de puntos que nos permite calcular la profundidad a la que se encuentra la estructura que estamos observando, así como su tamaño aproximado.
- *Pausa:* es un botón que sirve para congelar la imagen que estamos viendo y poderla estudiar mas detenidamente y/o medir alguna estructura con exactitud. Generalmente, los ecógrafos actuales guardan una secuencia de imágenes anteriores a la pausa, de duración variable, y que permiten recuperar imágenes anteriores al freeze (pausa).
- *Guardar:* permite guardar la imagen o película seleccionada en un archivo digital para poder estudiarla y/o exportarla.
- *Medición:* la imagen congelada (pausada) podemos medirla con este método.
- *Tipo de estudio:* nos permite cambiar de eco en 3D a 2D o a Doppler.

## LA SONDA

Un ecógrafo es un aparato que recibe las señales de una sonda y los procesa, pero para ello, hay que tener una sonda emisora/receptora de ultrasonidos, por lo tanto, es la parte fundamental del ecógrafo. Contiene un cristal que transforma la corriente eléctrica en vibraciones que emite y posteriormente las recoge para transformarla tras el procesado en imágenes.

La regla fundamental que las rige es que a mayor frecuencia, alcanzan mayor definición de imagen, pero menor profundidad y viceversa, a menor frecuencia, alcanzan menor definición de imagen, pero mayor profundidad.

Pueden ser de varios *tipos* (Figura 5):

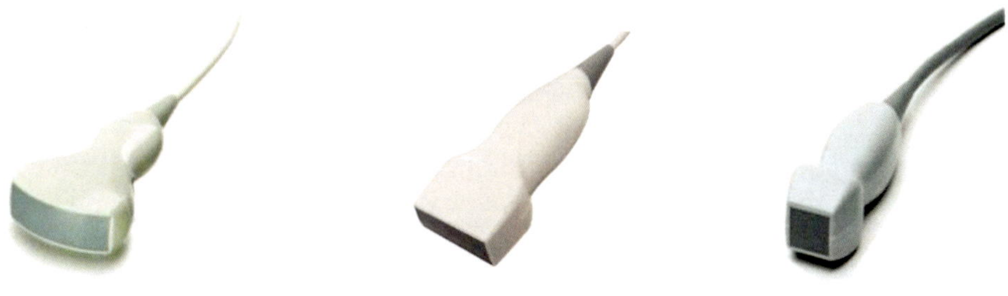

**Figura 5.** *Sondas convex, lineal y sectorial.*

- *Lineales:* son sondas planas de alta frecuencia, de 5 a 10 MegaHerzios (normalmente de 7), por lo que se emplean para visualizar y localizar estructuras muy superficiales. Suelen usarse para canalizar vías venosas, o para estudiar vasos o estructuras musculo-esqueléticas.
- *Cónvex:* son de baja frecuencia, de 2 a 5 MHz (normalmente de 3,5), y se emplean para estudiar estructuras profundas, como el abdomen.
- *Sectoriales:* son también de baja frecuencia, de 2 a 5 MHz (también normalmente de 3,5), pero al ser mas pequeñas, se pueden "meter" entre las costillas y pequeños espacios ("como quien mira entre ventanas") para que éstas no incomoden al examinador (los huesos producen sombras acústicas detrás de ellos que impiden la visualización de estructuras posteriores). Por lo tanto se suelen usar para estudios ecocardiográficos.

## ECOGRAFÍA HEMS

La ecografía en el medio HEMS no tiene diferencias en su uso e indicaciones con el medio extrahospitalario; señalar, que la incorporación de un ecógrafo en la aeronave para su uso en vuelo debe ser objeto de un proceso de homologación al modelo en concreto para certificar que no existe ningún problema de incompatibilidad electromagnética que ponga el riesgo la misión.

Haremos referencia pues a aquellos procedimientos y técnicas subsidiarias de beneficiarse del uso de la ecografía, estas vendrán condicionadas por el espacio reducido y las circunstancias propias del medio HEMS.

**ECOFAST (Focus Assesment Sonography for Trauma)**

Procedimiento ecográfico, se realiza con sonda tipo cónvex, consistente en la determinación de la presencia de líquido libre en abdomen o tórax. Se evalúan cuatro ventanas, y se requiere muy poco tiempo para ello, puesto que el objetivo no es el de identificar lesiones concretas, sino responder a la dicotomía ¿hay líquido libre? ¿Sí o no?

*1. Ventana subxifoidea:* Se trata de determinar la presencia de derrame pericárdico y en su caso, confirmar o no si se trata de un taponamiento cardiaco para tratarlo inmediatamente (Figura 6).

*2. Ventana hepatorrenal:* Consiste en visualizar el hígado y el riñón derecho, para determinar la ausencia/existencia de líquido libre a nivel del espacio de Morrison (hepato-renal). También puede apreciarse la existencia de líquido a nivel supra (o infra) diafragmático (Figura 7).

*3. Ventana esplenorenal:* Visualizamos el bazo, el diafragma izquierdo y el riñón izquierdo, si existe líquido libre perirrenal o periesplécnico se apreciará una zona anecoica. Pueden visualizarse ambos lados del diafragma.

*4. Ventana suprapúbica:* Para su observación con claridad, es necesario que la vejiga esté llena. Si el paciente está sondado, se puede infundir suero fisiológico por la sonda. Se visualiza por encima de la sínfisis del pubis, en un corte transversal y en un corte longitudinal. En caso de líquido libre se visualizará líquido perivesical, o en un corte transversal, en el espacio vésico-rectal (en el hombre) o en el espacio vésico-uterino (fondo de saco de Douglas, en la mujer) (Figura 8).

5. Se puede ampliar el estudio FAST (E-Fast o Extended FAST) con una ventana a nivel torácico para demostrar la existencia (o no) de neumotórax. Ya que el aire, no es ecogénico, por lo que en esté caso hay que interpretar unos *artefactos característicos:*
   - La presencia de las pleuras parietal y visceral intactas, se observa como una imagen lineal brillante entre las costillas, y que se desliza (sliding lung), lo cual es una situación normal, por el contrario, cuando hay aire entre ellas, no se observa este deslizamiento, y si bien no podemos confirmar la existencia de un neumotórax, puesto que se da en otras circunstancias, si debemos pensar en ello en un paciente traumatizado y proceder en su caso a drenaje torácico.
   - Si el ecógrafo dispone del modo M (consistente en pasar un barrido ecográfico puntual por la estructura), en el primer caso (*sliding lung*)

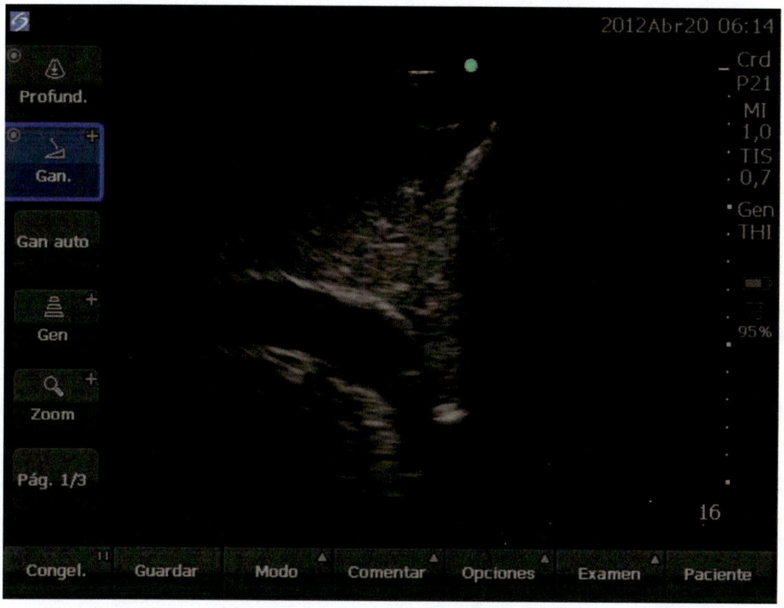


**Figura 6.** *Derrame pericárdico.*

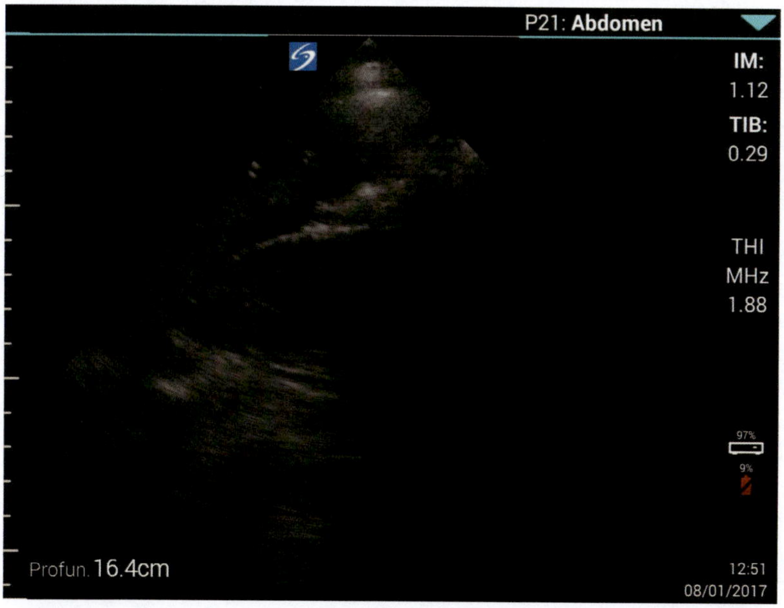


**Figura 7.** *Morrison positivo.*

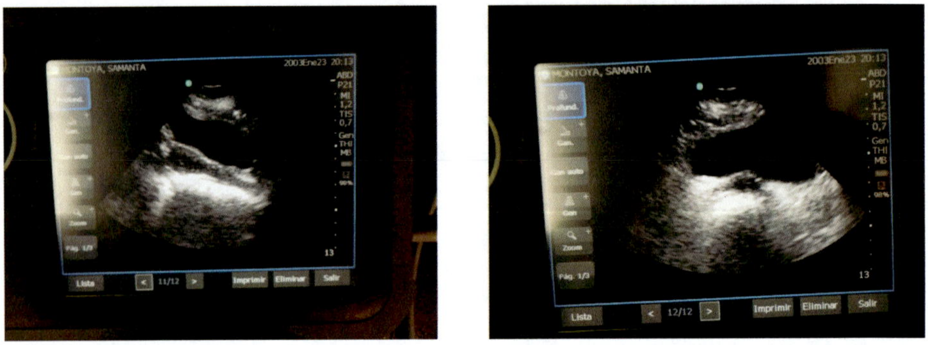


**Figura 8.** *Douglas positivo.*

podremos observar unas imágenes lineales y un entramado de puntos, lo que se denomina, imagen de *la orilla de la playa*, por el contrario, en caso de pleuras separadas por aire (neumotórax), observaremos unas imágenes lineales, el *signo de la estratosfera* o de *el código de barras*.

## PROTOCOLO FEEL

El protocolo FEEL se emplea para diagnosticar o excluir las diferentes *causas* que pueden verse en el marco de una Parada Cardio Respiratoria (PCR):

- *Taponamiento cardiaco:* veremos líquido libre que rodea al corazón (subpericárdico) y un colapso del ventrículo derecho (figura 9).
- *Disfunción ventricular severa:* observaremos diferentes grados de hipocinesia ventricular. Permite confirmar o descartar un infarto de miocardio.
- *Hipovolemia:* comprobando el tamaño de la cava podemos demostrar una hipovolemia si está disminuido, o aumento de las presiones intratorácicas (Trombo-Embolismo Pulmonar, Edema Agudo Pulmonar, etc) si está aumentado.
- *Hemotórax masivo:* si constatamos que hay abundante líquido supradiafragmático.
- *Seudo AESP:* si en el marco de una AESP no logramos palpar pulso carotídeo, nunca estaremos seguros si es una AESP o un bajo gasto que nos impide palparlo (o a lo peor no somos capaces de palparlo adecuadamente). En esos casos, en menos de 10 segundos puede demostrarse la existencia de latido cardiaco y su característica (normal o hipocinético,

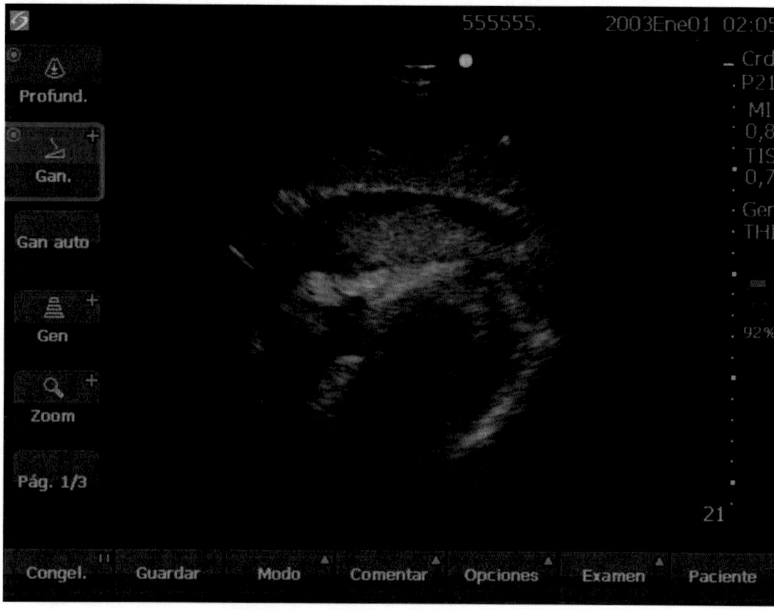


**Figura 9.** *Taponamiento pericárdico.*

bradicárdico o taquicárdico). Esta simple exploración mejora sustancialmente la supervivencia en AESP, pues nos permite pasar de la simple RCP a administrar volumen y/o inotrópicos a un paciente que no está en PCR, con lo que mejoraremos su supervivencia.

- *Trombo embolismo pulmonar masivo:* Observaremos en caso positivo un ventrículo derecho mas grande que el izquierdo, un abombamiento del septo interventricular hacia el ventrículo izquierdo, y (como ya comentamos) una cava aumentada de diámetro.

Las opciones diagnóstico-terapéuticas que se abren con el uso de la ecografía en el marco de una PCR pueden modificar sustancialmente la mortalidad de nuestros pacientes.

- *SCACEST:* Una vez que se comprende el concepto de *hipocinesia ventricular* se está en condiciones de apoyar el diagnóstico clínico y electrocardiográfico del SCACEST. Además pueden descartarse posibles complicaciones como el derrame pericárdico, o la existencia de un aneurisma que nos pueda complicar el tratamiento fibrinolítico.
- *Neumotórax:* En el marco de un paciente traumático que vaya a ser trasladado por aire, y más si va a ir intubado, es primordial descartar la

existencia de un neumotórax, que puede complicarse durante el traslado debido al incremento de presión que va a sufrir por la altura en un neumotórax a tensión, por lo que descartar mediante el ecógrafo la existencia del mismo es un gran apoyo.

- *Apoyo a vías venosas:* El ecógrafo mediante la sonda plana de alta frecuencia puede ayudarnos a canalizar tanto vías venosa centrales como periféricas en pacientes inestables o con vasos constriñidos por frio y/o hipovolemia.

En definitiva, la ecografía EH y por consiguiente la HEMS ofrecen cada día más posibilidades para ayudar en el diagnóstico y tratamiento al personal sanitario, y sus expectativas no hacen mas que crecer en un presente y futuro muy cercano.

## BIBLIOGRAFÍA


1. T.M. Scalea, A. Rodriguez, W.C. Chiu, F.D. Brenneman, W.F. Fallon Jr., K. Kato, et al. Focused assessment with sonography for trauma (FAST): Results from an international consensus conference J Trauma, 46 (1999): 466-472.
2. K. Matsushima, H.L. Frankel. Beyond focused assessment with sonography for trauma: Ultrasound creep in the trauma resuscitation area and, beyond Curr Opin Crit Care, 17 (2011): 606-612.
3. O.J. Ma, J.R. Mateer. Trauma ultrasound examination versus chest radiography in the detection of hemothorax Ann Emerg Med, 29 (1997): 312-315.
4. ATLS, 9ª Edición. 2018. 141-145.
5. Manual de Procedimientos Samur. Ed. 2017. http://www.madrid.es/UnidadesDescentralizadas/Emergencias/Samur-PCivil/Samur/ApartadosSecciones/01_AcercaSAMURProteccionCivil/Ficheros/manualSamur.pdf
6. S. Price, S. Uddin, K.B. Laupland, T. Quinn. Echocardiography in cardiac arrest Curr Opin Crit Care, 16 (2010): 211-215.
7. P. Perera, T. Mailhot, D. Riley, D. Mandavia. The RUSH exam: Rapid Ultrasound in SHock in the evaluation of the critically ill Emerg Med Clin North Am, 28 (2010): 29-56.
8. A. Weekes, D.A. Johnson, S.M. Keller, B. Efune, C. Carey, N.L. Rozario, et al. Central vascular catheter placement evaluation using saline flush and bedside echocardiography Acad Emerg Med, 21 (2014): 65-72.
9. R.T. Arntfield, S.J. Millington. Point of care cardiac ultrasound applications in the emergency department and intensive care unit –A review Curr Cardiol Rev, 8 (2012): 98-108.
10. C.D. Tibbles, W. Porcaro. Procedural applications of ultrasound Emerg Med Clin North Am, 22 (2004): 797-815.
11. A.J. Labovitz, V.E. Noble, M. Bierig, S.A. Goldstein, R. Jones, S. Kort. Focused cardiac ultrasound in the emergent setting: a consensus statement of the American Society of Echocardiography and American College of Emergency Physicians J Am Soc Echocardiogr, 23 (2010): 1225-1230.
12. F.J. Romero-Bermejo, M. Ruiz-Bailen, M. Guerrero-De-Mier, J. Lopez-Alvaro. Echocardiographic hemodynamic monitoring in the critically ill patient Curr Cardiol Rev, 7 (2011): 146-156.
13. D. Lichtenstein. Lung ultrasound in the critically ill Curr Opin Crit Care, 20 (2014): 315-322.

# 69. PROCEDIMIENTO. DRENAJE TORÁCICO

**Alexander Sammel, Antonio Requena López y Laura Jiménez Ausejo**

## INTRODUCCIÓN

El *neumotórax a tensión* es una patología mortal si no recibe tratamiento urgente, y se da con mayor frecuencia en pacientes que sufren un traumatismo torácico y precisan ventilación a presión positiva. El drenaje torácico permite normalizar la presión que se acumula en el espacio pleural; este tratamiento debería realizarse de inmediato en el momento y lugar donde se diagnostique, y se disponga del material esencial para llevarse a cabo. El personal sanitario de los HEMS debe estar adiestrado en dicho procedimiento pues no realizar el drenaje previo al traslado podría suponer una contraindicación para el transporte del paciente en un recurso aeromédico, y es posible que tenga que intervenir de forma urgente durante el vuelo, por lo que se debe estar preparado.

## INDICACIONES

*Indicaciones de drenaje previo al vuelo* serían:

- Parada cardio-respiratoria traumática.
- Alto índice de sospecha clínica de neumotórax a tensión en el momento que se diagnostica.
- Hipoxia significativa (< 93% con $O_2$ a alto flujo o paciente intubado).
- Hipotensión significativa (TAS < 80 mmHg) donde no se puede excluir un neumotórax a tensión.
- Confirmación diagnóstica de neumotórax (en caso de traslados interhospitalarios), según valoración del caso.

## TIPOS DE DRENAJE TORÁCICO

- Toracostomía con aguja
- Toracostomía digital (abierta)
- Toracostomía con tubo

## PROCEDIMIENTOS

### 1. Toracostomía con aguja

Consiste en el drenaje torácico mediante la inserción de un catéter en el espacio pleural; se considera una medida temporal de emergencia. Se describen dos abordajes: anterior y lateral.

*Preparación inicial:*

- Administrar oxígeno a alto flujo (subir $FiO_2$ en pacientes ventilados).
- Monitorizar al paciente.
- Valorar y administrar analgesia.
- Preparar la piel con solución antiséptica y tomar medidas de asepsia (guantes y material estériles).

*Descompresión con aguja mediante abordaje anterior*

- Localizar zona de drenaje (2º-3º espacio intercostal, línea media clavicular, siempre justo por encima del borde superior de la costilla inferior); hay que evitar puncionar hacia el interior de la línea vertical que discurre por la mamila (por dentro de los límites de la llamada *caja cardiaca –cardiac box–*) ya que hay más riesgo de lesión de estructuras mediastínicas (Figura 1); señalar que hasta en un 60% de los casos existen dificultades para identificar la línea medio-clavicular así como el 2º-3º espacio intercostal; de ahí que se tome como referencia la línea vertical que pasa por la mamila, o la línea *hemitorácica* en el caso que no se correspondiese con ninguna de las anteriores.
- Puncionar con catéter de 14G o más grueso (más largo que 8 cm) usando técnica de "Z", estirando piel hacía un lado (Figura 2) y conectado a jeringa con suero a la vez que se aspira.
- Una vez comprobada la salida de aire a presión, se puede conectar una válvula de Heimlich o dejarlo *al aire.*
- Vigilancia estrecha de reaparición de la clínica por obstrucción del catéter, acodadura, salida,...

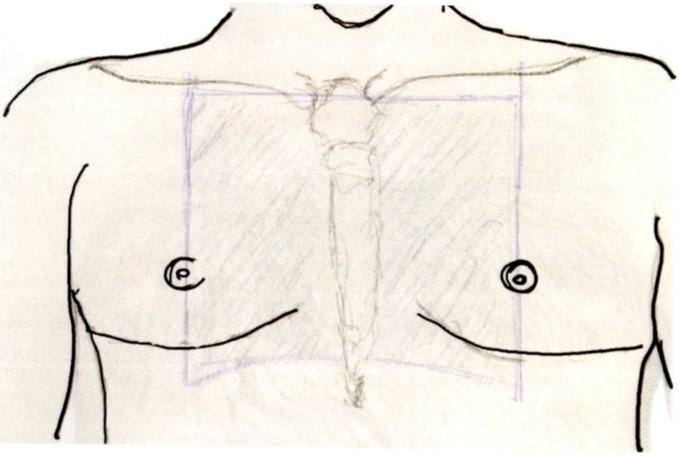

**Figura 1.** *Delimitación de la "Cardiac Box": Clavículas (superior), Línea vertical por mamilas (laterales), borde inferior de parrilla costal (inferior); la punción hacia el interior de la línea mamilar (o la línea hemitorácica) conlleva más riego de punción de estructuras mediastínicas.*

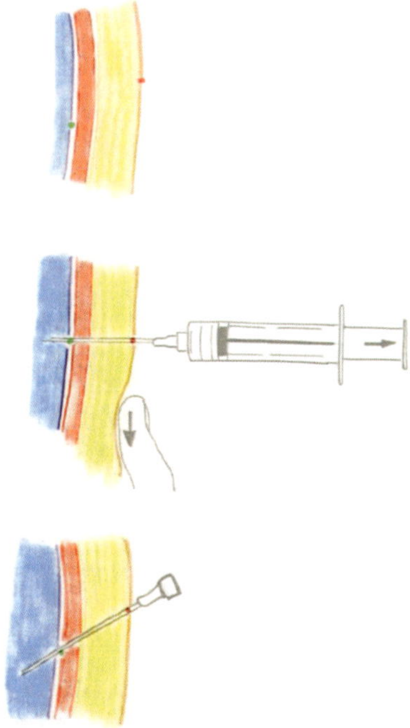

**Figura 2.** *Técnica de la Z. Estirar la piel 1-2 centímetros y proceder a la punción; de esta manera se reduce el riesgo de salida del catéter.*

- *Ventajas:* rápida localización y acceso, menos invasivo que otras localizaciones, lo que lo hace de elección ante situaciones de emergencia.
- *Desventajas:* puede haber falsos-negativos por no alcanzar el espacio pleural; sólo descomprime la tensión en espacio pleural, sin permitir la re-expansión pulmonar (se considera una medida temporal), mayor riesgo de lesionar estructuras internas (arteria torácica interna).

*Descompresión con aguja mediante abordaje lateral*

- Localizar zona de drenaje (4º o 5º espacio intercostal, línea axilar anterior –quedando dentro de los límites descritos por el denominado *triángulo seguro*) siempre justo por encima del borde superior de la costilla inferior (Figura 3).
- Puncionar con catéter de 14G o más grueso (más largo que 8 cm) conectado a jeringa con suero a la vez que se aspira usando técnica de "Z" (estirando piel hacía un lado).
- Una vez comprobada la salida de aire a presión, se puede conectar una válvula de Heimlich o dejarlo *al aire.*
- Vigilancia estrecha de reaparición de la clínica por obstrucción del catéter, acodamiento, etc.

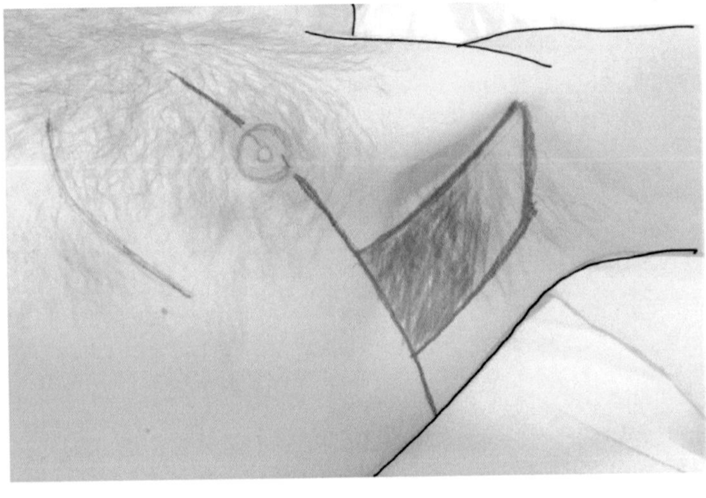

**Figura 3.** *Triángulo de seguridad: borde del m. gran dorsal (límite posterior), línea horizontal a la altura de la mamila que corresponde al 5º espacio intercostal (límite inferior) y borde lateral de m. pectoral mayor (límite anterior).*

- *Ventajas:* rápida localización y acceso, menos invasivo que otras localizaciones; mayor porcentaje de éxito debido al menor grosor de la pared torácica en esta zona.
- *Desventajas:* puede dar falsos-negativos al no alcanzar espacio pleural, sólo descomprime tensión sin permitir expansión pulmonar (se considera una medida temporal); dificultad para su vigilancia durante el vuelo si está colocado en el lado más alejado a la posición del equipo sanitario.

**2. Toracostomía digital**

Consiste en realizar una pequeña incisión en la pared torácica hasta la cavidad pleural, dejando un orificio para favorecer el drenaje. Existe una amplia *experiencia de su uso* en medio HEMS (incluso está recogido dentro de sus procedimientos –S.O.P– en algunas compañías).

- Preparación similar al anterior.
- Localizar zona de abordaje (4º o 5º espacio intercostal, medial a la línea axilar anterior, por detrás del músculo pectoral mayor –dentro de los límites descritos por el denominado *triángulo seguro*) siempre justo por encima del borde superior de la costilla inferior (ver imagen).
- Incisión transversa de la piel y tejido subcutáneo de 2-3 cm, profundizar por disección roma con una pinza Kelly (o *Mosquito*) a través de musculatura y la pleura parietal. Insertar dedo para liberar adhesiones girando 360º.
- Sobre el orificio se puede colocar un sello torácico comercial (Asherman o similar). La misma incisión sirve para colocar, en un segundo tiempo y si así se considera, un tubo torácico y fijarlo posteriormente.
- *Ventajas:* permite la re-expansión (se puede palpar directamente el pulmón y valorar su expansión), si el paciente vuelve a empeorar se puede volver a insertar de nuevo el dedo por el orificio y repetir el procedimiento, existe menor riesgo de oclusión que con la toracostomía con aguja, al no insertar un tubo torácico no hay riesgo de inserción del tubo en un lugar no adecuado, así como mayor rapidez en la técnica al no tener que fijar el tubo de drenaje en ese momento.
- *Desventajas:* puede sangrar si existe hemotórax asociado (en este caso habría que insertar un tubo de drenaje), puede producirse oclusión en pacientes obesos.

### 3. Toracostomía con tubo de drenaje

Técnica similar a la anterior, si bien esta modalidad consiste en la colocación de un tubo de drenaje a través de un orificio realizado en la pared torácica en la misma *secuencia*; se considera el tipo de drenaje definitivo, sin embargo precisa destreza tanto en la colocación del tubo como en su fijación (lo que puede demorar el traslado del paciente).

- Preparación similar al anterior.
- Localizar zona de abordaje (4° o 5° espacio intercostal, medial a la línea axilar anterior, por detrás del músculo pectoral mayor –dentro de los límites descritos por el denominado *triángulo seguro*) siempre justo por encima del borde superior de la costilla inferior (ver imagen).
- Incisión transversa de la piel y tejido subcutáneo de 2-3 cm, profundizar por disección roma con una pinza Kelly (o *Mosquito*) a través de musculatura y la pleura parietal.
- Insertar un tubo de drenaje torácico con un sistema de drenaje con válvula unilateral (Heimlich) y bolsa.
- *Ventajas:* se puede utilizar en pacientes con respiración espontánea sin precisar ventilación a presión positiva, evita contaminación con fluidos corporales y sangre.
- *Desventajas:* posibles lesiones de estructuras internas por una inadecuada colocación del tubo de drenaje; al ser un sistema cerrado tiene peligro de volver a presentar clínica de neumotórax a tensión por acodamiento del tubo, oclusión, dislocación interna en espacio pleural o llenado rápido de la bolsa.

## BIBLIOGRAFÍA


1. American College of Surgeons. Advanced Trauma Life Support (ATLS), Student Manual, 10th edition. Chicago, 2018.
2. Braude D, Tutera D, Tawil I, Pirkl G. Air transport of patients with pneumothorax: is tube thoracostomy required before flight? Air Med J. 2014; 33(4) :152-6.
3. Campbell J, Alson R. International Trauma Life Support (ITLS) for Emergency Care Providers, 8th edition. Pearson Education Inc, Chicago, 2016.
4. Chesters A, Davies G, Wilson A. Four years of pre-hospital simple thoracostomy performed by a physician-paramedic helicopter emergency medical service team: A description and review of practice. Trauma. 2016; 18(2): 124-8.
5. Deakin CD, Davies G, Wilson A. Simple thoracostomy avoids chest drain insertion in prehospital trauma. J Trauma. 1995; 39(2): 373-4.
6. Laws D, Neville E, Duffy J. BTS guidelines for the insertion of a chest drain. Thorax. 2003; 58 Suppl 2,II:53-9.Massarutti D, Trill G, Berlot G, Tomasini A, Bacer B, D'Orlando L, et al. Simple thoracostomy in prehospital trauma management is safe and effective: a 2-year experience by helicopter emergency medical crews. Eur J Emerg Med. 2006; 13(5): 276-80.
7. Naik ND, Hernandez MC, Anderson JR, Ross EK, Zielinski MD, Aho JM. Needle Decompression of Tension Pneumothorax with Colorimetric Capnography. Chest. 2017; 152(5): 1015-20.
8. Kaserer A, Stein P, Simmen HP, Spahn DR, Neuhaus V. Failure rate of prehospital chest decompression after severe thoracic trauma. Am J Emerg Med. 2017; 35(3): 469-74.
9. Kirsch TD, Sax J. Tube thoracostomy. En: Roberts JR, ed. Roberts and Hedges' Clinical Procedures in Emergency Medicine. 6th ed. Philadelphia, PA: Elsevier Saunders; 2014: cap 10.
10. Laan DV, Vu TD, Thiels CA, Pandian TK, Schiller HJ, Murad MH, et al. Chest wall thickness and decompression failure: A systematic review and meta-analysis comparing anatomic locations in needle thoracostomy. Injury. 2016; 47(4): 797-804.
11. Sherren PB, Reid C, Habig K, et al. Algorithm for the resuscitation of traumatic cardiac arrest patients in a physician-staffed helicopter emergency medical service. Crit Care. 2013; 17(2): 308.

12. Truhlář A, Deakin CD, Soar J, Khalifa GEA, Alfozo A, Bierens JJLM, et al. European Resuscitation Council Guidelines for Resuscitation 2015. Resuscitation. 2015 Oct; 95:148-201.
13. High K, Brywczynski J, Guillamondegui O. Safety and Efficacy of Thoracostomy in the Air Medical Environment. Air Med J. 2016; 35(4): 227-30.
14. Jodie P, Kerstin H. BET 2: Pre-hospital finger thoracostomy in patients with chest trauma. Emerg Med J. 2017; 34(6): 419.

# 70. CUIDADO DE LOS DRENAJES EN VUELO

**Itziar Baztán Ferreros y Yésica Guillén Barea**

## 1. INTRODUCCIÓN

La inserción de drenajes en el medio HEMS es una técnica realizada con relativa frecuencia debido a la alta incidencia de pacientes politraumatizados que se atienden en nuestra práctica diaria.

Entre el 40% y el 66% de este tipo de pacientes presentan entre otras lesiones trauma torácico, especialmente en Europa. En comparación con otras lesiones muchos pacientes muestran traumatismos torácicos con la misma frecuencia que los traumatismos craneoencefálicos (40-60%) o que las lesiones graves en extremidades (42-67%).

Hoy en día el trauma torácico es una causa importante de mortalidad, de hecho, muchos pacientes con traumatismo torácico mueren durante o tras el traslado al hospital. Sin embargo, muchas de estas muertes pueden evitarse con un diagnóstico y tratamiento precoz. Menos del 10% de las contusiones torácicas y sólo entre el 15 y 30% de las penetrantes requieren intervención quirúrgica. La mayoría de los pacientes con traumatismos torácicos son potencialmente tratables con técnicas como puede ser la colocación de un drenaje para solucionar lesiones que comprometen la vida como un neumotórax a tensión, hemotórax masivo o taponamiento cardiaco.

Debido a los cambios de presión relacionados con la altitud a los que nos enfrentamos en el medio HEMS, la inserción de drenajes torácicos puede ser más frecuente en traslados aéreos que terrestres. Si esta técnica está realmente indicada en el paciente politraumatizado el transporte aéreo no supondría una contraindicación siempre y cuando tengamos en cuenta el perfil de vuelo durante el traslado.

En la actualidad contamos con una amplia variedad en el diseño y material de los drenajes según sea su finalidad y dependiendo también de las diferentes casas comerciales.

La técnica de colocación de los drenajes torácicos es sencilla si se cuenta con un correcto entrenamiento. Tanto los cuidados del drenaje como los del sistema valvular tienen suma importancia para la resolución de la patología. Un mal funcionamiento de los sistemas de drenaje puede acarrear complicaciones graves. Por ello, es muy importante que el personal HEMS conozca a la perfección el manejo y funcionamiento de cada uno de ellos.

## 2. TIPOS DE DRENAJES MÁS FRECUENTES EN EL MEDIO HEMS

En misiones HEMS se realizan traslados (primarios, primarios diferidos y secundarios) de pacientes con cualquier tipo de patología. Pese a ello en este capítulo trataremos los drenajes más empleados según el tipo de patología que más frecuentemente atendemos en servicios primarios, como son: el drenaje pleural y drenaje pericárdico.

A continuación, se detalla además del tipo de drenaje, el sistema más empleado según las particularidades que presenta el medio HEMS.

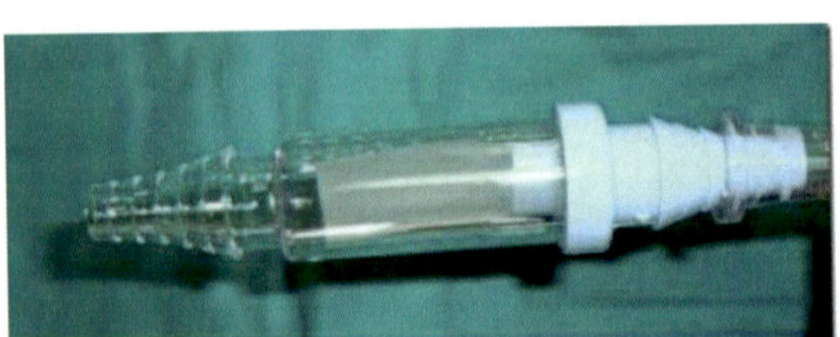

**Ilustración 1.** *Válvula de Heimlich.*

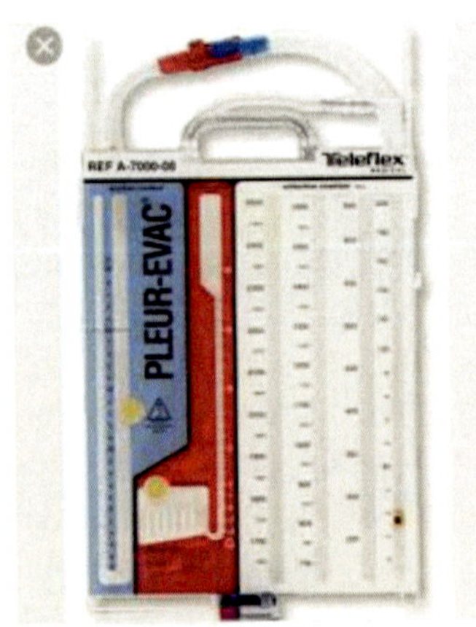


**Ilustración 2.** *Sistema de sello de agua tres cámaras (Pleurevac®).*

## Drenaje pleural

Tienen como finalidad permitir la salida de aire o líquido desde la cavidad pleural evitando que entre aire desde la atmósfera y manteniendo la presión pleural negativa (Tabla 1).

**Tabla 1.** *Tipos de drenaje pleural según su indicación.*

| Indicaciones en medio HEMS | Kit de inserción de drenaje | Sistema de drenaje |
|---|---|---|
| Neumotórax a tensión o simple. | Drenaje torácico fino: Pleurecath®. | Válvula de Heimlich* |
| Hemotórax | Drenaje torácico grueso: Trócar 24 Fr. | *Dos opciones:*<br>• Bolsa colectora con o sin válvula de Heimlich.<br>• Sistema de sello de agua**: Pleurevac® |

* Válvula unidireccional de látex dentro de una recamara plástica que evita su contacto con el medio exterior. Las hay con diferentes tipos de conexiones dependiendo del material de inserción y colector que se emplee. Es el sistema de drenaje más empleado en el medio HEMS (aunque no el definitivo) debido a su manejabilidad y practicidad durante el traslado.

** Consiste en tres cámaras conectadas entre sí con una conexión única al paciente. La primera cámara es colectora y acumula el drenaje procedente de la cavidad pleural de manera que es cuantificable. La segunda cámara se trata de un sello subacuático con una válvula que impide la entrada de líquido o aire al espacio pleural. Y por último una tercera cámara que permite graduar la presión negativa ejercida en el espacio pleural según el sello de agua establecido. Aunque puede verse, sobre todo en traslados interhospitalarios, no es el sistema más práctico para este tipo de misiones por varios motivos: espacio, movimiento del helicóptero que alteraría el nivel de sellado y posición respecto al paciente.

## Drenaje pericárdico

El incremento de los traumatismos cardíacos en la actualidad hace necesario un diagnóstico precoz y un conocimiento de los mecanismos fisiopatológicos que causan la muerte como puede ser un taponamiento cardiaco. La localización de la lesión cardíaca más frecuente se da en el ventrículo derecho. La supervivencia de estos pacientes guarda relación tanto con la gravedad de la lesión como con el diagnóstico precoz y posterior pericardiocentesis paraxifoidea o subxifoidea.

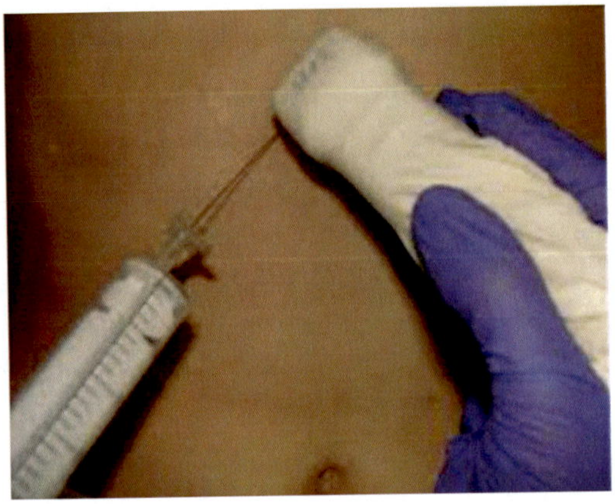

**Ilustración 3.** *Punción pericárdica guiada con ecógrafo.*

Existen diferentes formas en el medio HEMS de realizar esta técnica según el material del que dispongamos. Se puede realizar bien con un Kit de pericardiocentesis que contiene todo lo necesario: catéter, el sistema con llave de tres pasos y la bolsa colectora, o bien con un catéter 16-14G largo y una jeringuilla para aspirar contenido acumulado en el pericardio. Este último sistema se utiliza para drenar de manera rápida y puntual pero no será el tratamiento definitivo ya que por el grosor de los catéteres estos se obstruirán con mucha facilidad.

## 3. CUIDADO Y MANEJO DE LOS DRENAJES EN VUELO

### Cuidados del punto de inserción del drenaje

- Comprobar antes de iniciar el vuelo que el drenaje está bien fijado. Debe fijarse a la piel después de su inserción para prevenir su salida. Se debe elegir una seda de sutura fuerte y no reabsorbible para evitar su rotura (seda 0-1-2).
- Cubrir el punto de punción con apósitos transparentes tanto para valorar sangrado peridrenaje como para ver si el tubo pierde su posición correcta. Si no fuese posible porque existe un sangrado por la punción y dificulta la adherencia, cubriremos con gasas estériles y fijaremos con un apósito.
- Evitar al máximo la formación de asas en las mangueras conectoras pues en ellas se acumulan el líquido o los coágulos, lo cual aumenta la resistencia al flujo en el lado pulmonar y detiene el drenaje.

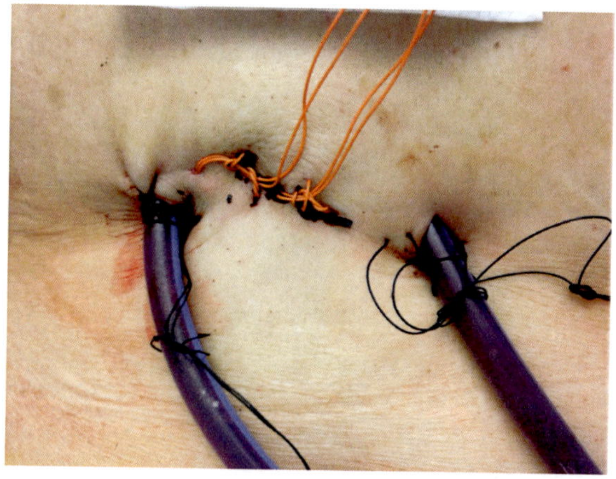

**Ilustración 4.** *Drenaje torácico fijado con seda.*

*Cuidados del sistema de drenaje:*

- Comprobar la permeabilidad del tubo vigilando que no se produzcan acodaduras ni se formen coágulos en su interior. Es preferible que todo el recorrido del sistema esté vacío hasta el sistema recolector para facilitar el drenaje.
- Vigilar el punto de fijación del tubo y comprobar todas las conexiones del sistema.
- Mantener el sistema de drenaje en posición vertical y por debajo del punto de inserción el máximo tiempo posible.
- Vigilar y reponer el líquido de las cámaras correspondientes al sello de agua y control de aspiración, según la presión prescrita.
- Evitar al máximo la formación de asas en las mangueras conectoras pues en ellas se acumulan el líquido o los coágulos, lo cual aumenta la resistencia al flujo en el lado pulmonar y detiene el drenaje.
- Medir la cantidad del líquido drenado en 24 h, especificando el aspecto.
- No pinzar nunca el tubo ni el sistema de drenaje salvo indicación específica.
- Aunque no existe evidencia fuerte al respecto, no se recomienda *ordeñar* los tubos conectores, por:
  - » Posibilidad de generar presiones intrapleurales muy altas (cuyo efecto es desconocido, pero debe evitarse).

   - » Posibilidad de desplazamiento de líquido o coágulos hacia el espacio pleural.
   - » Posibilidad de aumento del riesgo de contaminación del espacio pleural con cada manipulación.
- Ante incidentes como:
   - » Salida del tubo de la cavidad torácica: colocar apósito con vaselina y avisar.
   - » Desconexión del tubo al sistema: volver a conectar y reevaluar el buen funcionamiento del drenaje.
- No se deben poner cintas adhesivas en las conexiones de los tubos conectores (esparadrapo, Micropore®, etc.), porque pueden impedir la visualización de un coágulo que ocluya la luz de la conexión o de un mal ajuste entre el tubo y la manguera conectora, lo cual permite la entrada de aire al sistema.
- Colocar la bolsa colectora o cámara de drenaje siempre unos 50-60cm por debajo del punto de inserción del drenaje.
- Valorar constantemente la cantidad y características del contenido drenado.

En el caso de utilizar *sistemas de sellado de agua*, tipo Pleurevac®, es conveniente tener en cuenta que:

- La colocación adecuada del tubo se constata por la obtención de burbujeo o líquido aspirado y la oscilación del sello de agua con la respiración.
- El control de aspiración si hay agua, burbujeará intensamente al conectar la aspiración.
- Si existe neumotórax, el sello de agua burbujea.
- Vigilar y reponer el líquido de las cámaras correspondientes al sello de agua y control de aspiración, según la presión prescrita.

No es habitual *conectar a aspiración los drenajes durante el vuelo*, aunque si se diese el caso es importante saber que:

- Se ha establecido que la succión máxima que se puede aplicar en el sistema es de −20 cm de agua; sin embargo, en situaciones especiales (niños) puede ser de −10 cm de agua, sin que esto vaya en detrimento del drenaje del espacio pleural.
- La graduación de la succión se logra con la manipulación de los sistemas recolectores, independientemente del grado de succión del aspirador.
- Presiones negativas del aspirador más altas pueden provocar un efecto *venturi* y generar presiones negativas en los pacientes.

## 4. POSIBLES COMPLICACIONES EN VUELO

*Complicaciones relacionadas con la inserción del drenaje:*

- Lesión de vasos de la pared torácica o diafragma con aparición de hematomas de partes blandas o hemotórax.
- Lesión del parénquima pulmonar.
- Sección del catéter fino por el bisel de la aguja.
- Aumento del neumotórax por fallo en la colocación de la válvula de Heimlich o posición de la llave de tres pasos.
- Edema pulmonar ex-vacuo secundario a la reexpansión pulmonar demasiado rápida.
- Enfisema subcutáneo.
- Perforación diafragmática.
- Salida del drenaje por mala fijación.
- Sangrado peridrenaje.
- Infección del punto de inserción.
- Incisión del drenaje más grande que el calibre del catéter. En este caso se cubrirá con una gasa estéril impregnada de vaselina y sellaremos alrededor del tubo de drenaje con un apósito adherido a la piel.
- Posible anquilosamiento de hombro por dolor.

*Complicaciones relacionadas con el sistema de drenaje:*

- Mala conexión entre los tubos una vez colocado el drenaje.
- Desconexión accidental durante el vuelo (puede provocar un neumotórax a tensión).
- Obstrucción del drenaje por coágulos de fibrina o acodamientos tras la inserción.
- Edema pulmonar o hipotensión grave por una reexpansión excesivamente rápida del pulmón o colapsado o por la extracción de grandes volúmenes de derrame pleural, líquido o sangre en un corto periodo de tiempo.
- Atelectasias o neumonía secundarias a la inmovilidad del paciente y/o respiraciones superficiales con escasa expansión torácica y acúmulo consecuente de secreciones debido al temor al dolor o a una analgesia insuficiente.
- Infección, en días posteriores a la inserción, alrededor del punto de punción por falta de asepsia durante la colocación.

## BIBLIOGRAFÍA


1. Velásquez M. Manejo de los sistemas de drenaje pleural. Rev Colomb Cir. 2015. 30. 131-138.
2. Schupfner R, Wagner W, Schneller A. Results of thoracic drainages placed in air rescue. Interv Med Appl Sci. 2013 Dec; 5(4): 168-74. doi: 10.1556/ IMAS.5.2013.4.4. Epub 2013 Dec 20. PubMed PMID: 24381735; PubMed Central PMCID: PMC3873595.
3. Hernández Rodriguez H, Martínez Vallina P, Moreno Balsalobre R, Et al. Normativa sobre diagnóstico y tratamiento de los traumatismos torácicos. En: Normativa SEPAR. Barcelona: Respira-Fundación Española del Pulmón SEPAR; 2010.
4. Jiménez López M, Molins López-Rodó L, Pérez Trullén A. Et al. Diagnóstico y tratamiento del neumotórax espontáneo. En: Normativa SEPAR. Barcelona: Elsevier Doyma; 2007.
5. Villena Garrido V, Cases Viedma E, Fernández Villar A, Et al. Recommendations of diagnosis and treatment of pleural effusion. Update. Arch Bronconeumol. 2014 Jun; 50(6): 235-49. doi: 10.1016/j.arbres.2014.01.016. Epub 2014 Mar 31. Review. English, Spanish. PubMed PMID: 24698396.
6. Blau MB, Weinlich M, Lauchart W, Et al. Air Repatriation With a Medium-sized Pneumothorax Without Thoracic Tube: A Special Case of a Repatriation Accompanied by an Experienced Surgeon. Air Med J. 2017 Sep -Oct; 36(5): 268-271. doi: 10.1016/j.amj.2017.05.004. Epub 2017 Jun 22. PubMed PMID: 28886789.
7. Contreras Martinón F, Somoza Digón J, Mourente Díaz S, Et al. Serie 061. Manejo extrahospitalario del paciente politraumatizado en Galicia (III). Traumatismo torácico. En: Habilidades e Terápeutica. Cad Aten Primaria. 2011. Vol 18. 226-231.
8. Wang C, Lyu M, Zhou J, Et al. Chest tube drainage versus needle aspiration for primary spontaneous pneumothorax: which is better? J Thorac Dis. 2017 Oct; 9(10): 4027-4038. doi: 10.21037/jtd.2017.08.140. PubMed PMID: 29268413; PubMed Central PMCID: PMC5723764.
9. Rodríguez Marcos E, Marín Costanilla A, Mata Alcaide M.C. Cuidados de Enfermería en el Drenaje Ventricular. Publicaciones didácticas. 2017. Vol: 86. 447-450.
10. Aránzazu Utande M, Orunda J, Barrera M, Et al. Manejo de los drenajes vendriculares. En: Protocolos Servicio Aragonés de Salud. 2012.

11. Ana Fe Camacho Ponce et al. Protocolo intrahospitalario para el traslado del paciente crítico. Servicio de Salud de Castilla-La Mancha (Sescam) 2012.
12. Carlos Hernández et al. Protocolo del drenaje torácico-24. Osakidetza.
13. Gallego López, J.M, Ferrando Ortolá, C, Carmona Simarro, J.V, Et al. Drenajes torácicos: conceptos y cuidados de enfermería. Enferm Integral 2010 jun. Vol: 90. 16-24.
14. Reyna F. Campos Roja. Drenaje torácico. Revista mejicana de enfermería cardiológica. Vol. 11, Núm. 2 Mayo-Agosto 2003, pp 82-84.
15. Avilés Serrano M, García Díaz M, Jiménez García E, Et al. [Thoracic drainage]. Rev Enferm. 2007 Jun; 30(6): 42-8.
16. Barroso Vázquez, M.; Carrión Camacho, M.R.; Domínguez Carranza, M.D, Et al. Manual de procedimientos generales de enfermería. Hospitales Universitarios Virgen del Rocío. Rev Paraninfo Digital, 2010; 8. Disponible en: www.index-f.com/para/n8/051.php.
17. Knotts D, Arthur AO, Holder P, Herrington T, Thomas SH. Pneumothorax volumen expansion in helicopter emergency medical services transport. Air Med J. 2013 May-Jun; 32(3): 138-43. doi: 10.1016/j.amj.2012.10.014. PubMed PMID: 23632222.
18. O'Dochartaigh D, Douma M. Prehospital ultrasound of the abdomen and thorax changes trauma patient management: A systematic review. Injury. 2015 Nov; 46(11): 2093-102. doi: 10.1016/j.injury.2015.07.007. Epub 2015 Jul 26. Review. PubMed PMID: 26264879.

# 71. ACCESOS VENOSOS PERIFÉRICOS Y ALTERNATIVAS EN MEDIO HEMS. LA VÍA INTRAÓSEA

**José Joaquín Martínez Briñas y Roberto Carlos Estévez Montes**

## 1. INTRODUCCIÓN

La localización de un acceso venoso rápido y seguro, forma parte de una atención rápida y eficaz del paciente crítico, especialmente en los escenarios de asistencia primaria. La vía venosa periférica (VVP) es la primera opción de acceso vascular mientras que la vía intraósea (IO) se postula desde hace tiempo como una vía alternativa y rápida ante la imposibilidad de consecución de una vía VVP en un tiempo razonable, que permite la administración de todo tipo de fármacos, volumen y hemoderivados, con índices de absorción y perfusión muy elevados. Además constituye una vía no colapsable en situaciones de shock y vasoconstricción periférica. En la actualidad el acceso intraóseo está avalado para su uso por el Consejo Europeo de Reanimación, la American Heart Asociation, la Sociedad de Reanimación Neonatal y Pediátrica, Avanced Trauma life support y Prehospitalary trauma life support.

Si bien la obtención de una VVP o IO en situaciones de emergencias es un paso importante, no es ni el primero ni puede, en determinadas ocasiones demorar el traslado de determinados pacientes dependiendo de la patología y la distancia al hospital útil más cercano. este es el caso de pacientes en shock hemorrágico severo, politraumatizados con hemorragias incontrolables internas y/o lesiones críticas de resolución no factible en el lugar de asistencia, no existiendo estudios que abalen el aumento de la supervivencia por le inicio rápido y precoz de la terapia intravenosa con fuidoterapia agresiva, salvo cuando se trata de administración de sangre, con la que además de reposición de volumen se repone la capacidad de transporte de oxigeno a los tejidos, teniendo en cuenta la situación del paciente, y nunca antes de haber coartado la hemorragias externas en pacientes con shock hemorrágico severo, pacientes traumatizado y siempre en aquellos pacientes en los que la utilización de fármacos o fluidos no sea demorable por pronósticos de resultado fatal o previsiblemente perjudicial.

Por otra parte se ha de tener en cuenta las dificultades que conlleva la obtención de una VVP o IO en el ambiente HEMS, durante el vuelo, por razones de espacio, posición, sujeción del paciente o su propia preparación para el vuelo, duración del mismo, y pronostico previsible del paciente, que pueden hacer aconsejable la obtención y de un acceso a la circulación general o varios, antes del inicio del traslado.

## 2. LA VÍA VENOSA PERIFÉRICA

Definición de vía venosa periférica: *canalización de una vena periférica, con catéter, con el objeto de obtener un acceso al torrente sanguíneo, para la administración de fármacos, fluidos y hemoderivados.*

Cuando se habla de catéteres venosos periféricos nos referimos a aquellos en los que la punta del catéter esta proximal al lugar de punción y por tanto la administración de los fármacos o fluidos se realiza en la zona proximal a la zona de punción y no a nivel central.

Es responsabilidad directa, aunque no exclusiva del enfermero HEMS el establecimiento de una VVP cuando sea posible o la consecución de otro método alternativo de acceso vascular, en especial la IO.

De entre los *beneficios* que tiene las VVP están:

### A. Beneficios de las vías venosas periféricas

- Fácil acceso.
- Rapidez de instauración.
- Administración de fármacos directamente al torrente sanguíneo.
- Capacidad de administración de grandes cantidades en fluidos en función de la longitud y calibre del catéter utilizado y de la vena canalizada. Los catéteres cortos y de grueso calibre tienen más capacidad de infusión.
- Posibilidad en su caso de administración de sangre y hemoderivados.
- Consecución de muestras de sangre (siempre sin demorar el traslado o acciones encaminadas al ABC o salvadoras) para pruebas analíticas o cruzadas. En la actualidad muchos equipos HEMS disponen de analizadores portátiles con capacidad de obtener valores analíticos, bioquímica, iones, gases venosos, enzimas cardíacas, etc... La sangre para estas prue-

bas debe obtenerse antes de la administración de cualquier medicación o fluidoterapia para evitar así la alteración de los resultados.

### B. Indicaciones de la vía periférica

- Necesidad en el ámbito de la urgencia y emergencia, de la administración de fármacos por vía intravenosa.
- Administración de fluidos, fármacos, sueros, expansores, sangre o hemoderivados.
- Previsibilidad de pruebas diagnosticas a posteriori o durante la asistencia (sala de hemodinámica, cirugías, pruebas de imagen con contraste, analítica por parte del mismo equipo HEMS).

Aun siguiendo las indicaciones, la instauración de una VVP en situaciones no urgentes, y en aquellos casos en los que, aun en el ambiente HEMS, se pueda llevar a cabo, requiere de tener en cuenta algunas *consideraciones:*

- Preservar la anatomía vascular del paciente, teniendo en cuenta lo previsible de su pronóstico y el tiempo que previsiblemente vaya a estar hospitalizado y a requerir terapia intravenosa.
- Las propias características del producto químico farmacológico que vamos a perfundir en primera instancia, la osmolaridad del mismo, así como incompatibilidad de fármacos, que pueden hacer que tomemos la decisión de coger una vía menor o mas distal, preservando las venas basílicas o cefálicas, o tengamos que abordar dos vías periféricas para administración de fármacos diferentes o incompatibles por vías diferentes (sangre y otros fármacos, adrenalina y bicarbonato, etc.).

Sin embargo en nuestro ambiente y cuando la situación no permite demoras en ciertas consideraciones, la elección de la VVP se hará con criterios de accesibilidad, calibre, capacidad de infusión y posibilidad de mantenimiento seguro de la misma durante todo el proceso de asistencia y traslado del paciente.

Por regla general se tratará de canalizar, en ausencia de contraindicaciones *la vena mas proximal y de mayor calibre posible, con la cánula mas corta y de mayor diámetro que la vena permita.*

La capacidad de infusión de una VVP depende del calibre de esta, de su longitud y de la vena canalizada. Así *a mayor calibre y menor longitud de catéter, mayor caudal posible del fluido perfundido*, es decir la sección del catéter y del conducto es directamente proporcional al caudal, y la longitud del catéter inversamente proporcional a dicho caudal (Fig. 1) En el ámbito HEMS entran en juego consideraciones diferentes a las que lo hacen en la asistencia terrestre tales como

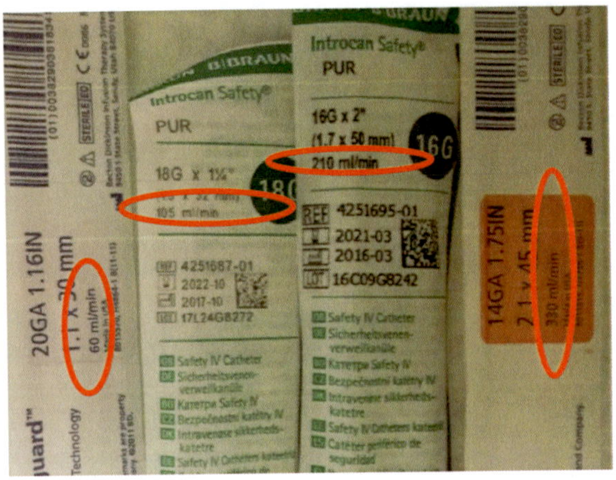


**Figura 1.** *Catéteres venosos periféricos y sus capacidades de infusión.*

la variación de la presión atmosférica que afecta al contenedor del fluido y a la diferencia de alturas en la propia cabina asistencial a la que se pueden poner las perfusiones que caen por gravedad. Al disminuir la presión atmosférica, usando un contenedor no colapsable (cristal) la presión en su interior aumenta, y el ritmo de caída puede verse aumentado. La presión puede llegar a ser tal que el contenedor puede estallar. Así debemos considerar el uso de contenedores colapsables, de plástico en la sueroterapia usada en medio HEMS, evitando los contenedores de cristal.

Las venas basílica y cefálica son las de mejor y más rápido acceso (Fig. 2), pero requieren de la extensión de los miembros para un ritmo de infusión aceptable. La desinfección de la piel, debería hacerse con algún antiséptico cutáneo en función de los siguientes *criterios:*

- Eficacia.
- Rapidez de acción.
- Efecto residual.
- Ausencia de contraindicaciones.
- Ausencia de interacciones o invalidación de pruebas posteriores. (determinación de alcohol en sangre. La desinfección con alcohol, además de no estar abalada en comparación con la clorhexidina 2%, invalidad esta determinación.) Así en diferentes metaanalisis y estudios, se postula la combinación de clorhexidina al 2% + un alcohol asociado en solución como el más apropiado para la desinfección de la piel ante la punción de una vvp.

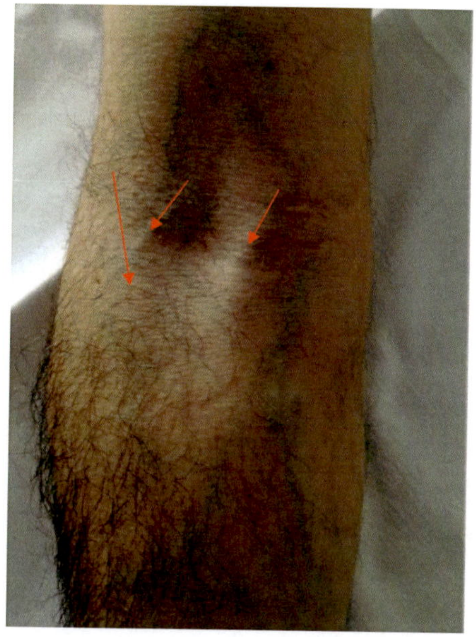

**Figura 2.** *Venas basílica y cefálica.*

- No toxicidad por absorción cutánea.
- Que no se inactive por contacto con sangre o fluidos corporales.

## C. Contraindicaciones de la vía venosa periférica

- Fractura ósea en ese miembro (relativa).
- Extirpación ganglionar o mastectomía (relativa).
- Quemaduras en miembro o zona de punción (relativa).
- Fistula arteriovenosa en el mismo miembro.
- Hematomas, heridas o laceraciones, infecciones en la zona de punción.
- Venas esclerosadas.
- Aplastamiento del miembro.

La preparación del paciente para el traslado requiere algunas *consideraciones* en lo que a accesos venosos se refiere, entre las que se incluyen las que tiene que ver con la seguridad y permeabilidad de la VVP instauradas:

## D. Precauciones y preparación de las vías venosas periféricas para el vuelo

- Así nos podemos encontrar con vías ya instauradas ante las que tendremos que comprobar su correcto funcionamiento y asegurarlas para el trasporte, ya sea mediante esparadrapos (mejor de tejidos sin tejer que de papel pues tienden a despegarse con el sudor o líquidos) o vendaje no compresivo que sujete la vía y el equipo de suero para evitar tirones o apósito transparente que permite ver el punto de punción Precaución con las posibles extravasaciones de vías sujetas con vendajes pues estos dificultan la visión directa del punto de punción (Fig. 3).

- Se ha de acoplar en el equipo de suero o directamente al catéter intravenoso, una llave de tres vías (ya sea con alargadera o sin ella) que permita administración de fármacos adicionales sin tener que desconectar el sistema de suero o manipular el catéter directamente.
- Las VVP se han de dejar a la vista, manteniendo al paciente tapado para evitar que pierda calor pero en una situación tal que permita el acceso rápido durante el vuelo así como la detección de algún problema, extravasación, desconexión del sistema de suero, sangrado.
- Los sistemas de suero deben quedar libres por encima de las sujeciones de la camilla o el colchón de vacío, lo que permite un rápido acceso, control y sustitución en caso necesario.
- La punción en el brazo izquierdo, cuando esta se pueda realizar, proporciona un mejor acceso a la vía venosa periférica con la configuración actual de las cabinas de la mayoría de las aeronaves HEMS. El miembro superior izquierdo por tanto es de elección.
- Cuando la perfusión se haga con bomba de perfusión, esta debe ir estivada en su soporte específico y certificado.
- Hay que tener en cuenta el espacio del que se dispone en la cabina asistencial del helicóptero, sobre todo en cuanto al altura, que puede provocar una caída mínima de sueroterapia por simple cuestión de gravedad y que puede hacer necesario el uso de presoinfusores o bombas de infusión de alto flujo.
- Los momentos en los que tenemos que tener más precaución con las VVP son los cambios de camilla o al introducir o sacar al paciente de la cabina asistencial, esto es, durante las transferencias, pues son los momentos en los que más perdidas de accesos vasculares ocurren.
- Durante el informe de transferencia del paciente, debemos de informar al equipo receptor de cuantas VVP hemos instaurado al paciente, donde se encuentran y cualquier incidencia sobre las mismas, así como de por qué vía perfunde cada medicación.

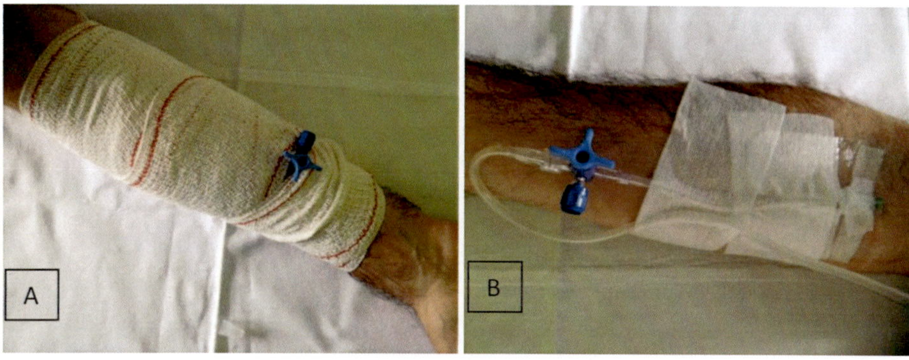


**Figura 3.** *A. Vendaje para sujetar VVP. el punto de punción no es visible. B. VVP con apósito trasparente. permite ver el punto de inserción del catéter.*

## 3. ACCESOS VENOSOS ALTERNATIVOS. LA VÍA INTRAÓSEA

### A. Definición de vía intraósea

*"Acceso a la circulación general, alternativo a la VVP cuando esta no se pueda conseguir en un tiempo adecuado o tras dos intentos fallidos, en situaciones de SVA o emergencias, como vía venosa provisional, no colapsable, que consiste en el acceso a la medula ósea de un hueso largo, perforando periostio hasta llegar a la medula, rica en capilares llamados sinusoidales que drenan a un seno venoso central que a través de la venas nutricias y emisarias comunica con la circulación venosa general"* (Fig. 4).

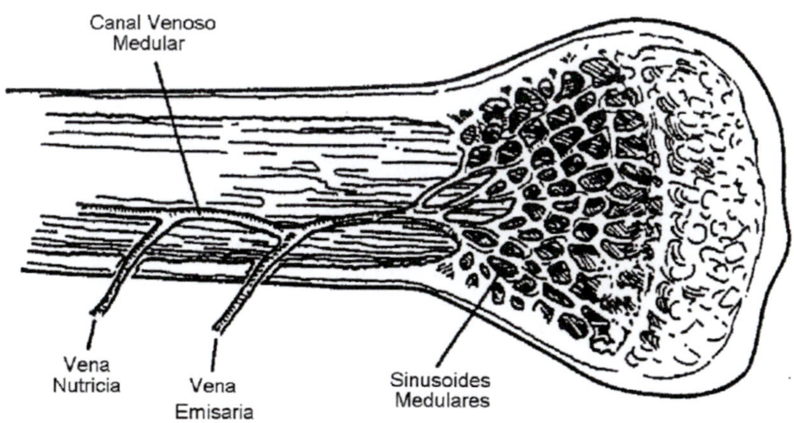


**Figura 4.** *Seno venoso óseo. Lugar de inserción de aguja intraósea.*

La vía intraósea (IO) permite determinación de hemograma básico, gases venosos y bioquímica básica con iones tales como potasio, magnesio, sodio, lactato y calcio. Cualquier fármaco que se pueda administrar por una vía venosa periférica puede administrarse por una intraósea en las mismas dosis, al igual que los hemoderivados.

## B. Indicaciones de la vía intraósea

- En situaciones en las que la VVP es difícil o imposible en adultos. En paciente pediátrico si no se ha logrado una vía venosa periferia en 60 sg en situación de PCR o shock grave (actualización de ERC 2015).
- Como primera opción en caso de PCR, constituyendo un acceso venoso rápido, seguro y efectivo en paciente pediátrico (nivel de evidencia Clase IIa LOE C, AHA). La AHA recomienda el intento de una IO en aquellos pacientes de todas las edades en los que no se haya conseguido una vía periférica, antes de intentar una vía central (AHA, recomendaciones 2010).
- En caso de PCR y/shock en paciente pediátrico cuando no es posible la VVP en 120 seg o tras dos intentos (American Academy of Pediatrics).
- Como alternativa a la VVP en situaciones de shock, poca visibilidad y condiciones asépticas mínimas (PHTLS 6ª edición militar).
- Se considera la IO como una vía alternativa al acceso venoso en las situaciones de PCR y en casos de shock descompensado, cuando después de 60 s, no se ha conseguido canalizar una VVP, tanto en niños como adultos (últimas recomendaciones del ILCOR 2010).

En general se puede considerar indicada la obtención de una IO, en aquellos casos en los que la obtención de una VVP sea difícil o imposible por el propio estado o características del paciente, permitiendo el acceso a la circulación general a través de una vía no colapsable, con alta capacidad de infusión, mas rápida de obtener que una vía central y con un índice de fallos muy bajo.

## C. Contraindicaciones de la vía intraósea

Podemos separarlas en absolutas y relativas.

| Contraindicaciones vía IO. Absolutas | Contraindicaciones vía IO. Relativas |
|---|---|
| • Fractura del mismo hueso en el que se quiere realizar la punción.<br>• Punción previa en el mismo hueso o punciones múltiples, por extravasación a través de las punciones previas. Riesgo de síndrome compartimental e ineficacia de los fármacos y afectación de estos a los tejidos adyacentes por extravasación. | • Celulitis.<br>• Infección.<br>• Quemaduras. Hay documentada alguna punción intraósea en superficie local quemada sin complicaciones (revista emergencias 2006;18:344-353, estudio realizado por J. Melé Olivé y R. Nogué Bou en 2006).<br>• Osteogénesis imperfecta por riesgo de fractura.<br>• Cirugía ósea. Prótesis.<br>• Tumor óseo.<br>• Osteoporosis.<br>• Punción intraósea en miembros inferiores en pacientes con traumatismo abdominal importante. |

**D. Técnica y sistemas de aplicación de vía intraósea**

Cada dispositivo de aplicación de IO tiene una curva de aprendizaje diferente, combiertiendose en imprescindibles no solo con pacientes pediátricos, sino en ambiente militar, extrahospitalarios en general y HEMS en particular.

El dispositivo que tiene la menor tasa de *complicaciones* y la mayor tasa de éxitos es la dispositivo EZ-IO (Fig. 5):

- 97% de obtención de vía efectiva intraósea al primer intento.
- Consecución de vía intraósea en menos de 10 sg.
- Menos del 1% de complicaciones.

Para este dispositivo las *vías de acceso aprobadas* son:

- Humero proximal (Fig. 6).
- Tibia proximal.
- Tibia distal.

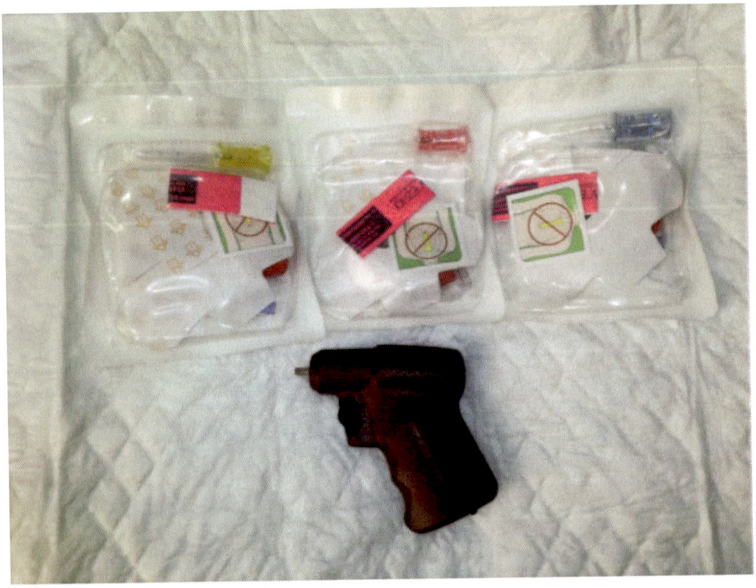

**Figura 5.** *Dispositivo de punción intraósea EZIO.*

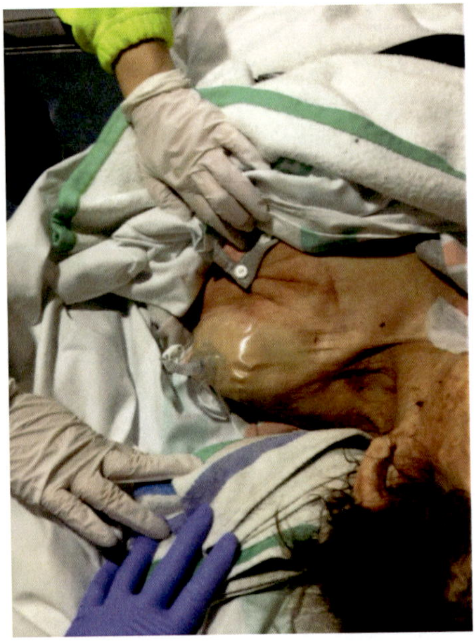

**Figura 6.** *Acceso IO cabeza humeral izquierda.*

*Lugares de inserción de vía intraósea*

- *Niños menores de 6 años y neonatos:* Siguiendo las recomendaciones del Grupo de Reanimación Cardiopulmonar Pediátrica y neonatal, como *accesos prioritarios:*
  - » Tibia proximal sobre la tuberosidad tibial anterior. El punto se encuentra a 2 cm por debajo de la tuberosidad tibial y un centímetro medial. *Acceso preferente* por ser la medula en esta localización amplia y la posibilidad de lesionar tejidos adyacentes o subyacentes es menor.
  - » Fémur distal. 2-3 cm por encima del cóndilo externo.
  - » Tibia distal. A dos cm por encima del maléolo interno y dorsal al recorrido de la vena safena.
- *Mayores de 6 años y adultos.* Zonas de punción intraósea.
  - » Tuberosidad tibial anterior.
  - » Cabeza humeral. Húmero proximal.

La punción del humero proximal proporciona unos flujos de hasta 5 l/hora, en función del uso de presoinfusores o bombas de infusión. En diversos estudios, los fármacos llegan a la circulación central en 3 seg y la única precaución que debemos tener es no rotar el hombro (colocando el brazo en abducción) para evitar la punción del tendón del bíceps.

## E. Consideraciones sobre las vías intraóseas en ambiente HEMS

Las *precauciones* que debemos mantener sobre la IO son las mismas que para la VVP:

*Consideraciones sobre las vías intraóseas*

- Sea cual sea el dispositivo utilizado para la obtención de una vía intraósea, debe comprobarse con sistema purgado, aspirando, que el extremo de la aguja intraósea se encuentra en la medula ósea. La no obtención de sangre por la punción intraósea no significa que no esté bien posicionada. Solo desecharemos una vía intraósea cuando observemos que los tejidos peripunción se elevan, que la fuerza que tenemos que ejercer para infundir medicamentos es muy grande (la circulación interna del hueso ejerce 25-30 mmHg de presión), o los fármacos directamente sean imposibles de infundir. Posteriormente se inyectarán al menos 5 cm de suero fisiológico con el fin de expandir la médula, romper las trabéculas y que por el seno venoso óseo comience a perfundirse el liquido.

- La infusión intraósea es un proceso doloroso. Está indicado, cuando el paciente esté consciente y su estado lo permita la infusión de lidocaína al 2%, mepivacaina 2% o bupivacaina, y esperar unos minutos antes de iniciar la infusión de fármacos.
- Tras cada infusión de fármacos debe infundirse bolo de 10-20 cc de suero fisiológico 0,9%.
- La infusión intraósea es un proceso doloroso. Está indicado, cuando el paciente esté consciente y su estado lo permita la infusión de lidocaína al 2%, mepivacaina 2% o bupivacaina, y esperar unos minutos antes de iniciar la infusión de fármacos.
- Tras cada infusión de fármacos debe infundirse bolo de 10-20 cc de suero fisiológico 0,9%.
- Las agujas intraóseas una vez colocadas deben sujetarse, bien con el dispositivo suministrado con el propio dispositivo o por medios propios (Fig. 6).

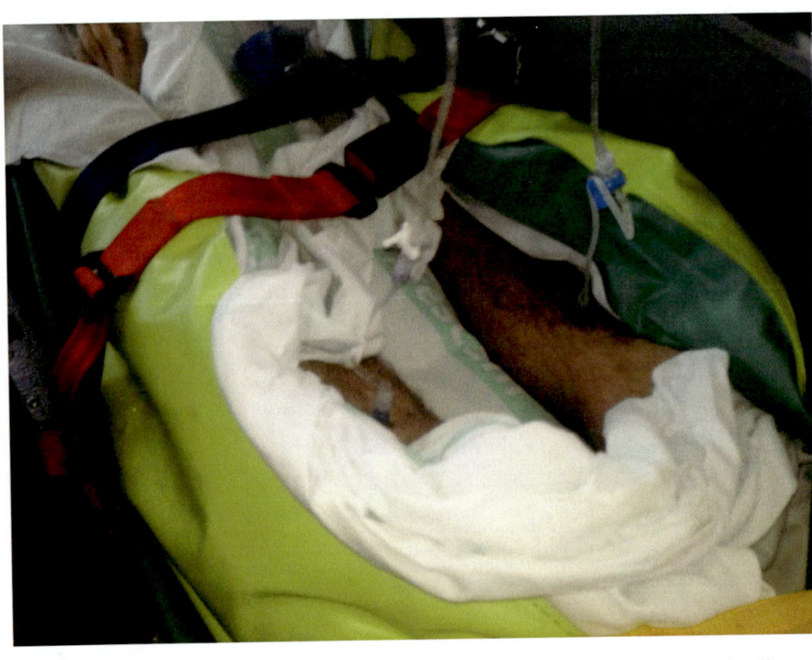

**Figura 7.** *Doble punción tibia proximal. Ambos accesos están a la vista y con sendas llaves de tres vías.*

- Las transferencias de paciente entre camillas o equipos son los momentos en los que se debe tener más precaución con posibles pérdidas de las vías intraóseas, debidas a tirones o malas manipulaciones.
- En el informe de trasferencia con el equipo receptor se ha de hacer constar verbal y por escrito en la historia clínica, cuantas IO hemos colocado al paciente, su situación, incidencias durante su instauración o posteriores, así como los fármacos que se han infundido por cada una.
- Las IO deben dejarse a la vista durante el vuelo, con el fin de detectar cualquier problema que aparezca en el lugar de punción, perdida de la IO, extravasación de fármacos (se objetiva por hinchazón en la zona peripunción, sangrado), etc. (Fig. 7).

## BIBLIOGRAFÍA


1. Maki DG, Mermel LA, Klugar D, y col. La eficacia de una esponja impregnada con clorhexidina (Biopatch) para la prevención de la infección relacionada con el catéter intravascular: un estudio multicéntrico prospectivo controlado aleatorizado [Resumen]. Presentado en la Conferencia Interscience sobre agentes antimicrobianos y quimioterapia. Toronto, Ontario, Canadá: Sociedad Americana de Microbiología, 2000.
2. Garland JS, Buck RK, Maloney P, et al. Comparison of 10% povidone-iodine and 0.5% chlorhexidine gluconate for the prevention of peripheral intravenous catheter colonization in neonates: a prospective trial. Pediatr Infect Dis J 1995; 14: 510-6.
3. Enfermería: canalizaciones periféricas, atención, cuidados, mantenimiento y complicaciones. N. Loro Sancho, M. J. Sancho Sánchez, M. T. Sancho Sánchez, E. Martínez Hernández, A. Peiró Andrés. Actualización enfermera en accesos vasculares y terapia intravenosa. Autora: Mª Carmen Carrero Caballero. Primera edición: año 2008.Editor: Difusión Avances de Enfermería (DAE S.L.).
4. Rodríguez Calero Miguel Ángel, Amorós Cerdá Sylvia M., Pérez Juan Eva, Hernández Sánchez Daniel. Antisépticos para la prevención de la infección relacionada con catéteres vasculares: revisión sistemática. Index Enferm [Internet]. 2015 Dic [citado 2018 Nov 04]; 24(4): 270-274.
5. The Forgotten Role of Alcohol: A Systematic Review and Meta-Analysis of the Clinical Efficacy and Perceived Role of Chlorhexidine in Skin Antisepsis. Published: September 5, 2012 https://doi.org/10.1371/journal.pone.0044277. Matthias Maiwald , Edwin S. Y. Chan.
6. Manejo de cateteres perifericosmanejo de catéteres venosos periféricos procedimiento Código: PD-GEN-91 Versión: 4 Entrada en vigor: 29-Abril-2014 revisado por aprobado por nombre Subcomité de procedimientos y protocolos de Enfermería Presidente: Rafael de Fresno Cerezo América Hernández Valiño. Hospital de día Oncología Dirección de Enfermería Jefe de Unidad Directora de Enfermería.Modificado (Versión 3) 30-junio-2013 Revisado (Versión 4) 10-4-2014 24-abril-2014.
7. Dinámica de Fluidos y Fenómenos de transporte. Nelson Falcón Veloz Venezuela Dic. 2008 pág. 15-23.
8. Urgencias Pediátricas. Francisco Javier Benito Fernández ©2015. Editorial Médica Panamericana. Olascoaga y E. Bella Acceso venoso y extracción 1.1 de muestra venosa: 3-4.

9. Banco de Preguntas Preevid. Contraindicaciones para la canalización de una vía intraósea. Fluidoterapia y fármacos que se pueden administrar a través de ésta vía. Murciasalud, 2017.
10. Vía Intraósea. Últimas recomendaciones del Comité Europeo de Resucitación (ERC) Carmen Casal Angulo University of Valencia | UV · Nursing revista enfermería integral dic 07: 17-18.
11. Soporte Vital Básico en trauma Prehospitalario. PHTLS. 6ª Edición. pág. 56. El acceso intraóseo.
12. American Academy of Pediatric, AAP.org- profesional educatión- APLS for prehospital professional – Latest recommendations for the use of the intraosseous route in pediatrics. 2019.
13. Anal of Emergency Medicine: Five-year experince in Prehospitalari Intraosseous infusión in children and adult. From the medical college of Wisconsin, The children´s Hospital of Wisconsin. County paramedic training institute. Wisconsin. Peter " Glaeser, Thomas Helmich, Del Szewczuja: 1122-1123.
14. J. Melé Olivé[1], R. Nogué Bou[2] 1. Medicina familiar y comunitaria. Abs Mollerussa (Lleida). 2. Universidad de Lleida. La vía intraósea en situaciones de emergencia. Revisión bibliográfica emergencias 2006; 18: 344-353.
15. Marcus Eng Hock Ong MD, MPHa, Yiong Huak Chan PhDb, Jen Jen Oh MDa, Adeline Su-Yin Ngo MDa An observational, prospective study comparing tibial and humeral intraosseous access using the EZ-IO. American Journal of Emergency Medicine (2009); 27: 8-15.
16. Hurren JS. Can blood taken fron intraosseous cannulations be used for blood analysis. Burns 2000; 26: 727-30.
17. Vía intraosea. GIDEP. Osakidetza. 2015.
18. Voigt J, Waltzman M, Lottenberg L. Intraosseous vascular access for inhospital emergency use: A systematic clinical review of the literature and analysis. Pediatr Emerg Care 2012; 28 (2): 185-998. Research sponsored by Teleflex Incorporated.
19. Vía intraósea, alternativa a la vía periférica. Ainara Carpio Coloma, Naiara Lago Díaz, Amaia Hidalgo Murillo, Gorane Muñoz Kaltzakorta, Irene Periáñez Serna. Fundación de Enfermería de Cantabria. Vol. 1, Núm. 6. 2012.

20. El acceso intraóseo en situaciones de combate. Experiencia de la Sanidad Militar Española en Afganistán. R. Navarro Suay[1], E. Bartolomé Cela[2], A. Hernández Abadía de Barbará[3], R. Tamburri Bariain1, C. Rodríguez Moro[4], J. Olivera García[5]. Rev Esp Anestesiol Reanim 2011; 58: 85-90.

# 72. INTRODUCCIÓN AL TRANSPORTE HEMS DEL PACIENTE BAJO SOPORTE CON MEMBRANA DE OXIGENACIÓN EXTRACORPÓREA. "ECMO TEAM"

**Rubén Viejo Moreno, José Ignacio Garrote Moreno y Joaquín Hernández Corral**

## INTRODUCCIÓN

La ciencia y la tecnología avanzan, y no solo eso, sino que se adaptan para llevarse a cabo en aquellas circunstancias en las que puedan ser útil. En este sentido, el uso de la membrana de oxigenación extracorpórea (ECMO) estuvo confinado al entorno de la cirugía cardio-torácica en la segunda mitad del siglo XX. Sin embargo, su capacidad tanto para oxigenar, así como de sustituir, parcial o totalmente, la función cardiaca ha motivado su uso en patologías con elevada mortalidad. Tal es así, que en los últimos diez años, su implantanción ha ido creciendo exponencialmente, llegando a ser una opción de rescate en el síndrome de distress respiratorio agudo (SDRA), donde la ECMO se ha asociado a mejor pronóstico en el ensayo CESAR[1] (63% vs 47%; $p = 0{,}003$).

Del mismo modo, en el shock cardiogénico (SC), con mortalidades de hasta el 65,4%[2], la ECMO se ha asociado en series de casos con supervivencias del 42,0%[3] y hasta del 85,0%[4] en el SC como puente al trasplante cardiaco.

Finalmente, más conocido es el pronóstico infausto de la Parada cardiorrespiratoria (PCR), con mortalidades descritas recientemente en Europa del 89,3%[5]. La implantación de ECMO en este contexto, se ha denominado *resucitación cardiopulmonar extracorpórea* (RCPe), habiendo presentado resultados esperanzadores tanto en la PCR intra-hospitalaria[6] como extra-hospitalaria[7].

Sin embargo, la evidencia actual sobre el beneficio de la ECMO es limitada, por lo que existen en marcha estudios randomizados que aclararán su verdadero papel en dichas patologías (EOLIA: NCT01470703[8]; ECMO-CS: NCT02301819[9] y ACPAR2: NCT02527031[10]). No obstante y a la espera de sus resultados, en 2017, la Extracorporeal Life Support Organization (ELSO) publicó un incremento del 300% en el número de centros participantes en su registro desde 2005 (actualmente 310 centros), así como de 400% en el número ECMO implantados (78,397 casos)[11], y cuyos resultados se encuentran disponibles y están en continua actualización[12].

Esto no hace más que ofrecer una visión optimista sobre el futuro de este dispositivo, teniendo en cuenta que estas patologías se atienden en hospitales de todos los niveles asistenciales pero siendo una terapia limitada únicamente a centros de referencia. Tal es así, que la miniaturización y la portalidad del dispositivo ECMO, ha permitido desarrollar equipos multidisciplinares y móviles de ECMO (*ECMO* Team), con la finalidad de trasladar pacientes pacientes inter-centros bajo su asistencia.

## ECMO: DESCRIPCIÓN GENERAL

La ECMO, es un sistema de asistencia respiratoria extracorpórea, modo ECMO veno-venoso (ECMOv-v) y/o cardiaca, modo ECMO veno-arterial (ECMOv-a) de corta duración, el cual permite mantener adecuados niveles de oxígeno en sangre y de perfusión tisular, potencialmente, hasta la resolución del cuadro que originó su implantación.

Está constituida por una cánula de drenaje venosa (yugular o femoral), que extrae la sangre de la aurícula derecha y que se continúa por una línea venosa hasta llegar a la bomba centrífuga, la cual, impulsa la sangre a una membrana en la que se produce el intercambio de gases. Así, se consigue la oxigenación y lavado del carbónico en exceso de la sangre, devolviéndola al organismo a través de una línea de retorno conectada a una segunda cánula. Esta, puede alojarse en una vena central en la modalidad de asistencia respiratoria o en la aorta para la asistencia cardiaca. Todo ello, se encuentra conectado a un panel de mandos para el control del flujo generado por la bomba, así, como el mezclador de gases para la proporción de la fracción inspiratoria ($FiO_2$) deseada y el caudalímetro del flujo de aire para el lavado de carbónico.

Para iniciar la asistencia, se precisan de dos cánulas, una de drenaje o salida y una segunda de retorno o entrada. En la modalidad ECMOv-v, se recomienda una cánula de drenaje venosa de 23-29F (si acceso femoral) y 15-23F (si acceso yugular) o bien, una cánula de doble lumen de 23 a 31F. Mientras que para la asistencia cardiaca o ECMOv-a, se precisa de un acceso arterial con una cánula de 15-19F, para la re-infusión de la sangre oxigenada por la membrana. Si bien existe la opción de utilizar accesos centrales, lo más frecuente es el abordaje de vasos periféricos, dada la facilidad y rapidez para su inserción y menor tasa de complicaciones. De ellos, el más utilizado es el acceso femoro-femoral (tanto en el modo v-v, como v-a) conseguido bien por vía percutánea, mediante técnica de Seldinger clásica, o vía quirúrgica mediante disección sobre el triángulo de Scarpa. Se recomienda colocar las cánulas bajo control ecográfico para posicionar la cánula venosa en vena cava inferior y la arterial en aorta descendente. Del mismo modo, en la modalidad v-a con acceso en arterial femoral, se recomienda la colocación de un catéter de reperfusión en la arteria femoral superficial para asegurar un flujo distal y evitar la isquemia distal.

## INDICACIONESYCONTRAINDICACIONESDELAECMO(TABLA1)

**Tabla 1.** *Indicaciones y contraindicaciones de la asistencia con membrana de circulación extracorpórea (ECMO) en función de la patología presente.*

| | Respiratorio ECMOv-v[13,14] | Soporte circulatorio ECMO v-a[15,16] | Soporte en PCR RCPe[17] |
|---|---|---|---|
| Indicaciones | 1. Insuficiencia respiratoria aguda:<br>• $PaO_2/FiO_2 < 100$ on $FiO_2 > 90\%$ and/or Murray score 3-4, OIS >80, APSS > 8, a pesar de tratamiento óptimo durante 6 h o mas<br>1. Retención de $CO_2$ en VM con Pplat (> 30 cm $H_2O$)<br>2. Síndromes severos de fuga de aire (neumotórax, perforación de vía aérea)<br>3. Puente a trasplante pulmonar<br>4. Fracaso cardiaco o respiratorio inmediato (TEP, OVA) | 1. Shock cardiogénico a pesar de inotrópicos, vasopresores y balón de contrapulsación, si es apropiado, en contexto de:<br>• Infarto agudo de miocardio<br>• Miocarditis<br>• Miocardiopatía periparto<br>• Insuficiencia cardiaca crónica descompensada.<br>• Shock post-cardotomía | 1. PCR extrahospitalaria: Pacientes que cumplan todos los siguientes:<br>• FV como ritmo inicial de la PCR<br>• Compresiones torácicas comenzadas antes de los 10 minutos de la PCR<br>• SVA durante más de 30 minutos sin ROSC<br>• Edad < 60 años<br>• Ausencia de comorbilidades graves<br>• Causa de PCR reversible<br>• PCR secundaria a hipotermia<br>2. PCR Intrahospitalaria:<br>• PCR secundaria a intoxicación por fármacos (betabloqueantes, digoxina, antidepresivos tricíclicos…) |

| | **Respiratorio ECMOv-v[13,14]** | **Soporte circulatorio ECMO v-a[15,16]** | **Soporte en PCR RCPe[17]** |
|---|---|---|---|
| Indicaciones | | | • PC de causa tratable<br>• PC con sospecha de SCA no reversible tras maniobras de SVA y potencialmente reversible tras coronariografía.<br>• Ausencia de patología terminal y subsidiaria de medidas agresivas en UCI.<br>• PCR refractaria a maniobras de SVA durante coronariografía<br>• Sospecha de TEP |
| Consideraciones | 1. Insuficiencia respiratoria aguda:<br>• $PaO_2/FiO_2 < 150$ on $FiO_2 > 90\%$ and/or Murray score 2-3, OIS 60, or APSS score | | |
| Contra-indicaciones | 1. Absolutas:<br>• Imposibilidad de recibir anticoagulación.<br>• Hemorragia activa. lesiones del SNC potencialmente hemorrágicas.<br>• Comorbilidad no recuperable (lesión del SNC, neoplasia maligna) terminal. | 1. Absolutas:<br>• Infarto o Hemorragia intracraneal reciente o infarto<br>• Coagulopatía no controlada<br>• Trauma grave con alto riesgo de hemorragia | Todas las contraindicaciones descritas en ECMOv-v y ECMOv-a |

| | Respiratorio ECMOv-v[13,14] | Soporte circulatorio ECMO v-a[15,16] | Soporte en PCR RCPe[17] |
|---|---|---|---|
| Contra-indicaciones | 2. Relativas:<br>• VM durante 7 o más días.<br>• Inmunosupresión (neutrófilos <400/$mm^3$)<br>• Edad: sin contraindicación específica pero considerar aumento del riesgo con el aumento años (> 70 años)<br>• FMO con SOFA score > 15.<br>• Obesidad. | • Enfermedad cardíaca irreversible sin posibilidad de asistencia ventricular permanente o trasplante cardiaco<br>• Disección aórtica.<br>• Insuficiencia aórtica severa<br>2. Relativas:<br>• Edad > 65 años. | |

v-v: veno-venoso; v-a: veno-arterial; $PaO_2$: presión arterial de oxígeno; $FiO_2$: fracción inspiratoria de oxígeno; OI: índice de oxigenación score; APSS: plateau pressure score; VM: ventilación mecánica; $CO_2$: dióxido de carbono; Pplat: presión plateau; IOT; intubación orotraqueal; OVA: obstrucción de vía aérea, TEP: tromboembolismo pulmonar; SNC: sistema nervioso central; FMO: fracaso multiorgánico; ERCP: extracorporeal resuscitation cardiopulmonary. RCPe: reanimación cardiopulmonar extracorpórea; PCR: parada cardiorrespiratoria; FV: fibrilación ventricular; SVA: soporte vital avanzado.

## DIFERENCIA ENTRE LA ECMOV-V Y ECMO V-A (TABLA 2)

**Tabla 2.** *Diferencias y consideraciones entre ECMO veno-venoso y veno-arterial.*

| | ECMO v-v | ECMO v-a |
|---|---|---|
| Características | • Proporciona asistencia respiratoria<br>• Requiere de canulación venosa<br>• Mantiene el flujo pulmonar<br>• Precisa de función de cardiaca | • Proporciona asistencia cardiaca y respiratoria<br>• Requiere de canulación venosa y arterial<br>• By-pass del flujo pulmonar<br>• No precisa de función cardiaca |

| | ECMO v-v | ECMO v-a |
|---|---|---|
| Flujo de cánulas | • Femoro-yugular: 2-7 l/min<br>• Femoro-femoral: 2-4 l/min<br>• Doble lumen: 2-5 l/min | • Femoro-Femoral: 2-6 l/min |
| Flujo necesario | • 50-80 ml/Kg/min | • 2-7 litros/minuto |
| Efectos hemodinámicos | • Puede reducir postcarga de VD<br>• Resto sin cambios | • Disminuye la precarga<br>• Aumenta la postcarga<br>• Disminuye la presión de pulso |
| Anticoagulación | Sí | Sí |

VD: ventrículo derecho.

## MANEJO DEL PACIENTE CON ECMO

Los *objetivos principales* durante la asistencia con ECMO son: 1) Proporcionar un flujo de sangre suficiente para la correcta oxigenación de los tejidos, mediante la propia ECMO, la ventilación mecánica y el uso de fármacos vasoactivos e inotrópos, 2) corregir, en la medida de lo posible, las alteraciones del equilibrio ácido-base así como de los trastornos hidroelectrolíticos y 3) instaurar medidas de protección neurológica en la RCPe.

En la implantación de ECMO en sus tres indicaciones (insuficiencia respiratoria, shock cardiogénico y en contexto de la PCR) el paciente debe estar bajo intubación endotraqueal dado el empeoramiento clínico e inestabilidad, garantizando una ventilación y oxigenación adecuada. En relación a la ventilación aplicada mediante un ventilador se sabe que puede causar lesión pulmonar inducida por sí misma. Por ello se recomienda[13,15,18]:

En ECMO v-v: previo a la canulación, mantener ventilación protectora de pulmón, consistente en: volumen corriente (Vc) 6-8 ml/kg; PEEP 5-25 cm $H_2O$ ajustado mediante cálculo de PEEP óptima, Pplateau < 30 cm $H_2O$ mediante estrategia de hipercapnia permisiva con pH > 7,20 si fuera necesario y en los casos de SDRA. Sin embargo una vez canulado el paciente, se debe ser más conservador y recurrir a ventilación ultraprotectora en estos casos, programando Vc 4 ml/Kg; PEEP > 5-15 cm $H_2O$, FR 8-10 rpm y la $FiO_2$ mínima posible. Esto se debe a que la ECMO, se encargará de oxigenar la sangre, ajustando la $FiO_2$ de la misma inicialmente al 100%, con ajuste posterior para Sat.$O_2$ 88-92% o $pO_2$ 50-70 mmHg, así como del lavado del carbónico mediante un flujo de aire en el caudalimetro con relación 1:1 (litro de aire/litro de sangre).

ECMO v-a y RCPe: del mismo modo descrito se deberá intentar mantener una estrategia de ventilación protectora de pulmón con Vt 6-8 ml/Kg y FR de 8-10 rpm; adecuando la PEEP en función del ventrículo derecho (tendencia a PEEP baja si está deprimida) y del ventrículo izquierdo (tendencia a PEEP más alta si está deprimida). Se debe ser menos permisivo con la oxemia intentando alcnazar el rango fisiológico 80-100 mmHg al igual que los 40 mmHg de $CO_2$ ajustando el flujo en el caudalimetro de la ECMO.

En cuanto a la canulación, los accesos femora-femoral, en su modo v-v y v-a, suelen ser de elección en los casos de emergencia, debiendo recordar que en caso de RCPe, no se deben abandonar las compresiones torácicas o desfibrilaciones durante la canulación de accesos.

En todas las variantes de asistencia con ECMO, se debe proceder a la anticoagulación del paciente mediante la administración de un bolo inicial de heparina sódica de 5000 UI intravenosas en el momento de la canulación. Tras ello, conectaremos la ECMO, incrementando las revoluciones por minuto hasta alcanzar flujos entre 50-80 ml/Kg (3-4 lpm hasta 6 lpm). Tras ello, se deberán administrar entre 7,5-18 UI/Kg/h para alcanzar rango de TTPA comprendidos entre 48 y 64 segundos (1,5-2 veces el control), o bien, manejar con tiempos de coagulación activado entre 180 y 200 segundos.

Los *objetivos hemodinámicos* a perseguir durante la asistencia con ECMO, no difieren con respecto a la situación de shock clásico: con tensiones arteriales medias entre 65-80 mmHg, recurriendo a vasopresores intravenosos si fuera necesario para ello. En este sentido, la noradrenalina es de elección para tal efecto mientras que dobutamina, lo es como agente inotropo positivo, en situación de bajo gasto cardiaco. Resulta interesante la monitorización de biomarcadores hipoperfusión tisular como el lactato así como de la saturación venosa mixta o central con objetivos de la misma > 65%y 70% respectivamente en el modo ECMO v-a.

*Manejo de las presiones:* el flujo máximo de presión negativa para la línea venosa de salida (P1: prebomba) no debe exceder los −100 mm Hg. Depende de las revoluciones de la bomba, de la volemia del paciente y de la posición de la cánula de aspiración venosa. La presión presente entre la bomba centrífuga y el oxigenador suele estar entre 200-300 mmHg y la presión de la línea arterial (P3: presión de entrada), es menor aunque similar a ella. La presión transmembrana (PTM) es el gradiente de presión generado a nivel de la membrana de oxigenación y su valor es < 30 mmHg.

Otro cuidado importante en estos pacientes pero similar al de un paciente crítico, será el control de la glucemia, la implantación de profilaxis antibiótica tras procedimiento invasivo y el inicio de nutrición acorde a los protocolos establecidos.

## COMPLICACIONES DE LA ECMO (TABLA 3)[16]

**Tabla 3.** *Complicaciones asociadas a la ECMO.*

| Complicaciones primarias | Complicaciones secundarias |
|---|---|
| *Canulación:*<br>• Intento fallido<br>• Perforación<br>• Disección aórtica<br>• Canulación a-a o v-v<br>• Malposición de cánulas | *Canulación v-a:*<br>• Isquemia arterial<br>• Pseudoanerisma |
| *Hemorrágicas:*<br>• Hemorragias punto punción | *Hemorrágicas:*<br>• Hemorragia pulmonar<br>• Hemorragia digestiva<br>• Hemorragia del SNC |
| *Del Circuito/Bomba:*<br>• Coagulación del circuito<br>• Aire en circuito<br>• Fallo de bomba<br>• Fallo de oxigenador | *Del Circuito/Bomba:*<br>• Coagulopatía<br>• Plaquetopenia<br>• Hemólisis |
| | *Tromboembólicas:*<br>• ACV isquémico<br>• TEP<br>• TVP<br>• Isquemia arterial |
| *Otras:*<br>• Síndrome del Arlequín<br>• Recirculación | |

a-a: arterio-arterial; v-v: veno-venosa, v-a: veno-arterial; SNC: sistema nervioso central; ACV: accidente cerebrovascular; TEP: tromboembolismo pulmonar; TVP: trombosis venosa profunda.

## TRANSPORTE CON ECMO

Desde la primera asistencia con circulación extracorpórea, la tecnología ha ido avanzando para conseguir una mayor biocompatibilidad de los componentes en un dispositivo de menor peso. Además, el aumento en la experiencia clínica adquirida con el mismo así como del número de pacientes en los que se está implantando, ha generado dos *necesidades:* 1) la implantación de la ECMO fuera de los centros de referencia y 2) la creación de *EMCO Teams* especialistas en dicha asistencia. Esto hace que a día de hoy la ECMO entre de lleno en el campo de la Medicina de emergencias. De hecho, experiencias acumuladas demostraron que el traslado de pacientes con ECMO es más seguro que el traslado con ventilación mecánica convencional en pacientes inestables[1,19], siendo hoy en día una realidad la presencia de *ECMO teams* en distintos países.

Una misión del *ECMO Team* consta de tres *fases:* 1) transporte al hospital demandante con personal y equipo altamente especializado, 2) valoración, canulación y estabilización en dicho hospital y 3) transporte a hospital de referencia. Se distinguen dos tipos de traslado: *traslado primario* en el que el *ECMO team* se desplaza y realiza la canulación para el soporte de la ECMO en la instalación de origen para su posterior traslado a centro de referencia y por otro lado, el *traslado secundario* en el que el paciente ya está bajo soporte con ECMO y el equipo se desplaza únicamente para adaptarlo al material de transporte y su traslado al hospital receptor.

## LOGÍSTICA DEL TRASPORTE CON ECMO

El desarrollo de un programa de transporte con ECMO es complejo y precisa de un abordaje multidisciplinar y especializado. Así lo establece la ELSO, quienes han diseñado unas guías[21] para la implantación de dicho programa, así como un plan específico de *training* con el fin de adquirir competencias en este tipo de asistencia y de pacientes[22].

El equipo requerido durante un transporte con ECMO es el mismo que el utilizado en el hospital sn embargo, el mero hecho del traslado plantea desafíos intrínsecos que requieren una planificación cuidadosa. Además, una vez canulado el paciente, el personal encargado del trasporte, debe estar preparado para la resolución de los problemas clínicos y técnicos que puedan ocurrir durante el mismo. Es aquí donde radica la vital relevancia de la creación de un equipo altamente especializado con conocimientos de las peculiaridades del medio extrahospitalario, de la técnica de canulación, del dispositivo ECMO y sus complicaciones, así como conocimientos avanzados sobre la fisiopatología de las enfermedades a las cuales puede asistir y por tanto, con capacidad para poder abortar el inicio de dicha asistencia en la valoración in situ del paciente si no reuniera criterios. Así, se han descritos *ECMO Teams* constituidos idealmente por médicos intensivistas, cirujanos cardiacos, anestesistas, enfermeros perfusionistas, emergenciólogos, etc.

El medio de trasporte seleccionado debe asegurar un suministro eléctrico suficiente para alimentar la bomba ECMO, el calentador y resto del equipo eléctrico utilizado en el transporte. El suministro de oxígeno igualmente, debe cubrir las necesidades durante todo el traslado y se debe poder proporcionar aclimatación del vehículo, sistemas de succión y de luminosidad para el mismo.

La seguridad del paciente y del propio *ECMO Team* es el objetivo primario tras la aceptación de un caso potencialmente subsidiario de ECMO por el centro de referencia. Por ello, se deberá hacer un estudio y valoración de individual de cada caso decidiendo el modo de transporte (en función de la urgencia, distancia y climatología), los requisitos del medio de transporte y la composición del mismo necesarios para el traslado seguro. Así la ELSO[21], establece el límite de 3-4 horas o < 400 Km para el traslado por tierra (ambulancias ECMO especializada), helicópteros si la distancia < 650 Km y avión con ala fija para distancias mayores.

Por otro lado, la existencia de *ECMO Team* debe aspirar al funcionamiento 24 horas los 7 días de la semana, puesto que si bien los traslados secundarios pueden permitir flexibilidad en los tiempos, los traslados primarios requieren de una canulación emergente al igual que en el contexto de RCPe, por lo que los equipos debería estar listos para partir entre los 30-90 minutos con capacidad para la canulación en 10-15 minutos y la puesta en funcionamiento de la ECMO en 30 minutos como publica el equipo de Lamhaut[23,24].

## PECULIARIDADES DEL TRASPORTE AÉREO EN PACIENTE CON ECMO

En trasporte aéreo de pacientes con ECMO igualmente ha sido descrito seguro[19,25]. Sin embargo, la peculiaridad de dicho medio, hace necesaria unas consideraciones especiales. Por un lado, debe asegurarse un funcionamiento óptimo del dispositivo bajo las condiciones aéreas específicas y debe proporcionar seguridad al paciente durante la exposición a las fuerzas térmicas, vibratorias y de aceleración/desaceleración propias de este entorno. Por ello, todo el material debe reunir los criterios, homologaciones y permisos del reglamento de aviación del país correspondiente. La emisión de interferencia electromagnética debe ser lo suficientemente baja como para no interferir con los controles de vuelo, así pues el equipo utilizado debe superar los test de competencia electromagnética en la aeronave que queremos usar.

Uno de los ECMO móviles más utilizados en el medio aéreo es el Cardiohelp® (Maquet, Rastatt, Alemania), ya que presenta un peso de 9 kg, es pequeño y presenta una batería integrada con 90 minutos de duración fuera de red, por lo que constituye un dispositivo técnicamente avanzado para el traslado. Consta de una bomba centrífuga, una membrana oxigenadora y un consola central de mandos, presentando licencia y aprobación para su uso aéreo[26].

Actualmente en España no se está realizando transporte en ECMO en helitransporte sanitario, creemos que es un servicio que puede implementarse dentro de la especialización de los HEMS (HICAMS), estos ECMO teams deberían estar localizados para recepcionar un paciente en poco tiempo y ser trasladados con ECMO en helicóptero hasta el hospital de destino donde se realizarán los tratamientos oportunos para intentar la recuperación del mismo.

Durante el traslado en ECMO hay que mantener una ventilación con parámetros protectores para evitar aumentar el daño pulmonar del mismo, es importante por tanto tener en cuenta todas las recomendaciones del capítulo de ventilación de este manual. Recordar que, salvo en los casos en los que la ECMO es la transición al trasplante pulmonar, al final el pulmón del paciente debe de realizar la función de oxigenación y ventilación, por lo que debemos mimar este órgano durante la ECMO. Antes del traslado calcularemos la compliance estática del paciente y lo volveremos a calcular al finalizar el traslado. En general durante el traslado intentaremos acercarnos a la peep óptima del paciente con volúmenes pulmonares pequeños (4-6 ml kg) y $FiO_2$ ambiente (0.2 1) ya que la oxigenación de la sangre depende de la ECMO. Utilizaremos un ventilador de turbina portátil de altas prestaciones que nos permita calcular la compliance, compense las variaciones de presión barométrica durante el traslado de manera automática y esté aprobado para el transporte aéreo. En este sentido el ventilador óptimo para el traslado aéreo en ECMO es el Monnal T60 (Air Liquide Medical Systems, Francia) de 3,7 kg de peso.

Para poder asegurar un traslado de calidad y con ausencia o mínimas incidencias durante el mismo, es imprescindible tener elaborado un procedimiento conciso y consensuado por todos los miembros del ECMO team, siguiendo los principios del CRM y con un entrenamiento rutinario para disminuir tiempos y errores.

**Tabla 4.** *Consideraciones, problemas y soluciones durante el helitransporte del paciente con ECMO.*

| | Efecto adverso | Soluciones |
|---|---|---|
| *Descenso de la presión atmosférica* | Expansión de gases en cavidades estancas o vísceras huecas:<br>• Dolor dental, de oídos o senos<br>• Dolor Abdominal<br>• Agravamiento de neumotórax, neumoencéfalo, neumoperitoneo. Aumento de la Presión intracraneal<br>• Embolia gaseosa | • Administrar analgesia<br>• Drenar neumotórax previo a vuelo<br>• Comprobar correcto funcionamiento de drenaje pleural<br>• Vigilar PIC: Medidas anti-HIC<br>• Vigilar detector de burbujas en ECMO<br>• Asegurar la membrana de ECMO por debajo del nivel del paciente |
| *Descenso de la $PiO_2$* | • Hipoxia a pesar de ECMO | • Optimizar ventilación mecánica para mejorar la oxigenación del pequeño flujo pulmonar.<br>• Incrementar $FiO_2$<br>• Incrementar el flujo de la ECMO |
| *Descenso de la temperatura* | • Hipotermia<br>• Rigidez de las líneas de ECMO incluso congelación | • Mantas térmicas<br>• Suero atemperados |
| *Ruido* | • Pérdida auditiva<br>• Dificultad en la comunicación<br>• Alarmas no atendidas | • Sistema de comunicación bidireccional (piloto-tripulación) en vuelo.<br>• Colocación adecuada y visible de monitores |
| *Vibraciones* | • Movimientos o desplazamientos de líneas, tubos, sondas... | • Asegurar fijación de dispositivos<br>• Asegurar conexiones entre cánulas de ECMO<br>• Asegurar al paciente<br>• Asegurar elementos desplazables<br>• Si desplazamiento de líneas: mantener hemodinámica y dirigirse a lugar cercano para reinserción. |

| | Efecto adverso | Soluciones |
|---|---|---|
| *Fuerzas de aceleración/ desaceleración* | • Movimientos del paciente<br>• Desplazamientos de dispositivos y complementos | |
| *Descenso de la humedad* | • Deshidratación | • Administración de fluidoterapia |
| *Descenso de la visibilidad* | • Desorientación<br>• Pérdida de visión | • Gafas de visión nocturna<br>• Señalización de elementos |

PIC: presión intracraneal; $PpO_2$: presión parcial de oxígeno.

Como se indica en el capítulo correspondiente, a mayor altitud de vuelo, menor es el tiempo de traslado, el consumo de carburante y las turbulencias, pero estas condiciones no siempre son posibles y el vuelo a bajas altitud conlleva inconvenientes que igualmente deben conocerse dado que puede influir sobre el paciente y el propio dispositivo (tabla 4) .

## LOGÍSTICA MÍNIMA PARA LA REALIZACIÓN DEL HELITRANSPORTE EN ECMO

Equipo de guardia presencial en helicóptero H24 constituido por: intensivista y enfermero con experiencia en canulación y ECMO, así como personal aeronáutico debidamente formado para la operación.

La aeronave debe tener el espacio suficiente (tipo EC 145), sistemas de anclaje del dispositivo, soportar la carga de peso extra y permitir la alimentación de todo el equipo que lleva el paciente conectado que no suponga sobrecarga del sistema eléctrico. Electromedicina necesaria y compatible, oxígeno comprimido en cantidad suficiente.

La base deberá estar estratégicamente situada para optimizar el recurso, teniendo en cuenta la densidad poblacional, la dispersión poblacional con hospitales emisores, la proximidad a hospitales receptores dentro del radio de acción y una meteorología media anual adecuada para el vuelo.

## BIBLIOGRAFÍA

1. Peek GJ, Mugford M, Tiruvoipati R, et al. Efficacy and economic assessment of conventional ventilatory support versus extracorporeal membrane oxygenation for severe adult respiratory failure (CESAR): a multicentre randomised controlled trial. Lancet. 2009; 17: 1351-63.
2. Goldberg RJ, Spencer FA, Gore JM, et al. Thirty-year trends (1975 to 2005) in the magnitude of, management of, and hospital death rates associated with cardiogenic shock in patients with acute myocardial infarction: a population-based perspective. Circulation. 2009; 119: 1211-9.
3. Combes A1, Leprince P, Luyt CE, et al. Outcomes and long-term quality-of-life of patients supported by extracorporeal membrane oxygenation for refractory cardiogenic shock. Crit Care Med. 2008; 36: 1404-11.
4. Viejo Moreno R, Pérez Vela, JL, Talayero Giménez de Azcárate M, et al. Venoarterial ecmo as bridge to heart transplantation: a good chance. Intensive Care Medicine Experimental 2015; 3(Suppl 1): A906.
5. Gräsner JT, Lefering R, Koster RW, Masterson S,. Bttiger BW, Herlitz J, et al. EuReCa ONE-27 Nations, ONE Europe, ONE Registry: A prospective one month analysis of out-of-hospital cardiac arrest outcomes in 27 countries in Europe. Resuscitation. 2016; 105: 188-95.
6. Chiwon A, Wonhee K, Youngsuk C, et al. Efficacy of extracorporeal cardiopulmonary resuscitation compared to conventional cardiopulmonary resuscitation for adult cardiac arrest patients: a systematic review and metaanalysis. Sci Rep. 2016; 6: 34208.
7. Wang G, Chen XF, Qiao L, et al. Comparison of extracorporeal and conventional cardiopulmonary resuscitation: A meta-analysis of 2260 patients with cardiac arrest. World J Emerg Med. 2017; 8: 5-11.
8. Thiagarajan Ravi R, Barbaro Ryan P, Rycus Peter T, et al. Extracorporeal Life Support Organization Registry International Report 2016. ASAIO Journal. 2017; 63: 60-7.
9. Extracorporeal Membrane Oxygenation for Severe Acute Respiratory Distress Syndrome (EOLIA). Disponible en: https://clinicaltrials.gov/ct2/show/NCT01470703. Consultado el 08 de marzo de 2019.
10. ExtraCorporeal Membrane Oxygenation in the Therapy of Cardiogenic Shock (ECMO-CS). Disponible en: https://clinicaltrials.gov/ct2/show/NCT02301819. Consultado el 08 de marzo de 2019.
11. A Comparative Study Between a Pre-hospital and an In-hospital Circulatory Support Strategy (ECMO) in Refractory Cardiac Arrest (ACPAR2).

Disponible en: https://clinicaltrials.gov/ct2/show/NCT02527031. Consultado el 08 de marzo de 2019.

12. International Summary ELSO registry. Disponible en: https://www.elso.org/Registry/Statistics/InternationalSummary.aspx. Consultado el 08 de marzo de 2019.
13. Extracorporeal Life Support Organization (ELSO). Guidelines for Adult Respiratory Failure V1.4. 2017. https://www.elso.org/resources/guidelines. aspx. Consultado el 12/03/2019.
14. Schmidt M, Bréchot N, Combes A. Ten situations in which ECMO is unlikely to be successful. Intensive Care Med. 2016; 42: 750-2.
15. Extracorporeal Life Support Organization (ELSO). ELSO guidelines for adult cardiac failure v1. 3; 2013.
16. Meuwese CL, Ramjankhan FZ, Braithwaite SA, et al. Extracorporeal life support in cardiogenic shock: indications and management in current practice. Neth Heart J. 2018; 26: 58-66.
17. Stub D, Bernard S, Pellegrino V, et al. Refractory cardiac arrest treated with mechanical CPR, hypothermia, ECMO and early reperfusion (the CHEER trial). Resuscitation. 2015; 86: 88-94.
18. Schmidt M, Pellegrino V, Combes A, Scheinkestel C, Cooper D, Hodgson C. Mechanical ventilation during extracorporeal membrane oxygenation. Crit Care 2014; 18: 203.
19. Mendes PV, de Albuquerque Gallo C, Besen BA, et al. Transportation of patients on extracorporeal membrane oxygenation: a tertiary medical center experience and systematic review of the literature. Ann Intensive Care 2017; 7: 14.
20. Preston TJ, Osborn EC. Transport While on Extracorporeal Membrane Oxygenation Support. Niziolek KC, Crit Care Clin. 2017;33:883-96.
21. Extracorporeal Life Support Organization (ELSO). Guidelines for ECMO Transport. Consultado el 14 de Marzo de 2019.
22. Extracorporeal Life Support Organization (ELSO). ELSO Guidelines for Training and Continuing Education of ECMO Specialists Disponible en: https://www.elso.org/resources/guidelines.aspx. Consultado el 14 de Marzo de 2019.
23. Lamhaut L, Jouffroy R, Kalpodjian A, et al. Successful treatment of refractory cardiac arrest by emergency physicians using pre-hospital ECLS. Resuscitation. 2012; 83: 177-8.

24. Lamhaut L, Jouffroy R, Soldan M, et al. Safety and feasibility of prehospital extra corporeal life support implementation by nonsurgeon for out-of-hospital refractory cardiac arrest. Resuscitation. 2013; 84: 1525-9.
25. Lunz D, Philipp A, Judemann K, et al. First experience with the Deltastream(R) DP3 in venovenous extracorporeal membrane oxygenation and air-supported inter- hospital transport. Interact Cardiovasc Thorac Surg. 2013; 17: 773-7.
26. Arlt M, Philipp A, Voelkel S, et al. Hand-held minimised extracorporeal membrane oxygenation: a new bridge to recovery in patients with out-of-centre cardiogenic shock. Eur J Cardiothorac Surg. 2011; 40: 689-94.

# 73. TERAPIA CON ÓXIDO NÍTRICO DURANTE EL TRANSPORTE AÉREO MEDICALIZADO DEL NIÑO Y NEONATO CRÍTICO

**Isabel Sanz Ruiz y Kay Boris Brandstrup**

## INTRODUCCIÓN

El *óxido nítrico inhalado* (NOi) es un gas terapéutico utilizado en el tratamiento de la hipertensión pulmonar. Muchos de estos pacientes necesitan ser trasladados a hospitales de mayor nivel, por lo que los equipos de transporte deben estar familiarizados con su administración. Suelen ser pacientes graves y de alta complejidad (ventilación mecánica, vías centrales, inotrópicos, sedo analgesia, etc.), lo que obliga a extremar las pautas y medidas que se aplican en cualquier traslado. Durante la intervención se debe asegurar una adecuada fijación, carga eléctrica, accesibilidad a la botella y al dispositivo (pantalla, alarmas, mandos rotatorios y botones) para poder dar una rápida respuesta ante cualquier incidencia que obligue a modificar o suspender la administración.

## MECANISMO DE ACCIÓN

El óxido nítrico (NO) produce vasodilatación de la musculatura lisa vascular al producir relajación a través del GMPc. Cuando se administra de forma inhalada produce vasodilatación selectiva pulmonar mejorando la relación ventilación-perfusión.

Una vez en la circulación queda rápidamente inactivado al unirse a la hemoglobina, formando metahemoglobina, siendo la vida media de 4-6 segundos por lo que carece de efectos vasodilatadores a nivel sistémico.

## USOS TERAPEÚTICOS

### Hipertensión pulmonar persistente del recién nacido (HTPPN)

En recién nacidos (RN) de 34 o más semanas de edad gestacional (SEG) con hipertensión pulmonar (HTP) primaria o secundaria a otra patología (aspiración meconial, síndrome de distrés respiratorio, enfermedad de membrana hialina, neumonía, sepsis, asfixia) la terapia con NO disminuye la necesidad de oxigenación con membrana extracorpórea (ECMO).

En estos pacientes se recomienda iniciar el tratamiento cuando tengamos un índice de oxigenación (IO) > 25.

$$IO = \frac{Map \times FiO_2 \times 100}{PaO_2 \text{ postductal}}$$

(IO: índice de oxigenación; MAP: presión media en la vía aérea; $FiO_2$: fracción inspirada de oxígeno; $PaO_2$: presión arterial de oxígeno).

Durante la estabilización inicial, en la que generalmente no se dispone de un diagnóstico ecocardiográfico de HTP, estaría indicado el inicio de la terapia con NOi si existe sospecha (hipoxemia grave refractaria a otros tratamientos o diferencia pre-postductal de la $SpO_2 > 5\%$ o ambos).

Se inicia el NOi a 20 ppm. En caso de respuesta terapéutica, se objetiva una mejoría de la $SpO_2$ postductal en pocos minutos. Si no es así, se podría aumentar la dosis hasta 40 ppm, aunque es poco probable que responda si no lo ha hecho ya, por lo que no debe demorarse el traslado. En éste caso, se debe retirar el NOi de forma progresiva y lenta, pudiendo esperar a llegar al hospital receptor para iniciar dicha retirada cuando se haya realizado un ecocardiograma confirmatorio.

En RPT (recién nacidos prematuros) < 34 SEG no está recomendado su uso rutinario, solo como rescate en hipoxemia grave refractaria tras haber optimizado otros tratamientos. Tampoco existen recomendaciones claras sobre que dosis administrar (iniciar a 5 ppm sin superar las 10 ppm).

### Hipertensión pulmonar peri y postquirúrgica asociada con cirugía cardíaca

Su empleo debe ser individualizado y evaluado por especialistas en el tratamiento de estos pacientes, como terapia adicional utilizada en el perioperatorio de cirugía cardíaca. Su efecto es disminuir la presión arterial pulmonar para disminuir la postcarga mejorando la función del ventrículo derecho y la oxigenación.

La respuesta es variable y la dosis se puede incrementar hasta un máximo de 20 ppm.

El NOi está contraindicado en cardiopatías congénitas con flujo sanguíneo sistémico dependiente, con un cortocircuito derecho-izquierda (interrupción del arco aórtico, estenosis aórtica severa, síndrome del corazón izquierdo hipoplásico), ya que al disminuir las resistencias vasculares pulmonares (RVP) se puede invertir el cortocircuito derivando el flujo sistémico hacia el pulmonar provocando deterioro clínico y comprometiendo el flujo sistémico.

### Síndrome de distrés respiratorio agudo (SDRA)

La terapia con NOi puede mejorar la hipoxemia, por lo que puede ser una opción cuando pese al resto de tratamientos no se consigue mejorar la oxigenación.

## EFECTOS SECUNDARIOS

Aunque el *uso de NOi* a las dosis habituales ha demostrado ser un tratamiento seguro, existen riesgos potencialmente tóxicos que deben ser monitorizados.

- *Producción de dióxido de nitrógeno ($NO_2$):* se forma al reaccionar el NO con el $O_2$ en el circuito. Niveles por encima de 3 ppm pueden producir lesión pulmonar, edema y estrés oxidativo. Por eso es necesario el uso de sistemas de monitorización siempre que administremos NOi al paciente.
- *Metahemoglobinemia:* se forma al unirse el NO a la hemoglobina cuando éste pasa a la sangre, desplazando la curva de disociación de la hemoglobina hacia la izquierda, pudiendo producir hipoxia tisular, por lo que se recomienda medirla mediante co-oximetría al menos cada 24 horas. Por ello es útil disponer de analizadores de gases portátiles para el transporte.
- *Vasoconstricción de rebote:* la interrupción brusca de la terapia con NOi puede causar vasoconstricción de rebote con empeoramiento con hipoxemia. Por ello siempre debe llevarse un sistema de administración de respaldo por si falla el principal.

## SISTEMAS DE ADMINISTRACIÓN PARA TRANSPORTE

En un traslado en el que se vaya a administrar la terapia con NO, generalmente existen varias transferencias del paciente entre distintos vehículos por lo que tanto en la fase aérea como terrestre se debe verificar previamente (si es

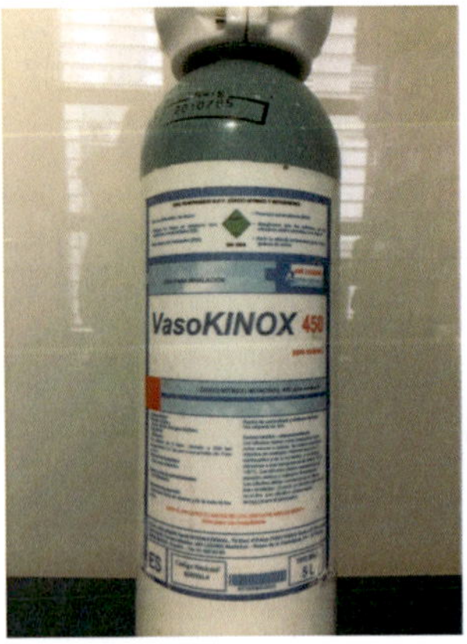

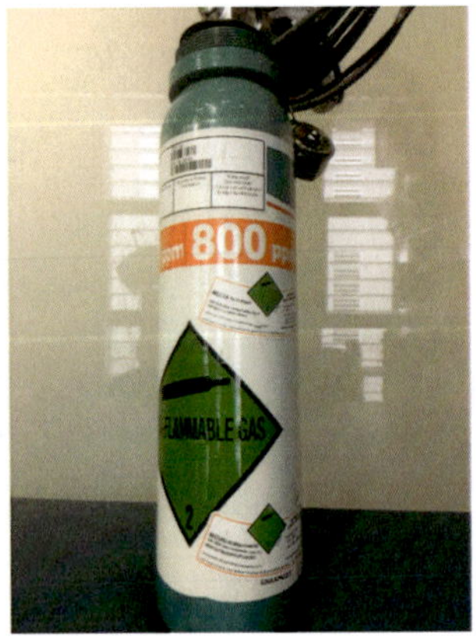

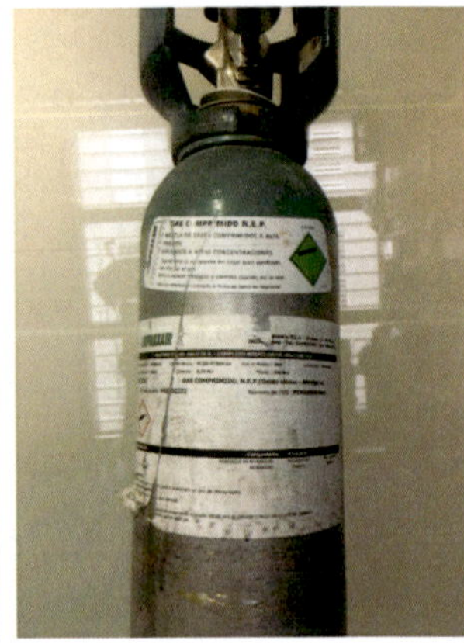

posible): la compatibilidad, fijación, enchufes, espacio disponible, etc. que en la mayoría de ocasiones, no será el óptimo, lo que obliga a una planificación para minimizar cualquier incidencia.

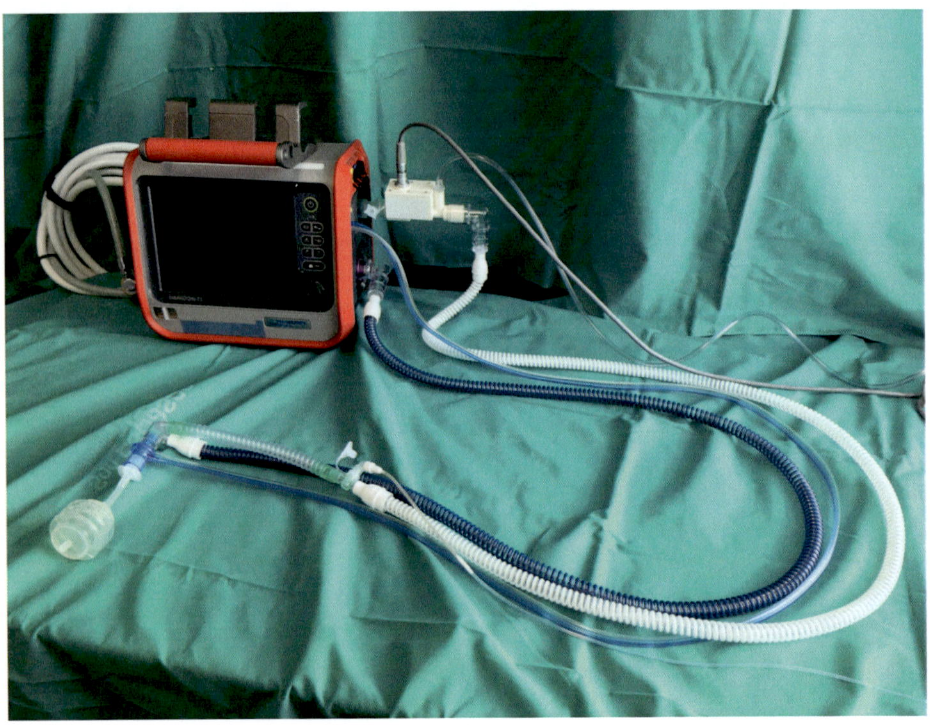

El NO se almacena como mezcla gaseosa presurizado en botellas con manómetro que deben ir correctamente identificadas. El color identificativo para el gas medicinal de óxido nítrico es el verde aguamarina localizado en la ojiva de la botella.

En España existen diferentes empresas que lo comercializan con diferentes concentraciones. Independientemente de la opción disponible debemos llevar otro sistema de respaldo por si falla el modo principal de administración.

La dosificación del gas se realiza a través de una conexión en el asa inspiratoria del sistema de ventilación del paciente. Se debe monitorizar tanto el NO como el $NO_2$ que recibe el paciente mediante analizadores de gases, colocados en el asa inspiratoria a nivel proximal.

## Sistema para transporte $INOmaxDS_{IR}$

Este dispositivo impulsa el gas al asa inspiratoria mediante un módulo inyector que administra una dosis de NOi sincronizada y proporcional. Es el único que permite mantener concentraciones constantes de NOi durante la ventilación con flujo intermitente.

Dispone de una pantalla táctil y un mando rotatorio que nos permite seleccionar directamente la dosis de NO a administrar en ppm.

Validado tanto para transporte terrestre como aéreo.

### *Componentes del sistema*

- *Monitor $INOmaxDS_{IR}$.* Analizador continuo de los gases inspirados integrado en el dispositivo ($O_2$, $NO_2$ y NO), con sus correspondientes alarmas.
  Batería que permite su uso durante 6 horas en ausencia de una fuente externa de alimentación.
  Sistema secundario de administración, por si falla el principal. Este sistema de soporte transitorio suministra un flujo fijo continuo de 250 mL/m de NO y la dosis que recibe el paciente dependerá del flujo del respirador en ese momento.
- *Dispositivo INOblender.* Su función es la de permitir la ventilación manual con bolsa sin discontinuar la terapia con NO. Consta de un caudalímetro de oxígeno y de un mando rotatorio para regular la dosis de NO administrada (0-80 ppm). En el caso de fallo del sistema es otra opción de respaldo.

- *Botellas de NO.* Adaptadas al transporte de pequeño tamaño. La capacidad es de 2 L y en dos concentraciones posibles 400 ppm y 800 ppm. Disponen de un sistema de lectura por infrarrojos en la tapa de la botella que envía la información a través de un cable al monitor INOmaxDS$_{IR}$.

Este sistema requiere de una calibración específica que debe realizarse antes de su uso.

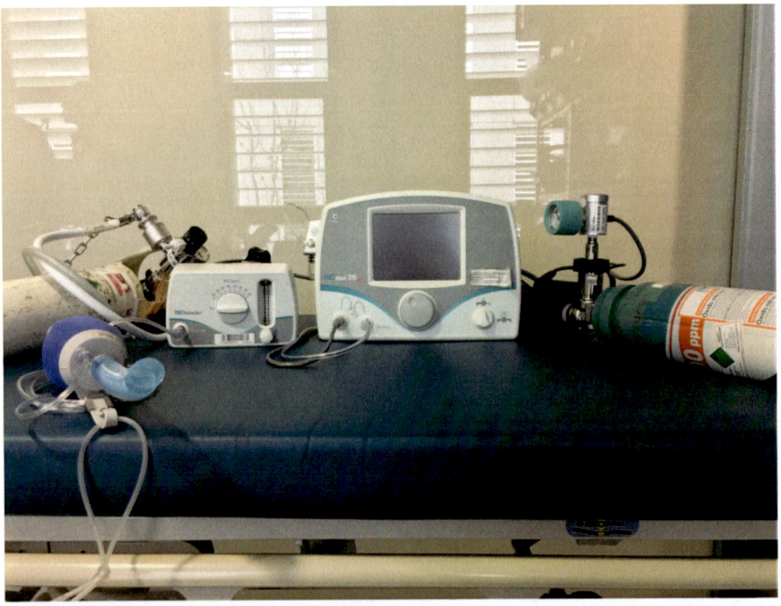

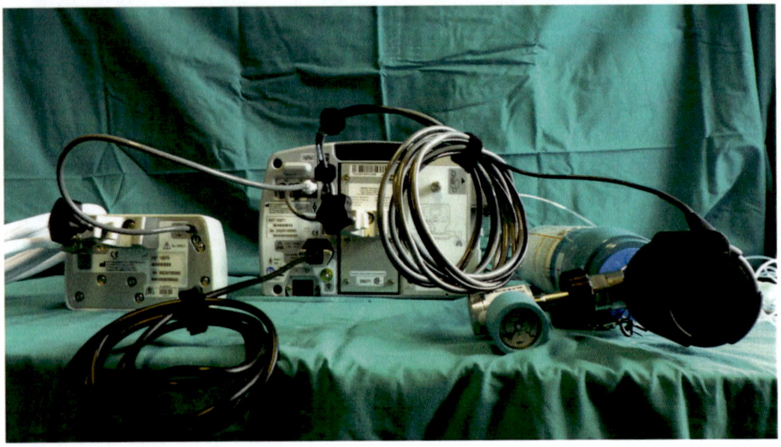

**AeronoNOx® portátil**

Es una unidad independiente, ligera y portátil. Está diseñado para su uso con respiradores de flujo continuo.

La dosis se pauta en L/m utilizando la siguiente *fórmula:*

$$\text{Flujo de NO} = \frac{\text{No deseado en ppm} \times \text{flujo del respirador en L/min}}{\text{NO de la botella en ppm}}$$

**Ejemplo**

Botella de 400 ppm, dosis deseada de 20 ppm, flujo actual del respirador 8 L/m.

20 × 8 / 400 = 0,4 L/m (flujo a seleccionar en el dispositivo).

Una vez calculado se pauta el flujo deseado en el AeroNOx® mediante un mando rotatorio (si el cálculo es correcto, la dosis medida por el analizador de gases debe ser el objetivo).

Validado para uso tanto en transporte terrestre como aéreo.

*Componentes del sistema*

- *Sistema de suministro AeroNOx®*
  - » Incluye un sistema de suministro integrado de NO y analizador de NO, $NO_2$ y $O_2$.
  - » Batería interna con una autonomía de 5 horas.
- *Kit INOstat™*. Es un sistema de seguridad en caso de fallo que permite ventilación manual con bolsa inflable. Este dispositivo administra una dosis de NO de 20 ppm.
- *Botella de NO.* Para transporte de 5 L con una concentración de 400 ppm.

Este sistema requiere una calibración semanal.

Existe una nueva versión denominada *AeroNox® 2.0* más ligero que su predecesor, con pantalla LCD y compatible con mayor número de respiradores, entre ellos el Hamilton T1 y el Crossvent 2i+.

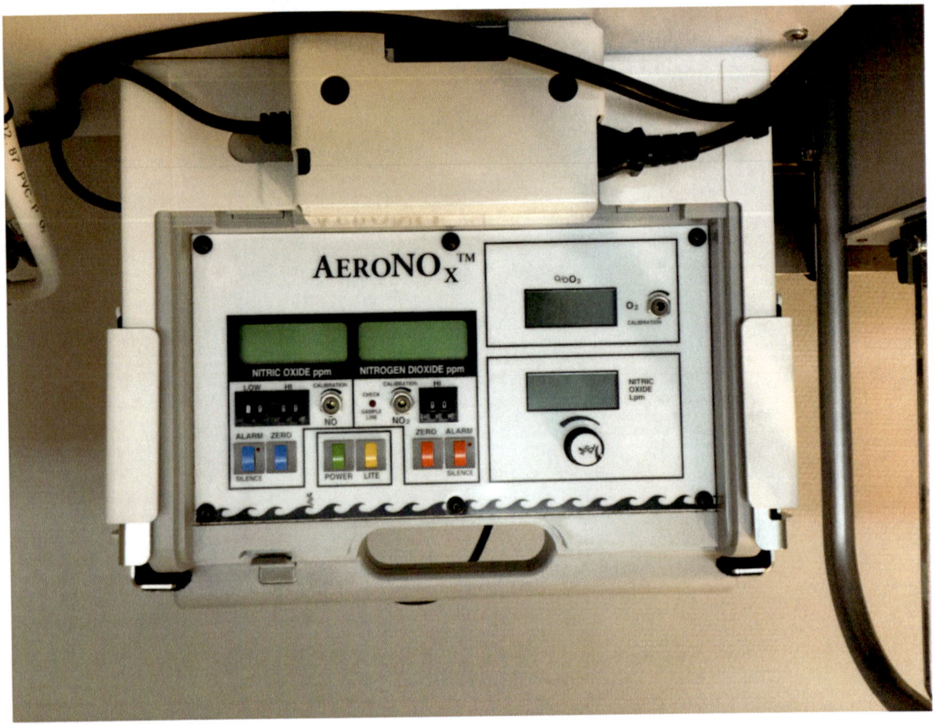


**NOxBOX®lite**

Sistema ideado para el transporte en espacios reducidos.

El flujo se pauta en mL/m. Para calcular el flujo que debemos administrar al paciente se utiliza la siguiente *fórmula:*

$$\text{NO flujo (mL/min)} = \frac{1000 \times \text{flujo del respirador (L/m)}}{[(\text{NO botella (ppm)}) / (\text{NO a administrar al paciente (ppm)}) - 1]}$$

| Ejemplo |
|---|
| Botella de 400 ppm, dosis deseada de 20 ppm, flujo actual del respirador 8 L/m.<br>1000 × 8 / [(400/20) – 1] = 421 mL/m<br>Debe ser usado junto con el monitor NOxBOX$O_2$® .<br>No dispone de sistema secundario de administración, ni de sistema de ventilación manual. |

*Componentes*

- *Medidor de flujo digital.* Puede ser utilizado en cualquier dirección, posee además un regulador de presión manual que permite disminuir la presión de 200 a 4 bar para mayor seguridad.
- *Monitor NOxBOXO$_2$®.* Analiza el NO, $NO_2$ y $O_2$ que recibe el paciente. Dispone de batería interna de 4 – 6 horas de duración.
- *Botella de NO.* Para transporte de 5 L con una concentración de 400 ppm.

## SEGURIDAD DURANTE EL TRANSPORTE EN AERONAVES

Las botellas durante el transporte deben ir aseguradas correctamente con un sistema de fijación adecuado y debidamente etiquetadas.

En caso de fuga masiva de la botella de NO obliga a informar inmediatamente al piloto. Se debe asegurar que el recambio de aire mediante el sistema de ventilación de la aeronave es adecuado. Si es posible, hay que cerrar la botella para lo cual es recomendable, llevar siempre al menos dos botellas para poder continuar la terapia.

Kinsella et all. demostraron el uso seguro durante el transporte en helicóptero y avión mediante la medición de los niveles de NO y $NO_2$ ambiental. Incluso asumiendo el vaciado entero de la botella, el aire del vehículo se recambiaba por completo en unos pocos minutos (≈ 4 minutos).

En los traslados aéreos hay que tener en cuenta, las influencias secundarias a los cambios de presión que varían el volumen de los gases y la presión parcial de oxígeno que modifica la fracción inspiratoria de oxígeno. Según sea el caso, habrá que aumentar transitoriamente la $FIO_2$, modificar la PEEP y la dosis de NO administrada (hasta 20 ppm). Prácticamente todos los respiradores de transporte actuales son capaces, de realizar autoajustes para minimizar las variaciones del volumen de aire administrado.

Para tener un cálculo aproximado del gas que vamos a consumir durante el traslado podemos usar la siguiente *fórmula:*

$$\text{Duración de la botella en minutos} = \frac{\text{Contenido de la botella en L}}{\text{Consumo de gas en L/min}}$$

**Ejemplo**

Botella de 2 litros llenada a una presión de 155 bares.

El contenido de la botella sería 2 × 155 = 310 L de gas.

Divido entre 0,4 L/m que es el flujo pautado de óxido nítrico = 775 minutos de duración de la botella (unas 13 horas).

(La duración del gas es orientativa ya que variará en función de la temperatura, la presión atmosférica y las variaciones clínicas).

Hay que tener en cuenta que esta fórmula es válida para respiradores de flujo continuo. En respiradores de flujo discontinuo el consumo dependerá de la variabilidad del flujo.

## ABREVIATURAS

- NOi: óxido nítrico inhalado
- HTPPN: hipertensión pulmonar persistente del recién nacido
- RN: recién nacidos
- SEG: semanas de edad gestacional
- HTP: hipertensión pulmonar
- ECMO: oxigenación con membrana extracorpórea
- IO: índice de oxigenación
- RPT: recién nacido prematuro
- RVP: resistencias vasculares pulmonares
- SDRA: síndrome de distrés respiratorio agudo
- $NO_2$: dióxido de nitrógeno

## BIBLIOGRAFÍA

1. Castillo F, Elorza D, Gutiérrez A et al. Recomendaciones para la asistencia respiratoria en el recién nacido (III). Surfactante y óxido nítrico. An Pediatr (Barc). 2015; 83: 354.e1-6.
2. European Medicines Agency [sede Web]. London: Agencia Europea del Medicamento1995-2018. INOmax Anexo I resumen de las características del producto. Acceso 29/1/2018.
3. International Biomedical. AeroNOx®. Sistema portátil de ajuste de la dosis y monitorización de óxido nítrico. Manual de funcionamiento. Documento N.o 715-7002.
4. INO erapeutics. INOmax DSIR® (Sistema de administración). Manual de uso y mantenimiento. Núm. de parte 20304 rev. 03. 2014-03.
5. Noxboxltd [sede web]. England: Bedfont Scientific Limited. Actualizado marzo de 2016; acceso 6 de marzo de 2018. NOxBOX® Range. Nitric Oxide Monitors and Delivery Systems.
6. Lutman D, Petros A. Inhaled nitric oxide in neonatal and paediatric transport. Earlhumdev. 2008; 84: 725-29.
7. Special Considerations for Neonatal-Pediatric Transport. En: Insoft R. Guidelines for Air and Ground Transport of Neonatal and Pediatric Patients. 4a ed. United States of America. American Academy of Pediatrics. 2016. 331-52.
8. Special transport interventions. En: Barry P, Leslie A. Paediatric and Neonatal Critical Care Transport. 1a ed. London: BMJ books; 2003. 102-4.

# 74. ADMINISTRACIÓN EXTRAHOSPITALARIA EN HELICÓPTERO MEDICALIZADO DE CONCENTRADOS DE HEMATÍES A LESIONADOS CON SHOCK HEMORRÁGICO

**Andrés Pacheco Rodríguez, Roberto Estevez Montes y Elena Madrigal Sánchez**

El trauma es una importante causa de muerte en la población con edades comprendidas entre 1 y 44 años, contribuye hasta en el 10% a la mortalidad global.

La hemorragia en el trauma grave causada por una combinación de sangrado quirúrgico y coagulopático, es la causa más frecuente de mortalidad precoz (Sauaia A et al. J Trauma. 1995) y la segunda causa global de muerte en trauma.

Causas de muerte en trauma en un hospital español: exanguinación: 44/114 (38.6%), Hemorragia endocraneal: 43/114 (37.7%). Total: (87/114 = 76.31%). Viejo-Moreno R et al. Emergencias. 2017).

Entre el 3% a 5% de lesionados traumáticos civiles precisan transfusions masivas (definida como 10 o más unidades de concentrados de hematíes, en las primeras 24 horas).

El shock hemorrágico y la exanguinación, son responsables de un importante número de muertes, del 50% en las primeras 24 horas tras la lesión (Kauvar DS et al. J Trauma. 2006).

Esta mortalidad ha sido asociada clásicamente a hipotermia, acidosis y coagulopatía.

El efecto del helicóptero en el transporte de concentrado de hematíes ha demostrado ser seguro analizando sus componentes (Otani T et al. Blood Transfus. 2012).

Las indicaciones para transfusión de concentrados de hematíes, en el área extrahospitalaria, en lesionados con shock hemorrágico, se fundamentan en los siguientes *índices:*

*Índice de shock (Shock Index –SI–)*

Basado en la experiencia de los conflictos bélicos. Habitualmente orientan a la necesidad de cirugía urgente (cirugía de control de daños), o necesidad urgente de administración de hemoderivados o activación del procedimiento de transfusión masiva.

Existen varios índices, para predecir esa necesidad. Entre los más utilizados el *Trauma Associated Severe Haemorrhage Score* (TASH) y el *Massive Transfusion Score* (MTS), precisan datos analíticos para su valoración. Por lo que no son válidos para el área extrahospitalaria, por ahora. El *Emergency Transfusion Score* (ETS) y el *Assesment of Blood Consumption* (ABC) ambos precisan Eco-Fast. Con lo que podrían ser utilizados por los Servicios de Emergencia Médica Extrahospitalaria (SEMEx) que dispongan de Eco-Fast.

El *índice de shock* (Shock Index –SI–), el más sencillo, sólo precisa conocer del lesionado la frecuencia cardiaca (fc) y la tensión arterial sistólica (TAS). Su valor es el resultado de dividir la fc por la TAS: fc/TAS (mmHg).

El punto de corte fue estimado en ≥ 0.9 (Vandromme MJ. J Trauma. 2011, Olaussen A. Emerg Med Australas. 2014). Mitra B et al identifican el punto de corte para la indicación de transfusión de concentrados de hematíes en el área extrahospitalaria en ≥ 1.0. (Mitra B. Injury Int J Care Injured. 2014).

Recientemente Schroll R, han comparado la precisión del ABC con el SI, para predecir la necesidad de transfusión masiva. Concluyendo que el SI es más preciso que el ABC, y más sencillo, con un punto de corte SI ≥ 1.0 (Schroll R. Injury. 2018).

En España, el helicóptero medicalizado SESCAM/Babcock (Servicio de Salud de Castilla-La Mancha), en Ciudad Real (operativo 24-H), dotado con unidades de concentrados de hematíes, para transfusión extrahospitalaria, junto con el London Emergency Helicopter, utilizan el punto de corte ≥ 0.9.

*Conservación de los concentrados de hematíes:*

Método fiable para control de temperatura, a intervalos de tiempo, durante 24 horas.

Conservación a 2-8 ºC, sin romper la cadena de frío. Se conservarán en frigorífico, se proveerá de un termómetro digital, con la sonda ubicada entre las dos bolsas de los concentrados de hematíes filtrados (CHF), para control de máximos y mínimos. Dedicado exclusivamente para este fin. A esa temperatura tienen una caducidad de 42 días. También se admite la conservación a 1-10 ºC.

En la base del helicóptero medicalizado: en cada turno de 12 horas (2 veces al día), se comprobará y registrará la temperatura del termómetro, en la gráfica correspondiente, con control de firma del supervisor.

Los CHF se mantendrán en el interior de la caja de corcho aislante, dentro de la nevera, pero sin acompañamiento de placa de frío.

*En el helicóptero medicalizado:*

En cada intervención, se registrará la temperatura, fecha y hora de salida de los Concentrados de Hematíes Filtrados (CHF).

En el caso de retornar sin haber sido administrados los CHF, se registrará asimismo la temperatura, fecha y hora de vuelta a la base.

Durante la movilización del helicóptero medicalizado hacia el aviso, durante la intervención y el regreso, los CHF se mantendrán en el interior de la caja de corcho aislante, acompañados de una placa de frío (en verano). Esta caja se cerrará e introducirá dentro de la nevera portátil.

*La administración precoz de concentrados de hematíes filtrados (2 unidades de concentrados 0 negativo), conlleva además la aplicación de las siguientes terapias:*

- Uso precoz de ácido tranexámico.
- Aplicación del concepto de hipotensión permisiva, hasta control definitivo del sangrado (contraindicación: traumatismo craneo encefálico, trauma con lesión medular).
- Resucitación con bajo volumen (restricción de cristaloides).
- Control de hipotermia (manta térmica).
- Minimizar el tiempo de traslado a centro útil.

*Experiencias pioneras*

Dalton AM et al, demostraron la seguridad en la administración de concentrados de hematíes en el área extrahospitalaria en el helicóptero *Lifeflight* Helicopter Emergency Medical Service (HEMS) Emanuel Hospital, Portland, Oregon, USA, entre 1985 y 1991 (Injury, 1993).

Powell-Dunford N et al. objetivaron una disminución del índice de shock tras la administración de concentrados de hematíes, en evacuaciones de la U.S. Army Medical Evacuation (medevac) helicopters en Afghanistan, de 1.6 a 1.1, en 2012. Aviat Space Environ Med. 2014.

**Centro de Transfusión**
**Hospital General SESCAM-Ciudad Real**

**Helicóptero Medicalizado HEMS**
**Babcock / SESCAM-Servicio Salud Castilla La Mancha.**

| **Indicaciones de Transfusión de Concentrados de Hematíes en el Area Extrahospitalaria** |
|---|
| Índice de Shock > 1, tras la administración de 1 litro de cristaloides, y al menos uno de los siguientes criterios clínicos:<br>❑ Paciente politraumatizado grave<br>❑ Aplastamiento/atrapamiento<br>❑ Trauma penetrante con sospecha de lesión vascular<br>❑ Trauma cerrado con sospecha de lesión de víscera hueca<br>❑ Pelvis inestable<br>❑ Amputado proximal<br>❑ Fractura de al menos dos huesos largos<br>❑ Fractura con afectación vascular<br>(Marcar la/s que presente el paciente) |
| En caso de estar indicada la transfusión de Concentrados de Hematíes (CH), entonces:<br>1.- Activar Código Trauma con preaviso al centro útil a través del Centro Coordinador de Urgencias y Emergencias (CECUE), si no estaba activado previamente.<br>2.- Recogida de muestra de sangre "a tiempo 0": hemograma x2, bioquímica y coagulación.<br>3.- Administrar ácido tranexámico: 1g en 100 cc de SF 0,9% IV en 10' y perfusión de 1g en 8h. (Antes de 3 horas postrauma).<br>4.- Transfundir los CH según el PROCEDIMIENTO DE ADMINISTRACIÓN. |

| **RECOGIDA DE DATOS** | |
|---|---|
| ❑ Reacción adversa a esta transfusión | 뜸 NO 強 SI – Cumplimentar formulario RA |
| ❑ Frecuencia cardíaca: | |
| ❑ PAS: | |
| ❑ Tª antes/después de transfusión: | / |
| ❑ Ácido láctico: | |
| **EVOLUCIÓN DEL IS:** | |
| ❑ IS antes de la administración de 1l de cristaloides | |
| ❑ IS tras administrar 1l de cristaloides | |
| ❑ IS durante el traslado | |
| ❑ IS al llegar al hospital | |

| **POSIBLES REACCIONES ADVERSAS ASOCIADAS A LA TRANSFUSIÓN** |
|---|
| a) Reacción febril: hipertermia de al menos 1ºC, taquicardia, enrojecimiento y a veces escalofríos. Se trata con paracetamol.<br>b) Reacción alérgica mediada por hipersensibilidad a proteínas plasmáticas: erupción cutánea, prurito, urticaria y, en casos más graves, broncoespasmo y/o angioedema. Tratamiento con dexclorfeniramina 5 mg IV y prednisona 1mg/kg.<br>c) Shock anafiláctico: aparece en pacientes sensibilizados previamente con proteínas plasmáticas o con déficit de Ig A. Cursa con disnea, hipotensión, náuseas, vómitos, dolor abdominal. Se detendrá la transfusión de hemoderivados y se administrará adrenalina IV 0.25-1 mg y prednisona 1mg/kg IV.<br>d) Lesión pulmonar en transfusión:<br>❑TRALI *(transfusion related acute lung injury)*: insuficiencia respiratoria aguda y/o edema agudo de pulmón no cardiogénico en las horas siguientes a una transfusión (primeras 6 horas). En la mayoría de los casos sucede durante la transfusión o en las dos primeras horas. Incidencia de 1 entre 2.000-7.000 transfusiones. Tratamiento de soporte ventilatorio y hemodinámico.<br>❑TACO *(transfusion-associated circulatory overload)*: durante los primeros minutos o las primeras horas, presentando un cuadro de insuficiencia respiratoria con taquipnea, taquicardia, hipertensión y cianosis. El tratamiento consiste en diuréticos y soporte ventilatorio.<br>Nota: Para guardar con la Hª del HEMS |

**D7**

**HOJA DE CONTROL: Administración extrahospitalaria de Concentrados de Hematíes**

**Helicóptero Medicalizado INAER-Babcock / SESCAM-Servicio Salud C-La Mancha.**
**Centro de Transfusión. Hospital General Universitario SESCAM-Ciudad Real**

**PROTOCOLO DE TRANSFUSIÓN DE CH EN GIGANTE 2:**

**INDICACIONES PREVIAS:**

A. Reposición con sueros calientes antes y durante la administración de los CH.
B. Control de la hipotermia por otros medios (físicos).
C. Si es posible, extraer analítica a "tiempo cero" con pruebas cruzadas.
D. Evitar a toda costa el infundir por la misma vía de la sangre ninguna medicación ni otro suero que no sea fisiológico 0,9% ClNa.
E. Uso especifico del sistema de infusión con filtro a la hora de administrar el CH.
F. Control de constantes antes y después de la administración del CH.
G. Colocar etiquetas identificativos paciente/bolsa de CH.

**SIN DISPOSITIVO DE CALENTAMIENTO DE FLUIDOS:**

1.- Obtener un acceso IV, IO o central si no hubiera ninguno. Decidir la vía de administración, en el caso de tener varias opciones. Elegiremos según el calibre y la capacidad de flujo.
2.- Retirar todos los sueros que no sean sueros fisiológicos 0,9% ClNa limpios, sin medicación.
3.- Comprobar la permeabilidad de la vía por la que vamos a administrar los concentrados mediante la infusión de 10 cc de SSF 0,9 ClNa y una vez chequeado esto, asegurarla.
4.- Abrir la bolsa de sangre por el acceso para el sistema con filtro para la administración IV y conectarlo.
5.- Purgar el sistema con filtro para la administración IV.
6.- Conectar el sistema con filtro a una de las entradas de la llave de tres pasos.
7.- En el segundo punto de administración de la llave de tres pasos colocaremos un suero de 250 cc de SSF 0,9% ClNa o un suero de 500 cc de SSF 0,9% ClNa, cualquiera de los dos que se elija, siempre, caliente.
8.- Administrar ambos fluidos (en T) a la vez para compensar la posible hipotermia.

**CON DISPOSITIVO DE CALENTAMIENTO DE FLUIDOS:**

6.- Conectar el sistema con filtro al cartucho desechable del ENFLOW® y éste a la alargadera, purgar todo el conjunto. El cebado del cartucho del ENFLOW® es menor de 4 cc y todas las conexiones son Luer-Lock.
7.- Abrir el calentador y colocar en su interior el cartucho, cerrar el calentador.
8.- Conectar la alargadera final del cartucho del ENFLOW® a la llave de tres pasos.
9.- Comenzar la administración abriendo la rueda de control del sistema con filtro. Se aconseja una velocidad de administración de 180 ml/h, que se conseguirá o no dependiendo de la vía seleccionada.

La experiencia Australiana de Sydney, en la administración de 382 unidades de CHF, en helicóptero medicalizado, durante 5 años, mostró la factibilidad y seguridad de este procedimiento (Sherren PB et al. Crit Care.2013). Asimismo la experiencia de Queensland, mostró la seguridad y la reutilización de los CF, no utilizados en el área extrahospitalaria, similar al de los Servicios de Urgencia Hospitalrios. (Bodnar D et al. Emerg Med J. 2014).

El resultado de la administración de CHF en la experiencia militar en Afganistán, comparando lesionados transfundidos versus no transfundidos, mostró una disminución de la mortalidad en el grupo transfundido el 8%, mientras que el no transfundido tuvo 20% ($p = 0.013$) (O'Reilly DJ et al. J Trauma Acute Care Surg. 2014).

Brown JB et al, elaboran unos criterios para el protocolo de transfusión de concentrados de hematíes en helicóptero, entre los que se incluye el shock index > 0.9. (J Am Coll Surg. 2015).

El equipo del helicóptero medicalizado Inaer-Babcock/SESCAM, de Ciudad Real, entre 2014-2017 ha administrado 32 unidades de CHF a 23 lesionados en shock hemorrágico, en Castilla-La Mancha, habiéndose reutilizado 51 unidades de CHF. (Madrigal E. Encuentro profesionales de emergencias. GUETS/SESCM-Toledo. 2017).

# 75. BALÓN DE CONTRAPULSACIÓN INTRAAÓRTICO EN MEDIO HEMS

**José Manuel Adsuar Quesada y Fernando Lanzarot Moreno**

## BALÓN DE CONTRAPULSACIÓN INTRAAÓRTICO

El *balón de contrapulsación intraaórtico* (BIAC) es el dispositivo de soporte hemodinámico ventricular más utilizado desde su desarrollo a finales de los años 60.

El fundamento fisiopatológico es el aumento de la presión diastólica a nivel de la raíz aórtica para mejorar la perfusión coronaria y la disminución de la postcarga durante la sístole.

El BIAC consiste en un balón de poliuretano en el extremo distal de un catéter de doble luz que se conecta a una consola que controla el inflado y desinflado del mismo con gas helio generalmente. Se inserta normalmente por vía percutánea en arteria femoral quedando el balón colocado a nivel de aorta descendente a unos 2-3 cm de la salida de la arteria subclavia izquierda y por encima de la salida de las arterias renales (Fig. 1). Existen distintos tamaños de catéter-balón adecuados al peso y tamaño del paciente.

La consola controla el inflado y desinflado correctos del balón. El momento del inflado debe coincidir al final de la diástole, momento en el que se cierra la válvula aórtica y el desinflado debe coincidir con el comienzo de la sístole, justo antes de abrirse la válvula aórtica.

La terapia con el BIAC está basada en el principio de "contrapulsación", que significa que la acción de inflado y desinflado del balón se opone al ciclo cardiaco.

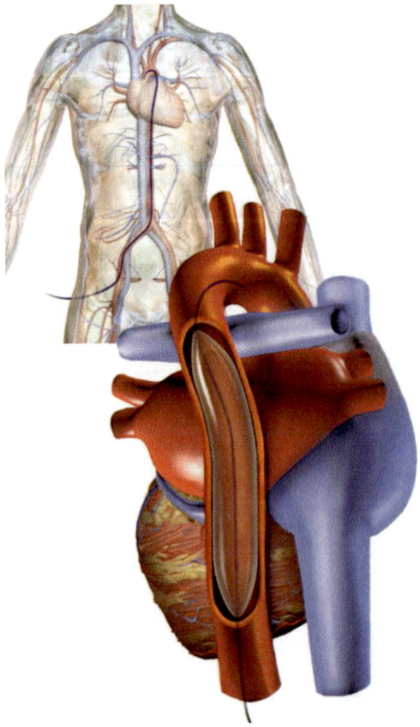

**Figura 1.** *Catéter con balón intraaórtico colocado. (Blaus B. Intraaortic balloon. 2017. Creative Commons Attribution-Share Alike 4.0 International. https://commons.wikimedia.org)*

El balón intraaórtico ejerce su efecto a través del desplazamiento de un volumen. El balón inflado ocupa un espacio equivalente a su volumen (30-50 ml). Este fenómeno crea un *pulso* adicional en el sistema arterial sin un trabajo extra por parte del corazón que se intenta asistir. Se consigue una mejora del gasto cardiaco de forma anterógrada y un aumento de la perfusión coronaria de forma retrógrada. De la misma, durante el desinflado del balón se crea un "espacio potencial" que hace descender la presión en aorta y permite al corazón trabajar con presiones menores. Se traduce en una disminución de las resistencias periféricas de forma anterógrada y una disminución de la demanda de oxígeno miocárdico de forma retrógrada (Tabla 1).

**Tabla 1.** *Efectos hemodinámicos del uso del BIAC.*

- Incremento de la perfusión coronaria
- Aumento de la presión diastólica en aorta proximal
- Potencial aumento de la circulación colateral coronarias
- Mejora de la perfusión sistémica
- Disminución de la postcarga
- Incremento del volumen de eyección

## INDICACIONES BALÓN DE CONTRAPULSACIÓN INTRAAÓRTICO

Actualmente con la aparición de nuevos estudios aleatorizados con inclusión de un gran número de pacientes como el IABP-Shock II, así como la aparición de Dispositivos de Asistencia Ventricular Izquierda (DAVI) y el oxigenador extracorpóreo de membrana (ECMO) de uso cada vez más popular, el uso del BIAC está cada vez menos extendido.

Las *indicaciones clásicas del BIAC* son las que figuran en la Tabla 2, aunque en la práctica clínica habitual las indicaciones más frecuentes son el shock cardiogénico y la estabilización en ICP de alto riesgo.

**Tabla 2.** *Indicaciones de uso del BIAC.*

- Asistencia a cirugía cardiaca de alto riesgo
- Revascularización percutánea de alto riesgo
- Angina inestable refractaria
- Infarto Agudo de Miocardio en shock cardiogénico por complicaciones mecánicas
- Tratamiento de soporte-puente a trasplante cardiaco o colocación de un DAVI

## CONSIDERACIONES PREVIAS PARA EL VUELO HEMS

El traslado de pacientes con dispositivos BIAC requiere un alto nivel de entrenamiento y desarrollo logístico. Hay que tener en cuenta que se trata de pacientes críticos y es frecuente que requieran además ventilación mecánica, monitorización continua, perfusión de drogas vasoactivas, sondaje vesical, etc. Por ello es necesario tener en cuenta algunos aspectos previos en misiones HEMS con estos dispositivos para garantizar la seguridad del paciente y de la misión.

**Tabla 3.** *Contraindicaciones de uso del BIAC.*

| Absolutas | Relativas |
|---|---|
| • Insuficiencia valvular aórtica<br>• Disección aórtica | • Miocardiopatías en estadio terminal<br>• Arterioesclerosis severa<br>• Enfermedad en estadio terminal |
| | • Aneurisma aórtico abdominal<br>• Coagulopatías |

## Tipos de BIAC

Existen diferentes *modelos de dispositivos* que pueden variar entre los diferentes hospitales de referencia e incluso en un mismo hospital.

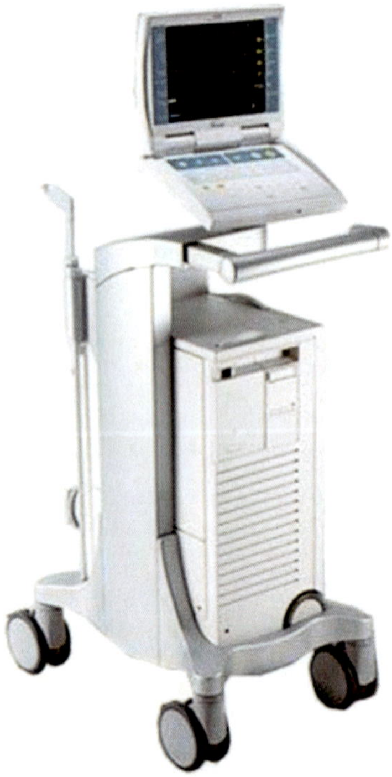

**Figura 2.** *Datascope CS300.*

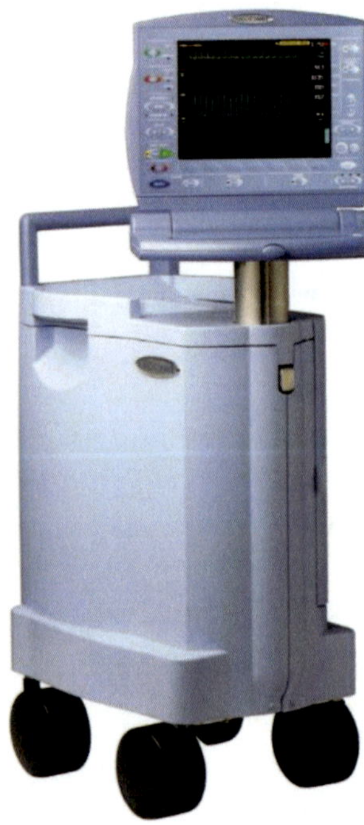

**Figura 3.** *Arrow Autocat2 Wave.*

- De importancia para la preparación del traslado en aeronaves conocer algunas de las características que pueden ser críticas para poder realizar la misión HEMS.
- Peso, puede variar entre 40 y 60 kg.
- Tamaño, ronda entre 100cm de altura por 30-40 cm de ancho y 50 cm de profundidad.
- Consumo energético que puede llegar a 200-300 vatios.
- Autonomía de batería de 2 a 4 horas según modelos que debe reservarse para las transferencias.

## Tipo de aeronave de transporte

La aeronave debe tener el espacio suficiente, sistemas de anclaje del dispositivo, soportar la carga de peso extra y permitir la alimentación de todo el equipo que lleva el paciente conectado que no suponga sobrecarga del sistema eléctrico.

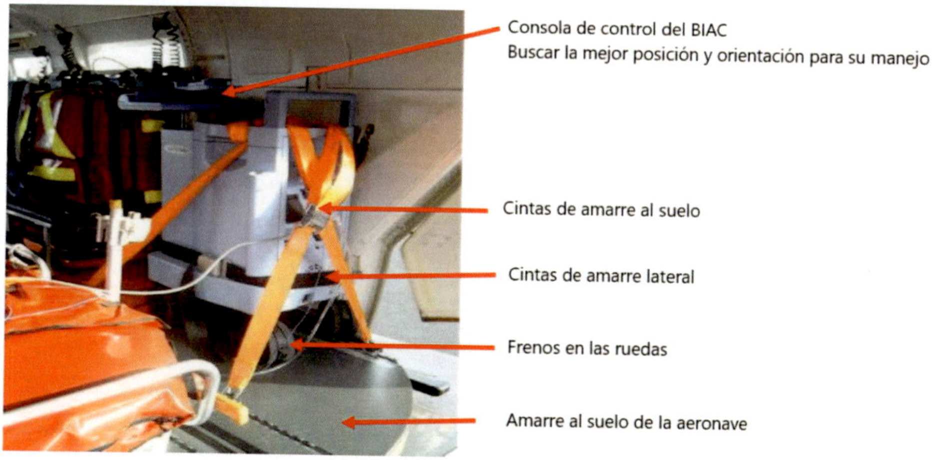


**Figura 4.** *Amarre BIAC a la aeronave. Cortesía de Teleflex Medical.*

## Transferencias

La movilización de paciente y dispositivo se debe realizar a la vez y necesita de personal extra para realizar maniobras muy precisas. Es necesario el entrenamiento de las maniobras de carga y descarga de pacientes y dispositivos.

### Manejo del BIAC

La complejidad del dispositivo y manejo de estos enfermos críticos junto con el número escaso de traslados con estas características hace necesario un entrenamiento en el manejo de estos equipos para la adquisición de experiencia y capacitación en el mismo que disminuyan al máximo las posibilidades de errores en la práctica clínica.

### Procedimientos

Una de las formas adecuadas de asegurar un traslado de calidad y con los mínimos errores o incidencias durante el mismo es tener elaborado un procedimiento que asegure el tipo de dispositivo que se tiene, entrenamientos de carga, manejo...

## COMUNICACIONESYNECESIDADESDERECURSOSENORIGENY DESTINO

Es necesario una información completa de estado del paciente, dispositivos añadidos al BIAC (respirador, bombas de perfusión...) y la conformidad del hospital receptor. El motivo del traslado suele ser cirugía cardiaca (reparadora, by-pass, trasplante...) o realización de angioplastia percutánea.

Se necesitan ambulancias con soporte vital avanzado completo y refuerzo de personal para realizar las transferencias en origen y destino.

## RECOMENDACIONES PARA EL VUELO

- *Autonomía.* Comprobar autonomía de batería del dispositivo y helio en tanque del dispositivo. Autonomía de batería y gases resto dispositivos.
- *Accesorios.* Recomendable bolsa con accesorios de repuestos (tubuladuras de adaptación, presurizador de sueros y cables de ECG y PA) y manual del dispositivo.
- *Informes.* Informes clínicos, consentimientos, teléfonos de contacto.
- *Consola.* Revisar conexiones de catéteres y electrodos de la consola así como modo de disparo, ciclos asistidos, curvas de presión y alarmas.
- *Paciente.* Control de pulsos distales, temperatura de la piel, coloración, constantes y diuresis. Analítica con TTPa 1,5-2 veces la basal.
- *Posición del paciente.* Garantizar la observación de los puntos de punción y pulsos pedios, el acceso a tubos y conexiones con inmovilización de la pierna con una férula para reducir el movimiento de la misma que pueda producir un desplazamiento del catéter.

- *Ajuste del disparo.* El traslado aéreo produce vibraciones y movimiento que puede alterar el disparo del inflado del balón. En general los modernos dispositivos garantizan un cambio automático, cuando es necesario, de los modos de disparo. Si no es así se debe elegir entre la señal de ECG o de PA para proporcionar la mejor fuente de disparo.
- *Temporización del inflado y desinflado del balón.* Para conseguir una maximización del efecto beneficioso que proporciona el BIAC, el inflado y desinflado del balón han de producirse en unos momentos concretos del ciclo cardiaco.

El inflado debe tener lugar en la muesca dicrótica de cerrado de las válvulas aórticas y el desinflado justo antes de la sístole cardiaca del siguiente ciclo.

En la figura 5 se representa un ciclo cardiaco (A) donde C corresponde a la presión máxima sistólica no asistida seguida de una onda en V afilada cuando interviene el balón de contrapulsación representada por D (presión diastólica aumentada) y terminando en E (presión final diastólica asistida). De no asistir el dispositivo, el ciclo cardiaco seguiría la línea discontinua hasta B (presión final diastólica no asistida). Al asistir el balón la siguiente onda de presión sistólica (F) es menor que la del ciclo cardiaco no asistido.

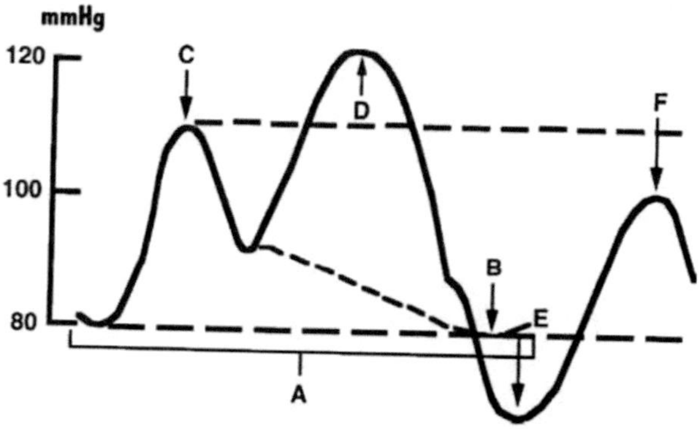


**Figura 5.** *Curvas de presión de ciclo cardiaco correctamente asistido. (Dscp. Ballondruckkurve. 2008. https://commons.wikimedia.org)*

Para una correcta temporización *se ha de cumplir:*

- E < B mejora de la presión final diastólica.
- F < C mejora de la presión sistólica asistida.

Los errores de temporización que aparezcan se deben de corregir con los mandos de la consola ajustando el inflado y desinflado del balón buscando la curva típica de presión.

**Tabla 4.** *Recomendaciones para el vuelo en pacientes con BIAC.*

| |
|---|
| • Comprobar autonomía de batería y gas del dispositivo |
| • No olvidar accesorios para el traslado |
| • Revisar conexiones y parámetros de la consola |
| • Vigilancia estrecha de constantes y estado del paciente |
| • Acceso al paciente y consola de control adecuado |
| • Ajustes del disparo al traslado aéreo |
| • Temporización correcta del inflado y desinflado del balón |

## CONTROL DE ALARMAS Y POSIBLES COMPLICACIONES EN VUELO

### 1. Alarma de pérdida de disparo

En dispositivos sin control automático se debe restablecer o recuperar la señal de disparo de ECG o PA y recomenzar el bombeo.

En los dispositivos modernos de control automático si aparece es porque no hay ninguna señal de ECG o PA disponible. Se deben comprobar las conexiones.

### 2. Alarma de pérdida o fuga de helio

La consola detiene el bombeo. Hay que *comprobar:*

- Las conexiones para detectar posibles desenganches.
- Presencia de sangre en el tubo. Indica rotura del balón. Se debe detener el bombeo, retirar catéter y controlar al paciente utilizando fármacos vasoactivos en ausencia de la ayuda del dispositivo. Notificar al hospital receptor.
- Acodamientos del catéter. Reposicionar al paciente y vigilar estado del catéter.
- Latidos ectópicos o artefactos que se suele corregir con la elección adecuada del modo de disparo.

### 3. Cambios en el bombeo debidos a la altitud

Por regla general los dispositivos proporcionan un llenado del balón automático para ajustar las posibles variaciones de presión que se producen con los cambios de altitud. Este llenado automático puede fallar si se realiza un ascenso o descenso muy rápido provocando una alarma de presión de llenado o de fuga de gas respectivamente que se corrige al reiniciar el bombeo.

### 4. Arritmias

Si la frecuencia cardiaca supera 120 lpm, pasar a 1:2 (asistencia 1 ciclo de cada 2) para mejorar la presión arterial media.

Si FV/TV sin pulso, seguir protocolo de desfibrilación-cardioversión en vuelo. Notificar a hospital receptor.

### 5. Pulsos periféricos

Signos y síntomas de isquemia arterial. Adecuar fluidos y vasopresores junto con medidas activas y pasivas de calentamiento.

Perdida de pulso radial iz con signos de isquemia en MSI por posible migración del balón. Disminuir volumen de inflado del balón y avisar a equipo receptor.

### 6. Parada cardiorrespiratoria del paciente

Cuando esta sobreviene suele aparecer una señal de alarma del dispositivo de *falta de señal de disparo*. Se deben aplicar los protocolos ante una parada cardiorrespiratoria en vuelo e iniciar cuanto antes las compresiones torácicas. Seleccionamos el modo de disparo del bombeo por PA en manual o de forma automática y el dispositivo comenzará a bombear cuando detecte los complejos de presión arterial.

**A recordar**

- Preparación previa; dimensiones del BIAC, peso, autonomía, transferencia y anclaje en la aeronave.
- Antes de vuelo, información clínica exhaustiva, comprobar autonomía de gases y batería, accesorios, parámetros y conexiones del dispositivo.
- Manejo del dispositivo; ajuste de disparo y temporización.
- Conocer alarmas y posibles complicaciones.

## BIBLIOGRAFÍA


- Ariza A, Vila M, Sanchéz JC et al. Balón de contrapulsación: ¿ha llegado el momento de su jubilación?. Rev Esp Cardiol Supl. 2015; 15(D): 25-30.
- Berset A, Albrecht R, Ummenhofer W et al. Air transfer of patients with intra-aortic ballon pump support. Swiss Med Wkly, 2012; 142: w13552.
- Centella T. El balón intraaórtico de contrapulsación como método de asistencia ventricular. Cir Cardiov, 2009; 16(2): 113-118.
- Hatlestad DC, Van Horn J. Air transport of the IABP patient. Air Med J. 2002; 21(5): 42-48.
- Ibañez B, James S, Agewall S et al. Guía ESC 2017 sobre el tratamiento del infarto agudo de miocardio en pacientes con elevación del segmento ST. Rev Esp Cardiol. 2017; 70(12): 1082.e1-1082.e61.
- Krantrowitz A, Tjonneland S, Freed PS et al. Initial clinical experience with intraaortic ballon pumping in cardiogenic shock. JAMA. 1968; 203: 113-118.
- Lanzarot F, Gómez-Calcerrada P, Sinisterra J et al. Traslado en helicóptero medicalizado (HEMS) de pacientes portadores de un balón intraaórtico de contrapulsación (BIAC). Puesta día urgenc emerg catastr. 2008; 8(3): 125-131.
- MacDonald RD, Allendes F. Intra-aortic Ballon Pump-Dependent Patient Transports by Critical Care Paramedics. Air Med J. 2016; 35(4): 231-234.
- Thiele H, Zeymer U, Neumann FJ et al. Intraaortic Ballon Support for Myocardial Infarction with Cardiogenic Shock. N Eng J Med. 2012; 367: 1287-1296.